Reimar Banis

Durch Energieheilung zu neuem Leben

Atlas der Psychosomatischen Energetik

vianova
Verlag Via Nova

Reimar Banis

Durch Energieheilung zu neuem Leben

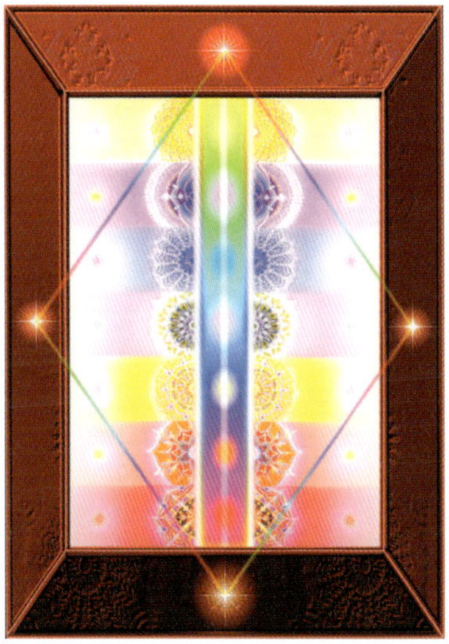

Atlas der Psychosomatischen Energetik

vianova
Verlag Via Nova

Bildnachweis

wenn nichts anders angegeben © Bildarchiv Preußischer Kulturbesitz Berlin, 2001.

Titelbild Klaus Holitzka www.holitzka.de, S. 20 „Der heilige Georg und der Drache“, Gemälde von Uccello um 1460, London National Gallery, S. 27 „Der hl. Augustinus und der Teufel“, Gemälde von Michael Pacher um 1480, Alte Pinakothek München S. 33 Foto d. Verfassers, S. 40 Dr. Stylianos Atteshli, genannt „Daskalos“ (Foto von Inge Geissinger, Starnberg), S. 42 „Das Totengericht – Ausschnitt aus dem Totenbuch der Naune“, Papyrus um 1000 v. Chr., Metropolitan Museum New York, S. 44 „Die Lebensalter und der Tod“, Gemälde von Hans Baldung Grien, Mardid, Museo del Prado, S. 47, 48 Fotos d. Verfassers eines afrikanischen Schamanen aus Westafrika, S. 49 „Zwei Steinböcke und rechteckiges Zeichen“, Höhle von Lascaux, Frankreich, Foto: Wolfgang Ruppert, S. 51 Foto d. Verfassers, S. 60 Kurt Starz/Reutlingen, S. 65, 66 Fotos d. Verfassers, 78 Ingomar Schwelz/Berlin, 103, 116, 122 Fotos d. Verfassers, S. 123 Kurt Starz/Reutlingen, S. 130 Klaus Holitzka, S. 142 Foto von Dr. Ulrike Banis, S. 149 Prof. v. Holst/Bayreuth, S. 151 „Der garstige Knabe wird von den Teufeln verprügelt“, Holzstich nach einer Zeichnung von Moritz von Schwind, um 1860, S. 154 „Die Versuchung des hl. Antonius“, Gemälde von Joos van Caesbeek o.J., Karlsruhe Staatliche Kunsthalle, S. 164 Internetphotos von Augenzeugen des Terroranschlags vom 11. 9. 2001 (Webpage des Pentagon/Washington), S. 165 „Die Versuchung des heiligen Antonius“, Gemälde von Hieronymus Bosch o.J., Museo del Prado Madrid, S. 175 „Ruggiero und Angelica“ Arnold Böcklin 1873, Staatliche Museen zu Berlin, Nationalgalerie, S. 183 „Die junge Hexe“, Gemälde von Antoine Wiertz um 1850, S. 193, 195 Leonardo da Vinci: Groteske Köpfe, Windsor Castle/UK, S. 197 „Salome – The Dancers Reward“, Zeichnung von Aubrey Beardsley 1872–1898, S. 212 Foto von Apotheker Manfred Kern/Bühl, S. 218 „Salome“ Gemälde von Franz von Stuck 1906, S. 219 „Napoleon I.“ Holzstich nach einem Gemälde von Paul Delaroche 1797–1856, S. 221 „Die Kokotte“, Lithographie nach einem Gemälde von Gustave Dorè um 1860, S. 223 „Maja“, Gemälde von Anders Zorn 1900, Nationalgalerie Berlin, S. 226 „Der ermordete Marat“, Gemälde von Jacques Louis David 1793, Brüssel Musées Royaux des Beaux-Arts, S. 229 „Der Duisburger Kaufmann Dirck Tybis“, Gemälde von Hans Holbein d.J. 1533, Kunsthistorisches Museum Wien, S. 259 New York vom Empire State Building, Foto d. Verfassers, S. 265 „Blick vom Süden auf die Sphinx und die große Pyramide“, Kupferstich von Schroeder nach einer Zeichnung von Conté 1812, S. 274 Adam und Eva im Paradies (Sündenfall)“ Gemälde von Luca Cranach d.Ä., S. 275 Hölle – (ohne Verfasser), S. 280 „Walpurgisnacht“ Holzstich 1861, Illustration zu J. N. Vogl: „Twardowski der polnische Faust“, S. 285 Höhle von Lascaux, Foto: Wolfgang Ruppert, S. 288 Hindutempel in Südindien, Foto d. Verfassers, S. 290 Grabstein in Tschengls/Südtirol, Foto d. Verfassers, S. 295 Foto von Kurz Starz/Reutlingen, S. 298 „Mona Lisa (La Gioconda)“, Leonardo da Vinci 1503, Musée du Louvre, S. 304 Lucifer (mit freundlicher Genehmigung von © Venefizius, CH), S. 310 Terroranschlag am 11. September 2001 in New York, Photos von der Webseite des Pentagon/Washington DC, S. 364 Foto d. Verfassers, 3718 Swayambunath/Kathmandu in Nepal, Foto d. Verfassers, S. 380 Foto d. Verfassers

Grafikdesign der Abbildungen und Tabellen: Fiore Tartaglia, Spectraweb Göppingen, Idee: © beim Verfasser.

Lektorat: Günter Bien (Eichenzell), Dr. med. Ulrike Banis (Bregenz)

Fachliche Beratung: Dr. med. Ulrike Banis (Bregenz), Dr. phil. Christian Fuchs (Bad Boll).

4. Auflage 2012

Verlag Via Nova, Alte Landstraße 12, 36100 Petersberg

Telefon: (06 61) 6 29 73

Fax: (06 61) 9 67 95 60

E-Mail: info@verlag-vianova.de

Internet: www.verlag-vianova.de / www.transpersonale.de

Satz: typo-service kliem, 97647 Neustädtles

Druck und Verarbeitung: Appel & Klinger, 96277 Schneckenlohe

ISBN: 978-3-936486-15-5

Widmung

Dieses Buch ist all meinen Patienten gewidmet, deren Offenheit und Ehrlichkeit zur Grundlage dieses Buches geworden sind. Es ist darüber hinaus meinen drei Kindern Jana, Frederik und David zugeeignet, von denen ich viel über mich selbst und meinen Charakter gelernt habe. Dieses Buch möchte ich darüber hinaus allen Kindern widmen, die aufgrund psychoenergetischer Störungen bislang noch unerkannte und unbehandelte Probleme und Krankheiten haben. Weil Vielen von ihnen nach meiner festen Überzeugung mit den Methoden dieses Buches geholfen werden kann, erhalten sie damit eine neue und hoffnungsvolle Zukunft.

Vorbehaltserklärung

Vorbehaltserklärung und allgemeine Hinweise

Bei der Methode der Psychosomatischen Energetik handelt es sich um eine wissenschaftlich noch nicht allgemein anerkannte Methode der Alternativmedizin. Wirkaussagen beruhen auf den Erfahrungen des Autors und der Therapeuten, die mit der Methode arbeiten. Weder der Autor noch der Verlag sind im Fall eines Schadens, der in direkter oder indirekter Weise durch Informationen in diesem Buch verursacht sein könnten, schadensersatzpflichtig. Alle in diesem Buch dargestellten Patientenfälle sind anonymisiert und derart verändert, daß reale Personen nicht damit identifiziert werden können. Die dargestellten Fälle sind jedoch realen Fällen und Geschehnissen nachgebildet.

Die Lektüre des Buches erhebt nicht den Anspruch, eine Heilbehandlung durch einen geschulten Therapeuten zu ersetzen, sondern dessen medizinische Untersuchung und Behandlung zu ergänzen und die dabei auftretenden seelischen Verarbeitungsprozesse zu begleiten und zu vertiefen. Der Autor empfiehlt insbesondere bei seelisch labilen Personen, die Lektüre des Buches mit der Behandlung durch einen fachlich versierten Therapeuten zu verbinden, der die Methode der „Psychosomatischen Energetik" erlernt hat. Entsprechende Verzeichnisse über solche Therapeuten können bei der Rubimed AG Grossmatt 3 CH 6052 Hergiswil gegen einen adressierten Rückumschlag angefordert bzw. im Internet unter der Seite www.rubimed.com nach Land und Postleitzahl geordnet gefunden werden.

Logo der Psychosomatischen Energetik:

Das vom Autor entworfene Logo soll die vier Ebenen des feinstofflichen Kraftfeldes symbolisieren: grün für die Vitalenergie, rot für die Emotionalenergie, blau für die Mentalenergie und violett für die Kausalenergie. Das senkrecht stehende weiße Dreieck versinnbildlicht die Heilkraft der homöopathischen Emotionalmittel (Emvita), die alle vier Energieebenen beeinflussen und harmonisieren kann.

Inhaltsverzeichnis

Vorwort

Wenn Kinder hinfallen, gehen sie weinend zur Mutter und werden getröstet. Die Mutter streicht in der Luft über die verletzte Stelle und pustet darauf, um die Wunde zu kühlen. Ein hellsichtiger Heiler, der die Szene beobachtet, wird in der Handlungsweise der Mutter altes archaisches Heilwissen wiederfinden, das heute als „Energiemedizin, Handauflegen und Geistheilung“ bezeichnet wird. Die Mutter entfernt mit ihren Handbewegungen schlechte Energie aus der Aura des verletzten Kindes und spricht beruhigend auf die aufgewühlte Kinderseele ein. Kurz danach springt das Kind wieder herum, als sei nichts gewesen.

Die ganzheitliche Naturheilmethode, die ich in diesem Buch vorstellen möchte, beruht auf denselben Heilprinzipien. In der „Psychosomatischen Energetik“ heilen wir seelische Wunden nicht nur mit Worten, sondern vor allem, indem wir im Energiefeld des Patienten die seelischen Blockaden auflösen, damit die zuvor blockierte Energie danach wieder in voller Stärke fließen kann. Viele Krankheiten und seelische Störungen bessern sich dadurch und verschwinden in vielen Fällen sogar für immer. Dabei spielt es letztlich eine eher untergeordnete Rolle, um welche Krankheiten und Störungen es sich handelt. Das Ingangsetzen der blockierten Lebensenergie stellt ein universelles und mächtiges Heilprinzip dar, das die Menschen seit Urzeiten mit Erfolg angewandt haben.

Nun hat jeder Mensch irgendwelche mehr oder minder großen Energieblockaden, die unverarbeiteten seelischen Erlebnissen im Unbewußten entsprechen. Das gilt nicht nur für Kranke, sondern auch für Gesunde: praktisch jeder Mensch hat solche Energieblockaden in seinem Unbewußten. Bei gesunden, seelisch ausgeglichenen Menschen kommt es durch die Heilung ihrer Energieblockaden sehr häufig zu erstaunlichen spirituellen Reifungsvorgängen. Wer deshalb spirituell an sich arbeiten möchte, sei es durch Meditation, Körperarbeit oder Gespräche, kann aus dem Auflösen seiner unbewußten Energieblockaden einen großen Nutzen ziehen.

Bekanntlich ist jeder spirituelle Weg untrennbar mit einer verstärkten Selbsterkenntnis verknüpft, und durch die Auflösung der eigenen Energieblockaden gelingt es viel müheloser, zu einer vertieften und besseren Selbstwahrnehmung zu gelangen. Man nähert sich dadurch viel leichter seiner seelischen Mitte und fühlt sich wieder mehr als der, der man eigentlich ist. Das System der „Psychosomatischen Energetik“ eignet sich deshalb für alle Menschen: für Kranke, um wieder gesund zu werden, und für Gesunde, um spirituell tiefere und dauerhafte Fortschritte zu erreichen und in ihre seelische Mitte zu kommen.

Viele Menschen fragen mich nun an diesem Punkt, warum so ein universell gültiges und hochwirksames Verfahren nicht anerkannter und weiter verbreitet ist. Dazu muß man wissen, daß der modernen Medizin und Psychologie bis heute vollkommen unbekannt ist, daß man seelische Blockaden im Energiefeld überhaupt auflösen kann. Bereits als junger Medizinstudent lernte ich, daß man die Seele nur durch Worte heilen kann. Eine Ausnahme von dieser allgemeingültigen Regel bilden chemische Medikamente: zu erregte oder zu müde Patienten kann man zwar vorübergehend durch Psychopharmaka beeinflussen, was aber meist nur eine Teillösung darstellt. Das therapeutische Gespräch muß nach der gängigen Auffassung dazukommen, was zusammen mit unterstützenden Medikamenten die tragenden Säulen der modernen Seelentherapie darstellt. Die Behandlung durch Worte stellt nach der Lehrmeinung den unbestrittenen Königsweg dar, der für die einzig vernünftige Behandlungsform gehalten wird. Einen seelisch kranken Menschen ohne Kommunikation durch Worte oder Psychopharmaka heilen zu wollen, stellt für den modernen westlichen Arzt ein Ding der Unmöglichkeit dar.

Daß andere, durchaus vielversprechende Behandlungsmöglichkeiten vorhanden sind, wird den meisten Fachleuten erst nach und nach klar. Altbewährte Verfahren wie Homöopathie und Akupunktur werden erst in den letzten Jahren wissenschaftlich genauer erforscht und in ihrer erstaunlichen Wirksamkeit anerkannt, nachdem die Heilerfolge einfach nicht mehr zu leugnen waren. Bei der Anwendung solcher naturheilkundlicher Verfahren kommt es häufig zu einer allgemeinen Verbesserung und Umstimmung der gesamten Person, was körperliche wie seelische Bereiche mit einschließt. Man spricht in diesem Zusammenhang gerne von „Ganzheitsmedizin“, um die umfassende Breitenwirkung auf das ganze Spektrum seelisch-körperlicher Bereiche zu verdeutlichen. Menschen verwandeln sich durch solche Heilverfahren gelegentlich in einem unerwarteten Maß, deren Stärke eine gewöhnliche Heilwirkung deutlich übersteigt. Der Grund dafür liegt aller Wahrscheinlichkeit nach in der Mitberücksichtigung energetischer Abläufe, durch die der ganze Mensch in allen Dimensionen seines Seins zum Positiven hin verwandelt wird.

Bei meiner eigenen Arbeit als Arzt habe ich nun die Erfahrung gemacht, daß die Heileffekte vom Patienten umso stärker und ganzheitlicher erlebt werden, je mehr die zugrundeliegenden Energieblockaden berücksichtigt und anschließend natürlich auch geheilt werden. Mit der Zeit wurde mir nun bewußt, daß die ältesten bekannten Heilmethoden – diejenigen der Schamanen und antiken Priesterärzte – die feinstoffliche Energie noch berücksichtigt haben, das wertvolle Wissen jedoch mehr und mehr in Vergessenheit geriet. Wenn man verstehen will, warum es zu dieser unglückseligen Entwicklung gekommen ist und warum die meisten der heute angebotenen Heilmethoden in dieser Hinsicht unzureichend wirksam sind, lohnt es sich, die Medizingeschichte genauer unter die Lupe zu nehmen. Das vorliegende Buch enthält deshalb auch eine Schilderung der historischen Abläufe, die zu jener ungünstigen Entwicklung geführt haben.

Manche Leser werden bei dieser Ankündigung womöglich zurückschrecken und Angst haben, in eine Fachdebatte hineinzugeraten. Ich bin jedoch zuversichtlich, die Zusammenhänge so allgemeinverständlich dargestellt zu haben, daß auch jeder medizinische Laie die dahinterliegenden Vorgänge begreifen kann. Weil es sich um Zusammenhänge handelt, die sicher für jeden von Interesse sind, der an einer tiefergehenden Selbsterkenntnis interessiert ist, lohnt es sich, solche historischen Prozesse näher zu beleuchten. Dabei wird sehr schnell klar, was man sich unter seinem Energiekörper, den Meridianen und Chakras tatsächlich vorzustellen hat und welche praktische Bedeutung diese Systeme für unser Alltagsleben haben.

Ich selber habe dreißig Jahre meines Lebens als Arzt und Heilpraktiker gebraucht, um dahinter zu kommen, und habe mich dabei durch ganze Bibliotheken hindurchgekämpft. Diese Mühen kann ich dem Leser ersparen, der von mir in diesem Buch gewissermaßen eine Quintessenz der gesamten naturheilkundlichen Heilkunde mit all ihren Hintergründen erhält, was das Zusammenwirken von Seele und Körper angeht. Es ist dabei meines Erachtens für jedermann – nicht nur für Fachleute – außerordentlich wertvoll, die historischen Abläufe mit ihren Hintergründen verstanden zu haben, zu allererst, weil es sehr klar die Begrenzungen der jeweiligen Therapieverfahren erklärt, egal ob es sich um Verfahren wie Akupunktur oder Psychotherapie handelt.

Schon immer haben die Menschen geahnt, daß verborgene Zusammenhänge zwischen stofflichen Vorgängen und seelischen Gestimmtheiten bestehen, wenn wir etwa an die antike Temperamentenlehre denken. Vieles konnte man sich früher nicht erklären und war auf eine reine Beschreibung der gewonnenen Erfahrungen angewiesen. Man wußte beispielsweise in der Antike, daß Choleriker oft eine dunkelhäutige Konstitution und Galleprobleme haben, verstand aber nicht, warum das so ist (was ich in diesem Buch auf befriedigende und leicht nachvollziehbare Weise zu erklären versuche).

Bedauerlicherweise ist vieles vom alten und kostbaren Erfahrungswissen mit der Zeit verlorengegangen oder hat sich im Lauf der Geschichte bis zur Unkenntlichkeit verwandelt. Ich habe deshalb versucht, solche verschütteteten, jedoch außerordentlich wertvollen Erkenntnisse wiederzubeleben und in ihrem größeren Sinnzusammenhang darzustellen. Das ist deshalb von sehr großer Wichtigkeit, weil wir im Unsichtbaren der Körperenergie vieles leichter und klarer wahrnehmen können, wenn uns deren tatsächliche Existenz bewußt gemacht worden ist. Wie in einem nebligen Gebiet brauchen wir einen klaren Plan, um uns orientieren und die feinstofflichen Vorgänge sinnvoll nutzen zu können. Ich möchte zu Anfang mit aller Deutlichkeit klarstellen, daß es mir in diesem Buch in keiner Weise um irgendeine weltferne Theorie geht, sondern ausschließlich um praktische Dinge des alltäglichen Lebens, die von größtem Nutzen sein können, um ein lebendigeres und sinnvolleres Leben zu führen.

Einem möglichst vollständigen, dabei praktikablen und alle wichtigen Bereiche berücksichtigenden Menschenbild kommt in der Spiritualität und Tiefenpsychologie aus leicht nachvollziehbaren Gründen die allergrößte Bedeutung zu. Denn wenn das Menschenbild unvollkommen ist, werden wichtige Krankheitsursachen übersehen, falsch gedeutet und zu allem Übel auch noch falsch therapiert. Bedauerlicherweise sind in jeder Epoche wichtige Bereiche des menschlichen Gesamtbildes ausgeklammert worden. So hat die Psychoanalyse beispielsweise versäumt – sieht man von C. G. Jung und einigen wenigen anderen mutigen Pionieren ab –, das Feinstoffliche und Spirituelle mit in ihr Menschenbild zu integrieren.

Aber erst ein möglichst umfassendes Menschenbild erlaubt uns eine sinnvolle Antwort für solche drängenden Fragen, warum wir überhaupt auf dieser Welt sind, woraus unsere Aufgabe als Mensch besteht und welchen möglichen Sinn Krankheiten haben. Alle diese schwierigen oder sogar unlösbaren Fragen werden überraschenderweise auf sehr klare und sinnvolle Weise beantwortbar, wenn man den Verständnisrahmen groß genug wählt, wozu das Spirituelle und Feinstoffliche unbedingt mit dazugehören. Alle diese Fragen möchte ich in diesem Buch so weit zu beantworten versuchen, daß der Leser dadurch für sich befriedigende Antworten erhält, damit er – so hoffe ich – zu allererst nützliche Schlüsse für sein Leben daraus ziehen kann.

Der wichtigste Schlüssel zur Heilung und Ganzwerdung scheint mir im Feinstofflichen zu liegen. „Sag mir, wie du schwingst, und ich sage dir, wie du empfindest und denkst“, ist das Fazit meiner jahrzehntelangen Erfahrungen als energiemedizinisch arbeitender Arzt. Wer von meinen Patienten energetisch vollkommen erschöpft und niedergedrückt ist, wird aller Voraussicht nach zu wenigen oder gar keinen fröhlichen Empfindungen fähig sein. Er wird dazu viel schneller krank, und was das Wichtigste ist, er wird viel schwerer gesund, so lange die Energie nicht wieder fließt! Was so einfach und einleuchtend klingt, bekommt natürlich bei genauerer Betrachtung ganz weitreichende Konsequenzen für das alltägliche Leben, was weit über die Bedeutung bei Krankheiten hinausgeht und im Grunde jeden Mensch interessieren sollte.

Denn letztlich bestimmt die Gestimmtheit unseres feinstofflichen Systems unsere gesamte Lebensqualität! Es lohnt sich deshalb aus ganz eigennützigen und praktischen Gründen, sich genauer mit den zugrundeliegenden Vorgängen zu beschäftigen. Dieses Buch vermittelt Grundwissen über die verschiedenen Ebenen der Aura, die sieben Chakras und deren Zusammenwirken mit unserem Körper und unserer Seele. Mit diesen Kenntnissen fällt es uns leichter, in Harmonie mit unserem Energiekörper zu kommen und den erstrebenswerten Zustand des Wohlgefühls und der Energiegeladenheit zu erhalten, der erst durch ein gesundes Energiesystem ermöglicht wird.

Als „Psychosomatische Energetik“ habe ich dabei eine von mir entwickelte neue Methode bezeichnet, die schon in der Namensgebung ausdrücken soll, daß unsere Gesundheit in Wirklichkeit auf drei Faktoren – Körper, Psyche und Energie – und ihrem harmonischen Zusammenspiel beruht. Am Ende des Buches will ich diese neue Methode ausführlicher erklären und anhand praktischer Beispiele vorstellen. In der modernen Medizin wird die Bedeutung der feinstofflichen Energie bekanntermaßen noch viel zu wenig beachtet. Wie sich ein Patient fühlt und wieviel Lebenskraft er hat, scheint den meisten Medizinern gleichgültig zu sein, etwa weil man „das nicht messen kann“ und weil die meisten meiner ärztlichen Kollegen glauben, nichts dagegen tun zu können.

Einer der Hauptschwierigkeiten bei der Arbeit mit dem feinstofflichen Energiekörper beruht darauf, daß wir die sogenannte „Aura“ bisher nur unzureichend messen konnten. In Zusammenarbeit mit einem Biophysiker habe ich ein Gerät entwickelt, mit dem die Lebenskraft des Patienten gemessen werden und man innerhalb weniger Minuten feststellen kann, wie sich ein Patient fühlt. Nun klingt das im ersten Moment nicht sonderlich aufregend, weil man den Patienten doch genauso gut befragen kann, wie er sich fühlt und wieviel Lebenskraft er hat. Erstaunlicherweise haben jedoch die allermeisten Patienten verlernt, ihrer eigenen Wahrnehmung zu vertrauen und zu spüren, was sich wirklich in ihrem Inneren abspielt. Ein weiterer Vorteil der Messung des Energiekörpers beruht darauf, daß man sehr schnell und genau feststellen kann, wodurch der Patient Energie verliert und was man tun muß, um seine Energie anzuheben. Einige allgemeingültige Erkenntnisse, die sich aus Tausenden von solchen Messungen ergeben haben, werde ich in späteren Kapiteln zusammenfassen. Der Leser kann daraus praktische Regeln ableiten, um sein Energieniveau möglichst hoch und harmonisch zu halten.

Der Hauptschwerpunkt dieses Buches liegt jedoch nicht ausschließlich auf dem Energiekörper, worüber es mittlerweile genug Bücher gibt, sondern auf dem Charakter und dessen feinstofflichen Wurzeln. Bekanntlich ist nichts schwerer, als seinen eigenen Charakter mit all seinen unbewußten Schattenseiten zu durchschauen, und noch viel schwerer ist es, seine unguten Charaktereigenschaften loszuwerden. Der Grund dafür findet sich meines Erachtens in unbewußten Energieblockaden, aus denen unbewußte Konflikte bestehen. Weil man die Energieblockaden nicht beseitigt, fallen die Erfolge der meisten Versuche zur Selbstveränderung – etwa durch gute Vorsätze – oder sogar durch fachliche Hilfe in Form von Psychotherapien verständlicherweise so unbefriedigend aus: erst durch die Einbeziehung der Energieblockaden kommt es zu starken und anhaltenden Besserungen!

Traditionell versucht man, die Probleme des Unbewußten in Form der Psychoanalyse mit Worten und inneren Bildern greifbar zu machen und zu behandeln. Alleine schon dieses Vorgehen stößt in der Praxis auf enorme Schwierigkeiten. Für die allermeisten Patienten kommt eine so aufwendige und teure Behandlung wie eine Psychoanalyse nicht in Frage. Viele Patienten sehen auch gar nicht ein, was ihre Krankheit mit seelischen Problemen zu tun haben soll. Und selbst wenn wir gutwillige und aufgeschlossene Patienten haben, gehört es zu den oft ungeheuer schwierigen Unterfangen in der Heilkunst, den Konflikt aufzuspüren und darüber hinaus auch noch zu heilen. Den Konflikt zu kennen läßt ihn nicht automatisch verschwinden und heilen, wie man leichtfertig meinen könnte. Nicht wenige Patienten kennen ihre Konflikte in- und auswendig, sind sie aber nicht losgeworden.

Das Hauptproblem der unzureichenden Wirkung der allermeisten Therapien beruht darauf, daß die feinstofflichen Blockaden des unbewußten Konflikts nicht berücksichtigt werden. Nach und nach wurde mir bei meiner Arbeit als Arzt klar, daß die Energieblockaden unerledigten emotionalen Prozeßen entsprechen, die im feinstofflichen Energiekörper abgespeichert werden. Solange man die Energieblockaden nicht beseitigt, nützt die schönste Bewußtwerdung nichts! Sobald man die Konflikte jedoch energetisch löscht, kommt es überraschenderweise zu starken und anhaltenden Heilprozeßen. Dazu möchte ich in den nachfolgenden Kapiteln zahlreiche typische Praxisfälle als anschauliche Beweise für meine These vorstellen. Ein ärztlicher Kollege, der bei mir als Patient in

Behandlung war, bemerkte dazu treffend: „Herr Banis, daß Sie meine Depressionen mit ein paar homöopathischen Tropfen wegzaubern, ist wirklich absolut unglaublich! Ich bin Ihnen dafür sehr dankbar. Als Arzt verstehe ich das nicht und kann darüber nur den Kopf schütteln. Aber als leidender Patient ist es mir egal, wie Sie das anstellen – Hauptsache, es funktioniert!"

Ein weiteres Problem seelischer Konflikte beruht auf der fatalen Neigung, daß sie vollkommen wortlos und unbewußt werden. Man verliert in den allermeisten Fällen das Gefühl für seine seelische Wunde, vermutlich damit es nicht mehr so wehtut. Die Seele zieht sich in Form des seelischen Konflikts wie in ein Schneckenhaus zurück. Damit weiß man nicht mehr, was in dem Schneckenhaus versteckt ist und welcher Art die Gefühle sind, die darin verborgenen sind. Sobald die Seelenwunde aufgedeckt und ans Tageslicht gebracht wird, verliert sie ihre gelegentlich dämonisch anmutende Macht über uns: wir gewinnen unsere verlorenen Seelenanteile wieder zurück und werden wieder ein Stück weit mehr wir selbst.

Seelische Konflikte führen im Märchen dazu, daß die davon befallenen Menschen zu verzauberten und regelrecht verhexten Wesen werden, wie man bei Dornröschen oder zu Hirschen verzauberten Prinzen sehen kann. Doch während die guten Prinzen und Prinzessinnen trotz ihrer Verzauberung moralisch anständige Wesen bleiben, sieht es im wirklichen Leben anders aus. Im rauhen Alltagsleben führen seelische Wunden oftmals zur ‚Verböserung' und zu häßlichen Verhaltensweisen, die sich in vielfältiger Weise ungünstig auswirken, etwa indem sie zur Ursache zerstörerischen und bösen Handelns werden. Oder der Betreffende wendet den Zerstörungsdrang gegen sich selbst, indem er sich selbst krank macht und zugrunde richtet. So finden sich bei den allermeisten Krankheiten, bei charakterlichen Schwächen und bei praktisch allem mitmenschlichem Streit seelische Konflikte, die als eigentliche Ursache der Störung angesehen werden können, weil sie die Seele disharmonisch und unglücklich machen, die Energieabläufe blockieren und den Stoffwechsel beeinträchtigen.

Um wirkliche seelische und körperliche Gesundheit zu erreichen, müssen wir den Konflikt als wahren Schuldigen aufspüren. Um den Teufelskreis von unbekannter Seelenwunde und krank- und bösemachender Wirkung zu unterbrechen, vergleichbar der Verzauberung im Märchen, müssen wir den Bann brechen und den Konflikt ans Tageslicht holen. Mit der „Psychosomatischen Energetik" besteht die geniale Möglichkeit, einen seelischen Konflikt selbst dann zu erkennen, wenn er vollkommen tief im Wortlosen und Unbewußten abgelagert ist – etwa bei Kindern, die noch nicht sprechen können, oder bei denjenigen Konflikten, die als riesenhafte Träger unseres Charakters wirken und deren bedeutungsschwere Größe als eigentlicher Grund dafür angesehen werden kann, daß wir uns über den Inhalt dieser Konflikte nicht mehr bewußt werden.

Solche üblicherweise schwer aufzudeckenden Konflikte können jedoch dadurch erkannt werden, indem man ihren energetischen „Fingerabdruck" mißt. Wie das genau funktioniert, erkläre ich am Ende dieses Buches, wobei ich bereits vorwegnehmen möchte, daß der eigentliche Trick darin besteht, daß man die zugrundeliegende Energieblockade des Konflikts aufdeckt. Man schnappt sich gewissermaßen das energetische „Päckchen" und weiß sofort an dessen Form, welcher seelische Inhalt darin verborgen ist, anstatt mühselig im Unbewußten herumzustochern und dazu an irgendwelchen fragwürdigen Zusammenhängen herumzurätseln. Man kann durch die Art der Energieblockade nicht nur erkennen, um welche Konflikte es sich handelt und welche Inhalte ihnen zugrundeliegen, sondern faszinierenderweise auch, wie groß die Energie der betreffenden Konflikte ist. Das hat eine große Bedeutung für die Einschätzung der Schwere, mit der ein Konflikt den Betreffenden schädigt und sein Verhalten auf unbewußte Weise beeinflußt.

Wenn wir Konflikte in unserem Unbewußten haben, erhebt sich als nächstes die Frage, wann und bei welchen Anlässen solche Blockaden entstanden sein können. Für gewöhnlich glaubt man, daß es sich bei den allermeisten seelischen Konflikten um frühkindliche Störungen handelt. Meine Untersuchungen haben nun überraschenderweise ergeben, daß bereits Neugeborene mit Konflikten auf die Welt kommen, obwohl die Mutter glaubhaft eine vollkommen unkomplizierte Schwangerschaft gehabt hat. Man fragt sich unwillkürlich, wo das Baby seine Konflikte her haben mag, für deren Entstehung keinerlei gängige Ursache gefunden werden kann. Meine Forschungen deuten darauf hin, daß es sich um Konflikte aus früheren Leben handeln muß, so ungewohnt und sogar schockierend das im ersten Moment für viele Menschen klingen mag. Ich habe aus dieser Betrachtungsweise heraus ein System entwickelt, das die gesamten bisherigen Kenntnisse der Tiefenpsychologie wesentlich erweitert.

Unsere früheren Leben scheinen mit ihren unerledigten Problemen auf unser jetziges Leben einzuwirken. Wie wir uns die geheimen, hinter den Kulissen ablaufenden Vorgänge von Karma und Schicksal erklären können, habe ich versucht, so nüchtern und gleichzeitig so anschaulich wie möglich darzustellen. Dabei entsteht ganz zwangsläufig ein Gesamtbild der seelischen Reifungsprozesse, das sich vollkommen mit den Vorstellungen uralter spiritueller Vorstellungen deckt, etwa der „ewigen Philosophie" Aldous HUXLEYS. Es entsteht ein faszinierendes Gesamtbild der menschlichen Evolution, das den tiefsten Erkenntnissen aller Religionen und großen spirituellen Traditionen entspricht. Indem wir die menschliche Geschichte als Spiegel innerseelischer Abläufe deuten, bekommen wir aus der Außenwelt eine Spiegelung unserer geheimen seelischen Abläufe geboten, die einem oft sehr schmerzhaften, aber letztlich unvermeidlich sich integrierenden seelischen Wachstumsprozeß entspricht. Wir wachsen seelisch sowohl an unseren äußeren Problemen wie an unseren innerseelischen Konflikten, wodurch sich unser wahrer Charakter immer mehr enthüllt, so daß unsere wirklichen Wünsche und Antriebe immer deutlicher zu Tage treten.

Sich zu einer besseren Selbsterkenntnis zu verhelfen und daraus die richtigen Schlüsse zu ziehen, um sich zu einem glücklichen und seelisch ehrlichen, energiegeladenen und lebendigen Menschen entwickeln zu können, gehört zu den Hauptanliegen meines Buches. Sicher handelt es sich dabei um hochgesteckte Ziele, aber meine tägliche Erfahrung mit vielen Patienten zeigt mir, daß sie realisierbar sind. Letztlich wollen alle Menschen dasselbe: ein glückliches und sinnvolles Leben führen, bei dem sie sich im Einklang mit ihrem Körper und ihrer Seele befinden. Die Auflösung der Energieblockaden kann dazu ein wertvolles Hilfsmittel sein, und bei diesem Prozeß ist das Heilwerden ein Wiedererkennen der inneren Ganzheit, die wir ursprünglich alle mal besessen und nur vorübergehend verloren haben.

Vorwort zur 3. Auflage

Mit großer Freude habe ich erfahren, daß „das Große Gelbe Buch“ (so nennen viele Leser das vorliegende Energieheilungs-Buch) für viele Menschen zu einer wichtigen Quelle der Inspiration geworden ist. Es sei so voll von wertvollen Informationen, loben Leser, daß es selbst dann immer wieder lesenswert macht, wenn man es schon einmal gelesen hat. Viele hätten es auf dem Nachttisch und finden immer wieder Stellen, die ihnen neue Einsichten geben. Darüber verhelfe es zu besserer Selbsterkenntnis, sei ein wichtiger Schritt zu einer neuen Spiritualität und zu einer ganz neuen Art der Heilkunde. Als Autor freut es mich, wenn meine Botschaft nicht nur freundlich aufgenommen, sondern voll verstanden und akzeptiert wird, ja sogar auf Begeisterung stößt. Ich hatte nicht erwartet, daß das Buch so ein Erfolg wird. Im Via Nova Verlag gehört es zu den Bestsellern. Bereits drei Jahre nach dem Erscheinen wird es in zwei weiteren Sprachen (italienisch und englisch) gedruckt.

Bemerkenswert sind die Reaktionen einzelner Leser. So schrieb mir die Mutter eines Behinderten, sie habe es tröstlich gefunden, daß ein Fachmann zum ersten Mal in ihrem Leben eine Behinderung positiv darstelle und nicht nur tragisch sehe. Sie meinte damit das Phänomen der „Verpuppung“, daß ich in diesem Buch beschreibe. Die Verpuppung geht davon aus, daß ein Behinderter den größeren Teil seiner Persönlichkeit nicht inkarniert habe. Er sei deshalb eigentlich nur oberflächlich betrachtet behindert, in Wirklichkeit sei er aber ein ganzer und gesunder Mensch. Wenn man als Elternteil weiß, daß sein Kind eigentlich im Kern gesund sei, gebe das vielTrost.

Viele Leser sind durch dieses Buch neugierig gemacht worden auf Mehr. Deshalb bin ich immer wieder nach einem Fortsetzungsband gefragt worden. Den Lesern wurde bald klar, daß bestimmte Dinge ungesagt geblieben waren. Das war natürlich zum Zeitpunkt des Verfassens nicht meine Absicht, sondern hatte nachvollziehbare Gründe. So gab es anfangs noch zu wenig praktische Erfahrung. Erst durch die Praxis konnten viele Fragen beantworten werden, so die häufig gestellte Frage, ob jeder Mensch einen klar erkennbaren und definierten Charaktertyp hat? Ja, kann ich mittlerweile voller Überzeugung sagen, den hat er! Nach der Behandlung tausender Patienten kann ich bekräftigen, daß all das vollumfänglich zutrifft, was in diesem Buch behauptet wird. Ebenso hat jeder Mensch einen einzigen Zentralkonflikt, der psychoenergetisch als Blockade im Unbewußten wirkt und den Charaktertyp prägt.

Darüber hinaus haben sich viele Fragen natürlich erst gestellt, als ich dieses Buch bereits geschrieben hatte. So fragten mich Leser, wie Konflikte überhaupt heilen können, wenn man nicht das Glück hat, einen Therapeuten zu finden, der sie mit Psychosomatischer Energetik (PSE) auflösen kann? Oder wie denn vergleichbare Verfahren Konflikte erkennen und behandeln? Kommen beispielsweise Psychotherapeuten zu gleichen Einschätzungen? Auch die Idee eines festumrissenen Charaktertyps gibt immer wieder Anlaß zu Fragen, etwa, ob Ehepaare überhaupt glücklich miteinander werden können, wenn ihre Charaktertypen nach dem hier geschilderten Gesetz von Anstoßung und Anziehung eigentlich nicht zusammenpassen dürften?

Alle diese und viele weitere Fragen werde ich in einem zweiten Buch zu beantworten suchen. Es ist derzeit in Arbeit und wird aller Wahrscheinlichkeit nach wieder im Via Nova Verlag erscheinen. Ich wünsche mir, daß es viele Menschen dazu ermuntern wird, ebenso wie dieses vorliegende Buch, die eigenen Tiefen des Unbewußten auszuloten, ihre eigenen Schattenseiten kennenzulernen und die eigenen Konflikte zu integrieren. Denn erst wenn wir das tun, können wir ein vollumfänglich sinnliches und freudvolles, aber auch Leid akzeptierendes, selbstbestimmtes und spirituelles Leben führen.

Dr. Reimar Banis November 2005

„Wer bin ich?“ als Frage aller Fragen

Erfahrung nennt man die Summe aller unserer Irrtümer.
(Thomas Alva Edison)

Wie es zu diesem Buch kam, möchte ich zunächst aus einer ganz privaten Perspektive schildern. Denn das Entstehen dieses Buches hat ganz direkt mit meinem persönlichen Schicksal zu tun. Klarstellen möchte ich aber, daß ich normalerweise kein Freund von eitlen Selbstdarstellungen bin. Wenn in Selbsterfahrungsgruppen von Teilnehmern allzu Privates nach außen gekehrt wird, finde ich das immer peinlich. Denn es gibt ein natürliches Schamgefühl, das auch das Privatleben mit einschließen sollte. Trotzdem muß ich über meinen Schatten springen und private Details von mir preisgeben – ganz einfach deshalb, weil der Inhalt dieses Buches auch das Ergebnis meiner eigenen Selbsterforschung darstellt.

Als niedergelassener Arzt im mittleren Lebensalter war ich irgendwann seelisch völlig am Boden. Ich war an einem traurigen Endpunkt gelandet, an dem mein privates Leben völlig gescheitert erschien. Mit der Scheidung hatte ich die Frau, das eigene Haus mit dem schönen Garten und vor allem das ständige Zusammensein mit meinen geliebten Kindern verloren. Kurz nach der Scheidung saß ich auf einer Parkbank, hatte das Baby auf dem Arm und sah dem Älteren beim Spielen mit seinem Bagger auf einem Spielplatz zu. Meine Stimmung war genauso trübe wie das Wetter an diesen herbstlichen „Vater-Wochenenden“. Eine weitere Herausforderung war, die Kinder nicht mein unendliches Gefühl von Traurigkeit spüren zu lassen.

Wenn ich meine Söhne nach dem Wochenende wieder zu ihrer Mutter brachte, begannen endlose Stunden des Kummers und der einsamen Stimmung in meiner Junggesellenwohnung. Ich spielte Rockgitarre bis zum Anschlag (die armen Nachbarn tun mir heute noch leid), betäubte mich mit allen möglichen Drogen und versuchte, mich mit Süßigkeiten und kostbaren Geschenken, die ich mir selber machte, so gut wie möglich abzulenken. Aber ich glitt gradewegs und unaufhaltsam immer tiefer in eine lähmende Verzweiflung, die mich schier um den Verstand zu bringen drohte. Tausend Fragen geisterten mir während der Nachtstunden durch den Kopf, wie es zu dieser fürchterlichen Situation gekommen war und was ich falsch gemacht hatte und so fort, bevor ich wie gerädert am nächsten Morgen in meiner Arztpraxis erschien (wo ich mich sekundenschnell vom armen Opfer zum starken Täter verwandeln mußte, der berufsmäßig anderen Menschen helfen sollte, obwohl er selber Hilfe am nötigsten brauchte). So vergingen die Monate, und mein Zustand besserte sich nur langsam.

Die elenden Monate nach meiner Scheidung hatten einen seelischen Verwandlungsprozeß in Gang gesetzt, der mich zu weiteren Selbstbeobachtungen führte. Denn wie kommt es überhaupt zu zwischenmenschlichen Streitereien? Wie setzt das Unbewußte die Probleme überhaupt in die Welt? Wie funktioniert der ganze Vorgang? Wie war ich in das Elend geschlittert, das zu meiner Scheidung führte? Einen ersten Ansatz zu einer Antwort auf die genannten Fragen fand ich bei einer ärztlichen Versammlung, von der ich hier berichten möchte. Eine Psychoanalytikerin besprach mit mehreren Ärzten schwierige Patienten, mit denen man überhäufig Probleme und Streitereien hat. Die Grundidee solcher ärztlichen Gruppen geht auf BALINT zurück. Der Arzt und Psychoanalytiker Michael BALINT fand in den 60er Jahren heraus, daß hinter dem „schwierigen Patient“ meist unbewußte Probleme (auch des Arztes) verborgen sind, dereren Bewußtmachung zur Verbesserung des Arzt-Patienten-Verhältnisses hilfreich sein kann.

Das für mich Verblüffendste bei diesem Ärztetreffen war die unglaubliche Treffsicherheit, mit der die Analytikerin das Verhalten bestimmter Patienten vorhersagen konnte, selbst wenn sie nur einige wenige typische Verhaltensweisen geschildert bekommen hatte. Da die Analytikerin sicherlich keine hellseherische Begabung besaß, sondern bei ihren Vorhersagen rein verstandesmäßig vorging, mußte es eine Logik geben, die dem Verhalten der Patienten zugrundelag. Das faszinierte mich ungeheuer, denn nur aufgrund eines besonderen Spezialwissens konnten solche Voraussagen des Patientenverhaltens gemacht werden. So wußte die Psychoanalytikerin beispielsweise bei einer Patientin genau vorherzusagen, daß diese sich scheiden lassen wird. Man erkannte aus ihrer Schilderung sofort, daß die betreffende Person durch ihre seelische Dynamik zu ständigem Zank und Streit angetrieben wurde, was auf einen „großen Knall“ hinauslief. Mich traf diese Beobachtung verständlicherweise wie einen Keulenschlag! Denn mir wurde schlagartig klar, daß ich darin meine eigenen Probleme wiedererkennen konnte.

Neugierig geworden, wurde mir klar, daß ich den ganzen Vorgang unbedingt näher erforschen mußte. Denn das Wissen um diese unbewußten Steuerungen müßte nicht nur mir, sondern eigentlich allen Menschen sehr viel weiterhelfen. Man könnte unnötiges Leid und Mißverständnisse vermeiden, wenn jeder seine unbewußte Dynamik kennen würde. Mit der Kenntnis der unbewußt ablaufenden Dynamik würde man die geheimen Regeln erkennen, die unserem Denken und Handeln zugrundeliegen. Dadurch würden wir nicht mehr zu Erfüllungsgehilfen einer unsichtbaren Regie, sondern wieder zu vollbewußten, eigenverantwortlichen Menschen. Die unermeßlich wertvollen Konsequenzen, die so etwas mit sich bringt, liegen vor allem darin, daß wir unvorteilhafte, selbstschädigende Verhaltensweisen bei uns selber wie bei anderen Menschen rechtzeitig erkennen und verhindern können.

Was erzeugt nun die Gesetzmäßigkeiten unseres Verhaltens? Wie bei einer Kugel, deren Bahn vorhergesagt werden kann, liegt unsere Verhaltenssteuerung in den vorgeformten Bahnen unseres Charakters. Der Charakter legt fest, wie wir uns verhalten und was wir als richtig empfinden. Bereits als Kinder lernen wir im Märchen und Kasperletheater bestimmte Charaktertypen kennen, die natürlich extrem schablonenhaft dargestellt werden. Der Kasperle als Held ist mutig und hat flotte Sprüche auf der Lippe, während seine Großmutter die Rolle der bedächtigen, mütterlich behütenden und ziemlich langweiligen Erwachsenen spielt. Der Teufel als raffinierter Schurke will ständig die Macht an sich reißen, indem er dem Kasperle als Helden pausenlos ans Leder möchte.

Selbst wenn wir nun Kindern bestimmte Rollen der einzelnen Figuren in verdeckter Form (etwa hinter einem Vorhang) vorspielen würden, könnten die Kinder die Identitäten doch leicht herausfinden, denn ein Teufel wird sich in der Vorstellungswelt der Kinder wie ein richtiger Teufel, ein Kasperle wie ein richtiger Kasperle verhalten usw. Genauso können wir als Erwachsene auch bei der Bestimmung des Charakters vorgehen. Der Unterschied zu den holzschnitzartigen Charakteren des Kasperletheaters liegt im realen Leben darin, daß die Charaktertypen anfangs schwerer zu durchschauen sind. Wir müssen uns erst mit den unterschiedlichen Typen und ihren Merkmalen vertraut machen. Doch dann gelingt es erstaunlich mühelos, und es braucht dazu keineswegs besondere Fähigkeiten oder eine spezielle Ausbildung, sondern die Kenntnisse der Charaktertypen, die in diesem Buch beschrieben sind.

Zuerst trieb mich die Neugier, den eigenen Charaktertyp zu erkennen. Doch zunehmend wurde das Ganze ungemütlich! Denn meine unangenehmen Charaktereigenschaften konnte ich vor mir selber immer schlechter verheimlichen. Mir wurde immer klarer, daß hinter dem netten Kasper, den ich ein Leben lang für mich selber gespielt hatte, ein raffinierter Teufel verborgen war (oder, um ehrlich zu sein, ein zwar kleines, aber ziemlich vitales Teufelchen). Ich war keineswegs nur der nette, harmlose, liebe Junge, sondern sah plötzlich in Abgründe von Aggressivität und raffinierten Versteckspielen, die das Böse in mir trieb, um nicht entdeckt zu werden. Man will es am Anfang natürlich nicht wahrhaben, daß man einen inneren Schweinehund in sich hat. So erkennt der Dichter Christian MORGENSTERN: *„Die zur Wahrheit wandern, wandeln allein.“* Die Spielchen in Selbsterfahrungsgruppen, wo angeblich Intimes gebeichtet wird, fangen in dem Moment an ungemütlich zu werden, wo es wirklich ans „Eingemachte“ geht. Die Indianer Nordamerikas haben dazu einen passenden Spruch: *„Wer die Wahrheit spricht, braucht ein schnelles Pferd!“*

Ein weiteres Problem kam bei mir noch hinzu. Denn als Arzt neigt man ganz besonders dazu, an das Idealbild zu glauben, das die Patienten in einem sehen möchten. Deshalb war der Weg der Selbsterkenntnis für jemanden wie mich besonders schmerzlich. Jesus hat meiner Meinung nach nicht umsonst den Sündern eine relativ leichte Himmelfahrt versprochen, während es die verlogenen Pharisäer viel schwerer haben sollen. Wenn die Himmelfahrt mit Bereuen zu tun hat, selbst wenn man vorher gesündigt hat, so fällt das bekanntlich den Sündern viel leichter als Menschen mit einem Heiligenschein, die sich für was Besseres halten. Und ich gehörte offenbar zu letzterer Gruppe, denn das Bekennen meiner Charaktersünden fiel mir extrem schwer.

Dabei machte ich eine verblüffende Entdeckung, nämlich daß die Beichte der Sünden und das Bewußtwerden der seelischen Abgründe meist nur wenig oder bedauerlicherweise sogar überhaupt nichts ändert! Das erlebte ich bei mir, wo ich mich immer wieder verärgert selber ohrfeigen wollte, wenn ich den gleichen Unsinn ein zweites Mal machte. Genauso sah ich es bei zigtausend Patienten, die mir alle feierlich gelobten, endlich abzunehmen und besser auf ihre Nahrung zu achten, aber kein Gramm abnahmen. Oder weniger Alkohol zu trinken, sich mehr zu bewegen, aber nichts von den guten Vorsätzen in die Tat umsetzten. Im Grunde kommt zu dem traurigen Umstand, sein gestecktes Ziel nicht erreicht zu haben, noch das beschämende Gefühl des Versagens hinzu, was alles noch viel schlimmer macht. Handelte es sich bei mir und all diesen Menschen um „Waschlappen“, um inkonsequente, haltlose Geschöpfe?

Genau an dieser Stelle beginnt nun eine sehr aufregende neue Geschichte, die von der Entdeckung der Konflikte handelt. Denn ich entdeckte, daß unbewußte emotionale Blockaden (= Konflikte) im feinstofflichen Energiesystem abgelagert werden. Unter den Konflikten sind unerträgliche Gefühlsinhalte zu verstehen, die wir ins Unbewußte verdrängen. Wie bei einer Schallplatte, die einen Sprung hat und ewig dieselbe Melodie wiederholt, geschieht etwas Vergleichbares bei den Konflikten. In stumpfsinniger Litanei wiederholt der Konflikt ewig die Melodie und zwingt uns dadurch zu schädlichen Handlungsweisen. Der Konflikt erzeugt schlechte Stimmungen und saugt uns energetisch aus, so daß wir aus Energieleere und Unzufriedenheit heraus mehr essen, uns berauschen oder Mitmenschen schlecht behandeln.

Aber wenn der Konflikt so katastrophale Folgen für unser Leben hat, wie können wir ihn am besten loswerden? Lange Zeit waren Fachleute der Meinung, die Bewußtwerdung des Konflikts würde bereits ausreichen, um ihn aufzulösen und definitiv loszuwerden, was sich jedoch in den allermeisten Fällen als Irrtum und frommer Wunschglaube herausgestellt hat. **Denn selbst wenn ich mir meiner Fehler bewußt bin, sind sie deshalb nicht verschwunden** – ein Problem, mit dem sich bekanntlich die Religion und Psychoanalyse seit ihren Anfängen herumschlägt. Wenn ich weiß, wie meine Probleme aussehen, sind sie meist trotzdem weiter da. Warum ist das so? Meist wird uns Menschen an diesem Punkt von den Fachleuten eingeredet, daß wir selbst daran schuld sind! Wir sind zu verbockt, engstirnig und schwach, um uns von unseren Problemen zu befreien.

Ich kam durch bestimmte Untersuchungen in meiner naturheilkundlichen Arztpraxis jedoch zu einem ganz anderen Bild. Wenn wir nicht abnehmen können und stattdessen zuviel Nahrung in uns hineinstopfen, sind Konflikte von Hungrigsein und tiefem Frust die eigentliche Ursache. Das ist mittlerweile sattsam bekannt und gehört zum Allgemeinwissen. Sich dieser Konflikte bewußt zu werden bringt jedoch erfahrungsgemäß ebenso wenig, wie wenn man von den eigenen seelischen Hintergründen gar nichts weiß. „Daß ich aus seelischer Leere esse, weiß ich, Herr Doktor, aber ich kann nichts daran machen“, sagt mir fast jeder übergewichtige Patient, wenn er aufrichtig ist. Trotzdem ändert dieses Wissen überhaupt nichts an seinem Gesundheitsproblem. Denn so lange der seelische Hunger im Energiefeld des Patienten als Fehlsteuerung erhalten bleibt, bleibt die Bewußtwerdung ohne Folgen!

Wenn wir uns deshalb dauerhaft und schnell von seelischen Fehlprogrammierungen befreien wollen, führt der einfachste Weg dazu über das feinstoffliche Energiesystem. Statt jahrelang in der Patientenseele zu wühlen und antiquierte Ursachen zu erforschen, die im Hier und Jetzt meist überhaupt nicht mehr von Bedeutung sind, führt die einfache Löschung des Konflikts im Energiefeld innerhalb kürzester Zeit zum Erfolg. Man kann es mit dem Löschen fehlerhafter Software bei einem Computer vergleichen. Wenn das Fehlprogramm des „Hungrigseins“ im Energiefeld des Patienten gelöscht ist, verschwindet auch der seelische Frust, der den Patienten zuviel essen und dadurch übergewichtig werden läßt.

Nun kann man feststellen, daß bestimmte Charaktertypen besonders leicht zum Dickwerden neigen. Mediziner sprechen vom Pykniker, der besonders stark zunimmt und deshalb zum Übergewicht neigt. Wie man leicht erraten kann, haben Pykniker überzufällig häufig Gefühle von Frustrationen, die sie dick werden lassen. An diesem Punkt könnte man die Sache auf sich beruhen lassen und zur Tagesordnung übergehen. Wenn wir jedoch Ursachen von Krankheiten erforschen und wirklich abstellen wollen, können wir an diesem Punkt nicht stehenbleiben. Denn die Frage erhebt sich, warum Pykniker häufig innerseelisch so viel unglückliche, frustrierte Gefühle mit sich herumschleppen. Hat das Schicksal diese Menschen einfach dadurch gestraft, daß sie häufig Frustgefühle haben? Oder haben solche Menschen zu wenig orale Zuneigung als Baby bekommen, wodurch sie so gierig werden?

Meine Untersuchungen an Tausenden von Menschen haben eine andere Ursache ergeben. Denn man kann die Frustgefühle eines neugeborenen Babies bereits in seinem Energiefeld feststellen, wenn es grade geboren ist und noch nie an der Mutterbrust gesaugt oder frustrierende Erlebnisse durchlebt hat. So ein Baby wird durch den bereits angeborenen Konflikt „Frust“ in seinem Energiefeld ein Pykniker werden und Übergewicht bekommen, wenn man die Fehlprogrammierung nicht löscht und den Konflikt „Frust“ entfernt. Offenbar kommt das Baby mit dem Frustgefühl auf die Welt. Aber dann kann die orale These der traditionellen Psychoanalyse unmöglich stimmen! „Dann hat es den Frust eben im Mutterleib erlebt!“ werden jetzt manche Leser einwenden.

Doch gleich taucht eine neue Frage auf, die mit den tiefsten Wechselwirkungen von materiellem Körper und Seele zu tun hat. Laut der modernen Wissenschaft ist Übergewicht zu einem nicht unerheblichen Teil ein genetisches Problem. Doch wie kommt die genetische Programmierung im Mutterleib dazu, sich durch Gefühle von Frust umzustellen? Daß Gene sich durch Gefühle dermaßen radikal ändern können, klingt für jeden, der sich mit den starren Gesetzmäßigkeiten der Genetik auskennt, wenig wahrscheinlich. Dicke Menschen haben starre, genetisch festgelegte Anlagen geerbt, die bereits bei der Zeugung des Babies feststehen. Und hinzu kommt noch eine andere Merkwürdigkeit, denn viele Mütter von übergewichtigen Pyknikerkindern haben mir versichert, daß ihre Schwangerschaft außerordentlich frustfrei und harmonisch verlaufen ist. Offenbar können wir die These vom intrauterinen Frust nicht aufrechterhalten. Es gibt eigentlich nur zwei Lösungen, wie es dazu kommen kann, daß ein von der Genetik her dickleibiger Mensch von Geburt an Frustgefühle bekommen haben kann: entweder von den Genen selber, indem bestimmte genetische Ausstattungen einem Menschen ganz bestimmte Gefühle aufprägen. Oder die Frustgefühle sind noch älter und datieren in eine Zeit zurück, die weit vor der Zeit im Uterus liegt.

An dieser verwirrenden Stelle möchte ich wieder an die Erzählung meiner eigenen Geschichte anknüpfen. Denn durch meine eigene Selbsterforschung wie die vieler Patienten bin ich zu der Überzeugung gekommen, daß unsere tiefsten Gefühle (d.h. unsere ältesten Konflikte) aus früheren Leben stammen müssen. Diese tiefen Gefühle erzeugen unseren Charaktertyp und führen offenbar dazu, daß wir uns vorgeburtlich einen Körper wählen, der beispielsweise im Falle von Frustgefühlen der Konstitution des Pyknikers entspricht. **Eines der schwierigsten Rätsel der Psychosomatik – das Wechselspiel von Seele und Körper auf der genetischen Ebene – ist durch die Annahme eines vorgeburtlich bestehenden Charaktertyps gelöst!**

Viele Fragestellungen und Probleme, die Medizin, Psychologie und Religion bis jetzt unterschiedlich beantwortet haben, lassen sich durch solch eine übergeordnete Sichtweise ähnlich einfach und schlüssig beantworten:

Charaktertyp und Konflikt sind die beiden wichtigsten Pole, die unser Leben wie starke Magnete auf meist unsichtbare Weise steuern. Der individuelle Charaktertyp wird dabei durch die Art des Konflikts festgelegt, worauf ich später im Buch noch ausführlich zu sprechen komme. Charaktertyp und Konflikt sind deshalb aufs engste miteinander verbunden, wobei die Löschung der Konflikte automatisch die negativen Ausformungen unseres Charakters zum Guten hin beeinflußt. Die energetische Auflösung der Konflikte scheint mir dabei der wichtigste Schlüssel und die unabdingbare Voraussetzung zur ganzheitlichen Heilung zu sein.

Was wir neben der Auflösung der Konflikte noch alles tun können, um ein ehrliches, unseren wahren Impulsen entsprechendes Leben zu führen, gehört zu den Hauptanliegen meines Buches. Es geht in allererster Linie um Wahrhaftigkeit und Liebe – die zwei Fundamente eines erfüllten Lebens. Beim vorliegenden Buch handelt es sich deshalb um ein Hilfsmittel, das man wie einen Spiegel verwenden kann, um seine verborgenen Anteile und Schattenseiten kennenzulernen, und das in allererster Linie zur besseren Selbsterforschung verhelfen soll. Selbstverständlich kann man so eine Selbsterforschung besser mit fachlicher Unterstützung bewältigen, so daß Psychotherapeuten und andere seelischen Helfer bei diesem psychoenergetischen Geburtsprozeß als unterstützende Begleiter tätig sein können. Aber in der Mehrzahl der Fälle kommt man auch ohne Fachleute aus, speziell wenn man nicht besonders schwierige Seelenprobleme hat.

Mit diesem Buch verfolge ich aber noch ein anderes Anliegen, das mit einer Veränderung unserer herkömmlichen, im Grunde unzureichenden und viel zu verkürzten Weltsicht zu tun hat. Ich hoffe mit diesem Buch nachweisen zu können, daß unsere Weltanschauung überwiegend ein psychoenergetisches Produkt unserer Gesamtverfassung ist: **„Ich glaube, was ich fühle und wie ich energetisch schwinge“,** lautet meine Grundthese. Was wir denken, hat deshalb eine viel geringere Bedeutung als wie wir fühlen und energetisch schwingen. Bekanntlich weiß die Psychologie schon lange, daß unsere Wahrnehmung zum allergrößten Teil durch unbewußte und gefühlsmäßige Faktoren beeinflußt wird. Dabei handelt es sich nicht nur um Emotionen, sondern um eine Gesamtheit von feinstofflichen Schwingungen und Gefühlen.

Wer mit Staunen erleben darf, wie vorher verbitterte, seelisch ausgehungerte Menschen innerhalb weniger Monate durch die Löschung ihrer Konflikte zu einem positiven Lebensgefühl zurückfinden, das sie wieder Vertrauen in das Leben schöpfen läßt (was für mich letztlich die Essenz von Glauben darstellt), der wird verstehen, um was es im Grunde geht. Genauso beweisen uns alle frisch Verliebten, welche körperlich-seelischen Veränderungen durch ein energetisches Beschwingtsein überhaupt möglich sind. Unser feinstoffliches Energiesystem spielt dabei stets die entscheidende Rolle, das unser gesamtes Denken und Empfinden steuert und festlegt, ohne daß wir uns dessen immer in vollem Umfang bewußt sind.

Manche Leser werden sich möglicherweise bei der Lektüre dieser Seiten mißtrauisch fragen, ob sie meinen Behauptungen überhaupt vertrauen können. Ich möchte klarstellen, daß ich die Hauptthesen dieses Buches aus der Perspektive des praktisch tätigen Arztes entwickelt habe, der seine Berufung darin sieht, seinen Mitmenschen zu helfen und ihre Nöte zu lindern. Ich bin also kein weltferner Theoretiker, sondern in erster Linie ein praktisch denkender Heiler, dessen Motivation vor allem darin besteht, daß ich meinen Patienten erklären möchte, wie ich die Hintergründe ihrer psychoenergetischen Probleme einordne und was alles getan werden muß, damit sie wieder gesund werden. Ich habe also mit diesem Buch in allererster Linie einen Patientenratgeber geschrieben, der alle notwendigen Erklärungen und Modelle liefern soll, damit die Patienten im Selbststudium nachlesen und dabei durchdenken können, wie ihre Probleme entstanden sein können.

Kritischen Lesern möchte ich zusätzlich mitteilen, daß ich keinerlei Sekte oder irgendeiner religiösen Weltanschauung angehöre. Das oberste Prinzip unseres Denkens und Tuns sollte meiner Meinung nicht von irgendeiner Ideologie bestimmt werden, sondern von Menschlichkeit. Als allererstes sollten wir Menschen sein, die miteinander menschlich umgehen, und uns gegenseitig wertschätzen! Manche Leute begehen an diesem Punkt einen Fehler. Sie setzen das Soziale und Menschliche mit Religion gleich: Gott wird dadurch für sie zu einer bloßen Metapher für eine menschenfreundliche Haltung. Für mein spirituelles Verständnis erscheint mir die bloße Menschlichkeit als

Religionsersatz aber viel zu dürftig, weil Gott als Realität weit über unsere Menschenwelt hinausragt[1].

Dabei möchte ich kurz wichtige Kerngedanken beschreiben, die mir von fundamentaler Bedeutung zu sein scheinen und die ich im weiteren Verlauf des Textes näher erläutere. Auf dem Weg zu uns selbst und zu Gott (was in letzter Konsequenz das gleiche darstellt) müssen wir als allererstes wieder Selbstliebe lernen. So eine ehrliche, aus dem Herzen kommende Selbstliebe darf jedoch nicht mit Egoismus oder Narzißmus gleichgesetzt werden! Selbstliebe hat nämlich auch etwas Selbstloses, das auf den Mitmenschen gerichtet ist. An solcher weitumspannenden Selbstliebe, die uns und unsere Mitmenschen einschließt, werden wir durch unsere unbewußten Konflikte gehindert. Eine Folge davon ist, daß wir Vorurteilen erliegen und unsere unbewußten Probleme auf andere projizieren. Unseren eigenen Anteil am Unglücklichsein wollen wir bekanntlich weder erkennen noch beseitigen, was mit dem Schattenaspekt des Konflikts zu tun hat – dem sogenannten „Bösen“. Wir suchen nur nach einer bequemen Ausrede und brauchen dafür einen Sündenbock, was die allerbequemste Scheinlösung darstellt.

Sich selbst zu achten und zu lieben ist eine sehr schwere Übung, die wir aber alle irgendwann lernen müssen! Das hat überhaupt nichts mit Egoismus zu tun, indem das fälschlicherweise mit einer groben, andere verletzenden Lebenseinstellung gleichsetzt wird. Ganz im Gegenteil führt die Selbstliebe zu einem sozialeren und menschlicheren Verhalten, nachdem wir durch die Schattenaspekte des eigenen Bösen durchgedrungen sind. Erst wenn man seine eigenen Abgründe erkannt hat, wird man nachsichtig mit anderen. Erst wenn man sich selber schätzt, kann man andere wertschätzen. Erst wenn man Freude und Lust in sich selber erlebt, kann man seine Lebensfreude mit anderen teilen. Durch die Selbstliebe kommt man ganz automatisch zu einem wacheren, behutsameren und liebevolleren Umgang mit sich, aber auch mit anderen. Dazu möchte ich mit diesem Buch beitragen.

---

[1] Der Fehler, den Gottesbegriff zu verniedlichen und auf menschliche Maßstäbe herunterzutransformieren, wurde bereits vom Philosophen HEGEL begangen, der glaubte, daß der Weltgeist sich im Zuge der Menschwerdung und der Geschichtsschreibung selbst entdeckt. MARX führte diesen fatalen Fehler in seinem Menschenbild des dialektischen Marxismus fort, der letztendlich im Totalitarismus enden mußte, weil von Anfang an das demütig machende Korrektiv des spirituellen Gottesbegriffes fehlte. MARX führte nur den HEGELschen Gedanken zu seinem logischen Ende, selbst wenn seine Lehre atheistisch geprägt war. Aber auch bei MARX (genauso wie bei HEGEL) wird der Mensch zum göttlichen Titan, der das Universum „stemmt“ – eine narzißtische Illusion, die eher ein psychologisches Problem der betreffenden Philosophen zu sein scheint, als den wahren Tatsachen zu entspringen.

Ein neuer Weg der Selbsterforschung

Obwohl die meisten Menschen das Unbekannte und Unheimliche ihres Unbewußten fasziniert, interessiert sich kaum jemand für die Theorie, die damit verbunden ist. Diese Haltung ist leider grundfalsch und außerordentlich schädlich, wie ich das bereits im vorigen Kapitel dargestellt habe. Man kommt nicht umhin, sich irgendwann mit den Regeln auseinanderzusetzen, die unser Denken und Verhalten auf unbewußte Art steuern. Das Leben zwingt uns dazu! Ich mußte beispielsweise wegen der Unkenntnis, daß meine frühere Partnerin und ich von Natur aus sehr gegensätzliche Charaktertypen sind, einen extrem teuren Preis zahlen. So hätte mich die Kenntnis der unbewußten Regeln, die das Verhalten steuern und sich im Charaktertyp manifestieren, vor großen Schäden bewahren können.

Bekanntlich gibt es Fachleute, die die Bedienungsanleitung unseres Unbewußten studiert haben. Dazu gehören Psychologen, Psychoanalytiker und Psychiater. Man könnte auf die naheliegende Lösung verfallen, die mühselige Arbeit am Unbewußten solchen Fachleuten zu überlassen. Psychologische Hilfe ist oft unausweichlich und bei kranken Menschen sicher von großem Nutzen. Aber für die meisten Menschen gilt das nicht. Grundsätzlich halte ich die Hinzuziehung eines Fachmannes, der das Unbewußte stellvertretend für einen selber deuten und therapieren soll, zumindest für die Mehrheit der „Normalsterblichen" für keine gute Lösung.

Lange Zeit hat sich besonders in den USA das Gerücht gehalten, jeder brauche seinen Psychoanalytiker, so wie Autobesitzer regelmäßig eine Werkstatt oder eine Autowaschanlage aufsuchen. Mittlerweile setzt sich immer deutlicher die Erkenntnis durch, daß dies für die Mehrzahl aller seelisch normalen Menschen ein völlig falscher Weg ist. Bedauerlicherweise bringt es vielfach nicht nur hohe Rechnungen, sondern auch noch andere Nachteile. Oft beobachte ich als Arzt, daß Menschen dadurch in falsche Abhängigkeiten gebracht werden und vielfach sogar seelische Leiden überhaupt erst aufflackern, etwa indem das Graben im Unbewußten anhaltende Verwirrung erzeugt. Selbstverständlich bin ich mir darüber im klaren, daß die Psychotherapie bei bestimmten seelischen Störungen von großem Nutzen ist, nur gilt das nach meiner Erfahrung nicht für die Mehrzahl der Menschen.

Aber selbst bei den Patienten, denen eine Psychotherapie vordergründig zu nutzen scheint, liegen die Dinge nicht so einfach. Patienten können nach einer Psychotherapie meist gut über ihre Probleme reden, haben sie jedoch in den allermeisten Fällen behalten. Es gibt das geflügelte Wort zu diesem sattsam bekannten Phänomen, bei dem sich der Patient zum Versagen der Therapie mit dem verräterischen Satz äußert: „Zwar habe ich noch meine Probleme, aber jetzt machen sie mir nichts mehr aus!" Natürlich stellt das auch ein Ergebnis dar, aber ein wenig befriedigendes, das sicher von keinem vernünftigen Menschen ernsthaft gewollt wird. Man beruhigt sich letztlich damit, daß man als ungeheilter Patient notgedrungen gelernt hat, mit den eigenen seelischen Schwierigkeiten besser umzugehen, die Probleme aber aus irgendwelchen Gründen nicht gelöst hat.

Die Kritik an der traditionellen Psychotherapie ist entgegen der landläufigen Meinung auch unter Fachleuten weitverbreitet. Hinter vorgehaltener Hand habe ich mit vielen erfahrenen Arztkollegen gesprochen und höre stets den gleichen Tenor: „Ja, Ihre Kritik der traditionellen Analyse ist völlig berechtigt, aber das darf man doch niemals offen zugeben, um sich nicht unsterblich zu blamieren!" Keiner will offen zu seiner unbequemen Meinung stehen, weil die Psychotherapie vielen Leuten immer noch als etwas Heiliges gilt. Die rein auf Worten basierende Methode der traditionellen Psychotherapie ist von der Wirkung her häufig unbefriedigend, von einigen positiven Fällen abgesehen. Es werden sehr oft ungeheure Energien von Arzt und Patient darauf verschwendet, einer vergeblichen Heilung hinterherzulaufen und im nachhinein die frustrierenden Anstrengungen schönzureden.

Dazu ein typisches Beispiel aus meiner Praxis:

Klaus W., ein 20jähriger, außergewöhnlich nervöser, schlanker junger Mann, klagt über Angstzustände und das Gefühl, verrückt zu werden. Er ist schon längere Zeit krank geschrieben. Ich stelle bei ihm sehr niedrige Werte seiner allgemeinen Lebenskraft (Vitalität) fest. Die Ursache scheint ein riesiger seelischer Konflikt als „Energieräuber" zu sein, der ihm den Großteil seiner Lebenskraft raubt. Leider verschlechtert sich der Zustand von Klaus W. so sehr, daß wir den Konflikt nicht mehr auflösen können.

Der Patient hält sich mehrere Monate in einer bekannten Fachklinik auf, die ihn nach den Worten des Entlassungsberichts als „wesentlich gebessert" nach Hause entläßt. In der Klinik habe er regelmäßig viele Stunden

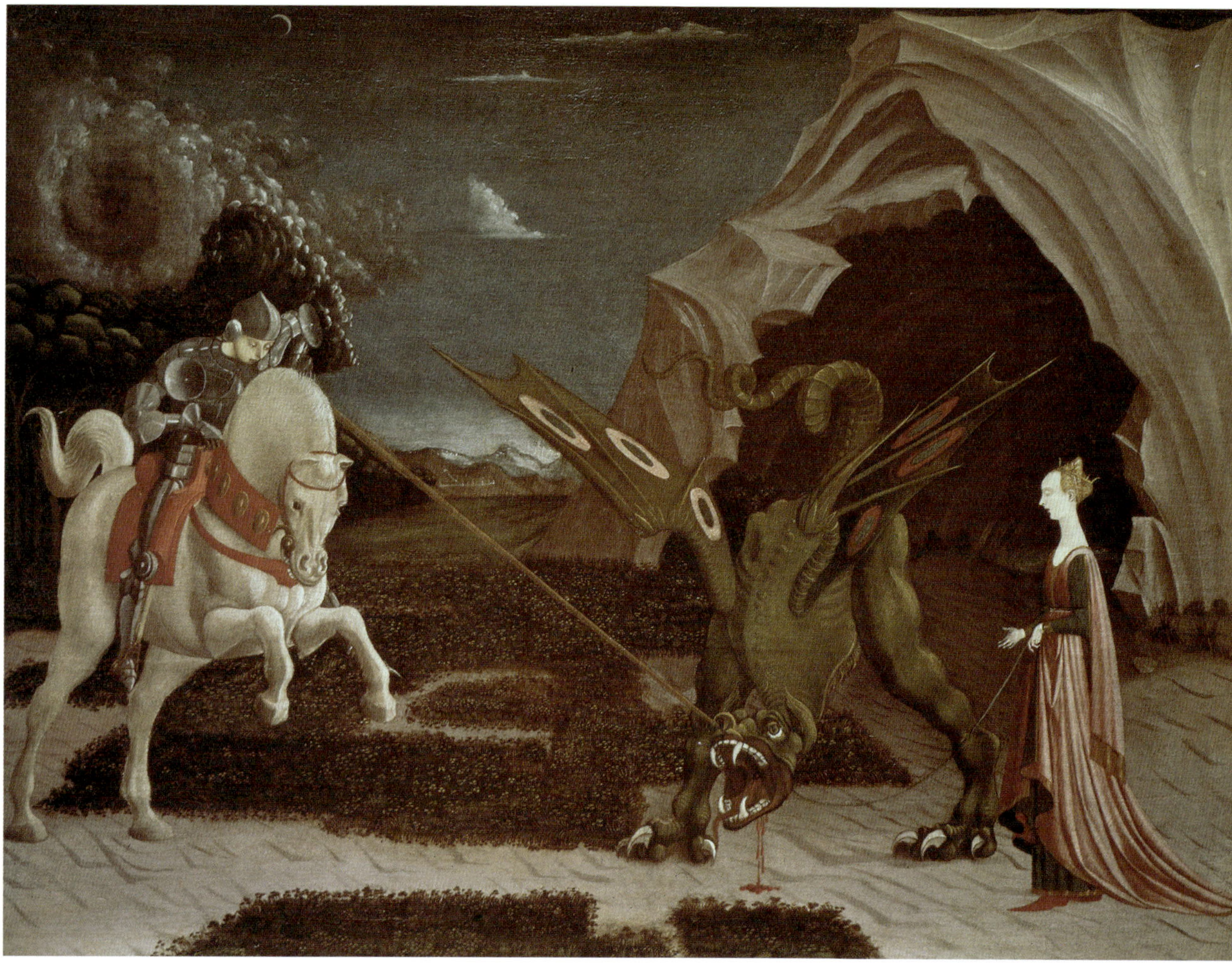

Der Drachenkampf des heiligen S. Georg verdeutlicht den Archetyp von „die Schöne und das Biest“ (modernes Musical) oder „King Kong“ (Hollywoodfilm). Hinter dem gefräßigen, mörderischen Untier lauert das Böse… und zwar verblüffenderweise zu allererst das Böse im Unbewußten der Schönen! Dieses innerseelische Prinzip der weiblichen Psyche ist in der indischen Mythologie als zerstörerische schwarze Kali bekannt. Im späteren Teil des Buches wird deutlich, daß es sich beim Bösen in Wahrheit um den innerseelischen Konflikt handelt, der hier als Drache personifiziert wird. In Wahrheit befreit der tapfere St. Georg die schöne junge Dame von ihrem eigenen zerstörerischen seelischen Schatten. Im Bild wird das symbolhaft dadurch angedeutet, daß die Dame den Drachen wie ein Schoßtier am Halsband herumführt. Wäre der Drache wirklich dermaßen gefährlich für das schöne Mädchen, würde sie auch nicht so lässig dabeistehen können, während sich das Untier in ihrer unmittelbaren Nähe befindet, sondern würde dagegen irgendwelche Anzeichen von Angst oder Abscheu zeigen. In zweiter Ebene gibt es tiefenpsychologisch eine weitere Deutung, da der Drache natürlich auch das unbewußte Böse des Drachentöters symbolisiert, der seine ungebärdige und latent böse Triebhaftigkeit abtötet, um der Angebeten ein guter Liebhaber und freundlicher Partner zu werden.

von Einzelsitzungen Psychotherapie gehabt und mehrmals in der Woche an Gruppensitzungen teilgenommen. Dem Patient geht es nach meinen Untersuchungen jedoch genauso schlecht wie vorher – seine schlechten Energiewerte wie auch sein Konflikt sind völlig unverändert. Er bestätigt, daß er sich auch genauso schlecht fühlt, wie ich das messe, nur daß er durch die starken Beruhigungsmittel der Klinik nicht mehr so hektisch und unruhig ist.

Sehr viele Patienten berichten von ganz ähnlichen Erfahrungen mit der traditionellen Psychoanalyse. Sie investieren viel Zeit, Geld und Mühe, erleben jedoch nicht die erhoffte Besserung. Noch fataler ist es meiner Meinung nach, wenn ein Patient aus lauter Sympathie dem Analytiker zuliebe in eine schwärmerische Begeisterung verfällt, die keine reale Basis hat. Man gewinnt dann oft den Eindruck, daß die Analyse eine drogenähnliche und ziemlich irreale Wirkung bekommen hat, die im Extrem sogar zur seelischen Abhängigkeit führt. Verkennung der Wirklichkeit und viele andere Probleme treten gelegentlich auf, wie sie bei jedem echten Suchtverhalten auch beobachtet werden. Wem meine Worte zu hart klingen, dem möchte ich versichern, daß ich hier nur meinen ganz persönlichen Standpunkt vertrete und sehr wohl auch weiß, daß es vereinzelt Menschen gibt, denen die Analyse eine wertvolle Hilfe und Bereicherung gegeben hat. Aber in der Mehrzahl der Fälle werden die großartigen Versprechungen nicht erfüllt, die ganze Legionen von Intellektuellen und brillianten Therapeuten in diese Therapieform an Zeit und Mühe investiert haben, ganz zu schweigen von den Heerscharen von ungeheilten und frustrierten Patienten.

Bei der Psychoanalyse handelt es sich um eine intellektuell außerordentlich faszinierende Lehre. Nur ist sie zur vernünftigen Behandlung der Probleme der allermeisten Menschen ungeeignet. In diesem Buch will ich einen neuen Weg vorschlagen, der nach meinen Erfahrungen viel einfacher anzuwenden ist und viel schnellere und bessere Ergebnisse hervorbringt. Warum die Psychoanalyse ebenso wie viele andere Verfahren so wenig bewirkt, liegt nach meiner Erfahrung überwiegend im energetischen Wesen der Konflikte begründet. Man muß die Konflikte im Energetischen aufspüren und löschen, so wie man eine Tafel in der Schule mit dem Schwamm reinigt. Durch die energetische Auflösung der Konflikte kommt es zu starken und anhaltenden Selbstheilungen der Seele, die mit anderen Methoden nicht möglich sind. Mit der Schilderung von eindrucksvollen Patientenschicksalen möchte ich das im Lauf des Buchs verdeutlichen und beweisen.

Bevor es im späteren Teil dieses Buches intensiver um die Behandlung seelischer Probleme geht, will ich zuerst mit zwei weit verbreiteten Vorurteilen aufräumen. Das erste Vorurteil geht davon aus, daß nur Fachleute wie Psychoanalytiker die Seele anderer Menschen durchleuchten und behandeln dürfen. Das ist meiner Meinung nach alleine schon deshalb völliger Unsinn, weil jeder von uns Tag für Tag nichts anderes tut, selbst wenn er sich dessen nicht bewußt ist. Ständig haben wir mit unserer eigenen Seele und der anderer Menschen zu tun. Genauso könnte man verlangen, daß jeder unserer Atemzüge von Lungenspezialisten überwacht wird. Unser eigenes Unbewußtes gehört zu unseren ureigensten privaten Angelegenheiten, deren Analyse und Behandlung wir in die eigene Hand nehmen sollten.

Das zweite Vorurteil betrifft die verbreitete Erwartungshaltung, jede Form der Selbsterforschung sei langweilig und ein Zeitvertreib für gelangweilte, neurotische Menschen, die nichts Besseres mit ihrer Zeit anzufangen wissen. In Wahrheit gibt es nichts Spannenderes als Selbsterforschung. Beispielsweise ist hinter jedem Krimi eine nervenkitzelnde Enthüllungsgeschichte verborgen, die meiner Meinung nach durchaus etwas von einer Selbstbespiegelung hat. Denn durch unsere Spannung versetzen wir uns emotional in die Figuren. Wir teilen mit dem Mörder und seinen Verfolgern ein Stück gemeinsames Leben, das innerseelische Spannungen widerspiegelt. Da jeder von uns sowohl den Killer wie sein Opfer, den „Schweinehund“ wie den Gerechten, den Schlechten wie auch den Guten in sich hat, spiegeln wir damit natürlich auch unsere eigenen seelischen Anteile! Ganz besonders trifft dies auf seelische Urthemen zu – wie „Prinzessin und Untier“ oder „Held und Drache“.

Jeder Kinobesucher und Krimileser bezieht seine Spannung und Lust aus einem Phänomen, das in Wirklichkeit vor allem in ihm selber stattfindet. Nun möchte ich behaupten, daß die gleiche Spannung in dem Maße einsetzen wird, wo wir uns mit uns selber beschäftigen. Kurz gesagt, verfolgen wir die Dramen und Kriminalromane in uns selbst. Wir brauchen dazu nur einen Verstärker, der das Drama oder den Krimi unserer eigenen innerseelischen Abläufe sichtbar macht. Eine gute Möglichkeit, um sich selbst besser kennenzulernen, besteht im Beobachten von Lust und Spannung. Je mehr uns etwas in lustvolle Spannung versetzt, umso näher kommen wir unserem Unbewußten.

Lust und Spannung sind bekanntlich Kunstkniffe, die die Natur überall verschwenderisch anwendet. Sie tut das mit dem raffinierten Hintergedanken, um uns zur Paarung mit Geschlechtsgenossen oder zur Eroberung neuer Lebensräume zu veranlassen. Die Natur wendet dabei Spezialtricks an, etwa indem sie die Lust besonders groß werden läßt, wenn ein Partner genetisch besonders andersartig ausgestattet ist. Man hat das im Experiment mit Schweißgerüchen männlicher Freiwilliger nachgewiesen, deren getragene T-Shirts als Versuchsobjekt dienen. Der Schweiß wirkt umso attraktiver auf Frauen, die am Versuch teilnehmen, je andersartiger bestimmte Immunitäts-Merkmale für sie sind. Weil andersartige Gene die Überlebenschancen des eigenen Nachwuchses erhöhen, sucht die Frau deshalb unbewußt den Partner, der genetisch besonders gut zu ihr paßt. Was ihr beim Schnuppern besonders große Lust bereitet, ist aus der Sichtweise der Natur am vorteilhaftesten für die individuellen Fortpflanzungschancen.

Der Mensch ahmt diese Manöver auf raffinierte Weise nach. So bin ich immer aufs neue überrascht, wie stark die Zahl der Blondinen von Jahr zu Jahr im überwiegend schwarzhaarigen Italien steigt. Alles, was ungewöhnlich ist und ins Auge sticht, erhöht die Chancen bei der Fortpflanzung. Dabei wird automatisch Lust und Spannung erzeugt. Jede Diskothek, jeder Park mit Liebespärchen und jede Gruppe flirtender Teenager wird daher – vom Standpunkt der Entdeckung des eigenen Unbewußten – zu Stätten der Selbsterforschung. Wir lernen uns selber als Jugendliche im Umgang mit dem anderen Geschlecht kennen. Wir beginnen als Pubertierende zum ersten Mal in unserem Leben, das volle Ausmaß des Lebendigseins zu spüren. Wir verlieben uns und gründen irgendwann eine eigene Familie. Die schönen Höhepunkte unseres Lebens – das erste Verliebtsein, Hochzeit, Geburt der Kinder, berufliche Erfolge, Momente besonderen Glücks – sind zugleich Zeiten, wo wir in ganz besonderer Weise unser Unbewußtes kennenlernen. Genau das gleiche trifft paradoxerweise auch für die unglücklichen, schlimmen Höhepunkte unseres Lebens zu! Dadurch lernen wir, in unsere eigenen Abgründe zu blicken.

Im Innern unserer Seele steigen Lust und Spannung ganz besonders dann an, wenn die Themen starke innerseelische Gegenpole berühren – die von Leben und Tod, Sein oder Nichtsein, Unterdrückung und Macht usw. Dabei treffen Unvereinbares wie Wünsche und Abneigungen, Liebe und Haß, Sexualität und Mordlust, Verzückung und Langeweile besonders extrem aufeinander. Bei diesem Aufeinanderprallen der Gegensätze werden besonders große Mengen an Lebenskraft frei. Das ist der Grund, warum uns diese Gegensätze so ungeheuer anziehen. Jeder Gaffer bei einem Unfall lechzt nach dem entsetzlichen Bild blutüberströmter Unfallopfer, das ihm den heimlich erhofften „Kick" gibt. Alle menschliche Neugier bis hin zur Sensationsgier lebt von diesem Phänomen.

Wenn die Gegensätze besonders extrem werden, bekommen wir eine intensive Furcht, unseren Verstand zu verlieren. Je tiefer wir in unser Unbewußtes eindringen, umso mehr werden wir mit seelischen Gegensätzen konfrontiert. Wir kommen in das gefährliche Gebiet unserer seelischen Tretminen, die in der Psychologie als „Konflikte" oder „Komplexe" bezeichnet werden. Hier begegnen uns unsere seelischen Abgründe und emotionalen Unvereinbarkeiten, die mit großer Furcht gekoppelt sind. Seit Jahrtausenden wurden jene Bereiche des Innerseelischen für das allgemeine Publikum regelrecht gesperrt, indem Verbote und kollektive Tabus dafür gesorgt haben, daß niemand mit ihnen in engeren Kontakt kommt.

Solche Tabus und Gesetze betreffen alle ekstatischen und transzendenten Erlebnisse, ebenso aber auch alle gesellschaftlich verpönten Verhaltensweisen, die als obszön, allgemein anstößig und Ärger erregend gelten. Wenn wir uns die Geschichte der Menschheit ansehen, war das tiefe Eindringen ins Unbewußte ausschließlich privilegierten Eingeweihten gestattet, die mit religiösen Exerzitien und Zeremonien – als Schamane, ägyptischer Priester oder Meditationsschüler – eine Sondererlaubnis hatten, in jene Bereiche vorzustoßen. Mittlerweile hat sich die Situation drastisch geändert, indem die Tabus weitgehend weggefallen sind. Niemand wird am Meditieren oder dem Besuch von Selbsterfahrungs-Seminaren gehindert.

Die Furcht vor den Tiefen des eigenen Unbewußten ist bei den allermeisten Menschen dennoch erhalten geblieben, auch wenn die Warntafeln in Form von gesellschaftlichen Tabus weggefallen sind. Die durchaus realen Gefahren von vermeintlich sanften, harmlosen Therapieformen wie Meditation oder Autogenem Training bestehen in Einzelfällen darin, daß labile Menschen plötzlich tiefgreifende Grenzerfahrungen erleben können, die sie vollkommen erschüttern und aus der Bahn werfen. Gottseidank passiert so etwas relativ selten, und ich kann Patienten, die mir solche Erlebnisse in meiner Arztpraxis erzählten, an einer Hand abzählen. Solche Vorfälle zeigen uns jedoch, daß es sich bei der eigenen Selbsterforschung keineswegs um einen harmlosen Sonntagsausflug handelt.

Ich will nun keineswegs latente Ängste schüren, sondern nur auf die eigene Verantwortung hinweisen. Wer sich ohne die fachliche Hilfe eines Meditationsmeisters oder Psychologen in das eigene Unbewußte vorwagt, sollte eine einigermaßen gefestigte Persönlichkeit haben und beim Auftauchen von Warnzeichen – wie dem Gefühl, durchzudrehen, zuviel Angst und Unruhe zu spüren und dergleichen – seinen „seelischen Tauchvorgang" abbrechen und gegebenenfalls fachliche Hilfe in Anspruch nehmen. Zur Klarstellung richten sich meine Warnhinweise an dieser Stelle nicht an den Durchschnittsleser, sondern an jene Menschen, die wir in der Medizin als seelisch labil oder latent psychotisch bezeichnen. So gut wie immer wissen solche Menschen, daß sie sich bereits im Alltag „auf dünnem Eis" bewegen. Sie brauchen den geschulten Fachmann, um weiterzukommen.

Der Weg der Selbsterforschung, den ich in diesem Buch vorschlage, ist in allererster Linie ungeheuer spannend, aber keineswegs angstauslösend. Die von mir entdeckte und praktizierte Form der Selbsterforschung heißt „Psychosomatische Energetik".

Es handelt sich um eine neue Naturheilmethode, bei der das Zusammenspiel vom

- materiellen Körper (Soma),
- der Seele (Psyche)
- und der feinstofflichen Lebensenergie (Energetik)

untersucht und harmonisiert wird.

Die Seele heißt im Griechischen „Psyche", der Körper „Soma" und die Energie, die beide durchströmt, „Energetik" (Prana, Ch'i, Orgon). Erst wenn die feinstoffliche Lebensenergie mit unserem materiellen Körper und der Seele harmonisch zusammenarbeitet, kann wirkliche Gesundheit entstehen. Der altbekannte Spruch vom „gesunden Körper und gesunden Geist" stimmt deshalb nur zur Hälfte – denn die feinstoffliche Lebensenergie gehört unbedingt mit dazu! Wir sind nur dann wirklich gesund, wenn wir eine frei und unblockiert fließende Lebensenergie haben, die unseren Körper mit Lebenskraft und unsere Seele mit Lebensfreude erfüllt.

Wir können mit der „Psychosomatischen Energetik“ feststellen, daß die allermeisten Menschen eine geschwächte Lebenskraft haben. Die überwiegende Mehrzahl aller Menschen kann deshalb nur als scheingesund gelten und zeigt leichte bis starke Anzeichen der Energieschwäche. So gut wie immer sind seelische Konflikte die Hauptursache dafür. Zugleich sind nach meiner Erfahrung die Ängste im Zusammenhang mit dem Unbewußten vor allem durch unsere seelischen Konflikte bedingt! Wir ängstigen uns deshalb in Wahrheit nicht vor unserem eigenen Unbewußten, sondern vor den seelischen Konflikten – den „Drachen und Dämonen“ in uns! Wenn wir die seelischen Konflikte aufspüren und energetisch mit der „Psychosomatischen Energetik“ abheilen, verlieren wir die Ängste vor unserem Unbewußten. Parallel mit dem Kleinerwerden der Konflikte beginnt unsere Lebenskraft wieder voll zu fließen. Wir erleben einen zuvor ungeahnten Energiezuwachs, und wir fühlen uns wieder wohl, energiegeladen und lustvoll.

Unsere Selbsterforschung setzt erst dann in vollem Umfang ein, wenn wir unsere seelischen Konflikte erkennen, um sie in einem zweiten Schritt aufzulösen. In einem dritten Schritt beginnen wir, die zuvor bestehenden seelischen Schattenseiten unseres Wesens zu integrieren. Das klingt im ersten Moment ganz logisch und einfach. Und erstaunlicherweise gibt es wenig „Haken und Ösen“, wenn wir den ganzen Vorgang mit der „Psychosomatischen Energetik“ begleiten. Denn man kann die tief im Unbewußten verborgenen Konflikte mit einfachen Methoden der Energiemedizin aufspüren, sie identifizieren und mit bestimmten Homöopathika nach und nach abheilen. Wie das genau vor sich geht, werde ich in späteren Kapiteln genauer erklären.

Gesund- und Heilwerden

Seinem Charakter Stil geben – eine große und seltene Kunst!
Denn eins ist not – daß der Mensch seine Zufriedenheit mit sich erreiche.
(Nietzsche)

Bei diesem Buch handelt es sich um eine Art Medikament. Bereits im vorherigen Kapitel habe ich darauf hingewiesen, daß fast jeder von uns dieses Medikament braucht. Denn die meisten Menschen – ich schätze mindestens 95 % – sind von ihrem feinstofflichen Energiesystem her blockiert und befinden sich deshalb in einem Zwischenstadium zwischen Gesund- und Kranksein. Weil die Gewohnheit bekanntlich blind macht, gewöhnt man sich an seinen geschwächten Energiezustand. Viele Patienten spüren erst im nachhinein, wie schlecht es ihnen ergangen ist, wenn sich ihr Zustand wieder bessert.

Jedes gute Medikament regt die Selbstheilkräfte an, indem es tiefgreifende Impulse zur Selbsterkenntnis und zum wirklichen Heilwerden gibt. Gesundheit kommt aber niemals von außen, sondern ist in Wahrheit schon in uns angelegt und muß nur wiedererweckt werden. Wir sagen deshalb mit Recht: „Die Natur heilt." Gesund- und Heilwerden meint einen umfassenden Wachstumsprozeß, der unser ganzes Menschsein mitsamt unserer Persönlichkeit, unserem Körper und unseren geheimsten Wünschen und Sehnsüchten umfaßt.

Gesund- und Heilwerden gehört in diesem tieferen Sinn zu den wichtigsten Aufgaben im Leben jedes Menschen. Deshalb wendet sich dieses Buch nicht nur an Therapeuten, sondern an jeden, der an einer tiefgreifenden Selbsterforschung interessiert ist.

Irgendwann kommt der Tag, an dem wir uns der Wahrheit über uns selbst und über unser Leben stellen müssen. Deshalb sollten wir vorsorgen und uns frühzeitig mit unserer Selbsterforschung beschäftigen. Sonst bringt uns das Leben selbst in diese Lage, indem es uns in irgendeiner Form dazu zwingt. Irgendwann kommt es bei den meisten Menschen zu einem bitteren Erwachen, entweder in Form von Krankheiten, Tod eines Angehörigen oder anderen Schicksalsschlägen und Erschütterungen, die uns aus der Bahn werfen und uns zum Wachwerden zwingen. Oder wir werden alt und stellen mit Schrecken fest, daß wir zuviel von unseren Wünschen und Hoffnungen nicht erfüllen konnten, weil unsere Zeit abgelaufen ist.

In Wahrheit können wir nicht vor uns selbst davonlaufen, und die vernünftigste Einstellung ist es, innezuhalten und uns zu fragen, wer wir wirklich sind. Die wesentlichen Fragen sind: „Wer bin ich? Was will ich in Wirklichkeit? Wer verbirgt sich eigentlich hinter der Maske mit den vielen Rollen, die ich ständig spiele? Was sind meine wahren Bedürfnisse? Was hindert mich an dem Ausleben meiner wirklichen Empfindungen und Wünsche?" Nach meinen Erfahrungen als Arzt werden Menschen auf Dauer irgendwann krank, wenn sie solche existentiellen Fragen nicht lösen. Deshalb sind die meisten Krankheiten mit solchen ungelösten existentiellen Fragen verknüpft, auch wenn man das auf den ersten Blick gar nicht annimmt (etwa bei Unfällen oder Infektionen). Um eine Krankheit von Grund auf zu heilen, muß der Kranke notwendigerweise eine für ihn stimmige Antwort auf seine existentiellen Fragen finden.

Bei ehrlicher Befragung müssen wir zugeben, daß uns vorgefertigte Antworten an dieser Stelle nicht weiterhelfen. Vorgefertigte Antworten sind Scheinlösungen, die uns die mühselige Arbeit der wirklichen Beantwortung unserer Lebensfragen abnehmen wollen. Unter Scheinlösungen verstehe ich verführerische Heilsysteme, religiöse Sekten und phantastisch klingende Ideologien, die uns glauben machen möchten, unsere Arbeit sei bereits erledigt. In Wahrheit muß jedoch jeder Mensch die großen Fragen seines Lebens selbst beantworten. Und dazu muß er still werden und lernen, auf seine innere Stimme zu hören. Alles andere ist in Wahrheit ein Davonlaufen, das auf Dauer nichts bringt.

Bei der Selbsterforschung besteht die unüberwindliche Barriere oft darin, daß wir unsere innere Stimme nicht mehr hören können. Wir haben es schlichtweg verlernt, unsere tiefen Impulse und ehrlichen Meinungen überhaupt noch wahrnehmen zu können. Der Hauptgrund dafür liegt in uns selbst, da wir seelisch gewissermaßen eine staubige und schlecht geputzte Brille aufhaben, wodurch wir die wirkliche innere Realität nicht mehr richtig sehen können. Der Hauptgrund für unsere „staubige Brille" besteht in liebgewonnen Gewohnheiten, indem wir im altgewohnten Trott verharren und dadurch dumpf und unsensibel werden. Im Hintergrund sind es letztlich die unbewußten Widerstände, die mit unseren seelischen Konflikten zu tun haben.

Sobald wir innerlich klarer und geordneter geworden sind, können wir den nächsten Schritt tun, der im **Hörenlernen der inneren Stimme** besteht. Erst dann sind wir überhaupt fähig, sie wieder unverfälscht wahrzunehmen. Wir begreifen auch das große und mühsam zu lösende Problem, das im Bild von der „staubigen Brille" versinnbildlicht wird. Denn es fällt uns ungeheuer schwer, den

Balken im eigenen Auge zu erkennen, während wir die Fehler der anderen mit spielerischer Leichtigkeit bemerken. Bekanntlich sind wir für unsere eigenen Probleme relativ blind. Wir können uns deshalb nur mit großen Anstrengungen aus dem eigenen Sumpf ziehen. Trotzdem ist das ganze Vorhaben nicht unmöglich, sondern mit einigen Hilfen, die ich an späterer Stelle vorstellen möchte, relativ leicht und sicher zu handhaben.

Selbsterforschung dient aber nicht nur der Heilung und Vorbeugung von Krankheiten. Denn ich erwähnte bereits, daß sich die Beschäftigung damit für jeden Menschen – ob gesund oder krank – unbedingt lohnt, um seelisch weiter zu wachsen und innerlich wirklich heil zu werden. Untersuchen wir nämlich Menschen mit feinstofflichen Untersuchungsmethoden, stellen wir bei praktisch jedem Menschen bestimmte unbewußte seelische Probleme oder Konflikte fest, die ihn „unheil" und in gewisser Weise krank und gestört machen. Selbst wenn wir uns wohl und gesund fühlen, sind solche Konflikte tief im Unbewußten verborgen. Aus diesem Grund möchte ich behaupten, daß es so gut wie keine Menschen gibt, die keine unbewußten Probleme haben. Die 5% scheinbar völlig Gesunden, die es natürlich auch gibt und die den 95% Kranken bzw. Energiearmen gegenüberstehen, sind bei längerer Beobachtungszeit Menschen, die einfach die Ruhe „zwischen den Stürmen" genießen. Sie sind auch nicht wirklich gesund, sondern befinden sich nur in einer Phase der Schonung.

Man kann sich natürlich fragen, warum man sich mit seinen unbewußten Problemen und Konflikten auseinandersetzen soll, wenn man sich gesund fühlt. Meiner Erfahrung nach gibt es dafür drei Gründe, die ich im Laufe des Buches ausführlicher begründen möchte. Der erste Grund beruht auf unterschwellig krankmachenden und vor allem Lebenskraft drosselnden Konflikten, die selbst den scheinbar Gesunden belasten. Wollen wir wirklich von der Basis her gesund, heil und voller Lebensenergie sein, kommen wir um die Beseitigung der Konflikte nicht herum. Ich habe bis jetzt noch keinen Menschen getroffen, der sich nicht nach der Beseitigung unbewußter Konflikte viel besser und wohler gefühlt hat als vorher. Dazu war er dadurch viel weniger krankheitsanfällig und viel belastbarer geworden.

Der zweite Grund beruht auf der Verzerrung unserer Wahrnehmung. Die gewohnheitsmäßige Sicht der Wirklichkeit wird durch besonders große und besonders verzerrend wirkende Konflikte eingeengt. Wir sehen durch die unbewußten Konflikte die Wirklichkeit nicht so, wie sie wirklich ist, sondern verzerrt wie durch einen trüben Filter. Das ist verständlicherweise weder für uns noch für unsere Mitmenschen ein Idealzustand, sondern führt zu pausenlosen Mißverständnissen und Fehldeutungen. Wir deuten die Wirklichkeit in gewisser Weise falsch, wobei wir selbst der festen Überzeugung sind, völlig im Recht zu sein.

Es gibt aber noch einen dritten Grund für das Bedürfnis nach umfassender Heilung, der für mich der wichtigste ist. Denn „Heilung" und „Heil" haben nicht umsonst vom Wortsinn her eine so eng verwandte Bedeutung. Um wirklich heil und ganz zu werden, müssen wir unsere Seele von ihrem Müll befreien, was viele Menschen aus Bequemlichkeit und Angst vor sich herschieben. Das geht aber nur eine Zeitlang gut. Denn je weiter wir in unserer persönlichen Entwicklung vorwärtskommen, umso kränker und seelisch gestörter werden wir in unserem Seelenkern, wenn wir den „Seelen-Müll" in Form der unbewußten Konflikte nicht weggeräumt haben. Und selbst wenn wir uns still und heimlich davonschleichen möchten, wird uns das Leben in Form unangenehmer Lektionen zwingen, unsere seelische Schieflage zu erkennen und daran zu arbeiten. Deshalb sollten wir so früh wie möglich mit diesem Aufräumprozeß beginnen.

Die seelische Heilung solcher Konflikte ist beileibe kein Sonntagsspaziergang, sondern konfrontiert uns mit sehr tiefsitzenden Ängsten. Wir brauchen trotzdem keine „Angst vor der Angst" zu haben, weil die Ängste in Wahrheit viel weniger schlimm sind, als sich das im ersten Moment anfühlt. In Wahrheit handelt es sich bei unseren seelischen Wunden sehr häufig nur um zarte Gefühle von Verletztheit und Schmerz. Dahinter schützen wir unsere extrem verletzliche Seele, die wir wie eine Prinzessin hinter hohen Festungsmauern der seelischen Abwehr verborgen halten.

Die Festung entspricht dem, was die Psychologen „Abwehr" nennen. Weil jede Festung ständig bewacht und geschützt werden muß, wird das Leben innerhalb der Festung immer ungemütlicher. Es entstehen all die charakterlichen Mängel und Auswüchse an Persönlichkeitsverzerrungen, die sich im Extrem bis ins Paranoide und Böse steigern können. Begreifen wir die Festung um uns herum als „Sünde" im religiösen Sinn, so schotten wir uns durch diese Festungsmauern von der Gesamtschöpfung und von Gott selbst ab. Sehen wir die Festung als rein persönliches Problem, wie das die moderne Psychologie tut, so trennen wir uns von unserem wahren Selbst ab. Letztlich läuft die ganze Betrachtung immer auf denselben Sachverhalt hinaus. Wir errichten seelische Mauern, um etwas zu schützen, was in Wahrheit gar nicht geschützt werden kann und wo der Schutz in verrückter und geradezu grotesker Weise zum eigentlichen Kernproblem wird.

Jahrhundertelang haben sich alle Bemühungen der Menschen um innere Befreiung darauf gerichtet, die Festung um unser wahres Selbst zu beseitigen. Dabei wurde völlig außer Acht gelassen, daß die Festung um unsere Seele auch ihre guten Seiten hat, indem sie zur Entwicklung einer dauerhaften Persönlichkeit im Sinn eines feststehenden Charaktertyps führt. Man darf die Festung des wahren Selbst deshalb nicht zu früh stürmen.

Wie das Ei eine Schale braucht, um das Küken in sich reifen zu lassen, brauchen wir eine Zeitlang die Starre und Beharrlichkeit der seelischen Festung, um ein stabiles Ich entwickeln zu können. Die Nützlichkeit unserer seelischen Festung werde ich an späterer Stelle noch klarer herausstellen.

Aber wir müssen irgendwann die Eischale durchbrechen und aus unserem Gefängnis ausbrechen, um weiterleben und uns entwickeln zu können. Die meisten Menschen stecken wie ein Küken in ihrer Seelenschale fest, was zu einem verkümmerten Leben auf Sparflamme führt. Für den darin steckenden Menschen, der seine Seelenfestung nicht verlassen hat, ist das meist noch viel unangenehmer als für seine Mitmenschen. Denn er verdirbt sich sein Leben, indem er sich selbst vom vollen Lebendigsein und von seinen wahren Seelenimpulsen abgeschnitten hat. Das verdorbene Leben in der Seelenfestung erzeugt Spannungen und Frustrationen, die nach außen hin als Aggressionen, zerstörerische und selbstzerstörerische Impulse, als Verbitterung und Groll abgefackelt werden. Oder der eingeschlossene Mensch wird im Gegenteil ganz besonders still, zurückgezogen und gehemmt, was im Extremfall zu völliger Apathie, Gefühllosigkeit und sogar dem Vortäuschen von Behinderung führt. Eine dritte Möglichkeit besteht darin, daß körperliche Krankheiten auftauchen, die zum Abreagieren der inneren Spannungen benutzt werden.

Die meisten Menschen um uns herum erscheinen zwar auf den ersten Blick normal und scheinbar gesund, stecken bei genauerer Betrachtung jedoch – ein paar Heilige und Erleuchtete ausgenommen – in einer Seelenfestung fest, aus der sie irgendwann herauskommen müssen, um nicht krank zu werden. Deshalb ist die Selbsterforschung so wichtig, indem sie das bedeutendste Mittel darstellt, um aus unserem inneren Gefängnis auszubrechen. Wir lernen durch eine intensive Erforschung unseres Selbst die abgelehnten Anteile unserer Persönlichkeit kennen, wodurch wir wieder „ganz und heil“ werden können. Die geheimnisvolle Macht des Konflikts ist damit gebrochen, und wir werden – wie Sigmund FREUD dies sehr treffend ausdrückte – wieder „Herr im eigenen Haus“. Unser wahres Selbst kommt zum Vorschein, und wir leben wieder aus unserer Seelenmitte heraus. Damit sind nicht gleich alle Probleme gelöst und ist alles ganz einfach geworden – ganz im Gegenteil können wir aus dieser Seelenmitte heraus erst richtig anfangen, unsere Probleme zu lösen und unser Leben in Ordnung zu bringen.

Die Seelenreise

Das Reisen führt uns zu uns selbst zurück.
(Albert Camus)

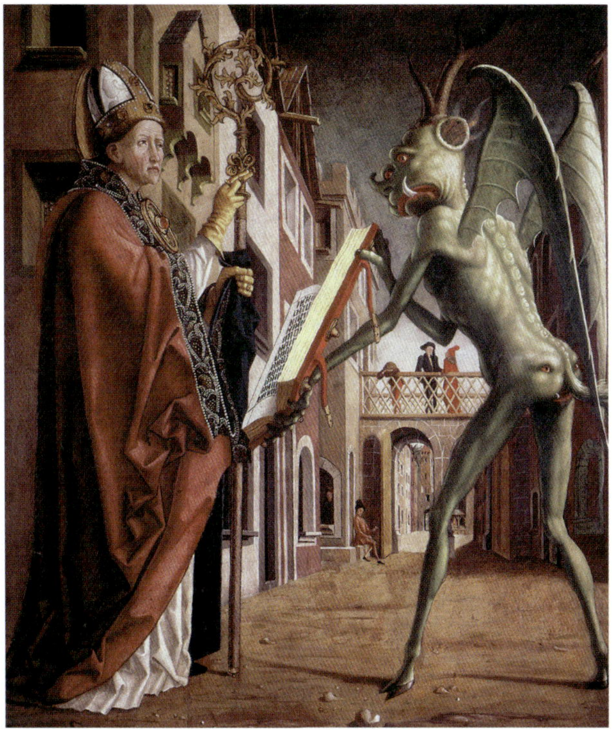

Der Teufel versucht den heiligen Wolfgang – allegorische Darstellung der unbewußten, dämonischen Antriebe in uns, die uns ihre Weltsicht diktieren (dargestellt dadurch, daß der Teufel dem Heiligen eine verfälschte Bibel hinhält)

Zu Beginn des Abstiegs in unsere seelischen Tiefen werden wir gleich mit großen Schrecknissen konfrontiert. Man nennt das die „Torwächter der Seele", die bereits in relativ geringen Tiefen des Unbewußten beheimatet sind. Begegnen wir solchen Schreckgestalten im Traum, reißen uns Alpträume auf unsanfte Weise aus dem Schlaf. Wie eine Alarmanlage, die mit entsetzlichem Geheul anspringt, jagt uns das Unbewußte zunächst einen furchtbaren Schreck ein, wenn wir uns ihm nähern. Deshalb haben viele Menschen eine panische Furcht vor ihrem eigenen Innern. Später wird deutlich werden, daß es sich bei den Schreckgestalten um unsere eigenen unbewußten Konflikte handelt.

Erstaunlich viele Alltagsphänomene dienen der Kontrolle über unsere innere Angst. Ob es sich um Lebensversicherungen, die militärischen Einrichtungen samt dem Polizeiapparat eines Staates oder andere Schutz- und Verteidigungsmechanismen handelt, stets wird dabei neben dem realen Nutzen die irreale Angst mit abgewehrt, die im Innern der Seele auf uns lauert. Dabei ist das Innere unserer Seele bei näherer Betrachtung überhaupt nicht furchterregend, sondern in der Gesamtheit eine friedliche Innenwelt, deren seelischer Reichtum uns mit seiner lebendigen Fülle und verborgenen Sinnhaftigkeit beschenken kann. Aber dazu kommt auch noch das Motiv der Spannung, das uns erst richtig lebendig macht. Deshalb gehört die Reise in unsere seelischen Tiefenwelten zum Aufregendsten, was diese Welt uns zu bieten hat.

Je tiefer wir in unsere Seele blicken, umso mehr kommt unser inneres Kind hoch, das wie im alten Rom „panem et circenses" will – es will Spaß und Spiele, Lust und vor allem ganz viel Aufregung und Spannung. Auf einer bestimmten Stufe der Selbsterkenntnis begegnet uns dieses innere Kind, das von Trieben, Leidenschaften und tierischen Empfindungen beherrscht wird. Irgendwann wird uns mit Erschrecken immer klarer, daß es den Zuschauern einer Gladiatorenschau im alten Rom verblüffend ähnlich sieht. Auf der ersten Stufe der Selbsterkenntnis besteht die schauerliche wie faszinierende Entdeckung darin, diesem ungeheuer gefräßigen, ausschließlich lustorientierten Teil in uns zu begegnen. In christlichen Darstellungen hat das innere Kind alsbald die Wirkung eines Teufels, der uns in Versuchung führen möchte.

Wenn wir mit unserer Selbsterkenntnis fortfahren, gibt es aber noch eine aufregendere Frage als die, welcher Gladiator triumphiert und wer der arme Kerl sein wird, den die Löwen fressen. Was passiert eigentlich in unserer Seele, daß wir es als Zuschauer von Gladiatorenkämpfen so faszinierend finden, wenn sich Menschen da unten in der Kampfarena gegenseitig töten wollen? Immerhin handelt es sich bei unseren Mitmenschen um Wesen, denen wir normalerweise mit Freundlichkeit und Empathie begegnen sollten. Doch irgend etwas in uns scheint uns in Monster zu verwandeln, die Freude am Leiden anderer Menschen empfinden. Wir fragen uns, was Menschen zu Folterern und Quälern macht. Wie kommt es aus seelischer Sicht zu all diesen schrecklichen Dingen auf der Welt?

Bekanntlich projizieren wir als Menschen unsere Wünsche und Sehnsüchte, Gefühle und Begierden in die äußere Welt. Den eigentlichen Grund für die Geschehnisse da draußen finden wir demnach in uns selbst. Damit beginnt unsere Seelenreise, auf der wir unser wahres Selbst entdecken können. Erst ganz spät am Ende der Reise und in den ganz besonders tiefen Schichten der Seele finden sich sanfte Engel und göttliche Vibrationen. Dort fühlen wir uns wieder ganz zu Hause, und alles ist paradiesisch friedlich und von göttlicher Ruhe durchdrungen. Bevor wir nach langer Irrfahrt in diesen paradiesischen Gefilden unseren Frieden finden, geht es zuvor durch lange Wegstrecken unseres Unbewußten, in denen es ausgesprochen rauh und ungemütlich zugeht.

Die folgende Beschreibung der „Seelenreise" enthält ein komplettes Szenario von Einzelbeobachtungen, die ich zu einem umfassenden Ganzen zusammengefügt habe. Teils schildern die folgenden Beobachtungen Erlebnissen meiner eigenen Selbsterforschung, teilweise enthalten sie die Schilderungen anderer Menschen, die beispielsweise bei Drogenerfahrungen mit Halluzinogenen recht ähnliche Dinge berichten. Einen Teil der Seelenreise habe ich der Literatur (etwa DANTES „Divina Commedia"), der Religion (insbesondere der Apokalypse), der spirituellen Literatur und kulturhistorischen Werken (u. a. des Mythenforschers Joseph CAMPELL) entnommen.

Bei unserer Seelenreise in unser eigenes Unbewußtes werden wir mit wilden Gesellen und dramatischen Handlungen konfrontiert. Wir wandern durch Höllen von tierischen Trieben und verzehrenden Leidenschaften. Viele Menschen begegnen dort in ihrem Unbewußten zuerst fratzenhaften, teuflisch anmutenden Teilen ihrer selbst, die zu bedrohlichen Monstern geworden sind. Auf dieser oberen Ebene des Unbewußten geht es um „Sex, Drugs and Rock'n Roll". Vor unserem Inneren entfaltet sich ein pandämonischer Kampf um Macht, Liebe und Lust. In wilder Ekstase verschlingen sich erotische Leiber ineinander, Titanen fechten ungeheure Kämpfe miteinander aus, und teuflische Fratzen, Schlangen und Ungetier bedrohen uns aufs entsetzlichste.

Die heroischen Götter Griechenlands wie Herkules oder Shiva in Indien können wir ebenso als Projektionen unseres Unbewußten begreifen wie die erotischen Skulpturen in alten indischen oder nepalesischen Tempeln, wo überall lustvolle Phantasien ausgetobt werden. Ebenso gehören sämtliche Dämonen und Fratzen zu den Insignien des Unbewußten. Nicht umsonst werden sie oft als Tempelwächter benutzt, um fremden Geistern den Eingang zum Allerheiligsten zu verwehren. Aus der Sichtweise des projizierenden Unbewußten **bewachen die Dämonen und Fratzen den eigenen, inneren Tempel des Unbewußten**. Zugleich symbolisieren sie unsere verdrängten Aggressionen und unerwünschten, dunklen Charakterseiten. Sie sind deshalb nichts anderes als unbewußte seelische Konflikte, die wegen ihrer bedrohlichen und furchterregenden Fremdheit als Dämonen, Schlangen oder Insekten wahrgenommen werden. Unser Unbewußtes spiegelt uns vor, daß sie so aussehen, während es sich in Wahrheit natürlich um formlose Gebilde handelt.

Insbesondere wenn wir noch wenig Erfahrung mit dem Unbewußen haben und auf unerwartete Weise damit konfrontiert werden, kleiden sich die angstbesetzten unbewußten Inhalte gern in furchterregende Gestalten. Sehr klar können wir das an Kindern mit ihren häufigen Alpträumen sehen. Als mein Bruder drei oder vier Jahre alt war, schrie er nachts beim ersten Einschlafen oft entsetzlich auf und sah irgendwelche Krokodile oder Tiger unter seinem Bett. Als furchtloser älterer Bruder mußte ich dann unter sein Bett schauen und die Tiere verscheuchen. Ich erinnere mich gut daran, daß er nur äußerst schwer davon zu überzeugen war, daß absolut nichts unter seinem Bett ist. Offenbar waren die schrecklichen Tiere für ihn völlig real, und er war nur schwer zu beruhigen.

Wenn so viel Schreckliches in uns verborgen ist, begreifen wir auch das Schreckliche um uns herum viel besser. „Wie außen, so innen." Wir begreifen auf dieser Ebene der Selbsterforschung, daß Krieg, Mord und Haß ebenso aus dieser Quelle des Unbewußten gespeist werden wie erotische Sehnsüchte, Kreativität und Liebe. Wenn wir wirklich verstehen wollen, was uns selbst und unsere Mitmenschen im eigentlichen Seelenkern antreibt, inspiriert und motiviert, müssen wir uns wie im Theater hinter den Kulissen umsehen. Das betrifft die Gladiatorenkämpfe im alten Rom ebenso wie Konzentrationslager und Folterkeller. Das gilt im positiven Sinn jedoch genauso für alles Schöne, Friedliche und Liebevolle.

Wir entdecken, daß hinter all den Inszenierungen der Welt ein seelischer Hintergrund verborgen ist. Irgendwann kommt der bedeutende Wendepunkt in unserem Leben, wo wir erkennen, daß wir Zuschauer, Handelnder und Regisseur unseres eigenen Lebensfilms sind: „Wie wirkt die Wirklichkeit auf einmal so sonderbar fremdartig und traumartig?" fragen wir uns und reiben uns verwundert die Augen. Das kann ein Moment besonders großen seelischen Schmerzes sein oder im Gegenteil ein ganz alltäglicher Punkt von Langeweile und Normalität, wo uns plötzlich das Fassadenhafte dieser Welt deutlich wird. Von „Erleuchtung" zu sprechen wäre an dieser Stelle übertrieben – eher sollten wir von einem Wegreißen des Schleiers sprechen, der die Welt zuvor auf vorgetäuschte Art zur Illusion von Gewohnheiten („Maya"[2]) gemacht hat.

[2] „Maya" bedeutet im Hinduismus und bei den Sikhs die Welt der Täuschung, als die uns die Welt des Materiellen erscheint. In Wirklichkeit kommt der Welt, wie wir sie mit unseren fünf Sinnen wahrzunehmen glauben, nach diesen Auffassungen keine reale (Forts. S. 29)

Hinter der Fassade der normalen Welt hält sich eine andere, größere und bedeutsamere Wirklichkeit verborgen. Und diese andere Wirklichkeit, die in Märchen, Träumen und vielen surrealen Wahrnehmungen greifbar wird, hat eine enge Verwandtschaft mit unserem inneren Seelenkern. An dieser Stelle ahnen bereits viele Menschen, daß es in Wahrheit um ihre persönliche Seelenreise geht. Die Blockaden und Probleme auf dem Weg der Seelenreise erscheinen uns zwar äußerlich als Krankheiten oder Schicksalsschläge. In Wahrheit können wir sie aber genauso gut als Verirrungen und Abweichungen von unserem richtigen Seelenweg bezeichnen.

Denn wenn in der materiellen Welt irgendwelche Probleme auftauchen, sollten wir nach der Erkenntnis des „wie drinnen, so draußen" nach innen schauen und überprüfen, welche Ursache das Problem in uns selbst hat. Aus diesem Grund ändern wir die Welt am sinnvollsten, wenn wir uns selbst ändern. **Unsere Innenwelt können wir als „andere Wirklichkeit" bezeichnen.** Sehr schön wird das mit dem Modell der Puppe in der Puppe veranschaulicht. Hinter der Wirklichkeit, die wir mit unseren fünf Sinnen begreifen können, versteckt sich eine andere Ebene der Wirklichkeit, die für uns normalerweise unsichtbar und nicht wahrnehmbar ist.

An dieser Stelle lohnt es sich, unsere moderne Position zur anderen Wirklichkeit näher zu durchleuchten. Meine Grundvorstellung dazu ist, daß unsere Wirklichkeitssicht ganz entscheidend etwas mit unserem Unbewußten zu tun hat – eine Ansicht, die die moderne Wahrnehmungspsychologie stützt. Wenn wir unsere kollektive Sicht der äußeren Welt mit derjenigen der inneren Welt vergleichen, so erscheint die innere Welt zunächst relativ bedeutungslos. Man kann aus der Sicht des modernen, aufgeklärten Menschen aus der inneren Welt keinen Profit herausschlagen und keinen direkten Lustgewinn ziehen. Das Unbewußte gilt Rationalisten überwiegend als eine Art von „Märchenkiste" für Okkultisten, Weltfremde und Psychologen. In unserer säkularen, von Egoismus und Materialismus geprägten modernen Welt scheint die andere Wirklichkeit – die Welt des Unbewußten – so fern und unsichtbar geworden zu sein, wie dies nie zuvor in der Menschheitsgeschichte zu beobachten war.

Ganz anders ist es um die Wertschätzung der anderen Wirklichkeit in der Antike und im Orient bestellt gewesen. Daß es sich bei der anderen Wirklichkeit in Wahrheit um die eigentliche Quelle unseres Lebens handelt, gehört zum Allgemeingut aller großen Weisheitslehren. Viele Religionen betrachten die andere Wirklichkeit als das eigentliche, geheime Tor zur göttlichen und jenseitigen Welt. Sie wissen, daß es sich im Grunde um unsere Seele handelt und damit einen unschätzbar wichtigen Teil von uns selber betrifft. Das große Drängen vieler Sinnsuchender, die sich in unserer modernen Gesellschaft mit Esoterik und Spiritualität beschäftigen, gilt in Wahrheit der Suche nach dieser anderen Wirklichkeit. Insofern knüpfen solche Menschen an uralte Vorstellungen an, die heute in weitem Umfang zwar noch unpopulär sind (zumindest in wissenschaftlich gebildeten Kreisen), aber deren Bedeutung in Zukunft gewaltig zunehmen wird.

Unser erster Zugang zur anderen Wirklichkeit hat für uns moderne, aufgeklärte und nüchterne Menschen zunächst mit einem ganz und gar privaten Anliegen zu tun, denn es geht um unsere eigene Gesundheit. Nicht mehr der Priester und Schamane, sondern der Psychologe ist dafür zuständig geworden. Daß ich als Autor mit dieser vorschnellen Übertragung der Eigenverantwortung nicht einverstanden bin, die Erforschung des eigenen Innenlebens an irgendwelche Berufsstände zu delegieren, hatte ich bereits in einem vorherigen Kapitel ausgesprochen. Denn ich hege die starke Vermutung, daß die Psychologie für viele Menschen mittlerweile zu einer Art von Ersatzreligion verkommen ist, indem man beispielsweise nicht mehr zum Priester, sondern zum Psychoanalytiker beichten geht. Stets wird dabei zu viel eigene Verantwortung abgeschoben und an andere Menschen delegiert.

Die Delegation der innerseelischen Vorgänge an einen Priester war jedoch in früheren Zeiten noch etwas vollkommen anderes. Denn der Priester verband uns als Kollektiv (Gemeinde) mit dem Göttlichen. Heute dagegen ist der offizielle, gesellschaftlich sanktionierte Zugang zur anderen Wirklichkeit zu einer intimen Angelegenheit des Einzelnen geworden. Völlig isoliert sitzt der Psychoanalytiker mit seinem Klienten in einem Raum. Die Seele wird heute nicht mehr als etwas betrachtet, das uns mit der Natur, dem großen Manitou und dem Göttlichen verbindet, sondern als eine Art von mechanistischem Räderwerk innerhalb des Gehirns, wo irgendwelche Hormone und Neurotransmitter am Werke sind. Aus diesem Stück Materie geht für den modernen Wissenschaftler das menschliche Bewußtsein hervor, dessen kompliziertes Regelwerk als eine Art von holographischer Karte angesehen wird. Für die moderne Naturwissenschaft entspringt dabei das Geistige allein aus dem Materiellen.

Im Grunde folgt diese derzeit aktuelle und von der Naturwissenschaft favorisierte Idee, daß es sich beim menschlichen Bewußtsein um eine holographische Struktur handelt, der simplen Logik, daß das Ganze mehr sein muß als die Summe seiner Teile. Weil die Psyche ziemlich

---

Bedeutung zu. Gewissermaßen tut die Welt nur so, als sei sie wirklich. Im Mahayana-Buddhismus wird dieses Denken zum Kernstück der Erleuchtungsphilosophie, indem das Anhaften an der Welt der Sinne (Maya) zu ständigen Wiedergeburten führt. Im Licht der modernen Kernphysik erscheint uns diese Vorstellung weit weniger absurd, seitdem das Atom überwiegend als Energie-Raum-Gebilde durchschaut wurde. Auch die Quantenphysik hat die Subjektivität aller scheinbar objektiven Standpunkte thematisiert.

kompliziert ist, stellt man sie sich wie ein künstliches, dreidimensionales Bild vor, eine Art von virtueller Inszenierung des Gehirns. Deshalb hat die Vorstellung einer eigenständigen geistigen Wirklichkeit für den modernen Naturwissenschaftler nach wie vor den Status einer Illusion. Der Astronaut Juri GAGARIN äußert deshalb auch ganz folgerichtig nach seinem ersten Weltraumflug, er habe Gott nirgendwo dort draußen entdecken können. Niemand mit klarem Verstand würde zwar annehmen, im Weltraum schwebe ein weiser alter Mann mit Rauschebart umher. Aber GAGARIN wollte den materialistischen Wissenschaftlern da unten auf der Erde nur bestätigen, was sie schon vorher wußten: daß Gott keine materiell faßbare Person darstellt.

Aber die Idee des richtigen Weltbildes betrifft zunächst die Grundsatzfrage, wer die Macht hat, die Welt definieren zu dürfen. Nicht nur Astronauten, sondern vor allem Physiker (neben anderen Naturwissenschaftlern) bekommen in den modernen Medien den Status von Hohepriestern, die dem Volk die Welt erklären dürfen. Woher beziehen sie aber ihre Sicherheit zu behaupten, es gebe so etwas wie Gott oder den Sinn des Lebens (in einem überindividuellen, religiösen Sinn) gar nicht? Die Psychologie als Wissenschaft von der anderen Wirklichkeit verkörpert gewissermaßen einen kümmerlichen Rest von spirituellem Wissen, der in unserer modernen Welt erhalten geblieben ist. Aber die große Weite und spirituelle Tiefe der anderen Wirklichkeit, die Menschen früherer Epochen noch gekannt und erlebt haben, scheint in unserer modernen Welt verlorengegangen zu sein. Gerade der Naturwissenschaftler und moderne Verstandesmensch unterliegt der Selbsttäuschung, in einer gottlosen Welt das einzige Wesen zu sein, das zu wissen glaubt, wie die Welt in wesentlichen Zügen funktioniert.

Naturwissenschaftler denken nicht aus Bosheit so schmalspurig, sondern vielfach aus allerbesten Absichten, weil sie sich der Wahrheit und Wissenschaftlichkeit verpflichtet fühlen[3]. Und die eigene Seele oder feinstoffliche Energie lassen sich nicht messen und nachweisen. Man stößt an die Grenzen der Wissenschaft und befindet sich notgedrungen im Bereich des Glaubens. Erwähnen möchte ich die zunehmende Zahl weit vorausdenkender Naturwissenschaftler wie Albert EINSTEIN, Max PLANCK, David BOHM oder Rupert SHELDRAKE, die das Ganze anders und in viel größerem Zusammenhang sehen. Für sie ist die moderne Physik mit dem Modell einer geistigen Weltordnung keineswegs unvereinbar. Ganz im Gegenteil finden solche Wissenschaftler viele objektive Belege dafür, daß eine geistige und feinstoffliche Welt existiert.

An dieser Stelle kam es für mich in den letzten Jahrzehnten zu einer großen und unerwarteten Überraschung. Die große Mehrzahl der Menschen glaubt erstaunlicherweise an eine andersartige Dimension unserer Wirklichkeit! Ich habe als Hausarzt jahrzehntelang mit Abertausenden von Menschen gesprochen, die instinkiv zu wissen scheinen, daß wir aus mehr als Atomen und Molekülen bestehen. In dieser Hinsicht habe ich als wissenschaftlich ausgebildeter Arzt viel von meinen Patienten gelernt. Die meisten Menschen wissen, **daß wir in Wahrheit mit Lebenskraft beseelte geistige Wesen sind.**

Die geistige und spirituelle Dimension der Wirklichkeit ist für die meisten Menschen eine Realität. Zum größten Erstaunen der Wissenschaftler gaben in großen Befragungen mehr als 60 % an, irgendwann in ihrem Leben außersinnliche Erfahrungen gemacht zu haben (Telepathie, Präkognition, Erfahrungen außerkörperlicher Zustände usw.). Mittlerweile gibt es in großen Metastudien deutliche Hinweise, daß parapsychologische Phänomene überzufällig häufig zu signifikanten Ergebnissen führen. Zum intuitiven Wissen der Menschen gehört ebenso, daß es eine feinstoffliche Lebensenergie gibt. Umfragen über diese Themen zeigen das immer wieder mit großer Deutlichkeit und werden normalerweise als Beleg dafür genommen, wie abergläubisch und einfältig das ungebildete Volk ist. Kein Wissenchaftler kommt dabei auf die Idee, daß daran etwas Wahres sein könnte.

Die meisten Menschen wissen auch, daß viele Probleme aus seelischen Verhärtungen und Verspannungen kommen. Dazu ist ihnen bekannt, daß Heilung und spirituelle Entwicklung eng miteinander verbunden sind. Wenn ich meinen Patienten solche für mich neuen Erkenntnisse erzählte, nickten die allermeisten – das wüßten sie schon längst und fänden es gut, daß ich das als ihr Arzt auch so sehe. Zu einem entscheidenden Wendepunkt kam es für mich, als meine Feinfühligkeit immer mehr zunahm. So tippte ich auf Anhieb genau auf eine schmerzende Stelle am Rücken eines Patienten, an der es am meisten wehtat. Woher konnte ich das im voraus wissen? Oder ich fragte den Patienten etwas, das mir spontan in den Sinn kam, und genau das traf zu! Durch solche persönlichen Erlebnisse verstand ich das intuitive Wissen der Patienten immer besser. Es macht bekanntlich einen riesigen Unterschied, ob man etwas nur abstrakt mit dem Kopf

[3] Im gefühlsmäßigen Hintergrund vieler Wissenschaftler gibt es eine durchaus begründete Furcht vor der überwältigenden Menge an Aberglauben, Dummheit und törichter Magie, die es zugegebenermaßen heute ebenfalls überall gibt. Viele Jahrhunderte hat solcher Aberglaube das Denken der Menschen verwirrt und viele unglücklich gemacht. Die Welt ist aber heute immer noch voll davon. Man braucht nur ein Horoskop in der Zeitung aufzuschlagen oder die Anzeigen der Zukunftsdeuter und Kartenleger zu studieren. Daß darunter einige seriöse Leute sind, will ich gar nicht leugnen. Aber trotz allem bleibt die Tatsache bestehen, daß der Aberglaube in diesem negativen, kurzsichtigen und destruktiven Sinn bekämpft werden muß. Ich weiß aus zahlreichen Gesprächen mit Naturwissenschaftlern, daß sie darin eine große und ernste Aufgabe sehen. Man kann es ihnen nicht verübeln, daß sie aus Unwissen häufig das „Kind mit dem Bade ausschütten“, indem sie dummen Aberglauben mit dem klugem und liebevollem Glauben an höhere Mächte verwechseln und beides für dasselbe halten.

begriffen oder mit all seinen Sinnen erlebt hat. Wer seinen Energiekörper und den anderer Menschen fühlt, wer sich den Realitäten dieser energetisch-spirituellen Welt öffnet, versteht auf einmal „auf der Bauchebene“, was viele Menschen intuitiv erahnen und bereits an Vor-Wissen haben.[4]

Wir haben in Zukunft als Ärzte die Chance, uns der Lebensenergie, den spirituellen und energetischen Qualitäten vorsichtig anzunähern, ohne uns dabei in Phantasien, Sektiererei oder anderen Untiefen zu verlieren. Wir können unsere Praxiserfahrung und unser Wissen mit dem abgleichen, was wir intuitiv und feinfühlig wahrnehmen, um uns langsam und behutsam wie in einem dunklen Zimmer vorzutasten. Wir können nach und nach mit kritischem Verstand die Spreu vom Weizen trennen. Meines Erachtens kommt die Medizin ebenso wie die Religion nicht umhin, sich denjenigen Bereichen in der Zukunft zu öffnen, die heute noch als esoterisch und „spinnerig“ verrufen sind. Einmal haben sich energetische Verfahren wie Homöopathie, Akupunktur und spirituell-esoterisches Wissen dermaßen verbreitet, daß sie kaum mehr in ihrer Bedeutung übersehen werden können. Dazu werden viele Menschen immer feinfühliger, anspruchsvoller, energetisch und spirituell immer offener.

Die neue Ära der Energiemedizin fordert deshalb die Ärzte und Therapeuten heraus, sich auf unbekanntes Terrain vorzuwagen und sich dabei ihrer eigenen Sensibilität zu öffnen. Nach der Entdeckung des Unbewußten durch Freud Anfang dieses Jahrhunderts bin ich der Überzeugung, daß im 21. Jahrhundert die Bedeutung der feinstofflichen Energie entdeckt wird. Wir verstehen das komplizierte Wechselspiel der Psychosomatik nämlich erst dann in seiner ganzen Tiefe, wenn wir die feinstoffliche Energie mit berücksichtigen. Und unser besseres therapeutisches Verstehen führt zu einem besseren und effektiveren Behandeln, weil wir Probleme tiefgreifender angehen können. Das Wissen um die feinstoffliche Energie hat darüber hinaus noch viel weitreichendere Konsequenzen. So bekommen wir ein neues Verständnis von der Lebendigkeit unseres Planeten („Gaia“) und der Natur. Wir kommen durch die Wahrnehmung der feinstofflichen Energie auch zu einem neuen Verhältnis zur Spiritualität.

Es gehört zum uralten Wissen der Menschheit, daß unser Leben einer Reise ähnelt. Diese Reise bringt uns mit zahlreichen Gefahren und Ängsten in Berührung und läßt uns durch die dabei gemachten Erfahrungen zunehmend seelisch wachsen. Dabei spielt das Wissen um die feinstoffliche Energie eine ganz wichtige Rolle, was in den nachfolgenden Kapiteln immer deutlicher wird. Denn die Erfahrung und Beherrschung der Lebenskraft war zu allen Zeiten und in allen Kulturen eine ganz entscheidende Möglichkeit, um Zugang zu den tieferen seelischen Schichten zu bekommen. Denken wir an die Wichtigkeit von Meditation und Versenkung, so bekommt dabei die Lebenskraft eine entscheidende Schlüsselposition, um Zugang zum Unbewußten und zu höheren spirituellen Ebenen zu erhalten.

Aber auch in der Heilkunst unserer Vorfahren war die Lebenskraft wichtig, wenn wir an die Akupunktur oder die Vier-Elementenlehre denken. Intuitiv haben die Heilkundigen damals noch gewußt, daß Heilung im körperlichen Sinn und Heilsein in der seelischen Bedeutung direkt von der Lebenskraft des Kranken abhängen. Hat der Patient zu wenig Lebenskraft, kann er weder körperlich noch seelisch gesund werden. Auf meinem eigenen Weg als naturheilkundlicher Arzt wurde mir das im Lauf der Jahre immer klarer. Wie aus einem Nebel schälten sich die Umrisse eines neuen Modells der Energiemedizin heraus.

Die normalerweise in unserer modernen Medizin getrennten Gebiete von Psyche (Seele) und Soma (Körper) können durch die feinstoffliche Energie wieder zu einem Gesamtbild integriert werden. Dabei kam ich zu vielen neuen, höchst faszinierenden Erkenntnissen, die uraltes religiöses Wissen mit modernsten Erkenntnissen der Wissenschaft zu einem nahtlos ineinander passenden Gesamtbild zusammenfügen. Das für mich Beeindruckendste aber war die Erfahrung, daß die Anwendung der dabei gewonnenen Erkenntnisse spirituelles Geheimwissen und tiefste meditative Erfahrungen bestätigen konnte. So wurde für mich die Lehre vom Karma immer verständlicher und konnte durch die neue Gesamtschau mit der modernen Genetik in Verbindung gebracht werden.

Die Tests in meiner Arztpraxis mit feinstofflichen Diagnosemethoden zeigten zu meiner großen Überraschung, daß alle Menschen eine bestimmte energetische Schwingungshöhe haben. Die jeweilige Schwingungshöhe entspricht dem jeweiligen seelischen Entwicklungszustand. Jede dieser Entwicklungsstufen kann einem bestimmten feinstofflichen Energiezentrum (Chakra) zugeordnet werden. Ich fand dadurch eine Bestätigung

---

[4] Mit spirituellen und parapsychologischen Wahrnehmungen wird die Naturwissenschaft nicht wertlos, sondern nur erweitert. Die Gesetzmäßigkeiten der höheren Welt sind genauso vorhanden wie die der materiellen, von den Naturwissenschaften erforschten Welt. Wir können dies daran erkennen, daß Wahrnehmungen der Aura und Chakras auf eine bestimmte Art objektiven Charakter haben, indem Menschen aus unterschiedlichen Kulturen und Kontinenten zu ganz vergleichbaren Wahrnehmungen kommen. So zeichneten mehrere schwäbische Landfrauen nach meditativen Visualisierungsübungen in unserer Praxis Bilder, auf denen deutlich die sieben Chakras und die Aura zu erkennen waren. Auf die überraschte Frage meiner damaligen Frau, ob diese Frauen je von Chakras und der Aura gehört oder je solche Abbildungen gesehen hätten, wurde dies energisch und überzeugend verneint. Rudolf Steiner hat in gleicher Weise – aus der Theosophie kommend – den objektivierbaren Charakter der geistigen Welt zum Anlaß genommen, seine Anthroposophie als geisteswissenschaftliche Fortführung der Naturwissenschaft zu sehen.

der uralten Vorstellung von der Seelenreise, die auch eine Reise durch unsere Energiezentren darstellt. Tatsächlich scheinen wir im Lauf unseres Lebens von einem Chakra zum anderen immer höher zu schwingen. Verdichtungen in Form von Turbulenzen und Energiedisharmonien in einem bestimmten Chakra sind dann häufig mit bestimmten Krankheiten verbunden. Der psychoenergetische Grund für die entstandene Energiestörung, die ihrerseits zu einer körperlichen Krankheit geführt hat, liegt in einer Aufwärtsbewegung der Seele begründet, die eine höhere Schwingungsstufe erreichen will. Wir werden – nach dieser Deutung – in manchen Fällen ernsthaft krank, um ein höheres seelisch-energetisches Schwingungsstadium und damit eine höhere Entwicklungsstufe unserer Seele erreichen zu können.

Das Bild der größeren Dimension unserer psychoenergetischen Entwicklung sowie der dahinterliegenden Hintergründe von Krankheiten führt ganz zwangsläufig zu einem Suchen nach Sinnhaftigkeit. Ganz banal lautet die Frage: „Wozu ist das überhaupt gut? Was steckt als Sinn dahinter?“ Lange Zeit hat die moderne Wissenschaft ein Wozu-Denken **(„teleologisches Denken“)** als unwissenschaftlich abqualifiziert. Mittlerweile ist das teleologische Denken aber daran, wieder in seiner Wichtigkeit für den allgemeinen Erkenntnisprozeß anerkannt zu werden. Etwa durch die moderne Bionik – die Suche nach dem Grund, warum Delphine einen derart gestalteten Körper haben, der sie optimal durch Strömungen schwimmen läßt, führt erst die Wozu-Frage zur entscheidenden Erkenntnis. Was für die Biologie und Biophysik gilt, hat ebenso eine Berechtigung für die Energiemedizin. Denn erst die Beantwortung der Frage, warum es ein Höherschwingen der Menschen überhaupt gibt oder was die seelisch-energetische Bedeutung von Krankheiten sein könnte, verhilft uns zu den entscheidenden Antworten.

Beginnen wir, das geschilderte Bild einer Aufwärtsbewegung der Psychoenergie und der Bedeutung von Krankheiten und Konflikten sinnhaft zu verstehen, kommen wir zu ganz tief bewegenden, in höchstem Grade spirituellen Aussagen. Denn auf unserer Seelenreise bewegen wir uns unaufhörlich in Richtung zu unserem wahren Ich, das in der anderen Wirklichkeit verborgen ist und das wir entdecken müssen, um wirklich lebendig zu werden. Letztlich handelt es sich um die Sehnsucht nach unserer verlorenen Seelenheimat, unserem wahren Selbst. **Krankheiten und Konflikte werden aus diesem Blickwinkel zu Hilfsmitteln einer höheren Weisheit, um uns zu unserem wahren Ich und unserer wahren Bestimmung zu führen.**

Wenn wir das akzeptiert und begriffen haben, fragen wir uns natürlich sofort, ob man die Mühseligkeit und die unendlichen Qualen des ganzen Wachstumsvorgangs nicht mildern und sanfter gestalten kann. Führt tatsächlich nur Leiden zu wirklichem Wachstum? Kann ich die Erkenntnisse und Reifungsvorgänge statt etwa durch eine Krebserkrankung nicht auch auf einem weniger schmerzhaften und selbstzerstörerischen Weg bekommen? Ich bin der felsenfesten Überzeugung, daß ein leichterer und besserer Weg möglich ist. Wir können unseren Wachstumsprozeß wesentlich sanfter, weniger leidvoll und mit mehr Liebe und Verständnis gestalten, wenn wir das wollen und uns darum bemühen.

Das Haupthindernis dazu besteht dabei allerdings weniger in unserem guten Willen als in den Dämonen, von denen bereits die Rede war. Denn durch ihre Wahrnehmungsverzerrung sorgen sie dafür, daß wir die Dämonen als Schädlinge erst gar nicht erkennen (wie eine Brille, die man auf der Nase hat). Ihre hypnotisch-suggestive Kraft sorgt darüber hinaus dafür, daß wir wie ein ferngesteuerter Roboter immer denselben Unsinn verzapfen, die gleichen schlechten Emotionen fühlen und automatisierte Verhaltensweisen zeigen. Die Dämonen sind dasjenige, was zu den am wenigsten bekannten und verstandenen wirklichen Krankheitsursachen gehört. Darüber werde ich im zweiten Teil des Buches ausführlich berichten und Lösungsvorschläge geben.

Mein persönlicher Weg zur Energiemedizin

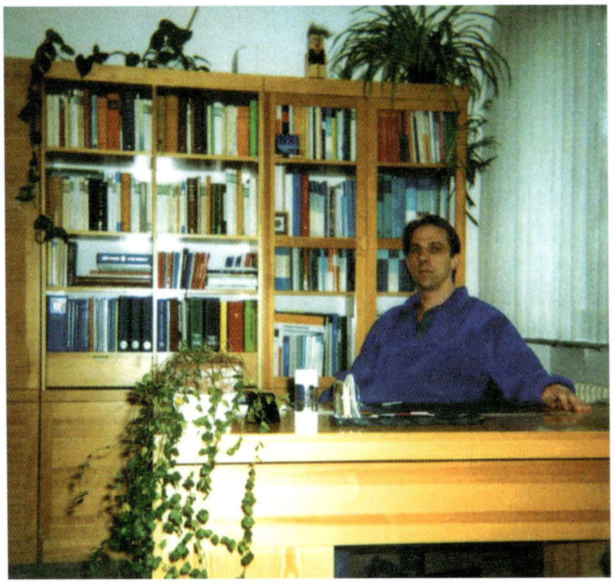

In meiner ersten Arztpraxis in Achern (Südbaden) 1985

Vieles wird klarer, wenn man die persönlichen Hintergründe und die private Geschichte eines Autors kennt. Deshalb will ich im Folgenden von mir selber und meinem Lebensweg berichten. Als junger Arzt ohne viel Berufserfahrung waren mir etliche Dimensionen dieses Berufs zunächst nicht vertraut. Eine wichtige menschliche Dimension betrifft die Rolle des Arztes als intimer Vertrauensperson. Mit der Zeit wird man für viele Patienten zu einem regelrechten Familienangehörigen. So suchen alleinstehende Rentner den Arzt oft einzig und allein deshalb auf, um ihre Einsamkeit nicht mehr so zu spüren. Sie wollen vor allem menschlich angesprochen werden. Ihnen eine Serie von harmlosen Injektionen oder Massagen zu verordnen gibt solchen einsamen Menschen den ersehnten Vorwand, ihre leeren Wochen mit Zeitplänen zu füllen und im Wartezimmer mit irgendwelchen anderen Patienten zu reden.

Wenn man als Arzt mit zunehmender Erfahrung so etwas weiß, überschüttet man solche Leute nicht mehr mit all seinen medizinischen Diagnose- und Therapieverfahren, die ihnen höchstwahrscheinlich mehr schaden als nützen. Statt dessen strukturiert man ihren Wochenplan mit harmlosen Diagnosen und Therapien und gibt solchen einsamen Menschen das befriedigende Gefühl, auf ein Ziel hin zu leben – und wenn das aus etwas so Banalem wie einer Massage besteht. Schließlich – erzählt mir der Patient – sollen die lästigen Nackenverspannungen endlich wieder verschwinden, wo die Massage schon vor einem Jahr so gut geholfen hat. Und gerade in der Phantasie älterer, kranker Menschen schützt der Arzt auf geheimnisvolle Weise vor dem Sterben oder elendem Siechtum. Dem Arzt werden geradezu übermenschliche Fähigkeiten angedichtet, die gar nichts mit dem Arzt selber zu tun haben. Ihren Ursprung finden solche Phantasien im tiefempfundenen, aber meist unbewußten Bedürfnis des Kranken nach allumfassendem Schutz und dem Bedürfnis nach ständigem Umsorgtwerden. Tiefenpsychologisch ist der Arzt der großmächtige Abwehrer des Todes und allmächtige Erretter in der Not.

In der Anfangsphase der Berufsausübung weiß man meist noch nichts von den unbewußten Hintergründen der Patientenseele. Man sieht die medizinische Welt als junger Arzt völlig anders. Man forscht jedem harmlosen Symptom hinterher und nimmt sich selber und die Krankheiten ungeheuer wichtig, während der Patient relativ zweitrangig ist. Bedeutungsschwanger hängt sich der junge Arzt das Stethoskop um den Hals und legt all seinen idealistischen Elan in die Berufsausübung. Man diskutiert mit Kollegen über das Röntgenbild, ohne sich um den frierenden Patienten im Morgenmantel draußen auf dem Gang zu kümmern. Der Befund zählt und wird als zu erjagende Trophäe betrachtet, durch die man im Ansehen seiner Kollegen enorm steigt, wenn es sich um seltene und schwierig zu erlangende Trophäen handelt. Der Patient verkommt im ungünstigsten Fall zum bloßen Lieferant solcher Trophäen, welche der junge Doktor erjagen möchte. Natürlich gibt das niemand von den ruhmbegierigen jungen Ärzten zu. Die Realität an den Kliniken zeigt aber, daß sich daran bis heute wenig geändert hat. Das Helfenwollen wird vom jungen Arzt oft damit verwechselt, daß man Krankheiten bekämpfen möchte statt Kranke gesund machen. Für den Kranken sieht das aber ganz anders aus: er möchte als Mensch gesund werden und nicht zum Ding (zum Laborwert oder Röntgenbild oder „Fall aus Zimmer 7“ usw.) herabgestuft werden.

Besonders ein großes Fachwissen verführt den Arzt leicht zur selbstüberschätzenden Wichtigtuerei. Und ich hatte ungeheuer viel an Fachwissen angehäuft. Zuerst hatte ich eine zweijährige intensive Heilpraktikerausbildung gemacht. Danach studierte ich Medizin und wurde Allgemeinarzt. Das war aber noch längst nicht alles. Denn zusätzlich hatte ich ungeheuer viel Energie darauf verwandt, in zusätzlichen privaten Studien in allen wichtigen Gebieten der Naturheilkunde ein umfassendes Wissen zu bekommen. Dazu kam ein detailliertes Wissen der Schulmedizin, das im Erlangen des amerikanischen Staatsexamens gipfelte (des schwierigsten und wissenschaftlich renommiertesten Examens). Und all das war nun bei der praktischen Berufausübung zweitrangig geworden! Ich mußte erkennen, daß meine Menschlichkeit und die Geduld, in Ruhe zuzuhören, von den Patienten höher geschätzt werden als all mein großartiges medizinisches Wissen.

Mir wurde klar, warum Hochstapler ohne medizinische Berufsausbildung jahrelang ihre Mitmenschen täuschen können. Genauso gilt das erstaunlicherweise aber auch für uns Ärzte, denn unser universitäres Wissen wird bei der praktischen Berufsausübung relativ bedeutungslos. Menschen kommen bei der hohen Arztdichte in unseren Breiten nicht zum Allgemeinarzt, weil der so ein fundiertes und breites medizinisches Wissen hat – das setzt man automatisch voraus. Ohnehin geht der Patient gleich zum Spezialisten, wenn es komplizierter wird. Vom Hausarzt erwartet man neben fachlichem Können vor allem menschliche Eigenschaften. Das Zuhörenkönnen, die Fähigkeit zur Empathie, das intuitive Erahnen von Nichtgesagtem werden mit zunehmender Berufserfahrung immer wichtiger. Und oft wurde von mir nichts anderes verlangt, als meine Zeit zur Verfügung zu stellen und zuzuhören („Danke, Herr Doktor, daß Sie mir zugehört haben!").

Irgendwann kam der Wendepunkt in meinem Leben, wo ich selber mit der schmerzhaften und strengen Hölle der Einsamkeit Bekanntschaft machen mußte. Erst dann wurde mir aus ganzem Herzen klar, was für eine seelische Not hinter der Einsamkeit verborgen liegt. Bis dahin hatte ich Zeit meines Lebens inmitten von Freunden und einer großen Familie gelebt. Doch dann war ich in eine mir völlig fremde Gegend gezogen, wo ich mit niemandem richtig Kontakt geknüpft hatte. Ich lebte überwiegend in meinem Beruf und merkte nichts von der drohenden Einsamkeit. Urplötzlich durchlebte ich Wochenenden von endloser Leere, Sinnlosigkeit und Verzweiflung. Oft ertappte ich mich dabei, der Kassiererin im Supermarkt für ein paar nette Worte dankbar zu sein, weil sie die Einzige war, die mit mir redete. Erst jetzt wurde mir schlagartig klar, was Einsamkeit wirklich bedeutet und warum Einzelhaft eine so schwere Strafe darstellt (mit der viele alte Menschen unverdienterweise vom Schicksal gestraft werden!). Nach dieser schmerzhaften Periode von selbsterlebter quälender Einsamkeit hatte ich eine wahrhaftigere Haltung gegenüber Patienten, die sich in dieser Lage befanden.

Als Mensch wie als Arzt habe ich aus solchen Erlebnissen Entscheidendes gelernt, was ich sonst nie erfahren hätte. Ärzte werden auf Distanziertheit und eine subtil verborgene, aber meist trotzdem spürbare „emotionale Brutalität" gedrillt. Die Abstumpfung beginnt bereits beim Leichenpräpapieren während der medizinischen Ausbildung. Später muß man schon aus eigenem Selbstschutz eine emotionale Distanz aufbauen, um nicht durch Bilder schrecklichen Grauens aus der Bahn geworfen zu werden. Anfangs brauchte ich Wochen, um Bilder von abgerissenen Gliedmaßen oder verzweifelt schreienden Kindern mit Verbrennungen aus dem Kopf zu bekommen. Der Arzt muß eine emotionale „Hornhaut" entwickeln, um sich vor zu viel peinigenden Alpträumen zu schützen, die mit seiner Berufsausübung ganz notgedrungen verbunden sind.

Verständlicherweise kann man deshalb bei vielen, gerade jüngeren Ärzten eine arrogant wirkende Fremdheit gegenüber den Patienten beobachten. Unbewußt gilt das als Kennzeichen besonderer Professionalität, so wie junge Leute lässig eine Zigarette rauchen und damit besonders erwachsen wirken wollen. Genauso wollen junge, unsichere Ärzte durch ihre emotionale Kühle besonders professionell und erfahren wirken. Leider behalten manche Kollegen auch später solche Verhaltensweisen bei. Erst eigene emotional aufwühlende Erlebnisse, die man als Arzt am eigenen Leib spürt, holen einen vom Sockel des „Halbgottes in Weiß" wieder herunter. Viele Ärzte mit einer schweren Krankheit haben erst dadurch wieder eine menschliche Haltung zu ihren Patienten bekommen.

Das Verhältnis zu meinen Patienten änderte sich aber noch auf andere Weise, als ich mehr Berufserfahrung bekam. Ich spreche von den seelischen Hintergründen von Krankheiten, von denen zwar jeder weiß, daß sie existieren, die aber im Alltag oft extrem schwer zu erkennen sind. Hauptsächlich liegt das daran, daß seelische Probleme meist tief im Unbewußten verborgen sind. Der Patient weiß selber in den allermeisten Fällen überhaupt nichts von diesen Ursachen oder ordnet sie anders ein. Die wahren Hintergründe erfuhr ich oft erst durch längeres Hinterfragen, manchmal durch intuitives Gespür und oft auch nur pures Glück, etwa wenn mir irgendein Klatsch rein zufällig zu Ohren kam.

Ein typischer Fall aus der Praxis:

Ein Patient bekam auf einmal einen schweren Hexenschuß, nachdem er am Arbeitsplatz einen jüngeren, arroganten Chef vor die Nase gesetzt bekam. Das erfuhr ich so nebenbei aus der Bemerkung eines anderen Patienten. Der Patient selbst war sich dieser seelischen Krankheits-

ursache gar nicht bewußt und erwähnte sie auch überhaupt nicht. Der Röntgenarzt fand zwar einen Bandscheibenvorfall, der die Krankheit erklärte, aber ich wurde das Gefühl nicht los, daß der Chef dasjenige an „Bandscheibe" war, was den Patienten im seelischen Kreuz bedrückte. Und so war es auch, denn nach einem längeren Klinikaufenthalt war die Krankheit zunächst verschwunden, um nach der Rückkehr zum Arbeitsplatz gleich wieder aufzutauchen, wo der arrogante Juniorchef schon auf den gerade entlassenen Patienten wartete und ihm Vorhaltungen wegen seiner Abwesenheit machte. Der Patient tauchte sofort wieder bei mir auf und klagte über entsetzliche Kreuzschmerzen. Ich fragte, ob der Chef ihn wieder geärgert habe, was ihn völlig verwunderte. Der Zusammenhang zwischen der Erniedrigung durch den Chef und dem Kreuzschmerz war ihm überhaupt nicht klar. Als ihm das Ganze klar wurde, kündigte er und fand eine neue Stelle, wo er nicht nur die ihm zustehende Anerkennung bekam, sondern auch von seinen Kreuzschmerz dauerhaft befreit wurde.

Ich lernte aus all dem, daß Mitfühlen (Empathie) und das Hineinversetzen in die Rolle des anderen in der Heilkunde außerordentlich wichtig sind, meist wichtiger als alles Bücherwissen! Das allergrößte Problem bei der ärztlichen Arbeit will ich aber nicht verschweigen, weil es für das Verständnis der Methode geradezu unabdingbar ist, die ich aus dieser Not heraus entwickelte. Denn sehr oft finden wir nicht solche naheliegenden und verstehbaren Ursachen wie beim genannten Beispiel in einem arroganten Chef, der dem Patienten „im Kreuz liegt". Viel öfter stehen wir ratlos vor den Problemen unserer Patienten. Wir wissen meist nicht, welche unbewußten Konflikte und verdrängten Gefühle hinter der Krankheit verborgen sind.

Es gibt aber noch eine schwierigere Situation, die Seelenprobleme eines anderen Menschen auf Anhieb zu durchschauen. Durch die Neigung, innere Probleme nach außen zu verlagern („Projektion"), befindet sich die eigentliche Ursache oftmals im Seelischen des Patienten selbst. Denn häufig bekam ich das Gefühl, daß der arrogante Chef oder die böse Schwiegermutter im Grunde gar nicht die wirklichen Probleme sind, die den betreffenden Patienten heimsuchen. In Wahrheit sind solche Projektionsfiguren nur Katalysatoren dahinter verborgener Konflikte, die zum Patienten selber gehören und weitaus älter sind als die akuten Probleme. Beispielsweise werden durch den arroganten Chef nur uralte Gefühle von Minderwertigkeit und Ungerechtigkeit wieder hochgespült, die erneut lebendig werden. Daß es sich bei der Projektion um eine geläufige Praxis handelt, beweisen uns Dinge wie der überall unter Menschen beliebte Klatsch und Tratsch, mit dem man sehr oft Vorurteile und eigene verborgene Gefühle weitertransportiert. Gesellschaftliche Minderheiten und im Positiven wie Negativen auffällige Personen werden bekanntlich besonders gerne zu Projektionsfiguren.

Die seelischen Hintergründe aufzudecken, ist deshalb in der Praxis außerordentlich schwierig. Das war auch einer der Hauptgründe, eine neue Heilmethode zu entwickeln, die ich „Psychosomatische Energetik" genannt habe. Mit dieser Heilmethode können verborgene seelische Konflikte in kürzester Zeit und mit großer Treffsicherheit festgestellt werden. Erfahrungsgemäß werden nur solche Konflikte festgestellt, die reif sind und deshalb behandelt werden sollten. Neu ist auch, daß man während des Behandlungsverlaufes das Verschwinden der Konflikte messen kann. Der Therapeut hat deshalb die größtmögliche Sicherheit in der Therapieüberwachung. Ich komme im späteren Teil des Buches ausführlich auf diese Methode zurück. Zunächst möchte ich an dieser Stelle noch eingehender von meiner Entwicklung berichten, die mich immer weiter weg führte vom Status eines „Gesundheitsklempners" in Richtung eines echten Arztseins.

Es handelt sich um eine weitere, für den Alltagsverstand höchst erstaunliche und zu Anfang irritierende Erfahrung. Sie geht über das gängige Wissen der Psychosomatik weit hinaus. Dazu sprengt sie den vertrauten Rahmen unseres normalen Realitätsbegriffes. Das Ganze begann damit, daß zwischen mir und den Patienten mit zunehmender Vertrautheit ein unsichtbares Band entstand, das uns telepathisch miteinander zu verbinden schien. Ich dachte an einen bestimmten Patienten und dessen Krankheitsgeschichte. Solche Patienten saßen mir am nächsten Tag in der Sprechstunde gegenüber, nachdem ich sie Ewigkeiten nicht gesehen hatte. Das geschah so häufig und in so sonderbarer Weise, daß ein Zufall ausgeschlossen werden mußte. Zunächst hielt ich das für einen Witz, wurde aber immer nachdenklicher, als sich solche Phänomene häuften. Das konnte kein Zufall mehr sein!

Ich hatte im Studium genug von Statistik und Wahrscheinlichkeitstheorie begriffen, um die Möglichkeit eines Zufalls abschätzen zu können. Ich kam rein rechnerisch auf Wahrscheinlichkeiten, die im Bereich von Lotto-Hauptgewinnen lagen. Der beste Beweis in solchen zweifelhaften Situationen ist, daß man den Spieß umdreht und die Probe aufs Exempel macht. Als Skeptiker probierte ich die telepathische Verbindung etliche Male spielerisch aus und mußte erkennen, daß ich Patienten tatsächlich gedanklich in die Praxis bestellen konnte.

Als nächste Steigerung irritierte mich das höchst sonderbare Phänomen, daß ich Beschwerden des Patienten erfühlen und seine geheimen Gedanken erkennen konnte. Das war nicht immer möglich und auf Abruf willentlich steuerbar, sondern nur in einem Zustand absichtsloser Entspannung. Ich mußte mich dazu in einen entspannten „Alphazustand" begeben (bei dem in der Hirnstrommessung vermehrt Alphawellen um 10 Hertz auftauchen). Ich mußte dazu energetisch gelöst und offen, gut konzentriert und gleichzeitig entspannt sein. Am Anfang verblüffte es mich selber, wenn ich in Gegenwart des Patienten ein vorher nicht wahrnehmbares Stechen hinter meiner linken Stirn spürte und fragte: „Spüren Sie ein Stechen hinter Ihrer linken Stirn?" Mit der erstaunten Bejahung des Patienten stieg natürlich mein Ansehen beim Patienten ins Unermeßliche. „Komisch, Herr Doktor, das habe ich Ihnen doch gar nicht gesagt!" Ich wurde von Stund an von dem betreffenden Patienten als Fabelwesen angesehen, dem Zauberkräfte zur Verfügung stehen.

Daß solche Phänomene schlecht willentlich wiederholt werden können und spontan auf Abruf zur Verfügung stehen, wußte ich damals noch nicht. So gab ich mich der Lächerlichkeit preis, wenn neue Patienten diese Fähigkeit testen wollten – sie hätten davon gehört, daß ich solche diagnostischen „Wunder" vollbringen könnte. Am Anfang schmeichelten mir solche Aussagen ungeheuer und führten mich zur Strafe auch gleich in eine Falle. Denn ich war unwissend genug, das Spiel mitzumachen, wobei ich kläglich versagte. Nach der Blamage verkniff ich mir für die Zukunft solche Spielchen und benutzte solche Phänomene eher still und im Hintergrund, wo sie dann auch am besten funktionieren.

Wenn wir uns für Dinge wie Telepathie öffnen, können wir feststellen, daß zwischen nahestehenden Menschen ständig eine Verbindung besteht, über die unterschwellig Gedanken und Gefühle übertragen werden. Diese Verbindung ist als unsichtbare Kraft ständig präsent und unterstützt uns bei unserer Arbeit. Manche Heilsysteme wie Fernheilungen, Radionik, Reiki, Gebetsheilung usw. verwenden ganz gezielt diesen Kanal, um dem Patienten Heilenergien und Heilinformationen zuzuführen. Erstaunlicherweise funktionieren solche Heilsysteme am besten, wenn alle Beteiligten ganz intensiv daran glauben. Dabei ist entscheidend, wie stark der Glauben der Beteiligten an das Funktionieren des Heilvorgangs ausgeprägt ist und wieviel Heilenergie übertragen wird! Die Technik (das „Was") des Vorgangs scheint von untergeordneter Bedeutung zu sein[5].

Weitere Erlebnisse verhalfen mir zu einer neuen Sichtweise, Krankheiten aus einer anderen als der herkömmlich schulmedizinischen Sichtweise zu sehen. Beispielsweise erlebte ich das sofortige, mirakulöse Verschwinden zahlreicher Krankheitssymptome bei Patienten, die eine belebende seelisch-energetische Erfahrung machten. Das konnte eine Erfahrung von Verliebtheit und Erotik sein – oder der Besuch bei einem Geistheiler, der ihnen starke Heilenergien zugeführt hat. Solange der Kraftschub durch diese Heilenergie anhielt, war das gesamte Krankheitsbild deutlich gebessert, um dann bei den meisten Patienten zunehmend wieder zum Vorschein zu kommen. Seit Jahrtausenden weiß man in der orientalisch-östlichen Medizin (Akupunktur, Ayurveda), wie stark die Lebenskraft selber heilend wirkt. Nun war der Heilvorgang aber bedauerlicherweise begrenzt und hielt selten dauerhaft an. Wohin war die Energie wieder verschwunden? Mittlerweile weiß ich, daß seelische Konflikte als Energieräuber die eigentliche Ursache dafür sind. Das habe ich damals noch nicht durchschaut. Immerhin machte mich der rätselhafte Heilvorgang außerordentlich neugierig.

Die andere Erfahrung betraf eine jahrelange Eigentherapie mit homöopathischen Hochpotenzen und Bachblüten. Hinzu kamen Meditation und jahrelange Erfahrungen mit Körperpsychotherapien (Biodynamische Psychologie nach G. BOYESEN und Bioenergetik). Dadurch wurde ich

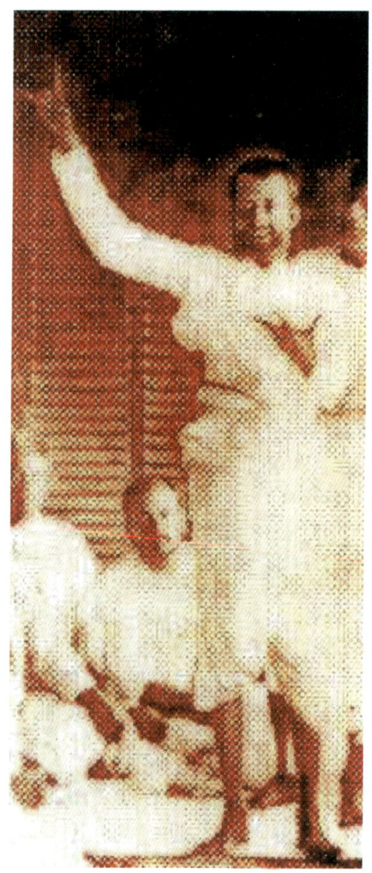

Ramakrishna im Samadhi während des Anhörens von „Kirtan" (meditativer religiöser Musik).

[5] Meine Vermutung geht dahin, daß ein großer Anteil der Wirksamkeit von Psychotherapien darauf beruht, daß zwischen Therapeut und Patient ein unsichtbares Band von Heilenergie besteht. Nicht das „Was" ist nach den Forschungen zur Wirksamkeit der Psychotherapie entscheidend, sondern das „Wie". Egal welches Psychotherapieverfahren angewandt wird, scheint die überwiegende Wirksamkeit auf dem menschlichen Kontakt zwischen Therapeut und Patient selber zu beruhen. Und der ist nach meiner Meinung in seiner heilerischen Qualität ganz entscheidend durch unsichtbare telepathische Vorgänge mit beeinflußt!

zunehmend immer sensibler. Am meisten lernte ich dabei durch meine Patienten, indem ich sie mit Elektroakupunktur und anderen Energiemethoden untersuchte. Dabei lernt man als Therapeut automatisch, immer empfindsamer und energetisch offener zu werden. Erstaunlicherweise lernte ich auch viel durch die Sensibilität und hochgradige energetische Offenheit meine Kinder, als sie noch ganz klein waren. Nun wird es bei der Erforschung feinstofflicher Phänomene verständlicherweise ganz besonders wichtig, selbst eine möglichst große Sensibilität und energetische Offenheit zu bekommen. Denn der Untersuchende selbst wird zum Meßinstrument, mit dem er seine Untersuchungen durchführt. Der japanische Psychologe Hiroshi MOTOYAMA hat seine zunehmende Offenheit durch meditative Praktiken sehr gut beschrieben (er ist Priester einer religiösen Vereinigung). Seine bahnbrechende Erforschung der Aura und Chakras wäre sicher ohne die eigene Feinfühligkeit gar nicht möglich gewesen, die er seinen Energie-Übungen als meditierender Priester verdankt.

Mein persönlicher Wandlungsprozeß erreichte schließlich seinen Höhepunkt in einem aufschlußreichen Selbsterlebnis, das einem Erleuchtungserlebnis gleichkommt. Damals durchlitt ich eine der größten privaten Krisen meines Lebens und befand mich in einer großen existentiellen Not.[6] Ich hatte schon von der fürchterlichen Einsamkeit berichtet, die nur eine der vielen Qualen war, die mich damals heimsuchten. Irgendwie mußte ich aus dem Teufelskreis dieses Zustandes wieder herauskommen! In tiefer Meditation hörte ich mir Tonaufnahmen tibetanischer Lamas an, die mit tiefer Brummstimme rituelle Gesänge anstimmten. Mit begleitender Hyperventilation und meditativen Übungen wollte ich einfach „abschalten und abhauen." Zusätzlich nahm ich bestimmte Naturheilmittel ein (Hochpotenzen von Homöopathika, Edelsteinschwingungen und ähnliches), die meinen Zustand besserten und die ich genau austestete. Dabei erhöhte sich mein Schwingungsniveau in ungeahnter Weise! Denn nach der Einnahme fühlte ich mich wie durchlässig und schwebend.

An einem einsamen Maiwochenende im Jahr 1986 gelang es mir, mein Wahrnehmungsempfinden so extrem wie noch nie zuvor zu steigern. Ich hatte visionäre Zustände, sah das feine Schimmern der Aura um gerade erblühte Bäume und wurde dermaßen feinfühlig und durchlässig, daß ein normales Leben immer schwieriger wurde. Schon beim Hupen eines Autos bekam ich fast einen Schlag. Selbst so simple Dinge wie Einkaufen oder Telefonieren wurden nahezu unmöglich, weil mich schlichtweg so gut wie alles irritierte und durcheinanderbrachte. Trotzdem war ich vollkommen bei mir und fühlte mich so phantastisch wie nie zuvor in meinem Leben. Ich hatte das Gefühl, endlich nach Hause gekommen zu sein und mich inmitten eines herrlichen, geradezu überirdisch schönen Paradieses zu befinden. Jede blühende Blume versetzte mich in höchste Verzückung. Das Lachen eines Kindes erfüllte mich mit größter Freude. Der ganze Zustand wirkte auf mich wie das Pfingsterlebnis der Apostel Jesu. Als ich Experten meine Erfahrungen in Details beschrieb, wurden es von ihnen als ein äußerst seltenes und kostbares Erleuchtungserlebnis gewertet.[7]

Jener herrliche Zustand hielt leider nur einige Tage an, aber er bewirkte eine dauerhafte Änderung meiner Person. Ich wurde durch dieses Erlebnis bestimmt kein besserer Mensch als vorher. Aber ich war mit einer großen Kraft und Weisheit in Berührung gekommen, die größer war als ich und die mich demütiger werden ließ. Mir wurde erst dadurch klar, in welch begrenztem und kleinlichem Rahmen sich unser Leben und unser alltägliches Bewußtsein normalerweise abspielt. Beim Pfingsterlebnis konnten die Jünger Jesu auf einmal unerklärlicherweise fremde Sprachen verstehen[8]. In ganz ähnlicher Weise wurden mir nach diesem Erlebnis viele Zusammenhänge zunehmend klarer, die ich zuvor nur abstrakt ver-

---

[6] Große existentielle Krisen stehen bei vielen Menschen am Anfang der spirituellen Entwicklung. Ein typisches Beispiel ist Gopi KRISHNA, der dadurch sein erstes Kundalini-Erlebnis bekam, das sein Leben komplett umkrempelte. Beispiele aus neuerer Zeit sind die Amerikanerin Bryon KATIE („The Work") und der deutschstämmige Engländer Eckhart TOLLE („Jetzt!"), die beide durch tiefgreifende seelische Krisen zur Entdeckung ihres Kausalkörpers und dessen Weisheit gekommen sind – ein Erlebnis, das landläufig als „Erleuchtung" bezeichnet wird.

[7] Solche Erlebnisse scheinen entgegen der gängigen Vorstellung gar nicht so selten zu sein. Von einem befreundeten Meditationslehrer erfuhr ich eine erstaunliche Geschichte. Irgendwann kam ein einfacher, Dialekt sprechender und recht ungehobelt wirkender Handwerker zum Meditationskurs, um seine Freundin abzuholen, die dort übte. Da der Verlobte etwas früh dran war, bekam er vom Lehrer der Gruppe die Erlaubnis, kostenlos und unverbindlich den Rest der Stunde mitzumeditieren. Da der Mann so etwas noch nie gemacht hatte, willigte er dankbar ein. Zur Überraschung aller kippte er aus dem Schneidersitz plötzlich um, und alle dachten, es handele sich um so etwas wie eine Ohnmacht. Als er nach einigen Minuten wieder zu sich kam, berichtete er, sein Körper sei unter der Decke geschwebt und er habe alle Anwesenden von oben gesehen. Der Meditationslehrer und alle Anwesenden, die selbst zum Teil Jahrzehnte meditierten, waren extrem verwundert, daß einem ungeübten Neuling ein solch dramatisches Erlebnis einer außerkörperlichen Erfahrung aus dem Stand gelang, was ihnen selbst verwehrt blieb. Von einer höchst sensiblen Patientin erfuhr ich bei anderer Gelegenheit, daß sie während einer Meditation in einer Gruppe dieselbe „out of body experience" erlebte und plötzlich von der Decke herab auf alle heruntersah. Das erschreckte sie dermaßen, daß sie wie in einem Knall in ihren Körper zurückfuhr. Die Quittung war, daß sie noch tagelang danach Kopfschmerzen plagten.

[8] Entschieden möchte ich ablehnen, daß mein transzendenter Zustand irgend etwas mit „Channeling" oder ähnlichen Trancezuständen zu tun hat. Ich halte prinzipiell all diese Verfahren für potentiell außerordentlich gefährlich, weil man nie weiß, welchen unbekannten Kräften man sich da als Medium öffnet. Da ich viele Trancemedien mit energetischen Methoden untersucht habe, kann ich nur davor warnen, weil ungewöhnlich viele dieser Menschen seelisch und feinstofflich sehr krank und blockiert sind. Man sollte nur solche Methoden akzeptieren, die weder in Trance noch unter Zuhilfenahme von Drogen zustandekommen. Dazu rechne ich Meditation und alle religiösen Disziplinen wie Gebet und Innenschau, die von den großen Weltreligionen gelehrt werden.

standen hatte. Das betraf vor allem medizinische, philosophische und spirituelle Fragen. Nun waren auf einmal viele Rätsel zu einer verstehbaren, ganz selbstverständlichen Sache geworden, die ich mühelos durchschaute. Dazu entwickelte ich eine völlig neue Sensibilität für die tägliche ärztliche Arbeit. Ich lernte durch diese Erfahrung außerordentlich viel, was ich niemals durch reines Bücherstudium verstanden hätte.

Wegen der zunehmenden Unerträglichkeit dieses hochsensiblen Zustandes mit der Alltagswelt griff ich dann irgendwann auf den Rat eines gutmeinenden Kollegen zu „erdenden" Stoffen – nämlich Zigaretten und einer Schweinshaxe mit Kraut und Bier. Mit dieser „Erdung" war meine Realitätstauglichkeit in kürzester Zeit wiederhergestellt. Ich war damals noch zu jung und unerfahren, um die Wucht dieses Zustandes auf Dauer auszuhalten. Man ist damit auf Dauer nicht lebensfähig. So mußte etwa der indische Heilige Ramakrishna künstlich ernährt werden. Natürlich gibt es unterschiedliche Stufen solcher Zustände, wobei sich Ramakrishna bestimmt in einem ungewöhnlich tiefen Versenkungszustand („Samadhi") befunden hat.

Leichtere Stufen solcher Zustände sind erstaunlicherweise relativ leicht zu erreichen. Wenn man günstige Umweltbedingungen hat und eine stabile Persönlichkeit besitzt, kann man sich sehr lange in solchen Bewußtseinszuständen aufhalten. Bei dem Studium zahlreicher Schriften, wie man seine energetische Wahrnehmung verfeinern kann, wurde mir im nachhinein klar, daß ich im Grunde instinktiv die wichtigsten Bedingungen erfüllt hatte, die zur Erlangung solcher „übersinnlicher" Zustände sinnvoll sind. Ich möchte sie der Reihe nach aufführen, um den Leser dazu anzuregen, selber solche Verzückungszustände zu erreichen:

Günstige Bedingungen für das Eintreten transzendenter Zustände (von vermehrtem Glückserleben und größerer Zufriedenheit):

1. ***Eine seelische Grundhaltung der völligen Offenheit und Hingabe gehört zu den allerwichtigsten Voraussetzungen. Kinder haben diese Haltung von Natur aus („Wenn ihr nicht werdet wie die Kindlein...") Auch eine existentielle Krise kann stark begünstigend wirken, um alle seelischen Fesseln zu sprengen und aus dem Gefängnis des Zustandes auszubrechen. „Jetzt ist mir wirklich alles 100 % egal!" sagt man sich in so einer Gemütsverfassung, die bei Initiationsriten künstlich hergestellt wird – etwa durch große Schmerzen, verängstigende Erlebnisse, die den allergrößten Mut herausfordern usw.***
2. ***Man muß sich körperlich möglichst in Hochform fühlen – viel schlafen, mäßig, aber regelmäßig Sport treiben, sich gut ernähren. Buddha erlangte erst die Erleuchtung, als er das asketische Leben beendete und eine Ausgewogenheit von Ernährung, Schlaf, Bewegung usw. pflegte, die als „rechtes Maß" in der Lebensführung überhaupt erst die Voraussetzungen zur Erleuchtungserfahrung geschaffen hat.***
3. ***Man muß den Alltag abschalten und der sensorischen Überreizung des Alltagstresses entgegenwirken – etwa in der Natur die Ruhe und den Frieden genießen. Wichtig ist die Haltung von bedingungsloser Offenheit und friedlicher Ruhe.***
4. ***Wichtig ist Gewahrsein – ein sanftes Offensein und Fließenlassen der Wahrnehmung, eine Art liebevoller und zärtlicher Umgang mit sich und der Welt.***
5. ***Das erste Chakra aktivierende Aktionen sind günstig – etwa die brummenden, dahinfließenden Gesänge tibetanischer Lamas beim Singen buddhistischer Rezitationen (CD). Genauso wirkt eine tiefe, entspannende Sexualerfahrung, die das erste Chakra aktiviert.***
6. ***Seelische Konflikte sollten zuvor weitgehend abgeschmolzen und beseitigt sein, um die energetischen Kanäle zu öffnen.***

Wenn man sich diese Bedingungen in ihrer Gesamtheit ansieht, entsteht leicht der Eindruck, so etwas sei überhaupt nur schwer zu verwirklichen. Dem möchte ich aber widersprechen, weil es nach meiner Erfahrung sehr schnell und einfach erreicht werden kann. Wenn man sich darauf einläßt, gehört es im Grunde zu den allereinfachsten Dingen, etwa so wie Spazierengehen. Viele Menschen kennen solche Zustände, sind sich aber erstaunlicherweise oft gar nicht bewußt, daß sie sich des öfteren in einem erhöhten, transzendenten Zustand befinden. Beispielsweise rühren sie in ihrer Kaffeetasse, sehen draußen das Sonnenlicht durch die Wolken brechen und fühlen sich für Momente außerordentlich selig und entrückt.

Das eigentliche Problem besteht darin, den herrlichen Zustand länger aufrechtzuhalten. Meist sind es unsere eigenen inneren Zweifel und Widerstände, die zu einem vorschnellen Ende führen. Der von ängstlichen Naturen geäußerte Einwand, das Erleben transzendenter Zustände könnte zu Wahnsinn und bleibenden Schäden führen, ist extrem übertrieben und trifft äußerst selten zu (vor allem bei seelisch kranken, sehr labilen Personen). In Wahrheit handelt es sich bei Entrückungszuständen um die normalste Verfassung, die unser Bewußtsein in seinen tiefsten Tiefen überhaupt kennt. Das eigentliche Problem besteht darin, daß sich unsere alltägliche Menschenwelt mit ihrem Streß und Schmutz dem oft entgegenstellt. Ein weiteres Problem besteht in der Ungewohntheit des Zustandes und der enormen Kraft des Erlebnisses, das damit verbunden ist.

Jeder mit einer durchschnittlichen Geistes- und Gemütsverfassung ist dafür geeignet, solche transzendenten Zustände zu erleben. In Umfragen äußern erstaunlich viele Menschen, parapsychologische Erfahrungen und transzendente Gemütszustände im Alltag erlebt zu haben. Die allerwenigsten haben dadurch bleibende Schäden zurückbehalten. Ganz im Gegenteil scheinen solche Zustände sehr heilsam, inspirierend und seelisch wachstumsfördernd zu sein. Der Sozialpsychologe CSIKSZENTMILHALYI konnte nachweisen, daß Menschen mit vermehrten Glückszuständen alltagstauglicher sind, mehr Ausdauer zeigen, sich besser orientieren können und Schicksalschläge besser überwinden. Solche „Flow"-Erfahrungen treten gehäuft bei künstlerischen Tätigkeiten und Autofahren auf, wenn es zu einer Art von spontaner, freudevoller Versenkung kommt. Entscheidend scheint dabei zu sein, daß die durchgeführten Handlungen als bewältigbare Herausforderungen erlebt werden. Es darf uns weder ängstigen noch langweilen, sondern muß eine interessante Spannung erzeugen, die gut bewältigt wird. Mit der Zeit gehen wir regelrecht in der Tätigkeit auf, die uns über unser Alltagsbewußtsein erhebt und glücklich sein läßt.

Ich selbst kam auf der Suche nach tieferliegenden Krankheitsursachen nicht weiter. Überall hörte ich von Kollegen, die von neuen Methoden schwärmten, mit denen man noch besser die wahren Wurzeln der Krankheit erkennnen konnte. Frei nach dem Motto „Gefahr erkannt, Gefahr gebannt" versprachen sie auch gleich die dazugehörige (natürlich tiefgreifende und dauerhafte!) Heilung. Da ich als Heilpraktiker und jahrzehntelang tätiger Naturheilarzt ein besonders breites Spektrum an Naturheilverfahren beherrschte und sehr viel ausprobiert hatte, war ich mit der Zeit neuen Heilversprechen gegenüber recht skeptisch geworden. Denn vieles hielt nicht, was es versprach. Und viele Therapien funktionieren nur so lange, wie die erste Begeisterung anhält. Sobald sich die Mißerfolge häufen, erlahmt das Interesse, und die Methoden funktionieren nicht mehr.

Für viele Patienten war meine Allgemeinpraxis eine Art Endstation und letzter Rettungsanker. So dauerte es meist nicht lange, bis sich frustrierte Patienten in meinem Sprechzimmer häuften. Dazu kamen Hundertschaften von solchen, denen weder eine jahrelange Psychotherapie noch teure Akupunkturen, Einzelmittelhomöopathen noch sonstwas geholfen hatte. Mit der Zeit hatte ich zusammen mit meiner damaligen Frau eine der bestausgestatteten und größten Praxen Süddeutschlands. Neben der großen Kassenpraxis hatte ich eine große Privatpraxis voll von chronisch Kranken, die mit ihren exotischen Diagnosen jeder Universitätsambulanz geschmeichelt hätten.[9]

Trotz aller großen Erfolge war das drängende Gefühl nicht wegzuleugnen, daß ich die eigentlichen Krankheitsursachen nicht erkannt hatte und entsprechend auch nicht heilen konnte. Ich begann, mich immer tiefer in das Studium der feinstofflichen Energie einzuarbeiten. Jahrzehntelang beschäftigte ich mich mit den Chakras und Energie-Ebenen. Erst durch das Studium des zypriotischen Heilers Dr. Stylianos Atteshlis (auch „Daskalos" – Meister genannt, einer der größten christlichen Mystiker unserer Zeit) bekam ich entscheidende Impulse. Mir wurde bewußt, daß die Hauptursache der psychosomatischen Erkrankungen die sogenannten „Elementale" sind, wie Daskalos sie nennt. Der Begriff „Elemental" soll die Hartnäckigkeit und Dauerhaftigkeit dieser geistiggefühlsmäßigen Formgebilde veranschaulichen, die an materielle Elemente erinnert. Im gängigen Sprachgebrauch sprechen wir von verborgenen seelischen Konflikten oder Komplexen. So lange diese Konflikte nicht geheilt sind, können wir nicht wirklich und dauerhaft gesund werden.

Hinter meiner anfänglichen Frage, was sich hinter den meisten Krankheiten meiner Patienten an wirklicher

[9] Wir führten in unserer Arztpraxis folgende Verfahren durch: diverseste Sorten von Akupunktur, häufig zusätzlich mit dem aufwendigen Akabane-Test (man testet dabei nach dem japanischen Arzt Akabane, wie lange es dauert, bis an einem bestimmten Akupunkturpunkt ein vorbeigeführtes Räucherstäbchen einen Hitzeschmerz auslöst, was einer objektivierbaren Pulsdiagnose entsprechen soll), dazu Ohrakupunktur, Einzelmittelhomöopathie mit intensiver Mittelfindung (Repertorisierung n. Kent), verwandten aber ebenso die gängige Komplexhomöopathie, Augen (Iris)- und Antlitzdiagnose, Thermoregulation (Wärmemessung an bestimmten Hautpunkten vor und nach einem Streßreiz), Vegatest (Hautwiderstandsmessung am Akupunkturpunkt), Segmentelektrografie (Zufuhr schwacher Stromimpulse in unterschiedliche Körpersegmente) und Impulsdermografie (Abwandlung der Segmentelektrografie), Kinesiologie (Messung der Muskelkraft zur energetischen Testung), Einhandrute (einhändig gehaltene Wünschelrute), Radionik (Geist- und Fernheilung mit Apparaten), Mora (Heilung durch Schwingungsumkehr), Farbtherapie, Colonhydrotherapie (Darmspülungen), Bachblüten (Heilsystem mit Blüten nach Dr. Edward Bach), Neuraltherapie (Anspritzen mit lokal betäubenden Stoffen) und Chirotherapie („Knocheneinrenken") inklusive Dorn-Massage (Spezialform der Wirbelsäulentherapie nach Herrn Dorn), dazu Phytotherapie (Pflanzenheilkunde), orthomolekulare Medizin (Zufuhr von Mineralien und Vitaminen), Dunkelfeld-Blutuntersuchung mit Farbkamera und Fernsehschirm und Verwendung der Enderlein-Mittel (zeigt Verschlackung und Übersäuerung des Blutes), Sauerstoff-Mehrschritt-Therapie nach Ardenne (Sauerstoffzufuhr unter Belastung), Ozon (chemisch hochaktiver Sauerstoff), HOT (Blutbestrahlung mit UV-Licht), Frischzellen (Spritzen von gefriergetrocknetem Lämmergewebe), Zytoplasmatische Therapie (Spritzen von Eiweißstoffen), Horvi-Therapie (Schlangengifttherapie), Spenglersantest (Entgiftungstherapie nach Dr.Spengler) usw. Als Schulmediziner arbeiteten wir mit Universitäten, Operationsteams und hochqualifizierten Spezialisten zusammen. Für naturheilkundliche Spezialprobleme hatten wir ebensolche Spezialisten – nämlich Familientherapeuten, Reiki-Lehrer und in Sonderfällen sogar Geistheiler, Exorzisten und Channel-Medien.

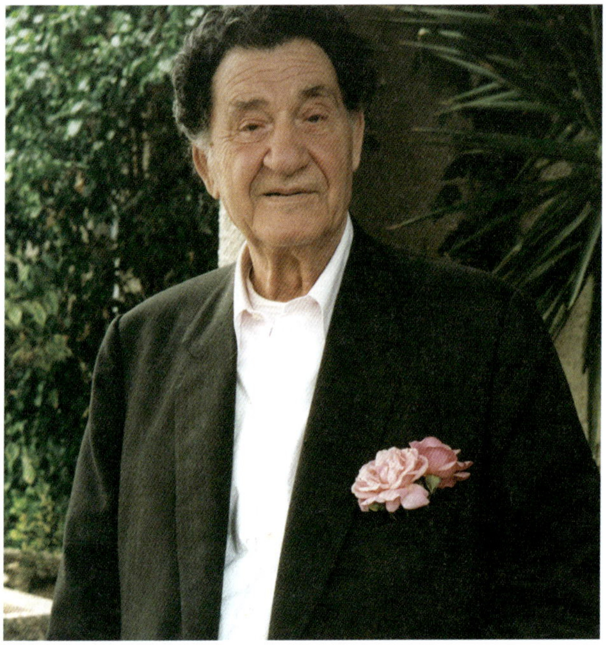

Dr. Stylianos Atteshli („Daskalos" d.h. „Meister") – griechischer Schriftsteller, Philosoph und christlicher Weisheitslehrer

Krankheitsursache verborgen hält, tauchte mit der Zeit eine noch tiefergehende Frage auf, die lautet: „Was will die Seele des Patienten eigentlich?" Denn die Konflikte beinhalten bekanntermaßen ungelebte, verdrängte Lebensimpulse, die der Patient aus irgendeinem Grund nicht ausleben oder wahrhaben will. So bildet er Konflikte, um mit diesem Kompromiß besser leben zu können. Dieser Grundgedanke der modernen Psychoanalyse beschäftigt mich heute immer noch sehr intensiv und begleitet mich bei meiner Arbeit. Denn was steckt an seelischem Potential hinter all den Minderwertigkeitskomplexen, Krankheiten und Symptomen? Welche Fähigkeiten, Sehnsüchte und Möglichkeiten sind hier verschüttet und können nicht ausgelebt werden? Welchen tieferen Sinn haben die Krankheiten und Beschwerden, wenn man sie als Kompromiß auffaßt, den der Kranke aus irgendeinem Grund eingegangen ist?

Ich lernte auf Zwischentöne, Gestik und Haltungen zu achten, auf Stimmungen und Gefühle, die in mir und meinem Gegenüber aufstiegen. Ich lernte vor allem, daß die Seele des Patienten am besten weiß, was sie im Grunde will. Der Therapeut kann nur eine Mischung von Wegweiser und Geburtshelfer sein, der den Willen der Seele zum Selbstausdruck erleichtert. Heilung in diesem Sinne ist fast schon zum Greifen nah und muß nur in ihrer Verwirklichung erleichtert werden. Oft gelingt dies bereits durch kleine, harmlos und unwichtig erscheinende Dinge wie ein paar energetisch harmonisierende Tropfen. Nach Wegräumen dieser Heilungshindernisse erlebt man am veränderten Verhalten des Patienten, was an Möglichkeiten seiner Seele zuvor blockiert war. Denn ich stellte fest, daß die wahre Ursache der blockierten Heilung in den Konflikten lag und diese Konflikte durch passende homöopathische Komplexe angeregt und abgeheilt werden können (davon später mehr).

In Wahrheit machen wir uns in den allermeisten Fällen selber krank. Wir spüren davon jedoch fast nichts mehr, weil wir uns an unseren schlechten Energiezustand und alle dadurch verursachten Folgen gewöhnt haben. Unsere wahren Gefühle, ehrlichen Gedanken und wirklichen Bedürfnisse werden von unbewußten Konflikten in der Tiefe unserer Seele deformiert, verzerrt und oft sogar in ihr Gegenteil verkehrt. Weil wir unsere innere Falschheit und Gestörtheit weder vor uns selber noch vor anderen wahrhaben wollen, verdrängen wir die unbewußten Konflikte noch mehr. So entsteht ein Teufelskreis, aus dem wir nur äußerst mühsam wieder selber herausfinden. Später in diesem Buch wird deutlich werden, daß Krankheiten, Schicksalschläge, die Berufs- und Partnerwahl und viele anderen Dinge in unserem Leben in Wahrheit den Versuch einer Selbstheilung darstellen.

Viele Wege der Selbstheilung sind jedoch äußerst dürftige Notbehelfe oder Sackgassen. Hilfe von außen ist deshalb meist nützlich und oft sogar in zwingender Weise notwendig, dann nämlich, wenn der Betreffende aus eigener Kraft nicht mehr aus seiner Notlage herausfindet. Letztlich ist Gesundmachen eine Hilfe von außen, um die Selbstheilkräfte anzuregen und Selbstheilung zu ermöglichen. Erstaunlicherweise braucht es oft nur simpelste Hilfereichungen, durch die feinstoffliche Energieblockaden gelöst werden. Dazu entwickelte ich die Methode der „Psychosomatischen Energetik". Viele Kollegen, die davon hören, wollen nicht glauben, daß Heilungen so einfach erreichbar sein sollen (nach dem Motto: „Das kann doch nicht stimmen! Das klingt ja viel zu einfach!"). Doch die an Tausenden von Patienten gesammelten Erfahrungen bestätigen, daß es wirklich so einfach funktioniert!

Früher war das Aufspüren von tieferliegenden Krankheitsursachen meist intuitiv, häufig sehr subjektiv und deshalb unsicher. Dafür gibt es zwei einfache Gründe, die trotz ihrer Einfachheit zu komplizierten Startbedingungen für den Therapeuten führen. Denn die Konflikte liegen zum einen im nichtsprachlichen Unbewußten, weshalb man als Patient außerordentlich schwer darüber reden kann. Wie soll man über etwas reden, wovon man gar nichts weiß? Verständlicherweise will deshalb auch die Mehrzahl aller Menschen keine Psychotherapie, weil sie sich weitgehend gesund fühlen. Natürlich gibt es auch die andere Gruppe, die ihre innere Unausgewogenheit und Gestörtheit spürt. Doch selbst wenn solche Leute jahrelang in Gesprächen mit ihrem Therapeuten darüber reden, bewegen sie sich erfahrungsgemäß meist nur an der Oberfläche. Es gibt aber noch ein weiteres, bislang ungelöstes Problem, das ich mit der energetischen Testung der Konflikte umgehen kann. Es handelt sich um den inneren Widerstand, der das unbewußte Problem nicht ans Tageslicht kommen lassen möchte. Damit wird das Aufdecken und Heilen unbewußter Konflikte extrem schwierig und meist sogar unmöglich, wenn man nicht die energetische Testung zu Hilfe nimmt.

Welche phantastischen Heilwirkungen mit der Energiemedizin möglich sind, werde ich im Folgenden immer wieder mit Fällen aus der Praxis belegen. Mit einem einfachen Beispiel möchte ich das zum Schluß dieses Kapitels verdeutlichen:

Bei der 61 Jahre alten Rentnerin (frühberentet) begannen erstmals vor 13 Jahren schwere Muskel- und Gelenkschmerzen überall im Körper. Jeder Muskel tat ihr weh, und sie fühlte sich ständig wie „geprügelt". Ein Rheumaarzt stellte ein Weichteilrheuma fest. Das Leiden wurde schließlich so unerträglich, daß sie ihren Beruf als Masseurin aufgeben mußte. Bei der Messung ihrer Energiewerte ist ihre Vitalenergie auf 50 % reduziert (100 % wäre normal), und der Wert ihres Emotionalkörpers (der die Stimmung und den Gefühlshaushalt widerspiegelt) ist sogar auf jämmerliche 10 % herabgesenkt!

Als Konflikt teste ich eine ungeheure Wut, die die Patientin im Bauch hat (der Konflikt sitzt am 3. Chakra). Der Konflikt mit Wut hat mit 90 % Vitalität und 90 % Emotionalität viel bessere Werte als die Patientin. Es handelt sich um einen großen Energieräuber, der der Patientin einen Großteil ihrer Lebenskraft und ihrer guten Stimmung raubt.

Ich verordne ihr homöopathische Medikamente (sog. „Emotional- und Chakramittel") zur Auflösung der Wut. Einige Zeit später ruft sie mich ganz begeistert an und berichtet, bereits nach dreitägiger Einnahme der Tropfen seien ihre Rheumaschmerzen vollständig weg gewesen („...wie ein Wunder!") und bis jetzt weggeblieben! Dabei habe sie davor schon alles ausprobiert, und nichts habe auch nur im mindesten geholfen. Sie habe schon alle Hoffnung auf Heilung aufgegeben gehabt und wolle jetzt von mir wissen, ob der Erfolg nach meiner Erfahrung anhalten würde. Sie hat Angst, daß die Schmerzen wiederkommen können.

Ich habe sie damit beruhigt, daß nach unseren Erfahrungen die Erfolge meist anhaltend und dauerhaft sind. So ist es dann auch gekommen, und sie ist nun seit langer Zeit wieder vollständig gesund. Ergänzend kam es später zu einem Rückfall, als ein angstbesetztes Konfliktthema im Herzbereich aktiv wurde. Beeindruckend ist für sie, daß sie nach der Einnahme der „Wuttropfen" lebhafte Träume von Streit und Auseinandersetzungen gehabt hat, die sie sich im normalen Leben nie gestattet hätte. Aber auch im Alltagsleben kann sie jetzt neuerdings „Nein" sagen und ihre Bedürfnisse ausdrücken. Früher hat sie sich alles gefallen lassen und immer nur geschluckt. Das sei jetzt Gottseidank endgültig vorbei, und sie könne ihre wirkliche Meinung sagen.

Im nächsten Kapitel geht es um tiefste Dimensionen des ärztlichen Lebens, mit denen nicht nur der Arzt Tag für Tag zu tun hat, sondern die jeden Mensch irgendwann berühren: die Notwendigkeit des Sterbens und den Tod. Nichts wird bekanntermaßen in unserer modernen Welt so stark verdrängt wie Tod und Endlichkeit. Niemand möchte gerne sterben, und jeder hängt der Illusion an, sterben müßten immer nur die anderen. In der Psychologie spricht man von „narzißtischer Selbstüberschätzung". Bereits Kinder zeigen diese Geisteshaltung, wenn sie sich unüberwindlich stark fühlen und alles nur um sie kreist. Was beim Kind noch eine wichtige seelische Schutzfunktion hat, wird beim Erwachsenen zur illusionären Verkennung der Wirklichkeit. Insofern lebt die Mehrzahl aller Menschen in einer Traumwelt, die unangenehme Tatsachen ausblendet. Damit wird auch ein Großteil der Spiritualität und Seelentiefe ausgeblendet, die uns in ungeahnter Weise helfen kann, uns mit unserem wahren Selbst zu konfrontieren.

Spirituelle Erfahrung in der ärztlichen Praxis

Nicht den Tod sollte man fürchten, sondern daß man nie beginnen wird zu leben.
(Marc Aurel)

Zu den eindrucksvollsten Erlebnissen während meines Medizinstudiums gehörte es, beim Sterben eines Menschen dabeizusein. Ich war mutterseelenallein auf einer großen Krankenstation, wo ich als junger Medizinstudent Nachtwachen machte, um mir Geld zu verdienen. Es war ungewöhnlich still auf den langen Krankenfluren mit grauen Linoleumböden, die von mattem Neonlicht beleuchtet wurden. Nur ab und zu war ein Röcheln zu hören, das für eine Minute aussetzte, um dann nach bangem Warten wieder zu beginnen. Es waren Geräusche eines Sterbenden, der mit seinem Bett in die „Besenkammer" geschoben worden war (wo auch das Putzzeug für die Krankenstation lagerte). Der Sterbende war dahin „ausgelagert" worden, um nicht andere Patienten mit seinen Sterbegeräuschen am Schlafen zu stören.

Irgendwann hörte das Röcheln auf. Als ich ins Zimmer kam und den Toten in seinen Bettlaken erblickte, fiel mir zum wiederholten Mal auf, wie geschrumpft Tote im Vergleich zum Erscheinungsbild, das sie kurz zuvor als Lebende boten, von einem Moment zum anderen wirken können. Der dabei entstehende Eindruck des plötzlichen Gewichtsverlustes ist immer wieder frappierend: man bekommt nämlich das untrügliche Gefühl, mit dem Eintritt des Todes sei der Tote leichter geworden. In Wirklichkeit ist dem aber nicht so. Bereits im Mittelalter hat man Sterbende gewogen, um beim Todeseintritt das

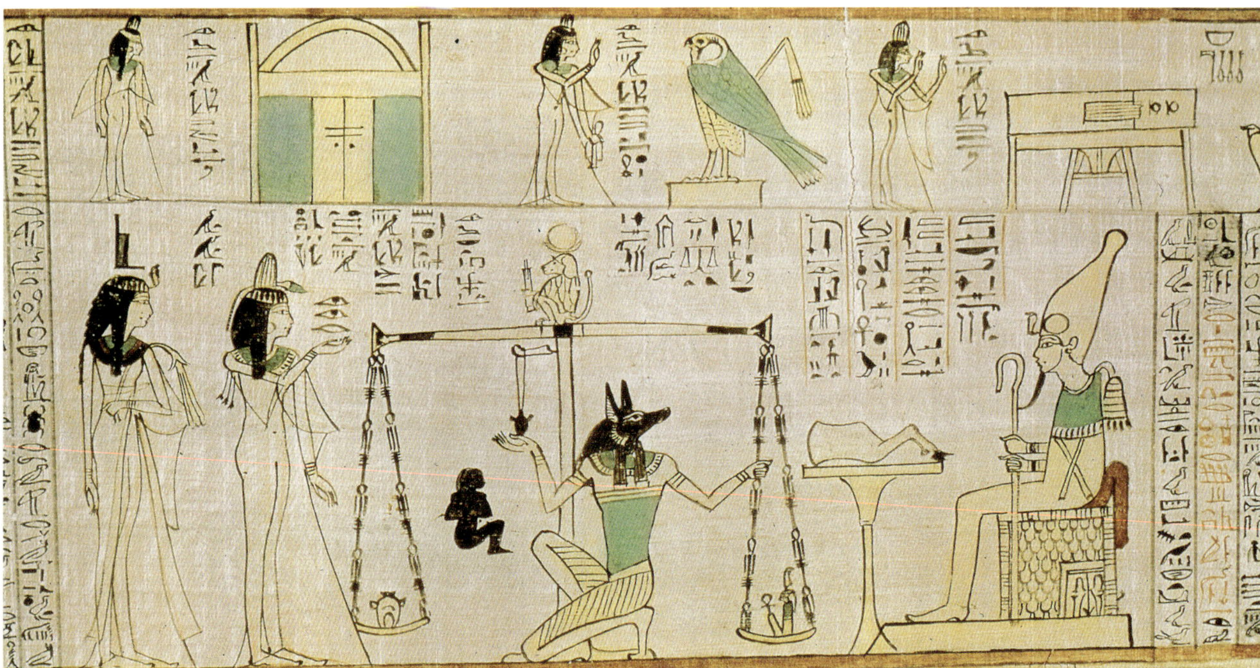

Totenbuch der Ägypter ... der schakalköpfige Totengott Anubis wiegt das Herz („...die Seele bzw. das Selbst", in der Lesart dieses Buches der Kausalkörper) des Verstorbenen. Ist das Leben des Verstorbenen gerecht gewesen, bleibt es gleichauf mit der Feder der Göttin Maat. Daraufhin darf er im Reich des Osiris den Sonnengott auf seiner Himmelreise begleiten und bei den Polarsternen leben (in christlicher Weise „in den Himmel kommen", d. h. in der Sprache dieses Buches im Kausalkörper als Individualseele weiterleben). Böse und Lügner werden dagegen Opfer des „verschlingenden Ungeheuers" (... in anderer Ausdrucksweise werden sie zu Opfern ihrer innerseelischen Dämonen, der Konfkikte). Das Ungeheuer selber als Mischung von Krokodil, Löwe und Flußpferd ist hier nicht dargestellt, lauert aber in der Nähe der Waage. Man muß es sich einfach dazudenken.

Gewicht der Seele zu bestimmen, das den Toten verlassen hat. Man fand dabei aber keinen Gewichtsunterschied. Tote wirken deshalb leichter, weil die Lebenskraft im Betrachter subjektiv etwas Schweres auslöst.[10] Verläßt den Toten seine Lebenskraft, wirkt er deswegen leichter.

Wenn man einem Toten zum ersten Mal gegenübertritt, ist das Schrecklichste die Sprachlosigkeit. Es gibt ja wirklich nichts mehr zu bereden. Da ich vom Tibetanischen Totenbuch wußte und mich viele Jahre meines Lebens intensiv mit Buddhismus und Reinkarnation beschäftigte, wollte ich manchmal etwas Nützliches in dieser Situation tun (wenn ich dazu Zeit und Lust hatte, anstatt die halbe Nacht langweilige Illustrierte zu lesen). Deshalb sprach ich dem Toten mit leiser Flüsterstimme Vorschläge und Ermunterungen zu. Ich benahm mich wie ein Souffleur im Theater, um dem Sterbenden den Schreck zu nehmen, wenn er dem „strahlenden weißen Licht" entgegengeht. Denn laut tibetanischem Totenbuch bedeutet das Zurückweichen vor dem weißen Licht den Beginn des Abstiegs in niedere Existenzformen, bis man schließlich wieder reinkarniert.

Auch wenn ich nach wie vor nicht sicher bin, ob meine unterstützenden Worte dem Toten genutzt haben, bin ich felsenfest davon überzeugt, daß man Sterbende und vor allem bereits Gestorbene anreden sollte. Ob man das in gesprochenen Worten oder rein gedanklich tut, ist vermutlich nebensächlich, weil der Dialog in der geistigen Welt stattfindet. Entscheidend scheint mir zu sein, daß man dem Toten seine Freundschaft und Zuneigung vermittelt, anstatt als Angehöriger nur herumzujammern und sich ausschliesslich um den eigenen Schmerz zu kümmern. Denn der Tote ist ja in Wahrheit gar nicht tot! Dazu kommt, daß Tote höchstwahrscheinlich (nach Berichten vieler Medien) beim Eintritt des Todes sehr oft verwirrt sind, nicht wissend, was mit ihnen los ist und wo sie sich befinden. Man sollte sie beruhigen und sie über ihren Zustand aufklären.

Aber so wie der Tote vom Lebenden profitieren kann, wenn man sich ihm zuwendet und ihm emotionale Unterstützung gibt, erhält auch der Lebende etwas außerordentlich Wertvolles vom Toten. Eine ganz beeindruckende Erfahrung habe ich immer wieder mit Sterbenden erlebt. Es handelt sich um eine Mischung aus Jubilieren und Schwermut, wenn man das Krankenhaus nach solchen Sterbebegleitungen verläßt. Man jubiliert in der sanften Stimmung der Morgendämmerung, was besonders eindrucksvoll ist, wenn der Tod nachts eintrat, und freut sich, noch am Leben zu sein. Gleichzeitig befällt einen die Schwermut, weil man mit der Vergänglichkeit konfrontiert worden ist, die natürlich auch einen selbst einschließt. Das *„Memento mori"* (denke stets an dein Ende!) des mittelalterlichen Menschen war von dieser Geisteshaltung geprägt. Überall wurden die Menschen damals speziell von der Geistlichkeit auf den Tod vorbereitet. Damals war der Tod eine allgegenwärtige Erfahrung, weil Hungersnöte, die Pest und furchtbare Kriege wüteten. Aber ein weiterer Grund war, daß die Menschen im Mittelalter den Tod nicht mit der Hartnäckigkeit verdrängten, wie wir das heute tun. Statt dessen lebte der mittelalterliche Mensch in der ständigen Gewißheit, daß er eines sicheren Tages sterben muß.

Eine zweite Erfahrung mit Sterbenden betrifft die sonderbare Beobachtung, daß Sterbende im Moment des Todes oft allein sind. Ich habe lange darüber nachgedacht, bis mir klar wurde, daß die Seele des Sterbenden das Alleinsein braucht, um den Körper verlassen zu können. Sie muß alleine sein, und den Schritt ins Unbekannte des Todeszustandes zu wagen. Wenn der Tod ohne ihr Beisein eintritt, ist das für die Angehörigen erfahrungsgemäß schwer verständlich. Irgendwann muß der Angehörige auf die Toilette, oder er verläßt das Krankenhaus für einige Stunden, um selbst etwas zu schlafen. Wenn er zurückkommt, ist derjenige tot, neben dem er vorher stundenlang gesessen hat. „Warum ist er ohne mich gegangen?" Emotional kommt es einem wie ein Verrat vor, obwohl es für den Sterbenden nicht anders möglich war.

Angehörige machen sich dann oft schreckliche Vorwürfe. Das gilt insbesondere bei Kindern, die nun die Reise ins Jenseits nach Meinung der Eltern ganz allein antreten müssen. Hier scheint sich der Beschützerinstinkt der trauernden Eltern zu irren, denn zahlreiche Nahtodeserfahrungen berichten übereinstimmend davon, daß die Seele des Verstorbenen durch bereits verstorbene nahe Angehörige begrüßt und in ihre Mitte aufgenommen wird. Verstorbene wandern im Jenseits nicht in eine Welt der Einsamkeit, sondern kommen zurück in den Schoß der vertrauten Familie. Zweiflern unter meinen trauernden Patienten empfehle ich in solchen Fällen die Bücher der Sterbeforscherin KÜBLER-ROSS und versuche den Patienten, die Vorstellung eines „guten Endes" nahezubringen[11].

---

[10] Oft wird man von Mitmenschen als körperlich leichter eingestuft, wenn man entweder eine geschwächte oder sehr durchsichtige, leicht fließende Aura aufweist. Oft bekommt man dann zu hören: „Du siehst aber dünn aus! Hast du abgenommen?" In Wirklichkeit erzeugt die veränderte Aura einen Eindruck von Leichtigkeit, der vorher nicht bestand.

[11] Von meiner Großmutter erfuhr ich, daß sie in der Todesnacht ihres Sohnes einen Besuch von ihm bekam. Im Traum erschien er ihr und sagte: „Mutter, ich will mich von dir verabschieden!" Am Morgen danach war meine Großmutter sehr verstört und notierte sich die Uhrzeit und den Tag des Traumes in ihr Tagebuch. Sechs Wochen später kam ein Kamerad des Sohnes vom Fronturlaub aus Stalingrad. Er brachte die traurige Nachricht vom Tod des Sohnes und seine Uhr, die im Zeitpunkt des Todes stehengeblieben war. Tag und Uhrzeit stimmten haargenau mit den Tagebuchaufzeichnungen meiner Großmutter überein. Später habe ich in Gesprächen mit vielen Patienten ganz ähnliche Erlebnisse berichtet bekommen. Die Archive der parapsychologischen Forschung sind ebenfalls voll von solchen Berichten, deren Stimmigkeit von Skeptikern schwer geleugnet werden kann und meiner Meinung nach ein klares Zeugnis von einem Weiterleben nach dem Tod gibt.

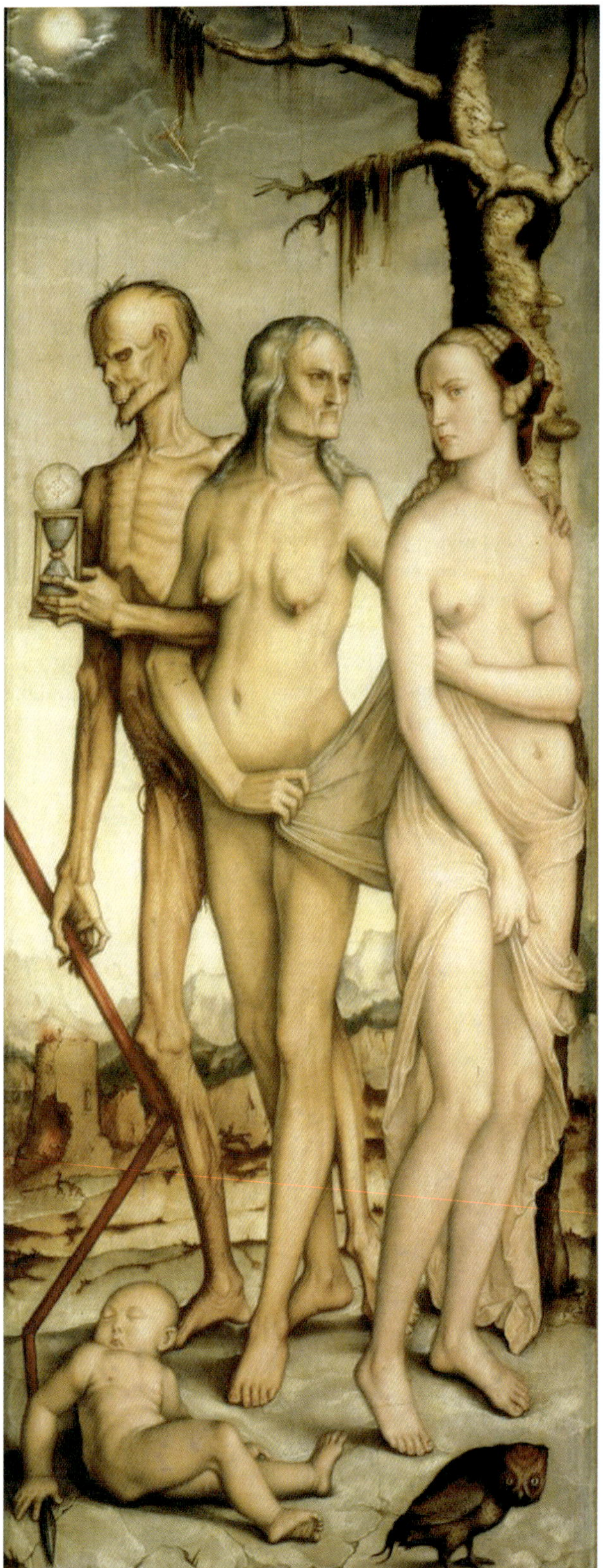

Mittelalterliche Darstellung der verschiedenen Lebensalter mit dem Tod, der ein Stundenglas hält und dessen Stab bereits der Säugling berührt (der trotz seiner Jugend auch irgendwann sterben muß). Die Eule als Symbol der Weisheit unten rechts ermahnt uns, weise zu sein und den Tod in unser Leben einzukalkulieren.

Die Verdrängung des Todes in unserer modernen Gesellschaft fordert aber auf noch andere, unheilvolle Weise einen Tribut, der nichts mit fehlendem Glauben und jenseitigen Dingen zu tun hat. Ganz im Gegenteil geht es um etwas ganz Entscheidendes in unserem Diesseits. Denn meiner Einschätzung nach beruht ein Großteil der Seelenkälte und Entfremdung in unserer modernen Zivilisation auf der Verdrängung des Todes. Das Wissen um den Tod hat in elementarer Weise mit unserem grundsätzlichen Lebensgefühl zu tun! **Erstaunlicherweise macht uns erst das Wissen um den Tod richtig lebendig.** Warum das so ist, darüber kann man lange nachdenken. Ich möchte es als Behauptung erst einmal so stehenlassen, weil ich diese merkwürdige psychologische Tatsache immer wieder erlebt habe.

Das Wissen um den Tod läßt uns in der Tiefe unseres Herzens menschlich und demütig werden. Ich habe das immer wieder mit trauernden Angehörigen erlebt. Sie spüren in ihrer Trauer eine überwältigende Wahrhaftigkeit, die ihr eigenes Leben umwandelt. **Auf den Punkt gebracht konfrontiert uns zu allererst der Tod mit der Wahrheit unseres Lebens.** Beispielsweise ändern viele Krebskranke radikal ihr Leben, wenn sie von ihrer Krankheit erfahren. Viele Trauernde haben in ihrem Leben einen neuen Sinn gefunden, weil sie gespürt haben, welch unendlich wertvolles Geschenk das eigene Leben darstellt. Die allgemeine Aufbruchstimmung nach Kriegen oder Katastrophen unterliegt den gleichen läuternden Wandlungsprozessen.

Um auf meine spirituellen Erfahrungen als Arzt zurückzukommen, möchte ich in diesem Zusammenhang auf das Trösten zu sprechen kommen. Eine der großen Aufgaben, auf die man als Arzt während des Studiums meist gar nicht vorbereitet wird, ist die Seelsorger-Funktion. In der Regel ist der Arzt der erste, der mit dem Schmerz der Trauer konfrontiert wird und die Angehörigen über den Tod unterrichten und trösten muß. Was sich zunächst hochtrabend anhört, beruht auf ganz realen, handfesten Problemen. Es handelt sich um emotional extrem aufwühlende Erfahrungen. Wie tröste ich etwa eine geistig behinderte Frau, deren Ehemann eine Mischung aus Vaterersatz, Geliebtem und bestem Freund war und die nun völlig allein dasteht? Wie helfe ich einer Mutter über den Tod ihres Kindes hinweg? Bei Menschen mit einer tiefen Gläubigkeit oder einer spirituellen

Orientierung gibt es solche Probleme weitaus seltener. Die einzige Hilfe, die ich als Arzt in solch existentiellen Krisen anbieten kann, ist nun mal der religiöse Glaube.

Rationalistisch orientierte Patienten sagen mir dann mit einem provokanten, aber auch neugierigen Unterton: „Glauben Sie wirklich an so einen Quatsch? An den Sinn im Leben? An eine höhere Macht, die es gut mit uns meint? An ein Weiterleben nach dem Tod?“ Mein „Ja“ dazu kann oft im ersten Moment nicht überzeugen, und ich muß Beweise liefern. Ich verweise auf die zahlreichen überzeugenden Reinkarnationserfahrungen, die es gerade bei Kindern gibt (weil sie sich noch leichter an frühere Leben erinnern können). Auch in den Büchern der Schweizer Sterbeforscherin KÜBLER-ROSS gibt es zahlreiche Geschichten, die für ein Leben nach dem Tod sprechen.[12]

Eine andere, übersinnlich anmutende Erfahrung in der ärztlichen Praxis ist die unwahrscheinliche Häufung bestimmter Ereignisse.[13] Die banalste Form solcher Zufälle sind Häufungen von Krankheiten, die mit bestimmten metereologischen Phänomenen, Uhrzeiten usw. zusammenhängen, etwa Beinthrombosen beim Heranziehen großer Tiefdruckgebiete oder Gallenkoliken nachts um 3 Uhr. All diese unwahrscheinlich anmutenden Häufungen von Phänomenen sind jedoch naturwissenschaftlich erklärbar und haben im Grunde eine völlig nachvollziehbare Ursache. So erniedrigt sich die Strömung in den Beinvenen durch physikalisch erklärbare Wettereinflüsse. Gallenkoliken treten vermehrt nachts auf wegen der stärkeren nächtlichen Aktivität des Parasympathikus (d. h. Teil des autonomen Nervensystems), der die Galleaktivität hemmt und den Gallefluß abschwächt.

Vor rund zwei Jahrzehnten eröffnete sich mir eine noch tiefere spirituelle Dimension, als ich mich der energetischen Testung der tieferen Seelenschichten zuwendete. Besonders interessiert mich genau jene seelische Ebene der Wahrhaftigkeit, Menschlichkeit und Ehrlichkeit, die bei seelisch besonders tiefgreifenden Erlebnissen sichtbar wird. Es handelt sich um die Ebene des Kausalkörpers, wo uns das tiefe, spirituelle oder kollektive Unbewußte entgegentritt. Von dieser Ebene wird später in diesem Buch noch ausführlich die Rede sein. Diese Ebene des Kausalkörpers ist vor allen Dingen heilerisch stark wirksam und reinigt uns „von Sünden“, seelischen Komplexen und Krankheiten. Spontanheilungen bei Krebs und „Wunderheilungen“ haben mit dieser Ebene zu tun. Auf der Ebene des Kausalkörpers erleben wir eine große Ehrlichkeit, bei der es keine Ausflüchte und keine Maskerade mehr gibt. **Wunderheilungen sind immer dadurch gekennzeichnet, daß der Betreffende völlig ehrlich und sich klar darüber wird, was er im Grunde seines Herzens will.** Mit dieser seelischen Öffnung werden ungeahnte Heilkräfte frei, die eine dramatische Wendung zum Guten ermöglichen.

In der Begegnung mit dem Tod kommen wir am engsten mit dem eigenen Kausalkörper in Berührung. Deshalb hat der Tod auch so eine gewaltige Wirkung auf uns. Hier begegnen wir der größten Steigerung und Verdichtung von Wirklichkeitserfahrung, die von uns Menschen wahrgenommen werden kann. Wir müssen den Tod wieder zu akzeptieren lernen und ihn als wichtigen Schritt in eine andere Phase unserer Existenz ansehen, nämlich das Leben nach dem Tod.

Im nächsten Kapitel wende ich mich dem Schamanismus und der Magie zu. Es handelt sich um die ältesten Heilverfahren, die die Menschheit kennt. In Afrika und Sibirien sowie bei zahlreichen primitiven Stämmen sind diese Heilverfahren noch lebendig. Magie und Schamanismus sind in einer Zeit der Menschheitsentwicklung entstanden, wo nach der Entwicklungspsychologie die Menschen noch eine „magische“ oder „animistische“ Weltauffassung gehabt haben. Alles ist für diese Menschen mit geheimen Kräften beseelt und kann vom Schamanen oder Magier gelenkt und zu seinen Zwecken benutzt werden.

Heute bezeichnen wir modernen Menschen solchen Glauben als „Aberglaube“ und belächeln die Verwendung von Hufeisen und Glückssymbolen. Wie verbreitet solche

---

[12] Ein in der Großstadt New York sterbendes Indianerkind erzählt der Ärztin KÜBLER-ROSS, sie würde von ihrer Schwester abgeholt. Normalerweise holen verstorbene Verwandte ein sterbendes Kind ab (diese Geschichte erzähle ich gerne verzweifelten Eltern). „Komisch, die Schwester lebt doch“, dachte Frau KÜBLER-ROSS – bis sie nach dem Tod des Indianerkindes davon erfuhr, daß die Schwester einige Tage zuvor im Reservat einen tödlichen Verkehrsunfall hatte. Die Nachricht dieses Unglücks war aber nicht bis nach New York gedrungen, so daß das sterbende Kind gar nichts davon gewußt haben kann (KÜBLER-ROSS bestätigte dies nachträglich mit intensiven Nachforschungen).

[13] Ein anderes faszinierendes Thema, welches die Dimensionen des ärztlichen Alltags ins Spirituelle vergrößert, ist der telepathische Kontakt zu Patienten. Im Laufe vieler Jahre entstehen enge menschliche Bindungen zwischen Arzt und Patient – und diese starke Bindung scheint nach der Erfahrung der Parapsychologie eine gute Vorausetzung für Telepathie zu sein. Mit dieser unsichtbaren, über weite Entfernungen wirkenden Kommunikationsform habe ich Erfahrungen gesammelt, die mich stets aufs neue verblüffen – einerseits weil sie so erstaunlich sind, zum anderen weil sie so hervorragend funktionieren. Nachdem ich eine neue Naturheilmethode – es war, glaube ich, die Colonhydrotherapie – in der Praxis eingeführt hatte, dachte ich an etliche, teilweise schon lange nicht mehr aufgetauchte Patienten, denen diese Methode gut tun müßte. Ich wollte erst ein Rundschreiben verschicken, fand es dann aber doch zu aufdringlich. Die Wochen vergingen, und ich ertappte mich immer wieder dabei, zu bestimmten Patienten zu sagen: „Gut, daß sie aufgetaucht sind – ich hätte Sie beinahe angeschrieben, aber jetzt sind Sie ja freiwillig gekommen.“ Irgendwann war die Mehrzahl aller Patienten „ganz zufällig“ gekommen, die ich sonst angeschrieben hätte. Ich hatte mir auf diesem Weg viel Porto und Mühen erspart. Dieses telepathische Kommunizieren probierte ich vor kurzem wieder einmal – fast aus Spaß – aus, als ich im Landeanflug auf Frankfurt an einen Patienten dachte, der schon etliche Jahre nicht mehr in meiner Praxis gewesen war – „rein zufällig“ rief er zwei Tage später an und bat um einen Termin.

magische Amulette und Rituale auch heute noch in der modernen Gesellschaft sind, beweist für Skeptiker die unausrottbare Dummheit vieler Zeitgenossen. Ich möchte ein anderes Urteil fällen und behaupten, daß die Anwendung von Magie keineswegs mit Dummheit und Aberglaube gleichgesetzt werden kann. Denn die Kraft geistiger Mächte ist meiner Meinung nach nicht zu leugnen, und Magie bedeutet die praktische Anwendung solcher geistiger Mächte. Warum Magie trotzdem abzulehnen ist, davon soll im nächsten Kapitel die Rede sein.

Westliche Psychotherapie, Schamanismus und Magie

In unserer modernen Hochzivilisation ist praktisch die gesamte Heilkunst unserer Vorfahren zur Heilung psychosomatischer Krankheiten verlorengegangen. Kein Mensch geht heute mehr zum Schamanen und glaubt an den „bösen Blick", läßt eine Geisteraustreibung an sich vornehmen oder sich „entzaubern". Wir betrachten das als unwirksamen Aberglauben. Ethnologisch tätige Ärzte haben umgekehrt unüberwindliche Schwierigkeiten, Eingeborenen unser modernes psychosomatisches Weltbild nahezubringen und ihnen das Abergläubische auszureden. Offenbar besteht zwischen beiden medizinischen Weltbildern eine große Kluft.

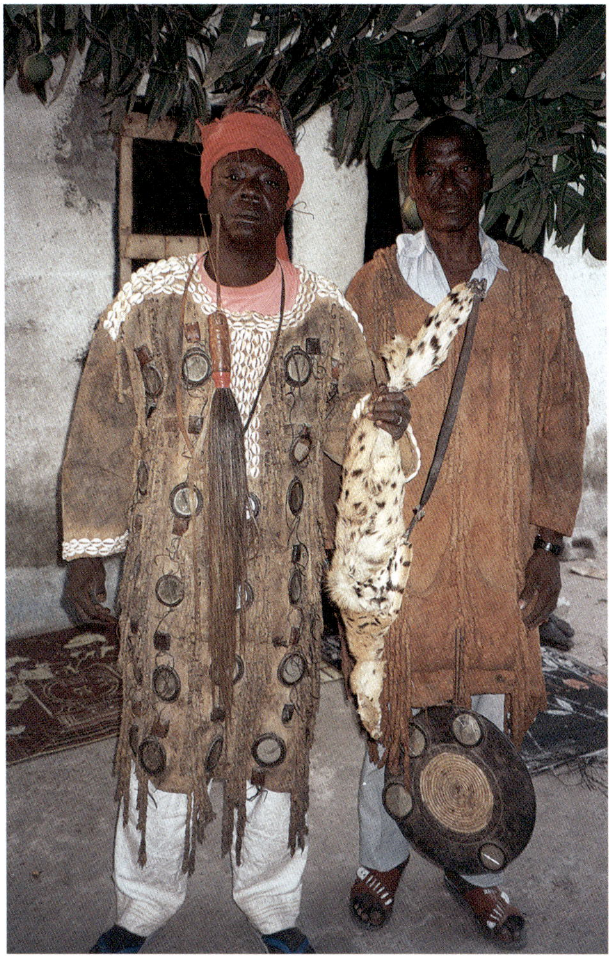

Medizinmann aus Westafrika mit seinem Gehilfen – die Spiegel auf seiner Kleidung sollen böse Geister vertreiben. Als Zeichen seiner geistigen Kraft trägt er ein Raubtierfell und bohrt sich vor unseren Augen ohne Anzeichen von Schmerz eine große Nadel durch die Wangen, die er später ohne Anzeichen eines Einstichlochs wieder entfernt.

Da ich ein westlich ausgebildeter Arzt bin, sind die Sichtweise und Position des abendländischen Menschen für mich zunächst ganz normal. Schamanistische Praktiken hatten mich immer mal wieder am Rande als Kuriosum fasziniert, so wie man Abenteuerromane liest. Zur Einstimmung möchte ich von einem persönlichen Erlebnis berichten, als ich zum ersten Mal einem echten Schamanen in seiner natürlichen Umgebung begegnete. Bei einem Besuch in Westafrika ließen meine damalige Frau und ich uns durch unseren einheimischen Jeepfahrer zu einem echten Medizinmann fahren. Dieser praktizierte in einer heißen Wellblechhütte hinter einem dreckigen Vorhang und hockte auf dem staubigen Boden. Trotz des traurigen Auftritts sollte er sehr berühmt sein und große Kräfte haben. Wir begegneten einem zurückhaltenden, müde wirkenden Mann, der eine große Souveränität und Ruhe ausstrahlte.

Unsere fehlenden Sprachkenntnisse machten ein Gespräch nahezu unmöglich. Immerhin gab er uns einige Kräuter für unsere Patienten mit, die später wenig Wirkung zeigten, möglicherweise wegen von uns falsch verstandener Anwendung oder der ungenügenden Erhaltung flüchtiger Inhaltsstoffe. Als Höhepunkt unserer Begegnung bohrte sich der Schamane ohne jedwede Schmerzreaktion oder vorherige Desinfektion eine Art Schaschliknadel quer durch beide Wangen. Beim Herausziehen gab es keinerlei Blutung oder Einstichloch zu sehen[14].

---

[14] Diese von etlichen Heilern angewandte Prozedur der Wangendurchbohrung wurde von skeptischen Rationalisten wiederholt (wie etwa dem amerikanischen Skeptiker-Papst James Randi, der es sich zur Aufgabe gemacht hat, Scharlatane zu entlarven), angeblich mit dem Ergebnis, daß ein Einstichsloch deshalb nicht zu sehen sein soll, weil der Wangenmuskel hier eine besonders starke Eigenspannung hat, die das Loch sofort zuzieht und Blutungen verhindert. Mir erscheint dies wenig glaubhaft, da meine damalige Frau – mit jahrelanger intensiver chirurgischer Erfahrung – ebenso wie ich sowohl an der Wangenschleimhaut wie außen auch nicht die geringste Spur einer Verletzung sehen konnten, obwohl die Nadel ca. 2–3 mm Durchmesser hatte und dazu noch minutenlang ein relativ schwerer Gegenstand an der Nadel hing.

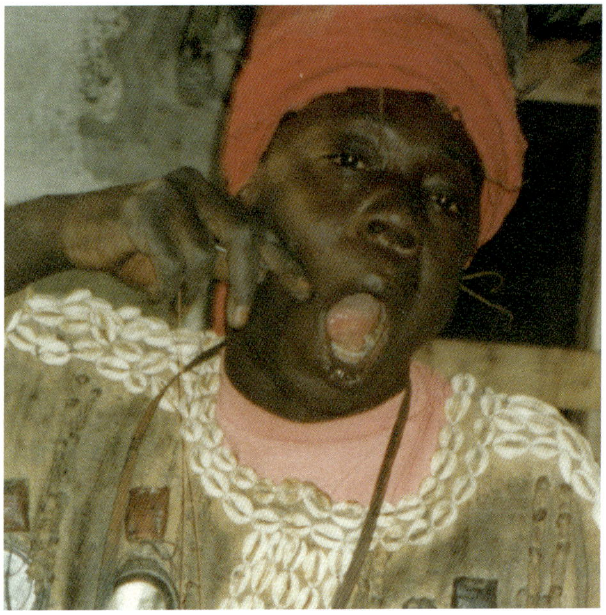

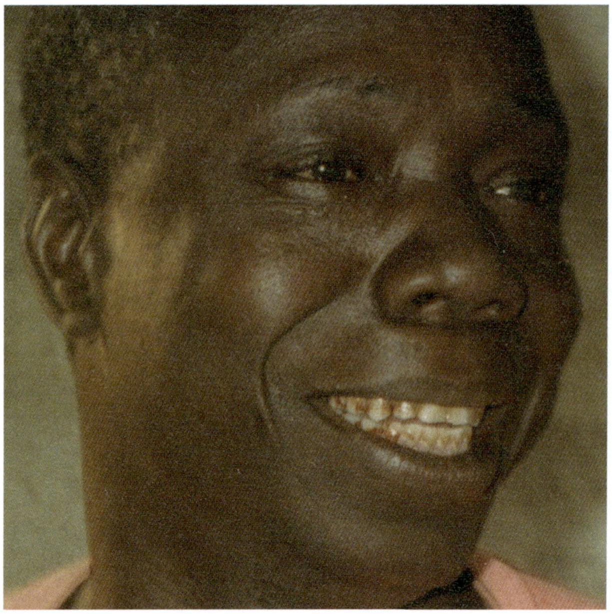

Der afrikanische Medizinmann bohrt sich eine dicke Nadel durch die Wangen. Direkt nach Entfernen der Nadel inspizieren meine damalige Frau und ich – beide erfahrene Ärzte – die Gesichtshaut und die Wangenschleimhaut. Nirgendwo ist auch nur das geringste Zeichen einer Verletzung zu sehen. Das Photo rechts habe ich unmittelbar nach dem Entfernen der dicken Nadel aufgenommen.

Nun kommt es durch traditionelle schamanistische Praktiken zu zahlreichen paranormalen Phänomenen und erstaunlichen Heilungen, die unvoreingenommene Ethnologen immer wieder verblüffen. Sobald man an den Schamanen glaubt, scheint seine Magie zu wirken. Offenbar spielt der Glaube bei der Magie eine große Rolle. Daß dieser Glaube nicht allmächtig ist und ihre magischen Kräfte nur eine begrenzte Wirkung haben, ist erstaunlicherweise vielen Schamanen bekannt. Sie raten dem Kranken zur Operation in einem westlichen Krankenhaus oder zu Antibiotika, wenn sie selber an ihre Grenzen gestoßen sind.

Wie bei jeder Heilmethode gibt es auch beim Schamanismus so etwas wie eine „Dosis-Wirkungsbeziehung". Der erfahrene Schamane weiß, wann er mit seinen Kräften an unüberwindliche Grenzen stößt. Meines Erachtens bekommen wir damit einen überzeugenden Hinweis, daß Magie tatsächlich wirksam ist. Denn jede wirksame Kraft tritt in unterschiedlichen Stärken auf, ob es sich um die willentlich steuerbare Muskelkraft unseres Körpers oder die Heilkraft des Schamanen handelt. Wie jede Kraft hat der eine vom Schicksal mehr davon bekommen als der andere, so daß es besonders gute, weniger gute und sogar relativ wenig wirksame Medizinmänner zu geben scheint.

Es gibt aber noch einen anderen Grund, der uns von der Wirksamkeit der Heilkräfte des Schamanen überzeugen kann. Wir beobachten bei Medizinmännern verschiedenster Kulturen so etwas wie eine gemeinsame Sprache und Auffassung, die in weit voneinander entfernten Gebieten der Welt in erstaunlich ähnlicher Form auftreten. Schamanen scheinen überall nach den gleichen Prinzipien vorzugehen. Schamanen heilen aber keineswegs nur durch Magie, sondern ebenso durch ganz reale Medikamente. Sie sammeln Pflanzen, die wirksame Heilstoffe enthalten. All das zeigt uns, daß Schamanen sich keineswegs nur auf ihre magischen Rituale und die Kraft ihres Heilzaubers verlassen, sondern eine breite Palette von zusätzlichen Heilmethoden kennen. Der Kern ihres Heilsystems bildet jedoch die Magie selber. Unter **Magie** versteht man eine Handlung oder Beschwörung, die auf gleichnishafte Weise ein bestimmtes Ziel vorwegnimmt, um es in Verbindung mit unsichtbaren Kraftquellen und Mächten zu erreichen. Beispielsweise wird die Kugel zu einem Medikament zermahlen, die zuvor eine Verwundung hervorgerufen hat. Das Einnehmen der „bösen" Gewehrkugel als Medikament soll die Wunde schneller heilen lassen.

Andere Formen der Magie arbeiten mit Tieropfern. So berichtet der italienische Forscher Attilio GATTI in seinem Buch „Hidden Africa", wie ein Zulu-Schamane einen halbblinden Mann mit schwer entzündeten Augen innerhalb kürzester Zeit heilt. Zuerst stellt er mit Beschwörungen einen hypnotisierten Hahn auf den Kopf des Kranken. Anschließend köpft er den Hahn, legt einen Kräuterverband auf die Augen, nimmt diesen nach wenigen Minuten ab, und der alte Mann ist vollständig geheilt gewesen! Wir

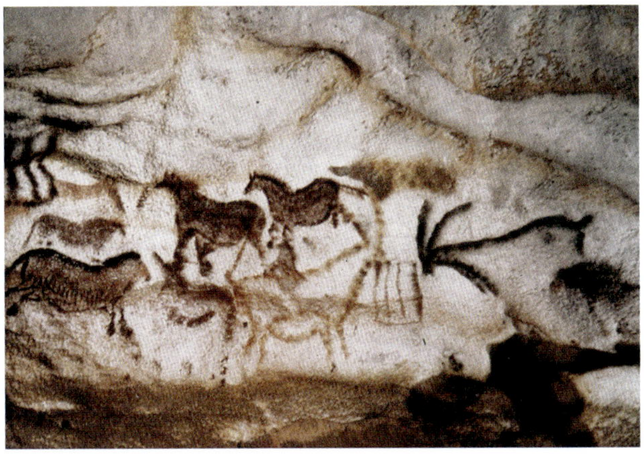

Der Jagdzauber von Urmenschen folgt der magischen Grundregel, daß die Beschwörung bereits das Erhoffte vorausnimmt und seine Verwirklichung sichert.

sprechen bei solchen Vorgängen von „Zauberei“, weil wir nicht verstehen können, was hinter den Kulissen abläuft. Hervorragende Medizinmänner erreichen herausragende und augenblickliche Resultate bei ihren magischen Praktiken, die an Wunder grenzen. So beschreibt der Amerikaner Max Freedom LONG, daß eine hawaianische Zauberpriesterin (eine sogenannte „Kahuna“) vor seinen Augen einen schweren Knochenbruch in Minutenschnelle heilte. Der Knochen des Beines war durch einen Autounfall gesplittert und stach mit einer häßlichen Fleischwunde hervor. Nach wenigen Minuten war nichts mehr von dem Unfall zu sehen und der junge Mann vollständig wiederhergestellt![15]

Magische Heilrituale werden in vielen Teilen der Welt nach wie vor ausgeübt, und die dabei erzielten Erfolge sind unumstritten. Deshalb hat die Weltgesundheitsorganisation (WHO) vor einiger Zeit Drittwelt-Staaten wie Indien aufgefordert, traditionelle Heilsysteme stärker zu fördern. Denn traditionelle Heilverfahren sind für ärmere Bevölkerungsgruppen viel leichter und preiswerter zu bekommen als die teure westliche Medizin. Aber der Hauptgrund für die Empfehlung der WHO sind Studien, die die ausgezeichnete Wirkung traditioneller Heilsysteme belegen. Insbesondere bei psychosomatischen Krankheiten sind Schamanen nachweislich außerordentlich erfolgreich. Warum sie das sind, darauf komme ich gleich zu sprechen.

[15] Der Amerikaner Michael HARNER hat in seinem Grundlagenwerk „Der Quantenmensch“ (s. Literaturanhang) eine Fülle gut dokumentierter Wunderheilungen aus verschiedensten Quellen gesammelt, die das Phänomen des Wunders vollkommen glaubhaft werden lassen. Auch in Lourdes und vielen anderen religiösen Stätten existieren Aufzeichnungen von wissenschaftlich geschulten Beobachtern, die Wunderheilungen in großer Zahl dokumentiert haben.

Worin unterscheidet sich die Heilkunst des Schamanen von unseren modernen Psychotherapien? Der augenfälligste Unterschied besteht im unterschiedlichen Weltbild, weil der Schamane und sein Patient alles als beseelt ansehen. Es gibt bei ihnen keine Trennung in Körper und Seele. Unsere moderne westliche Vorstellung von einer Trennung in Körper und Seele erscheint dem Schamanen und seinem traditionell denkenden Patienten ganz willkürlich. Weil für den Schamanen auch zwischen dem kranken Menschen und seinem Stamm oder der umgebenden Natur keine scharfe Trennungslinie existiert, behandelt der Medizinmann in Wahrheit nicht nur den Patienten, sondern ebenso dessen ganzes Umfeld.

Die Familie und der Arbeitsplatz gehören für den Schamanen genauso zur Krankheit wie die umgebende Natur. Familiengeister und Geister der Orte, wo man Häuser baut, können aufgebracht und wütend sein und brauchen deshalb eine Besänftigung. Der Schamane bringt dafür ein Opfer dar, das die Reue über das angetane Unrecht deutlich macht und den Geist wieder friedlich stimmen soll. Am allerbesten ist es natürlich, es gar nicht so weit kommen zu lassen und gleich durch Rituale, an Altären dargebrachte Opfergaben und Gebete vorzusorgen.

Uns als modernen Menschen erscheint das zunächst fremdartig. Doch wenn wir uns dafür empfindsam machen, spüren wir an bestimmten Orten eine gewisse „Beseeltheit“. Die alten Römer sprachen vom „Geist des Ortes“ (**Genius loci**), um das auszudrücken. Stimmungen und Vibrationen sind an gewissen Plätzen anders. Erstaunlicherweise wirken Orte früherer Gewalt kalt auf uns und machen uns beklommen. Dann gibt es wieder Orte besonderen Friedens und tiefer Ruhe, wo man sich erfrischen und auftanken kann (sogenannte „Kraftplätze“). Das chinesische „Feng shui“ ebenso wie die Geomantie in Europa hat solche Plätze genauer untersucht und beschrieben. Im späteren Kapitel über Erdstrahlen gehe ich detaillierter darauf ein.

Der deutlichste Unterschied in der Sichtweise des modernen Psychologen und des traditionellen Schamanen beruht auf der abweichenden Bedeutung, die äußeren Einflüssen zugeschrieben wird. Der Schamane sieht die Krankheit so gut wie ausschließlich als von außen kommend. Der Kranke ist in seiner Sichtweise vor allem ein Opfer ungünstiger Umstände. Die Krankheit befällt dieses Opfer, weil soziale und emotionale Differenzen innerhalb des Stammes oder zur Natur bestehen. Entweder ist beispielsweise ein Nachbar neidisch, oder irgendeine Hexe oder ein Zauberer hat den „bösen Blick“.

Von westlichen Kritikern wird dabei gerne das Kindhafte dieser animistischen Weltsicht hervorgehoben und damit das Ganze vom Tisch gewischt. Animismus bedeutet, daß man die Welt als beseelt ansieht. Typischerweise kennzeichnet solch eine Weltsicht das seelische Empfinden von Kindern. Ganz verräterischerweise hauen Kinder ja auch das Brett und beschimpfen es wie einen beseelten Gegenstand, wenn sie in ihrer Tolpatschigkeit dagegen gerannt sind („…du böser Tisch! Jetzt haue ich dich zur Strafe!"). In den Augen der Wissenschaftler soll der Primitive die Welt ganz ähnlich sehen.

Alles Schlechte kommt in dieser Sichtweise von außen – etwa als Verhexung. Das ist sehr naheliegend und bequem, indem man die Verantwortung auf andere schiebt. Und auch heute ist erfahrungsgemäß jeder Patient viel eher bereit, das Böse auf außerhalb von ihm liegende Ursachen zu schieben, anstatt das Problem in sich zu suchen. Für den Schamanen sind so gut wie immer Krankheitsursachen außerhalb des Patienten für das Problem verantwortlich. Selbst wenn wir unterstellen, daß der Schamane nicht vorsätzlich handelt, macht er sich auf geschickte Weise das Naive und Faule seiner Mitmenschen zunutze. Weil seine Patienten ebenso wie er selber die Umwelt und ihre Krankheit als beseelt ansehen, führt das offenbar zu einer mangelnden Fähigkeit, die Eigenanteile am ganzen Problem wahrzunehmen. Aus diesem Grund erscheint mir die Vorgehensweise des Schamanen für uns moderne Menschen vollkommen ungeeignet! Denn Projektion im Sinne einer Schuldzuschreibung auf äußere Umstände führt uns bekanntlich nicht weiter.

Trotzdem möchte ich die Heilweise des Schamanen nicht vollkommen verdammen, weil der Schamane eine äußerst wertvolle „Perle" in seinem Heilschatz hat, die nach meiner Einschätzung auch für uns in Zukunft von unschätzbarem Wert sein wird. Es handelt sich darum, den Konflikt als Dämon im feinstofflichen Körper anzusehen, was dem Schamanen wesentlich bessere Heilmöglichkeiten bietet. Denn wenn etwas Schädliches real existiert, kann man es ergreifen und unschädlich machen. Glauben wir dagegen wie die moderne Psychologie, daß der Konflikt ausschließlich als diffuse, nichtgreifbare und rein geistige Form im Unbewußten des Patienten existiert, haben wir keine Zugriffsmöglichkeit mehr! Ich möchte an dieser Stelle zum Verständnis schon vorausschicken, daß Störungen im feinstofflichen Feld (der sogenannten „Aura") durchaus etwas Reales und Greifbares haben und durch bestimmte Heilmethoden geheilt werden können (etwa durch Homöopathie). Wie das konkret vor sich geht, darüber berichte ich an späterer Stelle.

Sehen wir uns die Vorstellungswelt des Schamanen etwas näher an. Der verstorbene Ethnologe Carlos CASTANEDA beschreibt die schamanistische Trance in seinen Büchern. Nach seinen Beobachtungen sieht der Schamane die Krankheit des Patienten in seinen Visionen als Schlangen, Spinnen und ähnliche Tiere. Manchmal sieht er das Böse in seinen Visionen auch in Form von teuflischen Dämonen, Giften oder schädlichen Gegenständen, die am Patienten anhaften oder sich im Körper des Patienten befinden. Wir müssen uns dabei im klaren sein, daß es sich um Allegorien handelt, d. h. bildhafte Umsetzungen seelisch-feinstofflicher Phänomene. So sieht der Eskimo-Schamane gefährliche Polarbären, wo der Urwald-Schamane einen Tiger wahrnimmt. Visionen sind deshalb von den vorgeformten Phantasiebildern des Betreffenden abhängig und haben keine objektive Form.

Ganz real sieht der Schamane, daß diese bösen Geister von der Energie des Patienten leben und ihm seine Kraft wegsaugen. Diese Sichtweise wird für unsere spätere Analyse noch eine weitreichende Bedeutung haben, weshalb ich schon einmal ausdrücklich auf diesen wichtigen Punkt hinweisen möchte. Für den Schamanen quälen und besetzen die Krankheitsdämonen das Opfer und stürzen es ins Verderben. Auch bei diesem wichtigen Punkt sollten wir nicht vorschnell an eine pure Phantasie oder vereinfachende Projektion glauben. Denn die ganze Dramatik seelischer Konflikte wird vom Schamanen sehr richtig und klar empfunden und in eine bildhafte Sprache übersetzt. Bei den visualisierten Dämonen handelt es sich höchstwahrscheinlich um eine Visualisierung der seelischen Inhalte respektive der „Konflikte", von denen später in diesem Buch die Rede sein wird.

Der Psychoanalytiker hat eine völlig andere Vorgehensweise. Er betrachtet den Konflikt in oft jahrelangen Sitzungen im Gespräch von außen (als Beobachter) und spürt ihn im Unbewußten des Patienten auf, damit der Patient durch die Bewußtwerdung den Konflikt auflösen kann. Der Schamane behauptet dagegen, daß er diesen Konflikt entfernen und heilen kann, indem er den Dämon durch magische Handlungen aus dem Körper oder Energiefeld des Patienten herausholt. Der Patient braucht dabei gar nichts zu tun als stillzuhalten. Der Schamane beschwört den Dämon als Konflikt, erfaßt ihn und zieht ihn aus dem Patienten heraus. Wie das genau vor sich geht, habe ich bereits in Form einiger Beispiele beschrieben.

Die große Frage ist nun, wer von beiden recht hat – der Schamane mit seiner Magie oder der Analytiker mit seinem rationalen Vorgehen? Kritische, moderne Menschen und Psychoanalytiker als moderne „Schamanen" halten nichts vom Vorgehen des traditionellen Heilers.[16] Jeden-

---

[16] C. G. JUNG gehört zu den wenigen bedeutenden Psychoanalytikern, der an Geister und andere Spukphänomene geglaubt und dies ungeniert öffentlich zugegeben hat. Wenig bekannt ist, daß sich Sigmund FREUD am Ende seines Lebens dazu durchgerungen hat, seine strikte Ablehnung des Parapsychologischen aufzugeben, weil sich die Gegenbeweise häuften (im Gegenteil wünschte er, wenn er die Wahl hätte, sein Leben nochmal zu beginnen, sich statt auf die Psychoanalyse auf die Parapsychologie zu konzentrieren). Bereits JUNGs Doktorarbeit beschäftigt sich mit Besessenheit durch einen Geist, den er bei seiner Cousine wahrnahm. Die Cousine war heimlich in ihn verliebt, wie sich erst heute anhand von biographischem Material herausstellte, was Jung aber nicht wußte bzw. möglicherweise auch verdrängte. Denn er fand die Cousine nicht sonderlich attraktiv. Kritiker mögen einwenden, daß es sich bei diesem besessenen Geist um verdrängte Sexualwünsche gehandelt hat. Ich sehe das nach der genauen Sichtung des vorhandenen Materials anders. Es waren parapsychologische Phänomene nachweisbar, die rational nicht ohne weiteres erklärt werden können. Das spricht zumindest teilweise für Jungs These.

falls habe ich das in zahlreichen Gesprächen mit unterschiedlichsten Menschen immer wieder zu hören bekommen. Wenn das überhaupt funktioniert, soll das nur bei primitiven Menschen klappen, die an die Magie des Schamanen glauben. Im Grunde soll in solchen Fällen allein der Glaube im Sinne eines Placebo-Effekts zu Heilungen führen. Von Schamanen und Energieheilern habe ich nun wieder genau das Gegenteil gehört. Der Analytiker würde in Wahrheit gar nicht heilen und sich der Patient die Heilungsfortschritte nur einbilden. Weil sich der Analytiker so intensiv mit dem Konflikt (dem Dämon) beschäftigt und um dessen Probleme kreist, würde er dem Dämon sogar zusätzliche Kraft geben und das Problem oft noch schlimmer machen.

So herrscht zwischen beiden Weltsichten eine ganz tiefe Kluft. Trotzdem kann man diese Kluft überwinden und dabei große Fortschritte in Richtung einer ganzheitlichen Medizin machen, indem man sich das Beste aus beiden Ansichten heraussucht. Was das konkret bedeutet, versuche ich in späteren Kapiteln darzustellen und mit schlüssigen Patientenfällen zu untermauern. An dieser Stelle sollten wir uns noch eingehender mit dem Phänomen der **Magie** beschäftigen. Denn Magie ist ein ganz wesentlicher, aber oft falsch verstandener Schlüssel zu einer umfassenden Heilung. Zunächst möchte ich eigene Erlebnisse schildern und über inspirierende Bücher erzählen, die das Wesen der Magie und die damit verbundenen Gefahren deutlich machen.

Eine erste dramatische Lektion in der Wirksamkeit von Magie bekam ich, als ich während des Medizinstudiums die faszinierende Autobiographie des englischen Arztes Aubrey T. WESTLAKE las. Der Chirurg und Allgemeinarzt WESTLAKE hatte sich Zeit seines Lebens mit ähnlichen Themen beschäftigt, die auch mich umtrieben. Er machte Experimente mit Wilhelm REICHS Orgonakkumulator. Er beschäftigte sich eingehend mit PARACELSUS' verwirrend-vielgestaltigem Kosmos. WESTLAKE interessierte sich ganz besonders für den Schamanismus der Eingeborenen Hawaiis mit ihrer Hunalehre. Alles sind das Themen, die mich auch besonders inspiriert haben. Am Ende seines Lebens scharte WESTLAKE eine Gruppe Gleichgesinnter um sich, um ganz neuen Heilsystemen auf die Spur zu kommen. Die Gruppe traf sich in typisch britischer Weise mit Bollerofen und „Teapot" in einem Wohnwagen, um in Ruhe forschen zu können. Der Mittelpunkt des magischen Zirkels war ein „Channelmedium". Ihre Durch-

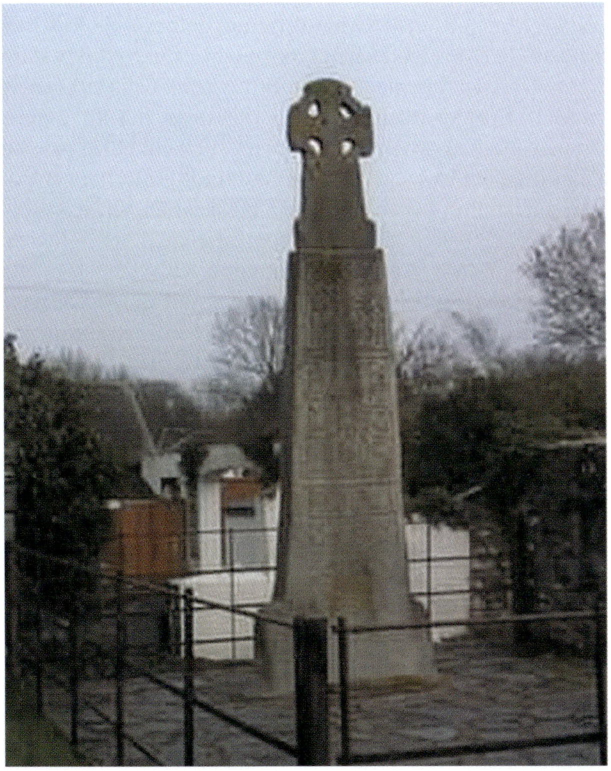

Keltisches Kreuz – links eine Steinfigur aus dem frühen Mittelalter in Carew (Wales), rechts die exakte Anordnung als Heilkreuz nach Aubrey T. WESTLAKE mit den kleinen Halbkreuzen, wo die Heilampullen hingestellt werden.

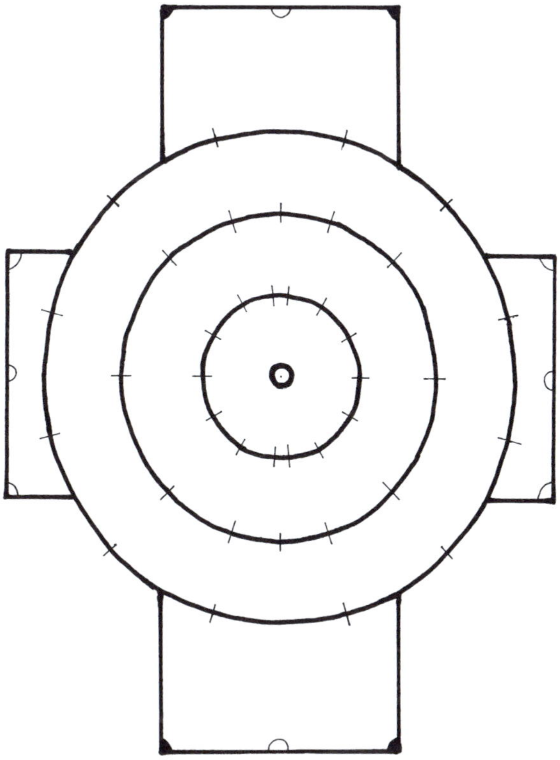

Die Patientenprobe (Photo, Blutstropfen u. dergl.) kommt in die Mitte. Es handelt sich um das Originalbild meines beschriebenen Versuchs mit Johann.

sagen sollten die entscheidenden Hinweise für ein neues Heilsystem geben.

Nach den Durchgaben des Mediums bestand das neue Heilsystem aus geometrischen Figuren. Dazu gehörte beispielsweise das uralte Symbol des „keltischen Kreuzes“. Es symbolisiert als „Kreuz des Lebens“ die Verbindung der geistigen Welt (senkrechte Kreuzachse) mit der materiellen Welt (waagerechte Achse), die mit einem Kreis zu einer Ganzheit verbunden werden. Bestimmte Arzneimittel (Homöopathika, Bach-Blüten, Edelsteine) wurden so an die Ecken der Grafik positioniert, daß virtuell eine perfekte energetische Harmonie mit der Probe des Patienten erzielt wurde. Die Patientenprobe konnte aus Blut, Haaren, einem Photo oder sonstwelchen persönlichen Dingen bestehen und wurde in die Mitte der Grafik gelegt.

Man fragt sich natürlich, wie so etwas funktionieren kann. Prinzipiell handelt es sich um eine magische Anordnung, die mit sympathetischem Zauber arbeitet. Dinge oder Personen, die gleich sind oder sich mögen (sich „sympathisch sind“), sollen nach dieser Anschauung getrennt von Raum und Zeit unmittelbar in Beziehung stehen. Nun gibt es zwei wissenschaftlich bewiesene Tatsachen, die die Möglichkeit einer solchen Beziehung glaubhaft machen. Die eine Tatsache betrifft die parapsychologische Forschung, nach der Telepathie in zahlreichen Fällen außerordentlich sicher und wiederholbar funktioniert. Darüber gibt es mittlerweile sehr viel fundiertes Material. Bei gedanklicher Konzentration auf eine Person kann man sich durchaus vorstellen, daß nicht nur ein gedanklicher Kontakt, sondern möglicherweise auch feinstofflicher Energieaustausch stattfindet. Die zweite Tatsache kommt aus der modernen Quantenphysik, nach der zusammengehörige Teilchen unabhängig von ihrer Entfernung gleichsinnig reagieren.

Sympathetischer Zauber ist so alt wie die Menschheit und findet sich in allen Kulturen. So will der indianische Medizinmann der Navajo mit seinen „Sandbildern“ (geometrischen Heilfiguren) den Patienten und seine Seele heilen. Es handelt sich in diesem Fall um „weiße Magie“, die Gutes beabsichtigt und Heilung ermöglichen soll. Im Vodoo-Kult begegnet uns dagegen der „schwarzmagische“ (zerstörerische und böse) Aspekt des sympathetischen Zaubers, indem beispielsweise eine Puppe von Nadeln zerstochen wird. Die Puppe stellt das Opfer dar, dem Schmerzen zugefügt werden und das sterben soll.

WESTLAKE selber hat weiße Magie betrieben und verwendet für seine Heilanordnung ein Pendel. In England entstand Anfang des Jahrhunderts die Radionik, eine auf den amerikanischen Arzt ABRAMS zurückgehende Methode. WESTLAKE benutzt mit seinem Pendel radionische Tabellen, um den Patienten zu untersuchen und zu heilen. Die einfachste Form einer radionischen Tabelle ist eine Art Tachometer (wie im Auto). Man kann so eine Tabelle beispielsweise mit wenigen Strichen auf ein Blatt Papier zeichnen (s. Abbildung). Man konzentriert sich auf die Frage, die man beantwortet haben will (z. B. „wie gesund in Prozent ist der Patient?“), und beobachtet, in welche Richtung das Pendel ausschlägt.

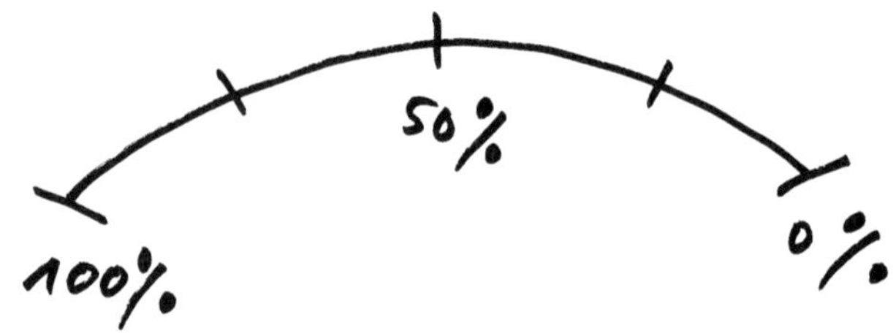

Einfache Pendelschablone mit 100 % Einteilung.

WESTLAKES einfache Anordnung wollte ich damals gleich an einem Mitglied der studentischen Wohngemeinschaft ausprobieren. Johann schien mir die geeignete Versuchsperson für meinen Versuch zu sein, weil er gelegentlich kränkelte und ab und zu Migräneanfälle hatte. Ich erzählte ihm nichts von meinem Vorhaben. Das Dumme war nur, daß mir WESTLAKES Grafiken fehlten. WESTLAKE gab fälschlicherweise an, daß er die Grafiken kurzerhand vernichtet hatte, nachdem er wegen der starken Wirksamkeit die Gefahr des Mißbrauchs erkennen mußte. Einige Wochen später blätterte ich in einem Kunstband über magische Praktiken, den ein befreundeter Theologiestudent „irgendwie zufällig“ mit zum Universitätsinstitut gebracht hatte. Und siehe da, auf wundersame Weise waren alle wichtigen, angeblich vernichteten Grafiken WESTLAKES dort abgebildet!

An dieser Stelle möchte ich gleich auf den wichtigen Umstand hinweisen, daß magische Praktiken häufig zu selbstverstärkenden Zufällen führen, die in Wahrheit gar keine Zufälle sind. Denn es handelt sich bei solchen ominösen Zufällen um „Synchronizitäten“ (erhöhte Wahrscheinlichkeiten etwa im Sinne des „berühmten Zufalls“), die uns in unserem Vorhaben bestärken wollen und uns verlocken, mit unserem magischen Tun fortzufahren. Wie das geschieht und warum das so sein muß, wird später noch klarer werden.

Zunächst malte ich die Grafiken aus dem Buch ab. In der Originalabbildung im Buch waren sie zuvor viel zu klein gewesen, um darauf Ampullen stellen zu können. Solche Ampullen in Glasflaschen sind ca. kleinfingergroß und dienen in der Energiemedizin zur Austestung, welche Mittel der Patient benötigt. Danach war es ein Leichtes, den Rest des Vorhabens zu realisieren. Die ganze Nacht ließ ich ein sorgsam gewähltes Ensemble von Bachblüten und homöopathischen LM-Potenzen auf ein Photo des Mitstudenten einwirken. Die kleinen Testfläschchen waren wie brave Zinnsoldaten auf dem Din A 4-Blatt mit der Zeichnung des „Diamanten" aufgereiht.

Am nächsten Morgen war ich ungeheuer gespannt auf den Heilerfolg. Leider war meine Versuchsperson Johann wider alle Wahrscheinlichkeit kreidebleich und fühlte sich hundeelend. Er berichtete, die ganze Nacht hellwach gewesen zu sein. Dabei habe er sich entsetzlich schlecht gefühlt. Ich war in dem Moment zugegebenermaßen zu feige und zu konsterniert, um ihm von meiner magischen Séance zu beichten. Möglicherweise scheute ich dazu ein böses Donnerwetter und bleibende Zerwürfnisse, was meine Seelenlage neben der heilerischen Niederlage noch mehr verunsichert hätte. Ich fühlte mich zwar nicht direkt schuldig, weil mein Vorsatz ehrenwert gewesen war. Aber ich hatte offenbar irgendwas falsch gemacht, oder die Wirkung war einfach zu stark. Ich vernichtete sicherheitshalber gleich das Photo und stoppte das Heilritual, welches versteckt in meinem Zimmer aufgebaut war.

Bis heute habe ich solche Praktiken nicht wiederholt. Der Schreck über die unerwartete Wirksamkeit war mir heilsam in die Glieder gefahren. Seitdem sind mir magische Praktiken aus eigenem Erleben bekannt. Ich bin durch meinen eigenen Versuch und zahlreiche andere Erfahrungen und Berichte vollkommen von der Wirksamkeit magischer Praktiken überzeugt. Trotzdem bin ich ein entschiedener Gegner von Magie. Der Grund hat ganz unmittelbar mit dem schlechten Ergebnis meines Versuchs zu tun. Natürlich habe ich mir intensiv Gedanken darüber gemacht, was die eigentliche Ursache der furchtbaren Nacht von Johann gewesen ist, als ich ihn heimlich „bestrahlte". Irgendwann wurde mir bewußt, daß mir Johann im Grunde meines Herzens äußerst unsympathisch war. Er hat alle Charaktereigenschaften besessen, die ich verabscheuungswürdig gefunden habe.

Mein Unbewußtes hatte die Situation benutzt, um sich mal richtig Luft zu machen. Deshalb war der Effekt der heilerischen Séance so tragisch schlecht ausgefallen. Die übertragene gute Heilenergie hatte sich mit meinen unsympathischen Gefühlen für den Mitbewohner vermischt, wobei das Negative gesiegt hatte. **Deshalb besteht bei magischen Praktiken immer die Gefahr, daß sogenannte „niedere Astralenergie" in die Heilzeremonie mit hineinmischt und mit übertragen wird!** Nun werden mir Anhänger der Magie sicher vorwerfen, ich würde nur dramatisieren und einen Einzelfall zur Regel erheben. Doch weitere Erfahrungen haben mich felsenfest davon überzeugt, Magie ganz allgemein und grundsätzlich abzulehnen. Zumindest sollte das für unsere westliche Hochzivilisation gelten, wo die Magie kulturell überhaupt nicht mehr integriert ist und deswegen in ihrer Sonderstellung umso abstrusere und gefährlichere Blüten treibt.

Magische Praktiken sind entgegen allen Annahmen in der modernen Naturheilmedizin weit verbreitet. Sowohl Therapeuten wie Patienten unterschätzen oft die Gefahr durch ungewollt übertragene Negativenergien. Wie bei der Benutzung des Internet können „Hacker" in Form von Dämonen und schwarzmagischen Kräften ins Spiel kommen. Natürlich hat der Therapeut die allerbesten Absichten, aber das scheint oft nichts zu nützen. Zu den gefährdeten Methoden gehören alle Formen von Fernheilung, Radionik, Mora, Bioresonanz und die computergestützte Übertragung von Heilschwingungen. Es handelt sich um Verfahren, die auf den ersten Blick gar nicht als Magie erkennbar sind. Ganz klar abzulehnen sind natürlich auch so offensichtliche Dinge wie Beschwörungen, Heilséancen und andere als Magie erkennbare Rituale.

Wie stark schwarzmagische Praktiken sich auf ungewollte Weise verstärken können, wird an folgender Geschichte deutlich, die mir ein Patient erzählte:

Herr M. hat eine schwere Kindheit gehabt. Sein Vater war schwer depressiv und brachte sich um, als der Junge noch ein Jugendlicher war. Die Mutter war ebenfalls gemütskrank und hat den jungen Herrn M. emotional extrem belastet, indem er von klein auf immer für seine Eltern sorgen mußte. Herr M. mußte sich zusätzlich als Ältester um seine jüngeren Geschwister kümmern und studierte daneben in mühsamer Weise. Sein Leben war für ihn bisher ein einziger Kampf, den er überwiegend alleine durchzufechten hatte. Jetzt ist er glücklich verheiratet, hat gesunde Kinder und ist beruflich sehr erfolgreich. Aber die Schatten der Vergangenheit holen ihn wieder ein.

Seit über einem Jahrzehnt wird die Gewißheit immer stärker, daß er die Depression seiner Eltern geerbt hat. Medikamente vom Psychiater machen das Leben erträglich, aber nehmen nicht den seelischen Schmerz. Eine mehrjährige Psychotherapie war völlig wirkungslos. Ein Familienstellen in systemischer Hinsicht gab zwar gute Einsichten, änderte aber nichts an seinem Zustand. Vor einigen Jahren hat ein Körperpsychotherapeut mit Muskellockerungen und emotionaler Lösung viel Gutes bewirkt. Aber dieser Therapeut wurde dann auch zur Last, weil er den Patienten immer stärker emotional an sich gebunden hat. Der Therapeut forderte, daß jeder wichtige Schritt im Leben des Patienten vorher mit ihm abgestimmt werden müsse. Zuletzt war er völlig von diesem Therapeuten abhängig und telefonierte oft mehrmals am Tag mit ihm.

Dieser Therapeut war sehr spirituell und sprach irgendwann von einem Fluch, den er erkannt habe und der in schwarzmagischer Weise die gesamte Familie von Herrn M. in den Bann geschlagen habe. Man müsse den Fluch langsam abarbeiten und ihm entgegenwirken. Der Patient bekam große Angst und verursachte in dieser Phase einen schweren Auffahrunfall, der die ganze Fami-

lie statt in die Ferien ins Krankenhaus brachte. Danach häuften sich weitere Katastrophen, die die These vom Fluch immer glaubhafter erscheinen ließen. In seiner Verzweiflung suchte der Patient einen anderen Therapeuten auf, der ihm empfahl, sich vom vorherigen Therapeuten zu trennen. Er solle dem vorherigen Therapeuten (der die These vom Fluch aufgestellt hatte) einen Abschiedsbrief schreiben und diesen Brief verbrennen. Kurz danach waren sämtliche Katastrophen beendet, und der Patient fühlte sich deutlich besser.

Aus dieser Geschichte können wir klar erkennen, wie schwarzmagische Praktiken zuerst den Therapeuten und danach den Patienten befallen haben. Zuerst ist der Therapeut noch auf einem sehr „miesen Egotrip", den man leider des öfteren beobachtet, wo der Therapeut den Klienten in seelischer oder körperlicher Weise abhängig macht und seine Machtstellung mißbraucht. Nun projiziert der Therapeut seine eigenen emotionalen Probleme in die Familie des Klienten, indem er von bösen Energien und Flüchen spricht. Danach häufen sich wie in einer selbsterfüllenden Prophezeiung die Mißgeschicke, bis die These des Fluchs allen Beteiligten vollkommen glaubhaft erscheint. Wie beim Exorzismus und den Hexenverbrennungen ist auch in diesem Fall gut zu erkennen, daß sich das Böse verselbständigt und ausbreitet, sobald es als reale Gefahr anerkannt und damit in seiner Bedeutung bestätigt wird. Damit beginnt ein Prozeß der Projektion und Identifikation, der nur mühsam gestoppt werden kann.

Ein weiteres aufschlußreiches Erlebnis hatte ich mit einer medial begabten Bekannten. Sie ist hochsensibel und kann beispielsweise Wesenheiten in der Aura wahrnehmen. Bei einer Besichtigung unseres ehemaligen, wunderschön gelegenen Hauses stoppte sie an der Veranda. Sie nahm nach ihren Worten „ganz, ganz starke negative Schwingungen" wahr. Diese strahlten direkt vom Nachbarhaus durch das Dachfenster zu unserem Haus. Es sei eine Schwingung von Neid und Mißgunst, die sie fühlte. Nun wußte sie absolut nichts von der damaligen äußerst negativen Beziehung zu unseren Nachbarn, deren wahre Ursache uns stets ein Geheimnis geblieben ist. Möglicherweise waren wir als Arztehepaar mit einer großen Praxis einfach zu erfolgreich, um nicht doch heimlich Neid zu erzeugen. Denn die Nachbarn waren in großen finanziellen Schwierigkeiten, was wir aber nicht wußten.

Wir fanden in diesem Haus nie Ruhe und Frieden, sondern fühlten uns unerklärbar nervös, ständig angespannt und schliefen schlecht. All das sollte nach den Worten der medialen Bekannten von den schlechten Schwingungen des Nachbarhauses herrühren. Wir hatten ursprünglich an Erdstrahlen gedacht und erfahrene Rutengänger dagehabt. Wir schalteten nachts den elektrischen Strom ab, um den Elektrosmog zu reduzieren. Irgendwann kauften wir neue Gesundheitsbetten, aber nichts half. Offensichtlich wäre der Frieden mit dem Nachbarn die Lösung zum erholsamen Schlafen gewesen. Aber da wir sehr viel unterwegs waren und uns wenig um die Nachbarn gekümmert hatten, war uns das Ausmaß des Neides gar nicht aufgefallen. Erst jetzt wurde uns das in aller Klarheit richtig bewußt.

Ein anderes Schlüsselerlebnis illustriert ein weiteres wichtiges Energiephänomen, das den Schamanen längst bekannt ist. Es handelt sich um die **Übertragung von Gefühlsqualitäten**.[17] Wie bei einer Impfung wird man dauerhaft von Gefühlen infiziert, die gar nicht die eigenen Gefühle sind. Die Vorbedingung dafür scheint eine entspannte Offenheit und eine gewisse Empfänglichkeit für das betreffende Gefühl zu sein. Meine damalige Frau und ich waren mit einem befreundeten Paar zum Essen gegangen. Beide Frauen unterhielten sich den ganzen Abend blendend und schienen beste Laune zu haben. Trotzdem fühlte sich meine Frau Tage danach sonderbar kraftlos, mißmutig und irritiert. Schließlich testete ich meine Frau energetisch und fand bei der Suche nach der Störung ein bestimmtes homöopathisches Komplexmittel (Emotionalmittel), welches für einen bestimmten unbewußten Konflikt spricht. Der Konflikt paßte inhaltlich überhaupt nicht zum damaligen Leben meiner Frau. Im Prinzip war es trotzdem ein Gefühlsthema, das ihr nicht unvertraut war. Insofern bestand eine Resonanz im Sinne einer Verwandtschaft, so daß der Konflikt sich leichter bei ihr festsetzen konnte. Trotzdem rätselten wir, wie sie zu dem merkwürdigen Konflikt gekommen war. Bei genauem Überlegen fiel mir auf, genau diesen selben Konflikt einige Wochen zuvor bei der befreundeten Frau getestet zu haben. Einige Monate später fand ein erneutes Essen statt.

Diesmal war ich an der Reihe, neben der Bekannten zu sitzen. Als starker Mann wäre es für mich ein Leichtes, solche Gefühlsübertragungen abwehren zu können. Irgendwie fand ich das Ganze auch etwas überspannt und war nicht hundertprozentig überzeugt, daß an der Sache wirklich etwas dran sein könnte. Möglicherweise phantasierten wir etwas zuviel. Trotzdem schirmte ich mich sicherheitshalber durch Visualisierung von weißem Licht ab. Dazu wünscht man in Gedanken dem anderen Frieden. Geradezu verärgert war ich jedoch, als sich bei mir nach einigen Tagen die gleiche Mattigkeit und Unlust ein-

[17] In der brasilianischen Trancetherapie Captaçao finden sich ähnliche Beobachtungen als wesentliches therapeutisches Element. Dem Arzt Dr. Mendes war um 1970 die Besserung von Patienten aufgefallen, nachdem Krankenschwestern bestimmte Symptome des Kranken „übernommen" hatten. Mit Hilfe von Sensitiven hat Mendes daraus eine Trancetherapie gemacht, die afro-amerikanische Elemente von Besessenheit und Geistern mit modernen Hypnosetechniken verbindet. Der Sensitive läßt die versteckten Geister reden, wonach der Therapeut begütigend-bittend oder energisch-drängend auf diese Geister einwirkt und sie zum Verlassen des Kranken auffordert.

stellte, über die meine Frau beim ersten Mal geklagt hatte. Nun hatte es offenbar mich erwischt! Das war mir besonders unbehaglich, da es mich zum einen mit meiner Schwäche und zum anderen mit meinem Unglauben konfrontierte. Noch viel ärgerlicher war, daß es ganz und gar nicht in die anstrengende Lebensphase paßte, die es damals zu bewältigen galt. Unnötig zu erwähnen, daß wieder das gleiche Gefühlsthema wie beim ersten Mal im Spiel war. Da es sich auch für mich um ein bekanntes, ungelöstes Seelenthema handelte, war die Sache klar.

Durch unsere unbewußten Konflikte beeinflussen wir nicht nur uns selber, sondern auch unsere Mitmenschen. Gottseidank kommt diese **„Gefühlsübertragung"** (wie ich das Phänomen nennen möchte) nach meinen Erfahrungen unter Erwachsenen relativ selten vor. Insofern schildert meine Begebenheit mit der Bekannten eine Rarität, die nur möglich war, weil alle Beteiligten energetisch ungewöhnlich offen waren, die dazu die gleichen Probleme „im Tornister" hatten. Vor allem energetisch offene Personen (Kinder, Heiler, sehr sensible Personen) können durch solche Gefühlsübertragungen unbemerkt beeinflußt werden. Das gleiche gilt für Personen, die aus irgendeinem Grund eine enge Beziehung untereinander haben. Kinder haben öfter die gleichen Konflikte wie ihre Eltern, und ich vermute, daß die Eltern sie unbemerkt auf sie übertragen haben.

Die Beeinflussung anderer Personen kann im Extremfall zu ernsten Krankheiten führen. Zunächst führen solche negativen Beeinflussungen zu psycho-energetischen Blockaden, ohne daß häufig schon Krankheiten erkennbar sind. Der Betreffende fühlt sich in dieser Phase (die sehr lange Zeit andauern kann) nur mißgestimmt und unwohl. Interessanterweise geht es aber dem „Gefühlsspender" (der seine Konflikte teilweise losgeworden ist) oft deutlich besser! Häufig beobachte ich bei solchen „Gefühlsspendern" eine suchtartige Anklammerung an sein Opfer, die nach außen hin als Fürsorge getarnt wird. Durch Auflösen der psychoenergetischen Blockaden kann der Prozeß fast immer relativ schnell beendet werden (Näheres später). Opfer und Täter werden energetisch dadurch getrennt, daß der Konflikt als „Andockstelle" abgeheilt und entfernt wird. Dadurch gibt es natürlich auch keine Möglichkeit mehr, daß der „Gefühlsspender" sein überschüssiges Material loswerden kann. Er muß sein Päckchen alleine tragen.

Im nächsten Kapitel möchte ich die Lebenskraft näher beschreiben, von der wir am wenigsten wissen, obwohl sie die wichtigste Grundlage unserer Existenz ist. **Die Qualität unserer Lebenskraft entscheidet in erster Linie darüber, wie gut es uns in unserem Leben geht.** Nichts beeinflußt unsere Existenz in so ausgeprägter Weise wie unsere Lebenskraft!

Die Bedeutung der Lebensenergie

Schon seit Urzeiten haben Menschen eine unsichtbare Lebenskraft wahrgenommen. Leben war demnach durch die Beobachtung von Sehern, Schamanen und Zauberern an eine bestimmte Kraft gebunden. Lebendig zu sein bedeutet, von dieser Lebenskraft durchströmt zu sein. **Je mehr jemand von Lebenskraft durchströmt wird, umso besser geht es ihm.** Die Lebenskraft wird deshalb seit jeher als Quelle von Gesundheit, Wohlbefinden, sexueller Lust und dem Gefühl von Lebendigsein angesehen. Aber die Bedeutung der Lebenskraft geht weit darüber hinaus. Auch das haben die Menschen bereits zu Urzeiten gewußt. In vielen animistischen und magischen Kulten wird die Lebenskraft selbst zur Gottheit erhoben. Bei praktisch allen Urvölkern läßt sich das nachweisen. Alle Fruchtbarkeitskulte erheben die Lebenskraft zum Götzen. Im Kult um den ägyptischen Sonnengott Aton wird die Lebenskraft stellvertretend in Gestalt der Sonne angebetet.

Moderne Versuche von Theoretikern, die Lebenskraft mit Lichtquanten (Photonen) oder physikalischen Phänomenen wie Tachyonen, Nullpunktenergie, Magnetismus usw. *gleichzusetzen*, unterliegen einem schwerwiegenden grundsätzlichen Irrtum. Er beruht auf einer unzulässigen Verkürzung und meines Erachtens völlig falschen Grundannahmen. Lebenskraft ist schlichtweg mehr als Lichtquanten oder andere physikalische Phänomene. Dazu kommt ein weiteres Problem, das viel schwerer zu durchschauen ist, weil seine Wurzeln völlig unbewußter Natur sind. Denn die große und ungeheuer faszinierende psychologische Dynamik solcher Hypothesen beruht auf ihrer magischen Komponente. Diese Magie des Denkens ist jedoch weitgehend unbewußt und neigt zum Fanatismus. Denn wer gibt schon gerne ein Denken auf, das so unmittelbar mit Lust (im Sinne von Befriedigung) und Magie (im Sinne von Macht) gekoppelt ist?

Solange man keine Vorstellung einer monotheistischen Gottheit entwickelt hat, ist die Ausübung des magischen Götzendienstes in spiritueller Hinsicht offenbar nicht weiter schlimm. Götzendienst paßt in das magische Weltbild des Primitiven und richtet nicht die Schäden an, die später auftreten, wenn Menschen höhere psychoenergetische Entwicklungsstufen erreicht haben. Dann nämlich führt das größer gewordene individuelle Ego sehr leicht zum Mißbrauch magischer Kulte. Im vorherigen Kapitel habe ich das bereits anklingen lassen, als ich davor warnte, Magie zu Heilzwecken anzuwenden.

Selbst wenn man niemandem schaden will und nur Gutes im Sinn hat, besteht bei unserem – im Verhältnis zum Primitiven – großen individuellen Ego ein erhebliches Gefahrenpotential. Diese Gefahren werden in der Bibel als „Tanz um das goldene Kalb“ dargestellt. Damals kannten die Israeliten bereits den monotheistischen Gott, fielen aber durch großen Hunger und schiere Verzweiflung in die alten Riten zurück. Die Gefahren liegen dabei weniger im Götzendienst selber, sondern in den langfristigen Schäden, die der Betreffende dadurch heraufbeschwört. Im späteren Kapitel über Karma komme ich darauf zurück. Letztlich schädigt sich der Betreffende selber, indem sich der Egoismus der Magie gegen ihn selber wendet.

Im folgenden möchte ich überwiegend von **„Energetik“** sprechen, wenn ich die feinstoffliche (unsichtbare) Lebenskraft meine. Im angloamerikanischen Sprachraum hat sich der Begriff „subtle energy“ eingebürgert. Alte Begriffe für die Lebenskraft sind „Prana“ in Indien, „Ch'i“ in China, „Pneuma“ in der alten abendländischen Medizin (GALEN), „Archaeus“ (PARACELSUS) oder „Fluidum“ (MESMER). Oft ist auch von „Spiritus“ oder „Vitalität“ oder „Äther“ die Rede. Wenn wir uns in der Geschichte des Abendlandes umschauen, so scheint die Lebenskraft nicht die herausragende Bedeutung zu haben wie im alten Orient. Erstaunlicherweise gibt es jedoch moderne Denker, denen die herausragende Wichtigkeit der Lebenskraft bewußt war. Einer davon ist der deutsche Philosoph SCHOPENHAUER, der die Idee der Lebenskraft in seiner ganzen Tragweite zum Mittelpunkt seiner Weltsicht macht.

SCHOPENHAUER geißelt die überall zu beobachtende Verdrehung der Philosophen, *„die Erkenntniß zum Grundwesen zu machen“* und *„den Willen der Erkenntniß entspringen zu lassen.“* Was meint er damit? „Wille“ bedeutet für SCHOPENHAUER die Lebenskraft selber. Der Lebenskraft wohnt ein ungeheuer starker Überlebenswille inne. Damit Leben entsteht und existiert, muß Lebenskraft da sein. Deshalb ist die Lebenskraft („der Wille“) der primäre und erste Urgrund, aus dem die Welt entspringt, nicht aber irgendwelche vom Menschen ausgedachte Theorien („die Erkenntniß“). SCHOPENHAUER erkennt auch bereits das Unbewußte und folgert: *„Was dem Herzen widerstrebt, läßt der Kopf nicht ein.“* Er kannte also bereits die Subjektivität der menschlichen

Weltsicht und die Neigung zur Verleugnung und Verdrängung, wenn uns etwas emotional zuwider ist. In unserer heutigen Zeit – rund 150 Jahre nach SCHOPENHAUER – begreifen wir mehr und mehr, daß wir Menschen ganz entscheidend von unbewußten Gefühlen und feinstofflichen Energiezuständen gesteuert werden und von ihnen abhängig sind.

Auch für den Erfinder der Homöopathie Samuel HAHNEMANN war eine immaterielle Veränderung der Lebenskraft der Anfang jeder Krankheit und zugleich der wichtigste Schlüssel zu ihrer Heilung. **Krankheiten entstehen laut Hahnemann durch eine Verstimmung der Lebenskraft.** HAHNEMANN war damit keineswegs besonders originell, denn er teilte mit dieser Auffassung die Meinung der damaligen offiziellen Medizin. In der Lehre des schottischen Arztes John BROWN (dem „Brownianismus") gipfelte die Lehre von der Lebenskraft in der einfachen Grundannahme, daß zu wenig Reize die Lebenskraft erlahmen lassen, während zu starke sie erschöpfen. Durch beide Extreme entstehen Krankheiten, während Gesundheit eine Ausgewogenheit zwischen den Extremen bedeutet. Aufgabe des Arztes ist demnach, harmonisierend zu wirken. Nach dem Leibarzt von GOETHE, Christoph Wilhelm HUFELAND, wird eine Störung der Lebenskraft zur elementaren Grundvoraussetzung für jede Krankheit. In seinem mehrbändigen Grundlagenwerk „Die Kunst, das menschliche Leben zu verlängern" finden sich bereits alle Elemente der modernen Naturheilbewegung.

Wie bereits erwähnt, gehörte die Lehre von der Lebenskraft noch vor rund 200 Jahren zum guten wissenschaftlichen Ton. Es handelte sich um ein anerkanntes Element der Medizin. Doch einige Kritiker erhoben bereits damals erste Einwände. Sie empfanden es als Störung, daß es sich bei der Lebenskraft um einen letztlich nicht definierbaren Begriff handelt. Die Undefinierbarkeit und „Schwammigkeit" der Lebenskraft stand der „Ver-Naturwissenschaftlichung" der modernen Medizin entgegen. Zwischen Anhängern der Lebenskraft und Materialisten gab es regelrechte Schlachten an den Universitäten. Das Ergebnis dieser Auseinandersetzungen war jedoch vorhersehbar.

Denn mit dem Aufkommen der Naturwissenschaft galt nur noch in der Medizin, was wäg- und meßbar ist. Alles andere wurde als subjektiv eingestuft und damit letztlich als irrational verdammt. Man grenzte es aus der universitär gelehrten „Schulmedizin" aus. Aber bekanntlich ist in der Medizin nicht alles meßbar, was bedeutsam ist. Da das Prinzip von der Ignorierung nichtmeßbarer Phänomene nach wie vor aufrecht erhalten wird, fristen diese an den Universitäten ein Schattendasein. Für die Lehre von der Lebenskraft war deshalb schon Ende des letzten Jahrhunderts innerhalb kürzester Zeit kein Platz mehr. Der sogenannte „Vitalismus" wurde zuletzt vom Biologen und Philosophen Hans DRIESCH vertreten. DRIESCH starb 1941 in Leipzig und hat keine einflußreichen Schüler hinterlassen.

Für viele aufgeklärte und rationale Menschen hat die Lehre von der Lebenskraft mittlerweile den Hauch von Mystizismus und Esoterik bekommen. Sie geben damit bedauerlicherweise das verkürzte Weltbild der naturwissenschaftlichen Medizin wieder, nach dem Motto: „Wenn seriöse Wissenschaftler sich nicht mit solchen Themen beschäftigen, wird sicher nichts dran sein." Wenige wissen, daß die Physik bis in die Zeit von EINSTEIN den Begriff des „Äthers" benutzte, der in vielen Wesenszügen mit dem Begriff der feinstofflichen Lebensenergie übereingestimmt hat. Irgendwann geriet dieser altmodische, schwer definierbare Begriff in Vergessenheit. EINSTEIN hat sich mit aller Gewalt dagegen gewehrt, den Begriff des Äthers fallen zu lassen, wurde aber durch bedeutende Kollegen wie Max PLANCK umgestimmt.

Mittlerweise gibt es mehr und mehr Anzeichen dafür, daß die Naturwissenschaftler – als „wichtige „Taktgeber" unseres Weltbildes – langsam wieder umzudenken beginnen. Kritiker argwöhnen dabei, daß es sich um Rückfälle in magisches Denken und puren Mystizismus handelt. Nach meiner Einschätzung scheint es sich bei diesen Kritikern in Wirklichkeit um pure Propaganda der Ewiggestrigen zu handeln. Gerade die besonders herausragenden Köpfe unter den Naturwissenschaftlern beginnen zu erkennen, daß die Welt aus wesentlich mehr besteht, als was sich messen läßt. Die Chaostheorie oder die Entdeckung kybernetischer, holographischer Modelle gibt eine Anschauung davon. Innerhalb der Naturwissenschaften schreiten wir von einer starren, mechanistischen Sichtweise zu einem mehr funktionalen Denken voran, das Dinge wie unsichtbare Formkräfte mit einschließt. Forscher wie Rupert SHELDRAKES mit seinem morphogenetischen Feld vertreten eine moderne Naturwissenschaft, die mit dem Begriff der Lebenskraft wieder etwas anfangen kann.

Wenn die Welt und der Beobachter so eng miteinander verknüpft sind, wie uns die Quantentheorie der modernen Physik ebenso wie SHELDRAKES morphogenetische Felder verdeutlichen, so kommt dem Beobachter natürlich eine ungeheuer große Bedeutung zu. Wenn alles miteinander in Resonanz steht, scheint zunächst der beobachtende Mensch die Welt zu definieren. Das stimmt aber nach meiner Erfahrung nur sehr eingeschränkt! Man vergißt bei dieser Sichtweise den Gesamtzustand und vor allem das Energetische, oder salopp formuliert: „...wie der Wissenschaftler selber drauf ist." Ein deprimierter und frustrierter Wissenschaftler sieht die Welt bekanntlich anders als ein fröhlicher und optimistischer. Ich erwähnte bereits SCHOPENHAUER, dessen Standpunkt sehr gleichlautend war. Wenn ein Wissenschaftler eine Weitsicht seines geistigen Horizonts zeigt, liegt das weniger an seinem

Genie oder seiner Intelligenz, sondern an seiner energetischen Offenheit. Die energetische Offenheit reflektiert wiederum seinen seelischen Wachstumszustand.

Im späteren Teil dieses Buches werde ich versuchen nachzuweisen, **daß unsere Weltsicht als ein überwiegend energetisch gesteuerter Vorgang aufgefaßt werden kann!** In Analogie zum Spruch: „Du bist, was du ißt" sollte es viel richtiger heißen: **„Du empfindest, denkst und handelst als Menschenpersönlichkeit, was du in deiner Gesamtheit energetisch bist."** Der deutsche Philosoph FICHTE formuliert kurz und bündig: *„Was für eine Philosophie man wähle, hängt davon ab, was für ein Mensch man ist."* Solange ein Mensch etwa im Denken des fünften Chakra gefangen ist (dem gängigen Chakra der allermeisten Intellektuellen und Wissenschaftler), neigt das betreffende Menschenwesen deshalb dazu, auf eine bedauerliche Weise borniert und für viele Phänomene blind zu reagieren. Als moderne Menschen auf der Entwicklungsstufe von Chakra 5 teilen wir die Welt in voneinander unabhängige Kompartimente. Menschen auf der Stufe des fünften Chakra (dem typischen Chakra der Moderne) empfinden die Welt aus einer Verstandesperspektive, die trennt und unterscheidet. Die Wirklichkeit wird dadurch auf unzulässige Weise reduziert. Wenn ein Wissenschaftler höher schwingt, werden sich automatisch seine Sichtweise und sein Weltbild ändern. Durch das Höherschwingen begreift er größere Zusammenhänge und bekommt eine objektivere Weltsicht.

Vergleichbare Phänomene gibt es in der Energiemedizin, wo der Heiler die besten Diagnosen stellen kann, dessen eigenes Energiesystem am harmonischsten und ausgeglichensten ist. Heiler mit eigenen guten Energien können die objektivste Diagnose stellen. Es kommt darauf an, ob der Heiler Objektivität herstellen kann, indem er energetisch ausgeglichen ist und sich selber möglichst leer von irgendwelchen Erwartungen macht. Dann sind objektive Ergebnisse möglich, die einer Überprüfung standhalten. Im nächsten Kapitel über die energetische Testung gehe ich näher darauf ein.

Wenn wir uns klarmachen, daß der moderne Mensch durch sein psychoenergetisches Schwingen dem 5. Chakra angehört, bei dem man zum Schubladendenken und groben Verkürzen neigt, verwundert deshalb auch nicht, daß etwas so unmittelbar und innig Verbindendes wie die Lebenskraft lange Zeit vergessen wurde. Erstaunlicherweise trifft diese Einschätzung für die Naturheilkunde und Erfahrungsmedizin überhaupt nicht zu. Hier berufen sich die Naturheilärzte, Homöopathen und Heilpraktiker auf das Denken der Vitalisten wie HAHNEMANN oder HUFELAND oder das Weltbild der orientalischen Medizin. Wegen der großen Bedeutung der Lebenskraft in diesen Medizinsystemen kam über Jahrtausende ein äußerst wertvoller Heilschatz zusammen, den wir in der Akupunktur, dem Ayurveda, der Homöopathie und Energiemedizin wiederfinden. Stets gehört die Existenz der Lebenskraft und ihre Heilung ganz unmittelbar zu solchen Heilsystemen.

Wir können die Existenz der feinstofflichen Energie als subjektives Phänomen wahrnehmen. Wir spüren „etwas", und das ist das Gefühl, das die Lebenkraft in uns auslöst. Je offener wir dabei werden, umso besser gelingt uns diese Wahrnehmung. Feinstoffliche Energie nehmen wir ständig wahr, ohne uns dessen in der Regel bewußt zu sein. Wir können unsere Wahrnehmungsfähigkeit am besten schulen, indem wir seelisch offen und dabei innerlich still und behutsam werden. Je absichtsloser und konzentrierter dabei unsere Wachsamkeit wird, umso besser gelingt uns die Wahrnehmung der feinstofflichen Energie in uns und bei anderen. Im Hirnstrombild des EEG finden wir dann Alphawellen, später auch Theta- und Deltawellen, die alle bei Entspannungsvorgängen beobachtet werden.

Die entspannte Haltung des Hirns ist eine wichtige Vorbedingung zur Wahrnehmung feinstofflicher Energie. Die wichtigste Sache ist jedoch, wieder eine Wahrnehmung für die eigene Lebenskraft zu entwickeln. Das hört sich schwerer an, als es ist! Denn praktisch jeder kann bei mehrstündiger Konzentration und Erlernen der notwendigen Feinfühligkeit die *Aura* eines anderen Menschen wahrnehmen, entweder durch ein Kribbeln an den Handflächen oder ähnliche Sensationen. Ähnlich kann er das Strömen der Energie in sich wahrnehmen. Im nächsten Kapitel gebe ich nützliche, praktische Tips, wie man das am einfachsten erreichen kann.

Die Wahrnehmung feinstofflicher Energie ist erstaunlicherweise ein völlig alltäglicher und normaler Vorgang, so alltäglich, daß wir ihn als etwas völlig Selbstverständliches ansehen. Wir benutzen gewöhnlich nur andere Begriffe, wenn wir von der Wahrnehmung feinstofflicher Energie reden. Reden wir beispielsweise von **Wohlbefinden** oder **Sympathie**, handelt es sich um energetische Phänomene, die wir mit uns selbst oder im Kontakt mit anderen wahrnehmen. Wenn wir uns wohlfühlen, fließt unsere Energie gut. Wenn wir jemanden sympathisch finden, fließt unsere Energie mehr als zuvor. Wir fühlen uns besser und finden den anderen deshalb sympathisch. Hellsichtige beschreiben den Vorgang so, daß zwischen sympathischen Menschen ein Energieaustausch stattfindet, der beide Seiten belebt und stärkt. „Es tut mir gut, mit ihm zusammen zu sein!" sagen wir dann.

Da wir in unserem Kulturkreis energetisch wahrzunehmen verlernt haben, fehlen uns die entsprechenden Energiebegriffe. Wenn wir zu jemandem sagen: „Sie sehen aber frisch und toll aus!" heißt das nichts anderes, als daß derjenige besonders viel Lebenskraft gespeichert hat und diese Kraft auch ausstrahlt. Energetisch hoch aufgeladene Mitmenschen erscheinen uns aber nicht nur frischer, sondern auch sexuell atraktiver und dynamischer. Und sympathische Menschen sind solche, bei denen sich unsere Lebenskraft mit der des anderen besonders spielerisch und angenehm verbindet. Je energetisch offener und wesensmäßig freundlicher ein Mensch ist, umso mehr Menschen finden ihn sympathisch.

Wilhelm REICH als der Entdecker der Orgonenergie ging so weit zu behaupten, daß einzig energetisch freie, relativ ungepanzerte Menschen in der Lage seien, Energie wahrzunehmen. „Orgon" ist REICHS Bezeichnung für Lebenskraft. Ähnlich wie in der Akupunkturlehre kennt REICH die negativen Folgen gestauter Lebenskraft, die er „DOR" (deadly orgone energy) nennt. Seine Einschätzung von DOR als Hauptursache sexueller Funktionsstörungen, die zur Grundlage des autoritären (lebensfeindlichen) Charakters werden, bis hin zur Entdeckung der Krebsursache als Folge von DOR gibt vor allem das Schwarzweiß-Denken jener Epoche um 1930–1950 wieder, die stark vom Faschismus und Totalitarismus geprägt war. Hinzu kamen REICHS unbewußte Erlöserphantasien. DOR selbst existiert nach meiner Erfahrung nicht, jedenfalls nicht in der von REICH beschriebenen Form. Es handelt sich um ein Phantasieprodukt, das richtig gesehene Sachverhalte falsch interpretiert, was im übrigen in weiten Strecken für das Gesamtwerk von REICH gilt. Trotzdem ist REICH einer der wichtigsten Pioniere der humanistischen Psychologie und Urvater von Bioenergetik, Biodynamischer Psychologie und vieler anderer Körper-Psychotherapieverfahren.

Meine Erfahrungen in der Praxis sprechen völlig gegen REICHS extremen Standpunkt, nur ungepanzerte Menschen wären fähig, die Lebenskraft wahrzunehmen. Gerade neurotische, vegetativ extrem gestörte Patienten haben oft enorme energetische Feinfühligkeiten entwickelt. Wir können deshalb aus der Sensibilität für energetische Phänomene nur sehr begrenzt auf die seelische Gesundheit und energetische Offenheit des Betreffenden zurückschließen. Manche Menschen wollen uns auch dadurch täuschen, daß sie eine angeblich höhere Spiritualität mit ihrer energetischen Sensibilität begründen. Beides hat aber nur begrenzt etwas miteinander zu tun. Jeder, der spirituell hoch entwickelt ist, hat auch eine hohe Sensibilität für die Lebenskraft, während nicht jeder spirituell hoch entwickelt ist, der die Lebenskraft spürt (oder sie in irgendeiner Art und Weise manipuliert).

Es gibt noch weitere Täuschungsmanöver im Zusammenhang mit der Energie, die man kennen sollte. So kann man Sympathie und Freundlichkeit dadurch vortäuschen, daß man das eigene energetische Kraftfeld verkleinert. Das geschieht beispielsweise durch Parfüms, die das Kraftfeld kleiner machen und uns dadurch sympathischer wirken lassen. Kritische und besonders sensible Menschen ebenso wie energetisch offene Kinder durchschauen den Trick, indem sie aufdringlich parfümierte Leute besonders abstoßend finden. Sie spüren instinktiv die große, gewalttätige Aura des stark Parfümierten und dessen heimliche Absicht der Täuschung. Für bestimmte, besonders „sexy" wirkende Kleidung gilt übrigens das gleiche. Auch die erotische Attraktion kann die energetische Einschätzung des anderen erschweren, weil sexuelle Lust eine enorme Steigerung unseres Energieflusses bewirkt. Vermutlich handelt es sich um einen der wichtigsten Gründe, warum Verliebtheit oft so abrupt endet, wenn man die wahre Energie des anderen zu durchschauen beginnt. Man spürt dann auf schmerzliche Art, daß man sich durch die sexuellen Gefühle hat überrumpeln und täuschen lassen.

Je kultivierter und zivilisierter der Mensch wird, umso mehr schiebt sich zwischen die feinstoffliche Energie und deren Wahrnehmung ein Filter. In der Sprache der Sozialpsychologie spricht man von „Entfremdung", indem der Mensch sich selbst als Körper mit sinnlichen Empfindungen und Teil der Natur immer fremder wird. Parallel dazu wird die feinstoffliche Energie immer weniger wahrgenommen. Für viele Menschen ist die Sexualität der einzig verbliebene Teil von ihnen, wo sie noch ganz bei sich sein dürfen und in nicht-entfremdeter Weise Lust erleben dürfen. Wenn wir Lust als etwas ansehen, das mit stark strömender Lebenskraft zu tun hat, so wird die Sexualität zu einer Ausnahmesituation, wo man als zivilisierter Mensch noch ganz ungefiltert und direkt mit seiner eigenen Lebenskraft in Kontakt treten kann. Ansonsten lebt man ein dressiertes Leben auf „Sparflamme", was Spontanität, Lebensfreude und Lust anbelangt. Wenn man die sexuelle Revolution als Lösung propagiert, kann das aus den gesagten Gründen nicht sehr weit führen. Denn die Sexualität bleibt eine Insel, selbst wenn man ihre Ausdehnungen vergrößert, etwa indem man ihr eine größere Bedeutung im eigenen Leben einräumt. Trotzdem umgibt die sexuelle Insel weiter „das Meer der Entfremdung". Aus diesem Grund waren viele Attitüden der sexuellen Revolutionäre auch so komisch und wenig überzeugend.

Wenden wir uns dem Beginn der Menschheit zu, bekommen wir viele weitere wertvolle Hinweise zur Wahrnehmung der Lebenskraft. In der Frühphase der Menschheit gab es andere Probleme als heute. Damals war der Überlebenskampf das wichtigste Bestreben. Wir beobachten bei Primitiven noch eine viel größere Offenheit für energetische Phänomene, als das heute der Fall ist. Für den primitiven Jäger der Vorzeit war es sogar überlebensnotwendig, ein erweitertes Sensorium zu haben. Viele gute Jäger spüren die psychoenergetische Verbundenheit mit den Jagdtieren und nennen das ihren „Jagdinstinkt". Dabei handelt es sich aller Wahrscheinlichkeit nach um ein reales Phänomen und keinen Aberglauben. Die bekannten Höhlenzeichnungen der Steinzeit-Jäger von Jagdwild muten uns an wie naiv-gläubige Magie. Doch sie entsprangen der Erfahrung, daß die gemalten Tiere schon halb „energetisch gefangen" und damit leichter erjagbar waren[18].

Tiere sind übrigens energetisch extrem offen, zumindest so lange es sich um Wildtiere handelt. Bei Haustieren scheint die Offenheit in dem Maß abzunehmen, wie Neurosen einsetzen und innerseelische Konflikte den Energiefluß blockieren. Wildtiere bekommen wegen ihrem unblockierten Energiefluß auch viel seltener Krebs als Haustiere. Wegen ihrer energetischen Offenheit können Tiere die Aura anderer Wesen wahrnehmen. Man kann das leicht überprüfen, indem man beim Tier dessen Aura ertastet und dabei die Reaktion des Tieres beobachtet. Praktisch alle Tiere spüren die Aura und zeigen entsprechende Reaktionen, wenn das Umfeld einen freien Energiefluß zuläßt, indem eine ruhige, freundliche und entspannte Atmosphäre herrscht.

In früheren Zeiten war das Leben allgemein ruhiger und entspannter. Schon alleine deshalb wurde die feinstoffliche Energie von wesentlich mehr Menschen wahrgenommen als in unserer reizüberfluteten modernen Welt. Natürlich war Ruhe nicht der einzige Grund. Hinzu kamen besondere Techniken, die in Geheimkulten unterrichtet wurden. Die esoterischen Lehren des alten Ägypten mit der gezielten Verwendung energetischer Kräfte wie der Pyramiden-Energie veranschaulichen uns, daß in den alten Hochkulturen das Wissen um energetische Phänomene im Zentrum des damaligen Weltverständnisses lag. Das gleiche gilt für die die Akupunktur im alten China oder die traditionelle Medizin in Indien (Siddha, Unani-Tibb, Ayurveda), in denen die feinstoffliche Energie den Schlüssel zum wahren Verständnis liefert.

Auch im Abendland spielte die feinstoffliche Energie eine große Rolle. So wurden noch im europäischen Mittelalter Kathedralen deshalb auf heidnischen Kultstätten errichtet, weil dort starke energetische Kraftplätze die innere Sammlung begünstigen. Die christlichen Baumeister wollten natürlich auch durch den Standort auf dem ehemaligen Kultplatz demonstrieren, daß Jesus über

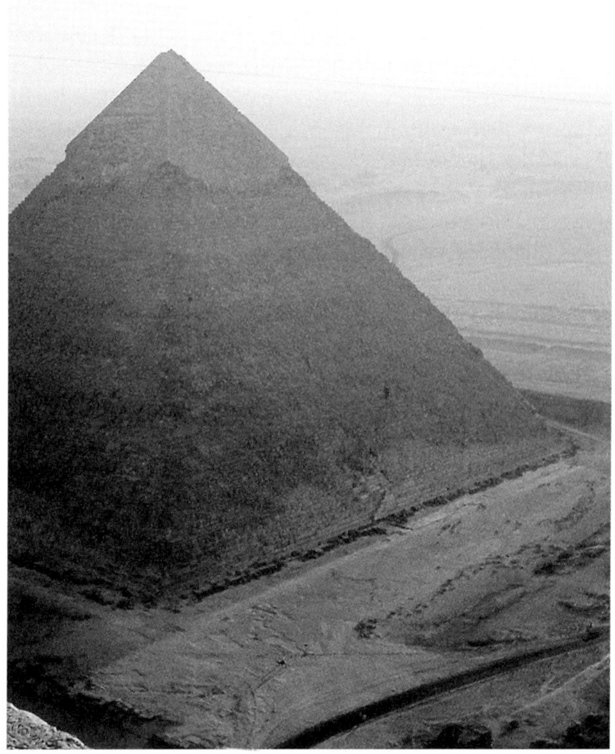

Cheopspyramide, erbaut um 2500 v. Chr.

den früheren Götzen stand. Doch zusätzlich wußten die Menschen im Mittelalter noch von den extrem starken „geomantischen Zonen", auf denen die Kultstätten einstmals errichtet worden waren. Denn meist ist der Platz der Taufe und des Predigers mit außerordentlicher Treffsicherheit gewählt, wie Untersuchungen von Wünschelrutengängern immer wieder bewiesen haben. An solchen verdichteten Energiezonen gelingt es viel leichter, sich meditativ zu versenken und religiöse Rituale mit der notwendigen Inbrunst durchzuführen. Es handelt sich um sogenannte „Kraftplätze". Das gleiche gilt übrigens auch für die Pyramiden, deren wahre Bedeutung sich erst enthüllt, wenn man sie energetisch auf sich wirken läßt. Die starke energetische Ausstrahlung der Cheopspyramiden oder der Kathedrale von Chartres sind der eigentliche Grund für die ungeheure Faszination, die solche Bauwerke auf uns ausüben.

Über die **energetische Wirkung antiker heidnischer Kultstätten** erfuhr ich Näheres von einem Patienten, der als Geobiologe das Orakel von Delphi in Griechenland erforschte. Unterhalb der heutigen, den Touristen vorgeführten und teilweise rekonstruierten Opferstätte fand er mit seiner Wünschelrute eine ungeheuer starke geobiologische Zone. Nach seinen Worten war dieser Kraftplatz „der stärkste seines Lebens!" Offenbar hat die starke

[18] Meiner Einschätzung nach leben die Aborigines ebenso wie viele Urmenschen offensichtlich mehr im sogenannten „Emotionalkörper", als wir das als moderne „Mentalmenschen" tun (als „Kopferte", wie Bayern sagen, oder stilisierte Kopf-Füßler – da malen uns Kinder völlig richtig!). Dies erklärt im übrigen die sogenannte „Traumzeit", von der die Aborigines erzählen und in der sie vorgeben hauptsächlich zu leben oder gelebt zu haben (bevor sie durch den weißen Mann und seine Drogen in die alkoholisierte Alptraumzeit des heutigen Aborigine-Underdog-Lebens geschickt wurden). Der Emotionalkörper soll auch „Out of Body-Experiences" erlauben, d. h. Telepathie, Zeitreisen u. ä. Die Besprechung des Emotionalkörpers folgt später – ich möchte hier nur schon darauf hinweisen, weil es hier zu den Aborigines gerade thematisch hingehört. Der sogenannte „Jagdzauber" funktioniert im übrigen nach zahlreichen Augenzeugen-Schilderungen tatsächlich und war den Höhlenmenschen mit ihren Zeichnungen höchstwahrscheinlich bekannt.

Energie des Kraftplatzes entscheidend mit zur Wirkung des Orakels beigetragen. Daß er diese äußerlich so unscheinbare Zone instinktiv gefunden hatte, löste beim einheimischen Führer größtes Erstaunen aus („...who told you this secret?"). Denn vor einem fürchterlichen Erdbeben, das sich vor langer Zeit ereignete, habe die ursprüngliche Orakelstätte an dieser unscheinbaren Stätte gestanden, meinte der Führer. Natürlich erfahren die normalen Touristen nichts von dieser Täuschung.

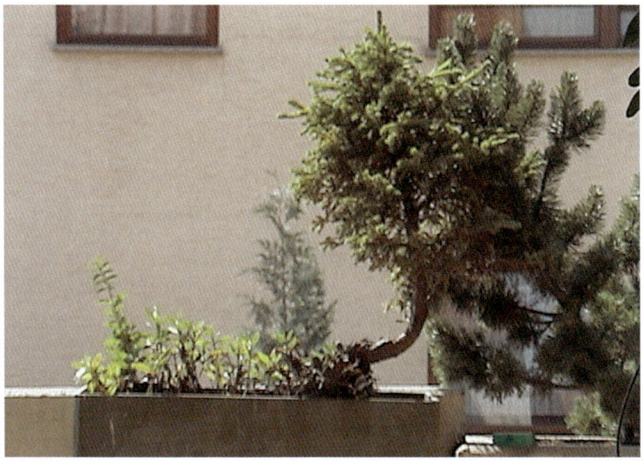

Die kleine Tanne auf unserem Balkon versucht mit ihrem schiefen Wuchs, einer Störzone auszuweichen. An der gestörten Stelle wächst Unkraut und man findet immer wieder Ameisen (beides typische Zeichen von Störzonen).

Mit dem Aufkommen der modernen Naturwissenschaft geriet das Wissen um die Lebenskraft immer mehr in Vergessenheit, wie ich das bereits ausführlich darstellte. Im sogenannten „einfachen Volk" aber war die feinstoffliche Energie zu keiner Zeit vergessen. Vieles an überliefertem Wissen mutet auf den ersten Blick wie skurriler Aberglaube an. Denken wir an die bekannte Geschichte vom Klapperstorch und den Kindern. Was wenige wissen ist, daß an der Geschichte vom Storch mehr dran ist, als wir heute ahnen. Störche bauen ihre Nester erfahrungsgemäß nur auf Häusern, die in weitem Umkreis frei von Erdstrahlen sind. Genau das will uns die Geschichte vom Storch vermitteln. Denn Erdstrahlen sind eine häufige Ursache von Unfruchtbarkeit. Deshalb hängt die Zahl der Störche sehr wohl mit der Zahl der Kinder zusammen. Das Volk hat sehr genau beobachtet, daß in Häusern mit Storchennestern besonders viele Babies geboren werden.

Ein typisches Beispiel aus meiner täglichen Praxis, das die verhängnisvolle und häufig unerkannte Ursache von Erdstrahlen bei Unfruchtbarkeit deutlich macht, mag dies illustrieren:

Die 25jährige kaufmännische Angestellte Frau W. ist eine bildhübsche, schlanke und sportliche Frau, die seit längerer Zeit vergeblich versucht, schwanger zu werden. Ihr Handikap besteht aus einem hormonproduzierenden Tumor der Hirnanhangsdrüse (Hypophyse), der ihr vor 5 Jahren entfernt wurde. Seitdem muß sie täglich unterschiedlichste Hormontabletten schlucken, um die Hormondefizite auszugleichen. An der Universität wird ihr unmißverständlich klar gemacht, daß Frauen mit dieser Krankheit nach aller Erfahrung extrem selten oder nie schwanger werden. Sie soll ihren Kinderwunsch einfach vergessen.

Damit gibt sich die kämpferische Frau W. aber nicht zufrieden. Sie fragt mich, ob ich eine Möglichkeit sehe. Ich schlage ihr eine Energietestung vor und finde dabei eine Erdstrahlbelastung im Becken (eine homöopathische Testampulle dafür spricht im Beckenbereich an). Ich empfehle ihr, einen guten Rutengänger kommen zu lassen, der tatsächlich eine schwere Belastung im Becken findet. Er empfiehlt ihr eine Umstellung des Bettplatzes.

Da ich niemals mit den Rutengängern, mit denen ich zusammenarbeite, vor der Untersuchung irgendwelche Absprachen treffe oder Informationen weitergebe, der Rutengänger auf seiner Seite nicht nach den Beschwerden des Patienten fragt, überrascht das Ergebnis natürlich umso mehr. Aber ich kann aus jahrzehntelanger Erfahrung bestätigen, daß meine Vermutungen und das Ergebnis des Rutengängers zu rund 95 % übereinstimmen. Ein guter Rutengänger kann nach seiner Bettplatzuntersuchung dem Patienten so gut wie immer seine bestehenden Beschwerden auf den Kopf zusagen!

Frau W. verordnete ich zusätzlich ein homöopathisch-pflanzliches Komplexpräparat (mit Agnus castus, dem Mönchspfeffer) zur Harmonisierung des weiblichen Hormonzyklus. Nach eineinhalb Jahren bekam ich ein Foto einer strahlenden Mutter. Sie war wider alle Erwartungen schwanger geworden!

Unser Problem als moderner Mensch besteht darin, daß wir weitgehend verlernt haben, energetische Phänomene wahrzunehmen. Das gilt vor allem für die sogenannten **Erdstrahlen**, bei denen es sich um Veränderungen des feinstofflichen Kraftfeldes der Erde handelt. Enorm viele Menschen schlafen schlecht und fühlen sich erschöpft, ohne den wahren Grund ihrer Probleme zu kennen. Sie interpretieren ihre Schlaflosigkeit und morgendliche Zerschlagenheit dem Zeitgeist folgend als streßbedingt. Oder man macht überwiegend Konflikte mit nahestehenden Mitmenschen oder private Sorgen dafür verantwortlich. Bei Kindern mit Unruhe und Konzentrationsstörungen denkt man ans viele Fernsehen oder Konservierungsstoffe, ohne auch nur den geringsten Gedanken an Erdstrahlen zu verschwenden. Dabei übersieht man häufig den Hauptgrund, warum das eigene Kind morgens quengelig und in der Schule unkonzentriert ist! Im nächsten Kapitel geht es um die Bedeutung der feinstofflichen Energie im Alltag. Dort komme ich eingehender auf das Thema der Erdstrahlen zurück und gebe Hinweise, wie man selber schlechte Plätze erkennt. Ich gebe dort auch Ratschläge, wie man einen guten Platz findet.

Erstaunlicherweise sind die meisten Menschen sensibel für feinstoffliche Schwingungen. Sie können bei entsprechender Schulung ihres sechsten Sinnes feinste Veränderungen ihres Energiefeldes wahrnehmen, selbst wenn sie vorher jahrelang nichts gemerkt haben. **Das bedeutet, daß man die Wahrnehmung für energetische Phänomene regelrecht trainieren kann.** Mehr als 95 % aller Menschen sind bei ein wenig Training in der Lage, einfache psychoenergetische Tests selbst durchzuführen (Kinesiologie, Wünschelrute, Pendel, Aurafühlen). Auch die Wahrnehmung der Energie in sich und im Kontakt mit anderen kann trainiert und enorm gesteigert werden.

Dabei beobachte ich an mir selbst und anderen, denen es ähnlich geht, eine merkwürdige Ambivalenz. Sie verläuft parallel mit dem feineren Wahrnehmen energetischer Phänomene und führt zu sonderbaren, gegensinnigen Empfindungen und Beobachtungen. Auf der einen Seite führt die Grobheit der Umgebung denjenigen, der für feinstoffliche Energien empfänglicher wird, oft zur puren Verzweiflung. Insbesondere gilt das für die stumpfe Unempfindlichkeit vieler Mitmenschen, die solche Menschen leicht in eine „Prinzessin/Prinz auf der Erbse“-Haltung führt. Den Sensiblen beginnt irgendwann schon die Fliege an der Wand zu stören. Dem stehen glücklicherweise gegenläufige Tendenzen entgegen. Denn die größere Vitalität führt dazu, daß man viel mehr leisten und aushalten kann als zuvor. Man wird also einerseits immer empfindsamer und sogar mimosenhaft, zum anderen immer vitaler und leistungsfähiger.

Es gibt natürlich Sonderfälle, wenn von Hause aus überdimensional lebenskräftige Menschen vom Energiezuwachs kaum etwas spüren, dafür umso mehr an der nervenzehrenden Sensibilität herumlaborieren, die sie regelrecht verwünschen. Auf der anderen Seite des Extrems begegnet uns der vordem Zartbesaitete, dem der Zuwachs an Sensibilität kaum auffällt. Dafür hat er nun wiederum mit der Schubkraft der neugefundenen Vitalität seine Mühe. Die wichtigste Ursache für Probleme sensibler und energetisch offener Menschen beruht aber gar nicht so sehr darauf, ob der Betreffende „zu zartbesaitet“ oder im Gegenteil unfähig ist, „zu dynamisch“ zu sein. Das Kernproblem liegt allermeist in ungelösten seelischen Konflikten. Sobald sie beseitigt und aufgelöst sind, geht es dem Betreffenden wieder „richtig gut“.

Auch im mitmenschlichen Kontakt findet man ähnlich gegenläufige und verwirrende Erfahrungen. Wenn einem vor der „energetischen Bewußtwerdung“ andere Menschen sympathisch vorkamen, war diese vermeintliche Sympathie in manchen Fällen nicht wirklich ehrlich gemeint und entsprach nicht den Tatsachen. Möglicherweise bestand die Sympathie nur aufgrund einer unbewußten Projektion, eines sozialen Prestigegewinns und dergleichen. Wenn man sensibler und energetisch offener geworden ist, kann man diese Leute auf einmal nicht mehr leiden. Man empfindet sie als unerträgliche „Energiestaubsauger“ oder unsensible Zeitgenossen, die einem entsetzlich auf die Nerven gehen. Dem stehen andere Erfahrungen gegenüber, daß vorher übersehene Mitmenschen eine neue Bedeutung und Wertschätzung bekommen. Plötzlich geht einem auf, wieviel energetische Vitalität und Sensibilität ganz einfache Leute haben, denen man das vorher nie zugetraut hätte. Man war vorher einfach zu verblendet, um wahrzunehmen, wie freundlich und offen der Busfahrer, die Putzfrau oder die Verkäuferin im Grunde ihres Wesens sind.

Mit fortschreitender energetischer Offenheit beginnen verschiedene, höchst sonderbare Phänomene, die eine Art von Bewußtsein und Selbstdynamik der Energie offenbaren. Praktisch alle Menschen mit solchen Öffnungsprozessen berichten von mirakulösen Zufällen, die sich auf unwahrscheinliche Weise gehäuft haben. C. G. JUNG spricht von der sogenannten **„Synchronizität“**. Sobald wir uns an den Fluß der Psychoenergie ankoppeln, beginnen in uns und um uns Veränderungen, die Außenstehenden schlichtweg unwahrscheinlich anmuten. Es geschehen immer mehr Wunder! Offenbar wird die Resonanz für vorher verborgene Qualitäten und Geschehnisse in uns und unserer Umwelt erhöht. In einer Art von Magnetismus oder Verstärkereffekt werden unbewußte Prozesse so verstärkt und verdichtet, daß sich die Zufälle häufen.

Wenn man weiß, daß es sich bei diesen unwahrscheinlichen Zufällen um eine Art von **Resonanz** handelt, wird die Sache klarer. Schon immer war dabei bekannt, daß **die Energie der mentalen Aufmerksamkeit folgt**. Bereits im vorigen Kapitel gab es dafür Beispiele. Dieser ins Geistige hineinragende Aspekt der Energie dürfte der Hauptgrund dafür sein, daß es zu den im vorigen Kapitel geschilderten Phänomenen kam – etwa in Form der Gefühlsübertragung. In gleicher Weise benutzt der indianische Medizinmann Symbole zur Übertragung von Heilenergie. Die Symbole verdichten und verstärken die Psychoenergie. Als „Postmann“ für den Transport der Heilenergie zum Patienten ruft der Schamane Hilfsgeister an, die ihm dabei helfen sollen. Die Wirksamkeit der Heilzeremonie beruht darauf, daß die Energie dahin geht, wo der Heiler sie mit seiner Aufmerksamkeit hinschickt.

Wenn wir in der modernen Naturheilkunde mit Energie umgehen, tun wir dies in der Regel nicht mehr direkt, sondern wir benutzen energetische Verfahren. Zu den bekanntesten Heilmethoden der Energiemedizin gehören die Akupunktur und Homöopathie. Bekanntlich sind alle diese Verfahren immer nur so gut wie der Therapeut, der sie anwendet. Denn unabhängig von irgendwelchen Techniken und Verfahren benutzt der Arzt die feinstoffliche Energie zur Heilung, selbst wenn er sich dessen gar nicht bewußt ist. Je energetisch offener und je besser energetisch geschult ein Heiler ist, umso größere Heilerfolge kann er erzielen. Aber heilen tut nicht der Heiler, sondern die Natur. In Wahrheit wird der Heiler zum Kanal, durch den die Heilenergie fließt. Deshalb ist der Arzt nur der Helfershelfer einer größeren Kraft und Weisheit, die in der Natur verborgen ist.

Feinstoffliche Energie – ihre Bedeutung im Alltagsleben und ihre Testung

Sich mit der eigenen feinstofflichen Energie gut auszukennen und sie vernünftig zu handhaben ist für jeden Menschen von großer Wichtigkeit. Ich erwähnte bereits, daß kein anderer Faktor eine dermaßen überragende Bedeutung für unsere Lebensqualität hat. Ich unterstelle dabei, daß unsere Grundbedürfnisse wie Essen, Schlafen, materielle Versorgung usw. befriedigt sind und das Freisein von zehrenden Krankheiten oder stärkeren emotionalen Belastungen einen Zustand von Normalität erlaubt. Wenn ein Mensch an Hunger oder Tuberkulose leidet, braucht er natürlich als allererstes Nahrung, Antibiotika und viel Ruhe. Wenn er unter Mobbing am Arbeitsplatz oder anderen emotionalen Streßfaktoren leidet, müssen solche Belastungen natürlich erst einmal abgestellt sein, bevor man energetisch einigermaßen ins Lot kommen kann. Ich betrachte die feinstoffliche Energie deshalb nicht als Patentlösung für alle nur denkbaren Probleme, sondern als „Universalschlüssel" für den Fall, daß die Grundbedürfnisse befriedigt sind und nun eine gute Lebensqualität erreicht oder sogar richtiges und dauerhaftes Lebensglück erlebt werden soll.

Sehen wir uns in den modernen Industrienationen um, so werden wir mit Erschrecken feststellen müssen, daß ein relativ hoher Prozentsatz von Menschen energetisch geschwächt und damit latent krank ist. Von einem Hellsichtigen erfuhr ich, daß er in der U-Bahn mit Schrecken hat sehen müssen, daß die Mehrzahl aller Mitfahrenden erhebliche Energiestörungen hatten! Bei meinen Energietestungen an gesunden Freiwilligen finde ich ganz selten normale und gesunde Werte, und wenn, dann meist bei gesunden, fröhlichen Kindern oder den immer noch recht wenigen Menschen, die energetisch bewußt leben. Von solchen Menschen gibt es in den letzten Jahren immer mehr, so daß ich sehr optimistisch bin, daß die Gruppe hochschwingender und energetisch offener Menschen in naher Zukunft größer werden wird.

Den Hauptgrund für den schlechten Energiezustand sehe ich in vielfältigen Belastungen. Erdstrahlen und unbewußte emotionale Belastungen sind dabei am wichtigsten. Die eigenen emotionalen Belastungen zu erkennen und Lösungen zu ihrer Heilung anzubieten ist das Hauptziel dieses Buches. Davon wird später noch ausführlich die Rede sein. Daneben gibt es eine Fülle weiterer Belastungsfaktoren, die unsere feinstoffliche Energie beeinträchtigen und schädigen. Erdstrahlen und Elektrosmog sind wichtige Schädigungsfaktoren, die man kennen sollte. Es gibt aber noch eine Reihe weiterer Belastungen, die in ihrer Bedeutung oft nicht richtig eingeschätzt werden.

Zunächst klingt es verwirrend, daß so gut wie alles einen Einfluß auf unser feinstoffliches Energiesystem haben kann. Weil die Lebenskraft überall ***um uns herum*** ebenso wie ***in uns*** ist, schwimmen wir in einem Energieozean, bei dem alle Mitglieder und Objekte untereinander vernetzt sind. Wie ein Fisch im Wasser schwimmen wir in einem Ozean von Lebenskraft umher. Genau wie ein Fisch irgendwann durch die Strömungen des Wassers die winzigen Spuren des Drecks schlucken muß, den wir weit entfernt in den Ozean geschüttet haben, so beeinflußt auch alles mögliche unsere Körperenergie. Trotzdem gibt es große Unterschiede in den Auswirkungen, ob wir beispielsweise in den Ozean pinkeln oder hochgiftige Substanzen wie Quecksilberlösung ins Meer hineinschütten.

Daß auch kleinste Belastungen eine vorgeschädigte Person aus der Balance werfen, steht auf einem anderen Blatt. Wichtige Ursachen für solche Vorschädigungen sind so gut wie immer unbewußte emotionale Konflikte, die denjenigen bereits im Ruhezustand komplett destabilisieren. Es braucht dann nur noch winzige Belastungen, damit solche Menschen vollends in schrecklichste Zustände von Krankheit und Mißbefindlichkeit abrutschen. Ich denke dabei an die Legionen von Menschen, die sich durch Konservierungsstoffe, Elektrosmog und Pestizide krankgemacht fühlen. Sie sind in aller Regel bereits ohne die angeschuldigten Belastungen extrem psychoenergetisch krank. Ihre Balance verlieren sie dann endgültig, wenn Minimalbelastungen dazukommen, die sie dann fälschlich für die Hauptursache halten. Damit sind wir im Zentrum des Kernproblems, das die Beschäftigung mit der feinstofflichen Energie wie ein roter Faden durchzieht. Sie lautet: **„Was ist wichtig, und was ist unwichtig** (bzw. zweitrangig)? Was muß unbedingt geändert werden, damit der Patient gesund wird (bzw. der Gesunde nicht krank wird)?"

Bevor ich die wichtigsten Einflüsse der Reihe nach nenne, die uns energetisch in unserem Alltag beeinflussen, möchte ich kurz einige gängige Testmethoden vorstellen. Denn die feinstoffliche Energie ist für die allermeisten Menschen unsichtbar. Wir brauchen deshalb

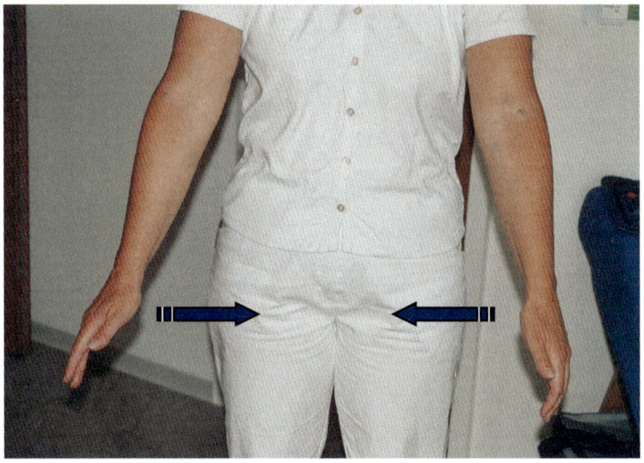

1. Zusammenführen der ausgestreckten Hände (in der Abbildung wird ein Selbsttest demonstriert, bei dem der Tester seine eigene Reaktion beobachtet)

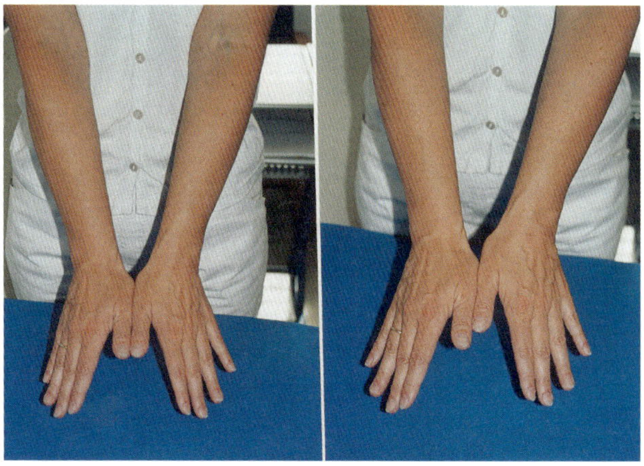

2. Daumen gleich lang = neutrale Testreaktion Daumen unerschiedlich = positive Testreaktion

Testmethoden als Verstärker, um die feinstoffliche Energie sichtbar zu machen. Meiner Erfahrung nach kann jeder solche Testverfahren erlernen und sie auch praktisch anwenden. Je nach Sensibilität und Talent gelingt es dem einen am Anfang schneller als anderen, aber auf Dauer gelingt es fast immer! Menschen mit großen emotionalen Blockaden, starken Muskelverkrampfungen und erheblichen seelischen Widerständen müssen erst diese Blockaden lösen, bevor sie überhaupt energetisch testen können.

Beim sogenannten Muskeltesten **(Kinesiologie)** wird in der Grundstellung der Arm seitlich waagerecht ausgestreckt. Als Tester versucht man, den ausgestreckten Arm mit sanftem, aber gleichbleibend stetigem Druck herunterzudrücken. Wenn der Arm durch irgendein Ereignis schwach wird, bedeutet dies eine **Testreaktion**. Die Testreaktion bedeutet ganz einfach, daß das Energiesystem des Getesteten einen Streß anzeigt, etwa so wie eine rote Kontrollampe. Das Schwachwerden des Arms sagt: „Was du da gerade mit mir gemacht hast, streßt mich!" Andere leicht erlernbare Testmethoden sind das Pendeln und die Wünschelrute. Als Arzt und Therapeut verwendet man Verfahren wie die Elektroakupunktur, andere Meßverfahren am Akupunkturpunkt (Mora, Vegatest u. a.) oder den Pulstest nach NOGIER.

Ich selbst empfehle eine Variation der Kinesiologie, indem man die Arme des zu Testenden auseinanderführt (etwa im 45 Grad-Winkel), sie dann wieder zusammenführt und dabei geringfügig an den Armen zieht. Manchmal geht es am leichtesten, wenn man gar nicht an den Armen zieht, sondern sie nur zusammenführt. Gerade Anfänger neigen sonst dazu, die Testreaktion „wegzuziehen". Das Ganze sieht für Außenstehende wie das „Backe-backe-Kuchen"-Spiel im Kindergarten aus. Oder als würde man dem Betreffenden das Händeklatschen beibringen, indem man seine Hände an den Handgelenken umfaßt und dann zusammenführt. Beim Zusammenführen der Hände achtet man auf die Daumenstellung, indem die Daumenglieder im Falle einer Testreaktion deutlich (ca. 0.5-bis zu mehreren cm) ihre Stellung zueinander verändern. Eine Testreaktion bedeutet, daß die Testperson in Streß gekommen ist (ihr Energiesystem auf etwas reagiert, sei es eine Testprobe oder sonst etwas, das man prüfen möchte). In gewisser Weise hat man bei positiver Testreaktion das Gefühl, die Arme werden unterschiedlich lang. Der Test ist sehr objektiv, wenig störanfällig und für alle Beteiligten wenig ermüdend.

Ich werde oft gefragt, woher die unterschiedliche Armlänge kommt. Meines Erachtens beginnt die Testreaktion in den beiden Hirnhälften, die jeweils eine der Körperhälften unter einer konstanten Muskelspannung halten. Man kann sich das wie einen Kutscher vorstellen, der mit straffem, möglichst gleichmäßigem Zügel zwei Pferde lenken möchte. Die zwei Pferde entsprechen unseren Armlängen. Kommt das Hirn in Streß, wird die gleichmäßige Muskelspannung für beide Arme schwieriger, etwa so, wie wenn Stechmücken den Kutscher durcheinanderbringen. Die Testreaktion bei Energietestungen ist deshalb zu allererst ein Phänomen, das im Hirn seinen Ausgang nimmt.

Kritiker wenden nun gerne ein, daß es sich bei Energietestungen mit der Wünschelrute oder Kinesiologie um „eidomotorische Bewegungen" handelt. So etwas beobachtet man beim Zucken oder anderen geringfügigen

Auratestung (Reaktionsabstands-Messung):

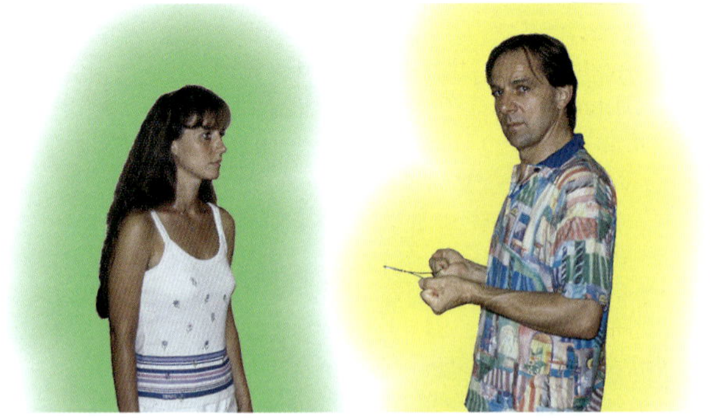

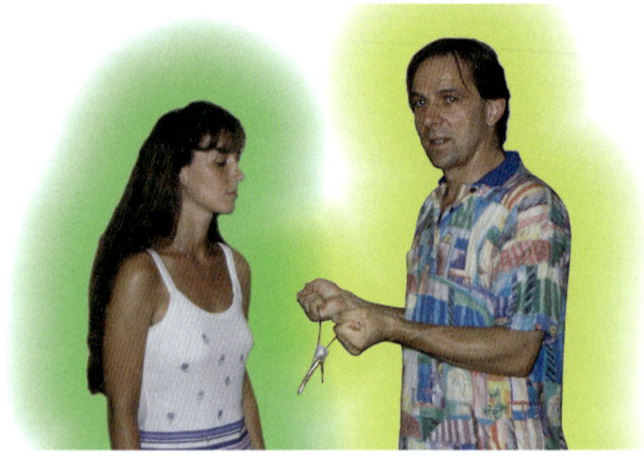

Die Wünschelrute (auf dem Photo diejenige des Autors) schlägt aus, sobald sich die Energiefelder berühren.

und eigentlich belanglosen Impulsen, die nach der Meinung dieser Kritiker überinterpretiert werden. Ich gebe zu, daß falsche Bewegungsimpulse im Sinne solcher unwillkürlichen „eidomotorischen Bewegungen“ auftreten können. Meist findet man sie bei Anfängern oder Menschen, die unter mentalem Streß stehen, etwa wenn strenge Kritiker oder Skeptiker jemandem beim Wünschelrutengehen zusehen.

Das größte Problem bei der Anerkennung feinstofflicher Testverfahren beruht auf ihrer fehlenden Objektivierbarkeit. Das heißt jedoch im Umkehrschluß nicht, daß solche Verfahren rein subjektiv sind! So lange wir die Verfahren mit einer Grundhaltung von entspannter Offenheit durchführen und uns genügend konzentrieren, bekommen wir fast immer gute bis sehr gute Ergebnisse. Ich erwähnte, daß ich mit meinem Rutengänger in 95 % der Fälle übereinstimme. Ähnliche hohe Prozentwerte finden sich auch im medizinischen Bereich. Die Sache beginnt schiefzugehen, wenn wir anfangen, mißtrauisch zu werden, wobei sich dann große Testfehler häufen.[19] **Mißtrauen ist pures Gift für energetische Testungen!** Wer deshalb mit Mißtrauen an die Sache herangeht, die notwendigerweise bei wissenschaftlichen Untersuchungen gegeben ist, wird ganz automatisch versagen. Das muß man wissen, um nicht Irrtümern zu erliegen.

Grundsätzlich bin ich der Meinung, daß jeder Mensch irgendein Testverfahren beherrschen und anwenden sollte, unabhängig von seinem Berufsstatus. Das gilt vor allen Dingen für sensible und energetisch offene Menschen. Wenn solche Menschen Energietests nicht beherrschen, ähneln sie Blinden in einem Irrgarten! Denn Energiestungen sind der einfachste und beste Weg, um sich z. B. über die energetische Qualität eines Nahrungsmittels, einer Schlafstelle oder eines Medikaments zu orientieren. Es zeigt sich, daß energetische Testungen recht zuverlässige und wertvolle Hinweise geben, die auf andere Art sonst nicht so schnell und einfach erhalten werden können.

Wenn wir Medikamente testen, nennen wir den ganzen Vorgang **Medikamententest**. Normalerweise demonstriert man das Grundprinzip der Kinesiologie mit den gegensätzlich wirkenden Nahrungsstoffen Salz und Zucker. Ein Stückchen Zucker in der Hand eines Bodybuilders kann ausreichen, daß in Sekundenschnelle alle Kraft verschwunden ist und der ausgestreckte Arm wie Pudding wird, den man mühelos herunterdrücken kann. Geben wir unserem Bodybuilder das gegenpolare Salz in die Hand (etwa einen Salzstreuer), wird sein Arm sofort wieder stark sein. Es gibt deshalb stärkende und schwächende Faktoren, die aber nicht bei jeder Versuchsperson gleich sind.

Wie wir reagieren, hängt ganz entscheidend von unserer „Polung“ ab – wie bei einer Battterie können wir gegenpolar reagieren. Der Volksmund sagt dazu treffend: „Was dem einen seine Eule, ist dem anderen seine Nachtigall.“ In der Akupunktur nennen wir die Polarität Yin und Yang. Es kann also durchaus sein, daß ein anderer Proband als der eben getestete Bodybuilder ganz anders auf eine Substanz reagiert, indem sein Arm stark bleibt. Was für den einen schwächend wirkt, kann den gegenpolaren Typ stärken. Man kann das gut an den Metallen „Gold“ und „Silber“ veranschaulichen. Es gibt Gold- und Silber-Typen. Deren Bedeutung wird später bei

[19] Überzufällig häufig habe ich unter Kritikern der Energietestungen Zwangscharaktere gefunden. Der Zwangscharakter ist von Hause aus ein mißtrauischer Mensch, der gerne für alles im Leben „eine Bedienungsanleitung“ haben möchte. Die gibt es aber bei so spontanen und intuitiven Phänomenen wie der Energietestung nicht. Sobald der Zwangscharakter Zweifel an der Richtigkeit seiner Untersuchung bekommt, häufen sich die Testfehler, wodurch der Zweifel noch größer wird. Zuletzt bleibt eine völlige Testunfähigkeit zurück, die aus einer unbewußten Sabotage durch Hyperkritizismus zustandekommt.

der Besprechung des vegetativen Nervensystems deutlich werden. Daneben spielt natürlich auch die Tagesform eine Rolle, so daß Testergebnisse je nach Verfassung und Tageszeit unterschiedlich ausfallen können.

An dieser Stelle möchte ich noch einige Worte zu häufig gemachten Testfehlern sagen, die in der Energiemedizin weit verbreitet sind und außerordentlich viel Verwirrung stiften. Oft wird aus dem Test mit Zucker und Salz ein falscher Schluß gezogen, der selbst vielen Experten unterläuft. Zucker löst bei den meisten Menschen deshalb eine negative Testreaktion aus, weil es für die Verdauung einen minimalen Streß bedeutet. Kurzfristig muß vermehrt Insulin ausgeschüttet werden, was das Energiesystem natürlich durcheinander bringt. Deshalb ist reiner Zucker Streß für den Körper. Aber einige Stückchen Schokolade schmecken nicht nur unwiderstehlich gut, sondern rufen insgesamt einen nur unbedeutenden Streß hervor. Nach wenigen Minuten gewöhnt sich das Energiesystem an diesen Minimalstreß, und die Testreaktion verblaßt nach und nach.

Wenn wir jedem Patienten den Zuckerkonsum verbieten, nur weil er darauf beim Energietest reagiert, sind wir sehr häufig dem Denkfehler einer **Pseudo-Testreaktion** erlegen. Wir erheben einen Minimalstreß zu etwas Krankhaftem. Viele Stoffe, die angeblich Allergene sein sollen (Weizen, Zucker, Milch, Gluten), zeigen nach meiner Erfahrung nur deshalb bei der Testung eine Reaktion, weil der Verdauungsstreß im Test anspricht. Es sind in Wahrheit bei sehr vielen Patienten überhaupt keine Unverträglichkeiten und Allergien. Häufig steckt dahinter eine energetische Störung durch unbewußte emotionale Konflikte. Es gibt daneben sehr viele Menschen mit einer schlechten Darmflora voll von Gärungs- und Fäulnisbakterien, wodurch der Darm zusätzlich zu empfindlich reagiert. Man kann durch einen simplen **Gewöhnungstest** unterscheiden, ob eine Substanz wirklich schädigt. Man wartet einige Minuten, wobei der Patient die Teststoffe ständig in der Hand hält. Testet man nach dieser Gewöhnung erneut, testen die allermeisten Stoffe plötzlich neutral und zeigen keine Testreaktion mehr. Bei echten Unverträglichkeiten und Allergien gewöhnt sich der Körper dagegen nicht daran.

Grundsätzlich möchte ich jedem Energietester den Rat geben, Testreaktionen nicht überzubewerten. Man braucht viel Übung und Erfahrung, um die Spreu vom Weizen zu trennen. Manche Tester verlegen sich an dieser Stelle darauf, sich im Geiste eine Art Qualitätsskala oder Fragestellungen wie „gut, schlecht“ vorzustellen, die dann durchgeprüft werden. Es handelt sich um das sogenannte **„Mentaltesten“**. Darunter versteht man, daß man sich in Gedanken beispielsweise eine Skala vorstellt und fragt: „Wie stark in Prozent ist diese Krankheit?“ Oder: „Wie stark in Prozent schwächt dieses Gift?“ Das führt sehr oft zu erheblichen Irrtümern, weil den meisten Menschen die Konzentrationsfähigkeit und innere Sammlung fehlen, um zu guten Ergebnissen zu gelangen. Deshalb empfehle ich, die Schädlichkeit eines Faktors (z. B. eines geopathisch gestörten Platzes) oder einer Substanz (z. B. eines Medikaments) an der unterschiedlichen Befindlichkeit abzuschätzen, wenn man sich ihnen aussetzt. Man entwickelt erstaunlich schnell ein Gefühl dafür, welche Faktoren uns in welcher Weise schädigen bzw. uns gut tun, und kann daraus seine Konsequenzen ziehen.

Wenden wir uns den Faktoren zu, die unser feinstoffliches Energiesystem erfahrungsgemäß am stärksten belasten und die man deshalb unbedingt kennen sollte. Der häufigste und zugleich schädlichste Umwelteinfluß ist der krankmachende Standortfaktor, die Erdstrahlbelastung („Geopathie“). **Erdstrahlen sind einer der wichtigsten Auslöser für Krebserkrankungen!** Erdstrahlen machen dabei nicht selbst Krebs, sondern sorgen nur dafür, daß er wesentlich leichter eintritt. Es handelt sich also nicht um einen Risikofaktor im üblichen Sinn (wie Zigarettenrauchen), sondern um eine Belastung, durch die die Zellreparatur genetischer Schäden erschwert oder verhindert wird. Habe ich keine genetischen Belastungen oder Schäden, bewirken Erdstrahlen auch keine Erhöhung meines Krebsrisikos. Deshalb gibt es immer mal wieder Fälle, wo Menschen trotz starker Erdstrahlbelastung gesund bleiben. Aber je mehr ich genetisch zu Krebs neige, stark rauche usw., umso mehr genetische Schäden werden auftreten, die im Falle von Erdstrahlen immer schlechter repariert werden können, bis endlich ein Krebs entsteht.

Viele Menschen rätseln über die Vorgänge, die bei Erdstrahlen eine Rolle spielen. Ich behaupte nicht, wirklich im Detail zu wissen, was dabei vor sich geht. Immerhin kann ich durch das Studium der zugänglichen Fachliteratur, durch Gespräche mit kompetenten Forschern und eigene Experimente einige Hypothesen aufstellen, die recht vernünftig klingen. Erdstrahl-Schwingungen sind dem Erdmagnetfeld und der kosmischen Strahlung aufmoduliert. Bei den Erdstrahlen handelt sich um laserartige Strahlungen. Diese stark strukturierte Strahlung stört die über Membranpotentiale ablaufende Zellkommunikation, die zur Übermittlung von korrekten Impulsen auf ein Umgebungsrauschen (chaotisches Rauschen) angewiesen ist. Kommt nun ein Physiker und will Erdstrahlen messen, kann er bis auf einige minimale Abweichungen nichts finden, weil sich die Meßsignale im Rauschen seiner Meßgeräte verlieren (es handelt sich u. a. um minimale Änderungen von Luftionisation und Magnetfeld). Weil Erdstrahlen nichts direkt faßbar Materielles sind, sondern Informationen, sind sie natürlich physikalisch viel schwerer nachweisbar und meßbar.

Die Zellreparatur wird offenbar durch die geordneten Erdstrahl-Schwingungen wesentlich leichter gestört, wodurch eine Krebserkrankung wesentlich wahrscheinlicher wird. In der von Erdstrahlen freien Zone herrscht dagegen das erwähnte chaotische Rauschen, das den Kontakt der Zellen untereinander nicht behindert. Am einfachsten können wir die Vorgänge mit einem Radio vergleichen. Beim Einstellen des Radios auf eine rauschende Zone können wir uns unterhalten, nicht aber bei einer gesprochenen Sendung. Offenbar brauchen und lieben die Zellen eine chaotische Energieumgebung, und je strukturierter und geordneter Energie wird, umso schlechter geht es den Zellen („Chaos ist gut, Ordnung ist schlecht"). Ähnliches hat die angewandte **Chaos-Theorie** bei verschiedenen Krankheiten nachweisen können. So führt die krampfartige Entladung großer Mengen ***geordnet*** schwingender Hirnzellen zur Epilepsie. Es besteht eine größere Gefahr des plötzlichen Herztodes bei ***geordneten***, unchaotischen Rhythmusstörungen.

Neben der Zellreparatur kommt es durch Erdstrahlen zu Störungen der gesamten Körperenergetik. Die spezifische Information der verschiedenen Erdstrahlen spielt bei der Entstehung verschiedenster Krankheiten eine wichtige Rolle. So scheint es spezifische Erdstrahlen für ganz bestimmte Erkrankungen zu geben, etwa Gittersysteme mit Erdbrüchen, die für Multiple Sklerose, und wieder andere Geopathie-Muster, die für Krebs spezifisch sind. Bei Landbewohnern, die ganze Generationen überblicken können, sind sogenannte „Krebsbetten" bekannt, in denen sämtliche Familienangehörigen Krebs bekommen, die darin längere Zeit schlafen.

Frauen sprechen im allgemeinen deutlich empfindlicher auf Erdstrahlen an als Männer. Das hängt damit zusammen, daß Frauen mit ihrer Yin-Struktur stärker auf das vorherrschende Yin-Prinzip der Erdstrahlen reagieren. Ganz allgemein sind Frauen in unserem Kulturkreis feinstofflichen Energien gegenüber aufgeschlossener. Die Mehrzahl der Patienten, die von ihrer Erdstrahlbelastung nichts mitbekommen, sind Männer. Meiner Erfahrung nach ist das ein ganz wesentlicher, völlig übersehener Grund für die kürzere Lebenserwartung von Männern gegenüber Frauen. Denn wenn Männer schon beim eigenen Schlafplatz nicht mitbekommen, wie stark er ihr Energiesystem schädigt, wird das im täglichen Umgang mit anderen schädigenden Faktoren auch nicht besser sein. Viele starke Raucher, Alkoholiker, Workaholiks und Patienten, die Psychodrogen nehmen (Tranquilizer u. a.), merken nichts von ihrer Erdstrahlbelastung. Aber sie merken natürlich auch nichts von der ständigen Energieschädigung und Überanstrengung der Selbstregulationssysteme, die sie durch ihre ungesunde Lebensführung herausfordern.

Wenn man eine Erdstrahlbelastung hat, kann man nur durch ihre Beseitigung gesund werden. Man muß sein Bett auf einen ungestörten Platz verlegen. Denn Abschirmmaßnahmen jedweder Art sind völlig zwecklos! Am Anfang jeder energetischen und naturheilkundlichen Behandlung sollte deshalb die Abklärung einer Geopathie stehen. Am einfachsten geht das mit einer Geopathie-Testampulle (Geovita© – einem homöopathischen Komplexpräparat[20]), die ich zur globalen Testung auf Erdstrahlen entwickelt habe. Man kann damit Geopathien sehr zuverlässig diagnostizieren. Beim durch Erdstrahlen Belasteten wird der Arm schwach, wenn man ihm die Testampulle in die Hand gibt und kinesiologisch seine Armkraft testet.

Hat man eine Schlafstelle, die man testen will, direkt vor sich, kann man einen recht schnellen und zuverlässigen Test vor Ort durchführen. Zuerst testet man kinesiologisch, ob der Arm stark ist, bevor sich der Betreffende hinlegt. Nach zehnminütigem Probeliegen wird der Arm selbst beim stärksten Muskelmann völlig schwach testen, wenn es sich um einen gestörten Bettplatz handelt. Man sieht also sofort, ob das Energiesystem durch einen schlechten Bettplatz geschwächt und damit auf Dauer krank gemacht wird. Eine andere Möglichkeit besteht darin, daß man einfach das Bett um 1–2 Meter verschiebt oder in einen anderen Raum stellt, um nach einigen Wochen zu sehen, ob man sich dadurch morgens frischer und besser ausgeschlafen fühlt. In der Regel dauert es drei bis vier Wochen, bis die Imprägnierung durch die Erdstrahlen verschwunden ist. Spricht die Geovita-Testampulle nicht mehr an und der Patient fühlt sich deutlich wohler, ist das Erdstrahlproblem gelöst. Gelegentlich führen starke Erdbewegungen (etwa durch Erdbeben oder Rüttelmaschinen, die im Straßenbau eingesetzt werden) zu einer vorübergehenden Änderung der Bettplatzsituation. Das hält aber selten lange an, weil sich die alten Verhältnisse meist wieder einstellen.

Grundsätzlich gibt es schlechte, neutrale und gute Plätze. Unter letzteren versteht man Plätze, wo eine unglaublich tiefe Regeneration und Erholung im Schlaf möglich wird. Manche erinnern sich an Bauernbetten im Gebirge, wo man wie festgenagelt schläft und völlig erholt aufwacht. An solchen guten Plätzen steigen unsere Energiewerte deutlich an, und wir tanken energetisch regelrecht auf. Eine Steigerung ins „extrem Gute" erlebt man an Kraftorten und heilenden Plätzen. Dort ist die Energie häufig so stark, daß man davon auf Dauer sogar wieder krank wird, weil man einfach auf Dauer energetisch überladen wird. Gleiches gilt übrigens auch von vielen Magnetmatten und energetisierenden Platten, die auf Dauer mehr Energie zuführen, als uns gut tut. Ich lehne deshalb alle künstlichen Energieverstärker ab, wozu auch Kupferarmbänder und dergleichen gehören!

Auch **Elektrosmog** spielt eine bedeutsame krankmachende Rolle. Allerdings wird ihre Rolle von den Elektrosmog-Gegnern weit überschätzt, während diejenigen ins andere Extrem verfallen, die uns einreden wollen,

---

[20] Bezug von Geovita – s. Anhang.

daß Elektrosmog durch Handys, Funkmasten, Starkstromleitungen usw. überhaupt keine Rolle spielt. Die Wahrheit liegt wie so häufig in der Mitte. Nach den Erfahrungen von Rutengängern sorgt das elektrische Feld mit seiner 50 Hertz-Frequenz für eine subtile Dauerkontraktion etwa der Nackenmuskulatur, wenn Radiowecker und andere Elektrogeräte näher als 1 Meter vom Kopfende plaziert sind. Die Muskulatur verwechselt das elektrische Feld mit Nervenimpulsen.

Viele Patienten arbeiten ganztags am Computerbildschirm und inmitten zahlloser anderer Elektrogeräte mit ihren hohen statischen Feldern (bis zu mehreren tausend Volt!). Nachts liegen diese Patienten dann in Betten mit eisernen Rahmen, die wie eine Antenne für zahllose Funkwellen und statische Elektroladungen wirken, oder mit dem Kopfende an Radioweckern und Nachttisch-Lampen. Auch Metallbrillen wirken häufig wie eine Antenne. Gleiches gilt für Zahnspangen und andere elektrisch leitende Teile (etwa Zahnfüllungen). Wasserbetten sind durch ihre elektrischen Heizungen eine extreme Elektrosmogbelastung. Die Gitterform der Eisenmatten in den Betondecken heutiger moderner Häuser wirkt zu allem Übel als Verstärker für elektromagnetische Wellen. Empfehlenswert sind Netzfreischalter im Schlafzimmer sowie große Entfernungen zu Hochspannungsmasten, Trafostationen und elektrischen Oberleitungen (Straßenbahn, Eisenbahn).

Nach meiner Erfahrung ist die Elektrizität nur begrenzt für die Krebsentstehung verantwortlich. Kinder mit ihrem empfindlichen, noch wachsenden Organismus scheinen eine Ausnahme zu sein. Besonders kindliche Krebse scheinen in der Nähe von Hochspannungsleitungen häufiger vorzukommen, was etliche Studien nachgewiesen haben. Schädlich für unser Vegetativum ist Elektrizität aber in jedem Fall, auch wenn es bei uns als Erwachsenen keinen Krebs mehr auslöst. Besonders schädlich sind meines Erachtens isolierte Frequenzen. Manche Therapeuten arbeiten mit Frequenzgeneratoren und testen die Schwingung aus, die der Patient braucht. Einige benutzen auch festgelegte Schwingungsmuster (u.a. von Hulda CLARK), um angeblich Krankheiten wie Krebs zu heilen und Parasiten aus dem Körper zu entfernen. Ich bin nicht davon überzeugt, daß so etwas zu dauerhaften und wirklich heilenden Resultaten führt. Deshalb empfehle ich, statt auf Experten lieber auf die innere Stimme und das eigene Befinden zu achten, wenn man solche Elektrotherapien anwendet.

Besonders schlecht sind **Handys**, die das gesamte Energiesystem durcheinanderbringen. Auch im ausgeschalteten Zustand hält die Störwirkung an, so daß es empfehlenswert ist, Handys weit entfernt vom Körper (mindestens 50 cm) zu transportieren und nur in Ausnahmefällen zu benutzen. Wer beruflich darauf angewiesen ist, sollte zumindest eine Freisprecheinrichtung benutzen und Handys mit geringer Strahlung verwenden (die Tabellen der herstellerabhängigen Wattstärken sind durch den Verbraucherschutz erhältlich). Handys und Pager scheinen unisono störend zu wirken. Entstörmaßnahmen bringen von der Elektrosmogbelastung her nichts. Sie senken die gesendete Wattleistung natürlich in keiner Weise. Energetisch können manche Entstörchips dagegen einen abschwächenden Effekt haben. Darauf zu vertrauen und dafür viel Geld auszugeben scheint mir nur dann gerechtfertigt, wenn man das Handy unbedingt und sehr häufig benutzen muß. Bei Quarzuhren spielt die eingelegte Batterie eine Rolle.

Mundströme durch Amalgam oder seltener durch andere Metalle (meist metallische Prothesenbügel) wirken in zweifacher Hinsicht störend: einmal durch die vermehrte Freisetzung von Schwermetall-Ionen, die in den Kriechströmen abfließen und verschluckt und damit aufgenommen werden, zum zweiten durch die Nähe vegetativer Steuerzentren zum oberen Mundhöhlenboden. Diese hochempfindlichen vegetativen Zentren (Hypothalamus) reagieren mindestens so sensibel auf Elektro-Störeinflüsse wie Computerchips. Zahlreiche Patienten, denen es nach Entfernung dieser Mundstrom-Batterien wieder gut ging, belegen dies.

Der Einfluß von Natur, Architektur und Inneneinrichtung im chinesischen **Feng shui** ist mir persönlich recht fremd. Mir erscheint vieles bei dieser Lehre sehr konstruiert und zu starr und statisch. Aber das können auch nur meine persönlichen Vorurteile sein. Immerhin ist es zu begrüßen, daß mit Feng Shui Feinfühligkeit für das Energetische gefördert wird. Grundsätzlich führt eine energetisch heilsame Architektur zu einem Haus, das uns glücklich stimmt und seelisch unsere Stimmung hebt. Gleichzeitig sollte es energetisch keine Blockaden hervorbringen, wie es die fatalen Eisengitter in Betondecken tun, die als Resonanzverstärker von Erdstrahlen wirken. Wenn wir uns zuhause wohl fühlen und uns bei längerem Aufenthalt nichts stört oder „herunterzieht", dürfte die energetische Situation in Ordnung sein. Im besten Fall sollte unser Haus zu einem Kraftort werden, wo wir uns erholen und energetisch wieder aufladen können.

Die **Kleidung** hat auf die Energieverfassung eine häufig unterschätzte Bedeutung. Dunkle Kleidung macht durchlässig für Fremdschwingungen und senkt die eigene Schwingung. Bei der schwarzen Trauerkleidung sehen wir das Schwarz als Zeichen der Bedrückung und der Bereitwilligkeit zu diesem niedergedrückten Zustand, aber auch als Offenheit für Trost und Mitgefühl. Im Extrem wirkt Schwarz absorbierend auf alle Umgebungsschwingungen und läßt gleichzeitig keine Eigenschwingung mehr heraus. Dann handelt es sich um einen „Energiestaubsauger"-Effekt. Dunkle Kleidung wirkt aus denselben Gründen wärmend. Weiße und helle Kleidung hebt dagegen die eigene Schwingung und schirmt Fremdschwingungen ab. Zusätzlich läßt weiße Kleidung Heilenergie heraus, weshalb medizinisches Personal meist weiß gekleidet ist.

Nach meinen Erfahrungen spielt es auch eine Rolle, in welcher Schicht unserer Kleidungshüllen welche Farbe getragen wird. Dunkle Unterwäsche wirkt auf Fremdenergien viel stärker aufsaugend als außen getragene Kleidung, weshalb erotische Reizwäsche sehr häufig dunkel gefärbt ist. In der Sexualität will man natürlich den Energieaustausch, was im Alltagsleben sehr häufig nicht der Fall ist, wo wir uns eher gegen schädliche Fremdenergien schützen wollen. Man sollte deshalb im allgemeinen helle, am besten ganz weiße Unterwäsche tragen, um sich abzuschirmen. Dunkle Kleidung in der Peripherie des Körpers ist dagegen energetisch weniger schädlich (dunkle Pullover usw.). Seide und Gore-Tex wirkt vergleichbar wie helle Stoffe, indem es eigene Energien herausläßt und Fremdenergien abschirmt. Baumwolle ist neutral, wogegen nylonähnliche Synthetika (Kunstfasern älterer Bauart mit elektrostatischer Aufladung) für mein Empfinden oft wie dunkle Stoff-Farben wirken.

Düfte haben durch die Ankoppelung an tiefste, entwicklungsgeschichtlich älteste Hirnanteile (Reptilienhirn) eine enge Beziehung zu starken Gefühlen, der Sexualität und den Instinkten. Düfte haben auch etwas mit unseren karmischen Erinnerungen zu tun, indem sie besonders alte Erinnerungen speichern. Düfte wirken damit wesentlich tiefgreifender als andere Sinneswahrnehmungen. In der Psychoneuroimmunologie konnte die große Bedeutung der Düfte für die Partnerwahl gezeigt werden. Frauen wählen instinktiv durch den Geruch genau den Partner, dessen Gene am besten zu ihnen passen. Bei den Major-Histokompatibilitätsgenen (genetisch vorgeprägte Zellmarker auf der Zelloberfläche), die eine Selbst/Fremdorientierung der Zellen ermöglichen, verführt der Geruchssinn offenbar zu besonders guten Paarungen. Interessanterweise versagt diese Partner-Selektion bei Einnahme der Antikonzeptiva (Antibabypille). Das führt uns anschaulich vor Augen, welche feinen Antennen wir durch Ignoranz ausschalten können.

Parfüms machen „anziehend", weil das Kraftfeld des Parfümierten schrumpft und der oder die Betreffende dadurch leichter eroberbar, verletzlicher, erotischer und sympathischer wirkt. Ätherische Öle haben eine besonders starke Beziehung zum feinstofflichen Energiesystem und den Energiezentren (Chakras). Je angenehmer ein Duft auf uns wirkt, umso harmonisierender ist er für unser Energiesystem. Nach meiner Erfahrung haben insbesondere Dürfte mit harziger Natur eine allgemein belebende, harmonisierende und reinigende Wirkung (z. B. Baumharz, Myrrhe und Weihrauch). Bei der Besprechung der Energiezentren (Chakras) komme ich später ausführlich auf ätherische Öle zurück.

Schmuck hat unterschiedliche Wirkungen (je nach Polarität und Sorte), wobei manche Edelsteine wie Bergkristall energetisch aufgeladen werden können. Man legt Bergkristalle zur Aufladung in die pralle Sonne und danach auf kranke Körperstellen. Die aufgenommenen Krankheits-Energien können nach einer Viertelstunde durch fließendes Wasser entladen werden. Weil Kristalle schlechte Schwingungen konservieren können, bin ich mit ihnen ganz generell sehr skeptisch und vorsichtig. Entscheidend sind dabei natürlich die eigene Sensitivität und die eigenen Energiereserven, um solche Störungen zu verkraften. Besonders gilt das für gebrauchten Schmuck. Stets würde ich dazu raten, solchen Schmuck gründlich zu reinigen und lange unter fließendem Wasser abzuspülen.

Besonders **Kristalle** sind ein zweischneidiges Schwert. Kristalle können energetisch neben ihren guten Effekten auch schädliche Wirkungen entfalten. Das kann der Fall sein, wenn sie beispielsweise gar nicht zum Patienten passen oder sich mit schädlichen Energien aufgeladen haben. In diesem Zusamenhang kann ich ein persönliches Erlebnis berichten, aus dem man den möglichen verheerenden Einfluß von Edelsteinen besonders klar erkennen kann:

Bei einem Seminar hatte ich ein Kristallstück vom Tigerauge gekauft und danach in meine obere linke Brusttasche gesteckt. Ich saß mit den anderen Seminarteilnehmern im Kreis und hörte einem Vortrag zu. Etwa eine halbe Stunde war vergangen, als ich fürchterliche und bedrohliche Herzschmerzen mit Stichen und einem Engegefühl bemerkte. Blitzartig wurden in mir sofort alle versteckten hypochondrischen Ängste des gelernten Mediziners mobilisiert. Ich dachte an einen drohenden Herzinfarkt (der meine beiden Großväter hinweggerafft hat) und durchlebte Minuten der Qual. Ich überlegte krampfhaft, wie ich ein rettendes Krankenhaus möglichst unauffällig erreichen konnte. Bei meinen Streichelbewegungen, die man ja unwillkürlich bei solchen Herzattacken ausführt, fiel mir ein derber Knoten auf: das kirschgroße Tigerauge! Ich legte es entfernt neben mich und war nach fünf Minuten die Herzbeschwerden los. Trotz der anfänglichen Skepsis, das Stückchen Stein könnte in seiner Winzigkeit solche Dramatik heraufbeschwören, funktionierte die Sache!

Ähnliche Begebenheiten habe ich übrigens hin und wieder mit Patienten erlebt. Testet ein Schmuckstück schlecht und lassen es die Patienten weg, sind fürderhin zahlreiche Beschwerden wie von Geisterhand verschwunden! Skeptiker mögen das für pure Einbildung halten, aber ich bin überzeugt, daß reale energetische Effekte dahinter stehen. Schließlich waren Kristalle seit jeher in Geheimbünden dafür bekannt, daß sie Energien gut speichern und weitergeben. Das modernste Beispiel, daß an diesen Behauptungen etwas an tieferem Wahrheitsgehalt steckt, sind Quarz und Transistor in unserer modernen Technik. Auch hier handelt es sich um Kristalle!

Auf die **polare Wirkung von Gold und Silber** hat der Allgemeinarzt und Erdstrahlenforscher Ernst HARTMANN immer wieder hingewiesen. Es gibt Goldtypen, die durch Gold energetisch aufgeladen werden. Umgekehrt gibt es Silbertypen, die durch Gold geschwächt werden. Man kann also nicht jedem Patienten als Ersatz für die schädlichen Amalgam-Füllungen pauschal Gold empfehlen. Der goldene Ehering am Ringfinger dient übrigens dazu, den Akupunkturmeridian von Kreislauf-Sexus zu stimulieren. Das scheint unabhängig von der Polarität zu funktionieren. Mit dieser Stimulation des Kreislauf-Sexus-Meridians sollen die sexuelle Potenz und das Erfüllen der „ehelichen Pflichten" sichergestellt werden.

Körperhaltungen wie das Verschränken der Arme hinter dem Rücken wirken ähnlich Kraftfeld-verkürzend wie Parfüm. Bei Adolf HITLER konnte man diese Verniedlichungspose häufig beobachten. Er wollte damit sympathischer und zutraulicher wirken, als wäre er ein schüchtener, unbeholfenener und treuherziger Mensch. Indem er seine aggressiv wirkenden Arme hinter seinem Rücken versteckt, vermittelt er uns in der Körpersprache: „Ich kann ja keiner Fliege was zuleide tun." Gerade durch Körperhaltungen und Mimik verraten wir aber auf verräterische Weise, was wirklich in uns vorgeht. Dabei spielt das feinstoffliche Energiesystem eine große Rolle, weil es über Qualitäten wie Sympathie oder Antipathie, Kraft oder Schwäche, Anregung oder Ablehnung Auskunft gibt.

Häufig kann man in Diskussionsgruppen und dergleichen beobachten, daß nebeneinander sitzende Menschen ihre Beine in der gleichen Weise übereinanderschlagen. Sie schwingen dann ähnlich und drücken dem Nachbarn auf unbewußte Weise ihre Sympathie aus. Das Gegenteil kann man natürlich auch feststellen, wenn Gegner ihre Feindseligkeit durch eine gegenteilige Körperhaltung unterstreichen. Wer seine Mitmenschen genau beobachtet, kann deshalb aus der Körpersprache sehr viel über ihre feinstoffliche Verfassung und ihre Psychoenergie erfahren. An dem Beispiel mit HITLER sieht man aber auch die Grenzen, die sich durch absichtliche Täuschungen ergeben. Denn die Körpersprache ist ziemlich plump und direkt, so daß man sie durch einige Übung auch zur Maskierung und Täuschung mißbrauchen kann.

Bewegung und Haltung ebenso wie **Atemtechniken** waren seit altersher als enorm tiefgreifende Mittel zur Energiesteuerung bekannt. Das chinesische Ch'i Gong und Schattenboxen basiert auf der Erkenntnis, daß fließende, sanfte Bewegungsmuster energiehebend wirken. Die indischen Mudras, bestimmte, früher geheim gehaltene Handstellungen und Handzeichen, können Energien lenken und beeinflussen. Die Koppelung der Bewegungen mit heilend-positiven und spirituellen Gedanken lädt unsere Gesamtenergie auf. Das gilt ganz besonders für das indische Yoga und die Meditation in vielerlei Formen. Ganze Heilsysteme und Religionen bauen bekanntlich darauf auf.

Gerade dahinfließende und sanfte Bewegungen sorgen dafür, daß die Lebenskraft zum optimalen Fließen kommt. Entscheidend ist ein behagliches, strömendes Gefühl, bei dem nichts erzwungen wird. Unsere Bewegungen müssen von Lust und Wohlbefinden begleitet sein, damit ein optimaler Effekt entsteht. Wir dürfen bei aller Manipulationstendenz und allem Ehrgeiz nicht vergessen, daß die feinstoffliche Energie häufig umso besser fließt, je ungezwungener, lockerer und freier wir an die ganze Sache herangehen. Deshalb sind auch Lachen und Spaß so wirksam, und wir fühlen uns befreiter und wohler als zuvor. Häufig glauben viele Menschen, Belohnung gäbe es auch hier nur durch Opfer. Durch zu starre und unduldsame Bemühungen werden aber viele Möglichkeiten verschenkt, weil Lust, Spaß und Freude die besten Energielieferanten sind. Streß, Zwang und Schmerz hindern dagegen die Energie am Fließen!

So gut wie nie werden dabei **Meditationssysteme** auf ihre Qualität hin überprüft. Autos verschiedener Marken oder Dienstleistungen von Unternehmen werden von Warentestern geprüft. Das liegt völlig im Interesse des Verbrauchers, der für sein hart erarbeitetes Geld die beste Ware erhalten will. Meines Erachtens wird das in Zukunft mit geeigneten energetischen Meßmethoden auch bei Meditationssystemen möglich sein. Man weiß dann gleich, welche Systeme die größten Fortschritte versprechen. Ich selber habe zusammen mit meiner damaligen Frau solche Energiemessungen bei rund einem Dutzend Menschen durchgeführt, die wir vor und nach einer Yoga-Stunde gemessen haben. Überraschenderweise war ein Drittel energetisch gebessert (um ca. 10–20 %), ein Drittel war gleichgeblieben und ein weiteres Drittel zeigte sogar eine Verschlechterung! Aus meiner langjährigen Praxis kann ich bestätigen, daß Meditation nicht jedem Übenden zu allen Zeiten gut tut. Höchstwahrscheinlich spielt es darüber hinaus auch eine große Rolle, welche Form der Meditation gewählt wird und ob sie zum betreffenden Charaktertyp paßt (davon später mehr im Kapitel über Therapieformen).

Immer wieder begegnen einem Mitmenschen, die geradezu hypersensibel auf alles Mögliche reagieren. Ich habe hochempfindliche Patienten erlebt, die auf geringste Gaben von homöopathischen Hochpotenzen regelrecht wie bei einem Erdbeben reagierten. Meiner Erfahrung nach ist die wahre Ursache dieser extremem Überempfindlichkeit oft in einer erheblichen vegetativen Dystonie zu suchen. Dahinter verbergen sich sehr häufig unbewußte seelische Probleme. In der neueren medizinischen

Terminologie spricht man statt von „Neurasthenie“ (Nervenschwäche) oder „vegetativer Dystonie“ (Störung des autonomen Nervensystems) von „somatoformer Störung“ („verkörperlichter Störung“). Man meint damit, daß ein aufgewühltes, disharmonisch reagierendes Nervensystem alle möglichen Körpersymptome hervorrufen kann. So jemand meint, sein Herz würde wehtun oder sein Kreuz bricht ab, während in Wahrheit sein gestörtes Nervensystem dahintersteckt.

Die Mehrzahl aller Menschen (ca. 60–70%) mit **Hypersensibilität** sind nicht hochschwingend, sondern neurotisch. Krampfhaft versuchen sie einem das Märchen von ihrem hochschwingenden Sonderstatus zu verkaufen. Doch erfahrungsgemäß leiden sie überwiegend an sich selber, indem sie ein gestörtes Vegetativum und viele seelische Konflikte haben. Das macht sie unglücklich, extrem überreizt und zutiefst empfindlich. Denn sobald man ihr überreizes Vegetativum beruhigt und ihre Konflikte zum Schmelzen bringt, sind sie wieder so normal wie jedermann. Ihre Hypersensibilität erweist sich im nachhinein als pure Einbildung. Der hypersensible Status wird natürlich gerne als Druckmittel für allerlei Sonderprivilegien benutzt. Medizinisch sprechen wir vom „Krankheitsgewinn“, den jemand aus seinem Status als Kranker zieht. Bei kleinen Kindern besteht der Krankheitsgewinn aus Spielzeug und vermehrter liebevoller Zuwendung, beim Erwachsenen wird es zum Privileg, krankgeschrieben zu sein und sich ausruhen zu dürfen. Auch die Rente und die Zuwendung der Familienangehörigen und des Arztes rechnet man zum Krankheitsgewinn.

Zu solchen Menschen mit Hypersensibiliät rechne ich auch manche Menschen mit einem überzogenen Leiden an chemischen Giften. Tragischerweise haben sie oft eine starre Fixierung auf den ausschließlich ökologischen Faktor, der geradezu dogmatische Züge trägt. Das innerseelische Gestörte und Böse wird zur bösen Chemie, die überall lauert und Hautausschläge macht, Kopfweh hervorruft oder einen tagelang mit Erschöpfung ans Bett fesselt. In einer amerikanischen Naturheilzeitschrift las ich von „Chemical Sensitivity Disorder – CSD“-Patienten, die ganz isoliert in unzulänglichen Wüstengebieten der USA wohnen. Diese Opfer der modernen Hochzivilisation können tagelang anhaltende fürchterliche Schmerzsyndrome entwickeln, wenn beispielsweise ein 30 Meilen entfernt wohnender Farmer seine Felder mit Chemie sprayt und der Wind ungünstig steht. Es handelt sich dabei keineswegs um einen Aprilscherz. In ihrer Ratlosigkeit empfahlen Ärzte den Betroffenen diesen Eremitenstatus, weil sie sich nicht mehr zu helfen wußten. Solche Patienten sind nach meinen Erfahrungen so gut wie immer erheblich seelisch gestört. Die minimalen Giftmengen bringen das Faß nur zum Überlaufen, sind aber nicht die eigentliche Ursache.

Bei der Frage nach Ursache und Wirkung zeigt meine Erfahrung, daß man im gestörten Nervensystem die primäre Ursache solcher Störungen suchen muß (der Patient sieht das häufig ganz entgegengesetzt!). Beruhigt man nämlich das Nervensystem und heilt die dahinter liegenden seelischen Konflikte, können viele dieser Hypersensiblen auf einmal wieder viel mehr aushalten. Das trifft auch für sehr viele Schmerzpatienten und solche Menschen zu, die sich sehr schlecht fühlen, ohne daß man irgendeine objektive Ursache dafür finden kann. Auch zahlreiche paranormal begabte Patienten gehören zu dieser Kategorie. Ihr Vegetativum ist durch eine Dauerverkrampfung übersensibel geworden. Dadurch stellen sich bei ihnen viel leichter paranormale Phänomene ein, so daß bei ihnen die Fähigkeit zum Hellsehen Ausdruck ihres überreizten Nervensystems ist.

Natürlich ist nicht jeder Hochsensible gleich seelisch gestört und vom vegetativen Nervensystem her in einer Daueranspannung. Es gibt auch von „Haus aus“ Hochsensible, die seelisch völlig im Lot sind. Sie werden als **„Sensitive“** bezeichnet. Menschen mit hochschwingenden Energiekörpern und offenem Kausalkörper werden ganz automatisch hochempfindlich, selbst wenn sie früher (vor ihrer Schwingungserhöhung) relativ robuste Durchschnittsleute gewesen sind. Es gibt deshalb zwei Sorten von „Sensitiven“: solche, die es von Geburt an sind, und solche, die es im Zuge einer Persönlichkeitsentwicklung geworden sind. Meist wissen beide Sorten von Sensitiven, zu welcher Gruppe sie gehören. Den Sensitiven erkennt man daran, daß er sich völlig normal, in sich ruhend und zufrieden fühlt. Der Sensitive leidet an der Welt (vor allem an „grobgestrickten“ Mitmenschen), aber nicht an sich selber. Das ist beim vegetativ Gestörten nicht der Fall, weil dessen Grundstimmung überwiegend schlecht und niedergedrückt ist.

In den letzten Jahren beobachte ich eine starke Zunahme an Sensitiven, insbesondere auch unter Kindern (sog. „Indigo-Kinder“ mit angeblich violetter Aura). Solche Menschen haben Kausalkörperwerte, die bei der Messung mit dem Rebatest-Gerät über 70% oder höher liegen. Das große Problem solcher Sensitiver beruht auf dem Unverständnis ihrer Mitmenschen, weil sie sich in einer Minderheit befinden. Man hält sie gerne für „Spinner“ und „Sonderlinge“. Kinder werden zu zappeligen Hyperkinetikern gestempelt oder anderswie stigmatisiert. Solche häufig hochtalentierten Kinder passen leider in kein übliches Schema. Weil die meisten Lehrer viel niedriger schwingen, können sie solche hochschwingenden Kinder überhaupt nicht verstehen. Treffen solche Menschen auf Gleichfühlende, denen es genauso geht, ergibt sich daraus ein großer seelischer Entlastungseffekt. Es überrascht mich immer wieder, wie sich Menschen mit der gleichen Schwingungshöhe auf Anhieb verstehen können. In kürzester Zeit entsteht ein Gleichklang der Seelen.

Sehr wichtig für unsere energetische Gesundheit ist die Qualität der **Nahrung, der Luft und des Wassers.** Nach meinen Erfahrungen wird gerade bei der Nahrung vieles durcheinandergebracht. Das Entscheidende und oft Vergessene scheint mir vor allem der Genuß zu sein, der mit dem Essen einhergeht. Essen muß gut schmecken, um gut verdaut werden zu können. Je mehr eine Nahrung von Sonne bestrahlt wurde, umso gesünder ist sie in der Regel. Das liegt daran, daß die Sonne sehr hohe Schwingungen aussendet. Das Sonnenbaden ist eine einfache Möglichkeit, sich zu energetisieren. Je höher ein Mensch energetisch schwingt, umso höher sollte seine Nahrung in qualitativer Hinsicht sein. Insbesondere Nüsse, hochwertiges Quellwasser und wild gewachsene Früchte sind sehr hochwertig. Geräte zur Wasserverbesserung halte ich persönlich nicht für optimal. Besser ist naturbelassenes Quellwasser, auch wenn es deutlich teurer ist.

Bei der Frage nach der Luftqualität würde ich jedem, der energetisch gesünder werden will, den Umzug in eine Gegend mit besserer **Luft** empfehlen. Smog und Zigarettenrauchen drücken das allgemeine Schwingungsniveau. Lange Spaziergänge im Wald oder Wanderungen an der See und im Hochgebirge sind wichtige Lieferanten feinstofflicher Energie. Mit zunehmender Höhe über dem Meeresspiegel steigt das Schwingungsniveau, weshalb Klöster und Einsiedeleien häufig sehr hoch liegen. Urlaub im Hochgebirge gilt deswegen als doppelt so gesund wie ein Urlaub am Meer, weil die Energie im Hochgebirge höher ist.

Weil die energetische Ausstrahlung der Nahrung einen deutlich spürbaren Einfluß auf unser Energiesystem hat, kam es höchstwahrscheinlich zu dem Spruch: *„Du bist, was du ißt."* Die energetische Schwingungshöhe einer Nahrung ist dabei ein Ausdruck seiner stofflichen Qualität. Qualitativ höherwertige Nahrung schwingt deshalb auch höher. Wir werden deshalb mit zunehmender spiritueller Entwicklung immer empfindlicher, wenn uns niedrigschwingende Nahrung „herunterzieht". Auf der anderen Seite gibt es aber auch das umgekehrte Phänomen, daß wir mit zunehmendem Höherschwingen immer unabhängiger von Fremdeinflüssen werden – seien es Nahrung oder andere Einflüsse.

In der täglichen ärztlichen Praxis fällt mir immer wieder auf, daß manche strengen Vegetarier auffallend häufig energetisch und von der Darmflora her sehr viel kränker als der Durchschnitt der Menschen sind. Es mag sein, daß kränkere Menschen sich instinktiv dem Vegetarismus zuwenden. Aber das scheint nur einer der Gründe zu sein. Denn das eigentliche Problem besteht meiner Erfahrung nach darin, daß die Nahrung einiger Vegetarier aus zuviel Rohkost besteht, die den Darminhalt zum Gären bringt und Fuselalkohole entstehen läßt, die die Darmwände reizen. Deshalb ist eine vorgegarte, schmackhaft Kost sicherlich das Gesündeste, die dazu noch gut gewürzt ist und gut schmeckt (etwa indisches Curry/Curcuma). Erwähnen möchte ich auch, daß im Vollkorn (insbesondere von Weizenkeimen) natürliche Antibiotika enthalten sind (sog. Phytine), die außerordentlich schwer verdaulich sind und im Tierversuch schwere Darmschäden hervorrufen. Man sollte deshalb grundsätzlich mit einem zu viel an Weizenkeimen und ähnlichen Vollkornprodukten zurückhaltend sein.

Eine der allerwichtigsten Quellen für unsere Gesundheit finden wir in erholsamem **Schlaf**. Bei der Besprechung der Erdstrahlen habe ich schon auf die Wichtigkeit des Schlafes hingewiesen. Meines Erachtens gibt es zwei Hauptgründe für eine schlechte Schlafqualität, die alle anderen Gründe zu vernachlässigbaren Nebengrößen machen – nämlich die erwähnten Erdstrahlen mitsamt anderen baubiologischen Problemen (Lärm, Dreck, Elektrosmog usw.) sowie die unbewußten seelischen Konflikte. Von letzteren wird in diesem Buch noch ausführlich die Rede sein. Guter Schlaf ist in feinstofflicher Hinsicht mit dem Aufladen einer Batterie zu vergleichen. Wir regenerieren dadurch unser Reservoir an Lebenskraft.

Auch bei der **Sexualität** haben unbewußte seelische Konflikte eine immense Bedeutung, die alle anderen Störeinflüsse weit in den Schatten stellt. Dabei möchte ich Sexualität im weitesten Sinn auffassen als die Fähigkeit, Lust und psychophysisches Wohlbefinden relativ autonom und selbstbestimmt herzustellen. Deshalb kann auch ein Querschnittsgelähmter oder ein Mönch eine gesunde Sexualität haben, solange er es schafft, sich in diesem Sinne selbst gut zu tun und Behaglichkeit und Lust herzustellen. Bei der Sexualität handelt es sich deshalb um eine von den Geschlechtsorganen unabhängige Basisfunktion, die man als Fähigkeit zur lustvollen energetischen Autoregulation bezeichnen kann. Alles, was uns vom Gefühl her wirklich gut tut und unser Wohlbefinden steigert, erhöht auch unseren Energiefluß. In diesem Sinn haben auch Kinder eine Sexualität. Bei Kindern wird Sexualität noch weitgehend als von den Geschlechtsorganen getrennt erlebt. Trotzdem haben Kinder Sexualität, indem sie viel Spaß haben und ständig nach Wohlbefinden suchen.

Der persönliche Lebensrhythmus spielt für unser Wohlbefinden eine große Rolle. Viele Menschen empfinden ihr Leben entweder als zu hektisch oder zu eintönig. Manche versinken entweder in lähmender Langeweile oder leben in überdrehter Daueranspannung. Meines Erachtens wird in unserer Leistungsgesellschaft jedoch viel zu wenig Wert auf das Nichtstun gelegt. Unter Nichtstun verstehe ich einfach lebendig sein, ohne dafür etwas leisten zu müssen. Viele Menschen leben ein trotziges Leben im Kampf mit ihrem Über-Ich (dem von den Eltern und der Gesellschaft aufgestellten Moralkodex).

Dieses Über-Ich hält ihnen vor, sie müßten so und so sein oder das und das tun, um etwas wert zu sein. Dabei überhören sie dann ihre innere Stimme, die am besten weiß, was gut für sie ist. Den eigenen Lebensrhythmus zu finden bedeutet deshalb, auf seine innere Stimme hören zu lernen. Meist ist das ein langwieriger Prozeß, der keine endgültigen Antworten kennt und immer wieder neue Lösungen erfordert.

Die Schlußfrage am Ende dieses Kapitels lautet für mich, wie man energetisch möglichst gesund bleiben kann. Wie gelingt das angesichts häufig ungesunder Lebensweise? Wie können wir in Harmonie bleiben, wenn um uns emotionale Spannungen mit immer höheren Scheidungsraten, psychosomatischen Störungen und zunehmenden Krankheiten herrschen? Ich kenne viele Leute, die der Meinung sind, alles wird unvermeidlich immer schlechter werden. Ich gehöre dagegen zu den Optimisten, die an eine bessere Zukunft glauben. Natürlich geht vieles unendlich mühsam und von Rückschritten und Kämpfen begleitet voran. Doch im Gegensatz zu vielen Pessimisten bin ich der Meinung, daß die Mehrzahl aller Menschen in den industrialisierten, wohlhabenden Weltgegenden noch nie so große Chancen für ein energetisch gesundes Leben gehabt hat wie heute. Noch nie in der Menschheitsgeschichte gab es so viel Gelegenheit zu persönlicher Entfaltung. Es gibt die Möglichkeit zu befriedigender Sexualität ohne Angst vor Nachwuchs. Man kann gutes Essen und klares Wasser bekommen. Man kann sich spirituell entfalten, wie das in früheren Zeiten der Menschheitsgeschichte für die breite Masse nie möglich gewesen war.

Das Hauptproblem, warum das Alltagsleben für die meisten Menschen trotzdem häufig so unbefriedigend und enttäuschend verläuft, liegt meines Erachtens in unbewußten seelischen Konflikten. **Wir stehen uns mit unserem inneren Frust selbst im Weg und hindern uns selbst daran, ein glückliches und mit Sinn erfülltes Leben zu führen!** Je mehr wir in uns hineinhorchen und unserer inneren Stimme vertrauen, umso anspruchsvoller werden wir mit unseren wirklichen Bedürfnissen – oder anspruchloser mit Scheinbedürfnissen, die uns nur anlügen und täuschen. Wir müssen deshalb etwas tun, damit unser Seelenmüll aufgeräumt und entsorgt wird. Erst dann können wir mehr und mehr erkennen, was wir wirklich wollen und wer wir wirklich sind. Gewiß handelt es sich um einen hohen Anspruch. Aber wir sind höchstwahrscheinlich nicht von der göttlichen Weisheit in die Welt geschickt worden, um uns pausenlos zu irren, ewig abzuquälen und ein trostloses Leben zu führen. Der schnellste, beste und dauerhafteste Weg zu persönlicher Klarheit und der Fähigkeit, das Richtige zu wissen und auch die Kraft zu haben, es zu tun, besteht im Aufräumen des seelischen Mülls!

Bevor ich in späteren Kapiteln näher erläutere, was es mit dem „Seelenmüll“ auf sich hat, möchte ich im folgenden Kapitel erklären, wie energetische Heilung funktioniert. Dazu möchte ich einige Hilfestellungen zur energetischen Heilung geben.

Magie und Energiearbeit

In jedem Geschöpf der Natur lebt das Wunderbare.
(Aristoteles)

Man fragt sich natürlich, wenn man sich mit Heilung beschäftigt, wie die Natur heilt. Wie schafft die Natur das, wenn eine Krankheit ausheilt und der lädierte Körper sich wieder regeniert? Meines Erachtens liegt das vor allem daran, daß unsere eigene Lebenskraft die Vorstellung von Gesundheit in sich trägt. Wenn die Lebenskraft zu wirken beginnt, geschieht deshalb automatisch das Richtige, das zur Heilung benötigt wird.[21] Wir können uns die Lebenskraft wie eine stimulierende und belebende Kraft vorstellen, die mit Weisheit und klugen Vorstellungen von Gesundheit imprägniert ist.

Beispielsweise weiß man von außerkörperlichen Erfahrungen bei Nahtod-Erlebnissen, daß Blinde auf einmal sehen oder Taube hören können. Während sie mit ihrer Seele über dem Operationstisch schweben, können von Geburt an Blinde überraschenderweise das Tatoo am Oberarm des Operateurs erkennen. Oder der vormals Taube kann plötzlich das Gespräch des Operateurs mit der OP-Schwester in allen Details wiedergeben. Was können wir daraus schlußfolgern? Die Gesundheit ihrer Augen und Ohren ist in Wahrheit nie verloren gegangen, sondern war in der Matrize der persönlichen Lebenskraft abgespeichert. Nur reichte die „gesunde Idee" innerhalb der feinstofflichen Energie nicht aus, um die defekten Organe während der Existenz im materiellen Körper zu reparieren. Sobald die feinstoffliche Energie den materiellen Körper verläßt (...die Seele schwebt), kann der Taube oder Blinde wieder gesund reagieren. Seiner gesunden, normalen Reaktionsweise steht dann kein defektes Organ mehr im Wege.

Bei Menschen mit Phantomschmerzen wird genau dieser Sachverhalt zum Kern des Problems! Denn die Lebenskraft versucht verzweifelt, die abgetrennte Gliedmaßen wieder zum Leben zu erwecken, etwa so, wie wenn unsere erfrorenen Hände beim Auftauen fürchterlich schmerzen. Phantomschmerzen sind deshalb ein Selbstheilungsversuch, der natürlich nicht funktionieren kann, weil die Gliedmaßen fehlen. So dreht sich der Heilversuch im Kreis und ruft Schmerzen hervor. Meines Erachtens muß man bei Phantomschmerzen an der Aura des abgetrennten Gliedes arbeiten, die Energie dort wieder zum Fließen bringen und gleichzeitig die Schmerzareale im Hirn beruhigen (durch feinstoffliche Medikamente, die die Chakras und Konflikte heilen, s. spätere Kapitel).

Zur Heilung braucht man grundsätzlich zweierlei:

1. **Ein krankes Organ muß regenerationsfähig sein,** damit es seinen ursprünglichen Zustand wieder erreichen kann.
2. **Die Menge an zugeführter Lebenskraft muß ausreichen, damit Heilung einsetzt.**

Wenn der Kranke zu schwach ist, muß man ihm Energie zuführen, damit er gesund werden kann. Unter zugeführter Energie verstehe ich Nahrung und Flüssigkeit, wenn der Kranke daran einen Mangel hat, oder andere Stoffe wie Hormone, Vitamine und Mineralstoffe (die auch als Form von Energiezufuhr angesehen werden können). Unter „zu schwach" verstehe ich aber auch, daß es in manchen Fällen notwendig wird, dem Kranken von außen auf andere Weise zu helfen. Das kann durch Wegoperieren von Entzündungsherden, Krebsknoten usw. geschehen, oder indem chemische Waffen (Allopathika) zur Bekämpfung von Erregern eingesetzt werden. Die Schwäche des Kranken betrifft dann das Unvermögen, von sich aus gesund zu werden. Für alle diese Fälle ist meist der Arzt zuständig, und manchmal kommt man ohne starke Waffen nicht aus, um die Krankheit zu besiegen.

Im Folgenden geht es darum, daß auch Nichtärzte Mitmenschen helfen können, indem sie bei Heilungen Energie zuführen. Man bezeichnet das als **„Energiearbeit."** Denn dem Kranken genügend Lebenskraft zur Verfügung zu stellen ist eine außerordentlich wichtige und hilfreiche Möglichkeit, daß er wieder gesund werden kann. Handelt es sich um einen unheilbar Kranken, kann man durch Energiearbeit dafür sorgen, daß er nicht kränker wird, sondern seinen Zustand möglichst lange beibehält. Später komme ich auf eine zweite Möglichkeit der

[21] Als „Wunder" bezeichnen wir, wenn bei Zufuhr extrem großer Mengen von Lebenskraft Heilungen unerwartet schnell einsetzen. Die Lebenskraft kann die Trägheit der materiellen Prozesse manchmal überlisten und extrem beschleunigen, so daß plötzlich alles ganz schnell wieder gut wird. Trotzdem sind Wunder meiner festen Überzeugung nach eine Realität, die ganz entscheidend vom Glauben abhängt. Wenn ich an Wunder glaube, kann die Lebenskraft ungehindert ihr Werk entfalten. Glaube ich nicht an Wunder, ist der Heilstrom von vornherein blockiert und kann nicht in der notwendigen Menge fließen.

Heilung zu sprechen, die den seelischen Konflikt betrifft. Dadurch wird die Lebenskraft des Kranken heruntergedrückt und blockiert. Das stelle ich jedoch zunächst zurück und erkläre zuerst die wichtigsten Grundzüge der psychoenergetischen Heilung.

Viele Menschen verwechseln **Magie und Energiearbeit.** Es handelt sich um völlig verschiedene Begriffe, obwohl sie beide im wesentlichen die gleichen Vorgänge benutzen. Im Unterschied zur Magie hat man bei der Energiearbeit ein anderes Bewußtsein von dem, was stattfinden und in welchem Rahmen es wirken soll. Welches der beiden Heilsysteme man bevorzugt, hat vor allem mit der eigenen Chakraentwicklung zu tun. Magie ist eine Heilform der niederen Chakras. Magie wirkt sich deshalb umso zerstörerischer aus, je höher ein Mensch schwingt. Häufig registriert der Mensch auf einem höheren Chakraniveau dann immer weniger, was tatsächlich abläuft, und will immer mehr erzwingen, was geschehen soll. Als Bild dazu fällt mir ein wilder Stier ein, auf dem man als Unkundiger zu reiten versucht. Man sollte die Magie den Urvölkern überlassen, die das viel besser können.

Vor den **Gefahren der Magie** hatte ich schon gewarnt. Magie erzwingt in Form definierter Rituale etwas, das sonst nicht eintreten würde. Insofern sind natürlich bei genauerer Betrachtung erstaunlich viele unserer alltäglichen Handlungsweisen magisch. Wenn wir etwa ein Hufeisen an unseren Autokühler schrauben, damit es vor Unfällen geschützt ist, oder ein Amulett tragen, handelt es sich um Magie. Gefährlich wird es, wenn wir andere Menschen zu unserem eigenen Vorteil manipulieren wollen. Solch eine Magie kann sehr leicht von eigener emotionaler Negativität verunreinigt werden. Jeder, der ehrlich in sich hineinhorcht, wird zugeben müssen, daß wir „viele Seelen in unserer Brust tragen". Eine Verunreinigung unserer Heilenergien durch ungute Emotionen kann deshalb relativ leicht eintreten, solange wir überwiegend magisch arbeiten.

Oft empfinden wir verdrängte, negative Gefühle gegenüber unseren Mitmenschen, die uns selbst zunächst gar nicht bewußt sind. Fatalerweise schleichen sich solche negativen Gefühle völlig unbemerkt in unser Unbewußtes, womit wir dem anderen und (auf verborgene, langfristige und karmische Weise) uns selbst großen Schaden zufügen können. Beispielsweise kann man eine bestimmte Person nicht leiden, ist aber auf ihr Geld aus. Die unbewußt feindseligen Gedanken werden dann mit übertragen, selbst wenn man das gar nicht beabsichtigt. Und selbst wenn wir einer Person neutral gegenüberstehen, ist Geldgier eine emotionale Verunreinigung, die den Heilvorgang beschädigt. Viele Heiler lehnen es deshalb ab, Geld zu fordern, und überlassen es dem Kranken, eine Spende zu geben. Sie beugen dadurch der Gefahr vor, ihre Heilenergie durch unsaubere Motive zu beschädigen oder gar zu verlieren.

Energiearbeit dagegen ist eine Sache der höheren Chakras, bei der man zum Diener höherer geistiger Kräfte wird („...dein Wille geschehe!"). Deshalb sollten wir uns als moderne Menschen ausschließlich dieser höchsten Form der Energiearbeit bedienen. Die Urform der Energiearbeit ist dabei das **Gebet**! Getreu dem Spruch von Jesus *„Wer bittet, dem wird gegeben"* bitten wir die göttliche Kraft, uns zum Kanal für die Heilung zu machen. Das bedeutet nicht, daß wir damit nichts mehr zu tun brauchen. Unsere Aufgabe ist es, uns in die Aura des Kranken hineinzuspüren und zu versuchen, ihm etwa durch Auflegen der Hände psychoenergetische Kraft zu schicken und schädliche Blockaden aufzulösen. Allgemein spricht man bei solch einem Vorgehen auch von „Geistheilung", weil eine unsichtbare, geistige Kraft am Wirken ist.

Verblüffenderweise funktioniert Energiearbeit unabhängig von der Entfernung. Natürlich ist es vorteilhafter, wenn man sich ganz nahe beim Kranken befindet, aber es klappt auch auf Entfernung hin. Durch eine **Resonanz zwischen Sender und Empfänger** wird die Heilenergie übertragen. Man hat durch EEG-Messungen bei Heilungssitzungen beobachtet, daß sich die Hirnwellen von Heiler und Patient im Prozeß des Heilvorganges sehr stark angleichen. Man kann das Resonanzphänomen mit einem Telefonat vergleichen. Wie beim Telefonieren müssen der Adressat und dessen unveränderliches Merkmal bekannt sein. Schon wenn ich an jemanden denke, bin ich im selben Moment mit ihm verbunden. Jede Mutter kennt das instinktive Gefühl, in unsichtbarer Weise mit ihrem Kind verbunden zu sein. Mit Menschen, die uns emotional besonders berühren, verbindet uns ein ganz besonderes, unsichtbares Band. Mit dem Kranken sollte es uns dabei ähnlich gehen wie mit einem emotional nahestehenden Menschen, weil dann der Kontakt stärker ist.

Der nächste Schritt scheint mir der schwierigste zu sein. Denn je mehr wir etwas mit unserem bewußten Willen erreichen wollen, umso unwahrscheinlicher wird die Erfüllung. Der amerikanische Internist und „Gebetsforscher" Larry DOSSEY hat kontrollierte Experimente mit Gebeten durchgeführt, die statistisch umso bessere Ergebnisse gezeigt haben, je weniger genau sie formuliert waren. „Sorge dafür, daß es John bald besser geht" funktioniert besser als „Sorge dafür, daß Johns Herzinfarkt gut abheilt". Der ganz präzise formulierte Gebetswunsch scheint das Unbewußte stärker zu blockieren. Wenn man etwas zu stark will, kann das Gebet nicht so gut erfüllt werden. Wenn man gar nichts will, ist das aber auch wieder schlecht. Völlige Passivität führt zum anderen Extrem. Man muß schon „anklopfen, damit aufgetan wird", nur eben nicht zu stark und fordernd. Man muß den Wunsch natürlich schon wollen, ihn offen formulieren, aber die Realisierung dann der höheren Weisheit des Universums übergeben.

Wenn wir eine Heilung erzwingen und beschleunigen wollen, indem wir befehlen: „Jetzt werde doch endlich gesund!“, dann klappt es garantiert nicht. Es ist wie mit vielen unbewußt ablaufenden Prozeßen, die umso mühsamer funktionieren, je angestrengter wir sie erreichen wollen. Jeder kennt den fruchtlosen Kampf, willentlich einschlafen zu wollen. Beim Kommunizieren mittels Energiearbeit scheint die Angelegenheit sehr ähnlich zu sein. Wenn wir die Energie mitsamt den aufgeprägten Gedanken senden wollen und dies mit zuviel Anstrengung tun, geht die Sache garantiert schief. Das Geheimnis liegt in einer Art Beiläufigkeit, mit der man die ganze Angelegenheit der Heilung betreibt.

Ich habe zur Klärung dieses Problems eigene Versuche durchgeführt. Es waren Messungen der Hirnströme und der Energie-Ebenen, die aufschlußreiche Ergebnisse lieferten, die Licht in das Dunkel dieser Heilvorgänge bringen können. Denn je mehr man mit einem kleinen Gerät Hirnwellen des Alltagsverstandes erzeugt, umso mehr schrumpft das Energiefeld. Offenbar stehen abstraktes Denken und die Lebenskraft in einem gegensätzlichen Spannungsverhältnis. Im Grunde handelt es sich um ein ganz simples Phänomen, das bereits jedem Schüler bekannt ist, wenn er sich nach sechs Schulstunden wie halbtot fühlt. Angestrengtes (abstraktes) Denken und Lebenskraft sind gegenpolar!

Wir können aus diesem einfachen Versuch mehrere Schlüsse ziehen. Zunächst sollte man sich bewußt sein, daß zu viel angestrengte Verstandestätigkeit unsere Lebenskraft schwächt. Wir brauchen dafür einen Ausgleich, etwa indem wir lange Spaziergänge in der Natur machen, um uns wieder „aufzuladen“. Denken ist umso gesünder und vorteilhafter, je weniger man sich dabei anstrengt und je mehr Spaß man dabei empfindet. Dann treten Alphawellen auf, die die Lebenskraft nicht in dem Maß blockieren. Man kann aus dem Versuch mit dem Hirnwellengerät und den Energie-Ebenen noch mehr lernen, was die Lebenskraft selber betrifft. Denn grundsätzlich fließt umso mehr feinstoffliche Energie, je weniger wir sie bewußt beeinflussen. Sie wird dann nicht durch unseren Mentalapparat blockiert. Der offene Satz beim Heilgebet: „Sorge dafür, daß es John bald besser geht“ funktioniert deshalb besser als die festgelegte Form von „Sorge dafür, daß Johns Herzinfarkt gut abheilt“. Denn ein Begriff wie „Herzinfarkt“ hat etwas mit abstraktem Denken zu tun und blockiert ein wenig die Heilenergie, so daß es zwischen beiden Sätzen – dem offen formulierten Wunsch und dem genau festgelegten – zu unterschiedlichen Heilungsquoten kommt.

Zusammenfassend können wir sagen, daß Heilwirkungen immer eine Begleitkomponente aus energetisch-geistiger Heilkraft haben. Meist beruht das auf dem stillschweigenden Glauben, den der Therapeut und seine Heilmethoden im Patienten erzeugen, sowie natürlich auch im Glauben, den der Therapeut an sich und seine Heilmethoden selbst hat. Der Glauben dieser beiden Parteien erzeugt ein gemeinsames Feld, in dem Lebensenergie fließt, die mit Heilinformationen imprägniert ist. Im weiteren Sinn sind deshalb alle medizinischen Vorgänge mit solchen Vorgängen durchtränkt und erzeugen Wirkungen, die über das hinausgehen, was normalerweise erwartet werden kann. Am klarsten wird das am Phänomen des Placebo-Effekts[22] deutlich.

Dazu gibt es eine schöne Geschichte aus dem Afrika der Kolonialzeit. Irgendwann traf ein Röntgenapparat in der Missionsstation ein. Es handelte sich um einen ungeheuer beeindruckenden Röntgenapparat. So etwas Großartiges und Modernes hatte man noch nie zuvor dort gesehen. Der Missionsarzt überprüfte die mechanische Funktionsweise an einem seiner schwarzen Bediensteten, ohne das Gerät einzuschalten. Am nächsten Tag hatte sich eine lange Schlange von Eingeborenen gebildet, die alle geröntgt werden wollten. Offenbar hatte sich in kürzester Zeit herumgesprochen, daß ein Wunderapparat eingetroffen sei, denn dem Bediensteten, der zuerst geröntgt worden war, hatte es geholfen. Daß das Gerät gar nicht eingeschaltet gewesen sei, wurde von den Suchenden als faule Ausrede gewertet. Sie gaben erst Ruhe und gingen wieder fort, nachdem jeder von ihnen im Röntgenapparat hatte stehen dürfen. Spätere Rückfragen bestätigten, daß es durch den Wunderapparat und seine Heilkräfte bei einigen zu unerwarteten Heilungen gekommen war.

---

[22] Jetzt werden Kritiker an dieser Stelle einwenden, daß ich den Placebobegriff hier auf eine unzulässige Weise vereinnahme. Die Wissenschaftler hätten doch längst selbst merken müssen, daß Placebo eine Form von Gebet oder Fernwirkung sein müsse. Die Gegenfrage ist, wie ein Wissenschaftler etwas merken will, was er von vornherein für Unsinn hält und gar nicht in sein Kalkül einbezieht. Placebo bei Tieren und Kleinkindern wird gemeinhin damit erklärt, daß der Tierpfleger oder die Kleinkindmutter dann besonders aufmerksam und freundlich sein werden, wenn sie das Placebomedikament verabreichen. Sie lächeln dann besonders lieb oder tun sonst etwas besonders Nettes. Unbewußte Signale wären somit der Grund dafür, warum dann bei den suggestiblen kleinen Wesen in einem bestimmten Prozentsatz Heilung einsetzt. Ich halte das zwar als Zusatz-Argument für ganz brauchbar, aber als wirklichen Grund für den Placebo-Effekt für viel zu mager. Drehen wir nämlich den Spieß um und sehen uns den ganzen Vorgang unter der Prämisse an, daß die unbewußten Heilsignale – ähnlich wie beim Gebet – das wirklich Heilende sind, was beim Placebo wirkt, dann muten uns die üblichen Erklärungsmuster wie faule Ausreden an.

Psychosomatik, energetische Polarität und die vier Elemente

Der menschliche Organismus braucht zum gesunden Funktionieren nicht nur Nahrung, Wasser und Sauerstoff, sondern vor allem Lebenskraft. Die Lebenskraft wirkt als unsichtbarer, aber unbedingt notwendiger Betriebsstoff. Wenn wir tot sind, haben wir keine Lebenskraft mehr, obwohl unser Körper vor und nach dem Eintritt des Todes dieselben Materieteilchen besitzt. Genauso wie die Seele hat auch die Lebenskraft kein Gewicht im meßbaren Sinn. Dennoch können wir den Charakter (die als Persönlichkeit geformte „Seele") und die Lebendigkeit eines Menschen abschätzen, indem wir seine Wirkung auf uns beschreiben.

Später werde ich anhand von Praxisfällen veranschaulichen, daß auch eine relativ objektive Messung der Lebenskraft und des Charakters möglich ist. Das Adjektiv „relativ" füge ich deshalb hinzu, weil die Messung eine gewisse Störanfälligkeit hat, die allen energetischen Meßmethoden eigen ist. Darauf habe ich ja bereits im vorigen Kapitel hingewiesen und Mißtrauen als wichtige Fehlerquelle genannt. Weitere Faktoren sind die psychoenergetische Gesundheit des Testers und sein Talent (wobei letzteres trainiert werden kann). Erfahrene und gute Tester kommen zu praktisch gleichen Ergebnissen (bis auf geringfügige, aber tolerable Abweichungen), weshalb ich von „relativ" objektiven Ergebnissen rede.

Zur Messung benutze ich eine feinstoffliche Meßmethode namens „Psychosomatische Energetik". Mit einem pultförmigen Meßgerät (Rebatest®-Gerät) führt man einem Probanden mit einem Spiralkabel, das am Handgelenk festgemacht wird, ansteigende Mengen eines Frequenzgemisches zu. Diese Frequenzen treten mit den Hirnwellen und der Aura in Resonanz, wodurch der Proband zunehmend gestreßt wird. Irgendwann kommt es zu einer Testreaktion, wenn das Energiesystem den Streß nicht mehr aushält. Dieser Wert entspricht dann der Ladung der Aura in Prozent, so daß man dadurch angeben kann, wieviel Prozent an Lebenskraft jemand hat. Am Ende des Buches werde ich das Verfahren ausführlich beschreiben.

Mit der „Psychosomatischen Energetik" wird es erstmals möglich,

- die Lebenskraft zu messen;
- die unbewußten Konflikte und den Charakter zu erkennen;
- Gesundheit und Krankheit in energetischer Weise zu definieren.

Wenn es um Gesunderhaltung geht, bekommt die Lebenskraft eine überragende Bedeutung. Nichts kann mit der Bedeutung der Lebenskraft verglichen werden, wenn es um die Verhütung von Krankheiten geht! Dabei spielen der Charakter und die ihm zugrundeliegenden unbewußten Konflikte eine erhebliche Rolle. Denn dadurch wird die Lebenskraft in Form von Fehlschwingungen gestört und teilweise sogar blockiert. Haben wir eine frei und in großer Menge fließende Lebenskraft, sind wir gesund und bleiben es in aller Regel auch.

Doch in der gewöhnlichen medizinischen Alltagspraxis spielen weder die Seele noch die Lebenskraft eine wichtige Rolle. Das gilt mit Einschränkungen sogar für die Psychiatrie und Psychoanalyse, die zwar nicht die

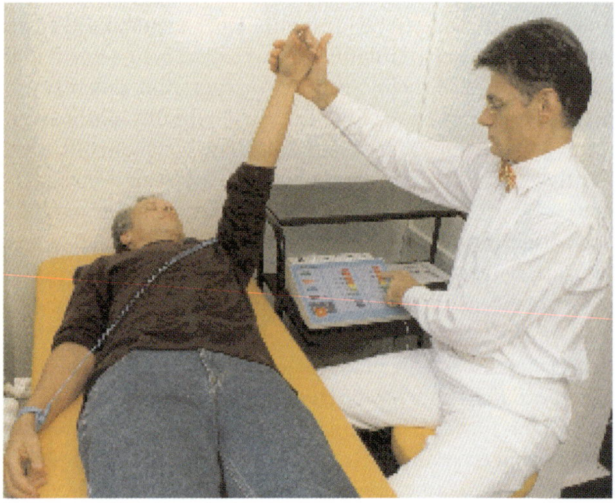

Typische Testsituation bei der „Psychosomatischen Energetik": man testet im Liegen und überprüft kinesiologisch die Armkraft, während man dem Patienten immer höhere Schwingungen mit dem Rebatest-Gerät zuführt. Kommt es plötzlich zu einer Schwäche der Armkraft, hat man dadurch das aktuelle Energieniveau des Patienten bestimmt.

Lebenskraft berücksichtigen, aber zumindest dem Charakter eine gewisse Bedeutung zuschreiben. Man weiß, daß der Charakter bei der Krankheitsentstehung eine gewisse Rolle spielt. So bekommen schlanke Menschen mit schizoider Charakterstruktur häufiger Schizophrenien oder Tuberkulose, während dicke Menschen zu Depressionen und Gallensteinen neigen und athletische Menschen zu Neurosen tendieren. Warum das so ist, bleibt jedoch im Unklaren. Die moderne Psychoneuroimmunologie beginnt, erste Antworten zu finden, befindet sich jedoch noch in den Anfängen ihrer Forschung. Überwiegend sammelt man detailliertes Material, ohne daß ein größerer Zusammenhang erkennbar würde. Die bei medizinischen Laien beliebte Erkennung von Krankheitsneigungen aus den Blutgruppen spielt im medizinischen Alltag keine Rolle. Überwiegend handelt es sich auch hier um eine Zuordnung, die auf bloßen Gemeinsamkeiten beruht, ohne daß größere Zusammenhänge erkennbar werden.

Anfänge der Psychosomatik wurden schon vor über zweitausend Jahren entwickelt. Ursprünglich beobachteten als erste im Abendland Ärzte wie der Grieche HIPPOKRATES und der Römer GALEN, daß Melancholiker oder Choleriker häufiger Krebs bekommen. Ihrer Meinung nach war die schlechtfließende Galle dafür die Ursache. Damit beginnt ein erster Versuch, körperliche Eigentümlichkeiten und Charakteristika des Stoffwechsels mit seelischen Faktoren zu verbinden. Das Wechselspiel von Körper und Seele nennen wir „Psychosomatik" („Psyche" meint die Seele und „Soma" den Körper). Die moderne Psychosomatik entstand in einer Welle der ersten Begeisterung, die mit der Entdeckung der Psychoanalyse einherging.

Der deutsche Arzt Victor von WEIZSÄCKER als einer der wichtigsten Pioniere beschreibt in seinem Hauptwerk „Gestaltkreis" das Zusammenwirken der unbewußten Motive, des daraus folgenden persönlichen Schicksals und des Auftretens bestimmter Krankheiten. Der Kranke gestaltet sein Schicksal und seine Krankheit aus unbewußten Motiven. WEIZSÄCKER hat durchschaut, daß der Kranke die körperliche Krankheit häufig als Entlastung wählt, um nicht seelisch leiden zu müssen. Denn körperliches Leiden erträgt man leichter als seelisches. Die körperliche Krankheit wird auch als notwendiges Ventil gebraucht, um nicht in seiner leib-seelischen Gesamtheit noch kränker zu werden, etwa wenn eine unglücklich verheiratete Frau Asthmaanfälle (eine körperliche Krankheit) bekommt anstatt durchzudrehen und psychotisch zu werden (seelisch krank zu werden).

In der modernen Medizin sehen wir die Krankheit anders. Wir gehen deshalb auch ganz anders vor. Im medizinischen Alltag führt die strikte Trennung von Körper und Seele zu dem bedauerlichen Umstand, daß beide Teile des Menschen (Psyche und Soma) als Teile gesehen werden und nicht als Ganzes. Der Psychosomatiker WEIZSÄCKER war einstmals um 1930 angetreten, die unheilvolle Trennung von Körper und Seele zu überwinden und den Patienten wieder als Ganzes zu sehen. In der Realität ist die Psychosomatik jedoch weitgehend gescheitert, wenn man von einigen rühmlichen Ausnahmen absieht. Eine Medizin der Person konnte sich gegen den Zeitgeist des naturwissenschaftlichen Paradigmas nicht auf breiter Front durchsetzen. Während man noch vor einem Jahrzehnt das Magengeschwür als rein psychosomatische Krankheit ansah, weiß man heute durch die Entdeckung des Magenbakteriums Helicobacter pylori, daß ein Großteil der Geschwüre eine Infektionskrankheit darstellt. Gleiches gilt für andere Krankheiten wie Asthma, Neurodermitis oder Migräne, die immer weniger als psychisch und immer mehr als somatisch eingestuft werden.

Als junger Arzt bekam ich einen lebendigen Anschauungsunterricht vom unlösbaren Dilemma, in dem sich die moderne Psychosomatik befindet. Ich war auf einer renommierten psychosomatischen Station tätig, die der Inneren Medizin angeschlossen war und gleichzeitig psychoanalytisch von „Seelen"-Professoren betreut wurde. Die Diskussion auf den Stationsfluren zwischen den Somatikern und Psycho-Ärzten ähnelte grotesken Aufführungen. Jeder der wild diskutierenden Professoren wußte felsenfest, daß der andere Professor sich völlig und grundlegend im Irrtum befindet und das medizinische Problem völlig falsch angeht. Gleichzeitig mußte der betreffende Professor taktisch so geschickt vorgehen, dieses Wissen möglichst für sich zu behalten, um die Gegenseite nicht in Harnisch zu bringen. Für gewöhnlich wurde ein Waffenstillstand dadurch aufrechterhalten, daß jeder der Professoren trotzdem das tat, was er für richtig hielt. Eine Integration der Denkstile war jedoch unmöglich und wurde nur in Sonntagsreden – wie so häufig – zelebriert. Auf dieser Station ebenso wie später in meinem Berufsleben konnte ich immer wieder bestätigt finden, daß eine wirkliche Psychosomatik ganz selten praktiziert wird. Meist kommt es zu einem unversöhnlichen Nebeneinander von Somatikern und Psycho-Ärzten.

Einer der Hauptgründe, warum die Psychosomatik einen so schwierigen Stand hat, beruht auf der unbefriedigenden diagnostischen und therapeutischen Situation. Denn wenn ich nach Stunden der Befragung und vielen Tests endlich ein halbwegs vernünftiges Bild vom Kranken bekommen habe, besteht immer noch das Problem, daß ich mich irren kann. Psychosomatische Diagnosen sind deshalb recht subjektiv, weil sie von der psychotherapeutischen Schule des Arztes und seiner eigenen Sehweise abhängen. Aber selbst wenn man die psychosomatische Diagnose gestellt hat, ist der Patient noch lange nicht gesund. Denn dann beginnt erst ein langer Weg von Gesprächen, Entspannungsübungen, Übungen der Körperwahrnehmung und vielem anderen. Relativ selten wird ein Patient aus einer psychosomatischen Klinik vollständig geheilt entlassen, sondern muß jederzeit mit Rückfällen rechnen. Der ganze dabei betriebene Aufwand ist extrem kosten- und personalintensiv und führt bedauerlicherweise trotzdem in etlichen Fällen nicht zu den gewünschten Ergebnissen. Trotzdem möchte ich klarstellen, daß ich jedwede psychosomatische Therapie für viel besser halte als eine rein an den Symptomen herumkurierende Medizin, die die seelischen Hintergründe außer acht läßt. Worauf ich hinaus will ist, daß bei der Psychosomatik dringend Veränderungen notwendig sind, indem man das Energetische mit einbezieht und dadurch bessere Heilerfolge erzielt.

Im Folgenden möchte ich den Versuch unternehmen, eine neue Psychosomatik zu begründen, die sowohl den Stoffwechsel, die feinstoffliche Energie ebenso wie die Tiefenpsychologie zu einer Einheit zusammenfaßt. Das klingt im ersten Moment schwieriger, als es tatsächlich ist. Denn alle wichtigen Elemente zum Errichten eines solchen neuen Gebäudes der feinstofflichen Psychosomatik (von mir als „Psychosomatische Energetik“ bezeichnet) sind bereits bekannt, so wie es wenig wirklich Neues auf der Welt gibt. Die einzelnen Faktoren müssen nur untereinander gewichtet und richtig zusammengefügt werden. Dabei müssen wir als erstes begreifen, wie die Lebenskraft selber im Körper „andockt“. Ich kann es dabei nicht vermeiden, den Leser mit Details der Medizingeschichte sowie der Geschichte von Religion und Philosophie zu konfrontieren. Denn bekanntlich wissen wir nur durch unsere Geschichte, wer wir wirklich sind. Hinzu kommt, daß die moderne Energiemedizin auf uraltem Wissen basiert. Dieses Wissen muß natürlich bekannt sein, wenn man damit arbeiten will.

Unsere erste Kardinalfrage lautet, wie es die Lebenskraft überhaupt schafft, in das Räderwerk des stofflichen Körpers einzugreifen. Wie macht sie das konkret? Zunächst vermischen sich die Ansichten zu einem schwer durchschaubaren Gestrüpp verschiedenster Theorien, auf welche Weise die Lebenskraft im Körper eingreift und sich an ihn festheftet. Jeder Naturheilarzt und jede naturheilkundliche Medizinrichtung – ob Ayurveda, Akupunktur, tibetanische Medizin oder westliche Naturheilkunde – hat ihre ganz bestimmten Vorstellungen. Bei oberflächlicher Betrachtung scheinen all diese Ansichten wenig Gemeinsamkeiten zu haben. Wenn wir aber unter die Oberfläche schauen und uns fragen, was wirklich an echter Substanz vorhanden ist, begegnen uns erstaunlich viele Gemeinsamkeiten.

Wir erkennen sehr bald, daß alle Systeme auf bestimmte, sehr ähnliche Grundbegriffe zurückgeführt werden können. Alle diese Begriffe fußen auf der antiken Vorstellung der Säfte oder Elemente, die polar angeordnet sind. Dabei entstanden diese Ideen im alten Indien um 1000 v. Chr., von wo aus die Elementenlehre über die Seidenstraße bis nach China und Arabien vordrang und sich weiter bis nach Griechenland und Rom ausbreitete. Dabei kam es zu Informationsverlusten. Das ganze Wissen der Säfte und Energien wurde nicht übermittelt. Daß es Energiezentren in Form der Chakras oder Schichten der Aura gibt, wurde auf dem Weg nach China vergessen. Noch viel mehr wurde auf dem Weg nach Europa und Arabien vergessen. Was überall korrekt übermittelt wurde, war die Lehre der Säfte. Sie bildet daher das gemeinsame Gerüst aller alten Medizinsysteme, der traditionellen chinesischen Medizin (TCM), des Ayurveda und der alten arabisch-abendländischen Humoralpathologie.

Der Anfang dieser Lehre findet sich in Indien und Persien. Dort erkennen Seher wie die alten Meister Indiens (die sogenannten Rishis) in hellsichtigen Visionen, warum und wie Menschen krank werden und wie sie wieder gesund werden können. Die Rishis entdecken zuvor verborgene Energiezentren (Chakras), die eng mit den wichtigsten Nervengeflechten und Hormondrüsen zusammenhängen. Sie entdecken den feinstofflichen Körper mit seinen verschiedenen Abstufungen. Sie sehen, daß die Aura schmutzig, ungut verfärbt oder löchrig aussieht, bevor sich Krankheiten entwickeln. Die Chakras drehen sich falsch herum oder werden ganz klein, wenn Krankheiten im Anmarsch sind. Sie erkennen auch, daß Stoffwechselstörungen in Form falsch verteilter Säfte Krankheiten hervorrufen. Werden die zugrundeliegenden Störungen der Aura und Chakras behoben, verschwindet die Krankheit. Aus ihren Visionen entwickeln die Rishis ein in sich logisches und spirituell ausgerichtetes Heilsystem.

Im Unterschied zum Schamanen, der rein intuitiv und visionär vorgeht, taucht erstmals ein medizinisches System in der Weltgeschichte auf, das gelehrt werden kann und erste wissenschaftliche Strukturen enthält. Es handelt sich um das Lehrgebäude, das bis auf den heutigen Tag im Ayurveda und traditionellen Yoga weiterlebt. Die großen Erfolge dieses Systems halten bis zum heutigen Tag an und beweisen auf eindrucksvolle Weise, daß damit ein universelles Heilprinzip gefunden worden war. Die Erkenntnisse dieses Heilsystems bilden die Grundlagen für die folgenden Ausführungen.

Die gemeinsame Grundlage aller antiken Medizinsysteme bildet die Vier-Säftelehre (Humorallehre, 4 bzw. 5-Elementenlehre), die sich in unterschiedlichen Spielarten in unterschiedlichsten Kulturkreisen wiederfindet:

- als komplexes System der traditionellen indischen Medizin **„Ayurveda“**;
- als hochentwickelte metaphysisch-philosophische Theorie im alten China (bei **der traditionellen chinesischen Medizin**/TCM als 5 Elementen-

lehre – wobei die Lebenskraft als Äther fälschlicherweise als fünftes Element gezählt wird);

- als Humoral- oder Säftelehre bei Galen und Hippokrates im alten Griechenland (als **Humoralpathologie** dominiert sie die abendländische Medizin bis ins 18. Jahrhundert und kennt die vier Konstitutionen von Melancholiker, Choleriker, Sanguiniker und Phlegmatiker).

Der große Vorteil der Elementenlehre besteht darin, daß zum ersten Mal in der Menschheit eine Heilkunst entstanden war, die in sich logische Züge trug und vor allem vorhersehbare Erfolge vorwies. Denn fortan war die Heilkunst nicht mehr vom Willen und der Gnade der Götter abhängig, weshalb sich aus dem Berufsstand des Priester-Arztes derjenige des Arztes vom Priester abspalten konnte. Sinnigerweise tritt heute nur noch der Priester auf den Plan, wenn der Arzt mit seinem Tun an ein Ende gekommen ist, um dem Patienten die Sterbesakramente zu geben. In diesen Kontext paßt auch das entlarvende Bonmot von Voltaire, daß es sich *„beim Arzt um den einzigen Berufsstand handelt, der seine Fehler beerdigen darf“*. Das Omnipotente und Über-den-Dingen-Stehen, das den Priester auszeichnet, haftet dem Arzt heutzutage immer noch an.

Durch die Elementenlehre war die Heilung nicht mehr vom individuellen Genius des Heilers oder anderen unbekannten Faktoren abhängig. Statt dessen wurde die Heilkunst zu einer berechenbaren und selbstbewußten Wissenschaft. Nicht umsonst beruft sich die moderne Medizin mit Stolz auf Hippokrates, der als einer der Väter der abendländischen Medizin gilt. Der griechische Arzt Hippokrates und in späteren Jahrhunderten der Römer Galen entwickelten ein komplexes System, das als „Humoralpathologie“ bezeichnet wird. Es beruht auf den vier Elementen und wird auch als „Elementenlehre“ bezeichnet.

Kaum jemand weiß heute noch, daß die **Elementenlehre** keineswegs ein verstaubtes, längst überholtes Medizinsystem darstellt, sondern eine sehr zuverlässig funktionierende Heilmethode. Das konnte man sehr gut an den Erfolgen des Wiener Gynäkologieprofessors Bernhard Aschner sehen, der während des Zweiten Weltkrieges als Jude nach New York ausgewandert war. In Aberhunderten von Fällen arbeitete Aschner äußerst erfolgreich mit uralten Rezepten und Methoden der alten Säftemedizin (Humoralmedizin). In kürzester Zeit bekam Aschner den Ruf eines Wunderdoktors. Leider hat Aschner nicht lange genug gelebt, um in den USA einen bleibenden Einfluß auszuüben und die alte Elementenlehre an jüngere Ärzte weiterzugeben.

Auch beim indischen Ayurveda und der nach klassischen Elementen-Regeln arbeitenden Medizin Tibets und Chinas sehen wir ähnliche großartige Erfolge. Es ist deshalb äußerst lohnend, sich mit der Elementenlehre zu beschäftigen. Sie sorgt zusammen mit der Energiemedizin dafür, daß wir ein umfassenderes medizinisches Weltbild bekommen, welches zu deutlich besseren Heilerfolgen führt. Die moderne Medizin wird damit nicht entwertet, sondern um verlorengegangene Einsichten und Schätze erweitert und bereichert. Ich bin deshalb sicher, daß in der Zukunft neben der naturwissenschaftlich orientierten Medizin drei weitere Arten der Heilkunst eine Renaissance erleben und einen großen Stellenwert bekommen werden: die Elementenlehre, die Energiemedizin und die körperorientierte (teilweise behaviouristische) Psychotherapie. Sie decken unterschiedliche Bereiche verborgener Krankheitsursachen ab, die mit diesen Verfahren viel besser geheilt werden können. Vor allem kann man damit eine wirkliche Krankheitsvorbeugung betreiben. Die von mir entdeckte und propagierte „Psychosomatische Energetik“, die ich am Schluß dieses Buches ausführlich vorstelle, bildet ein harmonisches Bindeglied zwischen Elementenlehre, Energiemedizin und Psychotherapie. Daß die darin enthaltenen Verfahren damit überflüssig werden, möchte ich nicht behaupten.

Elementenstörungen werden von Experten normalerweise anhand von Körperzeichen (Körperform, Hautfarbe, Augenfarbe usw.), der Pulsdiagnose (weich, hart usw.) und den Körperausscheidungen (Harnfarbe, Hautgeruch usw.) in einer Gesamtschau zusammenaddiert. Es handelt sich um eine Art diagnostischer Kunst, die als Handwerk durchaus lehr- und erlernbar ist, auch wenn erst der Könner die wahre Meisterschaft erlangt. Bereits auf der Heilpraktikerschule habe ich Anfang der 70er Jahre zusammen mit einem Schüler, der Elektriker war, ein Gerät zur Messung von Akupunkturmeridianen entwickelt. Unsere Ergebnisse stimmten mit anderen Schülern, die gute Fähigkeiten in der chinesischen Pulsdiagnose besaßen, ausgezeichnet überein! Später habe ich als Arzt immer wieder meine eigenen Diagnosen an denen von Kollegen überprüft und oft sehr gute Übereinstimmungen gefunden, selbst wenn es sich bei oberflächlichem Augenschein um subjektive Bewertungen handelt. In ihrer Gesamtheit ist die Elementenlehre deshalb eine erstaunlich objektive Wissenschaft.

An diesem Punkt der Betrachtung können wir tiefer in die Materie der Elementenlehre eindringen. Als erstes gilt es zu verstehen, wie sich die feinstoffliche Lebenskraft ins Materielle und Grobstoffliche umwandelt. Wenn wir uns überlegen, wie die Lebenskraft im Organismus einwirkt, stoßen wir als erstes auf das Gesetz der **Polarität**. Wie bei einer Batterie müssen sich Spannungen zwischen Gegensätzen aufbauen, damit Leben und Bewegung möglich wird. Polarität ermöglicht aber nicht nur die Informationsübertragung (etwa bei der Fortpflanzung), sondern stellt überhaupt die allererste Grundbedingung dar, daß Lebenskraft zu fließen anfängt. Ohne polare Gegensätze würde unser Organismus wie ein führungsloses, langweiliges Stück Materie vor sich hinrotten. Die eigentliche Dynamik unseres Lebendigseins kommt erst durch gegensätzliche Spannungen zustande. Weil sich Gegensätze anziehen und in Unruhe versetzen, fängt die ganze Maschinerie an zu arbeiten. Lebenskraft muß deshalb polar werden, damit etwas passieren kann. Polaritäten finden wir überall in Form der Gegensatzpaare von hell und dunkel, warm und kalt, sauer und basisch, Oxidation und Reduktion, Plus- und Minuspol der Nerven und Muskeln. Alle diese Polaritäten sorgen dafür, daß „etwas passiert".

Zur Informationsübertragung in der Welt der Gegensätze benutzt die Natur eine binäre Zeichenfolge, die unserer Computersprache ebenso ähnelt wie dem genetischen Code. Zwar wirkt eine simple Ja/Nein-Sprache im ersten Moment einfallslos, wie wenn uns ein dummer Mensch nur mit Ja oder Nein antworten kann, weil er zu mehr einfach nicht in der Lage ist. Aber die Natur ist keineswegs dumm, sondern ganz im Gegenteil ungeheuer klug! Denn eine Ja/Nein-Antwort ist schwer zu manipulieren und zu verfälschen. Dazu erlaubt der binäre Code eine ungeheure, kaum vorstellbare Menge an Informationsvielfalt. An der Vielfalt der Geschöpfe, die aus der binären Zeichensprache des genetischen Codes hervorgehen, können wir das anschaulich erkennen. Polarität ermöglicht die Übermittlung praktisch jeder Information, weil auch Abstufungen und Vielschichtigkeiten binär verschlüsselt werden können.

Die **Geschlechtlichkeit** bildet dabei das Fundament der Polarität. So gut wie bei keiner anderen menschlichen Aktion entsteht so viel Spannung wie beim Geschlechtsakt, und beim Orgasmus gleichzeitig soviel Entspannung. Die dabei fließende Lebenskraft erfrischt unser psychoenergetisches System. Wir sind nach befriedigendem Sex nicht nur körperlich gelöst und befriedigt, sondern wir

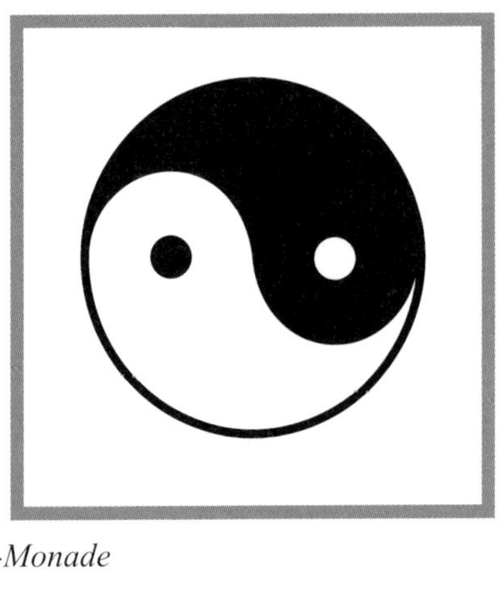

Yin-Yang-Monade

fühlen uns auch geistig richtig wohl und zufrieden. Nach dem indischen Kamasutra soll die Liebesspannung besonders hoch sein, wenn es sich bei der Frau um eine besonders gazellenhafte Yin-Dame und beim Mann um einen besonders stierhaften Yang-Typ handelt. Der geschlechtliche Ausgleich wird umso lustvoller sein, je größer der Gegensatz ist, das heißt, je männlicher der Mann und weiblicher die Frau ausgeformt sind.

Bei der Sexualität begegnet uns ein weiteres Phänomen der Lebenskraft, bei der wir in der Verbindung von Lust und Lebensenergie eine elementare Gesetzmäßigkeit erkennen können. **Lust entsteht, wenn große Mengen an Lebensenergie fließen.** Jede lustvolle Befriedigung läßt viel Lebenskraft fließen, die uns psychoenergetisch auflädt und uns ernährt. Das betrifft nicht nur die Sexualität, sondern bereits den an der Brust nuckelnden Säugling. Lust ist deshalb kein raffinierter Trick der Natur, der uns durch eine Sinnesempfindung dazu verführen soll, etwas zu essen oder uns geschlechtlich zu paaren. Sondern Lust ist ein Ausdruck dafür, daß Lebenskraft in stärkerer Form zu fließen beginnt.

Jeder Mensch hat von Hause aus eine angeborene Tendenz zu einer bestimmten Polarität. Grundsätzlich können wir als erstes Männer und Frauen als gegenpolare Wesen unterscheiden. In China spricht man von Yang (männlich) und Yin (weiblich). Weil es sich um übergeordnete Prinzipien handelt, gibt es auch innerhalb der Geschlechter Typen, die mehr Yin oder Yang sind. Es gibt männliche Männer und weibliche Männer, genauso wie es weibliche Frauen und männliche Frauen gibt. Ein weiblicher Mann kann trotzdem ein richtiger Mann sein, genauso wie eine männliche Frau eine richtige Frau ist. Das Entscheidende bei dieser Einteilung beruht darauf, daß die Einteilung von Yang und Yin eine übergeordnete Polarität darstellt, die das Geschlechtliche mit einschließt. Natürlich kommt uns ein „yinniger" Mann anders vor als ein „yangiger". Der mit mehr Yin neigt zum rundlicheren Körperbau der Frau. Ein gutes Beispiel dafür ist der Sänger Elvis PRESLEY. Eine Frau mit mehr Yang weist dagegen mehr Muskeln auf und wirkt knochiger (viele Sportlerinnen gehören zu diesem Typ).

Der Psychiater KRETSCHMER benutzt die Einteilung des Körperbaus in schlanke und rundliche Menschen, um psychiatrische Krankheitsneigungen daran festzumachen. Es handelt sich um Begriffe, die in der heutigen Psychiatrie immer noch verwandt werden. Der dickliche Pykniker findet sich oft bei Depressiven, während der schlanke Leptosome zu Schizophrenien neigt. Der deutsche Entdecker der Psychophysiognomik Carl HUTER unterscheidet grundsätzlich ein Empfindungs- und Ernährungsnaturell. Die Formulierung wirkt heute etwas unglücklich gewählt, weil auch ein Ernährungsnaturell sehr empfindsam sein kann (und umgekehrt). HUTER meint bei seiner Polarität diejenige von Essen und sinn-

Einteilung der menschlichen Polarität

Polaritäts-begriffe	**Quelle/ Zuordnung**	**+**	**–**
Allgemeine Polarität	*Antikes China*	*Yang*	*Yin*
Geschlechtliche Polarität	*Alltagsbegriffe*	*Mann*	*Frau*
Menschliche Polaritätstypen	*CERVANTES*	*Don Quichotte*	*Sancho Pansa*
	HUTER	*Empfindungsnaturell*	*Ernährungsnaturell*
	CURRY	*K-Typ (kaltfront-empfindlich)*	*W-Typ (wärmefront-empfindlich)*
	KRETSCHMER	*Leptosom*	*Pyknisch*
	Hollywood-Film	*Stan (Doof)*	*Oliver (Dick)*
Polar ausgerichtete Körperfunktionen	*Säure-Basen-Haushalt*	*Säure*	*Base*
	Vegetativum	*Sympathikus*	*Parasympathikus*
	Schlaf/Wach-Rhythmus	*Wachen*	*Schlaf*
	Muskeltonus	*Kontraktion*	*Erschlaffung*

licher Wahrnehmung. Empfindungsnaturelle sind deshalb solche, die über einer Beschäftigung das Essen vergessen, was einem Ernährungsnaturell weniger leicht widerfahren kann.

Der amerikanische Arzt CURRY unterteilt die Menschentypen je nach Wetterempfindlichkeit (warm- oder kaltfrontempfindlich) und nennt sie W- und K-Typen. Eine andere Einteilung geht von der Grundtönung des vegetativen (autonomen) Nervensystems aus. Demnach gibt es den sympathikotonen Typ, den man an seiner Hektik, seiner Nervosität und inneren Gespanntheit erkennt. Oft findet man bei Sympathikotonen eine unverhältnismäßig große Pupille. Der gegenteilige parasympathikotone (vagotone) Typ tritt als ruhiger, gemütlicher Vertreter auf, der zu Verstopfung und allen möglichen Krämpfen neigt. Vagotone Menschen erkennt man leicht an einer unverhältnismäßig kleinen Pupille.

Menschen mit relativ gleichen Anteilen von Ying und Yang werden als „Harmonietypen“ bezeichnet. Sie wirken auf uns ausgeglichen und harmonisch, während die ausgeprägten Yin- oder Yang-Typen interessanter und dynamischer erscheinen. Ein starker Yang-Typ hat viel von einer männlichen, kämpferischen Unruhe, während ein starker Yin-Typ ein kraftvolles Geerdetsein ausstrahlt. Schauspieler sind selten Harmonietypen, weil diese im allgemeinen eher langweilig und unendlich „normal“ wirken. Wie im alltäglichen Leben finden sich auch im Film die Harmonietypen meist als ausgleichende Figuren, um deren ruhige Mitte das bunte Leben tobt.

Die Einteilung in die drei Typen von Yin, Yang und Harmonietyp hat deshalb Sinn, weil dadurch bereits eine grundsätzliche Vorprägung des autonomen Nervensystems und Stoffwechsels stattfindet. Als Arzt weiß man dadurch bereits, wie der Patient bei Krankheiten reagieren wird und welche Therapie er braucht. Meist bewegt sich der Yang-Typ im Krankheitsfall zu einem Zustand von noch mehr Yang und benötigt Yin, um wieder in seine Mitte zu kommen. Das kann vermehrter Schlaf sein und alles, was entspannt, ebenso wie Yin-haltige Nahrungsmittel (z. B. basische und süße Stoffe) und Yin-Medizin (beruhigende und entspannende Medikamente). Beim Yin-Typ ist es genau umgekehrt. Er benötigt stimulierende und anregende (tonisierende) Nahrungsmittel und Medikamente, z. B. bittere und säuerliche Stoffe und dazu anregende Medikamente (wie Ginseng, Echinacin, Kampfer), die den daniederliegenden Kreislauf und

Stoffwechsel anregen und der Erschöpfung entgegenarbeiten. In akuten Krisen von Infektionskrankheiten kommt es beispielsweise fast immer zu extremen polaren Zuständen, d. h. entweder in die Yin- oder Yang-Richtung. Das ist der eigentliche Grund, warum sich der Kranke bei Erkältungen so hundeelend fühlt. Bereits mit dem simplen, aber extrem nützlichen Werkzeug des Polaritätenausgleichs können wir bei Erkältungen viel Gutes tun. Wenn wir darauf achten, daß der Kranke sich möglichst ständig im Harmoniebereich befindet, kommen Heilvorgänge viel schneller in Gang.[23]

Bei Erkältungskrankheiten kommt es zu Störungen des autonomen Nervensystems (Vegetativums), denen energetisch eine gestörte Polarität zugrundeliegt. Ganz besonders trifft das auf durch Viren bedingte Erkältungen zu, die unser Vegetativum besonders heftig durcheinanderbringen. Das vegetative Nervensystem steuert Körpervorgänge wie Schlaf, Wachen, Atmung und Verdauung, die ohne unser Zutun (autonom) ablaufen und entscheidend für unser Wohlbefinden sind. Die Zentrale dieser lebenswichtigen Automatik befindet sich in unserem Hirn (Hypothalamus). Mit dem autonomen Nervensystem wird uns glücklicherweise die Steuerung der lebenswichtigen Körperfunktionen abgenommen. Wir brauchen uns nicht auf bewußte, willentliche Weise darum zu kümmern, ob sich unsere Hautporen erweitern, damit wir schwitzen, oder sich unser Darm bewegen soll. Das Vegetativum erleichtert deshalb unser normales Leben, weil es uns viele Steuerungsarbeiten abnimmt.

Am einfachsten versteht man die gegenläufige Polarität des Vegetativums, wenn man an ein Rind denkt, das in der Frühgeschichte gelebt hat. Damals war das Leben der Rinderherden ständig durch Raubtiere bedroht. Bekanntlich haben sich irgendwann im Zuge der Evolution bei Rindern mehrere Mägen (Pansen) gebildet, die eine gemütliche Verdauung nachholen helfen, die aus Angst vor dem Raubtier verschoben werden mußte. Das Rind mußte auf der Weide ständig wachsam sein und schnell fressen (Sympathikotonie oder Yang-Zustand). Sobald das Rind wieder in Sicherheit gewesen ist, beispielsweise in seiner Höhle oder an anderer geschützter Stelle, setzte der gemütliche Verdauungszustand ein (Parasympathiktonie oder Yin-Zustand).

Nun wir sind keine Rinder, arbeiten jedoch auch als Menschen mit den gleichen Gesetzmäßigkeiten. Im Tagesstreß der ***Sympathikotonie*** ist alles auf sofortige Flucht oder Kampf eingestellt, indem unser Blutdruck höhere Werte hat, unser Herz schneller schlägt, unsere Muskeln angespannt sind und unser Geist auf Hochtouren arbeitet. Menschen mit einer Sympathikotonie oder Yang-Überschuß sind deshalb in gewisser Weise ständig auf der Flucht oder, wenn es sich um einen mehr kämpferisch-offensiven Typ handelt, ständig in Kampfbereitschaft. In der modernen Erforschung der Herz-Kreislauf-Risikofaktoren wurde das Typ-alpha-Verhalten als besonders schädlich angesehen, wenn es um das Risiko solcher Krankheiten wie Herzinfarkt und dergleichen geht. Menschen dieses Verhaltenstyps sind Dauerkämpfer, die in ständiger Anspannung leben. Psychodynamisch neigen sie dazu, andere Menschen zu hetzen und anzutreiben. Sie fühlen sich eher wie heimlich Überlegene, indem sie sich als Täter eines Handlungsablaufes erleben.

Das Gegenteil in Form der ***Parasympathikotonie*** führt jedoch keineswegs zu einem entspannten Zustand, sondern schießt über das Ziel hinaus. Solche Menschen neigen sowohl zu Erschlaffungen wie Krämpfen, Erschöpfungszuständen und niedrigem Blutdruck. Um im Bild des grasenden Rindes zu bleiben, findet sich das Gegenteil von Flucht/Kampf im fast zu Tode gehetzten, völlig erschöpften Rind, das selbst zum Verdauen kaum mehr die Kraft hat. Der gesamte Stoffwechsel arbeitet extrem langsam und angestrengt. Bei Menschen mit Parasympathikotonie oder Yin-Zustand finden wir eine Neigung zu Darmverstopfung, Krämpfen der Galle und einem heruntergedrosselten Stoffwechsel, der zu Verfettung und Erschlaffung tendiert. Psychodynamisch beobachtet man bei Yin-Typen häufig Flucht-Tendenzen und die Neigung, sich eher als gehetztes Opfer zu fühlen.

Genauso wie sich unser grasendes Rind im genannten Beispiel weder wohl fühlt, wenn es von Raubtieren

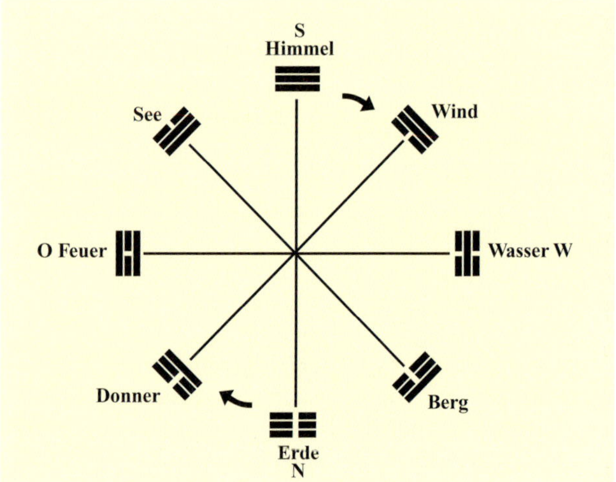

„Vorweltliche Ordnung" nach Bachmann

[23] Geeignete Medikamente sind z. B. Simvita© bei Yang-Zuständen (häufig am Anfang einer hochfieberhaften Erkältung) und Paravita© bei den Yin-Zuständen (häufig in der späteren Heilungsphase). Man testet kinesiologisch, was am besten anspricht, und gibt davon so viele Tropfen auf die Zunge, bis der Patient im Test gar keine Tropfen mehr braucht. Das kann man alle 1–2 Stunden wiederholen, bis die Heilung einsetzt. Mit dieser einfachen Methode kann man 90 % aller einfachen Infektionskrankheiten in einfachster, hochwirksamer Weise behandeln.

umschlichen wird (medizinisch spricht man von „Sympathikotonie“), noch wenn es völlig erschöpft vom Wegrennen seine Höhle erreicht („Parasympathikotonie“), so geht es auch uns Menschen nicht gut, wenn wir uns in den Extremen unseres Vegegativums befinden. Nach dem Streßforscher SELYE sprechen wir in diesen Fällen von „Disstreß“. Am wohlsten fühlen wir uns, wenn alles moderat abläuft, ohne daß es dabei völlig langweilig wird. Psychologisch sprechen wir vom „Eustreß“, wenn wir uns stimuliert fühlen, ohne dabei überfordert oder gelangweilt zu werden.

Der Harmonietyp wäre im Vergleich mit dem Rind ein Vertreter seiner Gattung, der sich am wohlsten im „Eustreß“ fühlt, d. h. wenn es weder zu kämpferisch noch zu entspannt zugeht. Der Yang-Typ wäre dagegen dann am zufriedensten und in seiner gefühlsmäßigen Mitte, wenn sein Leben „ständig etwas unter Strom steht.“ Man fühlt und irgendwann sogar ernstlich krank wird. Den eigenen Typ zu kennen ist deshalb der erste Schritt zu einer wirklichen und tiefgreifenden Gesundheitsvorsorge! **Krankheiten beginnen praktisch immer mit einer gestörten Polarität.**

Dabei ist es im Grunde nebensächlich, ob wir den gestörten Säure-Basen-Haushalt oder verkrampfte Muskeln oder was auch immer an Symptomen herausgreifen. Nicht das Etikett ist entscheidend, sondern das Erkennen der gestörten Polarität. Denn wenn wir die gestörte Polarität normalisieren, heilen und verhüten wir viele Krankheiten. Zugleich heilen die gestörten Funktionen gleich mit, ob es ein gestörter Stoffwechsel, schmerzende Gelenke oder sonstige Störungen sind. Wir erkennen unsere Gesundung daran, daß wir uns nach einer Krankheit wieder wohlzufühlen beginnen und spüren, daß wir bald wieder gesund sein werden.

Elementenlehre und Konstitutionstypen

<table>
<tr><th>Element</th><th>Luft</th><th>Feuer</th><th>Erde</th><th>Wasser</th></tr>
<tr><td>Konstitutionstyp</td><td>Sanguiniker</td><td>Choleriker</td><td>Melancholiker</td><td>Phlegmatiker</td></tr>
<tr><td>Charakter</td><td>Himmelhoch jauchzend – zu Tode betrübt</td><td>Grübelnd-kummervoll, wütend</td><td>Gereizt-unangepaßtes Verhalten</td><td>Starr-fixiert, gelangweilt</td></tr>
<tr><td>Psychiatrische Typen</td><td>Manisch-depressiv</td><td>Endogene Depression</td><td>Schizothym-dissozial</td><td>Rigid zwanghaft/ Angst</td></tr>
<tr><td>Aussehen</td><td colspan="2">Pykniker</td><td colspan="2">Leptosom</td></tr>
<tr><td>Gestörte Körpervorgänge</td><td>Blutüberfülle (Plethora)</td><td colspan="2">Gallestau</td><td>Hydrogenoid (Schleimhaut)</td></tr>
<tr><td>Gestörte Organsysteme</td><td>Herz-Kreislauf</td><td>Verdauung</td><td>Nervensystem</td><td>Bindegewebe</td></tr>
</table>

kann sich dazu einen Rinderbullen vorstellen, der es bis zu einer gewissen Grenze genießt, wenn ihn Raubtiere umschleichen – es dürfen nur nicht zu viele werden! Beim Yin-Typ entsteht die richtige Behaglichkeit erst dann, wenn sich so eine Rinderkuh in sicherer Gesellschaft fühlt und dort in Ruhe mit anderen was essen und „rummuhen“ kann.

Wenn wir uns in die drei Typen hineindenken, verstehen wir sofort, wodurch es bei den einzelnen Typen zu Krankheiten und Mißbefindlichkeiten kommen kann. Überspitzungen des eigenen Typs und Herausfallen aus der eigenen Mitte mit dem Umkippen ins andere Extrem sind die denkbaren Varianten, in denen man sich unwohl

Im späteren Kapitel über die Energiezentren (Chakras) gehe ich noch eingehender auf das Vegetativum ein. Dort beschreibe ich auch, wie man selber überprüfen kann, zu welchem Polaritätstyp man gehört. Als nächstes möchte ich den Versuch unternehmen, die **vier Elemente** als Fortführung der Polarität zu beschreiben (was sie aber nur in begrenzter Weise sind). Jeder der beiden Pole spaltet sich in zwei weitere Untergruppen: aus dem Männlichen Yang wird Yang-Yang als „Supermann“ (Tarzan oder King-Kong) und Yang-Yin als weiblicher Mann (ein Mann mit weiblichen Gemüts- und/oder Körperbau-Qualitäten, z. B. Elvis PRESLEY). Aus dem weiblichen Yin wird die „Superfrau“ Yin-Yin (mit extrem weiblichen

Wesen und/oder weiblichem Körperbau) und Yin-Yang als männlicher Frau (als „Domina", mit maskulinem Körperbau und/oder Wesen).

Die vier Elemente gehen jedoch über eine bloße Variation der Polarität hinaus, indem sie eigene Qualitäten aufweisen. Im alten China wurden die Elemente mit den sogenannten Trigrammen (drei Strichen) dargestellt. Interessierte finden Näheres im Orakel- und Weisheitsbuch „I Ching". Mir selbst widerstrebt diese Einteilung deshalb, weil sie schnell zu einem zu starren System heruntertransformiert wird, dem die ursprüngliche Dynamik abhanden kommt.[24] Trotzdem gibt sie uns mit einigen Einschränkungen faszinierende und tiefgehende Einsichten. Auf der Suche nach einer geeigneten Metapher können wir die vier Elemente am ehesten mit den Jahreszeiten vergleichen. Zu den polaren Jahreszeiten von Sommer und Winter kommen zwei weitere Jahreszeiten in Form von Frühling und Herbst dazu. Die Jahreszeiten sind in sich geschlossene Qualitäten, die jede für sich etwas ganz Eigenes besitzen.

Bei den vier Elementen handelt es sich um Aggregatzustände der energetischen wie der materiellen Welt, die jeweils eine in sich geschlossene Vorstufe eines energetischen und materiellen Grundzustandes beschreiben.

So kann

- **Holz** durch
- **Feuer** zu
- Qualm und Gasen (**Luft**) werden, wobei sich die Rußpartikel irgendwann
- mit **Wasser**molekülen zu Regen verdichten und
- die **Erde** naß und fruchtbar machen.

Ein anderes Bild wäre ein Prisma, wenn in Form einer Wolke von lichtbrechenden Regentropfen die Farben des Regenbogens auftauchen, sobald die Sonne hindurchscheint. Farben haben ebenfalls eine enge Beziehung zu den Elementen (auch wenn sie nicht mit ihnen identisch sind).

Unsere Lebenskraft wird durch die Energiezentren (Chakras) und unsere angeborene Veranlagung (die Gene) in verschiedene Säfte oder Elemente aufgegespalten. Es entstehen **die vier Konstitutionen Phlegmatiker, Sanguiniker, Choleriker und Melancholiker.** Diese Konstitutionsprägung sorgt dafür, daß wir mit unserem Stoffwechsel wie auch unserem Temperament eine bestimmte, voreingestellte Form des Reagierens und Verhaltens an den Tag legen. Es handelt sich bei der Vier-Elementenlehre um eine jahrtausendealte Lehre des Wechselspiels von Körper und Seele, die Menschen von Geburt an in bestimmte Konstitutionstypologien *hineinbringt.* Jeder hat deshalb ganz unweigerlich eine Konstitution, ob er will oder nicht, während unser moderner Begriff der „Psychosomatik" ein freigewähltes Element umfaßt, das bei allen Begrenzungen doch eine drastische Umkehr und sogar endgültige Heilung ermöglicht. Der psychosomatisch kranke Patient kann deshalb gesund werden, während der Konstitutionskranke nur Dinge tun kann, die im Rahmen seiner Konstitution möglich sind. So kann der Konstitutionskranke nur innerhalb seiner Konstitution gesund werden, die dadurch gesteckten Grenzen aber nicht überschreiten.

In der Krebserkrankung finden wir ein gutes Beispiel für die Sichtweise und das gewählte Vorgehen der antiken Säftelehre. So wurde Krebs in der Antike ganz überwiegend als Problem bestimmter fehlerhafter Säfte gesehen. Bei der Melancholie sollte die sogenannte „schwarze Galle" verantwortlich sein. Natürlich können auch andere Konstitutionstypen Störungen der „schwarzen Galle" haben, nur ist sie beim Melancholiker nach der Lehre der Humoralpathologie häufiger. Zusammen mit der allgemeinen Stoffwechselstörung der „schwarzen Galle" neigt der Melancholiker vermehrt zu trüben Gedanken (Melancholie). In der modernen Psychoneuroimmunologie finden wir die Auffassung bestätigt, wonach eine pessimistische Grundauffassung und anhaltender Kummer zu Krebs prädestinieren. Wer schon Krebs hat, dessen Prognose wird durch Melancholie gegenüber optimistischen Naturellen deutlich verschlechtert.

Grundsätzlich betrachteten die Ärzte der Antike die Krebskrankheit als eine Art von besiegeltem Schicksal. Man war fatalistisch und riet von jeder Behandlung ab. Eine Therapie würde das unvermeidliche Ende nach HIPPOKRATES nur beschleunigen, so sein vorsichtiger Standpunkt, mit dem der antike Arzt sicher in den meisten Fällen recht behielt. Wenn er den Krebskranken schon nicht gesund machen konnte, so behielt er zumindest mit seiner Prognose recht. HIPPOKRATES benutzte übrigens als erster das Wort „carcinoma", weil die gestauten Brustvenen beim Brustkrebs einem Krebstier ähneln sollen. Der römische Arzt GALEN, der mit seiner Sicht der Humoralpathologie (Vier-Säftelehre) die Medizin bis in die Neuzeit beherrschte, begann als erster bei Krebs mit einer vorsichtigen Therapie. So verbot er alles, was schwarze Galle erzeugt, unter anderem Fleisch, Käse, Essig und Wein, und ließ die Krebspatienten fasten. Man sieht, daß bereits die Übersäuerung als pathogenes Element erkannt war. Seelische Aufregungen seien übrigens nach GALEN zu vermeiden, womit er ebenfalls eine erstaunlich moderne Empfehlung gibt.

Nach der „Säftelehre" der Antike beruht jede Konstitution auf einer bestimmten, grundsätzlich gestörten Säftemischung. Beim Melancholiker ist der Saft der „schwarzen Galle" gestört, was zu Krebs und Melancholie disponiert. Beim Choleriker ist die Säftemischung

24 Die Fünf-Elementenlehre Chinas rechnet das Metall als fünftes Element dazu. Weiteres zum chinesischen System findet sich im nächsten Kapitel.

Elementenebene

Nach der Vier/Fünf-Elementen-Lehre
- *verbindet sich Energie mit Stoffwechsel*
- *die „Säfte" (Humores) sind ineinander übergehende Grundzustände ähnlich den vier Jahreszeiten (Wandlung der Energie)*

Heilung durch Humoralmedizin (Galen/Hippokrates), Ayurveda, traditionelle chinesische Medizin

beeinflußt

Zelluläre Ebene (Ebene der Zellen)

Beeinflussung durch
- *Allopathie (erzwingt Zellreaktion)*
- *Genetik (verändert Zellen)*
- *Chirurgie (entfernt Zellen)*
- *Frischzellen (stimuliert Zellen)*
- *Orthomolekulare Medizin (beeinflußt Enzymprozesse)*

der „gelben Galle" Ursache für ein aufbrausendes Temperament und trägen Stoffwechsel (bis hin zur Steinbildung und anderen Stoffwechselablagerungen, etwa bei Arthrosen). Der Phlegmatiker hat schlecht fließenden Schleim, der ihn anfällig für Schleimhautkrankheiten werden läßt und die Ursache für seine Trägheit (Phlegma) darstellt. Schließlich wird die gestörte Zusammensetzung des Blutes beim Sanguiniker Ursache für die Neigung zu Thrombosen und Gefäßkrankheiten, ebenso wie der Sanguiniker zu Stimmungsschwankungen neigt.

Am einfachsten begreifen wir das Wesen der Elemente, wenn wir sie als Aggregatzustände ansehen, denen eine eigene Dynamik innewohnt. Jedes der vier Elemente hat die Neigung zum Ausgleich. Vergleichbar dem Temperaturgefälle von warm und kalt, welches auf unserem Globus durch Hoch- und Tiefdruckgebiete zum Ausgleich von Klimazonen führt, kommt es auch durch die vier Elemente zu verschiedenen „Wandlungszuständen" der Energie. Der Begriff der „Wandlungszustände" taucht erstmals im alten China auf. Ich habe den Begriff hier mit Absicht gewählt, weil er auf unübertreffliche Weise verdeutlicht, daß die Lebensenergie sich durch die vier Elemente tatsächlich „wandelt". Ähnlich einem Treibriemen wird die unsichtbare Lebenskraft durch die Dynamik der Wandlung, die den vier Elementen innewohnt, auf den materiellen Organismus übertragen.

Die allererste und wichtigste Grundregel der Elementenlehre besagt nun, **daß wir so lange gesund bleiben, wie die Lebenskraft innerhalb der Elemente normal fließt.** Letztlich bedeutet dies, daß bei normal fließender Lebenskraft die Elemente in normaler Stärke auftreten. In einem Ökosystem, bei dem beispielsweise eine Jahreszeit sich extrem in den Vordergrund drängt und eine andere stark verkürzt auftritt, werden ganz zwangsläufig irgendwelche Störungen aufttreten. Ist der Winter sehr mild und kurz, werden sich Schädlinge vermehren, was sich noch dramatischer zuspitzt, wenn der Frühling extrem lang sein wird. Alles Grün, das gerade zu sprießen beginnt, wird von den Schädlingen sofort weggefressen. Ganz ähnliche Phänomene beobachten wir auch beim menschlichen Organismus, wenn sich das Verhältnis der Elemente zueinander verschiebt und in Unordnung gerät. Die Lebenskraft fließt nicht mehr gleichmäßig, und Krankheiten sind die Folge.

Bestimmte Elemente sind nun durch die Erfahrung bestimmten Organen und Stoffwechselsystemen zugeordnet. Beispielsweise entspricht in der chinesischen Medizin dem Element Wasser das Organ Niere und der Mineral- und Wasserhaushalt. Anhand bestimmter Pulsqualitäten und Veränderungen von Haut und Schleimhaut, Zungenbelag, Geruch des Kranken und Verhaltensauffälligkeiten kann der chinesische Arzt beispielsweise eine Störung des Elements „Wasser" erkennen. Die dabei auftretenden Qualitäten der gestörten Lebenskraft können verringert, verstärkt, irritiert oder gestaut, zäh oder flüchtig sein usw.. Durch bestimmte Medikamente, die das gestörte Element „Wasser" normalisieren, durch Umlenkung der Lebenskraft z.B. durch Moxibustion (Therapie mit einer Art Räucherstäbchen) und durch Akupunktur wird der chinesische Arzt die Krankheit zu heilen versuchen. Ist die Erkrankung noch nicht zu weit fortgeschritten, wird er mit seiner Behandlung Erfolg haben.

Der nach der traditionellen chinesischen Medizin (TCM) arbeitende Arzt behandelt nicht in isolierter Weise das Organ Niere oder den gestörten Stoffwechsel des Wasser- und Mineralhaushaltes, sondern die damit zusammenhängende Element-Störung des „Wassers". Auch der Arzt der abendländischen Antike ist im übrigen recht ähnlich vorgegangen wie der traditionelle chinesische Arzt. Auch er behandelt das gestörte Element, das einer Erkrankung zugrundeliegt. Ist jedoch die Niere aus irgendeinem Grund unfähig, sich zu regenieren, tritt die moderne westliche Medizin auf den Plan. Haben wir beispielsweise einen großen Nierenstein, werden wir ihn mit Stoßwellen zertrümmern (Stoßwellen-Lithotripsie). Ist die Niere völlig defekt, brauchen wir die Dialyse oder langfristig eine Nierentransplantation. Die moderne naturwissenschaftliche Medizin hat deshalb dann ihre Berechtigung, wenn die Selbstheilkräfte aus irgendwelchen Gründen versagen.

Um die Logik zu durchschauen, die der Heilung mit der Elementenlehre zugrundeliegt, stellen wir uns das Bild eines Dirigenten vor, der das Orchester der Körperzellen und des Stoffwechsels dirigiert. Der „Elementenlehre-Dirigent" sitzt an einem weitaus besseren und längeren Hebel als derjenige, der nur auf der Ebene der Körperzellen und des Stoffwechsels ansetzt. Denn die Elemente stellen ein übergeordnetes System dar, welches wir mit einer Computer-Software vergleichen können, die die materielle Ebene steuert.

Ein Beispiel aus der täglichen Praxis kann uns die Vorzüge und Nachteile der beiden Medizinsysteme erklären. Stellen wir uns einen nervösen, sehr gestreßten Menschen mit ständigen Kopfschmerzen und häufiger Übelkeit vor. Nehmen wir an, daß dieser Mensch die Wahl hat, zwei verschiedene Ärzte aufzusuchen. Er kann entweder einen Akupunkteur oder einen schulmedizinischen Neurologen aufsuchen. Was wäre für ihn das Beste? Nach meiner Erfahrung werden die allermeisten Patienten zur Diagnose den Neurologen und zur Therapie den Akupunkteur vorziehen. Denn beim Neurologen wollen sie die Beruhigung haben, daß ihrem Kopfweh nicht womöglich irgendeine ernste Organerkrankung zugrundeliegt, etwa ein Hirntumor, bei dem man sich auch ständig gestreßt fühlen und an Übelkeit mit Erbrechen leiden kann.

Doch die meisten Menschen wissen, daß Neurologen nicht auf so ursächliche Art heilen können wie ein Akupunkteur. Erst die Beseitigung der Elementenstörung wird das Kopfweh dauerhaft beseitigen, wobei es sich bei zusätzlicher Übelkeit oft um Probleme des Elements „Erde" handelt, das dem Funktionssystem der Leber/Galle zugeordnet wird. Über den Gallenmeridian, dessen Akupunkturverlauf von der Schulter über die Schläfe verläuft, kommt es dann zu Kopfschmerzen, während die Übelkeit mit einer daniederliegenden Verdauung zusammenhängt (bedingt durch eine schwach fließende Galle). Die Nervosität wird meist durch Mineralstörungen hervorgerufen, denen ebenfalls ein verminderter Gallefluß zugrundeliegt, wodurch Mineralien nicht in genügender Menge aufgenommen werden.

In meiner eigenen Arztpraxis stellte ich mit zunehmender Erfahrung immer häufiger „Säftestörungen" fest. Bald bekam über die Hälfte meiner Patienten Leber-Galle-Mittel verschrieben. Es handelt sich um harmlose Bitterstoffe, die oft als „alte Oma-Mittel" verspottetet werden, weil sie gerne von älteren Damen zur Verbesserung ihrer Verdauung und als leichte Abführmittel benutzt werden. Deutlich schwächer, aber ähnlich wirksam sind viele Bitterschnäpse, die in Ländern wie Frankreich und Italien zur Verdauungsförderung eingenommen werden. Dazu gehören auch bittere Früchte wie Avocado und Artischocke. Meiner Meinung nach sind sie ein wenig beachteter, aber nicht unwesentlicher Teil des „french paradox"-Effekts, wonach die Lebenserwartung in Frankreich und Italien unerwartet hoch ist, obwohl dort die gleichen herkömmlichen Risikofaktoren beobachtet werden (hohes Cholesterin, Übergewicht, Zigarettenrauchen). Der Rotwein scheint mir nur einen Teil des „french paradox"-Effektes zu erklären (wobei auch hier die bitteren Farbstoffe eine wichtige Rolle zu spielen scheinen).

Zu meinem Erstaunen besaßen diese Bitterstoffe eine unerwartet große energetische Kraft. Von der Migräne – einer aus der Sicht der Elementenlehre geradezu klassischen „Gallenkrankheit" – bis hin zu Hautkrankheiten diversester Art (Urtikaria, Neurodermitis, Pruritus sine materia usw.) sah ich häufig an Wunder grenzende Heilerfolge. Mit der Zeit wurde mir verständlich, was in der Säftelehre mit „Melan***cholie***" und „***Chol***eriker" gemeint war. Es waren offenbar Patienten mit Gallenstörungen (*griech.* Chol), die von der Vier-Elementenlehre her zwei Rubriken der Elemente besetzen. Rund die Hälfte aller Patienten gehört zu diesen beiden Typen.

Die anderen beiden Säftetypen, jene der Sanguiniker (Blutfülle) und hydrogenoiden Typen (Haut/Schleimhaut mit gestörtem Bindegewebe), brauchen meist andere Mittel. Die Sanuiniker profitieren z. B. von Aderlaß und einer Milz-/Pankreastherapie. Dieses Organsystem hängt eng mit der Blutbildung und den energetischen Problemen des Sanguinikers susammen. Die hydrogenoiden Typen profitieren am meisten von einer Therapie der Darmschleimhaut, der Entgiftung der oberen Luftwege und einer Stärkung von Magen und Bauchspeicheldrüse. Schritt für Schritt zeigten mir meine eigenen Praxiserfahrungen als Naturheilarzt, daß die antike Säftelehre eine nach wie vor hochmoderne und aktuelle Therapieform darstellt. Wer sich genauer die Zusammensetzung erfolgreicher Naturheilpräparate ansieht, wird automatisch auf die Säftelehre stoßen. Die insbesondere bei Heilpraktikern beliebte Augendiagnose ist deshalb so erfolgreich, weil damit eine Konstitutionstherapie der verschiedenen Elemententypen möglich wird.

Mit der Humoralmedizin besteht die phantastische Möglichkeit, auf einer ganz elementaren Ebene der Krankheitswurzeln anzusetzen. Die Säfte- oder Humoralmedizin wird auch als „Milieutherapie" bezeichnet und sieht vor allem im gestörten Milieu die Wurzel aller Krankheiten. Mit allen möglichen Formen der „Entgiftung" wie Fasten, Ernährungsumstellung, Schwitzen und Ableiten der Stoffwechselschlacken über die natürlichen Ausscheidungsorgane (Haut, Lunge, Niere, Darm) versucht die Naturheilmedizin, das Milieu zu verbessern. Dahinter steht die Überzeugung, daß gesunde Säfte in einem gesunden Stoffwechselmilieu am besten vor Krankheiten schützen.

Im nächsten Kapitel beschreibe ich das erste psychosomatische System, das in der Medizingeschichte bekannt ist. Es handelt sich um die altchinesische Elementenlehre. Im alten China wurden erstmals Beziehungen hergestellt, die zwischen Leidenschaften und überstarken Gefühlszuständen und den dazu passenden Elementen bestehen. Das chinesische Bild der psychoenergetischen Zusammenhänge erscheint mir schon allein deshalb so wichtig, weil es im System der Akupunktur nach wie vor eine aktuelle Bedeutung hat. Denn die chinesische Medizin arbeitet in weitgehend unveränderter Form mit den gleichen jahrtausendealten Prinzipien.

Leidenschaften als Krankheitsursache im alten China

Wir sind um so freier, je mehr wir der Vernunft gemäß handeln, und um so mehr geknechtet, je mehr wir uns von den Leidenschaften regieren lassen.
(Leibniz)

Im antiken China ebenso wie in vielen anderen alten Kulturen wurden seelische Störungen und Konflikte oft in Form von furchterregenden Dämonen, Drachen und Ungeheuern personifiziert. Häufig bekamen solche Dämonen gottähnliche Attribute, einfach weil man sie als so mächtig und furchteinflößend empfand. Dabei entsprang die Entdeckung des Dämons und Drachens keineswegs purer Phantasie, weil Dinosaurierknochen von chinesischen Bauern auf dem Feld gefunden wurden, die für die Existenz solcher Fabelwesen sprachen. Man assoziierte die ungeheure Größe solcher Wesen dann sehr schnell mit der gewaltigen, unzähmbaren Größe der Leidenschaften. Genauso wie ein großer, brüllender Löwe ungeheure Angstgefühle mobilisiert, erzeugen die großen Drachen und Dämonen ungeheure Leidenschaften. Es ist dann nur noch ein kurzer gedanklicher Weg, Dämon und Leidenschaft gleichzusetzen.

In noch viel älteren Zeiten war das Denken der Menschen noch magischer, womit die Tendenz zur Externalisierung und Projektion entsprechend zunahm. Im magisch-animistischen Denken gibt es keine Realität in unserem Sinn. Wenn so gut wie alles als beseelt angesehen wird, wie wir es im Weltempfinden der sogenannten Primitiven erleben, sprechen wir vom „Animismus". Animistische Religionen finden sich noch heute in praktizierter Form im gesamten asiatischen Raum. Selbst im modernen Japan sind sie vertreten. Dabei verschmelzen die Innen- und Außenwelt des Menschen zu einer einzigen Gesamtwelt. Träume verkünden deshalb etwas sehr Reales, ebenso wie magische Handlungen im Grunde die reale Verwirklichung schon halb oder sogar fast ganz vorwegnehmen können. Der Orakelpriester bekommt von daher eine ungeheure Macht. Die magischen Figuren der Phantasie werden in gleicher Weise zu ganz realen Gebilden, denen ebenfalls eine ungeheure Macht und Bedeutung innewohnt.

Im antiken China begegnet uns ebenso wie im antiken Griechenland eine Mischform von beginnendem rationalen Denken, mit dem sich Reste des Animismus mischen. Typischerweise werden dabei Götter zu menschenähnlichen Figuren. Im antiken Griechenland hausen die Götter auf dem Olymp und benehmen sich wie Menschen. Das führt dazu, daß sich die Götter oft „daneben benehmen", was sie sympathisch und menschlich macht. Im antiken China geht man einen anderen, viel praktischeren Weg, indem dort geistige Führer wie Laotse oder Konfuzius kurzerhand einen gottähnlichen Status bekommen. Im Taoismus von Laotse wird die Weisheit der Natur zum erstrebenswerten Ziel, während der Konfuzianismus das menschliche Glück vorwiegend im Befolgen sozialer Normen sieht. Eine individualistische Ausprägung haben die chinesischen Götter aber nicht bekommen.

Meines Erachtens spiegelt sich darin eine allgemeine Neigung des asiatischen Kulturraumes, den Gemeinsinn über das Individuelle zu stellen. Das macht natürlich ein Verstehen individueller seelischer Prozesse von vornherein schwierig bis unmöglich, wenn man so eine Haltung mit der modernen westlichen Psychologie vergleicht. Das Aus-dem-Rahmen-Fallen im Sinne verstärkter Leidenschaften ist für den Asiaten auffälliger, als was sich im einzelnen Individuum an innerseelischen Vorgängen abspielt. Ganz ähnliche Betrachtungsweisen findet man übrigens auch im Buddhismus und Hinduismus. Auf die Rolle der Leidenschaften im Rahmen einer Erleuchtungsidee komme ich später nochmal zurück.

Das gesamte Energie- und Medizinsystem des alten China hat auf mich immer sehr fremdartig gewirkt. Trotz jahrelanger, intensiver Beschäftigung bin ich damit nie ganz „warm" und vertraut geworden. Ein Teil des Problems liegt sicher in der bildartigen Sprache, die dem Chinesischen zugrundeliegt. Meines Erachtens denken die Chinesen deshalb anders als Europäer, was auch einige moderne Linguisten bestätigen. Meine folgenden Ausführungen sind deshalb teilweise als ein Ausdruck meines Problems zu verstehen, mich in das Denken der Chinesen hineinzuversetzen. Ich bewundere Ärzte wie den Amerikaner Leon Hammer, der als Psychoanalytiker und Psychiater die chinesische Medizin zu einem funktionierenden Instrument für sich gemacht hat, mit dem er gut umgehen kann.

Ein Teil des Problems, sich dem chinesischen Denken zu nähern, besteht in seiner enormen intellektuellen Schwierigkeit. Mit der **Fünf-Elementen-Lehre** werden Religion, Philosophie und Medizin in einer hochkomplexen Weise verbunden. In ihrer intellektuellen Raffinesse steht sie unserer westlichen Philosophie sicher in nichts nach. Auf die Frage des chinesischen Kaisers Hoang Ti vor 3000 Jahren, wie lange es braucht, um ein guter Akupunkteur zu werden, antwortete sein Leibarzt kurz und bündig: „Siebenhundert Jahre." Damit meinte der Leibarzt Khi Pa natürlich das Verstehen der gesamten Fünf Elementen-Lehre und nicht die Kunst, ein paar Akupunkturnadeln nach bestimmten Regeln irgendwo hinzustechen.

Die Chinesen zählen das Metall als fünftes Element dazu, was in der europäischen Säftelehre unbekannt ist. Dort gibt es ausschließlich vier Elemente. Metall als etwas vom Menschen Hergestelltes ist im strengen Sinn natürlich auch kein in der Natur vorkommendes Element, weil es in pulverisierter Form im Element Erde zu finden ist. Ich würde das chinesische Metall-Element der Erde zurechnen. Das Element „Metall" wird als von den anderen Elementen verschieden angesehen, weil es transformierende Eigenschaften besitzt, die den anderen Elementen fehlen. In der sogenannten „vorweltlichen Ordnung", die der Welt der Menschen vorausgeht und einer Art von Ur-Welt entspricht, gibt es übrigens nur vier Elemente.

Der bereits erwähnte Leibarzt Khi Pa sieht die Ursache psychosomatischer Erkrankungen in einem ungesunden Übermaß der Leidenschaften. Normale menschliche Gefühlszustände werden übertrieben und führen dadurch zu Krankheiten. Er beschreibt die Vorgänge dem Kaiser in folgenden Worten:

- „...Der **Zorn** treibt die Energie nach oben,
- ...die **Freude** beruhigt den Energiefluß, die Energie wird friedlich.
- ...Die **Traurigkeit** vermindert die Energie durch Schwächung der Lungenenergie.
- ...Die **Furcht** treibt die Energie abwärts, indem sie den oberen Erwärmer schließt.
- ...Die **Sorgen** konzentrieren die Energie, so daß sie nicht mehr zirkuliert.
- ...Die **übermäßige körperliche Anstrengung** gibt zuviel Energie aus,
- ...**die übermäßige geistige Energie** blockiert die Energiezirkulation."

(zitiert nach Guido Fisch: „Akupunktur").[25]

Bei den genannten Gefühlen handelt es sich überwiegend um solche emotionalen Zustände, die wir im Bereich des oberflächlichen Unbewußten ansiedeln würden. Denn ob ich traurig oder zornig bin, kann ich sehr wohl wahrnehmen. Trauer und Zorn werden mir bei einigem Nachdenken eigentlich immer bewußt. Von verdrängten Gefühlen ist beim Leibarzt Khi Pa nicht die Rede. Wir würden all diese übermäßigen Leidenschaften deshalb zu den aktuellen, oberflächlichen Konflikten rechnen. Dabei steht außer Frage, daß solche übermäßigen Leidenschaften irgendwann unbewußt und verdrängt werden können, wo sie dann in der Tiefe weiter wirken. Gerade das aber ist in der traditionellen chinesischen Medizin weitgehend unbekannt. Notgedrungen muß diese Unterlassung zu schwerwiegenden Fehlern in Diagnose und Therapie führen. Denn wenn ich etwas aus meinem Wahrnehmungsfeld herausfallen lasse, kann es nicht mehr gesehen, bewertet und folglich nicht behandelt werden.

Später werde ich noch andere Gesichtspunkte aufführen, die man als Schwachstellen und Lücken der alten chinesischen Medizin ansehen kann, wenn wir ihre Qualitäten mit der Meßlatte moderner tiefenpsychologischer Verfahren vergleichen. Zunächst möchte ich die einzelnen Leidenschaften näher betrachten, deren Wert für eine umfassende psychoenergetische Gesundheit für mich außer Frage steht. Sie werden in anderen Worten auch als „sieben Dämonen" bezeichnet, wodurch das Unheilvolle, Ausgelieferte und Überstarke zum Ausdruck kommt. Wir können viel daraus lernen, wenn wir uns die krankmachenden Leidenschaften des alten China genauer anschauen.

Ungewöhnlich mutet uns an, daß **übermäßige körperliche Anstrengung** im alten China zu den Leidenschaften gezählt wird. Das entspringt aber keineswegs der Faulheit der alten Chinesen! Zu körperlichen Anstrengungen gehören in unserer modernen Gesellschaft vor allem sportliche Extremleistungen. Es kommt dabei zu Endorphin-Ausschüttungen, die von Suchtexperten durchaus als Äquivalent einer Opiatsucht angesehen werden. Viele Marathonläufer werden nach dem dabei entstehenden Glücksgefühl regelrecht süchtig. Daß überraschend viele Extremsportler ungewöhnlich früh sterben, kann uns ebenso wenig überraschen. Es geht also nach chinesischer Sicht bei der Verurteilung körperlicher Anstrengungen um jede ungesunde Übertreibung.

Die zweite Überraschung findet sich darin, daß **übermäßige geistige Anstrengung** zu den Leidenschaften gezählt wird. Denken wir an die extreme Verhirnung (im Sinne einer übermäßigen geistigen Anstrengung), die man überall in unserer westlichen Hochzivilisation beobachten kann, so widerspricht das dem chinesischen Denken von Ausgewogenheit. Ich erwähnte bereits, daß ich dazu eigene Versuche gemacht habe, die diese These untermauern. Denn bei Versuchen mit Hirnwellen-Generatoren (sog. „Mindmachines") sinkt die Lebenskraft der Versuchsperson ab, wenn man ihr Mentalwellen (von 11–30 Hz) sendet. Subjektiv spüren wir das daran,

[25] Diese sieben Leidenschaften (oben fettgedruckt) wurden später auf fünf Leidenschaften reduziert, vermutlich um mit der Fünf Elementen-Lehre zu harmonisieren. Ordnung ist hier sicherlich auch bei der Klassifizierung chaotischer und anarchischer Gefühle „das halbe Leben". Meiner Meinung nach wirkt sich dabei die chinesische Neigung zu einer zu großen Starre und Schablonenhaftigkeit nachteilig aus. Das Element des Finalen, Dynamischen und Linearen fehlt ebenso wie Chaotisches und Unvollkommenes.

daß zu angestrengtes Denken auf Dauer ermüdet und wie jede schwere Arbeit regelrecht erschöpft, was jeder Geistesarbeiter bestätigen kann. Man muß wahrscheinlich ungeheuer klug oder energetisch sehr kraftgeladen sein, damit man davon wenig mitbekommt. Als Fazit sollte man daraus ziehen, daß man die Schulpausen meines Erachtens verlängert und mit mehr Spaß und Bewegung füllen sollte, als das heute der Fall ist.

Die **Freude** würden wir heute nicht mehr zu den Leidenschaften zählen. Über die Gründe kann man nur spekulieren, wobei die Chinesen unter „Freude" jede heftige Erregung bis hin zu schockartigen Erlebnissen verstehen. Da solche Emotionen bekanntermaßen das Herz belasten, was auch unserem westlichen Denken entspricht, kann man die „Freude" als umfassenderen Begriff für alle heftigen, plötzlich auftretenden Erregungen positiver wie negativer Art definieren. Auch Nervosität gehört dazu. **Traurigkeit, Furcht, Sorgen** und **Zorn** sind allesamt Leidenschaften, deren krankmachende Wirkungen außer Frage stehen.

Was uns viel mehr verwundert, ist das Fehlen aller wichtigen Begriffe, die in der Psychoanalyse als krankmachende Emotionen bekannt sind. Dazu gehören Begriffe wie Eifersucht, Machtgelüste, Minderwertigkeitsgefühle, Gier und Haß, um nur die wichtigsten zu nennen. Erstaunlicherweise fehlen alle diese Leidenschaften, die uns erst eine individuelle Pathologie begreifbar machen. Meines Erachtens liegen die eigentlichen Wurzeln dieser Wahrnehmungslücke im anti-individualistischen Grundempfinden des Asiaten. Wer die Gelegenheit hat, Touristengruppen aus Asien zu erleben, wird immer wieder über den ungewöhnlich starken Gruppenzusammenhalt überrascht sein. Ich habe bei mehreren Urlauben auf Hawaii oder in der Schweiz, wo asiatische Gruppen sehr häufig auftauchen, so gut wie nie Isolationstendenzen von Gruppenmitgliedern beobachtet. Und wenn das der Fall ist, handelt es sich praktisch immer um extrem verwestlichte Gruppenmitglieder, die einen geradezu demonstrativen Individualismus pflegen.

Der zweite Punkt betrifft die rigorose Selbstbeherrschung, die zu den unumstößlichen Grundforderungen in Asien gehört. Bis heute prägt das den asiatischen Charakter, gehört aber auch zu den wichtigsten Forderungen der Religion. Insofern setzt sich das Beherrschen der Leidenschaften als religiöse Forderung fort. In der tibetanischen Medizin ist das besonders deutlich zu erkennen, wo sich die chinesische Medizin mit dem Buddhismus verbindet. Der tibetanische Priester-Arzt begreift die Leidenschaften als spirituelles Sakrileg, was bei uns dem Begriff der „Sünde" entspricht. „Unangenehm aufzufallen" oder das „Gesicht zu verlieren" gehören in diesem Kontext zum Schlimmsten, was einem Asiaten passieren kann. Wer seine Gefühle auslebt und die Nerven verliert, wird als Schwächling angesehen und hat schon alles Ansehen verloren. Das betrifft letztlich auch das spirituelle Ansehen, was das Ganze noch schlimmer macht.

Sehen wir uns die Beziehung der Leidenschaften zu den Elementen an, so entstehen Zuordnungen, bei denen bestimmte Organe symbolisch – im Sinne von Funktionssystemen – den Elementen zugeordnet werden:

Man kann die zugehörigen Leidenschaften deuten als etwas, was im Keim und der Sache nach im jeweiligen Element bereits enthalten ist, nur daß es durch die Leidenschaft ins Krankhafte übertrieben wird. Wenn wir die Elemente als Seelenzustände begreifen, die wir alle im Lauf einer bestimmten Zeit immer wieder durchlaufen müssen, so erkennen wir, welche Gefühlszustände uns in einer bestimmten Phase besonders schädigen. In der folgenden Beschreibung benutze ich weitere Begriffe, die den Elementen ebenfalls zugeordnet werden (wie Jahreszeiten, Farben und Geschmacksqualitäten).

Die Leber dürfen wir nicht als Organ im modernen Sinn ansehen, sondern als eine Funktionseinheit, zu der das stoffliche Organ Leber gehört. Vor allem gehört zur Leber die Energie, die als „holzig" im Sinne von „dynamisch wachsend" beschrieben wird. Begreifen wir die weiteren Leber-Zuordnungen wie Wind oder Frühling, die Farbe grün, den Geschmack sauer, so verstehen wir

Leidenschaften mit ihren Organen und Energien (Akupunkturlehre):

Leidenschaft	*Organ*	*Element*
Zorn	*Leber*	*Holz*
Nervosität	*Herz*	*Feuer*
Traurigkeit	*Lunge*	*Metall*
Sorgen	*Milz*	*Erde*
Angst	*Niere*	*Wasser*

„Leber“ zwar auch als die große Stoffwechselfabrik, aber auch als Synonym für alles Wachsende, Frische und neu Aufkeimende. Verständlicherweise mögen zarte Keimlinge und ineinander verwobene Wachstumsprozesse nichts Brutales. Denken wir uns die erwachende Seele, die wir alle in uns tragen, als zarten Keimling, so bläst der Gefühlssturm der Leidenschaft „Zorn“ wie ein Tornado alles weg, was gerade wachsen möchte. Zorn stellt in gewisser Weise auch eine Übertreibung der Dynamik dar, die in der Kraft des Wachsens und Neuwerdens angelegt ist.

Im Sommer unseres seelischen Lebens schädigen Aufgeregtheit und Nervosität den Reifungsprozeß, dem wir zu dieser Zeit unterworfen sind. Wenn etwas eine endgültige Struktur annehmen möchte, wird es durch Chaos geschädigt. Im Spätsommer befinden wir uns in der Phase der Erntedank-Feste. Wir bekommen die Belohnung für alle Mühen, die uns das Leben auferlegt hat. Unser vorherrschendes Gefühl sollte Gelassenheit sein, während Kummer und Sorgen das pure Gegengift dazu sind. Im Herbst des Lebens müssen wir wieder etwas anderes lernen, nämlich Abschied zu nehmen und uns von etwas zu trennen. Wenn wir das nicht freiwillig und mit einem guten Gefühl tun, entsteht Traurigkeit. Im Winter des seelischen Lebens gerät alles Lebendige zum Stillstand. Löst der Stillstand Angst aus, ist das die denkbar schlechteste Reaktion.

Bis zu diesem Punkt haben wir eine Ahnung davon bekommen, wie wir in bestimmten seelischen Situationen **nicht** reagieren sollten. Doch warum werden immer nur negative Leidenschaften dermaßen überbetont? Mit den Worten des Humoristen Erich KÄSTNER kann man fragen: *„Wo bleibt denn das Positive, Herr Kästner?“* Denn positive, gute Gefühle sollten ebenfalls eine Bedeutung haben. Die gesundheitsfördernde Wirkung von positiven Gefühlen wie Gutgelauntsein, Lachen und Sanftmut ist sogar wissenschaftlich anerkannt. Auch wenn die alten Chinesen solche guten Gefühle nicht gesondert erwähnt haben, möchte ich das an dieser Stelle nachholen. Ich habe die guten und gesundheitserhaltenden Gefühle den jeweiligen Elementen zugeordnet. Die Idee dazu kam mir erstmals, als ein Akupunkturlehrer einmal erwähnte, mit Geschmacksqualitäten könne man Energiestörungen heilen. Ich überlegte, daß man Krankheiten statt mit gut schmeckender Nahrung doch ebenso mit guten Emotionen heilen könnte. Vor allem aber wären solche guten Emotionen wichtige Gesundheitsstifter, indem sie unser Energiesystem in Harmonie halten.

Man kann sich natürlich an dieser Stelle die grundsätzliche Frage stellen, warum das Negative immer so im Blickpunkt des Interesses steht, ob es sich um Zeitungsschlagzeilen oder die Medizin handelt. Weitgehend hat das natürlich etwas mit Aufmerksamkeitssteigerung durch Streß zu tun. Gute und normale Dinge sind nun mal langweilig! Vor allem in der Medizin ist der „interessante Fall“ immer ganz besonders krank. Ein Patient, der überraschend schnell gesund wird, findet nicht mehr so viel Aufmerksamkeit. Heilkundige und Ärzte haben bekanntlich von Haus aus einen Hang zum Morbiden und Kaputten. Das womöglich naheliegende gute, harmonische und freundliche Heilprinzip kommt uns Medizinern deshalb nicht sofort in den Sinn.

Im Folgenden möchte ich diesen weit verbreiteten Fehler unseres Berufsstandes ausbügeln, indem ich die Emotionen aufzähle, die uns Menschen besonders gut tun und den Energiefluß besonders anregen. Man kann von diesen Emotionen nie genug haben, weil sie uns gesund machen. Wir werden auch durch solche positiven Emotionen psychoenergetisch harmonisiert. Ich möchte diese guten Gefühle in Anlehnung an das Denken der mittelalterlichen Ärztin Hildegard von BINGEN „Tugenden“ nennen. Auch im Denken Hildegards spielen die Tugenden eine bedeutende Rolle, um Krankheiten vorzubeugen. Hildegard kennt im übrigen wesentlich mehr Tugenden als die hier aufgeführten, wobei die Liebe zu Gott bei ihr ganz im Vordergrund steht. Ich würde die Liebe zu Gott unter der Rubrik „glücklich“ einordnen, weil nach meiner Erfahrung Menschen mit einem Gottesglauben und einer

Gute adäquate Emotionen (Tugenden) mit ihren Organen und Energien (Akupunkturlehre):

Gutes Gefühl	***Organ***	***Element***
zupackend	*Leber*	*Holz*
abwartend	*Herz*	*Feuer*
glücklich	*Lunge*	*Metall*
zufrieden	*Milz*	*Erde*
still	*Niere*	*Wasser*

starken, klaren spirituellen Ordnung oftmals einen glücklichen Gemütszustand besitzen.

Wenn wir uns die fünf genannten Tugenden zunächst ansehen, kommen uns die gewählten Begriffe ungewöhnlich altbacken und unmodern vor. In unserer modernen Gesellschaft muten uns Tugenden wie „Stillsein-Können“, „glücklich oder zufrieden (bescheiden) sein“ sehr unmodern und langweilig an. Vor unserem geistigen Auge entsteht das Bild eines Menschen, der längst vergangenen Zeiten angehört und mit sich und der Natur in Frieden und Glück lebt, etwa in Form eines zurückgezogen lebenden Bauern. Bekanntlich war die chinesische Gesellschaft seit jeher eine bäuerliche Gesellschaft, deren Überleben und „Tugend“ gerade darin bestanden hat, zur rechten Zeit das Richtige zu tun. Das Bild des Bauern taucht deshalb nicht ohne Grund auf.

Als moderne Menschen neigen wir sogar dazu, hinterwäldlerische und unmoderne Menschen zu diffamieren, die solche äußerst wichtigen Tugenden vorleben. So kann Stillsein bedeuten, daß jemand in Wahrheit ein getarnter Faulpelz ist („Sitz nicht so still da rum! Tu gefälligst etwas!“). Ein nach außen hin glücklicher und zufriedener Zeitgenosse kann in Wahrheit ein naiver Dummkopf sein, der sich keine Sorgen macht usw. Wir verwechseln dabei die Fassade mit dem Inhalt. Wir sollten wieder lernen, solche guten Gefühle wertzuschätzen, und versuchen, sie als äußerst kostbare Eigenschaften so oft wie möglich herzustellen. Unser modernes, hektisches Leben mit seinem Zynismus und seiner pausenlosen Gier steht dem oft diametral entgegen. Alle modernen Experten der Psychosomatik sind sich einig, daß wir uns durch unseren emotional ungesunden Lebensstil selber krank machen. Wir leben überwiegend die negativen Leidenschaften, nämlich die Untugenden wie *Zorn, Nervosität, Traurigkeit, Sorgen und Angst*. Was wir dringend brauchen, sind dagegen die Tugenden von *zupackend (kraftvoll), abwartend (entspannt), glücklich (gutgelaunt, lustig), zufrieden (in uns ruhend, bescheiden) und still (friedlich)*.

Alle möglichen Leute wollen uns weismachen, nur sie hätten den Schlüssel zu unserem wahren Glück. **In Wahrheit liegt unser Glück bereits in uns selbst!** Es ist der ungehobene Schatz des glücklichen Lebens, den wir bergen müssen. Dazu müssen wir lernen, diese Gefühlszustände ohne Zuhilfenahme äußerer Dinge zu erreichen, d.h. aus uns selber heraus! Eine wertvolle Hilfe scheint mir die tägliche Versenkung in Form einer Meditationsübung, bei der man sich die genannten Gefühlszustände vorstellt und sich in sie hineinbegibt. Dabei macht die Übung den Meister, indem es mit zunehmender Übung immer besser gelingt, die wünschenswerten Gefühlszustände dauerhaft aufrecht zu erhalten.

Nun taucht bei der Suche nach dem Glück sofort die Kernfrage auf, die unser Leben vom ersten bis zum letzten Tag begleitet: „Wie finde ich dauerhaftes Glück und Wohlbefinden?“ Bereits das Baby braucht ständig Nahrung und Zuwendung, um gedeihen zu können. Durch unsere Abhängigkeit von der Umwelt, was die Grundbedürfnisse in Form von Essen, Trinken, ein Dach über dem Kopf usw. angeht, werden wir im Extremfall regelrecht erpreßbar und einem sozialen Anpassungsdruck ausgesetzt, der unsere persönliche Entfaltung behindert. Unser persönliches Glück kann bereits an elementarsten Voraussetzungen scheitern, die mit unserem sozialen Ausgeliefertsein zu tun haben. Es wäre naiv und zu kurz gedacht, solche überall vorhandenen Probleme nicht zur Kenntnis zu nehmen.

Als weitere Erschwernisse für unser persönliches Glück kommen innere Widerstände hinzu. Wir begegnen unbewußten Leidenschaften und seelischen Konflikten, die unser Leben behindern. Wir können uns deshalb unserem persönlichen Glückszustand nur bis zu einem gewissen Grad annähern, der durch innere Grenzen vorgegeben und eingeschränkt wird. Die inneren Konflikte zu erkennen und aufzulösen stellt deshalb den allerersten und wichtigsten Schritt der Selbstbefreiung dar! Wie man seine inneren Konflikte erkennen und heilen kann, wird im späteren Teil dieses Buches erklärt.

Bedauerlicherweise ist im chinesischen Denken wenig von individuellen Seelennöten und tiefenpsychologischer Dynamik die Rede. Obwohl die Normalisierung der gestörten Körperenergie positive Rückwirkungen auf das gesamte körperlich-seelische Befinden hat, verschwinden dadurch jedoch im allgemeinen nicht die zugrundeliegenden seelischen Konflikte. Dieser erhebliche Nachteil der traditionellen chinesischen Medizin findet sich in völlig identischer Form in allen anderen Formen der Humoralmedizin. Im folgenden Kapitel geht es um eine kritische Betrachtung der Grenzen dieser Verfahren, die eine tiefenpsychologische Aufdeckung und Heilung unbewußter Konflikte nicht unnötig machen, sondern sie höchstens ergänzen können. Wegen der überzogenen Ansprüche an diese Verfahren der Elementenmedizin wird das aber häufig übersehen, wodurch neue Probleme auftauchen.

Kritische Bemerkungen zur Humoralmedizin und Naturheilkunde

Krankheiten befallen uns nicht aus heiterem Himmel, sondern entwickeln sich aus täglichen Sünden wider die Natur. Wenn sich diese gehäuft haben, brechen sie unversehens hervor.

(Hippokrates)

In den vorherigen Kapiteln haben wir die Medizingeschichte in der Rückschau verfolgt. Vom Schamanen und Priesterarzt her entwickelte sich eine eigene Berufskaste, die der Ärzte. Sie trennte sich von den Theologen und Priestern, die mehr mit dem Geistigen und Spirituellen zu tun hatten. So wie jede Entwicklung ihre guten und schlechten Seiten hat, gehört es zu den unvorteilhaften, bis heute bestehenden Nachteilen der Trennung von Religion und Heilkunst, daß durch die Säkularisierung viel umfassendes und wichtiges Wissen verlorenging. Ein wichtiges Anliegen meines Buches besteht darin, das Bewußtsein für solche verschütteten, weitgehend vergessenen Krankheitsursachen wiederzubeleben.

Wir können nur dann Menschen wirklich gesund machen, wenn wir ein Menschenbild bei unseren Heilungen zugrundelegen, das auch die geistartigen und feinstofflichen Krankheitsursachen mit einschließt. Daneben muß man natürlich auch die Grenzen der Heilmethoden kennen, die man anwendet. Wir hatten bereits gesehen, daß die Elementenmedizin bei zu weit fortgeschrittenen Prozessen auf der materiellen Ebene nichts mehr ausrichten kann. Das gilt für Knochenbrüche oder Blinddarmentzündungen, irreversible Stoffwechselentgleisungen wie Diabetes oder viele Formen von Bluthochdruck. Aber auch bei vielen Infektionskrankheiten wie Malaria, Tuberkulose oder Milzbrand (Anthrax) ist es oft unvermeidlich, ein Antibiotikum zu nehmen. Der Krankheitsprozeß ist dann einfach zu weit vorangeschritten, um umgekehrt werden zu können.

Eine weitere, uralte Streitfrage entzündet sich an der Frage, ob das Milieu oder das Bakterium wichtiger ist. Der berühmte französische Arzt und Anhänger der Milieutheorie Claude BERNARD formulierte in der Mitte des 19. Jahrhunderts trotzig, als der Streit zwischen Zellularpathologen und Milieuanhängern seinen Höhepunkt erreichte: *„Das Bakterium ist nichts, das Milieu dagegen alles!“* Damit hat er sicher in vielen Fällen recht. Vor kurzem hat ein Professor diese provokante These mit einem heroischen Selbstversuch vor seinen Zuhörern zu beweisen versucht, indem er ein Reagenzglas voller infektiöser Darmkeime austrank und danach wider Erwarten vollkommen gesund blieb. Aber man darf das Problem nicht zu absolut sehen. Meines Erachtens kann ein Patient trotz gutem Gesundheitszustand erkranken (d. h. trotz eines guten Milieus und guter Energetik), wenn das Bakterium hoch aggressiv ist.[26] Nur ist die Wahrscheinlichkeit für eine Krankheit viel geringer als bei einem schon latent kranken Menschen.

Das innere Milieu und die Umwelt in eine diametrale Gegnerschaft zu stellen ist natürlich aus mancherlei Erwägungen von der Idee her verführerisch. Viele Therapeuten und ihre Patienten glauben nämlich felsenfest an einfache Formeln von Gesundheit und Krankheit, zuallererst natürlich deshalb, weil viele Menschen simple Lösungen viel leichter akzeptieren (etwa aus Dummheit oder Bequemlichkeit), oder als Kunstgriff des Therapeuten, um damit leichter die Selbstheilkräfte eines Kranken zu mobilisieren. Denn wenn alles bei der Heilung von einem selbst (und seinem Therapeuten) abhängt, macht das verständlicherweise allen Beteiligten viel mehr Mut.

Hinzu kommt, daß Therapeuten seit jeher im Sinne einer Berufskrankheit dazu neigen, sich selbst zu überschätzen. So neigen viele Ärzte zu radikalen Thesen, weil sie damit ihre eigene unbewußte Macht vergrößern können. Häufig trifft aber auch das Gegenteil von Machtlüsternheit auf den Berufsstand der Heiler zu, indem manche Therapeuten ihre unbewußten Ängste und Ohnmachtsgefühle mit radikalen Thesen und Maßnahmen vertuschen wollen. An dieser Stelle geht es mir nicht darum, Berufskollegen „in die Pfanne zu hauen“, sondern auf berufstypische Schwächen hinzuweisen. Denn erstaunlich viele Angehörige des Berufsstandes der Ärzte und Therapeuten sind selbst in erheblicher Weise psychoenergetisch krank, wie meine eigenen Untersuchungen

[26] Im schamanistischen Denken gilt das Freisein von Dämonen (seelischen Konflikten) als beste und wichtigste Bedingung, gesund zu bleiben. Nur Seuchen gelten bei den Schamanen als Ausnahme, wo selbst dämonenfreie und mit Schutz- und Gesundheitsgeistern ausgerüstete Schamanen erkranken können, d. h. wenn Bakterien hochvirulent sind und in großer Menge auftreten.

gezeigt haben. Die eigene seelische Problematik wird dabei gerne ausgeblendet. Allzu gerne verlagert man dann das zu bekämpfende Böse in eine feindliche Außenwelt, während man selbst „unbeschmutzt" und „heil" geblieben ist. Da draußen in der Umwelt lauern dann die bösen Chemikalien, Parasiten und lebensfeindlichen Gifte, während der Heiler und sein Patient sich durch „Entgiftungen" davon befreit. Das Böse wird „externalisiert", wie es in der psychologischen Fachsprache heißt.

Neben Beschränkungen, die in der Person des Heilers und seinen innerseelischen Problemen zu suchen sind, gibt es weitere wichtige Grenzen, die man kennen sollte und die in den angewandten Naturheilmethoden selber liegen. Der Hauptgrund dafür liegt in der Medizingeschichte begründet, **weil irgendwann vom Berufsstand der Ärzte schlichtweg vergessen wurde, daß es seelische Konflikte überhaupt gibt.** Man delegierte diesen Problembereich an den Priester, der fortan dafür zuständig war. In bestimmten ländlichen Gebieten Italiens, Chinas, Indiens, Koreas oder Brasiliens ist es immer noch üblich, den Priester oder Schamanen zu rufen, wenn es um Dinge wie Geister, Besessenheit und Exorzismus geht.

Dabei ist allgemein unbestritten, daß unbewußte seelische Konflikte bei den meisten Krankheiten mitbeteiligt sind. Aber irgendwann wurde es anstößig und schwierig, sich als Arzt damit zu beschäftigen. Deshalb wurden Konflikte kurzerhand vergessen oder an andere Berufsstände delegiert. Ein ähnliches Phänomen kann man in der Medizingeschichte auch bei der Chirurgie beobachten, die in ähnlicher Weise als anstößig empfunden wurde. Deshalb wurde sie im antiken China vom Kaiser gleich komplett verboten. Im Abendland war die Chirurgie bis ins späte Mittelalter eine Angelegenheit der Feldscherer und Bader, die man als hochspezialisierte Friseure bezeichnen kann. Ein so hochangesehener und vornehmer Berufsstand wie derjenige der Ärzte hat sich mit derlei Niederungen nicht abgegeben. Wer die Schriften der Elementenmedizin aufmerksam studiert, wird von seelischen Konflikten nicht mehr viel finden.

Ganzheitliche Naturheilkunde im Sinne einer umfassenden psychosomatischen Heilkunde, die das Seelische mit einschließt, findet man in der rauhen Wirklichkeit viel seltener, als man annehmen möchte. Vor allem interessiert als nächstes, was der Naturheiler statt dessen macht, wenn er die Konflikte schon nicht erkennt. Welche Folgen hat das, wenn wir die eigentliche Ursache einer psychoenergetischen Störung übersehen? Diese wichtige Frage ist hochaktuell, weil in Abertausenden Praxen auf der ganzen Welt Akupunktur, Homöopathie, Fastenkuren usw. gemacht werden, ohne daß die zugrundeliegenden, tief unbewußten seelischen Konflikte ausreichend erkannt und behandelt werden. Die brennende Frage lautet, was mit dem Patienten geschieht, wenn wir das Säfte- und Energiesystem ausgleichen, ohne den zugrundeliegenden Konflikt aufzulösen und zu heilen.

Den **Konflikt** fasse ich dabei in zweifacher Weise als ein Problem auf, das ins Unbewußte verdrängt wurde und das zugleich eine eigene feinstoffliche Existenz hat. Diese Doppelnatur des Konflikts macht seine Heilung recht schwierig, weil das Reden über einen Konflikt noch nicht dazu führt, daß er energetisch abheilt. Die herkömmlichen Psychotechniken sind deshalb aus energetischer Sicht recht unbefriedigend. Häufig wird der Konflikt weder erkannt noch geheilt, unabhängig davon, welche Methoden der Patient zuvor angewandt hat:

- War der Patient bei einem Psychologen, ist ihm möglicherweise ein Teil seines Konflikts bewußt geworden, was jedoch an der Existenz im Feinstofflich-Energetischen nichts geändert hat.
- War der Patient zuvor bei einem Schulmediziner, sind der Konflikt und das Energiesystem des Patienten meist durch chemische Medikamente (sogenannte „Allopathika") auf künstliche Weise beruhigt und heruntergedrosselt.
- War der Patient bei einem Naturheiler, ist meist das Energiesystem harmonisiert und das Milieu entgiftet, während der Konflikt nach wie vor in der Tiefe weiterbesteht.

Um das ganze Dilemma anschaulich werden zu lassen, betrachten wir die Krankheitsentstehung aus der Perspektive eines Akupunkteurs (wobei diese Perspektive problemlos auch auf sämtliche anderen Naturheiler übertragen werden kann). Jede Krankheit wird vom Akupunkteur in unserem Beispiel als Energiestörung im Sinne eines gestörten Ch'i- oder Energetik-Flusses gesehen. Unser Akupunkteur kann verschiedene Energiestörungen unterscheiden. Der den Puls tastende Therapeut kann erkennen, ob zu wenig oder zu viel Energie vorliegt, ob die Energie gestaut, falsch zusammengesetzt oder in ihrer Qualität gestört ist. Erfahrungsgemäß werden chronische und ernste Krankheiten meist durch zu wenig Energie hervorgerufen. Entzündliche und akute Krankheiten entstehen dagegen meist durch zuviel Energie, die sich staut und die Entzündungen und Schmerzen hervorruft.

Unser Akupunkteur hat es vorwiegend mit chronischen Krankheiten zu tun, die durch Energiemangel hervorgerufen werden. Zusammengefaßt handelt es sich um ernstzunehmende Störungen, die längere Zeit bestehen und wenig Neigung zeigen, von selbst auszuheilen. Deshalb sitzt ein chronisch kranker Patient bei unserem Akupunkteur, um sich untersuchen zu lassen. Die erste Frage, die der Patient an den Akupunkteur haben wird, beruht auf der Bedeutung des Energiemangels. Wie bei allen anderen Defekten des alltäglichen Lebens fragen wir uns auch in der Medizin, was die eigentliche und tieferliegende Ursache der Störung ist. Im Gegensatz zum westlichen, modernen Arzt, der entweder nach materiellen, meßbaren

Störungen oder nach seelischen Ursachen fahndet, bewegt sich der Akupunkteur in einem Zwischenreich. Er sucht die tieferliegenden Krankheitsstörungen im Bereich der Säfte und Energetik, und der Erfolg, den er damit bei chronischen Krankheiten erzielt, scheint ihm bei seinem Tun recht zu geben.

Als Akupunkteur wird man die Energieschwäche in einer Mischung aus Säftestörung und Energieproblemen suchen. Irgendeines oder mehrere der Elemente sind in Unordnung geraten. Nun kann der Akupunkteur meines Erachtens nicht mit genügender Klarheit erkennen, daß seelische Konflikte die eigentliche Schuld am heruntergedrosselten Energiefluß des Patienten tragen. Warum kann er die unbewußten Konflikte nicht erkennen? Weil die seelischen Konflikte den allermeisten Menschen völlig unbewußt sind, deshalb werden sie nicht wahrgenommen. Und wovon man selber nichts spüren kann, erwähnt man dem Doktor gegenüber natürlich auch nicht. Aber auch dem Akupunkteur kann man keinen Vorwurf daraus machen, etwas durchschauen zu müssen, was außerhalb seines Wahrnehmungshorizonts liegt.

Wenn wir an dieser Stelle Richter spielen, würden wir dem Therapeuten auf irgendeine Weise trotzdem die Hauptschuld geben. Der Akupunkteur soll herausfinden, was dem Patienten fehlt. Aber er kann Störungen nur auf dem Niveau der Säfte und der niedrigschwingenden Lebenskraft erkennen. Für Störungen der höherschwingenden, emotionalen oder gar kausalen Ebenen ist der antike chinesische Arzt bedauerlicherweise völlig blind gewesen. Ihm geht es da nicht anders als seinem altindischen, altgriechischen oder altarabischen Kollegen. Erstaunlicherweise ist die Situation im Bereich der traditionellen Elementenmedizin im wesentlichen bis heute so geblieben!

Wenden wir uns nun dem therapeutischen Szenario zu. Der Patient sieht blaß und krank aus, fühlt sich ständig unwohl und hat zahlreiche vegetative Beschwerden. Wo kommen die her? Wenn wir uns an das Bild des Dirigenten aus dem vorherigen Kapitel erinnern, der das Reich der Elemente regiert, verstehen wir die Beweggründe des Akupunkteurs. Der denkt an eine Säftestörung oder Störung der feinstofflichen Energie, wo er seinen Patienten „umdirigirieren“ und den Hebel ansetzen wird. Mit bestimmten Akupunkturnadeln und Heilkräutern gelingt das auch recht zufriedenstellend. Die eigentliche, tief verborgene Krankheitsursache in Form des unbewußten Konflikts ist ungeschoren davongekommen und verkriecht sich wieder in die Tiefen des Systems. Obwohl sich der Patient wieder gesund fühlt und rosig aussieht, schwelt sein nichtgeheilter Konflikt in der Tiefe unbemerkt weiter, um irgendwann doch wieder ans Tageslicht zu kommen.

Bildlich stellen wir uns die Gesamtenergie des Patienten wie ein Gefäß vor, in das durch die Konflikte weniger an Kraft hineinfließen kann:

Energiemangel durch seelische Konflikte

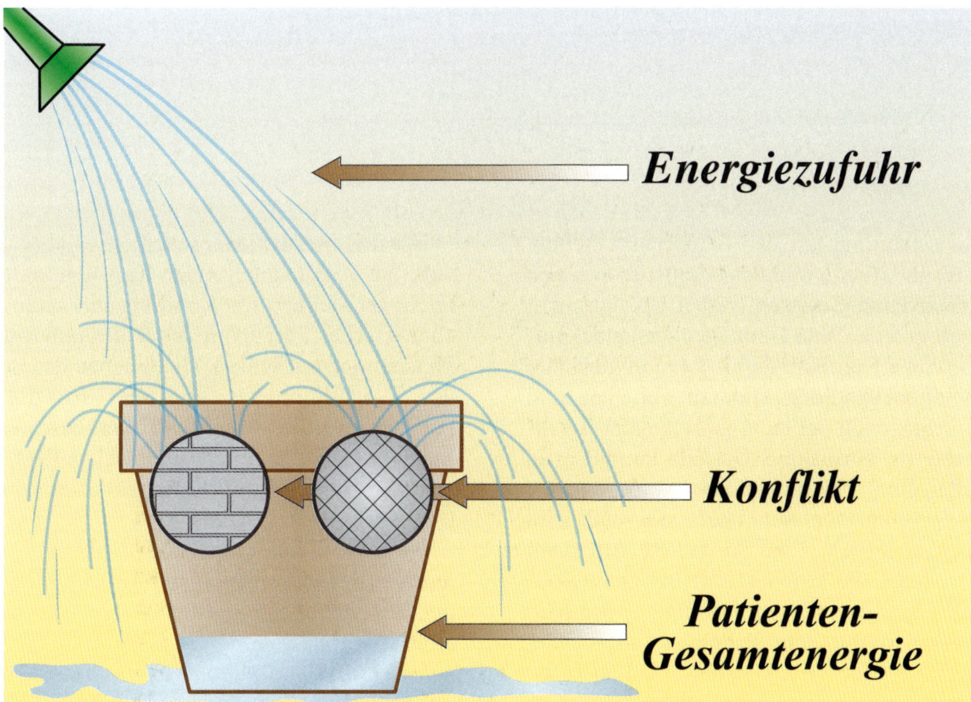

Der Patient ist nun aber leider nicht eine durchsichtige Sache, wie das Bild vom Gefäß einen glauben machen möchte. Der Akupunkteur in unserem Beispiel bemerkt bei unserer rätselhaften Situation eigentlich nur das Endresultat, daß nämlich dem Patienten Energie fehlt und dessen Elemente und Säfte in ein Durcheinander geraten sind. Der Akupunkteur führt Energie zu und balanciert die Elemente/Säfte wieder aus, wodurch das System wieder ins Gleichgewicht kommt. Dem Patient geht es besser, und es setzen Heilungsvorgänge ein. Irgendwann scheint der Patient gesund zu sein und ist dem Akupunkteur ungeheuer dankbar. Das eigentliche Problem ist, daß der immer noch unentdeckte seelische Konflikt wieder in seinem Schneckenhaus verschwindet. Er wirkt im Verborgenen weiter und kann den Patienten zu irgendeinem Zeitpunkt erneut krank werden lassen:

Realistischerweise ist es nicht immer angebracht, die tiefsten Krankheitsursachen aufzuspüren. Wenn jemand einen plötzlich hochentzündeten Blinddarm hat, sollte er sofort operiert werden, selbst wenn ein seelischer Konflikt der Auslöser war. Weitere Gründe können ebenfalls als Gegenargument gegen eine Konfliktaufdeckung aufgeführt werden. So wird man das Ansprechen von Konfliktthemen bei Menschen vermeiden, die so etwas wie seelische Ursachen grundsätzlich für Spinnerei halten. Auch besteht manchmal eine völlige Unfähigkeit zur Selbstwahrnehmung, die man bei kleinen Kindern, geistig Behinderten oder starken Neurosen finden kann. Manchmal sind bei Selbstmordgefahr, Psychosen und anderen Formen seelischer Labilität Gefahren für den Kranken zu befürchten, wenn es zu einer Konfliktaufdeckung kommt.

Energie-/Säftestörung und der versteckte seelische Konflikt als wirkliche Ursache

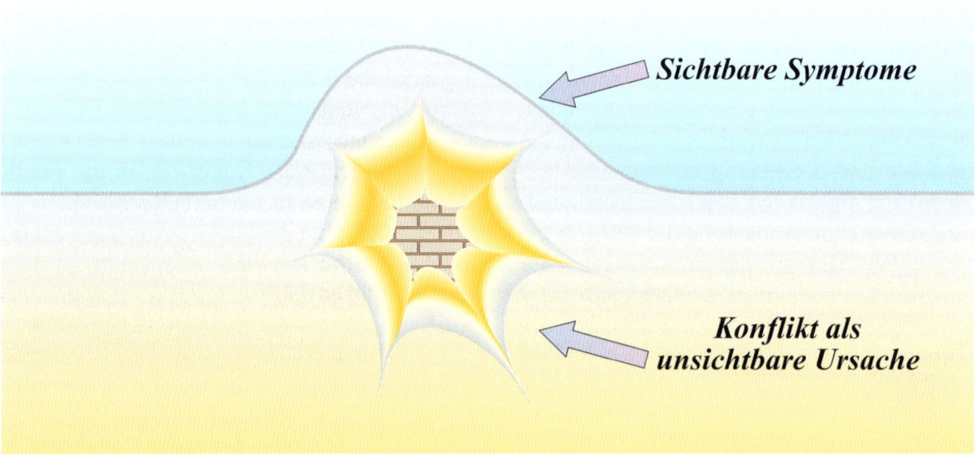

Man kann sich natürlich auf den Standpunkt stellen: „Wer heilt, hat recht." Aber wir ahnen bereits, daß es sich nur um eine Scheinheilung handelt. Dabei will ich nicht abstreiten, daß ab und zu echte Heilungen zustandekommen, wenn unbewußte Konflikte durch eine gut gewählte Energie- und Säftebehandlung spontan abheilen und verschwinden. Aber nach meinen jahrelangen Erfahrungen ist das eher die Ausnahme. Deshalb kommt es in den meisten Fällen durch Naturheilmethoden nicht zu der ganzheitlichen Heilung, die der Therapeut und sein Patient eigentlich anstreben. Eine Ausnahme tritt dann auf, wenn Therapeuten die seltene Gabe besitzen, Konflikte aufzuspüren und energetisch abzuheilen, während sie das Konfliktthema mit dem Patienten besprechen. Aber solche hochintuitiven „Heilkünstler" sind eher selten zu finden.

Bei den meisten Menschen ist es aber durchaus sinnvoll, die zugrundeliegenden Konflikte aufzudecken. Das reicht zur Heilung des Konflikts aber nicht aus. Rein psychologische Therapien sind deshalb auch nicht der Weisheit letzter Schluß. Denn neben der Bewußtwerdung des Konfliktinhaltes muß der Konflikt energetisch gelöscht werden. Wie man Konflikte aufdeckt, ihren Inhalt bespricht und sie energetisch auflöst, möchte ich an einem typischen Fall veranschaulichen:

Bei der 53 Jahre alten Buchhalterin trat vor 6 Jahren aus heiterem Himmel ein entsetzliches Gefühl der Unruhe auf, das sich immer mehr gesteigert hat. An eine Ursache dafür kann sie sich nicht erinnern. Sie ist glücklich verheiratet und hatte eine unbeschwerte Kindheit. Die quälende Unruhe beherrscht mittlerweile ihr ganzes

Leben. Sie schläft schlecht, kann sich überhaupt nicht mehr entspannen und bekommt neuerdings zunehmend eine gedrückte Stimmung. Bei der Arbeit kann sie sich oft gar nicht mehr konzentrieren, weil die Unruhe so schlimm ist. Vom Hausarzt bekommt sie ein Beruhigungsmittel, was aber nur wenig hilft. Zu Fachärzten wie Psychiatern und Psychologen will sie nicht, weil sie sich seelisch völlig normal findet. Vom Heilpraktiker bekam sie Mineralstoffe und Vitamine ausgetestet (sogenannte „orthomolekulare Mittel"), was einige Zeit half, aber nicht zu einer dauerhaften Besserung führte. Auch eine Akupunkturserie und Fußreflexzonen-Massagen helfen nur vorübergehend.

Bei der Messung ihrer Energieebenen zeigt sich ein mit 40% stark erniedrigter Wert ihrer emotionalen Aura. Solche niedrigen Werte des energetischen Gefühlskörpers findet man bei beginnenden Depressionen. Insofern paßt der Wert zu ihrer gedrückten Stimmung. Alle anderen Meßwerte sind relativ normal (70% vital, 100% mental und 60% kausal). Als unbewußter Konflikt testet im Stirnchakra der Konflikt Nr.24 („Unbehagen"). Der Konflikt hat energetisch riesenhafte Werte (mit extrem hohen Werten von 70% vital, 80% emotional, 20% mental und 70% kausal). Von der Konfliktgröße her handelt es sich um einen sogenannten Zentralkonflikt, der die Bedeutung eines Lebensthemas hat. Bei der Besprechung des Konfliktthemas erzählt sie, sich schon immer (so lange sie denken kann) in ihrem Körper unbehaglich gefühlt zu haben. Ich erkläre ihr, daß es bei der energetischen Behandlung des Konflikts zu tiefen Träumen kommen kann, und rate ihr darüber hinaus, das Gefühl von Unbehagen akzeptieren zu lernen und zu versuchen, auch das Schöne und Angenehme ihres Körpers wahrnehmen zu lernen.

Medizinisch gesehen handelt es sich um eine generalisierte Angststörung (GAS). Offenbar war die hormonelle Umstellung im beginnenden Klimakterium mit dafür verantwortlich, daß ihr Zentralkonflikt als beherrschendes Lebensthema und wichtigstes seelisches Problem aktiv wurde und begann, Beschwerden zu machen. Wie viele Patienten mit solchen Angststörungen berichtet sie davon, daß Entspannungsübungen das Gefühl der Unruhe nur verstärkt hätten. Die Schilddrüse und alles weitere sei gründlich untersucht und keine körperliche Ursache für ihre Unruhe gefunden worden. Im Medikamententest kommt es durch Auflegen der homöopathischen Komplexe für das Stirnchakra und den Konflikt „Unbehagen" in ihr Energiefeld zu einem vollständigen Energieausgleich mit 100/100/100/70. Ich empfehle wegen dieser guten Heilperspektive, das Beruhigungsmittel wegzulassen.

Acht Wochen später sitzt mir eine strahlende Patientin gegenüber. Die Unruhe sei fast weg, und ihr Leben fange wieder an, Spaß zu machen. Ihre Emotionalwerte sind wieder auf normale Werte von 100% gestiegen, und der Konflikt ist um die Hälfte verkleinert. Sicherheitshalber wird er noch einige Monate weiterbehandelt. Danach ist die Patientin vollständig geheilt.

Am geschilderten Beispiel ist sehr klar zu erkennen, daß erst die Beseitigung der seelischen Konflikte zur dauerhaften Heilung führt. Jede andere Behandlungsweise stellt nur eine „Flickschusterei" dar und bringt höchstens eine vorübergehende Besserung. Wie bei jeder Therapie kommt es entscheidend darauf an, die wirkliche Krankheitsursache zu finden und zu beseitigen. Erst dann, wenn die Energieblockaden durch die seelischen Konflikte beseitigt sind, können die Heilkräfte der Natur überhaupt erst wieder ihre volle Wirkung entfalten. Die Patientin verliert ihre Angst und Müdigkeit und wird wieder ein lebensfroher und energiegeladener Mensch.

Im folgenden Kapitel geht es erneut um die feinstoffliche Energie und ihre Schichtung in verschiedene Ebenen. Das Verständnis der Aura-Ebenen bildet die Grundvoraussetzung, um den unbewußten Konflikt in seiner ganzen Bandbreite zu begreifen. Denn der Konflikt hat energetisch eine ganz ähnliche Schichtung wie wir selber. In gewisser Weise kann man beim Konflikt sogar von einem kleinen eigenständigen Wesen sprechen. Diese vielschichtige Wesensnatur des Konflikts wird erst aus seinem psychoenergetischen Aufbau begreiflich. Von der Konfliktentstehung wird daher erst später die Rede sein, wenn die Aura mitsamt den Energiezentren (Chakras) ausführlich besprochen worden ist.

Die Aura

Die uns umgebende Hülle aus feinstofflicher Energie wird als „Aura“ bezeichnet, was im Griechischen „Luft“ oder „Hauch“ bedeutet. Allgemein versteht man unter der Aura eine unsichtbare Kopie des Körpers, die unseren grobstofflichen Körper umgibt und die über den eigentlichen Körper hinausragt.[27] Meist beträgt die Ausdehnung der ersten Schicht der Aura (der Vitalebene) rund einen halben Meter, was aber erheblichen Schwankungen unterliegt. Manche Menschen haben eine Aura von nur wenigen Zentimetern, während andere eine Aura von ein bis zwei Metern aufweisen. Die Bedeutung der Aura-Ausdehnung ist noch relativ unklar. Grundsätzlich scheint eine kleine Aura bei Erschöpfung oder bei sensiblen Personen häufiger zu sein (Yin-Zustand), während eine große Aura bei robusten, resoluten Personen sowie häufig im Anfangsstadium einer Krebserkrankungen beobachtet wird (Yang-Zustand).

Die Ausdehnung der Aura, die innerhalb von Sekunden erheblich schwanken kann, hat nur wenig mit der Aufladung der Aura zu tun. Das ist ein großes Glück, weil die extremen Schwankungen der Aura-Ausdehnung schlecht zu messen und zu standardisieren sind. Meine Empfehlung geht deshalb dahin, der Ausdehnung der Aura keine allzu große Bedeutung zu schenken. Statt dessen ist es viel gewinnbringender, sich mit der Qualität der Aura zu beschäftigen. Bildlich handelt es sich um ihre „Leuchtkraft“, die auf Heiligenbildern gerne als kreisförmiger Ring um die Person des Heiligen dargestellt wird. Die Qualität der Aura zeigt erstaunlich stabile und zuverlässige Werte, die kaum Tagesschwankungen unterliegen und deshalb zu sehr praktikablen und gut verwertbaren Ergebnissen führen.

Von der praktischen medizinischen Bedeutung her scheint die Aura zunächst ganz unwichtig zu sein. Nur Yogis im hinteren Himalaya scheinen sich für solche exotischen Dinge zu interessieren. Als Mediziner hat mich die Aussage mancher Hellsichtiger jedoch schon vor längerer Zeit neugierig gemacht, daß in der Aura Krankheiten sichtbar sein sollen, lange bevor sie ausbrechen. Das wäre natürlich eine hervorragende Möglichkeit der Früherkennung von Krankheiten! Dazu scheint die Aura auch die Möglichkeit zu bieten, über den Zugangsweg der Aura den grobstofflichen Körper zu beeinflussen. So behaupten viele hellsichtige Heiler, daß die Heilung von Blockaden innerhalb der Aura günstige Auswirkungen auf den materiellen Körper haben soll. Alle diese medizinischen Möglichkeiten haben mich fasziniert und mich dazu veranlaßt, mich seit rund drei Jahrzehnten intensiv mit der Aura zu beschäftigen.

Stellt man sich die Aura als eine Art von Software vor, die die Hardware des materiellen Körpers steuert, hat man mit ihr natürlich eine hervorragende und überaus elegante Möglichkeit, die Vorgänge des grobstofflichen Körpers zu beeinflussen. Wir werden an die Steuerung durch die Elemente (Säfte) erinnert, die wir bereits kennengelernt haben. Der dabei stattfindende Heilvorgang wird wegen seines unsichtbaren Charakters häufig als **„Geistheilung“** bezeichnet. Gleichbedeutend wird auch der Begriff der **„Energiearbeit“** verwandt. Allgemein bekannt sind Heiler, die durch das Phänomen des Handauflegens ihre eigene Heilenergie übertragen und gleichzeitig Störungen in der Aura des Kranken beseitigen.

Mittlerweile gibt es eine große Zahl an wissenschaftlichen Studien zum Thema Geistheilung, die übereinstimmend die Wirksamkeit dieser Heilmethode belegen. Wir können daran erkennen, daß Menschen in unsichtbarer, geistartig zu nennender Weise miteinander Energien und Informationen austauschen können. Der dabei entstehende Austauschprozeß kann willentlich gesteuert werden und hat häufig heilsame Auswirkungen. Die deutlich nachweisbaren Erfolge haben dazu geführt, daß insbesondere in Großbritannien Geistheiler an normalen Krankenhäusern tätig sein dürfen. Auf die dabei entstehenden Gefahren der Magie hatte ich bereits an früherer Stelle hingewiesen. Ich möchte es nicht versäumen zu betonen, daß sich moderne Geistheiler der Gefahren magischer Praktiken im allgemeinen bewußt sind und diese ablehnen. Praktisch alle mir bekannten Geistheiler haben einen seriösen spirituellen Hintergrund, der sie in verantwortungbewußter Weise tätig sein läßt.

Die Aura stellt das verbindende Element so unterschiedlicher Verfahren wie Geistheilung und moderner Naturheilverfahren (wie Homöopathie, Licht- und Farbtherapie usw.) dar. Die eigentliche Heilwirkung aller

[27] In der modernen Medizin bedeutet „Aura“ all jene Symptome, die z.B. einem Epilepsieanfall oder einer Migräneattacke vorausgehen. Die Aura im Sinne eines feinstofflichen Körpers ist dagegen in der modernen Medizin völlig unbekannt.

genannten Verfahren beruht auf dem Einwirken auf die Aura.

Die Aura wird dabei harmonisiert und von Störungen befreit. Das wiederum harmonisiert die Elemente und Säfte, wodurch der Stoffwechsel normalisiert und das Energiesystem als ganzes geheilt wird:

Aus der Abbildung der drei überhaupt möglichen Heilebenen läßt sich deutlich erkennen, daß die energetische Heilebene die höchste Heilebene darstellt. Wir erreichen diese Ebene durch alle Heilverfahren, die das feinstoffliche Energiesystem beeinflussen. Dazu gehört im Westen vor allem die Homöopathie, mit der die „Mißstimmungen der Lebenskraft“ (mit den Worten des Entdeckers der Homöopathie Samuel HAHNEMANN) geheilt werden sollen. Auch bestimmte Formen der klassischen Akupunktur können als Energiemedizin angesehen werden, weil bei ihnen weniger die Beeinflussung des Stoffwechsels (der Säfte) als die Harmonisierung der Energie selber im Vordergrund steht. Dazu gehören Akupunkturen der Wundermeridiane und bestimmter Sonderpunkte, die das seelisch-energetische Befinden beeinflussen können.

Weil der Siegeszug der Energiemedizin immer weiter voranschreitet, wird die Aura aller Voraussicht nach für

Schichtung der Heil-Ebenen und zugehörige Heilmethoden

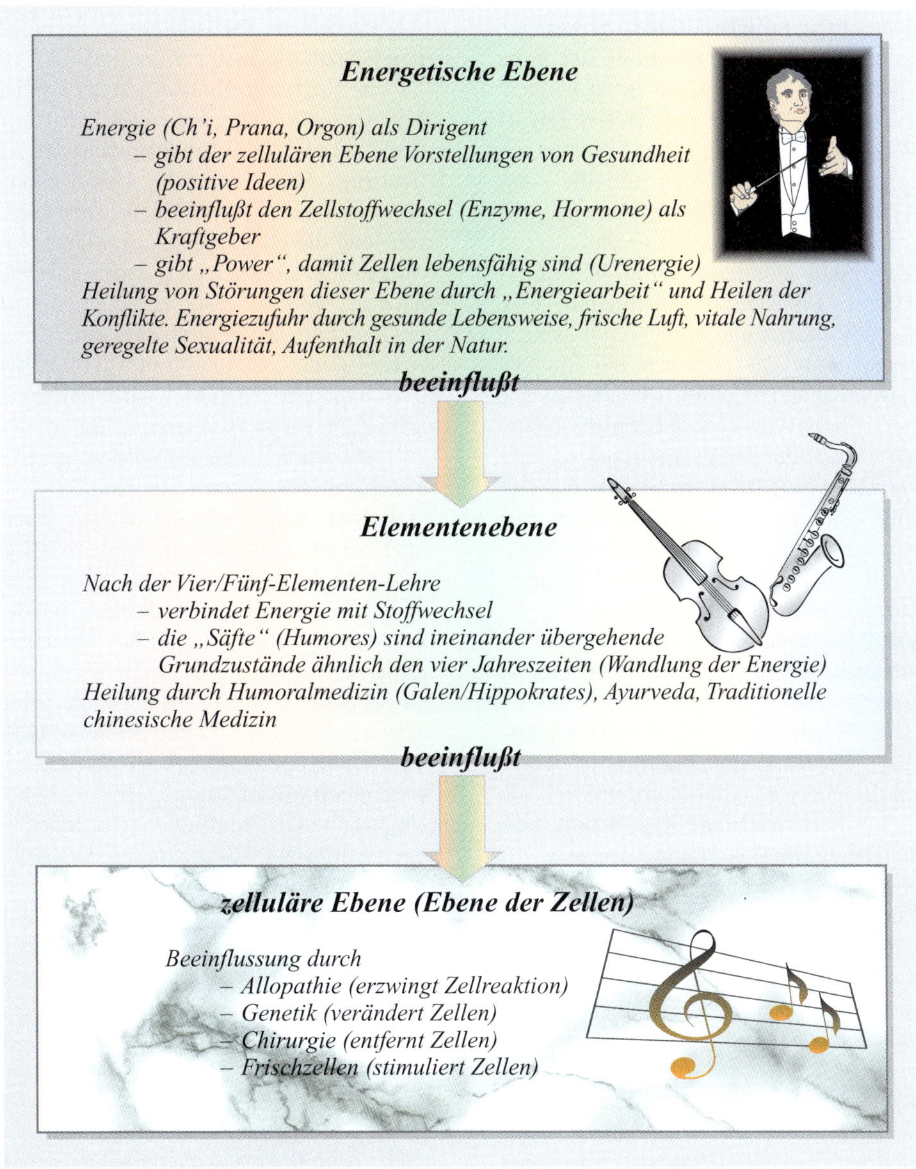
Energetische Ebene
Energie (Ch'i, Prana, Orgon) als Dirigent
– gibt der zellulären Ebene Vorstellungen von Gesundheit (positive Ideen)
– beeinflußt den Zellstoffwechsel (Enzyme, Hormone) als Kraftgeber
– gibt „Power“, damit Zellen lebensfähig sind (Urenergie)
Heilung von Störungen dieser Ebene durch „Energiearbeit“ und Heilen der Konflikte. Energiezufuhr durch gesunde Lebensweise, frische Luft, vitale Nahrung, geregelte Sexualität, Aufenthalt in der Natur.
beeinflußt
Elementenebene
Nach der Vier/Fünf-Elementen-Lehre
– verbindet Energie mit Stoffwechsel
– die „Säfte“ (Humores) sind ineinander übergehende Grundzustände ähnlich den vier Jahreszeiten (Wandlung der Energie)
Heilung durch Humoralmedizin (Galen/Hippokrates), Ayurveda, Traditionelle chinesische Medizin
beeinflußt
zelluläre Ebene (Ebene der Zellen)
Beeinflussung durch
– Allopathie (erzwingt Zellreaktion)
– Genetik (verändert Zellen)
– Chirurgie (entfernt Zellen)
– Frischzellen (stimuliert Zellen)

die zukünftige Medizin von allergrößter Bedeutung sein. Es lohnt sich deshalb, sich intensiv mit ihr zu beschäftigen. Wir haben mit der Aura den tiefsten und stärksten Zugang zur eigentlichen Steuerung unseres Gesamtorganismus, was den materiellen Körper ebenso einschließt wie das Feinstofflich-Energetische und das Seelisch-Geistige.

In den folgenden Kapiteln geht es um die vier wichtigsten Schichten der Aura, ihre Verflechtungen mit dem materiellen Körper sowie ihre Beziehungen zur Seele. Ich verwende dabei eine Darstellung, die von der Nomenklatur her dem traditionellen System des Yoga folgt. Ich habe das System modifiziert und mit umgangssprachlichen Begriffen versehen, daß man es leicht verstehen kann. Dazu enthält das hier dargestellte System auch meine eigenen praktischen Erfahrungen als Arzt.

Wenn wir uns der medizinischen Praxis zuwenden, liegt das größte Problem in der **Wahrnehmung der Aura** selber. So schön es wäre, die Aura erkennen zu können, ist man in aller Regel auf Hellsichtige angewiesen. Das ist in der Praxis auf Dauer keine praktikable Lösung. Ich kenne einige wenige ärztliche Kollegen, die die Aura sehen können und die ich um diese Fähigkeit beneide. Ich sehe die Aura normalerweise nicht oder nur dann, wenn ich zuvor wochenlang meditiere und mich in ungewöhnliche Zustände extremer Empfindsamkeit hineinbegebe. Wenn wir die Aura auf einfache und relativ objektive Art wahrnehmen könnten, wäre das natürlich ein immens großer Fortschritt. Denn dann könnten wir beispielsweise eine bessere Früherkennung von Krankheiten betreiben. Das objektive Wahrnehmen der Aura scheint jedoch sehr schwer zu sein. Normalerweise gehen wir davon aus, daß Hellsichtige dasselbe sehen und es mit denselben Worten beschreiben. Das scheint jedoch in den allermeisten Fällen nicht zuzutreffen. Hellseher sehen höchst subjektive Phänomene, die stark voneinander abweichen.

In dem Zusammenhang möchte ich von eigenen Versuchen mit Hellsichtigen berichten. Ich hatte das Glück, gleich zwei ungewöhnlich sensible Medien zu finden. Es handelte sich um zwei Frauen mittleren Alters, von denen die eine regelmäßig von der Kriminalpolizei in Mordfällen um ihre Mithilfe gebeten wird. Damit will ich die Qualitätsklasse dieser hochsensiblen Frau herausstreichen, die mit ihren paranormalen Fähigkeiten sehr oft verblüffende Erfolge aufzuweisen hat.

Gleich zu Beginn unserer ersten Begegnung klagte sie mir ihr Leid: *„Wissen Sie, Herr Doktor, es ist schrecklich, wenn man so viel vorhersehen kann. Ich gebe Ihnen ein Beispiel:Einmal stehe ich beim Bäcker und sehe eine Nachbarin. Ich war damals noch ganz am Beginn meiner Tätigkeit als Hellseherin. Ich war mir meiner Fähigkeiten noch nicht ganz sicher. Trotzdem wußte ich sofort, daß die Nachbarin nur noch wenige Tage zu leben haben würde. Aber ich traute mich nicht, es ihr zu sagen. Ich war mir damals meiner Fähigkeit noch nicht so sicher und wollte mich auch nicht blamieren. Zwei Tage später hatte sie einen tödlichen Verkehrsunfall!"* Seitdem machte sie sich verständlicherweise schwere Vorwürfe, zur Nachbarin nichts gesagt zu haben. Tagtäglich plagen sie Gewissensbisse, wenn sie den Witwer mit seiner Schar von Kindern sieht. Medialität ist deshalb nach meiner Erfahrung eine häufig außerordentlich belastende Angelegenheit.

Während zahlreicher energetischer Experimente, bei denen ich Homöopathika an Patienten ausgetestet habe, bat ich die beiden Hellseherinnen um eine Beschreibung der dabei auftretenden Phänomene: „Ich sehe, daß im dritten Chakra ein rötlicher Schimmer entsteht, der vorher nicht da war", meinte die eine. „Das Kraftfeld wird insgesamt heller und leuchtet mehr, aber ich sehe keinen rötlichen Schimmer im dritten Chakra. Eher wird der ganze Körper heller." Nach einiger Zeit wurde klar, daß die beiden Damen unterschiedliche Phänomene wahrgenommen haben. Später probierte ich es mit einer geänderten Versuchsanordnung, indem ein Geistheiler mit bekannten, starken Heilkräften seine Energie auf eine kranke Person übertrug. Aber auch hier wiederholten sich die unterschiedlichen Schilderungen. Das Bedenklichste dabei war, daß die eine Hellseherin manchmal starke Veränderungen sah, wo die andere kaum etwas wahrnahm. Später habe ich weitere Versuche mit anderen Hellsehern durchgeführt, die ganz ähnlich abliefen.

Hellsichtigkeit scheint mir deshalb ein äußerst subjektives, vom einzelnen Menschen abhängiges Phänomen zu sein. Zwar sehen Hellseher bestimmte Phänomene ab und zu recht ähnlich und stimmen in deren Bedeutung überein. Doch das scheint nur dann der Fall zu sein, wenn Hellseher unerfahren sind und die Deutung des anderen übernehmen. Offenbar kommt es zu einer subjektiven Filterung der Aura im Kopf des betreffenden Hellsichtigen. Hellsichtigkeit ist deshalb meines Erachtens ein sogenanntes „koenästhetisches Phänomen". Unter Koenästhesie verstehen wir in der Medizin die Vermischung von Sinneseindrücken, wenn etwa beim Essen innerlich Musik gehört wird. Durch Befragen vieler Personen weiß man heute, daß Koenästhesie als angeborene Eigenschaft erstaunlich oft vorkommt. Hellsichtigkeit wäre dann die Umsetzung des Aurafühlens (im Sinne von „Lufthauch") in eine optische Wahrnehmung. Der Hellsichtige sieht die Aura deshalb nicht wirklich, sondern setzt eine andersgeartete Wahrnehmung in einen visuell empfundenen Sinneseindruck um. Wegen des stark subjektiven Faktors ist das Sehen der Aura deshalb meiner Meinung nach nicht als Meßinstrument geeignet.

Natürlich gibt es viele andere Methoden, um die Aura wahrzunehmen. Bei genügender Sensibilität und Training können wir die Aura eines anderen Menschen spüren. Beispielsweise nehmen wir die Aura als zarten Luftzug wahr, der oft eine Art von vibrierender Bewegung und kühler Frische auszustrahlen scheint. Man kann das gleiche Phänomen öfter in einem vollbesetzten öffentlichen Verkehrsmittel erleben. Viele Menschen drehen sich um, wenn man sie von hinten ansieht. Man hat dann auf geistige Art ihre Aura berührt. Oder es nähert sich uns jemand von hinten, und wir bekommen in der unmittelbaren Nähe der anderen Person ab einem bestimmten Abstand und Zeitpunkt schlagartig ein anderes Gefühl. Oft spürt man nur am eigenen Unbehagen, daß sich ein Mitreisender genähert hat, der einem meist unsympathisch ist. Einen spontan sympathischen Mitreisenden kann man viel schlechter erkennen. Wir können daraus lernen, daß Sympathie energetisch eine Vermischung beider Auren bedeutet, während sich die Auren bei Antipathie gegenseitig abstoßen.

Natürlich können wir die Aura auch mit energetischen Testverfahren darstellen. Geht man auf einen anderen Menschen zu, schlägt beispielsweise eine Wünschelrute in dem Moment aus, wo man die Aura des Betreffenden berührt. Im früheren Kapitel über „die Bedeutung der feinstofflichen Energie im Alltagsleben" ist solch eine Situation zwischen mir und meiner damaligen Arzthelferin Sabine fotografisch festgehalten. Man kann das gleiche Phänomen auch mit einer sogenannten „Einhandrute" oder dem Pendel erleben. Bei der dabei feststellbaren Ausdehnung der Aura spricht man vom „Reaktionsabstand" und meint dabei die Größe der sogenannten „Vitalebene", die der am niedrigsten schwingenden Auraebene entspricht. Die anderen Auraebenen sind auf diese Weise nicht oder nur schwer feststellbar.

Beim vermeintlichen Aura-Nachweis durch die Hochfrequenzfelder der „Kirlian-Photographie" kommt es zu elektrischen Hautentladungen, die mit einem Photopapier festgehalten werden. Es handelt sich bei den Entladungen auf den Kirlian-Photos jedoch keineswegs um die Aura, sondern um biophysikalische Phänomene. Bei den sogenannten „Aura-Kameras" werden auf künstliche Weise bioelektrische Hautphänomene farblich umgewandelt, deren Mischung und Farbton mit dem abgestimmt wird, was ein Hellseher vorher gesehen hat. Auch die „Aura-Kamera" zeigt nicht die tatsächliche Aura! Mittlerweile gibt es unzählige Photonen-, Magnetfeld- und sonstige Geräte, die alle völlig zu Unrecht behaupten, man könne die Aura damit nachweisen. Wenn wir uns vergegenwärtigen, daß es sich bei der feinstofflichen Energie um eine bislang physikalisch nicht nachweisbare Energie handelt, kann man die Aura logischerweise auf ***direkte*** Weise weder darstellen noch in irgendeiner Form als reales Phänomen messen.

Zusammen mit dem Biophysiker Dieter Jossner (Fa. Medical Electronics/Rheinau, Süddeutschland) habe ich ein mikroprozessorgesteuertes Meßinstrument entwickelt, das die Aura indirekt messen kann (Rebatest®). Auch die Messung der Aura mit der Wünschelrute oder

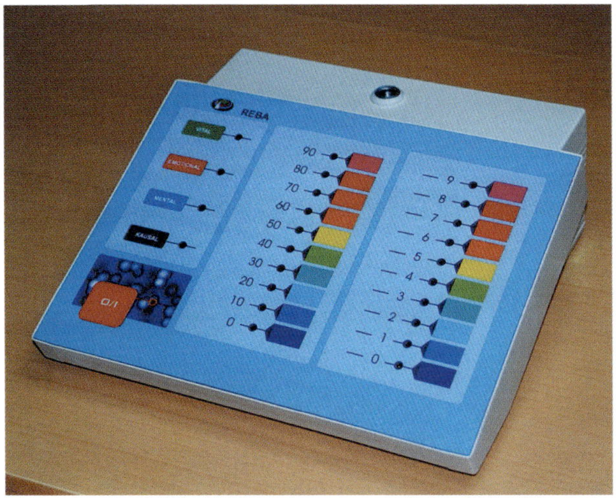

Rabatest-Gerät® zur Messung der Aura-Ebenen

dem Feingefühl unserer Hände sind indirekte Verfahren, indem der Untersucher seine eigene Aura verwendet, um die Aura eines anderen Menschen darzustellen. Der Nachteil dieser Verfahren liegt in ihrer Subjektivität und starken Störanfälligkeit. Mit den definierten Signalen des Rebatest-Gerätes sind dagegen relativ objektive Auramessungen möglich, weil unterschiedliche Untersucher zu relativ gleichen Ergebnissen kommen. „Relativ" bedeutet Abweichungen von ± 10 Prozent, was bei der Auramessung zu aussagekräftigen und verwertbaren Resultaten führt.

Man benötigt zur Messung der Aura weiterhin den Menschen als Anzeigeinstrument, so daß das neue Testgerät ohne die Feinfühligkeit und Reaktionsfähigkeit des Untersuchers nicht funktionieren kann. Das Rebatest-Gerät sendet bestimmte Frequenzen aus, die mit der Aura in Resonanz gehen und sie ähnlich einer Stimmgabel zum Mitschwingen anregen. Das Rebatest-Gerät sendet Transversalwellen aus. Es handelt sich um Skalarwellen, die in ihren physikalischen Eigenschaften den hörbaren Schallwellen ähneln. Skalarwellen haben höchstwahrscheinlich eine wichtige Funktion bei der Übermittlung biophysikalischer Signale. Das Frequenzspekrum des Rebatest-Gerätes entspricht dabei den Hirnwellen.

Die vier EEG-Bereiche von Tiefschlaf (Delta), Traum (Theta), Wachen (Alpha) und Streß (Beta) entsprechen nach meinen Forschungen den Aura-Ebenen von Vitalität, Emotionalität, Mentalität und Kausalität:

Man mißt mit dem Rebatest-Gerät die Aura indirekt, indem das Hirn als Resonanzsystem benutzt wird. Das Hirn weist mit seinem Spektrum eine direkte Resonanz zur Aura auf. Je besser die Aura auf ein immer größeres Frequenzgemisch reagiert und mitschwingt, umso gesünder ist der Betreffende auf der jeweiligen Auraebene. Die

Hirnfrequenz, Aura-Ebene und Bedeutung der bestehenden Beziehungen

Hirnfrequenz	*Aura-Ebene*	*Funktion*
Tiefschlaf (Delta)	*Vitalebene*	*Im Tiefschlaf regeniert sich die Vitalebene*
Traum (Theta)	*Emotionalebene*	*Im Traum regenerieren sich alle Ebenen*
Wachen (Alpha)	*Mentalebene*	*Wachsein drosselt die Vital- und Emotionalebene*
Streß (Beta)	*Kausalebene*	*Einprogrammierung tiefverwurzelter Glaubenssätze*

Angabe der Meßwerte erfolgt in Prozent, was aus sich heraus zu einem „selbsterklärenden" Verständnis führt. Jeder kann auf Anhieb etwas damit anfangen, wenn er eine Vitalität von 30% hat. Bei solch niedrigen Werten leuchtet es dem Patienten sofort ein, daß er sich ziemlich schlapp und leicht erschöpfbar fühlt. Bei einer Vitalität von 100% geben dagegen die meisten Patienten an, sich wohl und „topfit" zu fühlen.

Die gemessenen Werte decken sich sehr gut mit dem subjektiven Empfinden des Patienten. Oft bestätigt sich im Anschluß das Messergebnis, weil erstaunlich viele Menschen nicht gelernt haben, ihre Befindlichkeit wahrzunehmen, geschweige denn sie in detaillierten Worten wiederzugeben. So erhält man als Untersucher oft erst im nachhinein die Bestätigung für die Richtigkeit seiner Testergebnisse. Manchmal spielen auch andere Faktoren eine Rolle, etwa wenn man aus Zeitmangel keine ausführliche Anamnese erheben kann und die gefundenen Meßwerte erst nachträglich bespricht. Die gemessenen Werte sind deshalb erstaunlich objektiv, wenn man sie mit dem Befinden des Patienten vergleicht. Bei Abertausenden von Messungen habe ich bis auf wenige Ausnahmen immer feststellen können, daß sich der Patient in seinen Meßwerten wiedererkennt und mir die Richtigkeit der Testungen bestätigt.

Kritiker mögen bei dieser Sachlage argwöhnen, daß der erfahrene Arzt im Grunde nur bestätigt bekommt, was er auf intuitive Art bei der Beobachtung des Patienten bereits erahnt und durch seine lange Berufspraxis bereits gewußt hat. Dem kann ich entgegenhalten, daß ich sehr häufig durch die Testergebnisse überrascht werde. Frage ich dann den Patienten, ob meine Testergebnisse stimmen, wird dies in aller Regel bejaht. Manchmal kommt es auch vor, daß ich zu Beginn der Untersuchung keine Befragung des Patienten durchführen kann. Das ist oft bei Schulungen von Kollegen der Fall, die bei dieser Gelegenheit selber getestet werden. Auch hier bekomme ich praktisch immer die Richtigkeit der Testergebnisse bestätigt (bis auf wenige Ausnahmen, die es natürlich bei jeder Untersuchungsmethode gibt). Am beweiskräftigsten sind für mich die Testergebnisse, wenn sie sich mit denjenigen anderer Untersucher decken. Das ist bis auf geringfügige Unterschiede sehr oft der Fall (in über 95%).[28] Ich kann deshalb die Folgerung ziehen, daß die Untersuchungen mit dem Rebatest-Gerät sehr zuverlässig sind und einen weitgehend objektiven Charakter aufweisen.

Bis hierher habe ich zunächst die Auramessung in den Vordergrund gestellt, weil natürlich erst ein zuverlässiges Erkennen der Aura und ihrer Störungen die Grundvoraussetzung dafür schafft, sich medizinisch damit zu beschäftigen. Denn von jedem guten diagnostischen Instrument verlangen wir als allererstes Zuverlässigkeit. Als nächstes möchte ich die Aura in ihrem Aufbau genauer erklären. Denn wir müssen den Aufbau und die Bedeutung der einzelnen Aura-Ebenen verstehen, um zu einem tieferen Verständnis der damit zusammenhängenden Strukturen und daraus abgeleiteten Störungen kommen zu können.

Am Anfang steht bei unserer Beschäftigung mit der Aura die zuerst noch sehr vage, später immer deutlichere Entwicklung eines Bewußtseins von „Aura-Wirklichkeit". Wir erkennen mit der Zeit immer deutlicher, daß wir keineswegs nur eine Aura „haben", sondern unsere Aura „sind". Es handelt sich dabei um einen Prozeß der immer feineren Selbstwahrnehmung, der uns natürlich umso leichter fällt, je besser wir dasjenige kennen, auf das sich unsere Wahrnehmung richtet. Unsere Aura bildet einen Teil unserer Gesamtperson, die mit anderen Teilen unserer Person – dem materiellen Körper und unserer Seele – ein Ganzes bildet. Ganz besonders eng ist die Aura mit unserem Unterbewußtsein verwoben, das einen

[28] Bei mehreren hundert Kontrollmessungen, die wir in den letzten Jahren im Rahmen von Seminaren für Ärzte und andere Heilberufe durchgeführt haben, kommen talentierte und sich gut konzentrierende Untersucher in über 95% der Fälle beim selben Probanden zu praktisch identischen Meßwerten, ohne daß die Untersuchungsergebnisse des anderen Untersuchers vorher bekannt gewesen waren. Dieselbe Zuverlässigkeit beobachtet man übrigens auch bei der Testung des gestörten Chakra und des zugehörigen emotionalen Konflikts.

wichtigen Teil unserer Seele ausmacht und sich in unserer Aura wiederspiegelt (insbesondere im Emotional- und Kausalkörper, von dem gleich ausführlicher die Rede sein wird). Wenn man sich mit der Aura zu beschäftigen beginnt, haben wir es deshalb in anderen Worten mit einer Form der Selbsterforschung zu tun.

Wir können die Gesamtheit unserer Seele nach C. G. Jung mit einem Haus vergleichen, dessen Stockwerke unterschiedlichen Stufen unserer Empfindungsfähigkeit und unseres Bewußseins entsprechen. Das Alltags-Bewußtsein wäre dann unser Hauptstockwerk, das sich im Tageslicht befindet. Alle anderen Stockwerke befinden sich im dunklen Keller unseres Unterbewußtseins. Ein Hauptproblem bei der Beschäftigung mit dem Unterbewußtsein hat zunächst mit der alles beherrschenden Dominanz des normalen Bewußtseins zu tun. Man kann es mit einem strahlenden Sommertag vergleichen, dessen Helligkeit uns das Innere eines Hauses im ersten Moment stockdunkel erscheinen läßt, weil sich unsere Augen erst an das Dunkel gewöhnen müssen. Genauso geht es uns mit unserem Unterbewußtsein, dessen Wahrnehmung geübt sein will, weil das Alltagsbewußtsein normalerweise unsere Wahrnehmung so extrem dominiert.

Im alten Indien war bereits ein Jahrtausend vor Christi Geburt eine Schichtung des Bewußtseins in vier Ebenen bekannt, welche mit der Aura in direkter Beziehung steht. Höchstwahrscheinlich wurden die wesentlichen Erkenntnisse durch extrem hellsichtige, energetisch offene Yogis mit lebenslanger Meditationspraxis gewonnen (sogenannte „Rishis", d. h. Meister). Ich erwähnte die bahnbrechenden, die medizinische (und religiöse) Welt verändernden Kentnisse dieser weisen Männer Indiens bereits, als es um die Elementenlehre ging. Die Rishis entdeckten jedoch nicht nur die vier Elemente, sondern auch die Energiezentren in Form der Chakras und die Auraebenen. Die indischen Weisen gingen während der Meditation in die verschiedenen Auraschichten und registrierten danach, was für Empfindungen und Erlebnisse mit der jeweiligen Ebene verbunden waren.

Nach der Lehre dieser indischen Weisen gibt es unterschiedlich angeordnete Schichten der Aura, die eine immer höherere Schwingungsintensität und Ausdehnung haben. Sie werden auch als „Schwingungskörper" bezeichnet. In alten indischen Schriften wird der materielle Körper, der energetisch am niedrigsten schwingt, als erster Körper der Aura bezeichnet. Darauf folgen dann in der Sichtweise des alten Indien vier nichtmaterielle und deswegen unsichtbare, feinstoffliche Körper:

Die vier Auraebenen und die fünf Körper nach der Yoga-Tradition

1. Annamaya-Kosha
– der physische Körper
2. Pranamaya-Kosha
– der Vital-Körper
3. Manomaya-Kosha
– der Emotional-Körper
4. Vijnanamaya-Kosha
– der Mental-Körper
5. Anandamaya-Kosha
– der Kausal-Körper

(cit. mit freundl. Genehmigung des Indologen und Yogalehrers Dr.phil. Christian Fuchs, Bad Boll, dem ich für wesentliche Anregungen zum indologischen Teil dankbar bin)

Im Westen hat es sich mittlerweile eingebürgert, von vier Energieebenen zu sprechen und den materiellen Körper als etwas Gesondertes zu betrachten. Man kann lange darüber diskutieren, ob dieses Vorgehen gerechtfertigt ist. Denn es besteht natürlich die Gefahr, daß unser Denken durch eine falsch wiedergegebene Struktur eine falsche Richtung bekommt. Beispielsweise kann man dann leichter übersehen, daß der materielle Körper aus der Sicht der modernen Quantenphysik im Grunde auch als ein überwiegend leerer Raum aufgefaßt werden kann. Wenn wir uns klarmachen, wieviel leerer Raum zwischen den verschiedenen Atomen besteht, so besteht unser dichter, fest wirkender materieller Körpers ganz überwiegend aus unsichtbarer Leere. Daher wäre es völlig gerechtfertigt, auch den materiellen Körper als einen Schwingungskörper anzusehen.

Trotzdem kann ich zwei schwerwiegende Gründe dafür anführen, den materiellen Körper unabhängig von der Aura als gesonderte Sache anzusehen. Bekanntlich ist Materie relativ stabil, unbeweglich und wenig formbar[29]. Im Gegensatz zum materiellen Körper ist der feinstoffliche Körper höchstwahrscheinlich nicht ortsfest. Das gilt zumindest für den Astral- oder Emotionalkörper, der sich nach Erfahrungen spiritueller Meister relativ unabhängig von einem bestimmten Objekt bewegen kann. Diese Erscheinungen werden als „Astralreisen" bezeichnet, die im Märchen vom fliegenden Teppich symbolhaft dargestellt werden. Die Nicht-Ortsfestigkeit des feinstofflichen Körpers scheint mir ein ernstzunehmender Grund zu sein,

[29] Okkulte Phänomene wie Wunderheilung, Teleportation und Dematerialisierung, wo feste Materie plötzlich durch ein Wunder geheilt, über weite Strecken wie von Geisterhand transportiert und zeitweise aufgelöst wird, sind seltene Ausnahmen, die ich hier wegen ihrer Unbedeutendheit ignorieren möchte. Ich überlasse es jedem selbst, ob er solche Phänomene überhaupt für möglich hält, möchte sie aber der Vollständigkeit halber erwähnen. Es gibt zahlreiche Beobachtungen unabhängiger Zeugen, die solche Phänomene nicht nur beim heute lebenden indischen Heiligen Sai Baba, sondern auch bei zahlreichen anderen Gelegenheiten und anderen Personen, die sie durchführten, beschrieben haben.

die vier Aurahüllen vom materiellen Körper getrennt zu betrachten. Das zweite Argument dafür beruht auf den erstmaligen Beschreibungen der Aura durch Theosophen (LEADBEATER), deren Nomenklatur sich weitgehend eingebürgert hat. Danach wurde der grobstoffliche Körper stets von der feinstofflichen Aura als getrennt betrachtet, vermutlich um Leser nicht zu überfordern, die mit dieser Lehre erstmals konfrontiert wurden. Grundsätzlich gibt es nicht nur eine, sondern mehrere Auren.[30]

Man kann vier Energieebenen im Menschen unterscheiden, die
1. vitale (= ätherische)
2. emotionale (= astrale)
3. mentale und
4. kausale Ebene.

Es gibt noch höhere Ebenen, die ich aber aus Gründen der Vereinfachung und Übersichtlichkeit weglassen möchte. Solche höheren Ebenen haben in unserem Alltag keine Bedeutung, weil es sich um schwer und äußerst selten zu erreichende Stufen des Erleuchtungsbewußtseins handelt.

Die erste Ebene des Alltagsbewußtseins braucht man nicht zu beschreiben, weil sich jeder Mensch ständig darin aufhält. Senkt man das Bewußtsein ab und beginnt, ins Unbewußte abzusteigen, kommt man als erstes in den Bereich der Träume. Dort sind wir nach der indischen Auffassung unserem wahren Wesen viel näher, weil wir dort viel freier und ungebundener sind. Das zeigt sich daran, daß wir im Traum alles herbeiwünschen und imaginieren können, was in der normalen Realität unmöglich wäre. Eine Etage tiefer beginnt der traumlose Zustand des Tiefschlafs, der in Hirnstrommessungen von Yogis in tiefer Meditation vorherrscht. Das Bewußtsein ist dort noch viel freier als im Traumzustand. Es gibt aber noch eine tiefste Ebene des Erleuchtungsbewußtseins, die nur schwer erreicht werden kann. Wer sich auf dieser Erleuchtungs-Ebene bewegt, kann alle anderen Ebenen jederzeit erreichen – was umgekehrt nicht möglich ist. Erleuchtung bedeutet deshalb, am freiesten von allen Grenzen und Gesetzmäßigkeiten zu sein.

Die Reihenfolge der vier Aura-Ebenen ergibt sich aus der Schwingungshöhe, mit der die betreffende Auraschicht schwingt. Die vitale Ebene schwingt am niedrigsten und die kausale am höchsten. Je höher die Aura schwingt, umso feiner und gleichzeitig größer wird das Energiefeld, das sie ausfüllt. Zusätzlich gibt es innerhalb einer Auraebene, vergleichbar einer Glühlampe, die mit einem Dimmer heller oder dunkler gestellt wird, eine größere oder kleinere Strahlkraft oder Intensität. Jede Aura-Ebene kann deshalb schwach, mittel oder stark leuchten. Je stärker die Aura strahlt, umso mehr feinstoffliche Energie hat ihr Träger. Mehr Energie bedeutet automatisch mehr Gesundheit, Wohlbefinden und Lebendigkeit, wogegen niedrige Werte zu Müdigkeit, Krankheit und schlechter Stimmung führen.

Sehen wir uns die vier Energieebenen der Reihe nach an, so beginnt der feinstoffliche Körper mit dem

Aura und Chakren in moderner westlicher Darstellung

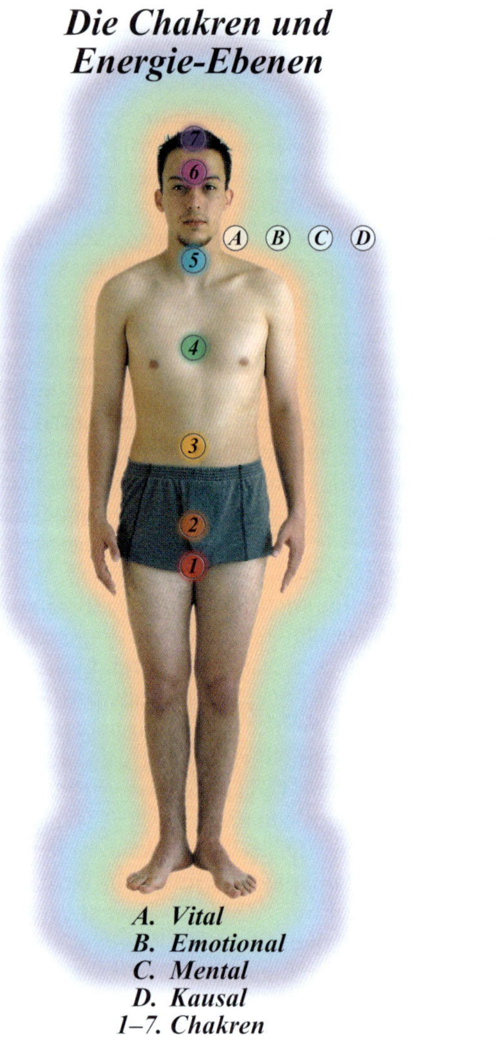

[30] Der zypriotische Weisheitslehrer DASKALOS verwendet eine davon abweichende Einteilung, indem bei ihm jede Ebene ein ätherisches Doppel besitzt. Die Vitalebene wäre dann das Doppel des materiellen Körpers. Aber auch die Emotional- und Mentalebene haben nach DASKALOS ätherische Doppel, weil sie ebenfalls Äther (Lebenskraft) zum Leben brauchen. Die Kausalebene wird von DASKALOS nicht erwähnt und entspricht möglicherweise seinem Begriff des „heiligen Geistes“. Grundsätzlich ist die Einteilung von DASKALOS in pragmatischer Sichtweise mit der von mir vorgenommenen Einteilung deckungsgleich. Ich erwähne DASKALOS’ Einteilung nur deshalb, weil sie mir noch etwas vollständiger und in der Feinheit der Abstufung als die eigentlich richtige erscheint.

Vitalkörper

Im Vitalkörper schwingt die Lebenskraft am niedrigsten von allen Ebenen. Gleichzeitig drückt sich unsere Lebenskraft im Vitalkörper am unverfälschtesten und ursprünglichsten aus. Alles Materielle mit den Organ- und Stoffwechselfunktionen wird durch diese Ebene gesteuert. Wegen ihrer zentralen Bedeutung für das Leben möchte ich sie als **Vitalebene** bezeichnen (*synonym*: Vitalitätsebene). Alles Leben (lat. „vita") braucht Lebenskraft, und ohne Lebenskraft ist Leben gar nicht denkbar. Deshalb haben alle Lebewesen einen Vitalkörper. Am stärksten ist die Vitalebene mit dem Phänomen des Atmens verbunden. Mit gezielten Atemtechniken haben wir deshalb einen besonders großen Einfluß auf die Vitalebene. Im Tod verläßt uns nicht nur das Atmen, sondern auch der „Lebenshauch", und wir werden zu einem zunehmend anorganischen Klumpen von Materie. Eine weitere enge Beziehung besteht zum Wasser. Alle Lebewesen, ob Pflanzen, Tiere und Menschen, brauchen Luft und Wasser zum Leben.

Die nächste emotionale (synonym: astrale) Ebene entspricht dem Gefühlskörper und den Instinkten. Wir teilen die

Emotionalebene

mit den Tieren, die diese Auraschicht ebenfalls besitzen. Wir befinden uns im emotionalen Teil des Unbewußten, wo festgelegt wird, was unserem Leben die subjektive Tönung und Bedeutung gibt. Ohne Gefühle wären wir seelenlose Roboter, denen nichts richtig Spaß macht und die jeden Sinn im Leben verlieren. Die **Emotionalebene** kann durch seelische Konflikte gestört werden, wodurch unser Kontakt zu tieferen Seelenschichten zunehmend blockiert wird. Ein großer Teil dieses Buches wird sich mit dem Problem der unbewußten Konflikte beschäftigen. Konflikte haben aber nicht nur negative Eigenschaften, weil sie uns seelisch krank machen können, sondern sind in gewisser Weise „das Salz in der Suppe" unseres Lebens. Denn die Konflikte werden zum eigentlichen Ausgangspunkt für unsere Persönlichkeitsbildung und Ich-Werdung. Ohne Gefühle können wir seelisch nicht reifen.

Der nächsthöher schwingende Bereich der

Mentalebene

kann in voll ausgeprägter Form nur bei uns Menschen gefunden werden. Insbesondere Haustiere und dressierte Tiere können einen sehr kleinen, beginnenden Mentalkörper haben. Doch ab der Mentalebene haben wir es nur noch mit Ebenen zu tun, die beim Menschen auftreten. Die Mentalebene ist Ausdruck unseres Ich-Bewußtseins und unserer Verstandestätigkeit. Im Alltagsleben befinden wir uns zum allergrößten Teil ständig im Mentalkörper, wenn wir von Zuständen wie Tagträumereien oder einem kurzfristigen Bewußtseinsverlust im Sinn von Abséncen absehen. Unser Mentalkörper gibt uns das Gefühl dafür, ein „Ich" zu sein und einen freien Willen zu haben.

Der höchste Schwingungsbereich wird als

Übergang der Energie-Ebenen

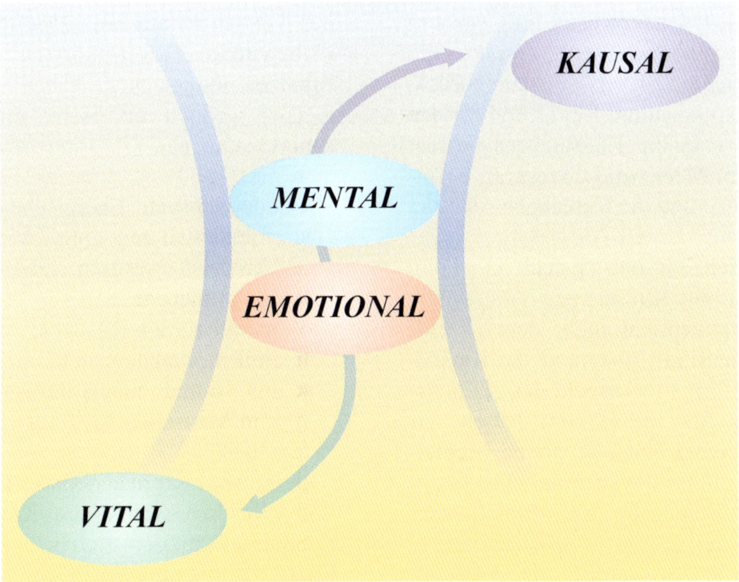

Die Aura bei Pflanzen, Tieren und dem Menschen

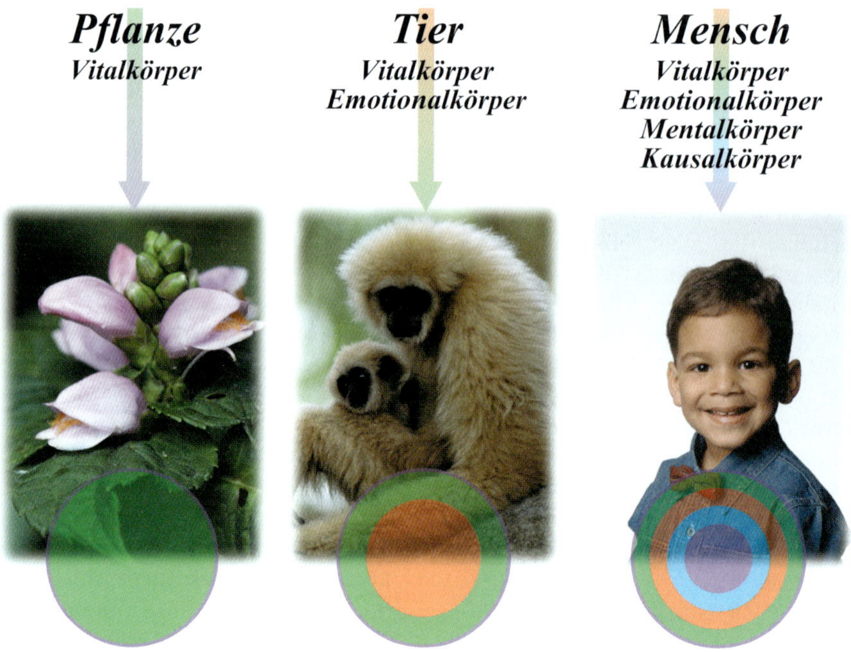
Pflanze
Vitalkörper
Tier
Vitalkörper
Emotionalkörper
Mensch
Vitalkörper
Emotionalkörper
Mentalkörper
Kausalkörper

• Kausalebene

bezeichnet und findet sich ebenfalls nur beim Menschen. Es handelt sich um das allertiefste Unbewußte, dessen Inhalte gesetzmäßigen, instinkthaften und archetypischen Charakter haben. Diese Ebene schafft nach der Überzeugung spiritueller Lehrer Ursache (Kausa) im Sinne von Karma. Man versteht auf Anhieb zunächst sehr schwer, warum sich die Mentalebene nach oben hin nicht in eine Art Überbewußtsein steigert, sondern ganz im Gegenteil in eine besonders tiefe Unbewußtheit versinkt. Ich komme später noch genauer auf diesen Umstand zurück, der uns zunächst in Verwirrung stürzt. Der Grund für den Übergang der Mentalebene in die Kausalebene besteht darin, daß wir uns in einem Meer von Lebenskraft befinden, in dem die Kausalebene und die Vitalebene sehr eng miteinander verbunden sind:

Als Individuum befinden wir uns deshalb in einem Meer von Lebenskraft, das aus Kausal- und Vitalenergie besteht. Die Vitalenergie entspricht mehr dem „Treibstoff" und der puren Lebenskraft, während die Kausalebene dem geistartigen Informationsaspekt des „Lebensmeeres" zugeordnet ist. Als Individuum haben wir innerhalb dieses Lebensmeeres einen separaten Mental- und Emotionalkörper, der mit unseren persönlichen Grenzen gleichgesetzt werden kann. In den Mentalkörper strömt die Lebenskraft überwiegend als Kausalenergie, weshalb der Mentalkörper in den Kausalkörper übergeht. In den Emotionalkörper strömt überwiegend Vitalenergie, weshalb der Emotionalkörper in den Vitalkörper übergeht.

Meines Erachtens können wir in der Anordnung der Auraschichten bereits die Grobumrisse eines evolutionären Prinzips erkennen, auf das ich später noch genauer eingehe. Tiere haben nach übereinstimmender Meinung aller esoterischen Lehrer keinen Mental- und Kausalkörper. Tiere besitzen keine höheren Energie-Ebenen, die der Verstandestätigkeit (Mentalkörper) und dem tiefen Unbewußten (Kausalkörper) entsprechen. Wenn wir Pflanzen untersuchen, haben sie noch einen weiteren Körper weniger als Tiere: ihnen fehlt zusätzlich der Emotionalkörper.

Jede der vier Energieebenen des feinstofflichen Kraftfeldes ist mit unterschiedlichen Entwicklungsstadien der Lebewesen verbunden:

- die Vitalebene wirkt in den niederen Lebewesen bis hin zu den Pflanzen,
- die Emotionalebene kommt bei Tieren dazu und
- die Mental- sowie Kausalebene gehören einzig zum Menschen.

Betrachten wir jede der vier Energieebenen bildlich als Software, so werden die Komplexität und geistigen Freiheitsgrade der zugehörigen Hardware von einer Ebene zur nachfolgend höheren immer größer. Deutlich wird das im Unterschied von Gedanken und Gefühlen. „Die Gedanken sind frei“ heißt es zurecht, während jeder Mensch den einengenden Einfluß bestimmter Gefühlszustände kennt. So schön manche Gefühle wie frisches Verliebtsein auch sind, können uns Gefühle geradewegs zum Sklaven degradieren. Viele Dichter und Tierkenner beschreiben eine bestimmte Form von Eingeschlossensein, die Tiere zu traurigen Gefangenen des Emotionalkörpers macht.

Ein Gefangensein dieser Art gibt es dagegen nicht im Mentalkörper. Ich erwähnte bereits, daß die indischen Weisen der Antike die Auraebenen als Grade von Bewußtsein aufgefaßt haben, die mit zunehmender Freiheit verbunden sind. Die höchsten Freiheitsgrade sind deshalb auch mit den höchsten Auraebenen verbunden. Wir können die Aura-Ebenen jedoch nicht nur aus der Perspektive der Freiheit betrachten, sondern ebenso aus derjenigen von verbindendem Bewußtsein. Das wäre dann eine Betrachtungsweise, die uns Phänomene wie Meditation, Telepathie und dergleichen erklärbar macht.

Denken wir uns die Energie-Ebenen als Formen von Bewußtsein, die uns an andere Felder von Bewußtsein anschließen, so verbinden uns die vier Energieebenen in gewisser Weise mit der gesamten Schöpfung. Wie bei einem Fernseher mit unzähligen Empfangskanälen wird unsere Wahrnehmungsfähigkeit dadurch nahezu grenzenlos. Einzig die gewohnheitsmäßige Benutzung bestimmter, eng begrenzter Kanäle führt zu einer Begrenztheit, sei es durch Sinneswahrnehmungen und verstandesmäßige Überzeugungen. Wir begreifen aus dieser Sichtweise den Nutzen der Meditation. Meditation erweitert die bewußt wahrgenommene Bandbreite der Auraebenen als „Empfangskanäle“. Wir versenken uns in immer tiefere Bewußtseins- und Auraebenen, wodurch unsere Wahrnehmungsfähigkeit immer größer wird. Folgerichtig berichten Menschen in tiefer Meditation übereinstimmend davon, daß sie bewußtseinsmäßig einen größeren Horizont bekommen haben.

Im nachfolgenden Kapitel werden die vier Ebenen der Aura nacheinander vorgestellt. Ich beginne zunächst bei der untersten Vitalitäts-Ebene, dem „Vitalkörper“, der unsere Lebenskraft in stärkster Form enthält und am unmittelbarsten unser allgemeines Lebensgefühl prägt. Denn vor allem beim Vitalkörper gilt die Regel: „Sag mir, wie du energetisch schwingst, und ich sage dir, wie du dich fühlst.“ Denn je mehr Vitalität wir besitzen, umso lebendiger und authentischer („...mehr in unserer Mitte“) fühlen wir uns. Der Vitalkörper bestimmt deshalb – im Vergleich zu den anderen Energiekörpern – am stärksten unser allgemeines Lebensgefühl. Deswegen lohnt es sich, sich ganz besonders intensiv mit ihm auseinanderzusetzen.

Der Vitalkörper

Unsere niedrigste Energie-Ebene ist der sogenannte Vitalkörper. Bei der Besprechung der Lebenskraft in früheren Kapiteln habe ich bereits vieles erwähnt, was den Vitalkörper auszeichnet. Wegen seiner Bedeutung möchte ich bestimmte Punkte nochmal herausgreifen. Beim Vitalkörper handelt sich um die primitivste, unmittelbarste und dynamischste Form der Lebenskraft *(synonym mit Chí, Prana, Äther, Od, Orgon)*. Der Vitalkörper definiert unser grundlegendes Gefühl von Wohlbefinden und Lebendigkeit. Von Hellsichtigen wird eine kräftige und vitale Aura als besonders helleuchtend, farbintensiv und lebendig beschrieben. Der wichtigste und essentiellste Stoff, den unser Körper zum Leben braucht, ist nach Auffassung der antiken Energiemedizin die Vitalenergie. Ohne Lebenskraft ist Leben nicht denkbar.

Die tagtäglich vom Organismus benötigte Vitalenergie nehmen wir durch die Atmung und Nahrung, aber auch durch Austausch mit anderen Menschen auf. Dazu gehört die lustvoll gelebte Sexualität als besonders intensiver Kraftspender. Aber auch beim tiefen Schlaf mit seinen vitalisierenden Träumen füllen wir unsere Vorräte an Lebenskraft auf. Ebenso laden uns alle träumerisch-lustvoll erlebten Ereignisse mit Lebenskraft auf, seien es schöne Kinofilme, Zustände von Verliebtheit oder angenehmer, phantasievoller Tätigkeiten. Alles, was Lust, Spaß und Wohlbefinden erzeugt, führt uns auf direkte Weise Lebenskraft zu. Weil die Lebenskraft als allgegenwärtige, kosmische Energie überall vorhanden ist, von der wir ständig durchdrungen sind, können wir im Grunde nie von Lebenskraft abgeschnitten sein.[31]

Je mehr Lebenskraft wir haben, umso vitaler fühlen wir uns. Vitalität bedeutet ein Gefühl von Kraft bei gleichzeitiger Leichtigkeit und Dynamik, von Lustgefühlen und angenehmem Strömen bei gleichzeitiger Fähigkeit zum Arbeiten und Konzentriertsein (Alphazustand im EEG). Wir fühlen uns wohl und richtig in unserer Haut. Die reine Lebenskraft selbst fühlt sich frisch, lebendig und neu, prickelnd, strömend und leicht an. Sie erzeugt ziehende, lustvolle Körperströmungen, die wir beim wohligen Räkeln wahrnehmen können. Viele Menschen kennen diese Zustände bedauerlicherweise als Erwachsene nicht mehr, die sie als Kinder noch auf spontane Weise empfunden haben. Oder wenn solche Zustände im Erwachsenenleben auf einmal und völlig unerwartet auftauchen, dann geschieht dies in seltenen Momenten des Verliebtseins oder kostbarer Glücksgefühle. Dabei wird dann etwas von einer paradiesischen Lebensfreude spürbar, so wie ein Sonnenstrahl plötzlich durch einen regenverhangenen Himmel blitzt.

Weil die Vitalitätsladung so stark an Träume, Sexualität und Drogen-Rezeptoren (Opiat-, Nikotin- u. Cannabinol-Rezeptoren u. a.) gebunden ist, besteht natürlich gerade bei Menschen mit geringer Vitalitätsladung ein verständliches Bedürfnis, diese Zustände künstlich herbeizuführen. Denn man kann diese glückshaften Zustände durch Drogen und andere Kunstgriffe simulieren und vortäuschen, etwa durch die berühmte Kombination von „Sex, Drugs & Rock'n Roll". Je schwerer jemand eine hohe und dauerhafte Vitalitätsladung durch eigenen Antrieb erreichen kann, umso größer werden seine Frustration und seine Abhängigkeit nach Ersatzhandlungen, wodurch die Sucht sich immer mehr aufschaukelt.

An dieser Stelle sollten wir einige grundlegende Unterschiede in der Auffassung von Lebenskraft erwähnen, die die Psychoanalyse und das antike Denken voneinander unterscheiden. Sigmund FREUD bezeichnet die Lebenskraft als **„Libido"** und hat darunter alleine den Sexualtrieb verstanden, der unser Grundbedürfnis nach Lust und Lebendigsein befriedigen kann. Für FREUD wird demzufolge alleine die Sexualität zur Haupttriebfeder unseres Denkens und Handelns. Erstaunlicherweise hat diese verengte und altmodische Betrachtungsweise für eine Mehrzahl von Psychoanalytikern immer noch ihre Berechtigung. Sie sehen die geheimen Motive und die Formensprache der Symptome ihrer Patienten ausschließlich unter dem Gesichtspunkt verborgener Sexualwünsche (etwa „Angst vor Mäusen und Spinnen" deuten sie als „Angst vor Penis" usw.). Überspitzt formuliert würde ich es ein „pornographisches Weltbild" nennen, das in extremer und völlig unzutreffender Weise übersexualisiert ist.

C. G. JUNG hat bereits in seinem ersten Briefwechsel mit FREUD angezweifelt, die Sexualität in so exponierter

[31] Mit bestimmten Yoga-Praktiken soll es möglich sein, die Lebenskraft als reine Kraft direkt aufzunehmen. Man braucht dann keine Nahrung und Flüssigkeit mehr aufzunehmen, weil man die benötigte Lebenskraft direkt „anzapft". Ich selber halte das prinzipiell für möglich, befürchte jedoch, daß die Gefahren solcher Übungen für die allermeisten derzeit beim Stand unserer menschlichen Entwicklung größer sind als der Nutzen, den sie daraus ziehen könnten.

und ausschließlicher Weise zu sehen. Für C. G. JUNG ist die Libido das, was die Lebenden von den Toten unterscheidet und als „Odem, Lebenshauch, Vis vitalis usw." bezeichnet wird. Er betrachtet die Libido als die eigentliche Essenz der Lebendigkeit, was natürlich viel mehr als nur Sexualität umfaßt. C. G. JUNGS Auffassung ähnelt deshalb viel mehr dem antiken Weltbild, bei dem die Lebenskraft als ein universelles, weit über die Sexualität hinausreichendes Phänomen gesehen wurde. Meine eigene Auffassung wie diejenige der allermeisten Menschen, die ich kenne, deckt sich mit derjenigen von C. G. JUNG.

FREUD möchte ich jedoch in anderer Weise rehabilitieren. Denn FREUD hat bei seiner Einschätzung der Sexualität ein Phänomen in intuitiver Weise völlig richtig gesehen, was bereits die alten Inder als **Kundalini**-Energie bezeichnet haben. FREUD spricht natürlich als Atheist und Anti-Mystiker niemals in dieser Weise von Kundalini. Aber seine übergroße Wertschätzung der Libido drückt dieses Wissen für mich in intuitiver Weise aus. Bei der Kundalini-Energie handelt es sich um die ungeheure Dynamik und explosive Kraft der verdichteten Libido, die bildlich als aufgerollte Schlange im Becken sitzt. Sie hält dort ein ungeheures potentielles Kraftreservoir bereit, das dem kosmischen Energiemeer entstammt. In der Erleuchtungserfahrung wird diese verdichtete Energiemenge freigesetzt und schießt in den Kopf hoch, wodurch höchste spirituelle Erkenntnisse und eine mystische Vereinigungserfahrung mit dem Göttlichen („unio mystica") möglich werden.

Im tibetanischen und indischen Tantra werden der Orgasmus und die Erleuchtung als ein im wesentlichen sehr ähnliches Erlebnis gesehen, dem relativ ähnliche Vorgänge zugrundeliegen. Bekanntlich wird der Orgasmus mit seinem kurzfristigen Schwinden des Bewußtseins im Französischen auch als „kleiner Tod" bezeichnet. Dem Erleuchtungserlebnis liegen ähnliche Phänomene zugrunde, die mit Bewußtseinsverlust und starker Energieanflutung zu tun haben. Im tibetanischen Buddhismus wird der Vorgang der Erleuchtung symbolisch in der Yab-Yum-Stellung des Buddha mit seiner Partnerin dargestellt. Damit wird natürlich auch die Vereinigung der Polaritäten von Yin und Yang zum Ausdruck gebracht. An Buddhas eigener Erleuchtung (die ohne Partnerin und ohne Sexualakt stattfand) können wir erkennen, daß die Entfaltung der Kundalini keineswegs an den Sexualakt gebunden ist. Die Lebenskraft steht allen Lebewesen unabhängig von der Sexualität ständig zur Verfügung und kann deshalb auch im einem Einzelwesen in voller Stärke fließen, das wie Buddha alleine und in aller Stille meditiert.

In tiefen Zuständen von **Entspannung** können wir einen Teil der Lebenskraft zum Fließen bringen, die normalerweise in Form von muskulären Dauerverspannungen gebunden ist. Wir sind uns dieser Verkrampfungen normalerweise nicht bewußt, die uns ständig in einem Zustand von unbemerkter Verkrampftheit gefangenhalten. Nach einiger Zeit bekommen wir ein Gefühl für unsere Verbissenheit im Kieferbereich, unseren eng zusammengehalten After oder unsere verspannten Nackenmuskeln. Irgendwann lösen sich diese Verkrampfungen, und die Lebenskraft beginnt bei zunehmender Entspannung immer intensiver zu fließen. Wir spüren ein wohliges Strömen in den Gliedmaßen. Mit immer größerer Menge an fließender Lebenskraft entdecken wir irgendwann den „Lustwurm", wie ich dieses Phänomen nennen möchte. Ein ähnlich lustvoller Energieaustausch von kreisförmiger „wurmartiger" Struktur besteht zwischen Mutter und gestilltem Kind, wo die Brust zur Austrittspforte der mütterlichen Energie wird und ziehende, einströmende Beckenempfindungen auftreten. Der „Lustwurm" bekommt bei der Mutter demnach eine umgekehrte Richtung. Beim Kind ist die Richtung demjenigen der späteren Genitaltätigkeit ähnlich, indem der Mund aufnimmt und das Becken abgibt.

Wir erleben eine lustvolle Strömung vom Mund zum Becken, d.h. von den zentralen erogenen Zonen, der des Mundes (passives Saugen, Yin, Hingabe) zum Anal- und Genitalbereich (aktives Geben, Yang, Abgabe). Der „Lustwurm" ist nach meiner Einschätzung eine Vorstufe der Kundalini-Energie. Es handelt sich gewissermaßen um den kleineren, „alltäglicheren" Bruder der großen Erleuchtungserfahrung. Innerlich fühlen wir vom Bereich des Damms (zwischen Anus und Genitalien) über die Eingeweide, die Brust und den Hals bis hin zum Mund ein strömendes, lustvoll-entspanntes und prickelndes Gefühl, das einer Schlange oder einem „Lustwurm" gleicht.[32]

Bildlich sieht das so aus:

Nach Ansicht vieler spirituell erfahrener Menschen sind wir von Lebenskraft in Hülle und Fülle förmlich umgeben. Der Schöpfer hat uns überreichlich mit dieser Kraft gesegnet und beschenkt. Bildlich schwimmen wir in einem unerschöpflichen Ozean von Lebenskraft. Heiler und Heilige sollen sich an diese Kraftreservoirs in opti-

[32] In der sexuellen Umarmung bekommt der Libidostrom des „Lustwurms" eine kreisförmige Anordnung. Wenn sich die Kreise zweier Liebender vereinigen, entsteht ein Doppelkreis (mathematisch als „∞" dargestellt). Dieser erotische Doppelkreis wird von Hellsichtigen so beschrieben, daß zwei den Geschlechtern zugeordnete Farben (blau = männlich und rot = weiblich) auftauchen. Bei dem ganzen Phänomen wird man symbolisch unwillkürlich an eine liegende Acht erinnert – das Symbol der Unendlichkeit: ∞. Ich selbst habe diese rotierende Acht ein einziges Mal sehen können, als ich mich in einer besonders tiefen Meditation befand. Ein Freund, dem ich davon berichtete, konnte dazu ein aufschlußreiches Erlebnis beisteuern. Als er im Zustand tiefer Meditation einmal im Dunkeln durch einen Wald ging, sah er zwei leuchtende, gegenläufig rotierende rötliche und bläuliche Farbkreise im Dunkeln. Als er näher kam, waren es zwei kopulierende Hunde.

„Der „Lustwurm“ als „kleiner Kundalini-Strom“

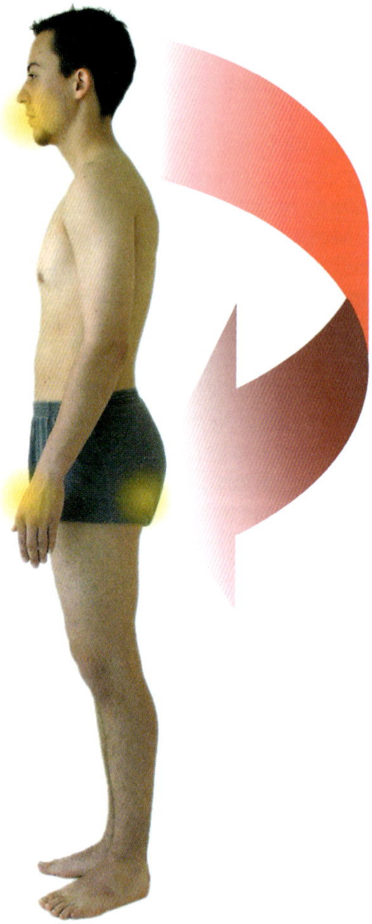
Oberer Pol:
Oral – Mund – bedeutet Aufnehmen von Energie
Unterer Pol:
Genital – Anal/ Penis/ Vagina – bedeutet Abgeben von Energie

maler Weise anschließen und große Mengen an Vitalenergie transformieren können, mit denen Heilungen bis hin zu Wundern mit Materialisierungen erreicht werden. Meist hat das Auftauchen derartiger Phänomene mit einer seelischen Offenheit tieferer Schichten des Unbewußten zu tun. Es handelt sich vor allem um die Schichten des Unbewußten, die zum Kausalkörper gehören. Dort befindet sich der größte Kanal, um Lebenskraft in uns eindringen zu lassen.

Bei Heilern und spirituell hoch entwickelten Menschen kann man hohe Vitalitäts- und Kausalwerte feststellen, die dadurch möglich werden, daß solche Menschen viel an sich und ihren Grundängsten gearbeitet haben. Indem die Lebenskraft ungehindert durch sie durchströmen kann, können Heiler anderen Menschen etwas von ihrer Lebenskraft abgeben. Sobald Heiler in enger Verbindung zu den höchsten Energieebenen stehen, d.h. einen möglichst offenen Kausalkörper haben, ermüden sie bei Heilungen nicht vorschnell, indem sie zuviel von den eigenen Kraftquellen abgeben müssen. Statt dessen zapft der Heiler durch das Offensein für die höchsten Energieebenen das unerschöpfliche Energiereservoir des Kosmos an. Er wird im Grunde zu einem Kanal für die kosmische Energie.

Wenden wir uns der alltäglichen Bedeutung der Lebenskraft zu, so hat kein anderer Faktor eine so große Bedeutung in unserem Leben. Das ist den allermeisten Menschen jedoch leider überhaupt nicht bewußt. In aller Regel kümmern sich die allermeisten Menschen nicht in der Weise um die Lebenskraft, wie das notwendig wäre. Je mehr ich mich als Arzt mit der Energiemedizin beschäftigt habe, umso klarer wurde mir, **daß vor allem die Lebenskraft über unser Schicksal und unsere Lebensqualität entscheidet. Kein anderer Faktor hat eine so große Bedeutung in unserem Leben!** Weder die Qualität der Nahrung oder der Luft, noch der sozialen Verhältnisse sind so wichtig, wie man gemeinhin annimmt. Natürlich haben auch diese Faktoren eine Bedeutung, die im Vergleich zur Lebenskraft aber eher weniger wichtig ist.

Weil die meisten Menschen ein relativ niedriges Energieniveau haben, bekommen Einflüsse von außen für sie eine verhältnismäßig große Bedeutung. Das führt jedoch zu einer verzerrten Wahrnehmung, weil solche Einflüsse überbewertet werden. Man nimmt fälschlicherweise die übergroße Zahl energetisch kranker Menschen zum Maßstab. Solange wir energetisch mit genügend Vitalenergie versorgt sind (und genetisch keine ernsthaften Belastungen mit uns herumtragen), kann uns gesundheitlich relativ wenig passieren. Ausnahmen sind der berühmte Ziegelstein, der uns auf den Kopf fallen kann, oder der bereits erwähnte seltene Umstand, daß gegen hochinfektiöse Erreger in Einzelfällen oft keine Hilfe mehr möglich ist.

Patienten mit hoher Lebenskraft haben darüber hinaus ein lustvolles, lebendiges und sinnerfülltes Leben. Das beruht darauf, daß die Lebenskraft all diese Eigenschaften mit sich bringt. Wenn also Statistiken beweisen, daß Menschen mit Spaß am Leben und einer sinnvollen Lebensgestaltung weniger Krankheiten bekommen, so könnte man mit der gleichen Berechtigung behaupten, daß solche Menschen voll von Vitalkraft sind. Dabei ist die Lebenskraft dasjenige, was an die erste Stelle der lebensfördernden und gesundheitserhaltenden Faktoren gehört. Lebensfreude genauso wie eine sinnerfüllte Weltsicht entstehen automatisch, wenn die vorher niedrige Lebenskraft wieder voll fließt.

Zu den größten Räubern unserer Lebenskraft zählen die seelischen Konflikte, von denen ich später ausführlich erzählen möchte. Ihre Beseitigung sollte unser allergrößtes Bestreben sein. Allein dadurch können wir den Durchfluß an Lebenskraft enorm steigern. Da Lebenskraft normalerweise ständig um uns herum in genügender

Menge zur Verfügung steht, beruht unser eigentliches Problem darin, nicht genügend aufnehmen und harmonisch zirkulieren lassen zu können. Und je größer ein Konflikt ist, umso stärker schwächt er unsere Lebenskraft. Die Konflikte sind deshalb die wichtigste Ursache, warum wir vom gigantischen Ozean der Lebenskraft abgeschnitten sind.

Der größte Konflikt ist der sogenannte „Zentralkonflikt". Um ihn rankt sich unsere größte Grundangst, was ihn außerordentlich unbewußt macht. Der Zentralkonflikt wird durch die entstehende Grundangst zum Ausgangspunkt unserer Charakterbildung – ein Vorgang, den ich noch ausführlich darstellen werde. Alle Konflikte kann man mit bestimmten homöopathischen Medikamenten auflösen, was natürlich auch für den Zentralkonflikt gilt. Dieser ganze Prozeß der Konfliktheilung zieht sich meist über einige Monate hin. Nach allem, was ich bis jetzt an Methoden überprüft habe, scheint es sich dabei um das Beste und zugleich Ökonomischste zu handeln, um die Lebenskraft dauerhaft zu steigern. Man löscht den Konflikt durch homöopathische Energiemedizin, wodurch die Lebenskraft wieder voll fließt. Nichts steigert deshalb so sehr unsere Lebenskraft wie die Heilung der Konflikte!

Der Emotionalkörper

Wer unsere Träume stiehlt, gibt uns den Tod.
(Konfuzius)

Die nächsthöhere Schwingungsebene wird als Emotionalebene bezeichnet (*synonym* Astralebene). Sie entspricht energetisch den Gefühlen und Trieben. Innerhalb dieser Ebene spielt sich unsere nächtliche Traumtätigkeit ab. Die Emotionalebene entspricht unserem persönlichen Unbewußten. Es enthält alle verdrängten und unbequemen Bewußtseinsinhalte, die in der Psychoanalyse als „Schatten" der Persönlichkeit zusammengefaßt werden. Die Emotionalebene enthält jedoch auch viele positive Eigenschaften wie etwa Kreativität, Phantasie, Intuition und Begeisterungsfähigkeit. Die Inhalte des Unbewußten sind deswegen keineswegs nur pathologisches Material, aus dem sich Neurosen und andere seelische Krankheiten herleiten lassen. Sondern die Emotionalebene enthält außerordentlich wertvolles Material, das heilende Fähigkeiten hat und unserem Leben Buntheit und Lebendigkeit verleiht. Die Emotionalebene ist auch die Ebene, in der sich die meisten Phänomene der Hypnose abspielen. Jede Form der Selbstversenkung führt uns zu allererst in unseren Emotionalkörper.

Vor allem aber enthält die Emotionalebene unsere Gefühle (Emotionen). Emotionen können laut C. G. Jung als Vorstufen unseres Bewußtseins angesehen werden. Man bezeichnet das auch als „emotionale Intelligenz", wobei es verschiedene Grade emotionaler Intelligenz gibt. Manche Leute sind vom Verstand her dumm, aber in emotionaler Hinsicht blitzgescheit. Bei anderen wieder ist es genau umgekehrt. Weil Haustiere oft eine ungewöhnlich hochentwickelte emotionale Intelligenz haben, was übrigens auch auf manche geistig Behinderte zutrifft, werden sie oft von ihrem Herrchen oder Frauchen tatsächlich für klug gehalten. „Klug" bedeutet in diesem Fall aber emotionale Intelligenz, was nichts mit abstrakter Intelligenz zu tun hat.

Beim Tier regeln festgefügte Programme in Form der **Instinkte** die Abläufe im Emotionalkörper, die das Tier zu bestimmten Handlungsabläufen drängen. Solche instinkthaften Programme stellen so etwas wie ein Vorbewußtsein dar (später im Zuge der Evolution entwickelt sich aus solchen Programmen beim Menschen das Mentalbewußtsein). Aber auch Gefühle sind selbstverständlich eine Form von Bewußtsein! Gefühle sind so etwas wie mit Inhalten aufgeladene Energie-Einheiten, die wahrgenommen und bewußt werden wollen. Man kann sie mit Päckchen vergleichen, auf denen steht: „Ich finde dich sexuell sehr attraktiv!", wenn wir einem begehrenswerten Sexualpartner begegnen, oder: „Ich hasse dich! Hau ab!", wenn uns jemand begegnet, den wir absolut nicht leiden können. Im Falle des attraktiven Sexualpartners lautet die instinkthafte Botschaft: „Los, schlaf mit ihm/ihr!" und will sofort umgesetzt werden. Hunde fangen deshalb ohne großes Vorspiel gleich zu kopulieren an. Mit der gleichen Vehemenz wird ein Hund zu kläffen anfangen und uns beißen, wenn er die instinkthafte Botschaft bekommen hat, uns nicht leiden zu können, weil wir ihm seinen Knochen wegnehmen oder sein Territorium betreten.

Natürlich werden auch wir Menschen von solchen instinkthaften Abläufen gesteuert. Das meiste davon läuft jedoch unbewußt ab, wobei wir uns vieler geheimer Gefühle, Wünsche und Triebe schämen und sie vor uns und den anderen Menschen geheimhalten. Sich wie ein Tier zu benehmen stellt als Vorwurf eine Beleidung dar. Medizinisch sprechen wir von „triebenthemmten" oder „impulsiv-verhaltensgestörten" Individuen, die in aller Regel irgendwann straffällig werden. Oft liegen dem genetische und hirnorganische Störungen zugrunde, etwa bei Hirnschäden nach schweren Verkehrsunfällen, bei Hirntumoren, angeborenen Hirnschäden oder Infektionen wie Syphilis.

Jeder reagiert unbewußt instinkthaft, wenn er beispielsweise auf einen attraktiven Sexualpartner trifft. Ohne gleich mit ihm/ihr zu kopulieren, wie es ein Tier täte (oder möglicherweise ein enthemmter Triebtäter), wird er irgendwelche Signale aussenden, die ein Interesse am Geschlechtspartner kundtun. Das kann eine versteckte Reaktion in Form von Erröten oder schamhaftem Weggucken sein oder ganz im Gegenteil aktives Hingucken und alle Manöver, die mit Flirt und sexueller Anmache zu tun haben. Ein kundiger Beobachter wird recht bald ahnen oder wissen, was unsere geheimen und/oder offenen Wünsche sind.

Auch wenn wir jemanden nicht leiden können oder sogar hassen, werden wir uns durch bestimmte Signale verraten. Häufig reagieren wir mit geschauspielertem Desinteresse, wenn unser Feind auf der Bildfläche erscheint. „Luft für den anderen sein" stellt eine beliebte Form der Mißachtung und Aggression dar. Dazu gibt es viele Spielarten der Körpersprache, die einem Feind klarmachen sollen, daß er möglichst schnell das Weite suchen soll.

Haßerfüllte Blicke und versteckte, aber drohende Gesten (Arme in die Hüfte stemmen usw.) wären die nächste Steigerung. Egal was wir tun, wird der geschulte Beobachter sehr bald wissen, was unter unserer seelischen Maskerade an tatsächlichen Gefühlen steckt. Deshalb können die meisten Menschen das Tierhafte und die instinkthafte Gefühlsseite ihres Wesens schlecht verbergen. Ehepartner und andere Menschen, die uns sehr gut kennen, können unsere verborgenen Gefühlsseiten häufig am besten lesen. Daß dabei Täuschungen und Fehler möglich sind, ist allgemein bekannt. Wir sprechen dann beispielsweise von „Projektion."

Gefühle („Emotionen", *abgeleitet von lat.* „movere", d. h. bewegen) stellen in ihrer Unmittelbarkeit die Verbindung zum **Tier**haften in uns dar. Natürlich sind wir kein Tier, aber wir haben unleugbar einen tierhaften Anteil in uns.

Tierbesitzer haben mir versichert, auch Tiere hätten eine uns Menschen vergleichbare Mischung von Instinkt und persönlichem Gefühlsleben, insbesonders wenn es sich um Haustiere handelt. Bei manchen Haustierbesitzern bekommt man den Eindruck, sie schätzen ihr Haustier als moralisch besser ein als einen Menschen. Daß sie damit indirekt auch was über sich verraten (und ihren unbewußten „Schatten"), wird selten wahrgenommen. Denn wenn ihr Haustier an der Herzensgüte und anderen Eigenschaften besser als ein Mensch sein soll, ist das betreffende Tier ja logischerweise auch besser als sein Besitzer, der sich dadurch selbst ein schlechtes Zeugnis ausstellt. Weil das niemand freiwillig tut, handelt es sich in der Regel um verdrängte, unbewußte und abgelehnte eigene Charakteranteile, die der Tierbesitzer selber aufweist und die ihm unangenehm sind.

Man fragt sich irgendwann, beispielsweise wenn man zum ersten Mal unglücklich verliebt ist, wozu Gefühle überhaupt gut sein sollen. Gefühle sind, kurz gesagt, das „Salz in der Suppe unseres Lebens". Gefühle machen uns authentisch, lebendig und wirklich. Sie sorgen dafür, daß wir „berührbar" und empfindsam werden und Dinge uns unter die Haut gehen können. Sie geben unserem Leben erst die Tiefe und das schwer beschreibbare Gefühl von wirklicher Wirklichkeit. Ohne Gefühle würden wir ein eintöniges, im Grunde sinnloses und nur vom Verstand beherrschtes Leben führen.

Emotionen sind wie die Hefe beim Brot der entscheidende Treibsatz, der uns persönlich wachsen läßt. Ohne Gefühle wäre uns meist alles wurscht und egal. Mit Gefühlen wird dagegen jedes Problem erst echt und richtig brisant. Was daraus entsteht, wenn wir uns mit Konflikten und den darin enthaltenen Gefühlen auseinandersetzen, nennen wir Lebenserfahrung, persönliches Wachstum und Reifung. Wir müssen dem Emotionalkörper deshalb ungeheuer dankbar sein, weil er die eigentliche Quelle unseres Menschseins darstellt. Ohne Gefühle könnten wir nie eine eigenständige Persönlichkeit entwickeln. Deshalb ist es zunächst völlig egal, ob wir gute oder schlechte Gefühle durchleben – Hauptsache Gefühle! In der Anfangsphase unserer seelischen Entwicklung sind deshalb alle Gefühle für uns wertvoll. Mit der Zeit wird uns klar, daß wir damit einen inneren Schatz besitzen, den wir pflegen und kultivieren müssen. Die beiden Zauberwörter dazu heißen „Achtsamkeit" und „Liebe". Mit zunehmender Persönlichkeitsentwicklung werden die meisten Menschen emotional immer achtsamer mit sich und anderen. Sie werden sich immer mehr bewußt, wie wichtig Gefühle von Liebe sind.

Nüchterne Verstandesmenschen werden oft der **Gefühlskälte** beschuldigt, was in Wahrheit falsch ist. Denn auch die Gefühlskälte ist ein Gefühl, das erzeugt wird und hinter dem im übrigen viele andere Gefühle verborgen sind. Emotionen sind die Basis jedweder Kommunikation, und bekanntlich ist es nach WATZLAWIK unmöglich, nicht zu kommunizieren. Emotionslosigkeit im Sinne der echten Depression ist in Wahrheit die Hölle auf Erden, weshalb jeder Depressive sich nach nichts mehr sehnt, als endlich wieder emotional lebendig zu sein.

Wenden wir uns der Gefühlskälte des Verstandes zu – der sogenannten „instrumentellen Vernunft". Bei oberflächlicher Betrachtung erscheinen uns manche Menschen wie Maschinen. Solche „Robotertypen" scheinen ihren Emotionalkörper völlig verloren zu haben. So etwas sieht man beim eiskalten Massenmörder, der nur noch aus gefühlloser Intelligenz zu bestehen scheint. Der Eindruck täuscht aber, wie ich bereits erwähnt habe, weil wir nie ohne Gefühle sein können. Die Maschinenhaftigkeit ist deshalb auch ein Gefühl, hinter dem wahre und meist unerträgliche Gefühle versteckt werden. So finden wir beim eiskalten Mörder einen ungeheuren Haß und enorme Wut, hinter der unerträgliche Gefühle von Trauer, Ablehnung usw. versteckt werden. „Wenn ihr mich nicht liebt, mache ich mich innerlich tot, aber dafür räche ich mich, indem ich euch vernichte!" lautet die Botschaft. Wenn wir den Emotionalkörper bei solchen Menschen energetisch messen, finden wir oft schlechte Werte als Ausdruck der Gefühlsverdrängung. Einen fehlenden Emotionalkörper habe ich dagegen noch nie gefunden.

Wenn wir uns dem Emotionalkörper näher zuwenden, fällt uns als allererstes das weitgehend fehlende **Zeit**bewußtsein auf. Ebenso wie im Kausalkörper gibt es im Emotionalkörper nur das Empfinden von „Hier und Jetzt". Dennoch finden sich im Emotionalkörper Ansätze für ein rudimentäres Zeitbewußtsein, wie wir gut an einem Haustier erkennen können, das auf sein Herrchen wartet. Dennoch fällt es auch uns Menschen sehr schwer, auf etwas zu warten, das das Tierhafte und Emotionale in uns anspricht. Meist handelt es sich um alles, was uns regelrecht begeistert und sinnlich „um den Verstand" bringt. Der Grund für unsere Ungeduld besteht in der

„Alles oder Nichts“-Haltung des Emotionalkörpers. Selten werden Schokoladepackungen halbleer zurückgelegt. Der Emotionalkörper will „alles“ von der Schokolade, und das am liebsten sofort.

Der andere Grund beruht auf dem ausgesprochen schlechten Zeitgefühl des Emotionalkörpers, das durch seine Tendenz zur Vermengung und Entropie bedingt ist. Das fehlende Zeitbewußtsein resultiert ganz automatisch aus der verspielten Verträumtheit, die dem Emotionalkörper zu eigen ist (*„Jedes Glück will Ewigkeit“*, sagt GOETHE). Einem Tier erscheint die Zeit bis zu unserer versprochenen Wiederkehr endlos. Erst mit dem Mentalbewußtsein wird das im Zuge der menschlichen Evolution anders. Mit dem Empfinden einer Zeitachse entsteht ein Ich-Gefühl. Man kann deshalb seinem Verlobten ewige Treue schwören und jahrelang unverheiratet bleiben, wenn dieser in den Krieg ziehen muß. Trotzdem wird auch die gutwilligste Braut irgendwann schwach werden, wenn die Zeit zu lange dauert. Ihr Emotionalkörper meldet dann sein Recht an, indem er auf Sinnlichkeit und sexuelle Befriedigung pocht.

Musikalisch entspricht Opernmusik am besten dem Emotionalkörper. Bei vielen Opern wechseln typischerweise ganz leise Stellen mit solchen, wo plötzlich eine laute Urgewalt lostobt. Dieser starke Wechsel der Lautstärke-Dynamik entspricht dem Wesen des Emotionalkörpers, der alles Tragische und Hysterische voll ausleben möchte und von Extremen geradezu magisch angezogen wird. „Das ist ja ungeheuer aufregend!…“sagt dasjenige in uns, das unserem Emotionalkörper entspricht. „Himmelhoch jauchzend und zu Tode betrübt“ sind typische Extremzustände, die den Emotionalkörper auszeichnen. Zwischentöne im Sinne von mittelguten Emotionalzuständen gibt es erstaunlicherweise deutlich weniger als radikale Zustände. Meist sind es kurzdauernde, negative Gefühle etwa in Form von Enttäuschung oder Groll, der die Emotionalebene für einige Zeit blockiert.

Messen wir deshalb bei einem gesunden, normal reagierenden Menschen den Emotionalkörper mit dem Rebatest-Gerät, finden wir entweder hohe Werte um 100 %, wenn es dem Betreffenden gut geht, oder niedrige Werte unter 10–20 %, wenn er sich in einem emotional schlechten Zustand befindet. Beim seelisch Kranken, der lange Zeit einen emotional ungünstigen Zustand hat, reagiert der Emotionalkörper mit der Zeit anders. Die extremen Ausschläge nach oben oder unten fehlen nach einiger Zeit. Wir messen dann mit dem Rebatest-Gerät Werte um 50 %, so daß der Emotionalkörper halb blockiert erscheint. Das entspricht dem in unserer Gesellschaft weit verbreiteten Unglücklich- und Frustriertsein.

Man kann solche halbhohen emotionalen Werte als neurotischen Zustand der Dauerfrustration bezeichnen. So etwas spielt sich in einem Zwischenreich zwischen Himmel und Hölle ab, indem solche Menschen mürrisch und reizbar erscheinen. Sie schimpfen sofort drauf los, wenn man ihren Parkplatz blockiert. Oder wenn sie ein gut funktionierendes Über-Ich haben, wirken sie ständig müde und blaß. Bei manchen Leuten sieht man den schlechten Emotionalzustand am klarsten, wenn sie sich unbeobachtet glauben. Man sieht dann an ihrem Gesicht und ihrer Haltung das ganze emotionale Unglück, in dem sie sich befinden. Vom Wesen her läuft dieser gequälte, unbefriedigende Zustand dem Emotionalkörper gänzlich zuwider, vergleichbar einem Kind, welches brav sein muß. Befreien wir das „innere Kind“ aus der Neurose, wird der befreite Emotionalkörper wieder nach dem „Alles oder Nichts“-Prinzip reagieren.

Oft ist vom „inneren Kind“ die Rede, das hinter der Maskerade des vernünftigen Erwachsenen verborgen ist. An der Kuchentheke beobachten wir einen korpulenten Herren, der mit der Zunge von einem Mundwinkel zum anderen fährt und lüstern die diversen Torten begutachtet. „Wollen Sie ein Stück?“ fragt die Verkäuferin. Sie hat die Signale des alten Herren sofort enträtselt und seine wahren Motive durchschaut. „Nein danke, ich bin satt!“ sagt der alte Herr. Er antwortet mit seinem Erwachsenen-Ich, das den Ratschlägen der Körperwaage und des Haus-

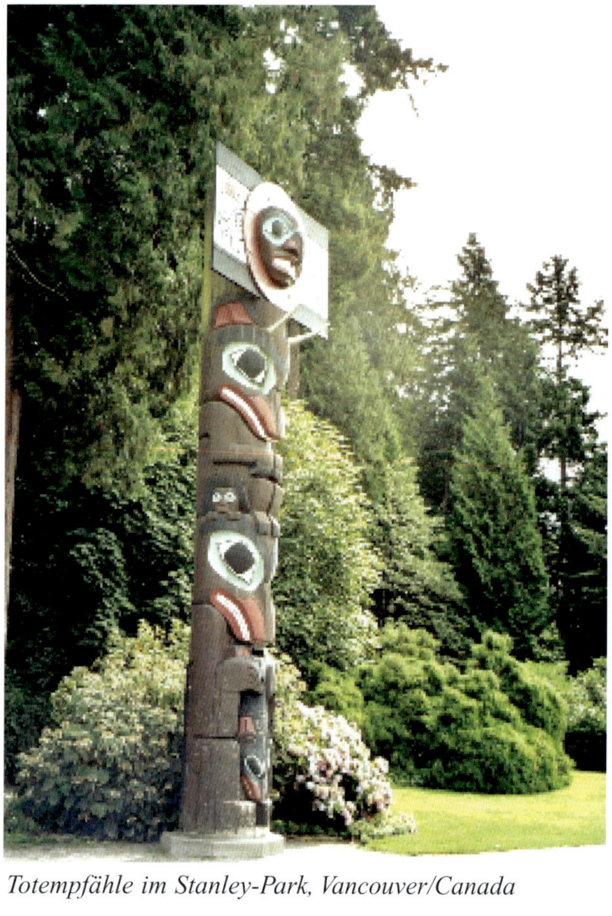

Totempfähle im Stanley-Park, Vancouver/Canada

Blockade der Energieaufnahme durch Konflikte

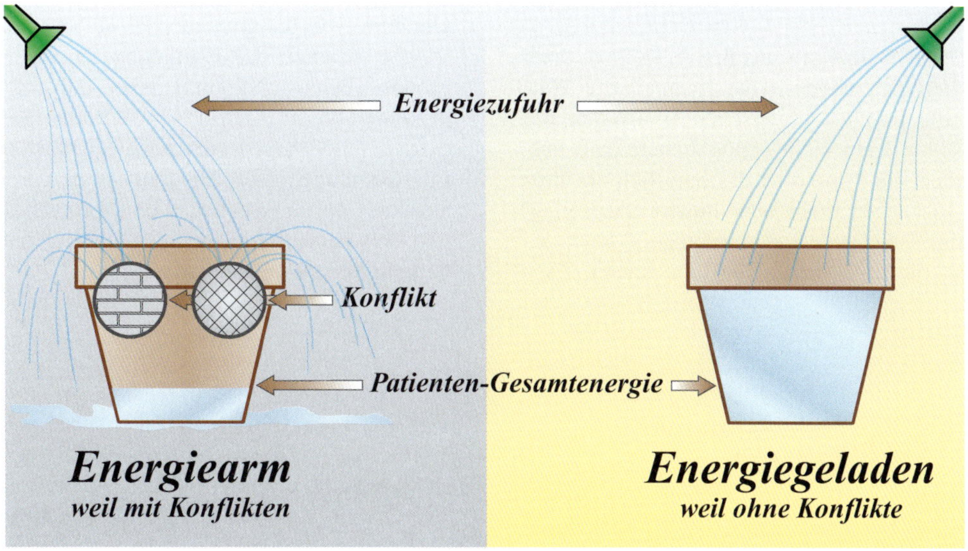

arztes mit seinen Diätempfehlungen folgt. Je mehr wir unseren Emotionalkörper befreien und psychoenergetisch offener werden, umso leichter fällt es uns, das innere Kind bei passender Gelegenheit herauskommen und agieren zu lassen. Wir können dann wieder ehrlich zeigen, was wir eigentlich wollen.

Das Emotionalsystem entspricht nach indianischer Tradition ebenso wie der hawainischen Schamanenlehre einem Kleinkind oder Tier, das in uns wohnt. Der Indianer sucht sein eigenes verborgenes **Seelen- oder Totem-Tier** und glaubt, daß er eine junge Tierseele beherbergt, die in ihm zur erwachsenen Seele heranreift. Es handelt sich um das „Krafttier", das seinem wahren Wesen entspricht.

Ähnlich denken die Kahunas, die Schamanen des alten Hawaii (deren Lehre sicherlich zum Verständnis energetischer und spiritueller Phänomene eminent wichtig ist). Eine Zeitlang habe ich es mir zur Gewohnheit gemacht, Mitmenschen nach ihrem innewohnenden Tier einzuschätzen. Das führt oft zu erstaunlichen und humorvollen Entdeckungen, weil viele sonst unerklärliche Gewohnheiten aus der Verhaltensweise des betreffenden Tieres verständlich werden. In der politischen Karikatur wird diese entlarvende, den hohen Herrn seiner Maskerade entreißenden Form in allen Varianten ausgespielt. Im Karneval können wir unser inneres Tier ausleben und die Maske des falschen Ich fallenlassen.

Ebenso wie gesunde Kinder entweder ganz unglücklich-verquer oder ganz normal-glücklich sind, so reagiert das Wesen des Emotionalkörpers mit großer Offenheit oder aber großer Blockierung. Unser Verhalten zum inneren Tier oder inneren Kind spielt dabei eine große Rolle. Denn solange wir in **Loyalität** zu unserem inneren Gefühls-Tier stehen, wird unser Emotionalkörper unblockiert schwingen können. Loyal sein bedeutet, daß wir unserer inneren Stimme folgen und uns nicht beirren lassen. Die loyale Haltung unserem Gefühlstier oder Gefühlskind gegenüber begleitet ein Gefühl von Sicherheit, Einfachheit und Kraft. Im späteren Kapitel über spirituelle Entwicklung wird die Loyalität erneut zum Thema werden. Denn es handelt sich um einen wichtigen Wendepunkt in unserer persönlichen Entwicklung, wenn wir hinter den Spiegel unserer Maske schauen können und uns dabei selbst ins seelische „Gesicht" sehen.

Gefühle sind unser Himmel und unsere Hölle in einem, und nichts ist bekanntlich schlimmer als ein unerträgliches Gefühl! Wir tun alles, um es nicht mehr wahrnehmen zu müssen. Unerträgliche Gefühle werden oft in **Schmerzen** ausgedrückt oder auf andere Weise im Körper „versteckt" (somatisiert). Ein großer körperlicher Schmerz ist besser auszuhalten als die unerträglichen Gefühle, die oft dahinter verborgen sind. Bei vielen Schmerzpatienten kann man beobachten, daß der Schmerz einen seelischen Schutzmechanismus vor übergroßen, bedrohlichen Gefühlen darstellt, die den Betreffenden im Falle der Gefühlsentladung sonst wie eine Woge in seiner Phantasie übermannen und wegspülen würden. Vor dieser existentiellen Angst flieht der Betreffende dann in den Schmerz.

Der Emotionalkörper stellt aus energetischer Sicht eine Öffnung dar, durch die Vitalenergie in uns einströmt und die deshalb zur Engstelle werden kann. Wenn wir uns das bereits erwähnte „Energie-Ei" als Kreislauf vorstellen, so wirkt der Emotionalkörper mit seinen seelischen Konflikten sehr oft als der hauptsächlichste Energieräuber:

Nicht der Energiemangel um uns herum stellt deshalb das Hauptproblem dar, sondern die mangelhafte Aufnahme. Durch die psychoenergetischen Blockaden der seelischen Konflikte kann nicht genug Lebenskraft aufgenommen werden. Im Prinzip ist das natürlich ein Problem, das alle Menschen mehr oder minder stark plagt und beeinträchtigt. Ganz anders ist die Situation bei wildlebenden Tieren, die noch keine Konflikte haben. Zugvögel können ein ganzes Meer überqueren, ohne zu schlafen oder etwas zu trinken. Tierherden überqueren über Hunderte von Kilometern endlose Steppen, ohne irgendwelche Zeichen der Ermüdung zu zeigen. Ihre enorm große Lebenskraft kommt daher, daß ihr Energiesystem in keiner Weise blockiert ist. Wildtiere bekommen auch extrem selten Krebs oder andere Krankheiten, die durch Energiemangel gekennzeichnet sind. Ganz anders ist die Situation bei Haustieren, die schon zahlreiche Konflikte mit sich herumtragen können. Ihre Situation ähnelt oft derjenigen von uns Menschen.

Der Mentalkörper

Niemand ist weiter von der Wahrheit entfernt als der, der alle Antworten weiß.
(Chuangste)

Dem Mentalkörper entspricht unser Alltagsbewußtsein. Er hat darüber hinaus eine weitgehendere Bedeutung. Denn er entspricht unserem Bewußtsein davon, ein Ich zu haben und eine stabile Persönlichkeit zu besitzen. Der Mentalkörper bildet in uns ein abstraktes Abbild der Wirklichkeit, das unsere Innenwelt wie die Außenwelt umfaßt. Dadurch kommt es als erstes zu einer Rückkoppelung im Sinne der Selbstwahrnehmung. Das Bewußtsein unserer selbst führt zu verbesserten Steuerungsmöglichkeiten unseres eigenen Körpers, indem wir unseren Körper willentlich lenken und steuern können. Wir können willentlich Bewegungen ausführen. Wir können diese Selbststeuerung auch an so komplexen Fähigkeiten wie etwa Klavierspielen erkennen. Kein Tier kann so virtuos die Klaviertasten betätigen, wie das ein Klaviervirtuose tut, ganz einfach deshalb, weil ihm dazu die Steuerungsmöglichkeit über seine Selbstwahrnehmung fehlt.

Der Mentalkörper bildet aber auch die Außenwelt ab, indem er ein Wirklichkeitsbild von uns und den anderen Menschen erzeugt. Wenn wir irgendwo als Tourist ganz fremd sind, wird uns erst klar, was damit gemeint ist. „Andere Länder, andere Sitten!" sagen wir in der Hoffnung, uns irgendwann einzugewöhnen. Es zeigt jedoch gleichzeitig unsere große Abhängigkeit von sozialen Rückkoppelungen. Andere Menschen über die soziale Situation im unklaren zu lassen stellt eine bewährte Möglichkeit der Verwirrung und Derealisierung dar. Im Extremfall kommt es zur Psychose, weil das Ich keine vernünftige Wirklichkeit mehr herstellen kann. Im Falle des „double bind"-Phänomens kennt man die widersprüchliche Haltung von engen Bezugspersonen Schizophrener, die ein wichtiger begünstigender Faktor bei der Krankheitsentstehung zu sein scheint. Der Schizophrene bekommt von Eltern oder Geschwistern eingeredet, wie fürsorglich man sich um ihn kümmert und wieviel Sorgen man sich macht, während die Körpersprache und das reale emotionale Verhalten Ablehnung und Distanz ausdrücken.

Im gewöhnlichen Alltag entspricht der Mentalkörper dem Zustand der Zurechnungsfähigkeit. Zurechnungsfähigkeit bedeutet, daß wir auf abstrakte Weise „berechnen", was wir ähnlich einer Mathematikaufgabe bei Abwägen verschiedenster Interessen tun sollten. Wir entscheiden aus der Kommandozentrale unseres Ich, was das Beste und Logischste für uns ist. Das können wir deshalb, weil wir in uns eine Wirklichkeit von uns und den anderen Menschen vorgeformt haben. Realitätssinn und Ichgefühl sind Ausdruck des Mentalkörpers. Der Mentalkörper hat enge Beziehungen zu unserer Intelligenz. Je intelligenter wir sind, umso mehr können wir uns unserer selbst bewußt sein. Wir verstehen die Interaktionen mit uns und der Umwelt viel besser, was zumindest das abstrakt-theoretische Verständnis anbelangt. Aber es gibt bekanntlich auch eine emotionale Intelligenz, die dem Mentalkörper in vielen Bereichen weit überlegen ist, etwa dem der sozialen Kommunikation. Der Mentalkörper arbeitet abstrakt und rational, wobei er in seiner Selbstverliebtheit häufig die Wichtigkeit des Emotionalbereichs übersieht. Deshalb können intelligente Leute in Gefühlsdingen entsetzlich dumm sein.

Unser Alltags-Bewußtsein bildet in einer noch höheren Stufe der Abstraktion eine Vorstellung von der Welt. Das Bild unserer Realität ist uns erstaunlicherweise häufig nicht vollständig bewußt, weil es von zahlreichen Ungereimtheiten und emotionalen Brüchen durchsetzt ist. Man sieht das gut an psychologischen Tests, bei dem selbst routinierte Polizisten in den Täterbeschreibungen extrem voneinander abweichen. Kurz gesagt sehen wir meist das, was wir sehen wollen, wobei Fremdes und Unangenehmes ausgeblendet wird. Unser Alltagsbewußtsein ist deshalb von allerlei dunklen Flecken der Unbewußtheit umrahmt.

In der Selbstüberschätzung der frühen Erwachsenenjahre halten sich viele Menschen noch für völlig integer und in Ordnung. Man bezeichnet das psychologisch als **„Narzißmus"**, bei dem man sich für unbesiegbar hält. Im eigenen Bild findet man sich selber unheimlich schön und ganz grandios. Nur die anderen Menschen werden als Feinde und unvollkommene Wesen wahrgenommen. In den Pubertätsgruppen Gleichgesinnter entsteht ein Wir-Gefühl, bei dem man sich selber und der eigenen Gruppe alle guten Eigenschaften und alle Kraft zuschreibt, während fremde Gruppen zu Projektionsfiguren des Schwachen und Bösen werden. Normalerweise erlangen wir den Zustand des Älter- und Reiferwerdens dadurch, daß wir unsere inneren Begrenztheiten und Unvollkommenheiten zu erkennen beginnen. Die Welt des Schwarz-Weiß-Denkens verwandelt sich in eine Welt der Abstufungen, die unsere eigenen Unvollkommenheiten mit einschließt.

Im Mentalkörper besitzen wir im Unterschied zum Emotionalkörper ein vollständig entwickeltes **Zeitgefühl**. Erst durch den Mentalkörper werden wir uns unserer

Vergänglichkeit bewußt. Wir bekommen ein deutliches Gefühl von der Hinfälligkeit alles Irdischen. Das Bewußtsein des eigenen Todes gehört mit zum gut entwickelten Zeitgefühl. Kinder glauben im allgemeinen noch nicht daran, irgendwann sterben zu müssen. Doch für den Erwachsenen wird die Situation mit dem Älterwerden irgendwann anders, spätestens wenn immer mehr Freunde in seinem Alter wegzusterben beginnen. Ich erwähnte bereits das mittelalterliche Credo „Denke an deinen Tod!" (Memento mori), indem der Mensch früher zur Einkehr und Buße aufgefordert wurde. Es entspricht dem Bewußtsein der eigenen Sterblichkeit.

In genauer Opposition zur Angst vor dem eigenen Tod entsteht ein in sich selbst verliebtes, sich letztlich unverwundbar und ewig fühlendes Ich. Dieses Ich findet sich als krankhaft-überzogenes Ich des narzißtischen Jugendlichen, der ein irreales, völlig überzogenes Selbstbild hat. Vermutlich gehört dieser überzogene Narzißmus zu einer normalen Entwicklung dazu. Man begegnet ihr im Frühkindesalter und in der Pubertät. Doch unabhängig von Übersteigerungen weist letztlich jedes gesunde Ich eine ähnliche Struktur auf, die in der Psychologie als „Eigennarzißmus" definiert wird. Fehlt einer Person jedwede Form von Selbstliebe und Selbstachtung, dann sind solche Menschen in aller Regel schwer persönlichkeitsgestört. Wir brauchen zur seelischen Gesundheit ein Ich, das „in gewisser Weise" in sich und seinen Körper verliebt ist und sich ein wenig für unverwundbar hält.

Die ganze Kosmetik- und Fitnessindustrie lebt davon, den Narzißmus ihrer Kunden zu stärken. Manche Sekten in den USA treiben den narzißtischen Glauben an die eigene Unverwundbarkeit auf die Spitze, indem sie behaupten, der Tod als Phänomen sei eine pure Einbildung und nur eine gewohnheitsmäßige Übereinkunft. Man stirbt nach dieser Theorie nur dann, wenn man an den eigenen Tod glaubt. Nun stirbt bekanntlich auch jedes Tier, selbst wenn es vom eigenen Tod nichts weiß. Aber so irreal diese Grundhaltung auch ist, enthält sie doch ein Körnchen Wahrheit. Denn eine wichtige Aufgabe vor dem eigenen Tod bewältigen zu müssen kann ein ernstzunehmender Grund sein, vorher nicht sterben zu wollen. Beispielsweise sterben in der chinesischen Gesellschaft Großmütter auffällig häufig nicht zum Datum des chinesischen Neujahrs. Denn zu diesem Datum stehen sie im Mittelpunkt des Familienclans und haben wichtige Repräsentationsaufgaben zu erfüllen. Man hat das in Kalifornien unter Zugrundelegung der ethnischen Gruppen klar als statistischen Trend herausarbeiten können.

Die erstaunliche Fähigkeit zur Steuerung des eigenen Todeszeitpunktes war übrigens für Ärzte wie SIMONTON einer der Gründe, die Psychoonkologie zu begründen. Denn so wie die alten Chinesinnen ihren Todeszeitpunkt selbst bestimmen, scheinen auch viele Langzeitüberlebende von Krebs eine sinnerfüllte Aufgabe zu haben, die sie am Sterben hindert. In der Psychoonkologie, der Lehre vom Zusammenhang zwischen der eigenen Psyche und der Krebserkrankung, spielt deshalb die eigene Motivation eine herausragende Rolle. Meines Erachtens ruft eine positive und starke Motivation große Mengen an Lebenskraft hervor, die sonst inaktiviert sind. Die gleiche Wirkung beobachte ich auch beim Beseitigen großer Konflikte, was ebenfalls starke Selbstheilkräfte hervorrufen kann.

Der Mentalbereich residiert sozusagen als eine konstante und feste Insel im Meer all der Veränderungen, die wir lebensgeschichtlich durchmachen müssen. Grundsätzlich kann man das „Ich" definieren als eine persönliche Bewußtseinskontinuität, die für unsere seelische und körperliche Integrität von außerordentlicher Bedeutung ist. Nachdem mir das bewußt geworden ist, hat sich meine Einschätzung des „Ich" verändert. Früher habe ich den **Egoismus** als negatives Wesensmerkmal verurteilt, ohne mir darüber im klaren zu sein, daß das Ego für unsere persönliche Existenz einen ungeheuer wertvollen Schatz darstellt. Ohne den Mentalkörper können wir keine stabile Persönlichkeit entwickeln. Egoismus stellt dabei, psychologisch gesehen, die Übertreibung eines in Wahrheit schwachen Ichs dar. Der Egoist verteidigt sein Ich aber genauso wie wir alle, nur tut er es brachialer und rücksichtsloser. Interessanterweise haben häufig sanfte, sehr zurückhaltende und seelisch in einer „Nische" lebende Menschen im energetischen Test erstaunlich hohe Mentalwerte. Das starke Ich dieser sanften Menschen hat es im Gegensatz zum Egoisten mit seinem schwachen Ich offenbar nicht nötig, sich in den Vordergrund zu drängen.

Unser Ich stellt insgesamt eine zerbrechlich erscheinende Insel dar, die im Lebenssturm von allen Seiten bedrängt wird. Niedrige Mentalwerte von unter 50 % bei der Messung mit dem Rebatest-Gerät beobachte ich bei Psychosen, seelischen und/oder körperlichen Schmerzzuständen von längerer, zermürbender Dauer und grundsätzlich bei sehr großen Konflikten. Aber auch bei Menschen mit extrem niedrigem Intelligenzquotienten beobachte ich niedrige Mentalwerte. Insbesondere bei großen Konflikten kommt es zu einem beengenden Druck auf das Ich, was im Extremfall zur Psychose führt. Dabei scheint es kaum etwas Grausameres zu geben als die Befürchtung, sein Ich dauerhaft zu verlieren und von fremden Mächten beherrscht zu werden. Deshalb sind Psychose-Patienten auch so ungeheuer dankbar für jede Entlastung, wie sie umgekehrt genauso panisch jeden neuen Psychose-Schub fürchten.

Die Bewußtwerdung des Ich kollidiert irgendwann im Leben ganz automatisch mit dem eigenen Narzißmus, weil man sich der eigenen Schwäche und Verletzbarkeit bewußt wird. Dazu muß man keineswegs psychotisch werden. Es handelt sich um das grundlegende menschliche Drama, daß der Sieg des Ich automatisch gleichzeitig zur Niederlage des Ich führt. Auf dem Höhepunkt unserer

Persönlichkeitsentwicklung werden wir uns schmerzlich der Tatsache bewußt, diese Persönlichkeit durch den eigenen Tod irgendwann opfern zu müssen. Das Drama um GOETHES Faust basiert auf diesem Topos ebenso wie alle großen Helden-Epen, bei denen es um die tragische Verstrickung von Sieg und individueller Auslöschung geht (u. a. bei Odysseus).

Weil ich jedoch letztlich ein positives Weltbild vertrete, sehe ich das ganze Drama nicht in einer dermaßen untröstlichen und pessimistischen Weise. Meine Sichtweise werde ich später noch ausführlicher begründen, die auf der Idee der Wiedergeburt und der Konstanz wichtiger Eigenschaften unserer Persönlichkeit beruht. Denn meines Erachtens führt die nach der Heldenphase einsetzende Persönlichkeitsreifung zu einer Wandlung, bei der das falsche, zeitlich begrenzte Ich aufgelöst wird. Dahinter wird das wahre Selbst mit seinem unzerstörbaren Charakter erkennbar. Es handelt sich um eine das individuelle Leben überdauernde Bewußtseinskontinuität, die mit unserem Charaktertyp und unserem höheren Selbst identisch ist. Solange wir auf tragische Weise und über lange Zeiträume unser zeitliches Ich mit der unsterblichen Seele verwechseln, ist die Tatsache eines individuellen Todes selbstverständlich eine ungeheure Katastrophe. Ich vermute, daß wir auf eine gewisse unbewußte Art alle – ob gläubig oder nicht – von unserer unsterblichen Seele wissen, die zu verlieren das Schlimmste wäre, was uns passieren könnte. Wir verwechseln nur über lange Zeiträume das falsche Ich mit dem wahren Selbst.

Ich möche einen Beweis für meine These liefern, der starke Indizien für eine permanente Persönlichkeit liefert. Erstaunlicherweise senken hirnorganische Störungen, die man bei Krankheiten wie Alzheimer beobachtet, die Mentalkörperwerte bei der Messung mit dem Rebatest-Gerät nur wenig ab. Bei zunehmender Zerstörung des materiellen Organs „Hirn" erwartet man logischerweise schlechtere energetische Werte. Die treten aber merkwürdigerweise bei Hirnabbau-Prozessen wie Alzheimer nicht auf. Wie kann man sich dieses Rätsel erklären? Offenbar spiegeln die Mentalkörperwerte etwas anderes als die bloße organische Hirnfunktion.

Wir müssen uns vor Augen halten, daß die Aura des Mentalkörpers die Persönlichkeit des Betreffenden speichert. Wenn die Aura die Persönlichkeit gespeichert hat, dann spielt der materielle Hirnabbau für die Höhe der Meßwerte verständlicherweise nur eine untergeordnete Rolle. Man weiß aus Hypnosestudien, daß Alzheimer-Patienten in Trance ihre intakte Persönlichkeit zeigen können und nach Beendigung der Sitzung wieder in ihren Dämmerzustand zurückfallen. Ihre alte Persönlichkeit kann in Trance offenbar wieder hervortreten, so daß die Persönlichkeit gar nicht zerstört wurde, was die Intaktheit des Mentalkörpers verständlich macht. Die Folgerungen des berühmten Nobelpreisträgers und Hirnforschers ECCLES gehen in der gleichen Weise dahin, daß Persönlichkeit und Hirnfunktion nicht deckungsgleich sein können, weil man sich ansonsten solche Phänomene nicht erklären könnte.[33]

Grundsätzlich kann der Mentalkörper nicht direkt beeinflußt werden. Wir können indirekt auf die Persönlichkeit einwirken, jedoch den Wesenskern der Persönlichkeit nicht beeinflussen. Und wenn es auch manchen Pädagogen und Psychologen so erscheinen mag, handelt es sich bei vermeintlichen Wesensänderungen doch nur um indirekte Phänomene. Die Wesensmerkmale eines anderen Menschen sind im Kern unveränderlich, was wir an Redewendungen wie denjenigen erkennen können, daß jemand „nicht aus seiner Haut heraus kann." In den späteren Kapiteln werde ich vier Charaktertypen vorstellen, die das Grundgerüst der Persönlichkeitsreifung und Ich-Werdung darstellen. Die Ausreifung der Charaktertypen spiegelt sich dabei in der Mentalebene, weshalb reifere Persönlichkeiten höhere Mentalwerte haben können als noch unentwickelte Personen.

Ich möchte noch einen weiteren Beweis für meine These von der permanenten Persönlichkeitsstruktur anführen. Denn sehr junge Menschen, die noch keine Lebenserfahrung und keine ausgebildete Persönlichkeit besitzen, können dennoch höhere Mentalwerte als ein reifer, lebenserfahrener Mensch haben. Wir kommen nicht als unbeschriebenes Blatt auf die Welt, sondern bringen eine Persönlichkeit aus früheren Leben mit. Diese Persönlichkeit ist zwar beim Kind nur in ihren Grundzügen erkennbar, aber offenbar schon in solcher Weise vorhanden, daß wir es energetisch in Form eines hohen Mentalwertes messen können. Meines Erachtens können wir ein logisches Verständnis psychoenergetischer Vorgänge nur dadurch erreichen, daß wir die Existenz von wiederholten Wiedergeburten (Karma) annehmen. Woher sollte jemand sonst eine gewachsene Persönlichkeit mitbringen?

---

[33] **Nach ECCLES sind Hirn und Bewußtsein nicht identisch.** Zum Vorverständnis des Dialogs mit dem Philosophen POPPER muß man wissen, daß es sich bei ECCLES um einen Nobelpreisträger für Medizin handelt, der als einer der herausragendsten Hirnforscher des 20. Jahrhunderts gilt. Bei POPPER handelt es sich um den Gralshüter desjenigen philosophischen Denkstils, der derzeit in den Naturwissenschaften sehr populär ist (des „kritischen Positivismus"). Eccles sagt Popper – dem Erzrationalisten – während eines Gesprächs zwischen beiden Gelehrten direkt ins Gesicht, daß „Hirn und Bewußtsein nicht identisch sein können." Der Fortgang des Dialogs vollzieht sich in ebenso absurder wie spannender Weise, weil Popper als Nicht-Neurologe natürlich gar nicht verstehen kann, was Eccles da in Wahrheit behauptet. Popper zieht sich „ganz cool" aus der Affäre und verweist auf das Spekulative dieser These. Für mein Empfinden deutet er es einfach als Märchengespinste eines Medizinerhirns. Immerhin ist ECCLES für seine Zivilcourage zu loben, indem er sein ganzes Renommee aufs Spiel setzt. Der in ECCLES These versteckte revolutionäre Sprengstoff wurde übrigens von der gesamten offiziellen Hirnforschung bis heute (und wohl auf weitere unbestimmte Zeit) tunlichst unter den Teppich gekehrt. Denn wenn Materie und Geist nicht identisch sind, bedeutet das für unser herkömmliches naturwissenschaftliches Weltbild einen Deichbruch, der natürlich gleich das gesamte naturwissenschaftliche Weltbild mit sich reißen würde.

Der Kausalkörper

Der Kausalkörper wird oft als tiefes, kollektives oder archetypisches Unbewußtes bezeichnet. Es handelt sich um das Unbewußte, das allen Menschen gemeinsam gehört. Unser persönliches Unbewußtes findet sich dagegen im Emotionalkörper und schwingt relativ niedrig. Jeder hat seinen persönlichen Emotionalkörper, während alle Menschen einen gemeinsamen Kausalkörper haben. Das kollektive Unbewußtsein des Kausalkörpers gehört deshalb in gewisser Weise allen Menschen. Es kann als kollektiver Besitz der Menschheit angesehen werden. Der Kausalkörper schwingt deutlich höher als der Emotionalkörper und ist vom Schwingungsniveau sogar über dem des Mentalkörpers angesiedelt. Dieses höhere Schwingungsniveau ist Ausdruck der hohen geistigen Inhalte, die der Kausalkörper besitzt.

Im höheren Bewußtsein des Kausalkörpers finden sich klare Ordnungen und Strukturen, die sich deutlich vom persönlichen Unbewußten unterscheiden. Das persönliche Unbewußte, das im Emotionalkörper seinen Sitz hat, ähnelt dagegen meist einem launischen, von Trieben manipulierten und regelrecht kindischen Wesen. Das höhere Bewußtsein des Kausalkörpers enthält im Gegensatz dazu sehr hochstehende geistige Qualitäten, die von klarer Ordnung, großer Liebe und Weisheit gezeichnet sind. Religiöse Menschen sind der Meinung, daß es direkt göttlichen Ursprungs ist und ewigen Charakter hat. Manchmal wird der Kausalkörper auch als „Heiliger Geist" bezeichnet.[34]

Von der Tiefe her liegt der Kausalkörper noch weit unterhalb des uns normalerweise zugänglichen persönlichen Unbewußten. Die Tiefe zeichnet sich dadurch aus, daß die unbewußten Inhalte des Kausalkörpers erst sichtbar werden, wenn man das persönliche Unbewußte bereits hinter sich gelassen hat und noch weiter im Durchschreiten dieser unbekannten Räume vorangekommen ist. Zu den Inhalten des Kausalkörpers gehören kollektive Bewußtseinsinhalte wie etwa die bekannten Archetypen, die sowohl bestimmte Formen wie Inhalte haben. Zu den Formen gehören das Kreuz, die Pyramide, der Dolch, die Runenfiguren oder das Herz, während zu den kollektiven Inhalten die Erlösung, die Heldenreise, der Kampf mit dem Drachen usw. gehören. Je mehr uns ein Märchen oder eine emotional gestaltete Handlung anspricht, sei es in einem Film oder Buch, umso häufiger finden sich archetypische Inhalte.

Wenn wir uns den Kausalkörper genauer ansehen, besteht er aus zwei Bereichen:

1. ***Der persönliche Teil des Kausalkörpers*** enthält einige sehr wichtige individuelle Elemente, zu denen geistige Wesenheiten wie der persönliche Schutzengel gehören. Auch die tiefen und extrem

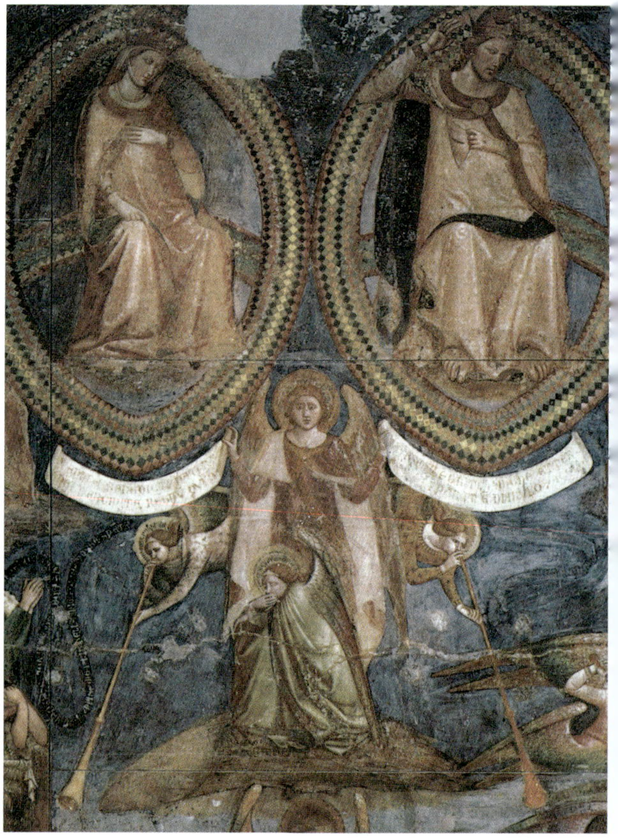

Die Schöpfungsordnung mit den Schöpfereltern Jesus und Maria und dem Schutzengel – Camposanto Monumentale/Pisa (unbekannter Meister um 1350 n. Chr.)

[34] Herrn Werner Vogel (Petersberg) verdanke ich den Hinweis, daß die Kausalkörper-Ebene weiter unterteilt werden kann in eine noch höhere Ebene des kosmischen und des göttlichen Überbewußtseins. Insbesondere der indische Weisheitslehrer Sri Aurobindo hat sich mit diesen Ebenen und deren großer Bedeutung für die Zukunft der Menschheit auseinandergesetzt.

großen unbewußten Konflikte, die unserer individuellen Persönlichkeit zugrundeliegen, sind hier gespeichert.

Auf einer ganz tiefen Ebene geht der persönliche Bereich des Kausalkörpers dann in den

2. ***kollektiven Teil des Kausalkörpers*** über. Durch diesen kollektiven Teil des Kausalkörpers haben letztlich alle Lebewesen eine ständige Verbindung miteinander, selbst wenn ihnen das meistens nicht bewußt ist.

Allgemein spricht man vom „kollektiven Unbewußten." Besser sollte man vom **„Überbewußtsein"** sprechen, wie das der große indische Weise Sri AUROBINDO getan hat. Denn die im Kausalkörper enthaltenen Strukturen sind von großer Ordnung, Schönheit und Klarheit durchdrungen, die gar nicht dem entsprechen, was wir gemeinhin dem chaotischen, dunklen und triebhaften Unbewußten unterstellen. Ich möchte deshalb im Folgenden vom Kausalkörper als „Überbewußtsein" reden. Mit dem Begriff des „Überbewußtseins" wird auch die zukünftige Aufgabe der Menschheit verdeutlicht, den Kausalkörper immer mehr ins Bewußtsein zu heben.

Durch das kollektive Überbewußtsein sind alle Menschen miteinander verbunden. Man kann es sich als eine Art von geistartigem Telefonnetz vorstellen, bei dem die größte Zahl der Kommunikation unbewußt bleibt und daher nicht wahrgenommen werden kann. Ab und zu dringt jedoch eine Botschaft an unser Bewußtsein und wird von uns bewußt wahrgenommen. Aus der Allverbundenheit des kollektiven Unbewußten werden Phänomene wie Telepathie verständlich. Man muß nur die tiefen unbewußten Kanäle des Kausalkörpers öffnen und ein Bewußtsein dafür entwickeln, um solche Botschaften empfangen zu können.

Viele unerklärliche Phänomene geistigen Gleichklangs von Menschen werden verständlich, wenn wir die Wirkungsweise der tiefen Kausalebene verstehen. Unerklärliche Phänomene wie die Pyramidenbauten in Ägypten, Südamerika oder Persien, bei denen weit entfernte Kontinente und teilweise mehrere Jahrtausende als trennende Barriere zwischen den Baumeistern aufgerichtet waren, kann man überhaupt erst durch die Idee eines kollektiven Überbewußtseins verstehen. Für meine These spricht auch die fast gleichzeitige Anmeldung weltverändernder Erfindungen bei Patentämtern, die bereits mehrfach in der Geschichte vorgekommen ist, obwohl die Erfinder durch Kontinente und Sprachbarrieren voneinander getrennt waren. So war der Amerikaner EDISON bei der Patentanmeldung der Glühbirne einige Stunden schneller als ein Franzose.

Weil alles mit allem ständig über das riesige, unbewußte Meer von Geist und universeller Lebenskraft verbunden ist, durchdringen die Vitalenergie ebenso wie der Kausalkörper das ganze Universum. Wir stellen uns die Vitalenergie als Kraft und die Kausalenergie als Geist vor. Zusammen erzeugen sie ein gemeinsames Feld von Lebenskraft und Bewußtsein, das der englische Biologe Rupert SHELDRAKE als „morphogenetisches Feld" bezeichnet. Moderne Menschen können es sich als eine Art von Internet denken, das alles mit allem verbindet. Ein Teil dieses kosmischen Geist-Energie-Feldes enthält vorgeformte Ideen und geistartige Strukturen, die PLATON als „Ideen" bezeichnet hat. Die Grundvorstellung der philosophischen Denkrichtung PLATONS basiert auf der Annahme, daß Grundformen wie „Stern, Spirale, Samen, Kugel usw." im kosmischen Bewußtsein vorgeformt sind. Die Natur baut dann ihre Produkte wie Pflanzen, Samen bis hin zu Milchstraßen und Galaxien aus diesen „Idee"-Formen, ähnlich wie ein Kind vorgeformte Bauklötze benutzt. In unserem Jahrhundert war es der renommierte Biologe und Philosoph Hans DRIESCH, der den Vorrat der Natur an vorgeformten Ideen als **„Entelechie"** bezeichnet hat.

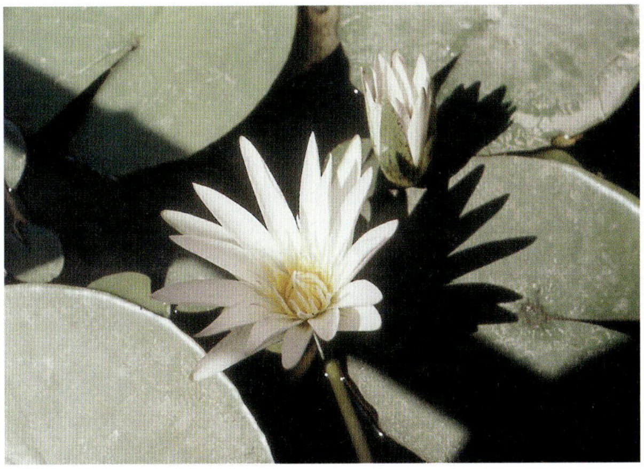

Die Lotusblüte symbolisiert das Erwachen des Kausalkörpers – die „Erleuchtung" aus dem Meer des Unbewußten in das strahlende Licht der Erkenntnis vom wahren Selbst

Nun sind wir im gewöhnlichen Alltagsleben weder am Bau von Pyramiden noch an schwierigen naturphilosophischen Fragen interessiert. Uns interessiert vor allem unser persönliches Wohlergehen und wie wir es verbessern können. Der Kausalkörper hat in dieser Hinsicht eine wichtige Funktion für unsere Gesundheit und unser persönliches Wachstum. Denn der **Kausalkörper entspricht unserem wahren Selbst oder „höheren spirituellen Ich"**. „Höheres Ich" heißt der Kausalkörper deshalb, weil seine Wesenseigenschaften viel vorbildlicher, liebevoller und ehrlicher sind als unser derzeitiges Ich. Es handelt sich um den göttlichen Funken in uns, der unseren individuellen, ewigen Seelenkern repräsentiert. Viele Menschen nehmen die höhere Seele als feine Stimme wahr, die den richtigen Weg weist und ein ehrliches Empfinden von richtig und falsch gibt. Im wahren Selbst begegnet uns deshalb eine äußerst wertvolle Führungsinstanz, die uns das Richtige vom Falschen unterscheiden läßt. Man kann es als unsere „wahre, ehrliche **innere Stimme**" bezeichnen.

Viel Verwirrung entsteht durch ein falsches Verständnis des **Gewissens**. Das Gewissen wird in psychologischen Termini als „Über-Ich" bezeichnet. Das Über-Ich hat jedoch mit der „inneren Stimme" überhaupt nichts zu tun! Das Gewissen sitzt als Triebwünsche regulierender Zensor zwischen „Ich" und „Unbewußtem". Unser persönliches Unbewußtes enthält unser „inneres Tier" und will alle seine Wünsche und Interessen ungehemmt ausleben. Aus Angst vor Strafe und anderen imaginierten Konsequenzen schaltet sich das Gewissen warnend ein. Jeder kennt das innere Ringen, wenn wir etwas in emotionaler Hinsicht unbedingt wollen, das aus irgendwelchen Gründen verboten ist. Das Ringen findet innerhalb unseres Gewissens statt.

Während des Erziehungsprozesses wird das Gewissen beim Kind als dauerhafte Kontrollinstanz eingerichtet. Das Gewissen stellt das Befolgen bestimmter gesellschaftlicher Normen sicher, auch wenn die Eltern die Befolgung der Regeln nicht persönlich überwachen können. Man nennt das Gewissen deshalb auch „elterliche Stellvertreter" oder psychologisch „Introjekte". Das Gewissen oder das „Tabu" in primitiven Gesellschaften sorgen dafür, daß wir zu ordentlichen und sittsamen Mitgliedern der Gesellschaft werden. Das Über-Ich gehört zu den irdischen Installationen einer vergänglichen Gesellschaft, die jeweils unterschiedliche Auffassungen von Sitte und Moral hat.

Beispielsweise kann es zum Sittenkodex einer Gruppe von Steinzeitmenschen gehören, alle vom anderen Stamm auf der Stelle zu erschlagen. Das Gewissen oder „Tabu" wird sich warnend einschalten, wenn man jemanden vom anderen Stamm trifft und ihn nicht sofort erschlägt. Die „innere Stimme" kann dem Steinzeitmenschen aber zuflüstern, daß er den Betreffenden vom anderen Stamm am Leben lassen sollte, weil Mord etwas Unmenschliches ist. Der Steinzeitmensch hat dann ein doppeltes Problem, indem Gewissen und innere Stimme um die Vorherrschaft ringen. Moderne Theaterstücke, in denen der Wissenschaftler unter inneren Seelenkämpfen leidet, weil er die Atombombe entwickeln soll, beruhen auf dem gleichen Problem.

Gewissen und innere Stimme kann man natürlich auch absichtlich fehlinterpretieren. Manche autoritären Religionen und Sittenwächter begreifen sich als verlängerten Arm eines strafenden Gottes. Sie würdigen die höhere Weisheit des Kosmos zu einem Polizeistaat herab, indem sie uns glauben lassen möchten, daß die von ihnen vertretene irdische Moral ein direkter Ausfluß des Göttlichen (der „inneren Stimme") sein soll. In Wirklichkeit handelt es sich um einen persönlichen, totalitären Machtanspruch, indem solche „Soldaten Gottes" (wie sie sich oft verräterischerweise nennen) in Wahrheit vor allem an ihrer eigenen Macht interessiert sind. Die Weltgeschichte ist voll von SAVONNAROLAS, RASPUTINS oder totalitären Mullahs.

Das Gewissen gehört zum Grenzbereich zwischen dem Ich und dem persönlichen Unbewußten, wo darüber verhandelt wird, was gesellschaftlich erlaubt ist und was nicht. In diesem Bereich des Gewissens befindet sich auch die **Charaktermaske**, die unser geschöntes, in gewisser Weise verlogenes und öffentlich bekanntes Selbstbild nach außen hin repräsentiert. Beim Prozeß der Selbsterforschung bekommt die Charaktermaske eine wichtige Funktion, um die Schale des „falschen Selbst" zu sprengen zugunsten der Anteile von unserem Selbst, die unserem „wahren Selbst" entsprechen. Man spricht auch vom „höheren Selbst." C.G. JUNG sieht die Vereinigung des Ich mit dem Selbst als das eigentliche Ziel unserer Seelenreise. Alle großen Weisheitslehren verkünden die Botschaft, daß unsere wahre Bestimmung in der Vereinigung unserer zeitlichen mit unserer ewigen Persönlichkeit besteht. Die derzeitige Persönlichkeit wird dem ewigen, wahren Selbst immer ähnlicher, bis sie miteinander verschmelzen.

Das wahre **Selbst** möchte ich in groben Zügen charakterisieren. Bei der ersten Annäherung an unser wahres Selbst wird es oft in Bildern von Personen visualisiert. Es erscheint uns zuerst als Elternpaar mit der Yin-Yang-Polarität. In der Kahuna-Religion der hawaianischen Medizinmänner wird von Eltern-Imagos gesprochen, die uns auf unserem geistigen Weg erwarten. Wenn wir auf unserer Seelenreise weit genug vorangekommen sind, begegnen uns als erstes die innerseelischen Eltern. Man kann solche Elternfiguren als beschützende Mann-Frau-Geistwesen oder Schutzengel bezeichnen, die auf dem geistigen Weg weiter fortgeschritten sind als wir. Vermutlich begegnet uns dabei unser eigenes androgynes Wesen, das wir nur der Gewohnheit halber in polare Geschlechterrollen auftrennen. Wir tun das deshalb, weil es uns anfangs sehr schwerfällt, in nicht-dualer Weise wahrzunehmen.

C. G. JUNG nennt das androgyne Bewußtsein der Seele Anima und Animus. Der harte Mann sei im Grunde seines Wesens oft weich und feminin, was seiner weiblichen Seelenhälfte entspricht (seiner Anima). Bei der nach außen hin weichen, anlehungsbedürftigen und sanften Frau findet JUNG dagegen häufig im Innerseelischen eine unnachgiebige Härte und Aggressivität, die eher zu einem Mann paßt (dem Animus). Aus dieser Erfahrung heraus entwickelt JUNG die Vorstellung einer gegenpolaren Seelenhälfte, die der Mensch zur Ganzwerdung und zur

Ego, Unbewußtes, höheres Selbst und das kollektive Unbewußte

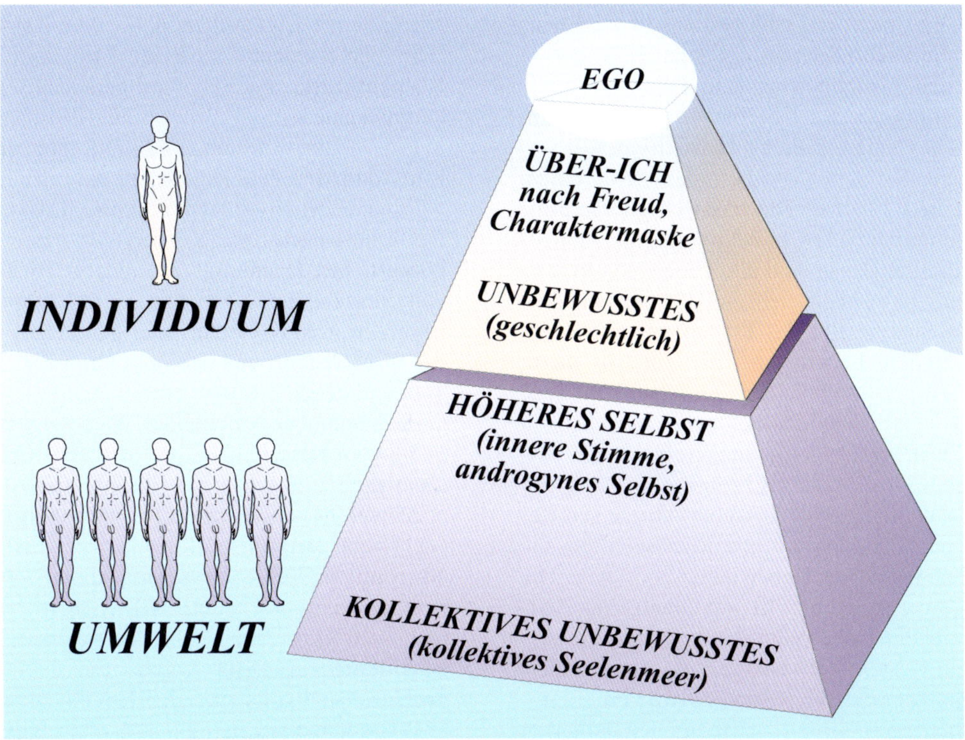

vollständigen Ausreifung seines Seelenselbst braucht. Meines Erachtens finden wir im androgynen Wesen des wahren Selbst des Rätsels Lösung. Unsere Persönlichkeitsreifung macht uns immer ungeschlechtlicher und androgyner, wodurch wir dem wahren Selbst immer ähnlicher werden. Gerade bei alten Ehepaaren kann man häufig sehen, daß beide Partner im Geschlecht einander immer ähnlicher werden, d.h. der Mann weiblicher und die Frau männlicher.

Mit der vorstehenden Graphik möchte ich die Zusammenhänge bildlich darstellen:

Unsere psychoenergetische Existenz als Wesen von unterschiedlichen aufeinandergeschichteten Bewußtseinsstufen wird im Bild der Pyramide deutlich. Im Bild der **Pyramide** (oder „Stupa" im buddhistischen Kulturraum) wird das Phänomen unserer Bewußtseins- und Energieschichtung symbolhaft ausgedrückt. Durch den tieferen Wahrheitsgehalt, den die Pyramide gleichnishaft darstellen will, kommt es zu einer starken psychischen Attraktion, die auf uns eine regelrechte Sogwirkung hat. Denn wir spüren auf intuitive Weise das große und bedeutende Geheimnis, das hinter der Pyramide auf uns wartet. Die Pyramide entspricht unserem Bewußtsein und unserer geistartig-energetischen Zusammensetzung, die mittels unseres Höheren Selbst mit dem kollektiven Unbewußten verbunden ist. Das Fundament der Pyramide stellt dabei das kollektive Unbewußte dar.

Mit unserer bewußten Existenz, d.h. unserer zeitlich begrenzten Persönlichkeit mit ihrem Ichbewußtsein, ragen wir als Pyramidenspitze aus dem Nebel des kollektiven Überbewußten hervor. Weil wir die unter dem Nebel liegende Welt irgendwann nicht mehr sehen können, vergessen wir sie nach und nach. Vor allem vergessen wir, daß der wichtigste, ewige und wertvollste Teil unseres Wesens da unten in der Nebelsuppe verborgen ist. Der Nebel entspricht dem indischen Begriff von Maya („Täuschung, Vorspiegelung"). Wir glauben, die reale Welt zu sehen, während wir das Wichtigste der Welt vergessen haben, das zum vollen Verständns der umfassenden Wirklichkeit unbedingt dazugehört. Wir haben das wahre Selbst vergessen, das unter dem Nebel im Unbewußten verborgen liegt.

Wenn wir das tiefe Unbewußte verstehen wollen, begegnet uns das Wortlose und Nichtsprachliche als hauptsächliche Eigenschaft. Menschen, die mit dieser Ebene Kontakt bekommen, etwa durch ekstatische Zustände, tiefe Hypnose und Meditation, hören auf zu reden und bekommen auf einmal einen ganz anderen, besonders lebendigen und authentischen Gesichtsausdruck. Häufig bekommen sie auch eine andere, besonders natürliche und aufrechte, von natürlichem Stolz geprägte Körperhaltung. Menschen scheinen danach in der Tiefe ihrer Seele verwandelt zu sein. Wir bewegen uns in der Ebene des tiefen Emotionalkörpers und des Kausalkörpers, in dem das Heilige und Numinose zu Hause sind.

In den tiefsten Ebenen des **Überbewußten** verschwindet die persönliche Begrenztheit von Bewußtsein. Wir verlassen dann das wahre Selbst und befinden uns in einem Ozean von geistiger Energie. Dieser psychoenergetische Ozean wird gemeinhin als „kollektives Unbewußtes" bezeichnet. In diesem Ozean sind alle Lebewesen miteinander verbunden. Es handelt sich um das morphogenetische Feld von SHELDRAKE, das Prägungen und Bilder speichert und an alle Lebewesen weitergibt. In dieser Ebene sind die großen Symbole der Menschheit und jede Begebenheit aus den Ebenen der materiellen Wirklichkeit abgespeichert. Man spricht vom universellen oder kosmischen Gedächtnis als „Akasha-Chronik".

Wenden wir uns den psychologischen Vorgängen des Kausalkörpers zu, so finden wir alle Eigenschaften, die wir auch dem persönlichen Unbewußten zuordnen. Die Neigung zur Vermengung betrifft vor allem das **Zeitgefühl**. Schon für das Unbewußte des Emotionalkörpers gibt es kaum ein Gestern oder Morgen. Besonders deutlich wird das mit der zeitlichen Vermengung von Trauminhalten. Wir können unserer Ehefrau im Kindergarten begegnen, so wie wir Schulfreunde im Traum nach Jahrzehnten wiedertreffen können, ohne daß sie Spuren von Älterwerden zeigen. Das Unbewußte empfindet in Form einer Gleichzeitigkeit, die das Zeitempfinden weitgehend ausschaltet.

Für den Kausalkörper steigert sich die Aufhebung des Zeitgefühls zu einem Kontinuum von **Ewigkeit**. Für das persönliche Unbewußte verschieben sich Raum und Zeit in ihren Dimensionen, für den Kausalkörper transzendieren sich diese Grenzen völlig. Wir erleben deshalb im Kausalkörper das Erleben der Ewigkeit. In religiösen Ekstasen ist neben dem Ewigkeitserlebnis ein Verschmelzungsgefühl mit dem Kosmos, ein Gefühl der überirdischen Liebe und der Zusammengehörigkeit aller Lebewesen kennzeichnend für Kausalkörper-Erfahrungen („unio mystica"-Erfahrung). Oft berichten nicht nur Mystiker, sondern auch Sterbende von solchen Erfahrungen.

Materialistisch denkende Wissenschaftler schreiben die dabei auftauchenden Erlebnisse **(religiöse Trance, Nahtod-Erlebnisse)** dem Effekt körpereigener Endorphine zu. Sie deuten die Erlebnisse als benebelnden Rausch, in den der Organismus sich selbst in solch dramatischen Situationen als Schutzvorgang versetzt. Das Gehirn würde sich dabei selber narkotisieren, damit es nicht so viel vom Schmerz des Sterbevorgangs mitbekommt, vergleichbar einem Tintenfisch, der sich einnebelt. Meines Erfahrung nach sind Endorphine (körpereigene Opiate) eine materielle Ausdrucksform des Kausalkörpers. Durch die Ausschüttung der Endorphine wird der Sterbende auf den Eintritt in seinen Kausalkörper vorbereitet. Opiate erzeugen alle Eigenschaften, die dem Kausalkörper zugeschrieben werden, d. h. große Leichtigkeit, angenehmes Wohlbefinden, friedvolle und geradezu selige Gestimmtheit usw..

Ein weiterer wichtiger Punkt, der direkt mit dem Kausalkörper zu tun hat, betrifft das rätselhafte und merkwürdige Phänomen von **Karma**. Karma bedeutet der Definition nach „die Konsequenz einer geistigen oder körperlichen Handlung", in anderer Hinsicht die „Kette von Ursache und Wirkung in der moralischen Welt." Unter „Karma" versteht man gemeinhin die Lehre von der Wiedergeburt und der Vergeltung der guten wie bösen Taten, indem Karma einen Ausgleich schafft und Gerechtigkeit im Sinne einer Wiedergutmachung ermöglicht. Vom Sprachlichen her bedeutet Karma, daß etwas **„Kausa"** = Ursachen hat (die im **Kausal**körper gespeichert werden) und deshalb Karma = Folgen (Wirkungen) verursacht. Der Name „Kausalkörper" hat deshalb direkt etwas mit der Lehre von Karma zu tun. Wenn ich mich als Arzt mit diesem Thema befasse, so in erster Linie deshalb, weil Karma meines Erachtens eine ungeheuer große Bedeutung für unser Leben, die dabei entstehenden Probleme und auftauchenden Krankheiten hat.

Was können wir nun genauer unter **Karma** verstehen? Denken wir uns den Kausalkörper als großen Speicher, der alle unsere Handlungen, Wünsche und Gedanken speichern kann. Gedanken würden in dieser Hinsicht in gewisser Weise als vorweggenommene Handlungen gewertet und ebenfalls gespeichert. Nach Meinung vieler spiritueller Lehrer werden unsere Gedanken-Wünsche und Wunschgedanken, mit vitaler ursprünglicher Lebenskraft aufgeladen, für unsere Zukunft im Kausalkörper „weiterverarbeitet." Da unsere Zukunft prinzipiell wegen der menschlichen Ur- oder Willens-Freiheit nicht vorherbestimmt ist ***(und nicht sein darf!)***, können diese Gedanken-Wünsche letztlich nur unsere allernächste Zukunft, d. h. höchstwahrscheinlich nur die nächsten 2–3 Tage, „vorstrukturieren".

Wegen der menschlichen Willensfreiheit darf Karma aus logischen Gründen verständlicherweise nicht längere Zeit vorstrukturiert sein. Sehr häufig werden an diesem Punkt schwerwiegende Denkfehler begangen. Weisagungen wie jene des NOSTRADAMUS sind deshalb meiner festen Überzeugung nach allerhöchstens das Papier wert, auf dem sie gedruckt werden. Denn es ist alles noch offen und unbestimmt, was jenseits der Vorausbestimmtheit der nahen Zukunft liegt. Deshalb ist nur unsere allernächste Zukunft (d. h. Tage oder Stunden) so weit kondensiert, daß sie nur noch geringfügig verändert werden kann. Mit großer Anstrengung ist dies vermutlich doch ab und zu möglich. Die Änderung eines unabwendbar scheinenden Schicksals erleben wir in der Bibel bei den Bewohnern

Jerichos. Das Bereuen der Sünden verhindert in allerletzter Minute die Zerstörung der Stadt. Karma ist deshalb nicht in dem Sinn vorherbestimmt, daß es uns Handlungen vorschreibt und gewisse Abläufe regelrecht erzwingt (Determinismus), sondern es liefert kurzfristig festgelegte Situationen, in der wir in der einen oder anderen Weise reagieren können.

In den späteren Kapiteln über Reinkarnation, Sterben und Krankheit im Spiegel von Karma werde ich die Fäden dieses Themas wieder aufnehmen und weiter verfolgen. An dieser Stelle geht es zunächst um das Gerüst und die wesentlichen Inhalte. Wir müssen zu einem umfassenderen Bild von feinstofflicher Energie, Psyche und Soma kommen, um beispielsweise Krankheiten zu verstehen, die eine karmische Ursache haben. Der Kausalkörper bereitet uns beim Verständnis zugegebenermaßen von allen Ebenen die größten Probleme, weil er unserem gewohnten Denken und Wirklichkeitsempfinden so diametral widerspricht. Denn wir leben in einer dualen Welt, in der es „gut“ und „böse“, „hell“ und „dunkel“ gibt und alles in einer Zeitachse abläuft. Eine Welt jenseits der Gegensätze und der Zeit erscheint uns deshalb nur schwer vorstellbar.

Die Grundideee, die ich aus der Arbeit mit Tausenden von Patienten herausgefiltert habe und die mir vorschwebt, basiert ganz fundamental auf der Idee der Wiedergeburt. Der Einzelmensch taucht bei seiner Reinkarnation aus dem Urgrund der transpersonalen Welt auf, indem er aus dem Kausalkörper heraus – der Matrize mit allen vorangegangenen Erinnerungen und dem gespeicherten Persönlichkeitsbild – bei der Geburt nun wieder zu einem neuen Individuum wird. Dieses

Psychoenergetische Entwicklung während dieses Lebens und transpersonal vor und nach dem Tod

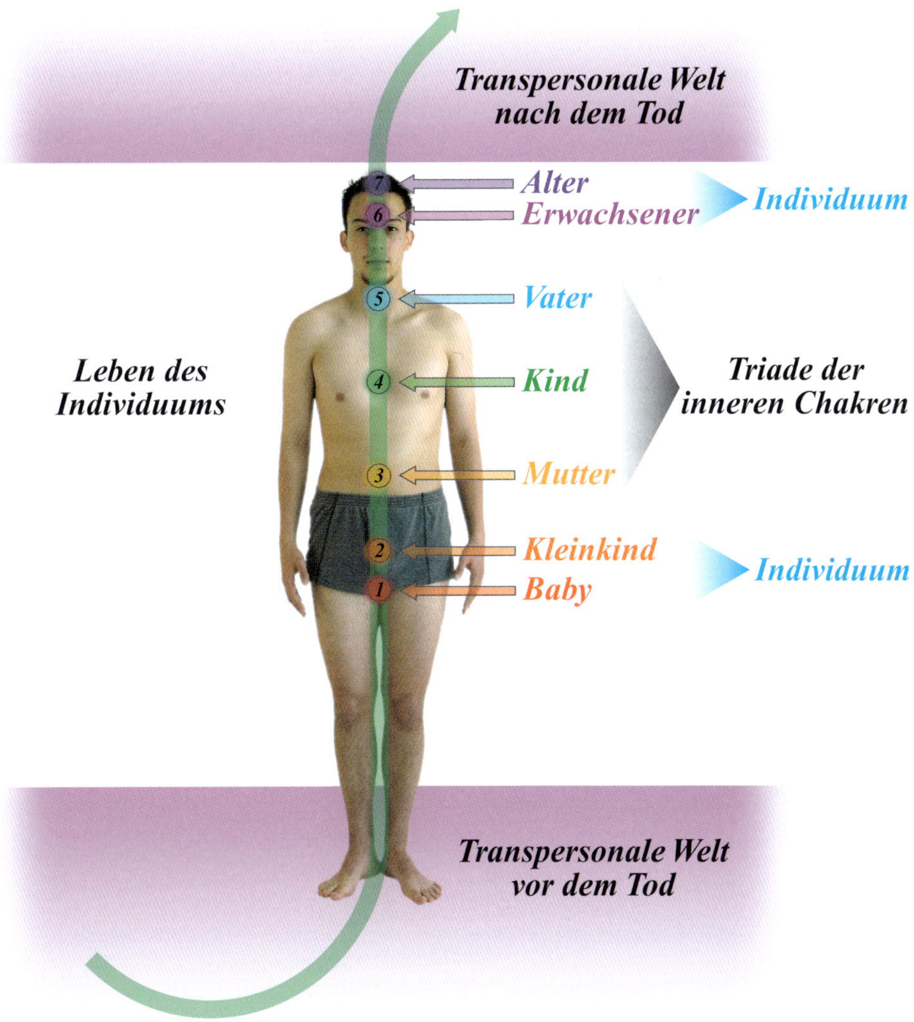

Individuum besitzt einen neuen Vital-, Emotional- und Mentalkörper und bringt den bereits bestehenden Kausalkörper als geistiges Erbe mit. Durch die Lebensreise schält sich zunehmend eine Persönlichkeit heraus, die aus den mitgebrachten, immer weiter im Lauf des Erwachsenwerdens sich entfaltenden alten Persönlichkeitsanteilen besteht und natürlich auch neue Qualitäten hinzugewinnt.

Zum geistigen Erbmaterial gehören der jeweilige Charaktertyp und bestimmte karmische Erinnerungen. Die aktuelle Persönlichkeit können wir uns als Weiterführung der aus früheren Leben mitgebrachten Persönlichkeit denken, die auf bestehenden Mustern aufbaut und diese fortführt. Gegen Ende unseres Lebens entwickeln wir jene Chakras, die am stärksten einen Bezug zur jenseitigen Welt und zur Ganzheit haben – das 6. und 7. Chakra, um nach unserem Tod wieder in die transpersonale Welt des Kausalkörpers einzusinken, um dort auf eine neue Wiedergeburt zu warten. In der Aufwärtsentwicklung der Chakras können wir einen Prozeß erkennen, den der Einzelne ebenso wie die Gruppe durchläuft.

Nun kommt ein Lebewesen nicht alleine und aus eigener Kraft, sozusagen im Rahmen einer Selbstschöpfung, auf die Welt. Es braucht einen Vater, der seinen Part in Form von Spermien dazutut, und eine Mutter mit ihrer Eizelle und ihrem Bauch, in dem das Baby heranwächst. Damit sehen wir in der tiefenpsychologischen Deutung schon das Ur-Muster der Kleinfamilie, das sich interessanterweise in den Chakras des Individuums widerspiegelt. Innerhalb der Triade der inneren Chakras finden wir die Mutter im 3. Chakra, den Vater im 5. Chakra und das Kind selbst – in seiner Form als „wirkliche und wahre Person“ oder Seelenselbst – im Herzchakra, eingerahmt von Vater und Mutter. Irgendwann werden wir selbst in der Mitte unseres Lebens wieder für ein anderes Wesen zu Vater oder Mutter. So setzt sich der Reigen der Generationen immer weiter fort. Die Ahnen verbleiben als nährender Urgrund im Kausalkörper, aus dem das neu entstandene Leben ebenfalls hervorgeht.

Zum Abschluß möchte ich auf zwei weitere Sehweisen im Zusammenhang mit dem Kausalkörper zu sprechen kommen, die uns sehr hilfreich sein können. Ein außerordentlich praktisches Modell stammt von den eingeborenen Schamanen Hawais (den „Kahunas“). Ich habe viele wertvolle Anregungen und maßgebliche Inhalte, die meinem eigenen System der „Psychosomatischen Energetik“ zugrundeliegen, der Huna-Lehre entnommen. Das Huna-System der Eingeborenen Hawais soll auf das geheime Wissen der alten Ägypter zurückzuführen sein. Es wurde vom Amerikaner Max Freedom Long erforscht und verbindet das Wissen der Magie mit demjenigen der höheren spirituellen Religionen (Christentum, Islam, Buddhismus und Judentum). Obwohl die Kahunas keinem erklärten Monotheismus huldigen, liegt er ihrem System doch in latenter Form zugrunde.

Das System der Kahunas unterscheidet bestimmte Formen von Selbst, die man den Energiezentren (Chakras) und Energie-Ebenen zuordnen kann:

Nach den Kahunas wohnen und wirken drei Wesen oder Formen von Selbst in uns. Nur das mittlere Selbst ist uns normalerweise bewußt. Das höhere Selbst können wir nach der Auffassung der Kahunas nicht unmittelbar erreichen und ansprechen, sondern nur durch die Vermittlung des niederen Selbst, das gewissermaßen den Kanal für die Kommunikation mit dem höheren Selbst darstellt. Das niedere Selbst entspricht dem „Totem-Tier“ der Indianer. Durch das niedere Selbst kommen wir mit dem höheren Selbst in Kontakt. Wir müssen mit dem höheren Selbst kommunizieren, wenn wir im Einklang mit dem Göttlichen leben wollen und unsere Zukunft zum Besseren wenden möchten (weil im Höheren Selbst unsere Zukunft entschieden wird). Schlechte, von Schuldgefühlen gekennzeichnete Emotionen (Konflikte) im niederen Selbst blockieren den Austausch mit dem Höheren Selbst.

Eine weitere, äußerst tiefsinnige Einteilung stammt von C. G. Jung. Er unterscheidet insgesamt vier Bewußtseins-Funktionen, die er „Empfindungsqualitäten“ nennt und als Vorstufen von Bewußtsein ansieht. Ihm war dabei

Huna-Dreiteilung des Selbst

Formen des Selbst	***Energiebene***	***Chakra***
Niederes (unteres) Selbst	*Materieller (physischer) Körper* *Vitalebene*	*1. – 2. Chakra*
Mittleres Selbst	*Emotionalebene* *Mentalebene*	*3. – 6. Chakra*
Höheres Selbst	*Kausalebene*	*7. Chakra*

nicht klar, daß es sich beim Kausalkörper um ein Überbewußtsein handelt. JUNG spricht vom kollektiven oder archetypischen Unbewußten, weshalb er auch die Archetypen als Bildformen der tierhaften Instinkte deutet. Meines Erachtens handelt es sich dagegen um das, was bereits PLATO als Ozean der präformierten Ideen bezeichnet hat. Archetypen sind nur besonders starke Verdichtungen besonders bedeutsamer kollektiver Gedanken.

C. G. JUNG hat folgende Einteilung vorgeschlagen, in der wir unschwer die vier Schwingungs-Ebenen (s. untere Grafik) in eine sinnvolle Beziehung setzen können:

Zunächst sind wir nur im Verstandesbereich „Herr im eigenen Haus", wie FREUD dies treffend formuliert hat. Unser Ich entwickelt sich zuerst im Mentalbereich. Nur hier können wir unsere Realität selbst steuern und besitzen ein Bewußtsein. Wir denken etwas mit Hilfe unserer Gedanken (d.h. unseres Mentalbereichs) und nennen das Vermögen zu solchen Gedanken „freien Willen". In Wirklichkeit endet unsere Willensfreiheit im Bereich des Unbewußten, das uns als Zone unserer Unfreiheit umgibt. Denn die Herrschaft über das Unbewußte ist uns zunächst weitgehend entzogen. Dort sind wir hilflos anderen Gesetzmäßigkeiten ausgeliefert, was natürlich Angst erzeugt.

Unsere Aufgabe im Rahmen unserer Selbsterforschung besteht darin, alle Seinsbereiche unserer Existenz mit Leben und Wahrnehmung zu füllen, unser wahres Selbst freizusetzen und dadurch wirklich angstfrei zu werden. Zu den unbekannten, unerlösten und zu befreienden Ebenen unserer Existenz gehören die Vital-, Emotional- und Kausalebene. Unser Ziel ist die Erkenntnis des wahren Selbst (das im Kausalkörper wohnt), dem wir nach der Huna-Lehre nur näherkommen können, wenn wir uns mit unserem niederen Selbst (der Emotionalebene) beschäftigen. Zuerst müssen wir die Vital- und Emotionalebene bewußt machen und erlösen, bevor wir uns der Kausalebene zuwenden können. Wir müssen Empfinden und Fühlen lernen, bevor wir zur Fähigkeit der Intuition gelangen. Wir müssen unsere emotionale Struktur und unsere sinnliche Wahrnehmung erforschen, bevor wir die Ebene der Archetypen erreichen. Vor allem müssen wir die Barrieren in Form der unbewußten Konflikte wegräumen, die unsere vitale und emotionale Energie blockieren, wodurch wir keinen Zugang mehr zum wahren Selbst bekommen.

Als nächstes möchte ich die sieben Energiezentren (Chakras) besprechen. Es handelt sich um Verdichtungen der Energie, die eine speichernde und verteilende Kondensatorfunktion haben. Das Wichtigste an den Chakras ist aber, daß sie das gesamte Lebensgefühl und Bewußtsein eines Menschen in einen evolutionären Wachstumsvorgang umwandeln. Wir können die Chakras deshalb auch als eine Qualität ansehen, die eine Art von gelebtem Leben widerspiegelt. Menschen mit der gleichen Entwicklungsstufe ihrer Chakras verstehen sich deshalb auch auf Anhieb. Die Chakras haben jedoch auch eine enge Beziehung zu unserem Charaktertyp, der von unserem biologischen Lebensalter relativ unabhängig ist. Auch hier findet man das erstaunliche Resonanzphänomen, daß sich Menschen mit gleichem Charaktertyp unabhängig vom Lebensalter sofort sympathisch sind und sich auf Anhieb verstehen. Die Kenntnis der Chakras hat für den Prozeß des persönlichen Wachstums und der Selbsterforschung eine Schlüsselrolle, weil wir nur mit Hilfe der Chakras wirklich begreifen können, wer wir wirklich sind.

Schwingungs-Ebenen und Bewußtseinsqualität (modifiziert in Anlehung an C. G. Jung)

Schwingungsebene	*Vital*	*Emotional*	*Mental*	*Kausal*
Zugeordnetes Wesen	*Pflanze*	*Tier*	*Mensch*	*Göttliche Ebene*
Bewußtseinsqualität n. C. G. Jung	*Empfinden*	*Fühlen*	*Denken*	*Intuition*
Bewußtsein	*Unbewußtes*	*Unbewußtes*	*Bewußtsein*	*Unbewußtes*
Psychologische Zuordnung	*Sinnesorgane/ Wahrnehmung*	*Emotionale Struktur*	*Verstandestätigkeit, Alltagsbewußtsein*	*Archetypen (Bildformen der Instinkte)*
Symbolgehalt/ Empfindung	*Kraft/ Lebendigkeit*	*Spüren/ Gefühl*	*Denken*	*Gesetz*
Symbol	*Pflanze*	*Herz*	*Mensch*	*Diamant*

Die sieben Energiezentren (Chakras)

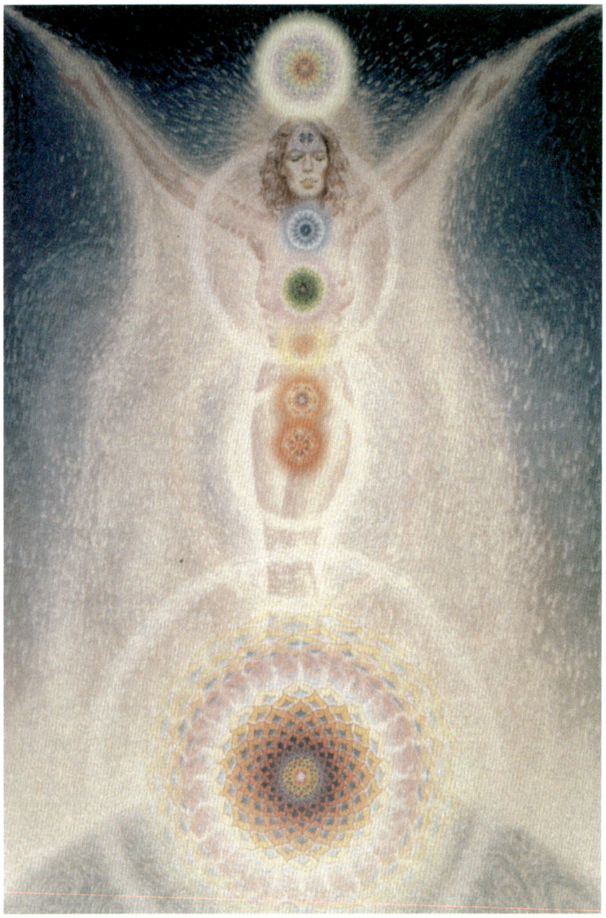

Die Chakras und die Kundalini-Erleuchtungserfahrung

Chakra bedeutet in der urindischen Sanskrit-Sprache „Rad" oder „Speiche". Die Namensgebung rührt wohl daher, daß hellsichtige Yogis in der Aura napfartige Räder oder Speichen gesehen haben, die sich vom Becken bis zum Kopf erstrecken. Auch im Abendland gibt es ein rudimentäres Wissen von Chakras und der Schlangenkraft, die die sieben Chakras in spiraliger Anordnung verbindet. In der mythologischen Darstellung vom **Merkurstab**, der zum Sinnbild der abendländischen Heilkunst wurde, begegnet uns das gleiche energetische Wissen, das in Indien als **Kundalini**-Energie bezeichnet wird.

Sicherlich gehört es zu den uralten Menschheitsmythen, daß der Heiler die Lebenskraft zähmen und beherrschen und mit ihr zusammenarbeiten möchte. Der Merkurstab drückt aber auf einer tieferen Verständnis-Ebene auch das intuitive Wissen aus, daß energetische Heilung und Heil- und Ganzwerden eng miteinander verbunden sind. Aus den Uranfängen der Menschheit, wo Priester und Arzt noch identisch waren, rührt im übrigen auch das intuitive Wissen, daß Heilung und Erlösung eng verwandte, in der Tiefe unseres Herzens sogar identische Begriffe sind.

Kranksein hat tiefenpsychologisch etwas mit Sünde und „aus der Ordnung fallen" zu tun, während Gesundheit bedeutet, in Harmonie mit sich und der umgebenden Ordnung zu leben. Daß solche simplen Gleichungen oft nicht stimmen, bedeutet trotzdem nicht, daß sie damit in mythologischer Weise falsch wären. In unserem Herzen empfinden wir Dinge oft anders, als es der Realität entspricht. Unser Herz verrät uns dabei eine tiefere Dimension von Wirklichkeit, von der im vorherigen Kapitel über den Kausalkörper bereits die Rede war. „Gesundsein" kann etwa bei einem Schwerkranken bedeuten, daß er tief in seinem Herzen weiß, daß er eigentlich gesund ist. Sein Kausalkörper-Bewußtsein weiß auf intuitive Weise von der Integrität und der Unzerstörbarkeit seiner Seele.

Nach der Yogalehre steht die Größe der Energiezentren (Chakras) in Beziehung zur Bewußtseinsentwicklung. Die bereits erwähnten Weisen im alten Indien (die „Rishis") beobachteten, daß die Chakragröße den Grad der spirituellen Entwicklung widerspiegelt. Durch Meditation und rechte Lebensweise (Prinzipien des Yoga und des Buddhismus) wurde eine Vergrößerung der Chakras erreichbar. Damit ging zugleich ein vergrößertes Bewußtsein einher. Deshalb stehen die Größe der Chakras und die spirituelle Entwicklung eines Menschen in unmittelbarer Beziehung zueinander.

In Urzeiten war der König derjenige, der das höchstentwickelte siebte Chakra (Kopf- oder Kronen-Chakra) besessen hat. Das siebte Chakra versinnbildlichte den Menschen früher ganz allgemein die Überwindung des persönlichen Egos. Deshalb finden wir das 7. Chakra in Form des Heiligenscheins, der indianischen Häuptlingsfedern oder der Dornenkrone Jesu wieder. Für diejenigen unter den Untertanen des Königs, die nicht hellsichtig waren, wurde der hohe Status durch eine Königskrone verdeutlicht. Der König wußte durch seine spirituelle Vormachtstellung am besten Bescheid und konnte synergistisch im Stammesinteresse denken und entscheiden. Irgendwann mag das in grauer Vorzeit so gewesen sein, und der Mythos des gütigen und weisen Königs erzählt uns immer noch davon. Irgendwann müssen machtbesessene, unwissende Könige das Ideal ruiniert haben, so daß die Krone und die ihr zugeordneten spirituellen Eigenschaften nichts mehr miteinander zu tun hatten. Wenn heute jemand bei einer festlichen Veranstaltung ein Diadem trägt, gehen wir keineswegs mehr davon aus, ein erleuchtetes Wesen vor uns zu haben. Eher schließen wir auf den prallen Geldbeutel des Ehemannes oder Liebhabers. Wir vermuten bei der betreffenden Person dazu auch noch ein ausgeprägtes Bedürfnis nach Selbstdarstellung.

Erstaunlicherweise übt das Diadem bei weitaus mehr Frauen eine ungeheure Faszination aus, als ich es für möglich gehalten hätte, bevor ich nach dem geheimen Wunsch zum Tragen eines Diadems fragte. Das Diadem ist deshalb ebenso wie die Krone oder Häuplingsfeder ein mythologisches Symbol ersten Ranges, dessen ursprüngliche spirituelle Bedeutung immer noch von vielen Menschen erahnt wird. Die geheime Bedeutung wird meiner Vermutung nach in der allgemeinen Begehrlichkeit deutlich, die Diademe und Kronen hervorrufen. Schönheitsprinzessinnen oder königliche Hoheiten spiegeln den geheimen Wunsch, zu den Auserwählten und Edlen zu gehören, wie das im Märchen vom Aschenputtel deutlich wird. Meines Erachtens spiegelt sich darin das intuitive Wissen um den Kausalkörper und das siebte Chakra.

In ihrer Gesamtheit entspricht die Größe und harmonische Form der Chakras dem jeweiligen spirituellen Entwicklungsstand ihres Besitzers. Es handelt sich dabei jedoch nicht um herausragende Talente und Eigenschaften, sondern um die Summe aller psychoenergetischen Qualitäten. Beispielsweise kann jemand aufgrund eines besonderen Talents, etwa eines herausragenden Intellekts, Nobelpreisträger geworden sein und trotzdem kleine, unterentwickelte Chakras haben. Die hellsichtige Amerikanerin Lea SANDERS beschreibt die schönste goldfarbene Aura, die sie je in ihrem Leben bei einem Mitmenschen gesehen hat, bei einem geistig behinderten jungen Mädchen. Dieses Mädchen soll eine engelhafte, geradezu selige Ausstrahlung gehabt haben. Wir begreifen in diesem Zusammenhang, daß es bei der Seele um eine andere Wertigkeit geht. Sie ist von den üblichen Werten der irdischen Welt deutlich abgrenzbar und wird im Ausspruch JESU deutlich: *„Was nützet euch, wenn ihr die ganze Welt gewinnet und hättet der Liebe nicht...“*.

Die Chakras steuern unsere seelische Entwicklung, indem wir innerhalb der Chakras von der Kindheit bis ins Greisenalter eine Aufwärtsentwicklung mitmachen. Das jeweilige aktuelle Chakra entspricht unserem psychoenergetischen Gesamtniveau, das wir erreicht haben. Ein Baby beginnt mit seiner Entwicklung im ersten Chakra, während wir bei einem älteren Menschen das Erreichen höherer Chakras erwarten. Die Weisheit des Alters ist mit einem psychoenergetischen Schwingen des siebten Chakra verknüpft. Unsere energetische Gesamtschwingung und das Spektrum unserer persönlichen Freiheit

Chakras, zugehörige Organe und Funktionen

Chakra	Zugehörige Organe	Endokrine Drüse	Funktionssystem
7. Chakra	Großhirn	Epiphyse	Abstraktes Denken, Willkürbewegung
6. Chakra	Kleinhirn/ Mittelhirn	Hirnanhangsdrüse	Autonomes Nervensystem, unbewußte Bewegungssteuerung
5. Chakra	Mund, Hals	Schilddrüse	Essen, Trinken, Kommunikation
4. Chakra	Herz, Lunge	Thymus	Atmung, Kreislauf, Gefühlszentrum
3. Chakra	Leber, Magen, oberer Dünndarm	Bauchspeicheldrüse	„Positives“ Ernährungssystem, d. h. Verdauung
2. Chakra	Dünn- und Dickdarm, Anus	Nebenniere	„Negatives“ Ernährungssystem, d. h. Ausscheidung
1. Chakra	Organe des kleinen Beckens	Hoden/Eierstöcke	Fortpflanzung

nehmen mit zunehmender Chakraentwicklung immer mehr zu. Das gleiche sehen wir beim größer werdenden Bewußtsein. Wie bei einem Turm, den man höhersteigt, überblickt man mit zunehmender Chakrareife ein immer größeres Spektrum der Wirklichkeit.

Eltern können die einzelnen Schritte der **Persönlichkeitsreifung** gut bei ihren Kindern beobachten. Mit zunehmendem Alter und höher schwingenden Chakras steigen dabei die Potentiale in einem Individuum enorm an. Reifungsschritte bergen immer auch das Risiko des Scheiterns. Mit zunehmenden Möglichkeiten des Reifungsprozesses gibt es größere Fehlermöglichkeiten. Oft konfrontiert uns auch das persönliche Schicksal mit immer schwereren Aufgaben, selbst wenn wir von uns aus gar nicht dafür verantwortlich zu machen sind. Ein Kind kann bereits in eine Clique von kleinen Dieben geraten, oder es löst einen schweren Unfall aus, oder es und seine Eltern werden in anderer Weise vom Schicksal geprüft. Das wäre dann die karmische Dimension, die unsere persönliche Entwicklung durch Stimuli von außen begleitet. Man bekommt den Eindruck, daß das Karma die Lektionen an den Entwicklungsstand des Betreffenden anpaßt. Im Bibelwort: *„Wen der Herr liebt, den straft er,“* wird das Lernpotential von **Karma** deutlich. Lernaufgaben treten von außen an uns heran und beeinflussen unsere persönliche Reifung.

Natürlich steuern die Chakras nicht nur die Persönlichkeitsentwicklung eines Einzelmenschen, sondern auch die Entwicklung von Gruppen bis hin zur gesamten Menschheit. Mit zunehmender Chakraentwicklung steigen dabei die Anforderungen an das Einzelwesen wie diejenigen innerhalb von sozialen Gruppen. Mit zunehmender Entwicklung steigen mit den Möglichkeiten und Freiheiten auch die Gefahren. Später werde ich das anhand eines evolutionären Modells deutlich machen, das die Menschheitsgeschichte aus psychoenergetischer Sichtweise in einem neuen Licht zeigt. Viele vorher unverständliche Zusammenhänge werden dadurch besser verständlich. Das Verständnis der Chakras als Taktgeber des Persönlichkeitswachstums ist dabei das unverzichtbare Basiswerkzeug, um die Hintergründe richtig verstehen zu können.

Die **sieben Energiezentren (Chakras)** steuern psychoenergetisch Körpersegmente. Man kann sich das wie aufeinandergeschichtete Scheiben vorstellen, die vom Becken bis zum Kopf reichen. Medizinisch sprechen wir von „Segmenten“, wobei das Chakra eines Segments auch die zugehörigen Organe steuert. Dazu werden vom jeweiligen Chakra auch komplexe Funktionen wie Verdauung, Fortpflanzung und andere vegetative Reaktionen gesteuert. Man kann sich die Chakras dabei wie zentrale Schaltstellen vorstellen, die eine übergeordnete Steuerungsfunktion ausüben:

Beispielsweise ist das Herzchakra dafür zuständig, daß die Brustorgane (Herz, Lunge) mit Lebenskraft versorgt werden und harmonisch funktionieren. Die energetische

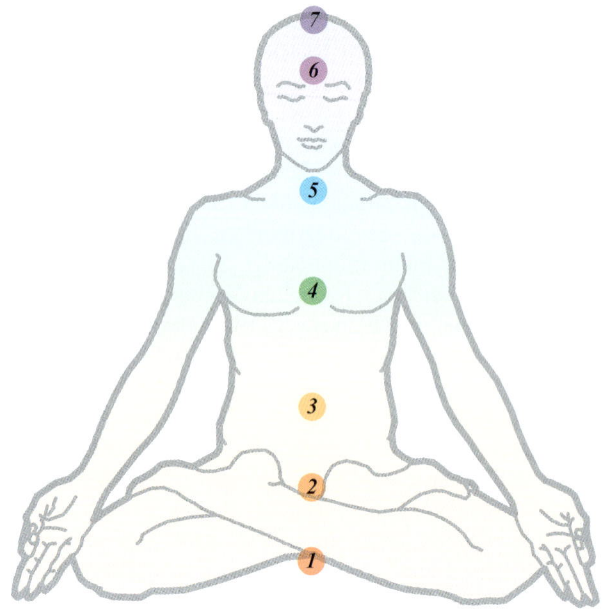

Die sieben Chakras in der typischen Darstellung des indischen Yoga

Dauerblockade des Herzchakra führt zur mangelnden Energieversorgung mit vermehrter Krankheitsanfälligkeit. Dadurch können Lungenkrankheiten wie Asthma oder Probleme oder Herzsteuerung wie Herzrhythmusstörungen entstehen. Ganz allgemein kann man sagen, daß die allermeisten Krankheiten mit einer Störung der feinstofflichen Energie und der Chakras einhergehen. Fast immer steht eine bestimmte Chakrastörung am Anfang der Ursachenkette, wodurch eine Krankheitsbereitschaft entsteht, die sich in vielfältigster Form ausdrücken kann. Die Harmonisierung des gestörten Chakra beeinflußt in umgekehrter Richtung die Krankheit in günstiger Weise.

Man kann es in einer simplen Gleichung ausdrücken:

Chakrastörung → Krankheit entsteht
Chakraheilung → Krankheit heilt[35]**.**

Stets sollten wir uns jedoch vor zu einfachen Gleichungen hüten, nach dem Motto: „Ein Lungenkranker muß eine Störung im 4. Chakra haben.“ Denn man kann die Ursache-Wirkungs-Beziehung in manchen Fällen auch umdrehen. Jemand ohne eine Chakrastörung im Lungenbereich steckt sich an Lungentuberkulose an. Je mehr er hustet, sich schwach fühlt und Fieber bekommt,

[35] Die Krankheilt heilt, sofern die Selbstheilkräfte stark genug sind, eine Regeneration der Zellen möglich ist und feindliche Erreger oder Stoffwechsel- und Genschäden nicht ein starkes Übergewicht bekommen haben.

umso mehr an Lebenskraft wird von ihm aufgezehrt. Irgendwann hat der Betreffende dann eine Blockade des Herzchakra. Untersuchen wir einen Lungenkranken, dessen Krankheit frisch erworben ist, werden wir des öfteren eine ganz andere Energieschwäche als diejenige finden, die zu seiner Lungenkrankheit paßt. Beispielsweise kann der Betreffende eine Chakrablockade im Becken haben, wodurch seine Lebenskraft ganz allgemein dermaßen geschwächt war, daß er infektionsanfällig war. So konnte er leichter eine Tuberkulose bekommen. Die Störung des Herzchakra entsteht deshalb in einem Teil der Fälle erst im Verlauf der Krankheit.

Die Chakras sind nach der Lehre des indischen Yoga als Relais und energetische Transmitter aufzufassen, durch die die kosmische Energie bzw. das universelle Prana gefiltert, verteilt und gespeichert wird. **Man kann die Chakras mit Trichtern vergleichen, durch die Lebenskraft in den Organismus einströmen kann**. Große, geöffnete Chakras wirken als große Trichter, durch die man mehr Energie aufnehmen und verarbeiten kann.

Große Energiemengen sind notwendig für geistige Heilungen und tiefergehendes spirituelles Arbeiten. Bei vielen **Heilern** habe ich deshalb große Chakras beobachten können, durch die viel Heilenergie durch den Heiler hindurchfließen kann, die er dem Kranken abgibt. Heiler haben häufig neben hohen Ladungen an Lebenskraft (Vitalenergie) vor allem relativ offene Kausalkörper. Beides – viel Lebenskraft und offene Kausalkörper – scheint für geistige Heilungen außerordentlich wichtig zu sein, wobei der Kausalkörper als großer „Universaltrichter" für die Lebenskraft zu wirken scheint.

Große Chakras bringen jedoch den Nachteil mit sich, viel stärker durch negative Energien bedroht zu sein. Um mit negativen Energien gut umzugehen, brauchen wir eine stabile Persönlichkeit. Viele Schizophrene, worunter erstaunlich viele hochentwickelte Personen zu finden sind, erscheinen mir vor allem deshalb psychotisch geworden zu sein, weil sie sich energetisch zu früh geöffnet haben. Dadurch werden riesengroße Konflikte aktiv, die zuvor energetisch als Barrieren und Schleusen gewirkt haben. Wie in einer riesigen Flutwelle wird das Ich von den unbewußten Negativinhalten überschwemmt. Bei der Besprechung der Konflikte komme ich später auf diesen tragischen Sachverhalt zurück, der vielen Psychosen zugrundeliegt.

Mit einem typischen Fall möchte ich das veranschaulichen. Es handelt sich um das psychoenergetische Entstehen einer Psychose durch die Aktivierung eines riesenhaften Konflikts. Der sechzehnjährige blasse, wortkarge Junge schaut bei der Konsultation ständig zur Seite und sagt kein Wort. Es handelt sich um einen außerordentlich begabten Schüler, der seit längerem einen erheblichen Leistungsknick hat. Ursprünglich führte man das auf die Pubertät zurück. Die Mutter des Jungen erzählt, daß es ihm schon länger nicht gut gehe. Es kam zu zunehmenden Schulproblemen, weshalb er sitzengeblieben ist. Zu beklagen ist ein ständiger sozialer Rückzug mit einer zunehmenden Angst vor Menschenansammlungen. Der Junge fühlt sich beobachtet, und seine Gedanken werden ihm, so erzählt er, von fremden Mächten entzogen. Vor 6 Wochen kam es zum Zusammenbruch. In der Psychiatrie wurde eine Schizophrenie diagnostiziert.

Bei der Messung mit dem Rebatest-Gerät fallen enorm niedrige Werte aller Energie-Ebenen auf. Die Ladung an Lebenskraft beträgt nur 20 %. Erschreckend niedrig ist der Mentalwert mit 20 %. Als Ursache findet sich ein riesenhafter Zentralkonflikt im Kopfchakra mit dem Thema „Realität nicht sehen wollen". Der Konflikt hat eine enorm hohe Eigenladung von 100 % vital, 100 % emotional, 30 % mental und 80 % kausal. Damit saugt der Konflikt dem Jungen eine enorm große Menge an Lebenskraft ab und engt sein Ich fast völlig ein. Das sieht man an den niedrigen Werten seines Mentalkörpers, der auf jämmerliche 20 % geschrumpft ist. Damit ist ein normales Denken nicht mehr möglich, und man kann als Schüler dem Unterricht nicht mehr folgen. Daß er sitzengeblieben ist, erscheint deswegen nur logisch. Der Konfliktinhalt „Realität nicht sehen wollen" gehört geradezu klassisch zu den typischen Konfliktinhalten bei Psychosen.

Den Fall dieses Jungen möchte ich an dieser Stelle nicht weiter schildern, weil es mir einzig um die Ursachenschilderung bei einer Psychose ankam. Mittlerweile geht es dem Jungen wesentlich besser. In seinem Fall hat es nicht ausgereicht, nur den Konflikt zu behandeln. Parallel mußten die gestörten Reifungsprozesse der Persönlichkeit gefördert werden. Das geschah in diesem Fall durch stützende Gespräche mit einer Fachperson, aber auch eine anderweitig hilfreiche Umgebung, die eine schützende und unterstützende Rolle gespielt hat.

Nachfolgend möchte ich einen kurzen Überblick über die sieben Chakras geben. Dazu nenne ich ihre wichtigsten Funktionen und beschreibe typische Störungen bis hin zu Krankheiten, die mit dem jeweiligen Chakra zusammenhängen. Nach den allermeisten esoterischen Traditionen werden sieben Chakras unterschieden, die vom Becken bis zum Kopf angeordnet sind. Manchmal werden die Chakras anders eingeteilt oder zugeordnet. Ich habe eine Einteilung gewählt, die der alten indischen Tradition des Yoga entspricht. Dazu spiegelt die von mir gewählte Einteilung meine jahrzehntelangen Erfahrungen als Arzt, die ich an Tausenden von Patienten gewonnen habe. Da ich meine Ergebnisse mit anderen Therapeuten verglichen habe, glaube ich sagen zu können, daß es sich um zuverlässige Angaben handelt, die nicht nur meine eigenen Ideen wiedergeben, sondern allgemeingültigen Charakter besitzen.

Das **1. Chakra oder Becken-Chakra** liegt am Ende der Wirbelsäule. Dort soll auch der Sitz der Lebenskraft (Kundalini) sein. Das erste Chakra entspricht der Erdung, der Lust zum Leben, zum Tanzen und zur Bewegung. Das erste Chakra hat die engste Beziehung zur Sexualität, indem es mit persönlicher Lust zu tun hat. Das erste Chakra drückt aber auch einen überpersönlichen Überlebenswillen aus. Dieser spiegelt sich in materieller Weise im genetischen Code (der DNS), mit dem unser Körper zu einem Werkzeug gemacht wird, durch das das genetische Material wie bei einem Stafettenlauf an die nächste Generation weitergegeben wird. Wenn Menschen ihr Leben für das ihrer Kinder opfern, wie man das in heldenhaften Situationen immer wieder erleben kann, drückt sich darin ein überpersönlicher Überlebenswille aus.

Bei vielen Menschen ist die lustvolle Entfaltung der Lebenskraft im Becken stark blockiert. Die sexuelle Erlebnisfähigkeit wird dadurch stark eingeschränkt. In der Körperpsychotherapie spricht man von einer „Beckenblockade". Dabei befinden sich die Muskeln des Beckeninneren in einer erhöhten Dauerspannung, was an einem verhärteten tiefen Beckenboden mit eingeschränkter Beckenbeweglichkeit erkennbar ist. Sobald sich die verhärteten Muskeln lockern, wird die vorher blockierte Lebenskraft in Form von lustvollen Empfindungen wieder frei. Viele Menschen berichten in bildhafter Weise von einem „Lustwurm", von dem ich bereits gesprochen habe und der in der Tiefe der Genitalien sitzen soll. Möglicherweise entstammt die Idee der Kundalini als einer im Becken zusammengerollten Schlange der Erfahrung, die mit dem „Lustwurm" zusammenhängt. Zum ersten Chakra gehören auch das Gesäß und die Beine, so daß man bei vielen Menschen mit einer Blockade des ersten Chakra die Neigung zu Kreuzschmerzen und kalten Füssen beobachten kann. Auch gestaute und geschwolle Beine haben oft ihre Ursache in einer Beckenblockade.

Das **2. Chakra oder Unterbauch-Chakra** entspricht der Entfaltung von Dynamik und Kraft. Das zweite Chakra hat mit Streß, Aggression und dem Überlebenskampf ganz allgemein zu tun. Der persönliche Überlebenskampf mit seinem Streß spiegelt sich im zweiten Chakra, das von den Hormondrüsen her den Nebennieren zugeordnet ist. Dort sorgen Cortison und Adrenalin als Streßhormone dafür, daß wir uns an streßreiche Situationen anpassen können. Das „Flüchten oder Standhalten" in sozialen Auseinandersetzungen spiegelt sich im zweiten Chakra.

Weil erstes und zweites Chakra so eng beieinander liegen, haben sie viele Gemeinsamkeiten.

Die Blockade des mittleren Beckens, das zum zweiten Chakra gehört, befällt häufig die Bauch- und Lendenmuskeln sowie die Muskeln des Unterschenkels. Beim Fettleibigen kann der schlaffe, vorgewölbte Bauch häufig als Ausdruck chronischen Stresses angesehen werden, der über eine Störung der Nebenniere (Streßhormone) und eine Blockade des zweiten Chakra zu Übergewicht und einer Schwächung der Bauchmuskeln führt. Viele Menschen mit einem gestörten zweiten Chakra haben auch eine gestörte Statik der Lendenwirbelsäule, wodurch Kreuzschmerzen entstehen.

Das **3. Chakra oder Oberbauch-Chakra** hat damit zu tun, sich Nahrung, Trinken und emotionale Energien einzuverleiben und sie zu verdauen. Der Oberbauch mit dem zugehörigen Solarplexus (Sonnengeflecht) bildet ein Zentrum der Ur-Identität, das mit der Entwicklung des seelisch enorm wichtigen Urvertrauens zusammenhängt. Wir entwickeln ein Urvertrauen in die mütterlich-gebende Eigenschaft der Umwelt. Wir erfahren, daß die Welt trink- und eßbar ist und es gut mit uns meint. Völlig zufrieden schläft deshalb der gut gestillte Säugling ein. Die Nabelschnur als Symbol der nährenden, mütterlichen Lebensquelle gehört ebenfalls zum dritten Chakra. Viele Buddhafiguren werden mit einem dicken Bauch und glücklichem Lächeln dargestellt. Die Lebenskraft Ch'i soll besonders stark in einem großen Bauch vorhanden sein.

Eine Störung des dritten Chakra ist häufig an einer Blockade des Zwerchfells erkennbar, indem nicht richtig geatmet werden kann. Von Atem- und Stimmlehrern habe ich erfahren, wie verbreitet Atemstörungen sind. Das Zwerchfell stellt darüber hinaus eine psychoenergetische Barriere dar, mit der wir Gefühle am Hochsteigen und Bewußtwerden hindern können. Wir halten dann einfach die Luft an, was in der Zwerchfellverspannung zum Dauerzustand wird. Für viele Menschen bedeutet Sport mit seiner vermehrten Atemtätigkeit ebenso wie Singen eine Möglichkeit, zu viel Zwerchfellspannungen abzubauen. Sie fühlen sich nach Ausüben derartiger Tätigkeiten deshalb besser, weil sie psychoenergetisch gelöster geworden sind. Störungen des dritten Chakra spiegeln sich oft in Oberbauchbeschwerden wie Übelkeit, Druckgefühl, Magenschmerzen und vielfältigsten Verdauungsstörungen. Krankheiten wie Diabetes sind ebenfalls dem dritten Chakra zugeordnet.

Das **4. Chakra oder Brust-Chakra** beinhaltet emotionale Qualitäten von Mitleid, Liebe und alle menschlich guten Qualitäten. Topographisch entspricht das vierte oder Herz-Chakra dem Brustkorb mit Herz, Lunge und der Brust. Die mütterliche Brust versinnbildlicht die nährende, liebevolle und schützende Qualität des Herzchakra. Emotional entspricht das vierte Chakra unserem Emotionalkörper, ebenso jedoch auch unserem wahren Selbst. Immer wenn uns etwas „im Herzen berührt", ist das Herzchakra betroffen. Das vierte Chakra hat auch mit allen Ängsten und allem zu tun, was uns in schreckhafter Weise durcheinanderbringt.

Häufig klagen Patienten mit einem blockierten Herzchakra über das Gefühl, nicht richtig durchatmen zu können. Es kann auch zu Engegefühlen und Druckgefühlen im Brustkorb kommen. Bei vielen Menschen finden sich auch Verspannungen im Bereich der Schulterblätter und Brustwirbelsäule. Zum Herzchakra gehören auch die Arme und Hände. Kalte Hände haben ihre Ursache oft in einem blockierten vierten Chakra. Oft hängt auch eine bucklige Haltung mit herabhängenden Schultern mit der gestörten Energie des Herzchakra zusammen.

Das **5. Chakra oder Hals-Chakra** stellt neben dem Zwerchfell das zweite Tor dar, das die Gefühle beim Aufsteigen zum Bewußtsein passieren müssen. Das Hals-Chakra hat deshalb eine wichtige Funktion bei der Gefühlskontrolle, etwa wenn wir ein Weinen oder Schluchzen unterdrücken wollen. Psychoenergetisch entspricht der Mentalkörper dem Hals-Chakra. Nirgendwo sind wir mehr „ich" als im Hals-Chakra. Die Stimme spielt dabei eine Schlüsselrolle, weil menschliches Bewußtsein nur durch Sprache möglich wird. Neue Forschungsergebnisse der Linguistik zeigen, daß die Sprache nicht nur als Verständigungsmedium wichtig ist, sondern als Grundlage des rationalen Denkens. Das fünfte Chakra hat mit Intellektualität und Kontrolle, der Mitteilungsfreude und der Konstanz von Moral, Vorschriften, Gesetzen, Meinungen zu tun.

Die Segmentblockade des Hals-Chakra umfaßt die Stimmlippen, den Schlund, Mund und Hals sowie den Unterkiefer. Menschen mit Verhärtungen des Hals-Chakra sind dem Volksmund nach „halsstarrig". Oft finden sich bei Störungen des Hals-Chakra Verspannungen der Nackenmuskulatur. Oft beobachtet man auch eine ungenügende Stimmfunktion. Häufig sind im Unterkiefer Verspannungen, Durchblutungsstörungen bis hin zu Problemen mit den Zähnen zu finden. Auch die Mandeln haben eine enge Beziehung zum Hals-Chakra.

Das **6. Chakra oder Stirn-Chakra** wird als drittes Auge bezeichnet. Seit Urzeiten wird es mit der Intuition, dem „sechsten Sinn" und dem Erwachen der Erkenntnis gleichgesetzt. Grundsätzlich regelt das sechste Chakra das autonome (vegetative) Nervensystem und den gesamten Hormonhaushalt. Damit stellt das Stirn-Chakra eine höhere Ordnung her, die viele Teilfunktionen des Organismus zu einem höheren Ganzen zusammenfaßt. Man kann es mit einem Dirigenten vergleichen, der die unterschiedlichen Orchestermitglieder zu einem höherwertigen Ganzen zusammenfügt.

Blockaden des Stirnchakra betreffen den Oberkiefer, die Schläfenpartie und die oberen Wangen sowie Teile der oberen Halswirbelsäule. Insbesondere die unterdrückten Tränen und das Verschnupftsein gehören zum Stirnchakra und betreffen die Beziehungen zu den Nasenschleimhäuten, aber auch zum oberen Rachen. Nebenhöhlenentzündungen und zahlreiche Kopfschmerz-Formen haben mit einem gestörten Stirn-Chakra zu tun.

Das **7. Kronenchakra** oder **Kopf-Chakra** wird mit der vollen Entfaltung aller menschlichen Möglichkeiten gleichgesetzt. Das Kronen-Chakra ist dem Großhirn zugeordnet und entspricht in seinem Potential den unendlich vielfältigen Verschaltungsmöglichkeiten, die innerhalb der Synapsen des Großhirns möglich sind. Rein rechnerisch hat man ein Potential an Verschaltungs-Varianten innerhalb der Nerven des Großhirns ermittelt, das alle Atome des Kosmos von der Zahl her übersteigen soll. Das Kronen-Chakra hat mit der selbstgewählten, an der Realität abgestimmten Definition von Gesetz und Sinn zu tun. Hier werden die indiduelle und weltliche Ordnung aufeinander abgestimmt.

Der Segmentblock des Kronenchakra betrifft zunächst den „Augenblock". Viele Menschen schauen entweder recht starr, leblos und mit wenig Gefühl oder so, als würden sie in Wahrheit nach innen sehen. Weitere Verkrampfungen betreffen die oberen Schläfen- und Schädelmuskeln mitsamt der Stirn. Dazu gehören alle möglichen Kopfschmerzformen und Krankheiten des Hirns. Auch der Atlas als oberster Halswirbel hat eine enge Beziehung zum Kronenchakra. In der Tiefe des Schädels bilden die pulsierenden und mitschwingenden Hirnhäute eine weitere

Stätte der Energieblockade, die bei der Kraniosakraltherapie als heilerische Qualität genutzt wird.

Nachdem ich die sieben Chakras und ihre Bedeutung für das Individuum beschrieben habe, möchte ich auf eine weitere Bedeutung der Chakras hinweisen, von der später noch ausführlicher die Rede sein wird. Es handelt sich um die Bedeutung der Chakras als Taktgeber und Stufenschritte innerhalb eines evolutionären Prozesses, an dem alle Menschen teilnehmen. Die Chakras sind aus dieser Sicht Ausdruck einer allgemeinen Bewußtseinsreife. Jede Gesellschaft hat deshalb ein bestimmtes, allgemeines evolutionäres Bewußtseinsniveau, das die Mehrzahl ihrer Mitglieder miteinander teilen. Bei diesem kulturhistorisch-evolutionären Prozeß wird man an unsere organische Entwicklung erinnert, bei der wir zunächst im Mutterleib wie in grauer Vorzeit Einzeller darstellen. Dann führt das Evolutionsprogramm zum Fötus, der wie die Fische eine Zeitlang Kiemen aufweist. Irgendwann erreicht man als Säugetier das Ende dieser hierarchischen Entfaltung.

Einen ganz vergleichbaren evolutionären Wandlungsprozeß, der vom ersten zum siebten Chakra abläuft, scheint die Menschheit als Ganzes durchzumachen. Dazu gebe ich im nachfolgenden zweiten Teil des Buches Kommentare und Beispiele. Diese Sichtweise hat mehrere Vorteile, weil wir uns zum einen selber mit unserem Erleben in kollektive Prozesse verstrickt finden, die wir für individuell gehalten haben. Wir lernen deshalb aus dem Verhalten des Kollektivs etwas über uns selber. Wir verstehen aber auch zivilisatorische Vorgänge besser. Dafür möchte ich ein Beispiel geben. So können bestimmte kollektiv durchgeführte Handlungen als Versuch gedeutet werden, die nächste Chakra-Reifung zu ermöglichen. Kollektiv leben wir zur Zeit im Stirn-Chakra. Das Autofahren in unserer Hochzivilisation konfrontiert uns mit der Notwendigkeit, in komplexen Abläufen zu denken und wahrzunehmen. Dadurch können viele Menschen Fähigkeiten des sechsten Chakra trainieren. Auch das sich verbreitende Ökologiebewußtsein zeigt, wie immer mehr Menschen in Kategorien des Stirnchakra zu denken lernen. In ähnlicher Weise sind Computerspiele und das Internet Vorbereitungen einer kollektiven Reifung des Stirn-Chakra.

Jedes evolutionäre Modell der menschlichen Entwicklung krankt naturgemäß an seiner unguten Tendenz, die menschliche Sonderstellung im Sinne einer Entwicklung zum **„Übermenschen"** hervorzuheben. Mir geht es deshalb keineswegs darum, der menschlichen Eitelkeit zu schmeicheln. Illusionäre Vorstellungen von einem künftigen „Wassermann-Zeitalter", das ausschließlich von glücklichen Menschen bewohnt wird, haben mich immer mißtrauisch gemacht. Nachdem ich einige wichtige Propheten des „Wassermann-Zeitalters" persönlich kennenlernen konnte, worunter auch Patienten von mir waren (deren Identität ich verständlicherweise als Arzt anonym halten muß), bin ich mir der tiefen Minderwertigkeitsgefühle und unbewußten Machtphantasien bewußt, die etliche dieser Autoren und Vordenker umtreiben. Ich bin aber auch kein pessimistischer „Dauernörgler", der an der menschlichen Rasse kein gutes Haar lassen möchte (weil er sich im Grunde seines Herzens selber nicht leiden kann), wie man bei manchen zynischen Dauerkritikern erleben kann. Die Wahrheit liegt – wie so oft – in der Mitte.

Nachdem die sieben Chakras in ihren Grundzügen beschrieben worden sind, geht es in den nächsten Kapiteln um den unbewußten Konflikt. Er stellt das „Dunkle" dar, das sich unserer Entwicklung zum „Übermenschen" entgegenstellt. In den Konflikten finden wir die Reibungsflächen, die unsere Persönlichkeitsentwicklung entscheidend voranbringen. Durch die Kämpfe und Entbehrungen, die Niederlagen und Erfahrungen in unserem Leben lernen wir, was unsere wirklichen Schwierigkeiten sind. Denn das Äußere spiegelt in gewisser Weise unser Inneres, so daß die Form unserer äußeren Schwierigkeiten (mit gewissen Einschränkungen) auch etwas über unsere inneren Schwierigkeiten aussagt.

Dämonen, seelische Konflikte und Krankheit

Zu allen Zeiten und in verschiedensten Kulturen gab es einen Geister- und Dämonenglauben. Der moderne Mensch sieht darin einen Ausdruck von „Animismus", einer Frühform des naiven Denkens, indem primitive Menschen ähnlich wie kleine Kinder alles als beseelt empfinden. Wir modernen Menschen sehen dagegen in Geistern die Projektion seelischer Probleme und Konflikte. So wie ein Kind seine Angst vor der Dunkelheit der Nacht in eine Angst vor Gespenstern und dunklen Männern ummünzt, von denen es phantasiert, wandelt der Primitive seine Ängste in Personen um, die er als Geister oder Dämonen wahrnimmt.

Kurz gesagt glauben heute die allermeisten Psychologen, daß Geister nicht wirklich existieren, sondern daß es sich um Phantasiegebilde handelt. Und weil man annimmt, daß die Psychologen schließlich wissen müssen, wovon sie reden, glauben das auch die meisten modernen Menschen. Wenn sie trotzdem an Geister glauben, bezichtigt man sie des Aberglaubens. Beispielsweise ist ein erstaunlich großer Prozentsatz von Engländern von der Existenz von Spukgeistern überzeugt. Es gibt regelrechte Clubs, wo dieser Glaube kultiviert wird, und dazu Geisterjagden, bei denen man in Spukschlössern übernachtet. Solche Engländer werden von Außenstehenden als exzentrische Sonderlinge betrachtet, die harmlosen Formen kollektiven Wahnsinns frönen, den normale Leute bei klarem Verstand nicht mitmachen können.

Daß Geister und Dämonen Phantasiegebilde sein sollen, beruht natürlich auf bestimmten Grundannahmen und Vorurteilen. Mit derselben Berechtigung könnte man fragen, warum es keine Geister geben soll. Meines Erachtens handelt es sich bei unserer subjektiven Einschätzung darum, was wir mit unserem gesunden Menschenverstand für vereinbar halten. Keineswegs entspricht unsere Einschätzung einer objektiven Tatsache. Meine feste Überzeugung ist, daß der Geisterglaube zwar auf sachlichen Tatsachen beruht, aber trotzdem eine antiquierte, höchst gefährliche und oft sogar zerstörerische Form von Magie darstellt. Warum und wie sehr ich Magie verurteile, obwohl ich grundsätzlich von ihrer Wirksamkeit überzeugt bin, hatte ich bereits zu Anfang dieses Buches klargemacht. Ich glaube an Spukgeister, aber ich bin davon überzeugt, daß es nicht gut ist, zuviel an sie zu denken. Denn je mehr wir an sie denken, umso mehr werden sie lebendig und können uns unter Umständen sogar gefährlich werden.

Geister haben in der Geschichte der Menschheit unendlich viel Unheil angerichtet. Sie haben vermutlich über sehr lange Zeiträume, möglicherweise über Jahrmillionen hinweg, Menschen in Angst und Schrecken versetzt. In weiten Teilen der Welt leiden noch heute sehr viele Menschen an den bösen Folgen ihres Geisterglaubens. Es macht sie unnötigerweise ängstlich und eingeschüchtert und ruft viel Leid hervor. Hinzu kommt, daß Geister einer sehr subjektiven Einschätzung unterliegen. Ob man an sie glaubt oder nicht, hängt überwiegend von höchst wankelmütigen Glaubenssystemen ab. Im Spiritismus von Alen KARDEC und dem Vodoo-Kult, die in Teilen der Dritten Welt praktiziert werden, finden sich noch äußerst lebendige Reste des alten Geisterglaubens. Wird der Spiritist oder Vodoo-Anhänger irgendwann zum Christentum bekehrt, verschwinden interessanterweise auch seine Geister. Wären die Geister realer, wäre ihr Leben höchstwahrscheinlich nicht so leicht auszulöschen. In Teilen der Karibik, in Süd- und Mittelamerika ebenso wie in Afrika kann man den Entwicklungsprozeß verfolgen, der zuerst zur Vermischung und später zum langsamen Verschwinden des Geisterglaubens führt, sobald die Christianisierung einsetzt.

Der Schweizer Tiefenpsychologe C. G. JUNG war einer der wenigen Fachleute, der den Mut hatte, zu seinem Geisterglauben zu stehen. Bereits seine Doktorarbeit handelte von spiritistischen Erlebnissen mit einer Cousine, die ein sogenanntes „Channelmedium" war. JUNG berichtet mehrfach von Fällen, wo er Stimmen eines Geistes gehört und das Verrücken von Gegenständen beobachtet hat, ohne daß dafür eine andere Ursache verantwortlich gemacht werden konnte. Einmal erhielt der alte JUNG von einem Geist eine wichtige Mitteilung, die seine Arbeit mit alchemistischen Themen daraufhin wesentlich beflügelt hat. JUNG vermutete, daß es sich bei dem Geist um einen alten Alchemisten gehandelt haben könnte, der JUNGS Interesse als Resonanzhilfe benutzte, um ihm diese wichtige Nachricht zukommen zu lassen. Meist findet man Spukphänomene vermehrt in Gegenwart von Menschen, die dafür offen sind. JUNG gehörte mit Sicherheit dazu, und begünstigend für die Parapsychologie kam hinzu, daß JUNG wegen seiner unangefochtenen Berühmtheit derartige provozierenden Meinungen öffentlich kundtun konnte, ohne für verrückt gehalten zu werden.

Auch in den Annalen der Parapsychologie sind Hunderte von Berichten gesammelt, die zweifelsfrei von der Existenz von Spuk- und Poltergeistern berichten. Erstaunlicherweise sind solche Phänomene häufig an die Präsenz bestimmter Personen gebunden. Nach der Durchsicht zahlreicher Fälle bin ich der Ansicht, daß Spukgeister häufig einen bestimmten Adressaten bevorzugen. Bei **Spukgeistern** soll es sich häufig um Verstorbene handeln, die mit ihrem Tod in irgendeiner Weise nicht einverstanden sind, sei es, daß der Tod für den Sterbenden unerwartet eintrat oder unter unmenschlichen Bedingungen vonstatten ging. Eine Geschichte aus dem ländlichen Barbados ist dafür typisch:

Nachdem im 18. Jahrhundert der Besitzer einer Plantage verstorben war, sollte sich der Onkel um das kleine Kind des Besitzers kümmern, bis das Kind groß genug war, um die Plantage selber verwalten zu können. Die Mutter war schon früher verstorben, und es gab keine anderen Verwandten. Der Onkel war jedoch ein besitzgieriger Mensch. Irgendwann waren das kleine Kind und dessen Kinderfrau auf unbekannte Weise verschwunden. Als der Onkel starb, weigerten sich die Pferde, die vor den Leichenwagen gespannt waren, den Sarg zu ziehen. Der Onkel mußte deshalb auf der Plantage statt auf dem Friedhof beerdigt werden. Nach dem Tod des Onkels soll es im Farmhaus gespukt haben. Irgendwann entfernte man bei Umbauten eine dicke Wand und fand dahinter das Skelett eine Kindes und eines Erwachsenen. Nachdem diese Skelette ordentlich bestattet worden waren, soll der Spuk aufgehört haben.

Spukgeister sind der esoterischen Traditition und dem Volksglauben nach unglückliche Seelen, die ruhelos umherwandern. Das Spuken stellt demzufolge eine Form von Protest gegen begangenes Unrecht dar, auf das aufmerksam gemacht werden soll, oder es handelt sich um eine Form von Widerstand, mit der sich der Spukgeist gegen seinen zu früh eingetretenen Tod auflehnt. Meine persönliche Erfahrung und Gespräche, die ich als Arzt mit Tausenden von Patienten geführt habe, brachte mich höchst selten mit Spukphänomenen in Berührung. Auch beim Herumhören bei sehr aufgeschlossenen Kollegen hörte ich ähnliches. Das gleiche gilt für Priester und Psychologen, die ich diesbezüglich nach ihren Erfahrungen fragte.

Bei den Spukgeistern scheint es sich um ein seltenes Randphänomem zu handeln, dem in unserer modernen Gesellschaft keine große Rolle mehr zukommt. Sollte man es trotzdem aus irgendeinem Grund mit einem Spukgeist zu tun haben, kann man sich durch liebevolle Gebete, Weihrauch und christliche Symbole vor dem Einfluß von Spukgeistern schützen. In der Karibik, die von einer großen Menge animistisch empfindender Schwarzer bewohnt wird, empfiehlt man unter anderem das Verstreuen von Körnern um ein bedrohtes Haus. Die Geister würden dann die ganze Nacht damit zubringen, die Körner zu zählen, anstatt in das Haus eindringen zu können. Das gleiche gilt für den indianischen „Traumfänger", eine spinnengewebähnliche Handarbeit, in dem sich die Geister verfangen sollen. Das Einfangen des zuvor visualisierten Geistes in ein Behältnis, das man anschließend verbrennt, soll eine gute Möglichkeit der Transformation von Spukgeistern sein. Verbrennungsvorgänge führen zu einer Umwandlung, wodurch die Reste psychoenergetischer Strukturen aufgelöst werden, die sie zuvor noch besaßen.

Am Rande möchte ich auch **Naturgeister** erwähnen, denen nach meiner persönlichen Einschätzung eine ähnliche Bedeutung wie den Geistern Verstorbener zukommt. Die eigene Empfänglichkeit ebenso wie eigene unbewußte Probleme spielen eine wesentliche Rolle, ob Naturgeister für uns eine krankmachende Bedeutung erhalten. Naturgeistern wird in bestimmten Gebieten der Welt eine Rolle bei Unfällen oder Krankheiten zugeschrieben, sofern man sie zuvor verärgert hat. In Island ist der Glaube an Naturgeister weit verbreitet und sogar in der Verfassung verankert, indem man Naturgeistern einen bestimmten Schutz gewähren muß. Als man beispielsweise eine Straße durch eine Wiese führen will, wo die „Trolle" leben, häufen sich dort Unfälle. Erst durch das Verlegen der Straße um die Wiese herum wurde alles wieder gut. In Thailand und manchen Gegenden Chinas beugt man Ärger mit den Naturgeistern vorsichtigerweise in ähnlicher Weise vor, indem man ihnen kleine pagodenförmige Ersatzhäuser errichtet, die man neben das Haus stellt. Dort bekommen die Naturgeister Opfer in Form von Früchten, Kuchen und Räucherstäbchen.

Es gibt eine weitere Form des Geisterglaubens, die mit **Besessenheit** zu tun hat. Der Geist eines Verstorbenen besetzt sein Opfer, indem er dessen Lebenskraft ausbeutet und dessen Körper und Geist als eigene Ausdrucksform benutzt. Besessenheit kann nach meiner Erfahrung nur auftreten, wenn das Opfer seelische Schwächen und unbewußte Konflikte hat, die mit dem Geist des Verstorbenen und dessen Charakter in Resonanz gehen. Zeigt ein Kind beispielsweise eine besondere Gier, kann diese Charakterschwäche dem Geist eines verstorbenen Alkoholikers als Eintrittspforte dienen, womit er dann bei diesem Kind einen Zustand von Besessenheit hervorrufen kann. Die Krankheit des Kindes kann sich beispielsweise in Epilepsieanfällen äußern oder in einer starken, unerklärlichen Wesensveränderung. Behandelt man den unbewußten Konflikt des Kindes, der mit seiner Gier zu tun hat, verschwindet auch die Besessenheit.

Besessenheit tritt in unterschiedlichen Ausprägungen auf und führt dazu, daß sich das Opfer in einer Art und Weise verhält, die selbst nahestehende Angehörige nie zuvor an ihm bemerkt haben. Das Empfinden des Fremdartigen ist deshalb ein charakteristisches Merkmal von Besessenheit. Hinzu kommt eine Neigung zu ungewöhnlichen Verhaltensweisen, die selbstzerstörerische Züge trägt. Im Extremfall kommt es zu gewalttätigen Ausbrüchen und dem plötzlichen Wechsel der Stimme, zum Schlagen mit dem Kopf gegen Wände und tollwütiges, aggressives Gebaren. Manche Besessene fluchen die ganze Zeit und beschimpfen alles und jeden. Sehr häufig werden Menschen mit psychiatrischen Erkrankungen als besessen bezeichnet, sofern in der betreffenden Gesellschaft Besessenheit als anerkannte Erkrankungsform angesehen wird. Ein moderner Psychiater würden solche Menschen als schizophren oder depressiv diagnostizieren, weil Besessenheit in der Psychiatrie nicht als Krankheitsform anerkannt ist.

Trotz genauester Beobachtung und Offenheit für solche Erscheinungen habe ich Besessenheit bei meinen eigenen Patienten ganz selten beobachtet. Ich bin mir deshalb sicher, daß Besessenheit in unserer Gesellschaft relativ selten auftritt. Echte Fälle von Besessenheit habe ich in Ländern der Dritten Welt beobachtet. So sah ich in Nepal einmal eine ältere Frau, die in einen hohen Baum kletterte und dort ihr Geschlechtsteil entblößte, während sie sich mit einem Messer an verschiedenen Körperteilen selber verletzte und in einer harten Männerstimme herumschrie. Auch in geschlossenen Abteilungen psychiatrischer Krankenhäuser und bei plötzlich aufgetretenen Formen von Psychosen wirken manche Kranke wie besessen. Erstaunlicherweise reagieren viele Kranke besser auf sanftes, freundliches Zureden als auf barsche Ermahnungen. Sie scheinen selber unter ihrer Aggressivität am meisten zu leiden und erinnern sich wohlwohlend an menschliches Verhalten ihnen gegenüber, wenn ihr Zustand irgendwann wieder vorüber ist.

Besessenheit scheint überwiegend dann aufzutreten, wenn das Opfer entweder energetisch offen und/oder schwach ist. Das ist häufig bei Kindern, Schwangeren und Menschen in Reifungskrisen der Fall (Pubertät, Klimakterium, Tod eines nahestehenden Angehörigen). Von der Persönlichkeitsentwicklung her werden vor allem solche Personen zu Opfern von Besessenheit, deren persönliche Strukturen wenig entwickelt sind. Je stabiler und eigenständiger eine Persönlichkeit auftritt, umso unattraktiver wird sie für einen Geist.

Praktisch immer hat der von einer Bessenheit betroffene Patient eigene seelische Probleme, die das Auftreten der Krankheit zur Genüge erklären. Heilt man den unbewußten Konflikt, verschwinden auch die zugehörigen Symptome. Auch die Fälle von Besessenheit in der Dritten Welt, etwa durch mißgünstige Ahnen oder verstorbene Feinde, können nach meiner Einschätzung dadurch leicht geheilt werden, daß man die unbewußten Konflikte des Opfers auflöst. Hat der Geist keine Möglichkeit der Resonanz mehr mit seinem Opfer, wird auch die Besessenheit verschwinden. Insofern ist die Besessenheit meines Erachtens ein medizinisches Erklärungsmodell, das sich weitgehend überholt hat.

Es gibt jedoch eine dritte Form von geistartigen Krankheitsursachen, die außerordentlich häufig vorkommen. Sie haben auch für uns moderne Menschen eine herausragende Bedeutung. Es handelt sich um die **unbewußten Konflikte** oder **Komplexe** (n. C. G. JUNG). Man kann sie als Geister betrachten, die man selber irgendwann hervorgerufen hat. Es sind abgesprengte Teile unserer Persönlichkeit, die in gewisser Weise ein Eigenleben führen. Im Folgenden möchte ich stichhaltige Argumente dafür anführen, warum wir Konflikte als geistartige Strukturen ansehen können, die psychoenergetisch ein Eigenleben führen. Bevor ich das näher begründe und erkläre, möchte ich zuvor die Sichtweise der Psychoanalyse und der modernen Medizin umreißen.

Die Bezeichung „Komplex“ wurde erstmals von C. G. Jung in die Psychoanalyse eingeführt. Man versteht unter einem Komplex „*... das Bild einer bestimmten psychischen Situation, die* ***lebhaft emotional betont*** *ist und sich zudem als unvereinbar mit der gewohnten Bewußtseinslage oder Bewußtseinseinstellung erweist. Dieses Bild ist von starker innerer Geschlossenheit, es hat seine eigene Ganzheit und verfügt zudem über einen relativ hohen Grad von* ***Autonomie****, daß heißt, es ist den Bewußtseinsdispositionen in nur geringem Maße unterworfen und benimmt sich daher wie ein belebter Fremdkörper im Bewußtseinsraume.*“ Meine eigene Ansicht des Konflikts, die ich im nächsten Kapitel darstellen möchte, schließt zwar JUNGs Vorstellung mit ein, geht jedoch noch weit darüber hinaus.

Im Folgenden möchte ich den Begriff „Konflikt“ dem des „Komplexes“ vorziehen, weil der Begriff „Komplex“ leicht abwertend etwa mit „Minderwertigkeitskomplexen“ in Zusammenhang gebracht wird. Komplexe können deshalb manchmal Folgen von Konflikten sein, sind aber nicht mit ihnen gleichzusetzen. Der Begriff „Konflikt“ erscheint mir dagegen neutral und umfassend genug zu sein. Wie es zu einem Konflikt kommt, beschreibe ich im nächsten Kapitel in allen Details. **Grundsätzlich beruht der innerseelische Konflikt auf einer Unvereinbarkeit gegensätzlicher Bestrebungen**, indem man beispielsweise Ruhe bewahren muß, obwohl man fürchterlich wütend ist. Handeln und Fühlen können genau so im Widerspruch stehen, wie gegensätzliche Gefühle zum Ausgangspunkt eines Konfliktes werden. Der Ausruf eines Verliebten – „ich habe dich zum Fressen gern“ – drückt so eine Ambivalenz in seiner mildesten Form aus. Denn normalerweise gehen wir nicht davon aus, daß uns jemand in den Kochtopf steckt, wenn er so eine Formulierung wählt. Trotzdem drückt der Betreffende damit auf unbewußte Weise eine unvereinbare Gegensätzlichkeit aus, indem starke Liebesgefühle oft mit starken Aggressionen vermischt sind.

Am Rande möchte ich auf den Umstand hinweisen, daß Sigmund FREUD der Meinung war, das gesamte Gefühlsleben des Menschen sei ambivalenter Natur. Liebe sei demzufolge stets mit Aggressionen und Todeswünschen verbunden. So merkwürdig sich das im ersten Moment anhört, bin ich zu der Auffassung gelangt, daß FREUD damit im wesentlichen recht hat, wenn man sich den neurotischen, von Konflikten geplagten Menschen anschaut. Die Ursache für diese Ambivalenz liegt jedoch meines Erachtens im Konflikt, nicht aber in den Emotionen selber. Es ist sehr wichtig, auf diesen Unterschied hinzuweisen, weil es sonst in letzter Konsequenz nie eine Rettung aus dem Dschungel des Emotionslebens geben könnte. Ich bin jedoch überzeugt, daß es solch eine Rettung gibt. Sie beruht auf dem Freiwerden von Konflikten, wodurch auch automatisch die Ambivalenz der Grundgefühle verschwindet.

Wenden wir uns noch einmal dem Phänomen der eigenständigen Existenz des Konflikts zu. JUNG ist sich erstaunlicherweise der Tatsache vollkommen bewußt gewesen, daß Konflikte ein Eigenleben bekommen können. Damit nimmt er für einen modernen Psychologen einen bemerkenswerten, höchst ungewöhnlichen Standpunkt ein. Ich muß zu meiner Ehrenrettung festhalten, daß ich von JUNGs kühner Idee erst erfuhr, als meine eigenen Vorstellungen zur Konfliktentstehung bereits formuliert waren. Ich möchte deshalb festhalten, daß ich nicht von JUNG abgeschrieben habe und meine Erkenntnisse der reinen Beobachtung im Energiefeld des Patienten verdanke. Es hat mich natürlich sehr gefreut, daß JUNG zu ganz identischen Ansätzen gekommen ist.

JUNG beschreibt in seiner Autobiographie mehrere Fälle, wo sich Konflikte seiner Patienten in regelrechter Weise teilmaterialisiert haben. Es kam zu unerklärlichen Ereignissen, die eine enge symbolhafte Beziehung zum Konfliktinhalt nahelegten. Für JUNG waren deshalb Geister und Konflikte sehr wesensverwandte Phänomene. Ich möchte jedoch nochmal ausdrücklich klarstellen, daß Konflikte keinesfalls mit Geistern verwechselt werden dürfen. Geister sind Seelen von Verstorbenen, d. h. eigene Persönlichkeiten von verstorbenen Menschen, während Konflikte von Teilen unserer eigenen Persönlichkeit gebildet werden. Die Gemeinsamkeit von Geistern und Konflikten besteht darin, daß sie beide geistartiger, unsichtbarer und eigenständiger Natur sind.

Dazu kommt als weitere Gemeinsamkeit, daß Geister wie Konflikte uns im allgemeinen erschrecken und Furcht einjagen. Im allgemeinen sind sie uns nicht gut gesonnen, sondern haben egoistische oder sogar sadistisch-destruktive Absichten. An Silvester versucht man, mit Böllerschüssen der Geistergefahr Herr zu werden und die finsteren Dämonen zu vertreiben. Bei genauerer Betrachtung sind erstaunlich viele moderne Handlungen immer noch der Geistervertreibung gewidmet, selbst wenn uns das nicht mehr bewußt ist (etwa das Bekreuzigen, das Aussprechen von Schutzformeln oder das Anbringen von Amuletten).

Meist wird der Geisterglaube von Skeptikern als purer Aberglaube abgetan, was sich dermaßen eingebürgert und als Selbstverständlichkeit etabliert hat, daß alles Geistartige weitgehend aus der Welt des modernen Verstandesmenschen verschwunden ist. Unsere heutige Auffassung vom Konflikt reflektiert unsere allgemeine Weltsicht als moderne, rational orientierte Zeitgenossen, und Konflikte haben für uns nichts Geistartiges mehr. Dabei spielt der Kopf als Körperregion eine herausragende Rolle, indem wir dort das Denken ansiedeln. Mit dem Kopf nehmen wir unsere Welt wahr und denken dort in bewußter Weise. Es klingt für uns erstaunlich, daß nicht jeder auf dieser Welt den Kopf als Stätte des Denkens ansieht. Nach C. G. JUNG denken Primitive entweder mit dem Bauch oder mit dem Herz. Sie betrachten uns moderne Menschen als nicht normal, wenn wir behaupten, mit dem Kopf zu denken.

Meines Erachtens hängt die Lokalisation des sinnlich wahrgenommenen Bewußtseinszentrums von der Höhe des entwickelten Chakras ab. Primitive haben als höchste entwickelte Chakras den Unterbauch (2. Chakra) oder den Oberbauch (3. Chakra). Das entspricht der Entwicklungsstufe des „niederen Selbst“. Der Kopf als Denkzentrum wird typischerweise ab der Entwicklungsstufe des 5. Hals-Chakras wahrgenommen, in dem sich unsere Zivilisation befindet (Entwicklung des „mittleren Selbst“). Wir denken mit dem Kopf, weil unser Kopf psychoenergetisch zu unserem aktiven Zentrum geworden ist. Und weil alle Mitglieder des Kollektiv so „denken“, wird es zur zementierten Gewohnheit. Der Kopf wird deswegen zum Mittelpunkt unseres Denkens, weil er entwicklungsgeschichtlich eine herausragende Stellung in unserer Wahrnehmung bekommen hat.

> Deshalb nehmen für uns als moderne Menschen alle psychosomatischen Symptome und Phänomene vom Zentralnervensystem im Kopf ihren Ausgang, sei es
>
> 1. als dauerhaft gestörte Balance der Neurotransmitter,
> 2 als vegetative Störung mit Angstschweiß, Herzklopfen, Durchfall,
> 3. als soziale Funktionsstörung mit verminderter Belastbarkeit, Aggressionshemmung oder -steigerung,
> 4. als seelische Problematik mit vermindertem Selbstwertgefühl oder gestörter Selbstwahrnehmung.

Unsere Bezogenheit auf den Kopf schränkt unsere **Wahrnehmungsfähigkeit** notgedrungen dafür ein, unser Bewußtsein woanders als im Kopf anzusiedeln.

Damit sind zwei schwerwiegende Nachteile verknüpft, die

- das allgemeine Bewußtsein unserer Gesamtpersönlichkeit und
- abgesprengte Bewußtseinsfragmente in Form von Konflikten gleichermaßen betreffen.

Bezogen auf das allgemeine Bewußtsein müssen wir als moderne Menschen erst wieder mühsam lernen, daß Bewußtsein nicht ausschließlich an unser Wachbewußtsein gebunden ist. Wir lernen durch Techniken wie Meditation, Hypnose, Trance und dergleichen, daß Bewußtsein keineswegs nur mit unserem Kopf zu tun hat. Wir können genauso lernen, mit dem „Bauch" oder den „Fußsohlen" wahrzunehmen, indem wir unser Bewußtsein auf eine andere Körperregion fokussieren. BUDDHA empfahl seinen Schülern, „mit den Fußsohlen zu denken". Das indische Yoga und die daraus abgeleitete Heilmethode des Autogenen Trainings nach SCHULTZ erweitern unser Bewußtsein in ähnlicher Weise. Letztlich lernen wir dadurch im besten Fall, daß wir unsere Aura in aktiver Weise „sind" anstatt in passiver Weise eine Aura zu „haben". Indem wir unser Bewußtsein in die verschiedenen Auraebenen hineinversenken, bekommen wir wieder ein Gefühl dafür, daß unsere Energie-Ebenen auch Bewußtseinskörper sind.

Der zweite Nachteil einer kopfgesteuerten Wahrnehmung beruht darauf, daß man Konflikte auf eine eng begrenzte Weise wahrzunehmen beginnt. Man neigt dazu, sie fälschlicherweise als ausschließliches Problem des Kopfes zu sehen. Das geschieht so reflexartig, daß es uns überhaupt nicht mehr bewußt wird. Und genau an dieser Stelle möchte ich ein neues Modell vorschlagen, das auf das uralte Wissen der Schamanen zurückgeht. Ich erwähnte bereits zu Anfang, daß der Schamane Konflikte als **Dämonen** wahrnimmt, die sich in der Aura oder dem Körper des Patienten einnisten. Konflikte sind für den Schamanen zuallererst Energieräuber, die dem Patienten Lebenskraft rauben. Erst in zweiter Linie sind sie Geister, die den Patienten fehlsteuern, indem sie sein Bewußtsein verändern und in eine für sie günstige Weise dirigieren. Damit sind sie mit Geistern Verstorbener verwandt, die das gleiche in verstärkter Form tun. Dämonen schädigen den Patienten jedoch nicht in so erheblicher Weise, wie das Geister tun.

Dämonen können wir mit Konflikten gleichsetzen, indem sie vom Schamanen als furchterregende, personifizierte Wesen wahrgenommen werden. Schamanen benötigen zur Wahrnehmung der Krankheitsdämonen einen besonderen Zustand, in den sie sich begeben müssen. Das können bei den Schamanen Sibiriens oder den Indianern Nordamerikas Trommeln und Gesänge sein, indem sich der Schamane durch eintönige Wiederholungen in Trance begibt. Oft werden auch halluzinogene Drogen benutzt, um Dämonen sichtbar zu machen. In seinem veränderten Bewußtseinszustand nimmt der Schamane unheilvolle Wesen wahr, die als eine Art von Blutsauger irgendwo äußerlich am Körper des Kranken oder innerlich ihre schädliche Wirkung entfalten.

Der Schamane visualisiert den Konflikt als ein eigenständiges und feindseliges Wesen, das die Gesundheit des Patienten schädigt und Krankheiten hervorruft. Das feindselige Wesen wird in vielfältigster Form beschrieben, sei es als Insekt, Vampir, Dämon, giftige Schlange oder böses Raubtier. Meines Erachtens sollten uns die phantasievollen Beschreibung nicht davon abhalten, das Wesentliche bei der Beschreibung des Schamanen zu würdigen. Das Bedeutende und Wesentliche bei der Wahrnehmung des Konflikts als „energieraubender Vampir" und dergleichen beruht darauf, daß damit allgemeingültige psychoenergetische Sachverhalte beschrieben werden! Der Konflikt wird als das eigenständige Wesen durchschaut, das dem Patienten Energie raubt. Der Schamane beobachtet deshalb eine real vorhandene Situation, die er nur deshalb in eine blumige Sprache kleidet, weil sein Bewußtseinszustand zu solch einer Sprache verführt. Hinzu kommt, daß der Kulturkreis des Schamanen natürlich solche Begriffe bevorzugt, genauso wie es Patienten eines Schamanen bevorzugen, wenn ihre Konflikte in einer bildreichen, anschaulichen Sprache ausgedrückt werden.

Ich unterstelle deshalb dem Schamanen, daß er Konflikte in einer realeren, umfassenderen Weise wahrnehmen kann, als das ein herkömmlicher Psychologe tut. Der Schamane sieht eine psychoenergetische Realität, die das feinstoffliche Wesen des Konflikts mit umfaßt. Er sieht, **daß der Konflikt dem Patienten Energie raubt**! Damit durchschaut er einen ganz elementar wichtigen Sachverhalt. Als zweites sieht der Schamane völlig richtig, daß **Konflikte überall im Körper sitzen** können, also nicht nur im Kopf, wie es der moderne Psychologe unterstellt. Auch das stellt eine bedeutsame Erweiterung unserer Kenntnisse dar, weil ein segmentaler, lokal begrenzter Energieraub Krankheiten viel besser erklärbar macht. Hat jemand ständig Bauchweh, weil er einen „Wut"-Dämon in seinem Oberbauch sitzen hat, der ihm Energie raubt, klingt das vollkommen logisch und erklärt die Oberbauchbeschwerden auf nachvollziehbare Art und Weise.

Die Sichtweise des Schamanen hat natürlich auch ihre Grenzen, auf die ich später zu sprechen komme. Mir geht es zunächst darum, das Verstehen des ungewöhnlichen Standpunktes zu erleichten und zu fördern, Konflikte für eigenständige Wesen in unserer Aura zu halten. Gerade im psychologischen Bereich besteht eine große Neigung, ungewöhnliche Standpunkte schnell als „verrückt" abzustempeln, weil das allgemeine psychologische Denken natürlich auch definiert, was Normalsein und seelische Gesundheit ausmachen. Erstaunlicherweise erlebe ich in

Diskussionen immer wieder, daß psychologische Laien meiner These wohlmeinend und offen gegenüberstehen, während Fachleute eher zu Skepsis und Ablehnung neigen.

Dabei gibt es durchaus psychologische und psychiatrische Fachleute, die zu ähnlichen Schlußfolgerungen wie ich gekommen sind. Dazu gehört die norwegische Psychotherapeutin und Begründerin der „biodynamischen Therapie“ Gerda BOYESEN, die ebenso wie der amerikanische Bioenergetik-Therapeut John PIERRAKOS (Erfinder von „Core Energetics“) von der Existenz einer Aura überzeugt ist. Durch Zufall und unabhängig davon kam der amerikanische Psychiater und Internist Jordan WEISS zu den gleichen Ergebnissen. Nach einer Verletzung seiner Halswirbelsäule begann er überraschenderweise, die Aura und die Chakras seiner Patienten sehen zu können. Er stellte dadurch fest, daß emotionale Konflikte in der Aura abgelagert werden und dort als Energieblockaden wirken.

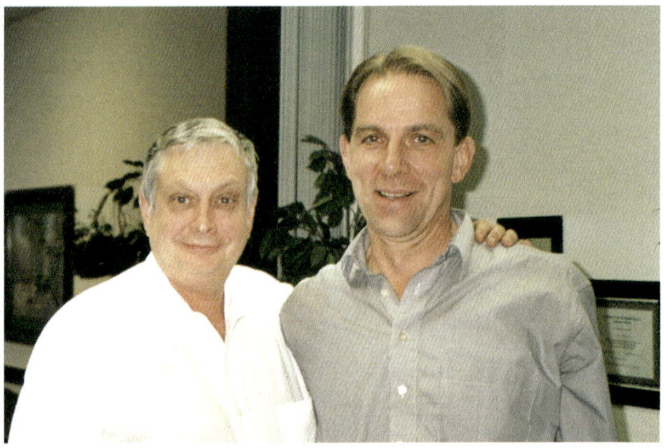

Jordan Weiss und der Autor bei einem Besuch im Sommer 2000 in Irvine/Californien (s. Anmerkung S. 145)

Weil solche Energiestörungen die Versorgung der Gewebe und Organe beeinträchtigen, kann es im Lauf der Zeit zu ernsthaften Krankheiten kommen.

Jordan WEISS hat unabhängig von mir ein System entwickelt, das aus der Mobilisierung von Gefühlen und energetischen Wahrnehmungs- und Reinigungsübungen besteht. Er hat es „Psychoenergetics“ genannt und lehrt es weltweit. Weil die Systeme von mir und Jordan WEISS so ähnlich sind, lag es natürlich nahe, beide Systeme hinsichtlich ihrer Möglichkeiten und Gemeinsamkeiten zu vergleichen. Ich testete bei einer Versuchsperson einen riesenhaften Konflikt im Oberbauch, den man wegen seiner Größe als beherrschendes Lebensthema ansehen kann. Es war das Gefühl „wütend, explodieren“, das der Leber und Galle zugeordnet wird. Ich erzählte weder Jordan WEISS noch der Probandin zu diesem Zeitpunkt von meinem Ergebnis. Dazu muß man auch wissen, daß Außenstehende bei meiner Arbeitsweise nicht wissen können, was ich an Konflikten herausgetestet habe. Da es sich um kleine, numerierte Fläschchen handelt, die ich dem Patienten auflege, weiß erfahrungsgemäß niemand außer mir das Ergebnis.

Jordan WEISS begann bei seiner anschließenden Demonstration sofort direkt über der Leber zu arbeiten. Dazu drückte er einen sogenannten „Triggerpunkt“, der die emotionalen Schmerzen aktiviert, wobei dieser Punkt dicht unter der Rippe in Höhe der Lebermitte gelegen war. Das Drücken des Punktes zusammen mit der Anweisung, heftig zu atmen, löste bei der Versuchsperson intensive Gefühle von extremer Wut und großem seelischen Schmerz aus. Die Gefühle rührten aus frühester Kindheit. Bei einer anschließenden Besprechung wurde klar, daß die Wut entstanden war, als das ältere Geschwister an einer Vergiftung starb, weil es unbeaufsichtigt ein stark wirksames Medikament getrunken hatte. Das dabei entstandene Gefühl war eine ungeheure Wut auf die Eltern, die unbewußt dafür verantwortlich gemacht wurden, das Geschwister nicht gut genug beschützt zu haben.

Übereinstimmend kamen Jordan WEISS und ich zu dem Urteil, das unsere Systeme in diagnostischer Hinsicht zu identischen Ergebnissen kommen. Als Nachteil des Systems von Jordan WEISS sehe ich die Abhängigkeit von einem hochsensiblen Trancemedium, das notwendig ist, damit die Gefühle des Patienten aufgespürt, ihre Gefühlsinhalte ausgedrückt und sie dadurch im Patienten wiederbelebt werden können. Dieses hochsensible Trancemedium stellt Jordan WEISS selbst dar. Ich wage zu bezweifeln, ob so ein herausragendes Talent oft vorkommt oder gar durch Training willentlich hervorgebracht werden kann. Das System von Jordan WEISS selbst empfehle ich ganz grundsätzlich als hervorragende Möglichkeit zur Schulung der feinstofflichen Wahrnehmung. Er beschreibt sinnvolle Übungen, die jeder durchführen kann. Das System von „Psychoenergetics“ enthält darüber hinaus eine Reihe wertvoller Reinigungsübungen.

Auch Gerda BOYESEN ist bei ihrer Arbeit zur Erfahrung gelangt, daß der Konflikt eine eigenständige energetische Existenz besitzen muß. Anders kann man sich bestimmte Vorgänge gar nicht erklären, etwa daß der Konfliktinhalt dadurch aktiviert werden kann, indem man seine Handflächen in die Aura des Patienten hält. In einer ganz bestimmten Entfernung zum Körper, beispielsweise in 50 cm, erlebt der entspannt daliegende Patient konflikthafte Szenen, die wie ein richtiger Film beschrieben werden. Dabei werden auch Gerüche und Stimmungen wiedererinnert. Ich habe solche Versuche mehrfach an verschiedenen Probanden selbst durchgeführt und an bestimmten Stellen der Aura ganz bestimmte „Filme“ hervorrufen können. Das ist umso bemerkenswerter, als die Probanden die Augen geschlossen hielten und nicht wußten, wo ich meine Hände hielt. An ganz bestimmten Stellen der Aura wurde mit großer Treffsicherheit derselbe innere „Film“ beschrieben, der zuvor dort aufgetreten war.

Auch das Hirn scheint eine Kopie des Erinnerungsfilms abgespeichert zu haben. Deshalb hat der moderne Wissenschaftler recht mit seiner Behauptung, wenn er den Konflikt dem Hirn zuordnet! Denn beim geöffneten Gehirn können ebenfalls Erinnerungsfilme ablaufen, wenn die Hirnoberfläche mittels Pinzette oder Elektrode gereizt wird. Man weiß davon durch Hirnoperationen an oberflächlich betäubten und damit bewußtseinsklaren Patienten. Ähnlich den Beobachtungen, die ich bereits bei den „Aurafilmen“ beschrieb, erlebt der Patient je nach gereiztem Areal genau definierte Empfindungen und Erinnerungen. Solche Beobachtungen an Hirnverletzten waren nach Ende des Zweiten Weltkriegs Anlaß zu verstümmelnden Hirnoperationen. Man wollte beispielsweise Sexualtätern die „bösen Hirnzonen“ wegschneiden. Wegen der schlechten Langzeitergebnisse wurde die Psychochirurgie Gottseidank ziemlich bald eingestellt.

Die Konflikte sitzen im materiellen Körper an verschiedenen Stellen, d. h.

1. im Großhirn und
2. den vegetativen Hirnzentren,
3. den vegetativen Plexus des Gesamtorganismus,
4. in verschiedenen Muskeln und Muskelhärten (Gelosen),
5. in Muskelfaszien und
6. an Knochenhäuten sowie
7. in bestimmten Organteilen

Weitere Anlässe für die Rückerinnerung seelischer Konfliktinhalte können tiefe Entspannungsübungen oder Drogenerlebnisse sein. Durch die Bewußtseinsabsenkung werden tiefe Schichten des Unbewußten berührt. Von Akupunkteuren oder Neuraltherapeuten hörte ich hin und wieder, daß Patienten spontan von uralten Erinnerungen berichteten, die emotional belastend waren, wenn bestimmte Punkte genadelt oder vegetative Ganglien angespritzt wurden. Der Italiener CALLIGARIS behauptete um 1940, daß durch die sanfte Stimulation bestimmter Hautpunkte parapsychologische Fähigkeiten wie Hellsehen hervorgerufen werden können. Das Kneten bestimmter Muskelpartien oder Massieren bestimmter Organe kann ebenfalls seelische Konflikte an die Oberfläche bringen. Jeder kennt aus eigener Erfahrung Rückerinnerungen an längst Vergangenes, wenn bestimmte Gerüche oder Melodien wahrgenommen werden.

An dieser Stelle kann bereits festgehalten werden, daß seelische Konflikte nicht in verkürzter Weise auf eine einzige Sache oder Funktion reduziert werden können. Konflikte berühren mehrere Facetten unserer menschlichen „Leib-Seele-Einheit“, die von der feinstofflichen Aura bis zum Materiellen unseres grobstofflichen Körpers reichen. Konflikte haben deshalb zahlreiche unterschiedliche Ablagerungs- und Aktivierungspunkte. Konflikte nur dem Kopf zuzuordnen, wie dies leider oft geschieht, erscheint deshalb zu stark vereinfachend.

Darüber hinaus sind Konflikte in der Aura zu finden. Mehrere Gründe sprechen dafür, daß der seelische Konflikt ein überwiegend geistig-energetisches Phänomen sein muß. Einmal ruft bereits die Berührung der Aura seelische Inhalte hervor, ohne daß man den materiellen Körper dazu berühren muß. Ein weiteres Argument beruht auf der Möglichkeit der Übertragung von Konflikten. Dazu habe ich in einem früheren Kapitel das Beispiel mit der Bekannten erzählt, die ihre seelischen Konflikte auf meine damalige Frau und mich übertragen hat. Auch Phänomene wie Besesseneit fallen in diese Kategorie. Weitere stichhaltige Gründe beruhen darauf, daß Phänomene wie Fernheilungen oder Gebet sonst gar nicht denkbar wären. Ich erinnere an meinen bereits geschilderten Fernheilversuch[36] bei einem Bekannten, den ich durch magische Praktiken zu heilen versucht hatte.

Es gibt noch einen weiteren Punkt, der uns von der Existenz einer geistartigen Natur der seelischen Konflikte überzeugen kann. Es handelt sich darum, daß zumindest große Konflikte aller Wahrscheinlichkeit nach **karmische Ursachen** haben. In tiefer Entspannung berichten ungewöhnlich viele Patienten von traumatischen Erlebnissen, die in ihrer Erinnerung mit früheren Leben zu tun haben. Wenn wir die Realität von Karma akzeptieren, erscheint es logisch, daß solche traumatischen Bewußtseinsinhalte aus früheren Leben stammen. Offenbar werden sie als Konflikte abgespeichert. Das geht aber nur, wenn die Konflikte zuvor in immaterieller Weise gespeichert werden. Denn wie könnten Konflikte von einer Existenz zur anderen gespeichert und übertragen werden, wenn dazwischen diverse materielle Körper absterben und neue

[36] Auch beim Gebet im Sinne einer Fürbitte handelt es sich in gewisser Weise um eine Fernheilung. Beim Gebet werden höhere Mächte um die Zufuhr von harmonischer Energie gebeten, die sich im Körper des Kranken auswirkt. Meta-Analysen des Amerikaners BENOR zeigen, daß Gebete eine überzufällig häufige statistische Signifikanz zeigen. Sie können deshalb in wissenschaftlicher Hinsicht als gesicherte Phänomene gelten. Der amerikanische Internist Larry DOSSEY, der sich ausführlich mit Gebeten und anderen parapsychologischen Phänomenen beschäftigt hat, gibt in seinen Büchern einen guten Überblick über die zahlreichen wissenschaftlichen Untersuchungen zu diesem Thema.

Körper gewählt werden? Das Ganze erscheint nur vorstellbar, wenn Konflikte geistartiger Natur sind.

Was bedeutet nun die Speicherung in geistartiger Weise? Bei der Beantwortung der Frage, wie Konflikte gespeichert werden, hilft uns das Wissen aus den vorangegangenen Kapiteln. Dabei müssen wir uns in Erinnerung rufen, daß Informationen leicht in feinstofflicher Energie gespeichert werden können. Die wichtigen Punkte zur Speicherung von Konfliktinhalten möchte ich kurz zusammenfassen:

Energie besitzt wichtige Qualitäten, mit deren Hilfe Konflikte gespeichert werden können:

1. Energie speichert bestimmte Informationen (Informationsträger);
2. Energie wandert beliebig von einem Körper zum anderen (ist nicht lokal);
3. Energie speichert Informationen in zuverlässiger und realitätsgetreuer Weise, wobei Gefühle, Gerüche, bewußte Inhalte und Gedanken ebenso wie filmische Sequenzen gespeichert werden (zuverlässige und genaue Speicherung).

Wie wir uns den Aufbau und die Funktionsweise eines Konflikts im Detail vorstellen können, werde ich im folgenden Kapitel beschreiben. Hier geht es mir erst einmal darum, einen grundlegenden Überblick über die zahlreichen Facetten des Konflikts zu verschaffen. Die zunächst rätselhaft anmutende Angelegenheit der Speicherung von Konfliktinhalten wird verständlicher, wenn wir an moderne Erfindungen wie den Computer denken. Die Aura versorgt unseren Körpercomputer mit Energie wie Information, so daß wir sie in unserem Vergleich sowohl mit einer Software wie mit dem elektrischen Strom vergleichen können. Der Konflikt entspricht einem falschen Computerprogramm oder Computervirus, das unsere Programme verändert oder im Extrem sogar blockieren kann.

Mit der nachfolgenden Abbildung möchte ich verdeutlichen, daß der Konflikt trotz seiner ursprünglich energetischen Natur nicht im luftleeren Raum hängt. Ganz im Gegenteil zeigt sich der Konflikt im materiellen Körper ebenso wie im immateriellen Bewußtsein. Der Konflikt hat deshalb eine dreifache Auswirkung, die die Aura, die Psyche und den Körper umfaßt (s. Grafik Seite 145):

Der Konflikt kann aus diesem Grund als etwas bezeichnet werden, das „psychosomatisch energetisiert" ist. Es befindet sich in allen Energie-Ebenen der Aura ebenso wie im stofflichen Körper und im Bewußtsein. Fragt man sich, was der Konflikt im einzelnen beeinflußt und schädigt, kann man deshalb keine einfach strukturierten Antworten geben.

Der Konflikt verändert alle Ebenen des Menschen,

- indem er die Psyche unbewußt beeinflußt (und damit das Verhalten),
- das Energiesystem auslaugt und blockiert, sowie
- den Körper schwächt und auf Dauer krank macht.

Wie beim Märchen vom Hasen und dem Igel kann man nie sagen, daß der Konflikt nur da oder nur dort ist. Der Konflikt befindet sich sowohl im Körper, in der feinstofflichen Energie wie in der Psyche. Am Anfang dieses Kapitels sprach ich vom Schamanen und dessen Sichtweise. Der Schamane sieht den Konflikt als Dämon in der ***Aura*** , womit er den energetischen Aspekt in den Vordergrund rückt. Der Hirnchirurg und der Psychiater deuten den Konflikt als ***materielle Störung***, indem es zu Neurotransmitter-Störungen oder Veränderungen des Hirngewebes kommt. Der Psychoanalytiker stellt die ***Psyche*** und das Unbewußte in den Vordergrund, indem der Konflikt für ihn eine überwiegend persönlich-biographische und seelische Problematik darstellt.

Man kann sich natürlich fragen, welche Auswirkungen eine Dreiteilung des Konflikts für den Patienten hat. Wie bestimmte Experten ein medizinisch-psychologisches Problem einordnen, kann dem Patienten letztlich egal sein, solange er richtig diagnostiziert und gut behandelt wird. Und genau an dieser Stelle beginnt die Sache für den Patienten von allergrößtem Interesse zu werden. Denn es ist keineswegs egal, wie man eine Krankheit betrachtet. Denn die Diagnose definiert die Therapie, weshalb eine unzureichende Diagnose ganz zwangsläufig zu einer schlechten Therapie führt. Man kann also nicht die Hände in den Schoß legen und darauf hoffen, daß irgendwelche Experten schon wissen werden, was zu tun ist. Oft sind sogenannte Experten wegen der Unkenntnis energetischer Zusammenhänge sogar genauso unwissend wie der Patient, der ihre Hilfe sucht. Das ist umso bedauerlicher, weil gerade dem Energetischen nach meiner Erfahrung eine Schlüsselrolle zukommt, wenn es um die Diagnose und Heilung seelischer Konflikte geht!

Die von mir entwickelte Methode habe ich wegen der dreifachen Schichtung des Konflikts in Psyche, Soma und Energie **„Psychosomatische Energetik"** genannt. Das Hauptgewicht meiner Betrachtung liegt dabei auf dem Feinstofflichen, wobei ich Psyche und Soma in einer Weise integriere, die dem modernen Wissensstand entspricht. Es gibt deshalb keine Einzelwahrheiten, sondern man muß alle Aspekte des Konflikts berücksichtigen. Dabei ist das Energetische erfahrungsgemäß das Wichtigste, weil nach meiner Erfahrung der Konflikt nur durch eine energetische Diagnose richtig diagnostiziert werden kann. Das betrifft beispielsweise die „Wut", die mein Kollege

Speicherung der Konfliktinformation in Körper, Psyche, Soma

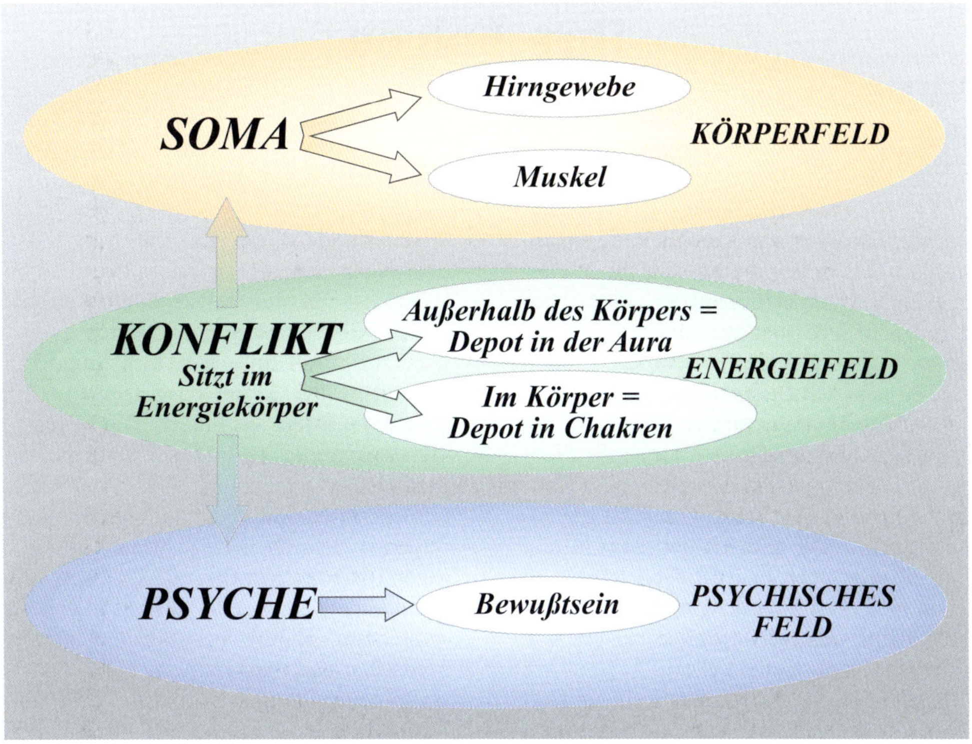

Jordan WEISS in der gleichen Weise bei der Probandin gefunden hat, wie ich das konnte, weil auch Dr. WEISS den Konflikt in energetischer Weise feststellt. Kein Psychiater, Hirnchirurg, Neurotransmitter-Forscher, Psychoanalytiker oder sonst jemand kann solche Diagnosen mit der gleichen Sicherheit und Schnelligkeit stellen, einfach weil „Wut" etwas Immaterielles darstellt. In aller Regel kommen Fachleute mit einer zu einseitigen Betrachtungsweise sogar zu vollkommen falschen Schlußfolgerungen. Warum das so ist und welche fatalen Auswirkungen das auf die Therapie hat, werde ich im Laufe der nächsten Kapitel näher zu begründen versuchen.

Das eigentliche Problem besteht an diesem Punkt darin, daß man es mit verschiedenen Wahrheiten zu tun hat. Wenn ich deshalb in so entschiedener Weise für eine energetische Betrachtungsweise eintrete, so spreche ich von einer Wahrheit, die für schätzungsweise 95 % aller Durchschnittspatienten zutrifft. Für den Rest gibt es andere Wahrheiten. Deshalb geht es mir keineswegs darum, ganze Berufsstände zu demontieren und ihnen ihre Existenzberechtigung abzusprechen. Denn obwohl das Energetische das Wichtigste ist, gibt es durchaus Patienten, die eine andere Hilfe benötigen. Ein bestimmter Patient mit einer Depression kann vor allem durch chemische Antidepressiva hervorragende Hilfen bekommen. Ebenso kann ein selbstmordgefährdeter Mensch seine einzige echte Hilfe darin finden, daß ihm ein verständnisvoller Psychoanalytiker richtig zuhört und ihm damit weiterhilft. Und ein Patient mit einem Tumor braucht den Chirurg, der ihn operiert und von seinem materiellen Tumorproblem befreit. Kurz gesagt gibt es deshalb nicht eine Wahrheit, sondern mehrere, je nachdem, in welcher Ausgangslage sich der Patient befindet.

Anmerkung: Dr. Jordan Weiss hat im Verlag Via Nova dieses Buch veröffentlicht mit dem Titel: Selbsterkenntnis und Heilung.

Die Konfliktentstehung und ihre Folgen

Zu den bedeutendsten Ursachen von Krankheiten gehören unbewußte Konflikte. Das gehört mittlerweile zu den unbestrittenen Grundthesen der modernen Psychoanalyse. Konflikte sind die häufigste und eigentliche Ursache, wenn Menschen sich unwohl fühlen, indem sie dadurch innerlich in einen Zustand von Disharmonie und Energiearmut geraten. Konflikte sind ebenso der Grund, warum es zu Streitereien und Mißverständnissen zwischen Menschen kommt. Ohne Zweifel gehört der unbewußte Konflikt als Hauptschuldiger an den Pranger, der die eigentliche Hauptschuld daran trägt, daß wir uns unwohl und krank fühlen, mit Mitmenschen in Unfrieden leben und sogar unser Lebensglück verfehlen. Egal, aus welchem Grund etwas schiefläuft, wird der Konflikt so gut wie immer der Schuldige sein.

Anfangs wollte ich so eine einfache, drastische und auf einer einzigen Ursache beruhende Lösung nicht wahrhaben. Aber je länger ich mich damit beschäftige, umso vehementer und entschlossener vertrete ich die Meinung: **„Der Konflikt ist an (fast) allem schuld!“** Warum diese einseitige Anklage des Konflikts ihre Berechtigung hat, hoffe ich im Folgenden begründen zu können. Das herkömmliche psychoanalytische Modell muß ich dabei erweitern, denn der Konflikt ruft nicht nur seelische Störungen hervor, sondern wird zum eigentlichen Ausgangspunkt unserer Persönlichkeitsbildung.

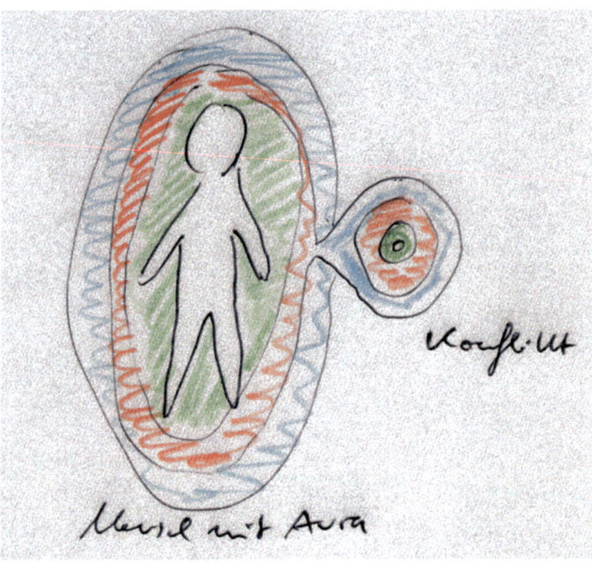

Handskizze des Autors von einem Konflikt, der an einen Menschen angedockt ist

Der Konflikt bekommt dadurch einen ganz entscheidenden Einfluß auf unser Denken und Tun, indem er uns auf unbewußte Weise fremdsteuert und das Szenario zu seinen Gunsten verändert. Die ganze Tragweite und Dynamik werde ich in einzelnen Schritten enthüllen und daraus sogar ein evolutionäres Modell ableiten, das unsere menschliche Entwicklung vorprägt und in aufeinanderfolgende Schritte zerlegt. Man kann so weit gehen zu sagen, daß der Konflikt als Ur-Form unserer Angst zur eigentlichen Keimzelle unseres menschlichen Bewußtseins wird. Damit macht er uns überhaupt erst zum Menschen und entspricht im biblischen Sinne dem, was als „Ursünde“ angesehen wird. Die dramatischen Folgen beginnen dabei zunächst bei ganz harmlos anmutenden innerseelischen Vorgängen.

Deshalb möchte ich zunächst beschreiben, wie ein Konflikt entsteht und welche unmittelbaren Folgen für den Einzelnen daraus abgeleitet werden können. Grundsätzlich handelt es sich beim Konflikt um einen abgesprengten Teil unserer Person. Dieser bekommt nach und nach eine Eigenständigkeit und wirkt danach als innerer Fremdkörper. Was aber löst den Vorgang der Absprengung aus? Wodurch entstehen überhaupt Konflikte? Weil es psychoenergetisch dazu keine befriedigenden Modelle gibt, sah ich mich gezwungen, selber ein Konfliktmodell zu entwerfen. Ich bin mir dabei bewußt, daß es sich um eine Mischung unterschiedlichster Modelle handelt, die ich unter Zugrundelegung eigener Erlebnisse und der Beobachtung bei Patienten zu einem Gesamtbild zusammengefügt habe. Ich möchte den Leser deshalb bitten, das Folgende als Modell zu betrachten, dessen wesentliche Elemente zwar feststehen, das aber noch weitgehender erforscht werden muß.

Konflikte entstehen immer dann, wenn es zum plötzlichen Stop innerhalb unseres Erlebens kommt, weil wir einen gefühlsmäßig empfundenen Zustand nicht länger aushalten können. Dazu muß ich die Qualität unseres Erlebens näher beschreiben, um zu verdeutlichen, um was es geht. Der amerikanische Sozialpsychologe CSIKSZENTMILHALYI nennt die Kontinuität unseres fließenden Zustandes von Gefühl und Bewußtsein „Fluß“ (engl. „Flow“). Je harmonischer dieser Fluß fließt, umso zufriedener und glücklicher fühlen wir uns. In Anlehnung an jenen Optimalzustand möchte ich einen zwischen Glück und Unglück angesiedelten Normalzustand definieren, der zu einer Kontinuität unseres gefühlsmäßigen Erlebens führt. Ich nenne diesen Normalzustand „Gefühlsfluß“, weil unsere Gefühle dabei gleichmäßig fließen. Bei dem gleichförmigen Zustand, der mir vorschwebt, sind wir nicht immer so glücklich, wie das im „Flow“ CSIKSZENTMILHALYIS der Fall ist, aber in allererster Linie in einem Zustand von gefühlsmäßiger Gleichförmigkeit. Wenn wir uns selber aufmerksam beobachten, werden wir feststellen können, daß wir uns zu 99 % weitgehend im „Gefühlsfluß“ befinden. Sich im Einklang mit den eigenen Gefühlen zu befinden löst sofort ein spontanes Gefühl von Normalität und Gleichklang aus. Wir brauchen diese Normalität, um seelisch im Gleichgewicht bleiben zu können.

Nun kann man einwenden, daß es Menschen gibt, die emotional in einem Hexenkessel ständig wechselnder Gefühle zu leben scheinen. Mal lachen sie, um im nächsten Moment todunglücklich zu wirken. Andere wieder leben in einer Umgebung von permanentem Chaos. Aber so turbulent die Sache von außen auch aussieht, haben solche Leute ebenfalls zu 99 % einen Gefühlsfluß. Er hat nur stärkere Ausschläge, wird aber von den betroffenen „Chaoten“ oder „Exzentrikern“ in gleicher Weise als Normalzustand empfunden. In ähnlicher Weise wirken viele Südländer auf den kühlen Nordmenschen exaltiert und emotional übertrieben. Trotzdem leben auch sie in einem Gefühlsfluß. Man kann festhalten und als Grundgesetz aufstellen, daß der Mensch dazu neigt, ein Gefühl von Normalität herzustellen, das einem seelischen Klima von Gleichförmigkeit und gewohnter Alltäglichkeit entspricht.

Entscheidend scheint zu sein, daß der menschliche Organismus eine Gleichförmigkeit der Gefühle braucht, wodurch ein Empfinden von Normalität und Sicherheit entsteht. Menschen, die in einem ständigen Gefühl der Bedrohung und Unsicherheit leben, werden in kürzester Zeit krank. Man hat beispielsweise Soldaten im Ersten und Zweiten Weltkrieg als „Kriegszitterer“ bezeichnet, deren Gemütszustand durch den Aufenthalt an der Front in kürzester Zeit vollkommen zerrüttet worden war. In vergleichbarer Weise findet man sogenannte „Borderline-Störungen“ im Sinne von lebenslänglich bleibenden Persönlichkeitsstörungen. Es handelt sich um Kinder, die in einem Umfeld von Unsicherheit und Bedrohung aufwachsen. Durch das Herausfallen aus dem **Gefühlsfluß der Normalität** entstehen solche seelischen Störungen. Dabei handelt es sich um nichts anderes als die Folgen von Störungen des Gefühlsflusses in Form der Konflikte, von denen bereits die Rede war. Das Herausfallen aus dem Gefühlsfluß führt zu abgespalteten, gefühlsmäßig mit extremen Emotionen beladenen Bewußtseinsfragmenten, die als Konflikte bezeichnet werden.

Konflikte entstehen jedoch häufig nicht langsam in einem pathologischen Umfeld ständiger Bedrohung, son-

Gedrosselter Gefühlsfluß und Konfliktentstehung

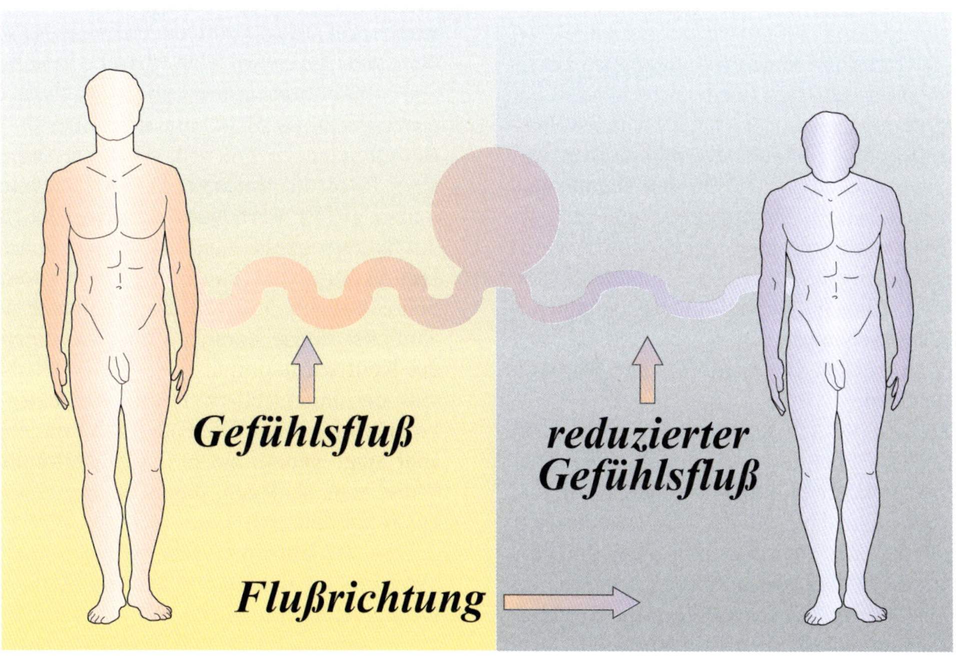

dern urplötzlich und spontan in einer Art Schreckreaktion. Der Gefühlsfluß der Normalität wird durch irgendein Ereignis unterbrochen. Besonders aufregende, seelisch übermächtige Erlebnisse überfordern die seelisch-emotionalen Verarbeitungsmöglichkeiten. Plötzlich sind unsere Grenzen überschritten, weil unsere seelischen Reserven und Regelungsmöglichkeiten ausgeschöpft sind. Wir geraten außer Balance, selbst wenn wir vorher längere Zeit die gleichen Streßfaktoren ausgehalten haben. Irgendwann brechen wir zusammen. Plötzlich versagt unsere seelische Stabilität, und man sagt zu solchen Zuständen: „Ich bin außer mir." Andere sagen: „Ich glaube, ich drehe gleich durch!" Mit überstarken Emotionen einhergehende Zustände führen dabei auf tieferen Seelenschichten zu einer Art schockartigem Würge- und Erstickungszustand. Solche Zustände werden instinktiv mit größter Existenzbedrohung und extremer Angst gleichgesetzt.

Man kann es als eine dem Würgereflex vergleichbare Eigenschutz-Vorrichtung bezeichnen. Genau jener schreckliche Ausnahmezustand der Seele wird nun zum eigentlichen Ausgangspunkt der Konfliktbildung. In instinkthafter Weise soll die Integrität des Organismus aufrechterhalten werden. Schockartig entsteht der Konflikt, um den Organismus als ganzes zu schützen, indem das Bedrohliche ausgelagert wird, so daß der Gefühlsfluß anschließend in reduzierter Form weiterfließen kann. Wie bei einer Mumifizierung abgestorbener Gliedmaßen wird dabei ein psychoenergetisches Material, das nicht weiter verdaubar, ungut und fremd geworden ist, als Fremdkörper in die energetische Körperperipherie (die Aura) ausgelagert.

Ganz ähnliche Vorgänge im Umgang mit körperfremdem oder giftigen Material sehen wir bei der Gicht, wo die überschüssige Harnsäure in den schmerzenden Großzeh transportiert wird, um dort weit entfernt von der Körpermitte auszukristallisieren. Auch der Hautausschlag bei Infektionskrankheiten gehorcht der archaischen Abwehrmaßnahme, Unangenehmes und für den Organismus Bedrohliches auszuscheiden, abzuschieben und zu verdrängen. Die Viren werden in einen Masern- oder Windpockenausschlag hineingepackt, wo sie am wenigsten Schaden anrichten können. Bei all diesen Vorgängen sehen wir dasselbe Schutzprinzip, Körperfremdes und Gefährliches zu verpacken, zu isolieren und dadurch unschädlich zu machen.

„Was nicht verdaut werden kann, gehört nicht dazu ...also raus damit!" Da Energie nicht einfach verschwinden kann, kondensiert sie im Konflikt. Das Unverdauliche des Konflikts zeigt uns dabei, daß es so etwas wie eine psychosomatisch-energetische Verdauung gibt, die normalerweise dazu führt, daß wir unsere Erlebnisse im Normalfall „verdauen" und integrieren können. Wer kleine Kinder nach einem aufregenden Erlebnis beobachten kann, wird Zeuge ihres seelischen Verarbeitungsprozesses. Anfangs zeigen uns die feuchten Händchen des seelisch aufgewühlten Kindes, ebenso sein Herzklopfen und seine motorische Unruhe, daß etwas Aufregendes und Beunruhigendes vor sich geht. Später wird die kindliche Seele dann wieder ruhiger und dadurch entlastet, indem viel über das Erlebnis geredet und die Aufregung in Phantasien und Träumen immer wieder fokussiert und zurückgeholt wird. Eine weitere Verarbeitungsmöglichkeit scheint im Abreagieren und Somatisieren zu liegen. Unwillkürliche Ausscheidungsprozesse, die durch das vegetative Nervensystem vermittelt werden, wie Durchfall und Schwitzen oder willkürmotorisches Abreagieren – etwa durch Fingertrommeln, Nägelbeißen – sollen die hohe energetische Konfliktspannung absenken helfen.

Bei der Konfliktbildung versagen all diese Mechanismen. Wir geraten in eine existentielle Grenzsituation, die durch einen kurzfristigen seelischen Ausnahmezustand charakterisiert ist. Uns „fährt der Schreck in die Glieder", wie es so treffend heißt. Anstatt zu sterben und tot umzufallen, teilt sich unser psychoenergetisches System in zwei Teile – das eigene und das fremde. Der seelische Fremdanteil in Form unerträglicher Emotionen wird abgetrennt, um den Gesamtorganismus weiterleben zu lassen. Es spielt dabei keine Rolle, von wo Gefühle ihren Ausgang nehmen, d. h. ob sie von innen oder außen kommen.

An dieser Stelle möchte ich an die tiefenpsychologische Grundregel erinnern, daß es auf den tieferen Emotionalebenen ab einer bestimmten Stufe keine Trennung in Außen- und Innenwelt mehr gibt. Deshalb können verständlicherweise auch eigene, von innen kommende Gefühlszustände genauso unerträglich werden, wie es von außen kommende Ereignisse sein können. Bei der Folter haben wir eine typische Mischsituation, indem der Folterer von ***außen*** sein Opfer etwas Unerträglichem auszusetzen versucht, um den ***inneren*** Widerstand des Betreffenden zu brechen, indem er seine psycho-physische Integrität verletzt. Das Opfer bildet zwar einen immer größer werdenden Konflikt, der das Schreckliche des Folterprozesses auffangen und außenverlagern soll. Das gelingt aber häufig nur unvollkommen, weil der Schrecken viel zu groß ist und immer weiter anhält. In ähnlicher Weise können wir den normalen Vorgang bei der Konfliktbildung als einen schreckhaften Prozeß deuten, der innerseelisch etwas von einer unerträglichen Foltersituation hat. Die Folter hält zwar meist nur kurz an, aber lange genug, um in ihrer Unerträglichkeit seelische Wunden zu schlagen, die in Form von Konflikten ausgelagert werden.

Das Bedeutsame scheint mir aber weniger das „Warum" als das „Wie" der Konfliktentstehung zu sein. Denn meines Erachtens führt uns die Frage nach dem „Wie" sehr viel weiter, als wenn wir uns in den subjektiven Verstrickungen des „Warum“ verlieren würden, wie das die traditionelle Psychoanalyse zu tun pflegt. **Denn das „Warum“ führt erfahrungsgemäß zu einer Kettenreaktion von Schuldzuweisungen**, die irgendwann bei Adam und Eva und letztlich der Erbsünde enden.

Auf einer hohen Erkenntnisstufe unserer tiefsten Seelenschichten wird vielen Menschen in meditativer Versenkung klar, daß wir ja – als Teil Gottes – es nicht gut mit uns selbst meinen müßten, damit wir einen Schuldigen dingfest machen können. Wir wären gewissermaßen der Teil Gottes, der sich selbst schädigt. Wir rufen zwar gerne: „Haltet den Dieb!“ Und dann sehen wir mit größtem Erschrecken, daß wir uns auf dieser tiefen Erkenntnisstufe selbst an den Pranger stellen müßten und selbst der Schurke sind, den wir zu verfolgen trachten. Die Logik der Dualität mit ihren Schuldzuweisungen führt deshalb im Reich der Liebe und Nicht-Teilbarkeit ganz automatisch in Irrsinn und Verzweiflung. Schuld und Liebe sind unvereinbare Gegensätze.

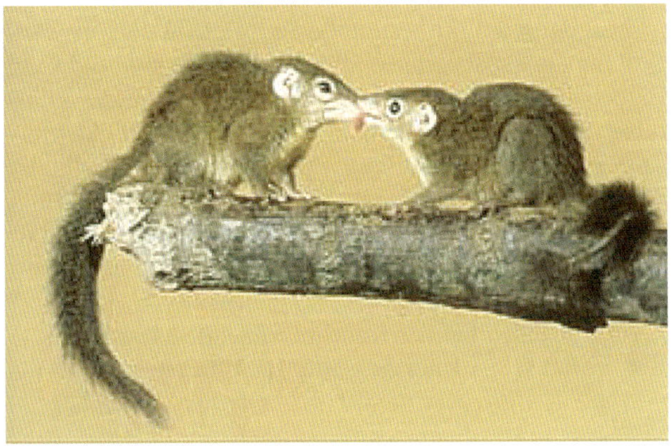

Tupajas sind die einzigen Säugetiere, denen Streß an aufgestellten Haaren sofort anzusehen ist

Viel vernünftiger ist es, beim „Wie“ der Konfliktentstehung nach den Vorgängen im Individuum zu fragen. Man kann dabei auch klarer erkennen, wodurch man seelische Wunden heilen kann. Das „Wie“ führt zu einer Position, die das Individuum bei der Konfliktentstehung mit einschließt und es nicht als bloßes Opfer ansieht. Es scheint mir der wesentlich vernünftigere Weg, der darüber hinaus leichter Lösungen zur Konfliktbeseitigung finden läßt. Wir fragen deshalb, wie eine Emotion zu etwas für den Organismus Fremdem wird, welches in Form eines Schutzreflexes außenverlagert werden muß. Für mein Dafürhalten dadurch, daß ein Gefühlsinhalt so übermächtig und damit unverdaubar wird, daß er zunächst den Gefühlsfluß komplett ins Stocken bringt. Das Stocken des psychoenergetischen Stroms geschieht durch die Unverdaulichkeit des auftretenden Gefühls.

Gefühle kondensieren dann zu Konflikten, wenn der emotionale Inhalt nicht integriert und verdaut werden kann. Ein unverdauliches Gefühl blockiert in Wahrheit nicht nur unseren Gefühlsfluß, sondern auf einer tieferen Ebene unsere Integrität. Auf eine bestimmte, archaisch empfundene Art bedroht der Konflikt unsere Existenz! Das geschieht auf innerseelische Weise dadurch, daß ein Gefühlsinhalt unbewußt mit Bedrohung bis hin zur Auslöschung unseres Lebens gleichgesetzt wird. Wenn wir zu wütend oder zu traurig werden, glauben wir irgendwann sterben zu müssen. **Instinktiv erlebt unser Emotionalkörper zu große und zu intensive Gefühle als lebensbedrohlich.**

Es geht in Wahrheit um Leben und Tod. Die existentielle Not eines übermächtig erlebten Gefühls können wir sehr anschaulich in dem bekannten Tierversuch sehen, bei dem zwei Tupaja-Männchen um ein Revier kämpfen. Das unterlegene Männchen wird nach dem Kampf schnellstmöglich das Weite suchen, womit die Angelegenheit für alle Beteiligten erledigt ist. Sperrt man dagegen das unterlegene Männchen mit dem Sieger des Kampfes in einen Käfig, der durch eine Glasscheibe getrennt ist, wird das unterlegene Männchen nach wenigen Wochen tot sein. Bei den Tupaja-Männchen gibt es keine Konfliktbildung wie bei uns Menschen, die ihr Leben retten könnte. Schutzlos sind sie ihren Emotionen ausgeliefert, die sie tatsächlich in kurzer Zeit umbringen!

Gottseidank wird beim Menschen die schreckliche emotionale Situation durch die Außenverlagerung des Konflikts schlagartig besser, und wir können erst einmal aufatmen. In dem geschilderten Versuch mit den zwei kampfeslustigen Tupaja-Männchen flieht der unterlegene Gegner normalerweise in eine andere Ecke des Käfigs, wo er nicht mehr gesehen werden kann. Die Flucht mit dem Nicht-mehr-gesehen-Werden sichert dem unterlegenen Tupaja-Männchen das Überleben („fight or flight“). Bei unserer eigenen Konfliktsituation flieht das unerträgliche Gefühl in vergleichbarer Weise in den Konflikt, damit wir nicht sterben müssen. **„Bloß weg hier!“ sagt das Gefühl und verschwindet kurzerhand selber.**

Nun gibt es aber auch gute Gefühle, die kaum auszuhalten sind. Warum werden aus diesen besonders großartigen Gefühlen nicht auch Konflikte? Wahrscheinlich deshalb, weil zu der Unerträglichkeit als solcher noch eine weitere Eigentümlichkeit kommt – die der „Gefühlsleere“, einer Art von „schwarzem Loch“, in den uns ausschließlich schlechte, destruktive Gefühle hinabzustürzen drohen. Diese Gefühlsleere entspricht dem Gefühl der Feindseligkeit und Bedrohung, welche negative Konfliktinhalte in uns auslösen. Gute Gefühle machen keine Gefühlsleere, erzeugen keine emotionale Gefährdung und Not in dem Sinn, wie dies schlechte destruktive Gefühle tun. Schlechte Gefühle besitzen eine ganz wichtige Eigenschaft, die mit seelischer Fremdheit und dem Verlust innerer Loyalität zu tun hat. Letztlich geht es dabei um die Gefährdung unserer Existenz und Integrität. Denn die Neigung zur Konflikt-Entstehung wird umso größer, wenn wir nicht mehr gefühlsmäßig authentisch und mit uns einig sein können. Wir können bei der Konfliktentstehung etwas seelisch nicht verdauen, weil es fremdartig ist und nicht mit uns zusammenpaßt. Man wird an eine Perle erinnert, deren Ursprung auch darin liegt, daß etwas für die Muschel Fremdes – etwa in Form eines ins Muschelinnere eingedrungenen Sandkorns – in der Perle eingeschlossen und damit zu etwas Abgekapseltem gemacht wird.

Umgekehrt erleben wir eine umso geringere Tendenz zur Konfliktbildung, je eher wir in unserer Seelentiefe authentisch bleiben. In diesem Zusammenhang ist das Gebot der Gewaltlosigkeit des Christentums und Buddhismus verstehbar. *„Und halte die andere Wange hin!“* fordert Jesus von seinen Anhängern und meint damit in abgewandelter Weise, daß wir authentisch bleiben sollen. Primär zielt seine Forderung darauf, daß der Konflikt nicht durch Gegengewalt eskaliert. Doch Gegengewalt bedeutet immer auch, daß wir aus unserer Mitte gerissen werden und Konflikte bilden können. Trotz ihrer vermeintlichen Schlichtheit birgt deshalb die Erkenntnis, **daß Konflikte durch innere Fremdheit und Nicht-Authentischsein hervorgerufen werden,** den Keim für weitreichende Überlegungen in sich. In den späteren Kapiteln wird davon ausführlich die Rede sein.

Wir wissen natürlich alle aus unserer eigenen Lebenserfahrung, daß man sehr schwer immer authentisch und gefühlsmäßig loyal bleiben kann. In der Realität regt uns immer wieder etwas auf und bringt uns aus dem Gleichgewicht. Trotzdem können wir aus dem Teufelskreis von Gewalt und Gegengewalt, von Verletzungen und Rache nur ausbrechen, wenn wir die Mechanismen der Konfliktentstehung da blockieren, wo sie als erstes beginnen. Davon wird im Laufe dieses Buches noch mehrfach die Rede sein. Um den Konflikt mit all seinen Dimensionen und Bedeutungen besser zu begreifen, möchte ich ihn noch eingehender beschreiben. Vor allem das Feinstoffliche spielt dabei eine große Rolle.

Der Konflikt stellt einen abgesprengten Teil unseres Gesamtbewußtseins dar, was die Ebene des Mentalkörpers anbelangt. Aber der Konflikt enthält auch noch andere feinstoffliche Anteile, die ursprünglich von unserem eigenen Energiesystem abstammen. Wie ein abgeschnürtes, stark verkleinertes Anhängsel unseres eigenen Energiekörpers weist der Konflikt alle Strukturmerkmale unseres Energiekörpers auf. Er bildet so etwas wie ein Satelitensystem unseres feinstofflichen Körpers, das wie ein Embryo mit einer unsichtbaren Nabelschnur an uns hängt. Man kann den Konflikt deshalb als „Energieräuber“ ansehen, der sich von unserer eigenen Energie ernährt.

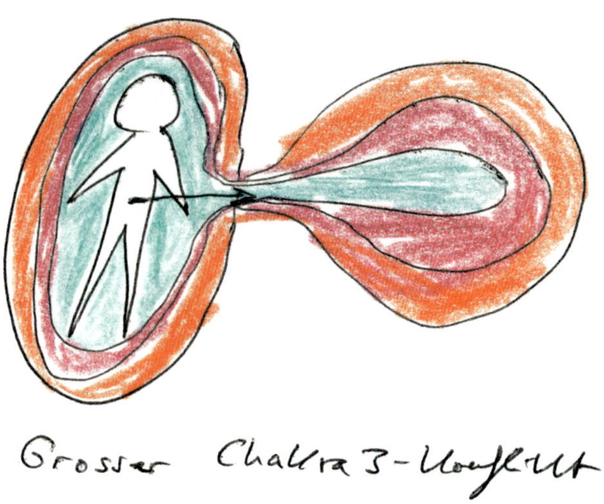

Zentralkonflikt im Oberbauch

Weil der Konflikt bestimmte Energieteile von uns mitgenommen hat, beginnen diese abgesprengten Teile ein Eigenleben zu führen. Unser Mentalkörper, unsere Emotionen und unsere Lebenskraft beginnen im Konflikt wirksam zu werden. Dort entfalten sie eine Eigendynamik, die den jeweiligen Energiekörpern entsprechen. Das bedeutet konkret, daß der Konflikt genauso wie wir Lebenskraft besitzt, daß er Gefühle und sogar Bewußtsein besitzt.

Im Einzelnen hat der Konflikt folgende Merkmale:

- Er hat selbst **Energie – auf der Vitalebene**, *wobei die Konfliktenergie vor allem krankmachend ist, weil unser Energiefluß dadurch heruntergedrosselt wird. Der Konflikt saugt die Energie ab, die uns fehlt, wobei das Schädliche bei genauerer Betrachtung gar nicht die Energie-Entnahme selbst ist, sondern die Blokkierung unseres Energieflusses – vergleichbar einem das Flußbett anstauenden Felsen. In Wahrheit raubt uns der Konflikt deshalb gar nicht so viel Energie, wie es von außen erscheint, sondern der Konflikt stört unseren eigenen Energiefluß. Der Energiefluß wird dabei umso mehr gedrosselt, je größer der Konflikt selber ist. Der feine Unterschied ist deshalb bedeutsam, weil große Konflikte lange Zeit überleben können, ohne von unserer Energie wesentliche Mengen wegzunehmen. Der große Konflikt ist dann „im Winterschlaf“. Wird er aktiv, so beginnt er unseren Energiefluß zu blockieren.*
- Er hat **Gefühle – auf der Emotionalebene**. *Die Gefühlsinhalte kreisen bedauerlicherweise völlig*

stumpfsinnig alleine um den Konfliktinhalt. Man wird an das monotone Rezitieren irgendwelcher Formeln erinnert, die ein dummer Roboter einprogrammiert bekommen hat. Die Gefühle im Konflikt fühlen sich extrem stark, im Grunde wesensfremd und dabei äußerst unbehaglich an.

- Er hat **Intelligenz** im Sinne von Bewußtsein – auf der **Mentalebene**. *Seine Bewußtheit ist im Grunde eine Reflexion dessen, wie gut wir uns des Konflikts bewußt geworden sind – so daß sein Bewußtsein eigentlich unser Bewußtsein ist. Der Konflikt selbst ist so gut wie völlig bewußtlos und narzißtisch in einer eigenen Welt gefangen! Die Intelligenz des Konflikts beschränkt sich wie bei einem Roboter zwar zunächst nur auf die Ausführung des Programms, den der Konflikt zu seiner Realisierung braucht. Wie jedes Lebewesen hat der Konflikt aber auch eine Art von Überlebensinstinkt, den er in Form seiner Intelligenz einsetzt, um seinen Konfliktträger und die Umwelt entsprechend zu beeinflussen.*
- Er hat ein **tiefes Unbewußtes – auf der Kausalebene**. *Es handelt sich um eine „automatisierte" Ziel-Programmierung, um seine Wunscherfüllung zu realisieren. Es dreht sich alles um tiefe Überzeugungen eines unbedingten Existenzwillens, die tyrranische Züge aufweisen. Dieser machthungrige Egoismus macht den Konflikt in seinem Wesen böse und zerstörerisch.*

Die Gesamtheit von Konfliktinhalt und seiner energetischen Schichtung habe ich **„Konflikt"** genannt. In der traditionellen Psychologie handelt es sich um ein rein geistiges Gebilde im Unterbewußtsein seines Trägers. Ich dagegen sehe den Konflikt als feinstofflich aufgeladenes, weitgehend eigenständiges Wesen an. Es handelt sich um eine Art von Insel, die vom übrigen Organismus stark abgeschottet ist. Man kann den Konflikt auch als „Gefühls-Bewußtseins-Insel" bezeichnen. Synonyme Begriffe sind der „Komplex" im Sinne C. G. JUNGS, dessen Bild eines Konflikts meinem eigenen stark ähnelt. Hätte ich JUNGS Ansichten schon vorher gekannt, hätte ich JUNGS Terminologie in wesentlichen Zügen übernommen. So entstand glücklicherweise ein eigenständiges System der Konflikte, dessen Hauptbetonung viel mehr auf dem energetischen Bereich liegt. Dadurch sind die Heilchancen viel besser geworden, ebenso wie man den Konflikt durch seine energetische Struktur überhaupt erst richtig erkennen kann.

C. G. JUNG war übrigens der erste moderne Seelenforscher, der den seelischen Konflikt als ein in gewisser Weise von uns abgetrenntes, eigenständigen Wesen ansieht. Er erkannte, daß „Komplexe" (so sein Terminus für

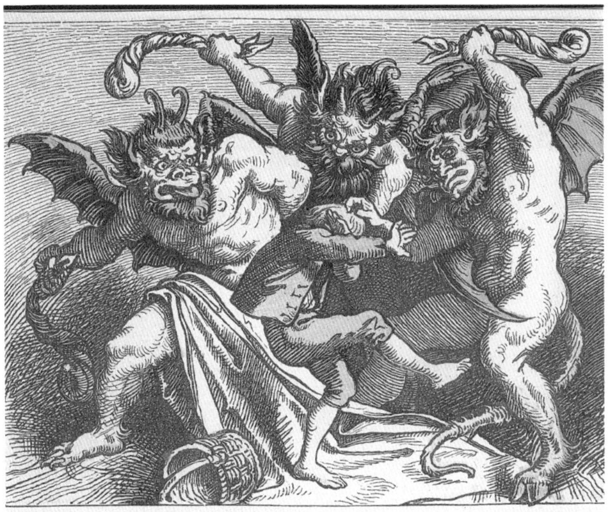

Dämonen verprügeln einen „garstigen Knaben". In Wahrheit handelt es sich vermutlich um die innerseelischen Konflikte des Knaben, die als Dämonen in einem Alptraum über ihn herfallen. Der Maler visualisiert dabei eine gerecht anmutende Bestrafungsaktion. In der Realität fallen unsere Dämonen leider meist zuerst über unsere armen Mitmenschen her, die als Sündenböcke herhalten müssen. (Holzstich n. Moritz v. Schwind, um 1860)

Konflikte) von uns abspaltbare Wesen sind. Sie haften normalerweise an uns, können sich aber auch loslösen. In Phänomenen wie der Synchronizität – also unwahrscheinlicher Zufälle – glaubt JUNG den Komplex ebenfalls zu erkennen. Der Konfliktinhalt hat dann unglaubliche Geschehnisse („Zufälle") zusammengeführt. Er tut das laut JUNG, indem er auf rätselhafte Weise das schicksalhafte Zusammenspiel der Ereignisse manipuliert. Auf diese weitreichende Bedeutung des Konflikts, die die Manipulation des individuellen Unterbewußtseins weit übersteigt, komme ich später zu sprechen. In dieser unheimlichen Schicksalskraft finden wir eine wichtige Ursache unseres persönlichen Lebens (im Sinne von „Karma").

Als nächstes möchte ich mich der Beschreibung des Konflikts näher zuwenden. Wie ich überhaupt dazu gekommen bin, den Konflikt so detailliert untersuchen und beschreiben zu können, werde ich später noch im einzelnen schildern. Prinzipiell basiert meine Kenntnis des Konfliktaufbaus auf feinstofflichen Meßmethoden, die den Konflikt sichtbar machen. Sehen wir uns den Konflikt mit solchen Meßmethoden näher an, so machen wir eine erstaunliche Entdeckung. Denn der Aufbau eines Konflikts ähnelt verblüffenderweise unseren eigenen vier Energie-Ebenen. **Der Konflikt ist deshalb eine Art kleines „Menschlein"!** Genauso wie man die Aura eines Menschen messen kann (was ich später noch ausführlich

Schematischer Aufbau eines Konflikts[37]

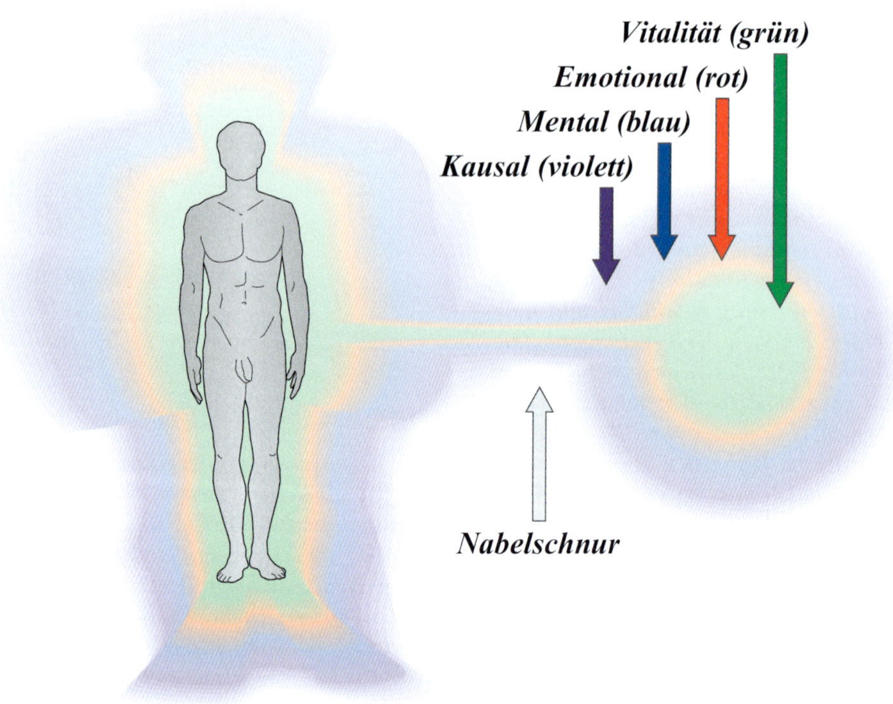

schildere), ebenso kann man die Aura des Konflikts messen. Ich erwähnte bereits, daß wir als Menschen vier Aura-Ebenen besitzen. Erstaunlicherweise hat der Konflikt genau die gleichen Aura-Ebenen wie wir, nur in etwas anderer Zusammensetzung und mit anderen Inhalten. Einige davon habe ich bereits erwähnt (etwa das stumpf- und starrsinnige Wesen des Konflikts, das etwas Kindisch-Verbocktes hat).

Im Märchen vom Homunculus ebenso wie in den Visualisierungen von Dämonen wird der Konflikt als ein eigenständiges Wesen erkennbar. Dieses bewohnt eine eigene Welt und besitzt eine eigene Wirklichkeit. Im Grunde handelt es sich um ein kleines Menschenkind, das eine Sonderwelt bevölkert. Diese Sonderwelt spielt sich natürlich auch in unserem Unterbewußtsein ab. Aber sie wirkt noch in gänzlich andere Realitätsebenen hinein, die mit unserem Unterbewußtsein überhaupt nichts zu tun haben! Denken wir an die Vital- oder Kausalebenen, die unserem Bewußtsein gänzlich unzugänglich und unbekannt sind. Diese verborgene Sonderwelt scheint mir der Hauptgrund dafür zu sein, warum sich die herkömmliche Psychotherapie mit dem Erkennen und Heilen des Konflikts so schwer tut. Wie Seife, die man in der Badewanne vergeblich zu greifen sucht, entwischt der Konflikt dem suchenden Bewußtsein immer wieder wegen seiner Andersartigkeit.

Was passiert nun, wenn wir einen Konflikt gebildet haben? Wir glauben ebenso wie das geflohene Tupaja-Männchen, das seinem übermächtigen Rivalen entkommen konnte, dem Horror des voll entflammten schrecklichen Gefühls entronnen zu sein. Mit der Außenverlagerung des Konflikts kommt es zu einer Art von „Dauerflucht". Fälschlicherweise wiegen wir uns nach kurzer Zeit in der trügerischen Gewißheit, zur Tagesordnung zurückkehren zu können, weil uns nichts mehr weh tut. Wir täuschen uns aber insofern, als uns der Konflikt daran hindert, zur Normalität zurückzukehren. Ebenso wie bei dem Beispiel mit der Gichtzehe, in die der Körper die überschüssige Harnsäure auskristallisiert, geht die Außenverlagerung abgetrennter Gefühlsinhalte nicht ohne Folgen für uns ab. Im Fall der Gicht entsteht ein höchst schmerzhafter Gichtanfall. Bekanntlich fordert der Umstand, daß man eine unangenehme Sache losgeworden ist, einen Preis von uns.

[37] Die Farbgebung des Konflikts orientiert sich an der simplen Farblogik, daß die Lebenskraft traditionell auf der Stufe der Vitalität der Farbe grün zugeordnet wird, im Gefühlsbereich der Farbe rot, im Mentalbereich blau und im spirituell-kausalen Bereich violett – als Vermischung aller Farben – bzw. weiß. Ich möchte aber zugeben, daß jede andere Zuordnung auch ihre Berechtigung und die von mir vorgeschlagene Zuordnung etwas Subjektives und Willkürliches hat.

Der Konfliktträger bezahlt demnach einen doppelten Preis, indem er den Konflikt einerseits energetisch mitversorgen muß und darüber hinaus einen Teil seiner seelischen Unabhängigkeit verloren hat. Im weiteren Teil des Buches geht es überwiegend um die weitreichenden psychologischen Folgen des Konflikts. Die unabsehbar vielschichtigen Konsequenzen des Konflikts und seine vielfältigen Erscheinungen, Symptome und Verirrungen, die sich daraus ergeben, versuche ich in den wesentlichsten Punkten zu erklären. Ich kann aus Platzgründen unmöglich alles bis ins Detail beschreiben, weil der Konflikt über das Psychologische hinaus viele andere Folgen nach sich zieht. Ich beschränke mich deshalb im Folgenden auf die wesentlichsten Vorgänge.

Prinzipiell führt der Konflikt bei seinem Träger zu zwei wesentlichen, stets nachweisbaren und äußerst unangenehmen Folgen:

1. **Der Betreffende wird energetisch heruntergedrosselt**, weil er den Konflikt energetisch mitversorgen muß und der Konflikt darüber hinaus als Energieblock wirkt (wobei die Tatsache des „Energieblocks" meist am stärksten Energie wegsaugt);
2. **der Konflikt-Träger wird darüber hinaus durch den Konfliktinhalt auf subtile, unbewußte Art und Weise beeinflußt und manipuliert.**

Am meisten fasziniert uns, daß der Konfliktträger durch den Konflikt auf eine dermaßen unheimliche und starke Weise beeinflußt wird, daß man an Zauberei und magische Kräfte glauben möchte. Nichts erschreckt uns und fasziniert uns gleichzeitig mehr als **Verzauberung**. Sie steht am Anfang der ganzen Abläufe. Der böse Zauber enthält das wesentlichste Charaktermerkmal, das den Konflikt am treffendsten beschreibt. In der dramatischen Erzählung von Lots Frau oder vom Medusenhaupt wird die hypnotische, geradezu verhexende Kraft des Konfliktinhalts deutlich. In der Antike galt der böse, versteinernde Blick der Meduse als Ursache seelischen Leides. Ihr Blick konnte nur in einem Spiegel ertragen werden. Die um den Kopf der Meduse sich windenden Schlangen verstärken den Eindruck grauenhaften Entsetzens.

Kaum ein Märchen kommt ohne die schwierige Phase der Verzauberung und Verwünschung aus, indem der Held oder die Heldin seine Bewährung findet. Dazu gibt es immer die böse Hexe oder den garstigen Zauberer, der die Prinzessin oder den Prinz in seinen Bann geschlagen hat. Das arme Opfer zu befreien bedeutet in symbolhafter Form, den Konflikt zu besiegen und den Bann zu brechen. Bevor es aber zur Befreiung kommt, verfällt das Opfer zunächst in einen todesähnlichen Schlaf. In diesem unerquicklichen Geister-Schlaf wird das Opfer zu einem starren, ferngesteuerten und in böser Weise verzauberten Scheintoten.

Das Unheimliche des Konflikts rührt natürlich daher, daß er uns auf eine hypnotische, heimliche und dreisttyrannische Art beeinflußt. Dazu unterwirft er uns teilweise seinem eigenen Willen. All diese Vorgänge werden uns in Märchen und Mythologie gespiegelt, wenn der Zauberer die Gewalt über sein wehrloses Opfer bekommt. Gerade der Zustand des Ausgeliefertseins, in dem sich das Opfer befindet, erregt und empört uns gleichermaßen. Im Grunde reagieren wir deshalb so aufgewühlt und heftig, weil wir darin unsere ureigene Geschichte wiedererkennen, denn auf eine bestimmte Art sind wir alle verwunschene Prinzen und Prinzessinnen! Jeder von uns trägt unbewußte Anteile in sich, die ihn leblos und starr machen, weil sie nicht zu ihm passen. Die böse Verzauberung ist deshalb unser aller Schicksal, und nicht nur dasjenige von edlen Prinzen und Prinzessinnen.

Das Märchen versteht meines Erachtens das wahre Wesen des Konflikts viel besser als die Psychotherapie. Das bezieht sich vor allem auf das Individuelle und Personale des Konflikts selber. In Märchen tritt der Konflikt als Rumpelstilzchen und Kobold in Erscheinung. Der Konflikt ist etwas da draußen, was mit unserer Mitte und unserem Ich nicht mehr viel gemeinsam hat. Es wird zu einem fremdartigen Wesen, an das man sich zwar noch entfernt erinnern kann, doch normalerweise ist der Konflikt ein abgespaltener, fremd gewordener Teil von uns selber, der sich „da draußen" befindet.

An dieser Stelle ernte ich immer wieder von Fachpsychologen harsche Kritik. Denn mir wird vorgeworfen, den Konflikt und seinen ihm innewohnenden Zauber zu sehr von seinem Opfer zu trennen. In gewisser Weise soll der böse Zauberer im Märchen laut der Psychoanalyse ein verborgener Teil von uns selber sein, der alle Emotionen und Triebe, die uns unangenehm und fremdartig sind, in das Unbewußte verschiebt. Dort werden die abgewehrten Triebe und zensierten Gefühle abgelagert. Meines Erachtens wird dabei der willentliche Eigenanteil, den wir bei der Konfliktbildung zur Verfügung haben, von der Psychoanalyse weit überschätzt. So spiegelt die Opferrolle des Märchens unser Ausgeliefertsein meiner Einschätzung nach viel wahrheitsgetreuer, als es die Psychoanalyse wahrhaben will. Kein Mensch läßt nach meiner Erfahrung freiwillig zu, von Konflikten heimgesucht zu werden, es sei denn, er hat schon Konflikte, die andere nach sich ziehen. Deshalb rührt der Widerstand, gesund zu werden, viel eher von der Opferrolle her, deren Ursprung in der hypnotisierten Fremdbestimmung durch den Konflikt selber liegt.

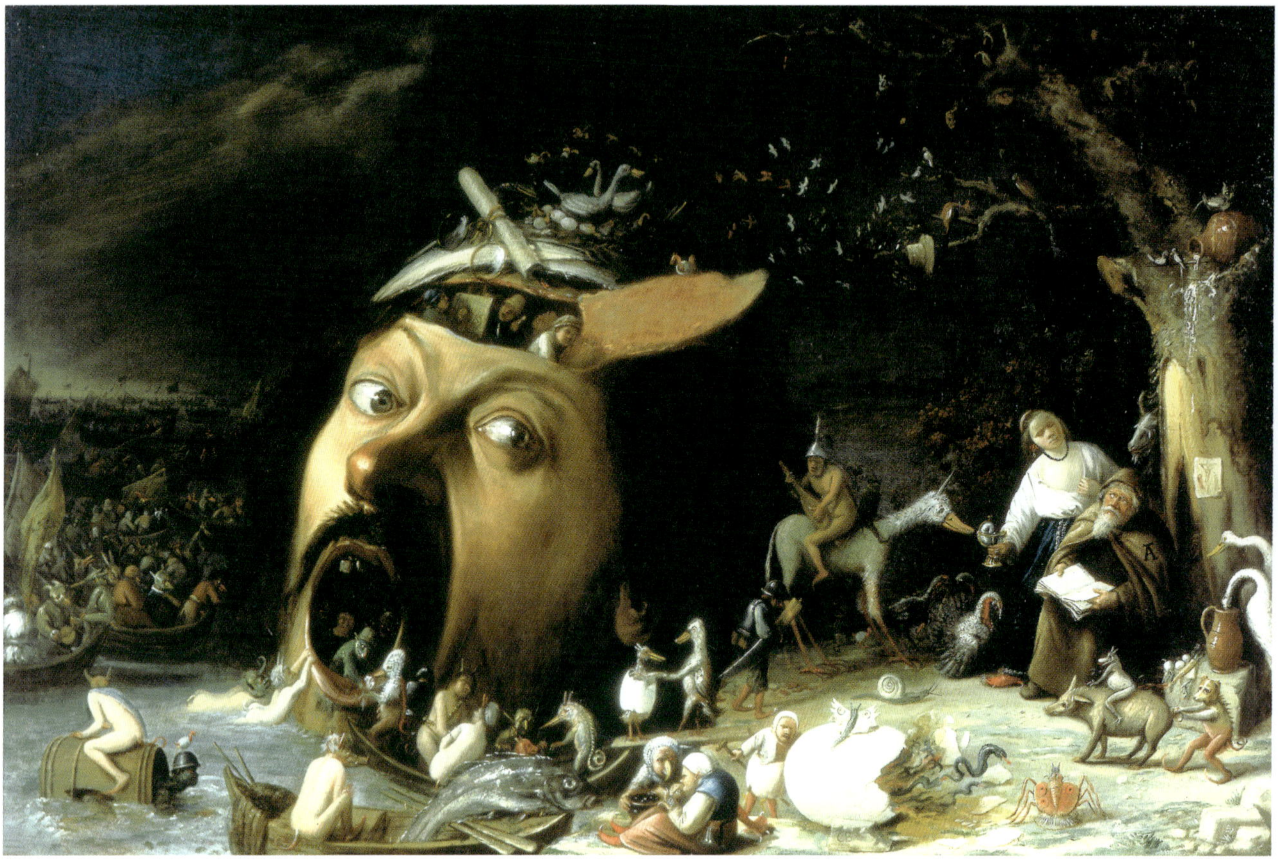

Bei der Versuchung des heiligen Antonius entweichen aus der Schädeldecke und dem Mund alptraumhafte Horrorgestalten. Das Unbewußte des Heiligen entlädt sich in einer furiosen Weise von seinen Konflikten. Wir erleben das Vollbild einer Besessenheit, indem das Bewußtsein vollständig von den Konfliktinhalten überschwemmt wird. Rechts unten im Bild sehen wir einen Konflikt, der als aufgesprungenes Ei Schlangen und Insekten enthält (die typischen Symbolgestalten der Konfliktinhalte).

Richtig ist dagegen die Grundannahme der Psychoanalyse, daß der Konflikt aus abgesprengten, abgewehrten Persönlichkeitsanteilen besteht. Jemand ist zu einem bestimmten Zeitpunkt seines Lebens zu traurig, zu wütend oder sonstwie in extremer Weise fehlgestimmt, als daß er es noch aushalten kann. Die unerträgliche Gestimmtheit entspricht einem Teil seiner Persönlichkeit, die im Zuge der Konfliktbildung fortan verdrängt und unbewußt gemacht wird. Ist jemand beispielsweise zum Zeitpunkt der Konfliktentstehung zu wütend, entsteht ein Wut-Konflikt, der dann ein unbewußtes Schattendasein führt. Das Aggressive und Zerstörerische der Wut wird ausgelagert und unschädlich gemacht. Psychologisch gesehen sprechen wir vom **„Schatten“** als den dunklen, unbewußten und verborgenen Mächten unserer Persönlichkeit.

Wir haben aber immer wieder eine heimliche Sehnsucht, diese Schattenseiten unserer Persönlichkeit zu betrachten und zu befühlen. Die gleiche Mischung aus Abscheu und Faszination zeigt der bigotte Spießer, der mit zur Schau gestelltem Ekel, aber heimlicher Geilheit pornographische Bilder betrachtet, oder im Lesen von Kriminalromanen seine verheimlichten Mörder-Impulse auslebt, ohne daß er sich dabei gewalttätig und böse vorkommen muß. So enthält der Konflikt viele Wesensanteile, die uns unbewußt infizieren[38] und dabei psychoenergetisch beeinflussen. Trotzdem sind diese Wesensanteile so fremdartig geworden, daß man von einer zweiten Person sprechen kann. Der Konflikt ist meiner festen Überzeugung nach eine regelrechte zweite Person geworden, die uns auf unsichtbare Weise manipuliert und dirigiert.

[38] In der Sprache esoterischer Bücher wird in diesem Zusammenhang häufig von „Astralgift“ gesprochen. Die „Astralebene“ entspricht dem Emotionalkörper, der durch die seelischen Gifte der unterdrückten Gefühle genauso vergiftet werden kann wie ein materieller Körper durch materielle Gifte.

Von einer subtilen Fernsteuerung, die häufig nur den engsten Vertrauten auffällt (aber meist nicht dem Betreffenden), bis hin zu dauerhaften Veränderungen des Charakters sind alle Spielarten denkbar. Stets verändern wir uns dabei nicht positiv, sondern in einer abträglichen, für uns und die Umwelt ungünstigen Art und Weise. Niemand wird dadurch ein besserer Mensch, daß er Konflikte bildet. Ich erinnere an das geschlagene Kind, das im Erwachsenenalter selber zum Täter wird. So gut wie alle Mörder, Gewaltverbrecher und Triebtäter haben schreckliche Kindheitserlebnisse gehabt, die ihre Verbrechen als Wiederholung und Konfliktfolge erklärlich machen. Der Kriminelle bildet dabei eine Extremform von etwas Normalem, Alltäglichem und Allzumenschlichem, das jedem von uns zustößt. Weil niemand frei von Konflikten ist, trennt uns vom Kriminellen nur der Stärkegrad des Konflikts und die ungenügende Kraft, sich gegen den verderblichen Einfluß des Konflikts wehren zu können.

In den folgenden Kapiteln wird davon ausführlich die Rede sein. Das Böse des Konflikts und seine dämonische Kraft führen im anderen Extrem nicht zu kriminellen Handlungen, sondern zum Vollbild der Besessenheit und Geisteskrankheit. In diesen tragischen Fällen ist der Betreffende fast völlig unter die Herrschaft des Konflikts geraten. Das Böse reagiert sich im Opfer selber ab, weshalb Geisteskranke entgegen weitverbreiteter Vorurteile nur geringe kriminelle Neigungen besitzen. Als Beweis für diese These möchte ich die Erfahrung mit Schizophrenen anführen, die erfahrungsgemäß wenig kriminelle Handlungen begehen.

Grundsätzlich wird das Böse und Sündige durch den Konflikt hervorgerufen, selbst wenn der Konfliktinhalt im ersten Moment gar nicht so böse und destruktiv aussieht. So kann ein Konflikt voll Traurigkeit zu einem Ausbruch von frustriertem Zorn führen, weil der Betreffende kurzfristig an den Rand der Kontrollfähigkeit getrieben wird. Jeder kennt aus seinem Alltagsleben Erfahrungen, wo er sich selber gut zuredet und ermahnt: „Ruhig bleiben, nicht aufregen!“ – und dann doch urplötzlich aus der Haut fährt, weil uns etwas völlig gegen unsere Natur geht. Ein Konflikt hat dann kurzfristig die Herrschaft über uns bekommen und die Regie geführt. Hier haben wir es mit einer spontanen, schnell wieder abklingenden Konfliktaktivierung zu tun.

Der häufigste Fall ist aber der, daß der Konflikt in uns eine charakterliche Verbiegung erzeugt, so daß sich das Schädliche, Ungute und Böse des Konflikts eher langsam, sehr oft von seinem Konfliktträger unbemerkt und geradezu schleichend entwickelt. Durch den Konflikt entsteht eine einseitige, verzerrte und auf falschen Prämissen beruhende Weltsicht. Wir werden zu festgelegten Persönlichkeiten, die gewisse Eigenheiten, Schwächen und Fehler aufweisen. Der Großteil der folgenden Kapitel handelt von den unterschiedlichen Konflikten und den sich daraus ergebenden Charaktertypen. Das Grundthema beruht dabei stets auf der Erfahrung, daß wir dem Konflikt unsere urmenschlichen Schwächen und Unzulänglichkeiten zuschreiben können. Ohne Konflikte wären wir engelhafte Wesen, die nichts Menschliches mehr an sich haben.

Das Böse kommt aber auch daher, daß der Konflikt uns energetisch schwächt. Er beeinträchtigt unsere Lebenskraft und Lebensfreude, wodurch wir energiearm, seelisch bitter und verletzend werden. Wir neiden anderen die Energie und werden selbst zu Dämonen, die anderen Wesen Leid zufügen. Obwohl hinter dem Bösen immer das verdrängte Gute steckt, das heißt die Sehnsucht nach der verlorenen Seelenheimat, nutzt solch ein tiefenpsychologisches Wissen dem armen Opfer zunächst herzlich wenig. Wem Böses zugefügt wird, der kann normalerweise die Kette des Karma nur schwer durchbrechen und dem Bösewicht das Schlimme verzeihen oder so weit gehen, wie Jesus es fordert, sogar *„die andere Wange hinzuhalten“*. Das Böse führt meist zu Kettenreaktionen, die sich selber aufschaukeln und am Leben halten. Man denke nur an die Rache, etwa in Form der Vendetta in Sizilien, die Familien auf Jahrhunderte hin zu erbitterten Feinden macht. Der Ausgangspunkt für das Böse ist dabei nicht nur der Konfliktinhalt, woran man zuerst denkt, sondern vor allem auch die damit einhergehende Energiearmut. Nichts stimmt uns Menschen friedlicher und freundlicher, als wenn wir energetisch gesättigt und zufrieden sind. Und nichts macht uns gefährlicher, als wenn wir unzufrieden und energetisch hungrig sind.

Durch die Entstehung des Konflikts ist ein eigenständiges Lebewesen entstanden. Man fragt sich natürlich, wie weit diese Eigenständigkeit geht und ob er wandern kann. Entgegen weitverbreiteter Vermutungen tut er das aber relativ selten. Nach der spirituellen Überlieferung kann der Konflikt im **Traum** von einem Wesen zum anderen wandern (bei den sogenannten „Astralreisen“). Vermutlich tut der Konflikt dies dadurch, daß durch Resonanzphänomene mit anderen Konfliktträgern Kontakt aufgenommen wird. Man tauscht dann Trauminhalte aus, weil man ähnliche Konflikte hat. Vergleichbar dem Phänomen der Telepathie, das bei hellichtem Tag und klarem Bewußtsein zustandekommt, wo die Resonanz über Gedanken hergestellt wird (über die „Mentalebene“), können Kontakte im Traum vermutlich auch durch gleichartige Resonanz der emotionalen Inhalte zustandekommen (über die „Emotionalebene“). Ich bin jedoch nach all meinen Beobachtungen und Erfahrungen sehr sicher, daß Konflikte trotz dieser Loslösung und Wanderlust im Traum beharrlich bei ihrem Besitzer bleiben. Unsere urmenschliche Angst vor herumwandernden Dämonen scheint mir deshalb unbegründet.

Durch die potentielle Fähigkeit zum Herumwandern erklärt sich auch die Möglichkeit einer Konfliktübertragung von einem Lebewesen zum anderen. Das scheint nach allem, was wir wissen, sehr selten vorzukommen und eher ein Sonderfall zu sein. Solch ein Sonderfall wäre eine von außen hervorgerufene **„Besessenheit“**, die gewissermaßen künstlich und willentlich erzeugt wird. Dadurch kommt es zum Andocken fremder Konflikte und Geistwesen an das psychoenergetische System des Opfers, wodurch dieses seine seelische Stabilität einbüßt. Die Bedingung für die Andockungsfähigkeit des fremden Konflikts scheint mir so gut wie immer zu sein, daß das Opfer selber einen ähnlichen Konflikt hat. Verschwindet der eigene Konflikt, der dem gesendeten Konflikt ähnlich ist, hört die Besessenheit schlagartig auf. Ein weiterer selten auftretender Sonderfall der Besessenheit kann in einer Leere bestehen, die dem fremden Geistwesen das Eindringen in einen Körper ermöglicht. Das scheint bei kleinen Kindern oder geistig Behinderten der Fall zu sein. Eine Energieleere entsteht jedoch so gut wie immer durch Konflikte! Es kann uns nichts von außen bedrohen, wenn wir nicht eine innere Bereitschaft dafür haben.

Die nächste Frage stellt sich, was aus dem Konflikt und seinem Konfliktträger wird. Um alle Stadien und Dimensionen der Konfliktablagerung und -verarbeitung zu verstehen, erinnern wir uns an die vier Energieebenen. Wir können innerhalb der vier Energieebenen ein Etagenmodell des Unbewußten erkennen, das uns an ein Haus erinnert (die Metapher vom Unbewußten als Haus mitsamt seinen Kellern geht auf C. G. JUNG zurück, der es erstmals benutzte). Innerhalb dieses Hauses sind die Konflikte der Größe und Bedeutung nach gelagert. Das Alltagsbewußtsein (Ich) entspricht dem Erdgeschoß. Darunter befinden sich zwei dunkle Keller, die als Unbewußtes (Emotionalebene) und noch darunter als tiefes Unbewußtes (Kausalebene) bezeichnet werden.

Dadurch, daß Hauswände die Unförmigkeit der Konflikte mit einschließen, werden die Statik und die Proportion des Hauses beeinträchtigt. Bei großen Konflikten bekommen wir ein ganz schiefes, recht wackeliges Gebäude. Der größte Konflikt (Zentralkonflikt) hat dabei verständlicherweise die größe Bedeutung für die Stabilität und Proportionen unseres „Hauses“, das in Wirklichkeit natürlich unsere Persönlichkeit darstellt. Es kommt zu Verschiebungen und Unausgewogenheiten, die sich nach außen und nach innen auswirken. Nach außen entwickeln wir einen Charakter, der bestimmte Eigentümlichkeiten, Schwächen, Wahrnehmungsverzerrungen und emotionale Ungleichgewichte aufweist. Innerhalb der Persönlichkeit kommt es ebenfalls zu Folgefehlern, die sich in Form emotionaler Unausgeglichenheit, Unzufriedenheit usw. äußern.

Zuletzt möchte ich noch den energetischen „Energieräuber“-Effekt betonen, der in psychologischen Fachbüchern oft vergessen wird. **Müdigkeit** wird in der traditionellen Medizin und Psychologie fälschlicherweise als rein subjektives Phänomen angesehen. Es handelt sich in Wahrheit jedoch um ein objektives Phänomen, dem so gut wie immer ein Energiemangel zugrundeliegt. Mitmenschen mit großer Müdigkeit wirken auf ihre Umgebung oft faul und träge, gemäß dem bissigen Ausspruch von CICERO: *„Faulheit ist die Furcht vor der bevorstehenden Arbeit.“* Nach meinen Beobachtungen an Tausenden von Patienten wage ich zu behaupten, daß Faulheit und Müdigkeit so gut wie immer auf Energiearmut zurückgeführt werden kann, der energiezehrende Konflikte zugrundeliegen.

Da wir wir den Konflikt energetisch fortan mit ernähren müssen, werden wir selber erschöpft, ausgelaugt und energiearm. Dazu führt der Konflikt energetisch zu Verzerrungen unseres Energiefeldes, was unseren Energiefluß ebenfalls schwächt. Später gewöhnt man sich meistens an das niedrigere Energieniveau und empfindet es als Normalzustand. Der Konflikt wird dazu immer besser in das eigene Energiesystem integriert, so daß die Konfliktfolgen mit zunehmender Dauer immer weniger ins Gewicht fallen. Bei großen Konflikten, insbesonders wenn der emotionale Inhalt sehr schmerzhaft ist, dauert die Gewöhnungsphase natürlich oft sehr lange. Aber irgendwann haben wir uns an den Konflikt gewöhnt und integrieren ihn in unseren Organismus. Wir sind dadurch zwar nicht mehr so vital und voller Lebensfreude wie zuvor, aber wir gewöhnen uns daran und spüren den Konflikt nicht mehr. Erst wenn wir den Konflikt wieder loswerden, erfahren wir durch den enormen Energiezuwachs, wie stark wir vorher belastet waren. Wie wenn wir nach einer langen Wanderung einen schweren Rucksack ablegen, fühlen wir uns auf ganz ähnliche Weise erleichtert und erstaunt darüber, daß wir uns an so ein schweres Gewicht haben gewöhnen können.

Das Unbewußte, seine Konflikte und seine Therapie

Unsere Seele ist für die meisten Menschen das Intimste und Zentrale ihres Wesens, aber auch das Fremdartigste und Fernste. Warum ist die Schöpfung in diesem Bereich so paradox, eigenartig und sonderbar angelegt? Bevor ich versuche, das Mysterium unserer Seele verstehbar zu machen, möchte ich zunächst ihren Aufbau beschreiben. Am einfachsten bekommen wir den Zugang zu unserer eigenen Seele, die die Psychologie das „Unbewußte" nennt, wenn wir uns bei ganz alltäglichen Erfahrungen beobachten, die normalerweise unbemerkt und unbewußt ablaufen.

Die alltäglichste Erfahrung mit unserem Unbewußten bekommen wir im Schlaf. Jeder von uns weiß von unterschiedlichen Ebenen seines Unbewußten, deren Bedeutung er aus der Alltagserfahrung von gestörten Nächten kennt. Beispielsweise ärgert uns der lästige Zustand, in den oberen Etagen des Unbewußten festzuhängen und deshalb sehr oberflächlich zu schlafen. Wir begegnen dort allerlei Gedanken und Befürchtungen, welche uns sonst nicht so leicht in den Sinn kommen. Verrückte Ideen und geradezu kindische Ängste treiben uns um. Wir fühlen uns wie gerädert, weil wir nicht völlig in unser Unbewußtes abtauchen konnten. Oft scheint es uns, als ob wir gar nicht schlafen würden, tun es erstaunlicherweise aber doch. „Du sahst aus, als ob du tief schlafen würdest!" sagt dann der Partner, der im Gegensatz zu uns wach war und uns beobachtet hat. Unsere Eigenwahrnehmung, „kein Auge zugetan zu haben", scheint nicht zu stimmen. Unser Gefühl von Bewußtheit oder Unterbewußtheit kann uns täuschen. Bei noch tieferem Schlaf verlieren wir normalerweise völlig unser Bewußtsein, so daß uns eigentlich alles unbewußt sein müßte. Das ist aber nicht immer der Fall, denn es kann vorkommen, daß wir uns an bestimmte Träume erinnern.

In bestimmten, besonders tiefen Träumen kommt ein weiterer merkwürdiger Umstand hinzu, der mit unserem Selbstwertgefühl zu tun hat. Solche tiefen Träume bewegen uns dann im Innersten und beschäftigen uns noch tagelang. In solchen tiefen, besonders intensiv erlebten Träumen scheinen wir ein besonders intensives Selbstwertgefühl zu erfahren, und es kommt uns vor, als wären wir „mitten in uns drin". Meines Erachtens begegnen wir in solch intensiven Träumen unseren tieferen, authentischen Anteilen des sogenannten „höheren Selbst". Im vorherigen Kapitel über den Kausalkörper wurde bereits erwähnt, daß in den tiefen Seelenschichten des Kausalkörpers unser höheres Selbst angesiedelt ist. Wir nennen das **„höhere Selbst"** deshalb so, weil es dem Teil unserer Persönlichkeit entspricht, in dem unsere spirituellen, engelhaften und seelisch hochstehenden Wesenseigenschaften zu finden sind, im Gegensatz zum **„niederen Selbst"**, das im Emotionalkörper zu Hause ist und unsere niederen Triebe und Leidenschaften beherbergt.

Die Unterscheidung von „höherem Selbst" und „niederem Selbst" wird in der Huna-Religion der Eingeborenen Hawaiis gemacht. Die Einteilung der Energiekörper und Persönlichkeitsanteile der Kahunas (der hawaiianischen Medizinmänner) liegt in den wesentlichen Grundzügen dem Gebäude der „Psychosomatischen Energetik" zugrunde. Die Kahunas sprechen statt von Konflikten von Fixationen und Geistwesen, die ihrer Auffassung nach den lebenswichtigen Kontakt zum höheren Selbst blokkieren. Gerade tiefe, intensive und wohltuende Träume scheinen ein gutes Anzeichen dafür zu sein, daß man Kontakt zu seinem höheren Selbst aufgenommen hat. Patienten mit großen Konflikten berichten mir oft, solche schönen und tiefen Träume lange Zeit nicht mehr oder sogar noch nie in ihrem Leben erlebt zu haben. Ihr Kontakt zum höheren Selbst ist durch die großen Konflikte abgeschnitten. Eine wichtige innerseelische Kraftquelle ist ihnen dadurch verschlossen, was sich nach dem Abschmelzen der Konflikte natürlich verändert. Die Kraftquelle, die ihnen durch tiefe Träume geschenkt wird, steht ihnen danach wieder zur Verfügung.

Einen anderen Fehler im Verhältnis zum Unbewußten stellt ein Irrglaube und sogar eine Überheblichkeit dar, die man immer wieder antreffen kann. Anstatt vom Unbewußten herzlich wenig wahrzunehmen, behaupten manche, sie kennen ihr Unbewußtes außerordentlich gut. Viele Menschen mit jahrelanger Erfahrung in Selbsterfahrung und Gesprächs-Psychotherapien sind überzeugt, das Unterbewußte mit den darin verborgenen Seelenanteilen zu kennen. In hypnotischen Trancesituationen oder ekstatischen Zuständen kommt es dann zu einem unerwarteten Schock, weil sie dann Bereiche ihres Unbewußten erleben, wo sie vorher niemals hingekommen sind.

Ich war mehrfach bei Situationen dabei, wo Psychoanalytiker mit jahrzehntelanger Berufserfahrung Grenzerfahrungen erlebt haben, beispielsweise ausgelöst durch ekstatisches Atmen (die sogenannte „Hyperventilation"). Die dabei erlebten Tiefen ihres Unbewußten waren ihnen vorher vollkommen unbekannt. Dazu gehören Reinkarnationserlebnisse und Reisen in die Mikrowelt, etwa in die Minaturwelt von Atomstrukturen, oder ungeahnte und faszinierende Erlebnisse in der Makrowelt, etwa in den Kosmos von Milchstraßen. Viele Künstler und Wissenschaftler haben mit halluzinogenen Drogen oder mit Hilfe tiefer Meditation ähnliche Erlebnisse gehabt, von denen auch die Mystiker aller Religionen berichten. Solche geheimnisvollen Welten sind über unser Unterbewußtsein allgemein zugänglich, weshalb es wegen der ungeheuren, individuell wahrgenommenen Tiefe und kosmischen Vielgestaltigkeit töricht und vermessen wäre anzunehmen, man würde bereits alles im Unterbewußtsein kennen.

Vergleichen wir das Unbewußte mit den Etagen eines Wohnhauses, so gibt es immer wieder überraschende Entdeckungen, wenn vorher ganz unbekannte Kellerräume und dunkle Ecken auftauchen. Ich erinnere mich an ein Interview mit dem Psychoanalytiker Erich FROMM am Ende seines Lebens, wo er mit einer Mischung von Faszination und Resignation äußerte, immer noch täglich neue Aspekte seines Unbewußten entdecken zu können: *„Es scheint nie aufzuhören!"* war sein bescheidenes Fazit, bei dem viel Abenteuerlust und Begeisterung mitschwang. Das Unbewußte ist deshalb ein ungeheuer großes Universum, das in seiner ganzen Tiefe kaum jemals auszuloten ist. Immer wieder stehen wir dem Unbewußten als Anfänger gegenüber, der ganz von vorne anfangen muß.

Je bescheidener und offener wir dem Unbewußten gegenüber auftreten, umso größere Erkenntnisse und Geheimnisse werden uns paradoxerweise zugänglich gemacht. Eine kindliche Unschuld und eine positiv gestimmte, vorbehaltlose Unvoreingenommenheit öffnen unseren Kausalkörper und lassen uns gegenüber dem Unterbewußtsein offen werden. Insofern habe ich gerade von denjenigen unter meinen Patienten am meisten gelernt, die von ihrer Persönlichkeitsentwicklung her am einfachsten strukturiert waren. Man möchte mit SOKRATES sagen: *„Nur der ist weise, der weiß, daß er es nicht ist."* Wie Kinder sich manchmal an frühere Reinkarnationen zurückerinnern können, haben einfach strukturierte Erwachsene häufig großartige Einsichten, die sie dadurch an einer größeren Weisheit teilhaben lassen.

Es gibt aber noch andere Bewußtseinszustände, die nicht direkt mit dem persönlichen Unterbewußten verbunden sind. Solche Zustände hängen vor allem von einer veränderten Energielage unseres Emotionalkörpers ab. In Stadien der Verliebtheit und anderer verzückter Seinserfahrungen erscheint es uns, als erhaschen wir einen kurzen Blick auf eine andere Welt. Diese verzauberte, rätselhafte Wirklichkeit (des archetypischen Unbewußten, d. h. des Kausalkörpers) ist mit einer veränderten, viel höheren Energielage verbunden. Wir fühlen uns dann viel besser als sonst und können es deshalb psychoenergetisch riskieren, viel offener und gelöster zu sein. Wenn wir uns selbst in solchen Zuständen aufmerksam beobachten, wird uns bewußt, daß unsere Wahrnehmung der Wirklichkeit ganz entscheidend von energetischen Einflüssen beeinflußt wird. **Deshalb erscheint uns die Welt zum großen Teil so, wie wir uns fühlen.** Normalerweise denken wir darüber nicht nach, weil das dermaßen selbstverständlich zu sein scheint.

Natürlich wird unsere Wahrnehmung der Wirklichkeit nicht nur vom Energiezustand, sondern auch vom eigenen Unbewußten eingeengt. Wir Menschen sehen die Wirklichkeit bekanntlich nicht so, wie sie tatsächlich ist, sondern wie wir glauben, wie sie sein sollte. Woran wir uns beispielsweise gewöhnt haben, nehmen wir nicht mehr vollständig wahr, weil es zum Teil des eigenen Unterbewußtseins wird. Man erhält einen guten Eindruck von diesen Vorgängen, wenn man nach längerer Abwesenheit wieder zu einem altvertrauten Ort kommt. Alles sieht gleichermaßen seltsam verändert und trotzdem altvertraut aus. Psychologische Untersuchungen haben ergeben, daß unsere Wahrnehmung in viel größerem Maß subjektiv begrenzt und dadurch getrübt wird, als wir zugeben möchten. Es gehört viel Unvoreingenommenheit dazu, diese subjektive Schwäche anzuerkennen und die eigene Begrenztheit zu durchschauen.

Vor allem unser Energiesystem spielt bei unserer Wahrnehmung eine viel größere Rolle, als uns das normalerweise bewußt ist. Man kann mit Energietesten leicht feststellen, daß energetisch ähnlich schwingende Menschen ihre Umwelt erstaunlich ähnlich wahrnehmen. **Wir nehmen die Welt so wahr, wie wir uns fühlen!** Sehr deutlich können wir das an Kindern erkennen. Durch ihre energetische Offenheit wird verständlich, warum Kinder ihre Umwelt so offen und unverstellt wahrnehmen können. Wenn mit dem Älterwerden eine feste Persönlichkeit entsteht, geht damit oft ein Schrumpfen und Kleinerwerden der Energiewerte einher. Als Erwachsene mauern wir uns in eine „Mental-Burg" ein und fühlen uns im allgemeinen schlechter, als es uns in unserer Kindheit ging. Wir dekorieren unsere Innenwelt mit Gewohnheiten und Vorstellungen davon, „wie die Welt zu sein hat."

Die Wahrnehmung und das Unbewußte haben vor allem deshalb eine so enge Beziehung, weil das Unbewußte einfach dadurch definiert werden kann, daß es nicht wahrgenommen wird. Alle Achtsamkeitsübungen östlicher Versenkungswege erreichen eine Aufdeckung unbewußter Abläufe durch die Schulung der Wahrnehmung. Das kann so weit gehen, daß Yogis Abläufe über Körperfunktionen erlangen können, die normalerweise nicht dem Willen unterliegen und völlig unbewußt ablaufen. So konnte dokumentiert werden, daß sie künstliche Herzstillstände bei sich erzeugen, die vollkommen unbeschadet überlebt wurden. Darüber hinaus kann man durch Beschreibungen tiefer Meditationserfahrungen annehmen, daß die Achtsamkeit bei der Meditation Teile des Unbewußten bewußt werden läßt. Ich sage absichtlich „Teile des Unbewußten", weil man aus unterschiedlichsten Erfahrungen ableiten kann, daß Meditation keine Psychotherapie ersetzen kann.

Vieles bleibt unbewußt, selbst wenn man noch so lange darüber meditiert. Mit einem typischen Fall aus der Praxis möchte ich das verdeutlichen:

Herr W. ist Psychoanalytiker und besitzt eine lebenslange Berufserfahrung. Zusätzlich pflegt er seit vielen Jahren zu meditieren, wie er es bei einem buddhistischen Zen-Meister gelernt hat. Er kommt zu mir in Behandlung, weil er trotz vieler intensiver Erfahrungen mit diversen anderen Therapien wie Gestalttherapie, Rolfing und Reinkarnationstherapie seine hartnäckigen Nackenverspannungen und seine Migräne nicht los werden kann. Das ärgert ihn auf eine Art, läßt ihn aber gleichzeitig neugierig sein, was da an energetischen Blockaden dahinter stecken könnte. Im Energietest findet sich eine geopathische Belastung im Kopf- und Halsbereich (Erdstrahlen in Form von krankmachenden ortsfesten Störzonen). Ein hinzugezogener Rutengänger bestätigt das später und empfiehlt einen Bettplatzwechsel. Zusätzlich findet sich ein riesengroßer Konflikt im Becken mit dem Thema „selbstbeherrscht". Zum unbewußten Motto dieses Konfliktthemas gehört es, unbewußt mit Autoritäten zu rivalisieren und stets jede Situation beherrschen zu wollen. Dadurch ist es Herrn W. unmöglich, sich so fallenzulassen und zu öffnen, daß er seine weichen und schwachen Seiten an die Oberfläche kommen lassen kann. Erst durch das Wegschmelzen des Konflikts „selbstbeherrscht" gelingt es ihm, sowohl in seiner Eigenanalyse wie in der Meditation entscheidend weiterzukommen. Er kann jetzt zum ersten Mal spüren, daß seine Migräne etwas mit seiner permanenten Selbstbeherrschung zu tun hat.

Grundsätzlich **gilt die psychotherapeutische Grundregel, daß Bewußtheit** (im Sinne von Achtsamkeit) **Unbewußtes bewußt machen kann.** Aus diesem Grund ist es so wichtig, sich mit der Rolle der Wahrnehmung zu beschäftigen, wenn man sich dem Unterbewußtsein annähern möchte. Trotzdem ist die Annahme FREUDS nur teilweise richtig, daß Bewußtheit Konflikte automatisch auflöst. Das gerade geschilderte Beispiel des Psychoanalytikers steht stellvertretend für Hunderte von Analytikern und jahrelang analysierten Patienten, die ihre Konflikte überhaupt nicht losgeworden sind, wie die Messungen mit der „Psychosomatischen Energetik" gezeigt haben. Gleichwohl können solche Menschen über ihre eigenen Seelenprobleme bestens Auskunft geben. Sich über seine seelischen Probleme bewußt geworden zu sein bedeutet deshalb noch lange nicht, sie damit überwunden zu haben und losgeworden zu sein.

Weil das Unbewußte für unser Gesamtthema eine so zentrale Bedeutung hat, möchte ich einiges zur **Psychoanalyse** sagen. Es gehört mittlerweile zum Standardrepertoire kritischer Autoren, die traditionelle Psychoanalyse zu kritisieren. Zusammengefaßt lautet die Botschaft solcher Autoren, daß die alte Analyse nichts tauge, aber irgendeine neue Analyseform des Rätsels Lösung sei. Nach meinen Erfahrungen ist es tatsächlich so, daß ich bis heute keine einzige der herkömmlichen Psychotherapie-Methoden kennengelernt habe, die Konflikte mit großer Wahrscheinlichkeit tatsächlich auflösen und heilen kann. Insofern unterscheiden sich moderne Therapieformen nur unwesentlich von der klassischen FREUDschen Analyse.

Erstaunlicherweise begann die Wiederentdeckung des Unbewußten im Westen erst vor rund hundert Jahren, das heißt relativ spät in der Menschheitsentwicklung. Zu diesem Zeitpunkt entdeckt Sigmund FREUD, daß sonst unerklärliche Bewußtseinsphänomene für die Existenz eines Unbewußten sprechen. Ursprünglich hatte FREUD seine Kenntnisse aus der Hypnose abgeleitet. Der Arzt Franz Anton MESSMER als Urvater der modernen **Hypnose** hatte noch die enge Verbindung von Lebenskraft und Unbewußtem bei seinen Heilséançen benutzt. Das war noch hundert Jahre vor FREUD, als Massenhypnosen im PARIS des 18. Jahrhunderts eine gesellschaftliche Sensation waren. MESSMER benutzte dabei seine eigene Lebenskraft als „Fluidum", um Menschen in einem veränderten, herabgesenkten Bewußtseinszustand zu heilen. Später setzte er Magnete ein, die Lebenskraft anziehen, verstärken und lenken können. Magnete sind nach meiner Erfahrung aber nur kurzfristig hilfreich und heilend. Nach einiger Zeit kehrt sich der positive Effekt in sein Gegenteil um, wahrscheinlich weil die Lebenskraft zu stark vergewaltigt und dadurch auf Dauer blockiert wird.

Nach meiner Einschätzung wird bei der Hypnose das Zentrum des Bewußtseins vorübergehend in den Emotionalkörper verschoben, wodurch die Widerstände des Mentalkörpers mit seinem endlosen kritischen Zaudern in Form des „Wenn und Aber" ausgeschaltet sind. Der Kranke ist dadurch psychisch offen und entspannt, wodurch er die von außen kommende Lebenskraft leichter aufnehmen kann, die der Hypnotiseur ihm mit seinen „magnetischen Strichen" nun müheloser zuführen kann.

Das wesentliche Heilprinzip der klassischen Hypnose, wie sie von MESSMER entwickelt wurde, beruht

1. sowohl auf den Heilprinzipien, die mit dem „Heilschlaf" in Gestalt eines ***hypnotischen Zustandes*** verbunden sind, einem Prinzip, das mit dem berühmten antiken „Heilschlaf" eng verwandt ist,

2. und ebenso auf der ***Übertragung von Lebenskraft***, wie man es heutzutage beim Handauflegen und der Geistheilung beobachten kann.

Die moderne Hypnose verwendet dagegen die Übertragung von Lebenskraft kaum mehr, wenn man von Ausnahmen absieht. Dadurch scheint mir die moderne Hypnose wesentlich schwächer wirksam als zu Zeiten MESSMERS.

FREUD hat in der Psychoanalyse alle mystischen und naturwissenschaftlich fragwürdigen Elemente weggelassen, die man bei der Hypnose noch findet. Dazu gehört vor allem die Lebenskraft, die der aufkommenden Naturwissenschaft des 19. Jahrhunderts ein Dorn im Auge war. In der Psychoanalyse tritt uns deshalb eine nüchterne, rational und aufgeklärt sich gebende Minimalversion der ursprünglichen Hypnose entgegen, die salonfähig genug war, Einzug in die Universitäten zu halten. FREUD hatte im persönlichen Gespräch zeitlebens die Hoffnung geäußert, die Lebenskraft in Form der „Libido" irgendwann naturwissenschaftlich doch noch beweisen zu können, um sie gewissermaßen durch die Hintertür wieder in sein System einzugliedern. Das wäre dann der allergrößte Triumph für die Psychoanalyse gewesen, wodurch sie ein universales Heilprinzip gehabt hätte. Wilhelm REICH als Schüler von FREUD versuchte auf vergebliche Weise mit seiner „Orgonlehre", den langgehegten Wunsch seines Meisters in Erfüllung gehen zu lassen.

Bis heute verströmt REICHS Theorie den genialen, aber weltfremden und zuweilen ungewöhnlichen Geruch des Sonderlings, der REICH sicherlich auch gewesen ist. Das große Verdienst REICHS liegt in seiner Betonung der Lebenskraft, deren universelle und elementare Bedeutung er viel instinktsicherer als FREUD erkannt und entsprechend in seinen Schriften gewürdigt hat. REICHs Tragik war, daß er die Religion mit ihrer Weisheit und transzendenten Größe sowie die Traditionen der feinstofflichen Energie nicht genügend gewürdigt hat. Er war zu sehr ein verstandesorientierter Einzelkämpfer und Kind der ausschließlich materialistisch orientierten Aufklärung. Hinzu kommt, daß ich ihn – ähnlich wie FREUD – als Opfer seines eigenen Charaktertyps ansehe. REICH war höchstwahrscheinlich ein Schizoider, zu dessen angeborenen Mängeln die Neigung gehört, sich für fanatisch vertretene Ideologien kreuzigen zu lassen und zum Sonderling zu mutieren, alles Eigenschaften, die REICHS Theorien nicht gut getan haben.

Zahlreiche moderne Psychotherapieformen, von der Primärtherapie von Artur JANOV bis zur Bioenergetik Alexander LOWENS, der Core Energetics von John PIERRAKOS bis zur biodynamischen Psychologie von Gerda BOYESEN, berufen sich auf REICH als ihren Stammvater. Ihnen gemeinsam ist die fetischhafte Anbetung von strömender Lebenskraft und sexueller Lust, deren Beförderung gewissermaßen zum goldenen Kalb gemacht werden. Die gesamte sexuelle Revolution der 70er Jahre war davon geprägt, aber die erhoffte Globalrettung durch das Sexuelle fand nicht statt. Bei PIERRAKOS und BOYESEN hat sich in den letzten Jahrzehnten glücklicherweise eine Entwicklung hin zur feinstofflichen Energie und Religiosität angebahnt, die vielversprechende Wege zu einer neuen Spiritualität und größeren Sensibilität („Achtsamkeit" im buddhistischen Sinn) weisen kann. Es ist deshalb lohnend, sich mit ihren Methoden näher zu beschäftigen. Auf Gerda BOYESENS Arbeit komme ich später noch mehrfach zurück.

FREUDS wichtigste Erkenntnis war zweifellos, daß hinter dem Alltagsbewußtsein ein Unbewußtes verborgen sein muß. In verschlüsselter Form gibt es sich in Träumen, Versprechern und geheimen Wünschen zu erkennen. Zum Revolutionärsten an FREUD gehört, daß er das Unbewußte als heimlichen Dirigenten unserer gesamten Persönlichkeit durchschaut hat. Das macht die Psychoanalyse zu einer außerordentlich attraktiven Lehre, deren Faszination bis heute ungebrochen anhält. Das Unbewußte mit seinen Konflikten wird nach der Psychoanalyse zur Ursache verborgener Sinnhaftigkeiten im Leben eines Menschen, was von außen betrachtet als schicksalshaft anmutende Verstrickung erscheint, deren tieferer Sinn sich erst nach und nach enthüllt. Der alte Spruch „Erkenne dich selbst!" wird deshalb erneut zur Maxime des modernen Menschen. Insofern scheinen wir der Lösung des größten Menschheitsrätsels, welches lautet: „Wer bin ich eigentlich?" mittels der Psychoanalyse wesentlich näher gekommen zu sein.

Leider haben viele Menschen die enttäuschende Erfahrung machen müssen, daß es sich bei der Psychoanalyse nicht um eine Universallösung handelt. Ich habe Legionen von Patienten kennengelernt, denen die Analyse wenig oder gar nicht geholfen hat, die aber ihrem Analytiker dennoch äußerst dankbar sind, weil er der erste Mensch in ihrem Leben war, der ihnen aufrichtig und vorbehaltlos zugehört hat. Mittlerweile haben wissenschaftliche Studien bestätigen können, daß nicht die Analysemethode, sondern die Person des Analytikers selbst bei den Therapieeffekten der Analyse die ausschlaggebende Rolle spielt. Damit wird nicht das Wie einer bestimmten Theorie, sondern das Was des tatsächlichen mitmenschlichen Settings in den Vordergrund gerückt, denn die Wertschätzung durch einen anderen Menschen gehört offenbar zu den seelischen Grundbedürfnissen, die wir zeitlebens brauchen.

Ein großes, bis heute bestehendes Problem der Psychoanalyse liegt vor allem in ihrer Subjektivität. Aus diesem Grund entwickeln sich zahlreiche Probleme, die sowohl die alltägliche Praxis wie die Theorie selbst betreffen. Insbesondere der Konflikt und seine Einschätzung bereiten die allergrößten Schwierigkeiten. Man kann in den Annalen der Psychoanalyse recht gut verfolgen, wie es aus diesem Grund zum Entstehen zahlreicher Analyseschulen kam. Der Streit mit Sigmund FREUD, den ADLER, C.G. JUNG, REICH und zahlreiche andere Analytiker irgendwann gehabt haben, beruhte auf einer abweichenden Einschätzung des Unbewußten und seiner Konflikte. Denn weil niemand von den damaligen Analytikern genau wußte, welche Konflikte beim einzelnen Patienten vorhanden sind, erklärt sich daraus die ungeheure babylonische Verwirrung auf diesem Gebiet. Psychoanalytiker zerstritten sich über die Fragen, wie man die Konflikte im Dunkel des Unbewußten erkennen und wie man sie heilen kann. Das Rätsel von Körper und Seele verschärfte sich darüber hinaus, weil niemand genau wußte, wo diese Konflikte abgelagert sind. Viele psychoanalytische Schulen mit unterschiedlichsten Konzepten entstanden. Jede der Schulen nimmt bis heute für sich in Anspruch, die Wahrheit erkannt zu haben. Man fragt sich als Außenstehender, der keiner Psychologie-Schule angehört, wer denn nun recht hat.

wir mit der „Psychosomatischen Energetik“ erstmals Licht gemacht. Wir sind einen ganz entscheidenden Schritt vorangekommen, die wirklichen Verhältnisse zu erkennen und einzuordnen.

Mit dem Anmachen des Lichts im Keller des Unbewußten ist es aber nicht getan. Wir brauchen eine vernünftige Landkarte, einen Atlas sowohl des Unbewußten, der zugehörigen Energie-Ebenen, der wichtigsten Konflikte sowie der daraus entstehenden tiefenpsychologischen Charaktertypen. Als erstes muß man die Konflikte kennen, um deren Thematik alles kreist und von deren unbewußter Dynamik das ganze Geschehen unseres persönlichen Schicksals seinen Ausgang nimmt. Die Konflikte werde ich ausführlich beschreiben. Dazu müssen wir die Etagen des Unbewußten kennen, um zu einem realitätsgemäßen Bild der psychoenergetischen Welt zu kommen. Andernfalls geht es uns wie den Zeitgenossen vor Galileo GALILEI, die die Erde für eine flache Scheibe gehalten haben. Erst die Etagen des Unbewußten, die

Etagen des Unbewußten und die Konflikte sowie Zeitpunkt der Konfliktentstehung

Etagen des Unbewußten	Konflikte und ihre Menge	Zeitpunkt der Konflikt-Entstehung	Konflikt-Bedeutung	Psycho-somatischer Ausdruck
Oberflächliche Etage (obere Emotionalebene)	*Klein = Aktueller Konflikt (sehr viele Konflikte)*	*Jugend/ Erwachsenenzeit*	*Situative Konflikte (verbal)*	*Aktuelle Organprache (Herzschmerz)*
Mittlere Etage (untere Emotionalebene)	*Mittel = Nebenkonflikt (meist 4-8 Konflikte)*	*Frühkindheit/ Kindheit*	*Variiert und ergänzt den Charaktertyp (präverbal)*	*Organerkrankung*
Tiefe Etage (Kausalebene)	*Groß = Zentralkonflikt (in der Regel nur ein einziger Konflikt)*	*Karmische Muster („früheres Leben“)*	*Bildet den Charaktertyp (nonverbal)*	*Mimik, Körperhaltung, Stoffwechsel*

Durchschaubar wird die unübersichtliche Situation aber erst in dem Moment, in dem die Konflikte energetisch meßbar werden. Während wir zuvor ausschließlich auf Spekulationen und Mutmaßungen angewiesen waren, können wir die Konflikte nun erstmals in ihrer wahren Bedeutung und Größe erkennen. Mit der „Psychosomatischen Energetik“ stellen wir innerhalb kurzer Zeit fest, welcher Konflikt vorhanden ist, wie groß seine Ausmaße sind und welche Auswirkungen er psychoenergetisch hat. Denken wir uns die vorher bestehende Dunkelheit des Unbewußten als Keller in einem Haus, haben

sich aus den feinstofflichen Energiekörpern ableiten lassen, vermitteln ein plastisch-dynamisches Bild, wodurch die Konflikte zu regelrecht eigenständigen Lebewesen werden.

Wir können nach zahlreichen Untersuchungen, die mit der „Psychosomatischen Energetik“ gemacht wurden, ganz grundsätzlich drei Etagen und drei Konfliktgrößen unterscheiden – nämlich das oberflächliche und mittlere Unterbewußtsein, das dem Emotionalkörper entspricht, sowie das tiefe Unterbewußtsein, das dem Kausalkörper zugeordnet ist. Je größer nun ein Konflikt ist, umso tiefer sinkt er ins Unbewußte. Die größten Konflikte findet man deshalb im Kausalkörper, während die kleinen und mittleren Konflikte im Emotionalkörper abgelagert werden.

Mit der Dreiteilung des Unbewußten bekommen wir eine erste Orientierung, in welcher Etage wir uns befinden. Je tiefer man ins Unbewußte hinabsteigt, umso größer werden die dort abgelagerten Konflikte. Wie bei der Schwerkraft gibt es auch im Unbewußten eine unterschiedliche Schwere von Konflikten. Das Unbewußte empfindet die Konflikte in verschiedener Gewichtung als immer schwerer und lagert sie entsprechend ab. Wir können also bereits aus der Lagerungsstätte schließen, wie groß und schwer ein Konflikt ist. Ganz groß und schwer scheint der uralte „Zentralkonflikt" zu sein, während das halbe Dutzend mittelgroßer Konflikte im mittleren Unbewußten und die zahlreichen kleinen Konflikte im oberen Unbewußten zu finden sind.

Mancher Leser wird sich an dieser Stelle wundern, woher ich überhaupt mein Wissen nehme, welche Konflikte es gibt und wie groß sie sind. „Groß" und „schwer" sind Begriffe, die deshalb Sinn haben, weil wir Konflikte mit Hilfe der „Psychosomatischen Energetik" regelrecht vermessen können. In gewisser Weise legen wir die Konflikte auf eine Art von Energiewaage. Wie das vor sich geht, werde ich zu einem späteren Zeitpunkt genauer erklären. Mit bestimmten Energiemessungen ist es darüber hinaus möglich, Konfliktinhalte zu bestimmen. Man weiß dadurch, was sich im Konflikt an Themen verborgen hält. Und darüber hinaus hat man auch die Möglichkeit, die Energie-Ebenen genau vermessen zu können.

Es handelt sich deshalb bei der Einteilung des Unbewußten und seiner Konflikte, die ich hier vorstelle, um eine Systematik, die ich zusammen mit zahlreichen therapeutischen Kollegen im Laufe vieler Jahre entwickelt habe. Im Grunde gebe ich damit nur wieder, was wir bei Energiemessungen an Aberhunderten von Patienten festgestellt haben. Weil es zwar Variationen, aber nie gravierende Andersartigkeiten gegeben hat, möchte ich deshalb so kühn sein zu behaupten, daß es sich um das klarste und realitätsgerechteste Abbild des Unbewußten handelt, das bis jetzt entworfen wurde. Wie bei einer Landkarte möchte ich von einem Atlas sprechen, der die terra incognita unseres Unbewußten entschlüsseln hilft.

Wir erkennen aus der Tabelle auch bereits, in welcher Weise ein Konfliktinhalt in Sprache gefaßt und dadurch bewußt gemacht werden kann. Beim ganz großen Konflikt scheint es uns die „Sprache verschlagen" zu haben. Der stets einzeln auftretende sogenannte **„Zentralkonflikt"** ist der größte Konflikt von allen. Bei ihm wird man wegen seiner angsterzeugenden Schreckhaftigkeit so sprachlos, daß sich der Zentralkonflikt nur durch eine „sprachlose" Sprache zu erkennen gibt. Dazu gehören im wesentlichen Mimik, Körperhaltung und Stoffwechsel.

Nur die mittleren und kleinen Konflikte können in Worte gefaßt und dadurch bewußt gemacht werden. Wenn man beispielsweise einen kleinen oder mittleren Konflikt von Wut hat, so kann man durch Entspannungsübungen und andere Techniken erkennen, daß es sich um die Wut handeln muß, wo einem als Dreijährigem ein Spielzeug weggenommen wurde. Man kann alle Einzelheiten der wuterzeugenden Szene beschreiben und in Worte fassen. Die Wut eines Zentralkonflikts dagegen scheint mir nach allem, was ich bis jetzt erfahren habe, unmöglich in Worte gefaßt werden zu können. Das wutmachende Erlebnis wird in aller Regel äußerst selten bewußt und erinnert, sondern bleibt mit konstanter Regelmäßigkeit im Unbewußten.

Aus diesem Grund werden große Konflikte von einer Gesprächstherapie gar nicht berührt. Alle mit der Sprache arbeitenden Psychotechniken versagen spätestens im tiefen Unbewußten. Der eigentliche Grund dieses Unvermögens liegt in der Sprachlosigkeit, die den Zentralkonflikt umgibt. Im Märchen werden die verzauberten Helden an dieser Stelle zu Tieren, die nicht mehr reden, sondern einen nur noch stumm und traurig anblicken können. Oder wenn die Verzauberung ganz besonders schlimm wütet, verwandelt sich das Opfer in Stein und wird hartherzig. Die Tragik der unheilvollen seelischen Erstarrung wird im Wort des Markus-Evangeliums so umschrieben: *„Was hülfe es dem Menschen, wenn er die ganzer Welt gewönne, und nähme an seiner Seele Schaden?"* Der Schaden besteht zuallererst in der Unmöglichkeit, über das Geschehene reden zu können. Der Schaden steigert sich dann dermaßen, daß eine seelische Verhärtung einsetzt, die den seelischen Schmerz abriegelt und vor dem Bewußtwerden verbergen soll. Jeder kennt Menschen in seiner Umgebung, die nach einem Schicksalsschlag hartherzig und verbittert werden. An ihnen können wir besonders deutlich sehen, was sich innerseelisch im Grunde in jedem Menschen abspielt – auch in uns selber. Denn weil jeder Mensch einen Zentralkonflikt hat, ist ein mehr oder minder großer Teil unseres Wesens sprachlos und verbittert, auch wenn wir das normalerweise nicht mehr wahrnehmen.

Die abenteuerliche Reise des Helden beginnt

Wenn du das Leben verstehen willst, hör auf zu glauben, was die Leute sagen und schreiben. Beobachte lieber dich selbst, und mach dir deine eigenen Gedanken.

(Anton Pawlowitsch Tschechow)

Bevor wir uns den großen Themen unserer Seele zuwenden, die den Konflikten zugrundeliegen, möchte ich den Aufbau des Unbewußten noch aus einem anderen Blickwinkel schildern. Wir können das wirkliche Wesen des Unbewußten besser begreifen, wenn wir ein uraltes mythisches Bild dafür verwenden. Dazu vergleicht man das Unbewußte mit einem Meer, in dem die Konflikte wie See-Ungeheuer umherschwimmen, die es auf den Helden abgesehen haben. Das Bild der Seele als gewaltig sich ausdehnendes Meer, dessen Horizont mit der Ewigkeit verschwimmt und dessen Tiefe unauslotbar ist, beruht auf uralten mythologischen Bildern. Innerhalb des Bildes werden Elemente in einer höchst sonderbaren Weise zu einer Einheit verschmolzen, was für das Unbewußte ganz

Das Meer des Unbewußten und die Konflikte

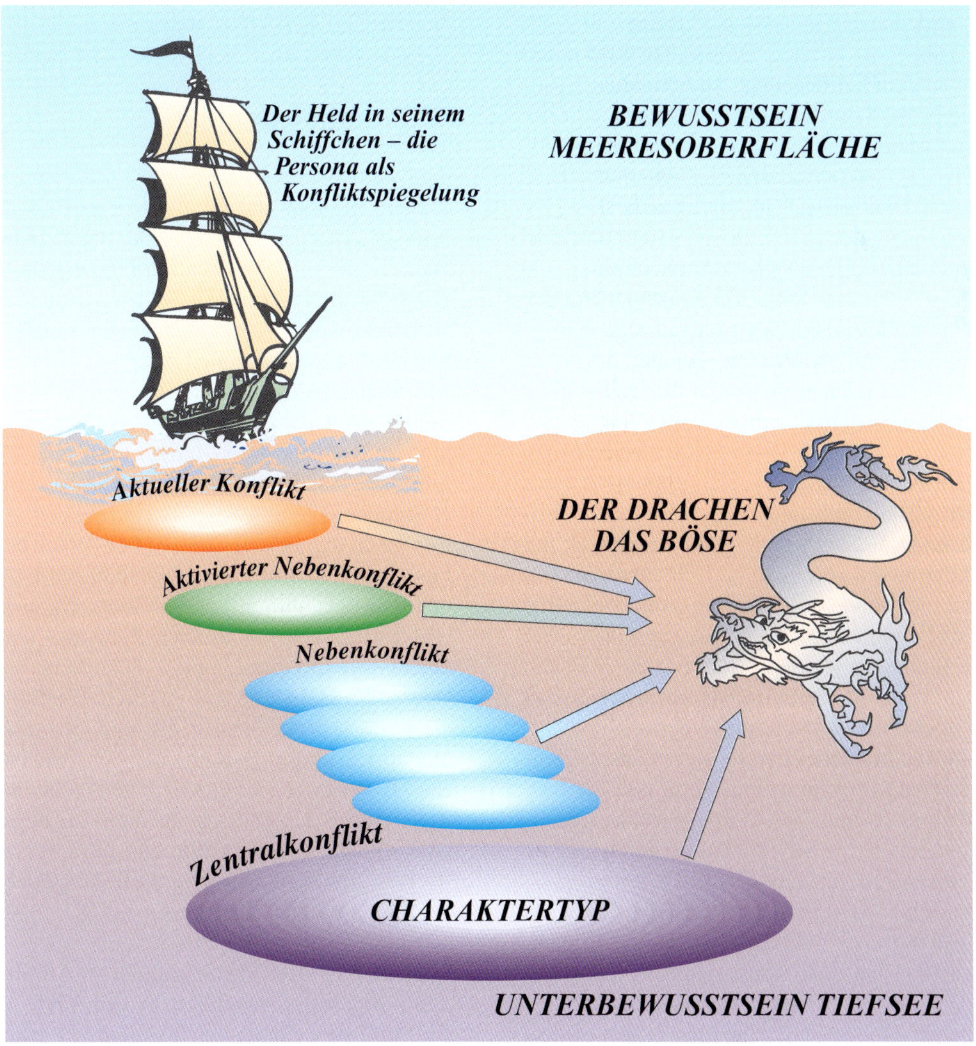

typisch ist. Das Unbewußte verwandelt sich merkwürdigerweise sowohl ins Meer wie in den Helden selber, der als Seefahrer auf diesem Meer umherreist.

Daß es sich bei der mystischen Gleichsetzung von Held und zu bewältigendem Abenteuer um ein tiefgründiges Weltenrätsel handelt, erlebt der griechische Held Odysseus bei seinen Irrfahrten. Odysseus befährt in Wahrheit auf symbolhafte Weise sein eigenes Seelenmeer. Das Bewußtsein wird bei der Seelenreise unseres Helden zum Schifflein, eine höchst gefährdete Nußschale, die im Meer des Unbewußten umherschwimmt und von Stürmen und Untiefen bedroht wird. Gefährdet wird der Erfolg der Reise zum Grausen des bangenden Zuschauers durch allerlei Gefahren, die in Form von gewalttätigen und verschlingenden Untieren auf den Helden lauern, die ihn zu vernichten trachten.

Die Gefahren, die sich dem Helden in den Weg stellen, nennen wir Konflikte. Sie sind die Drachen und Dämonen in der Tiefe seiner Seele, die das Leben, das Wohlergehen und den Sieg des Helden bedrohen. Er muß sie bekämpfen, besiegen und danach hinter sich lassen, um seine Seelenreise fortsetzen zu können. So wie der Held unterschiedlich großen Feinden begegnet, so können wir kleine, mittlere und große Konflikte unterscheiden. Zwischen dem Helden und seinen Feinden besteht eine interessante und aufschlußreiche Wechselbeziehung. Denn ein Held ohne irgendwelche Feinde erscheint uns absurd. Das wäre dann nur ein Maulheld, der großartig von seiner eingebildeten Stärke herumposaunt. Doch er kann uns nur leid tun, weil er vom Schicksal nicht für würdig befunden wurde, überhaupt richtige Feinde zu haben. Der richtige Held braucht starke und gefährliche Feinde, um überhaupt ein Held sein zu können. Je größer die Bösartigkeit und Größe der Feinde ausfällt, umso mehr Drachenblut wird fließen und den Ruhm unseres Helden irgendwann unsterblich machen.

Nun befinden wir uns mit unserer Seelenfahrt höchstwahrscheinlich nicht in einem Hollywood-Spektakel, mit dem wir irgendwelchen gelangweilten Göttern die Zeit vertreiben. Schreckliche und unsinnig erscheinende Katastrophen und Zumutungen aller Art erwecken zwar manchmal den Eindruck, als ob es sich bei der Welt um ein „Narrenhaus" handelt, aber wir können vermuten, daß dies nur eine Projektion der paranoiden Verzweiflung darstellt, die uns gelegentlich zu überkommen scheint. Denken wir an Massaker, Greueltaten und Naturkatastrophen, erscheint die Welt in solchen Zeiten in ein furchterregendes Chaos zu entgleiten, als habe ein Wahnsinniger seine Alpträume zu realisieren versucht.

Weil zur seelischen Gesundheit die sichere Überzeugung gehört, daß unserer Welt eine sinnvolle Ordnung zugrundeliegt, sollten wir uns vom Pessimismus mancher Zeitgenossen nicht anstecken lassen. Sehr häufig habe ich als Arzt bei solchen Zynikern, die alles nur in den düstersten Farben malen, verborgene Depressionen aufdecken können. Irgendwann kippt der Zynismus deshalb in eine seelische Düsternis, die alles nur noch eingeengt, einseitig wahrnimmt und abwertet. Ich bin deshalb überzeugt, daß wir trotz aller Schrecknisse den Glauben an unsere Bestimmung und unseren eigenen Wert nicht verlieren sollten. Seelische Gesundheit erscheint mir deshalb ohne ein Mindestmaß an religiösem Glauben nicht möglich zu sein. Selbst wenn der Glaube noch so klein ausfällt, etwa daß man an den Sinn im eigenen Leben glaubt, reicht das erfahrungsgemäß schon aus, um seelisch gesund zu bleiben.

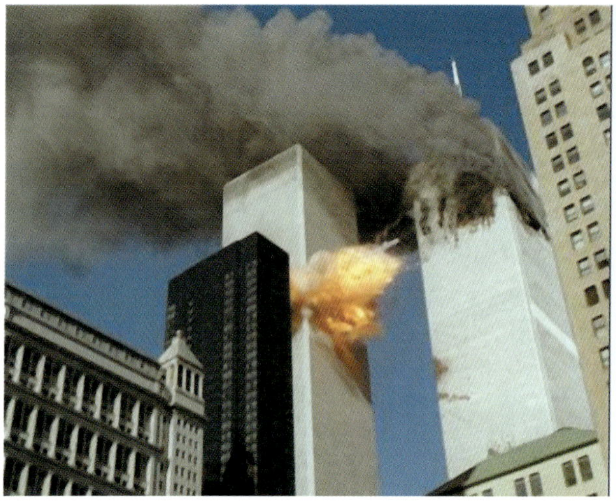

Menschengemachter Terror und horrorartiger Schrecken haben das Leben des Menschen zunehmend begleitet, je höher sich die Zivilisation entwickelt hat. Das Friedliche und Kriegerische entwickeln sich deshalb in der Zivilisation zu gleichen Teilen, was natürlich auch Auswirkungen auf das seelische Allgemeinbefinden hat.

Wenden wir uns wieder dem Helden zu, können wir nur inständig hoffen, daß er bei seiner Seelenreise alle Gefahren und Prüfungen bestehen wird. Zum Scheitern gehören bekanntlich Verzweiflung, Wahnsinn, Krankheit und Tod. Insofern sind auch Zynismus und Weltekel als eine Form des persönlichen Scheiterns anzusehen. Der siegreiche Held gewinnt dagegen einen außerordentlich wertvollen Preis. Weil jeder von uns eine Seelenreise macht, hat unsere Seelenreise höchstwahrscheinlich zum Ziel, Erfahrungen zu sammeln und dadurch zu reifen. Das Ziel unseres Lebens scheint darin zu bestehen, daß wir eine stabile, selbstbewußte und reife Persönlichkeit entwickeln, die ihre seelische Tiefe ausgelotet hat und mit der Zeit immer besser lernt, was sie wirklich fühlt und tatsächlich will.

Konflikte sind Verbiegungen und Fälschungen von dem, was wir tatsächlich in der Tiefe unserer Seele sind und was wir wirklich wollen. Es dauert jedoch sehr

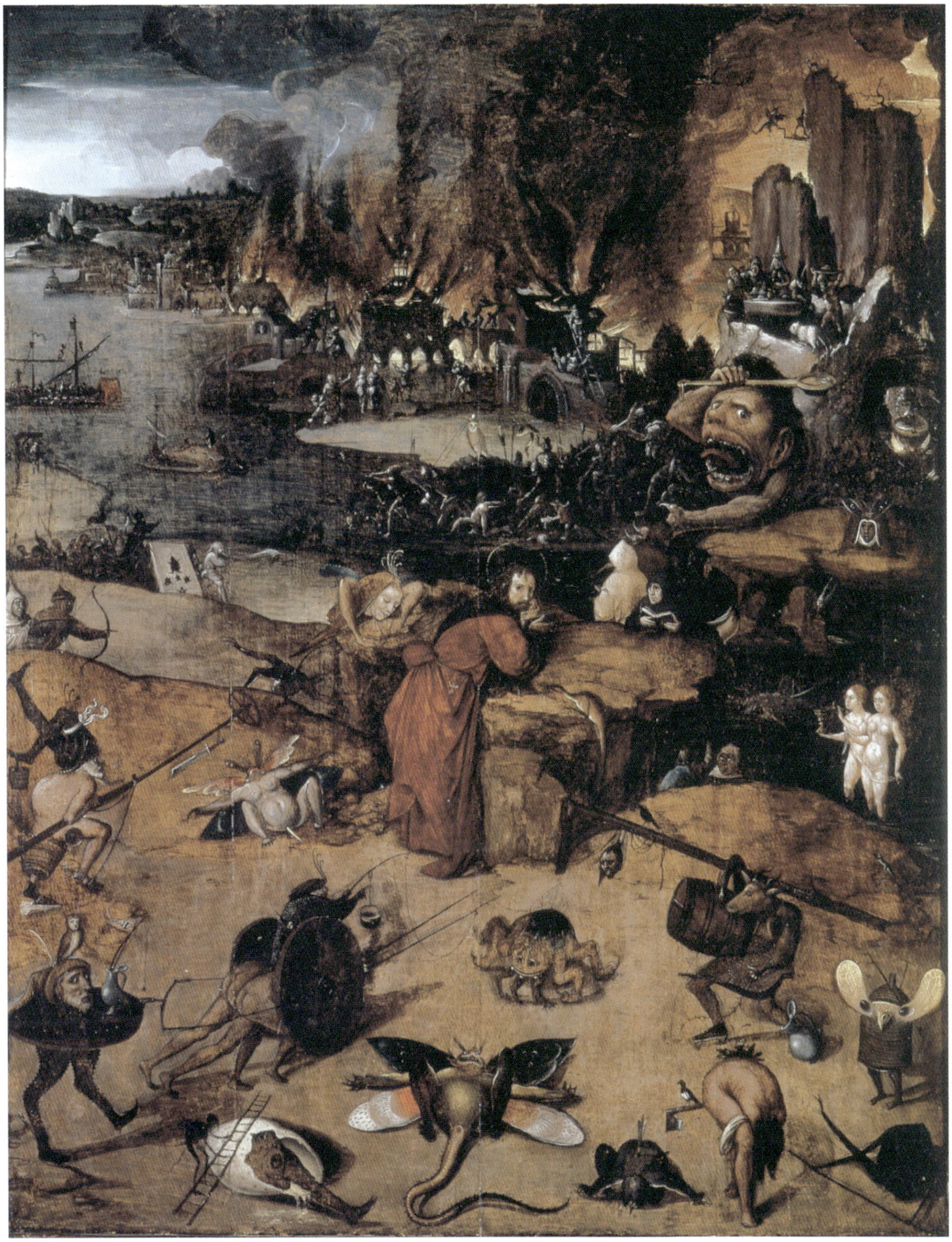

Die Versuchung des heiligen Antonius, dargestellt von Hieronymus Bosch, zeigt uns in alptraumhafter Klarheit die Welt des Unbewußten, die von Konflikten bevölkert wird (symbolisiert durch die insektenhaften Horrorgestalten unten im Bild). Der Krieg und die dahinterstehende Zerstörungslust finden sich in den oberen Bildteilen, wo Städte brennen und grausame Torturen durchlitten werden. Im unteren Bildteil begegnen uns alle menschlichen Sünden – von der Fresserei und der Geilheit bis hin zum Sadomasochismus. Gelehrte Herren werden zu Eseln (unten links), sobald sie aus der Betrachtungsweise des Unbewußten ihrer Fassade beraubt sind. Menschen winden sich vor Schmerzen in bizarren Verrenkungen (unten rechts). Der heilige Antonius kann sich nur an einen Felsen festklammern und beten – so wie Menschen sich verzweifelt an die Reste ihres Ich klammern, wenn sie der Besessenheit ihres Zentralkonflikts ausgeliefert sind (z. B. bei Psychosen).

lange, bis wir diese simple Wahrheit herausbekommen und etwas Vernünftiges damit anfangen können. Zunächst wissen wir nichts von den Geheimnissen unserer Seele, sondern nehmen mit aller Überzeugung an, daß wir es mit feindlichen Angriffen zu tun haben, die von außen zu kommen scheinen. An diesem Punkt wird der ganze Vorgang ungeheuer spannend und verdient unsere volle Aufmerksamkeit. Denn weil es sich bei den Kämpfen unseres Helden um einen innerseelischen Prozeß handelt, kämpft der Held in Wahrheit mit Feinden in seinem Innern. Das Verrückteste bei dem ganzen Vorgang beruht auf der Absurdität, daß der Held am Anfang überhaupt nicht mitbekommt, um was es eigentlich geht. In gewisser Weise ist der Held tatsächlich „verrückt“: seine Paranoia beruht auf einem Irrglauben. Denn zunächst denkt der Held, daß die eigentlichen Feinde in der Außenwelt zu finden sind.

Im Gegensatz zum ahnungslosen Helden wissen wir als Zuschauer bereits, daß die wirklichen Gefahren seiner Reise nicht von einer feindlichen Außenwelt herrühren, sondern aus dem Helden selbst kommen. Am Anfang unserer Selbsterforschung sind wir aber noch nicht so schlau. Wir sehen eigene Probleme zunächst als Schwierigkeiten, die uns schändlicherweise von außen bereitet werden. Die Außenwelt erscheint uns böse, während wir mit den entstehenden Problemen überhaupt nichts zu tun haben. Wir wissen überhaupt noch nicht, daß es ein eigenes Seelenmeer gibt, in dem unsere schlimmsten Feinde lauern. Wir leben noch völlig an der Oberfläche unserer Persona oder Charaktermaske. In dieser Phase unserer Heldenreise sind wir am ehesten mit einfältigen Clowns zu vergleichen, die eine unglaublich eingebildete und fassadenhafte Schau abliefern, ohne im geringsten mitzubekommen, daß sie sich selber ständig Theater vorspielen und dabei was vorlügen.

Immerhin kommt es durch die Selbstdarstellung zur Entwicklung eines stabilen Selbstbildes, das dem Helden fortan als zuverlässige Basis seiner Wirklichkeitsempfindung dient. Die persönliche Eitelkeit stellt ein wichtiges Durchgangsstadium dar, das psychologisch als „Narzißmus“ bezeichnet wird. Jeder Held scheint diese Phase irgendwann zu durchlaufen und findet sich in diesem Stadium ungeheuer toll und will die Bewunderung seiner Mitmenschen genießen. Aus der Kleinkind-Psychologie wissen wir, daß die Phase der Selbstverliebtheit bei allen Kindern in mehr oder minder deutlich erkennbarer Weise durchlaufen wird.[39] Auch bei Pubertierenden findet sich diese Phase wieder. Bei diesen selbstverliebten Vorgängen entsteht eine Maske, die von C. G. JUNG als **„Persona“** bezeichnet wird.

Auf der Entwicklungsstufe der Persona ist für uns sehr wichtig, was andere Menschen von uns halten. Die Brüchigkeit unseres eigenen Selbstbildes wird uns erst dann bewußt, wenn wir die emotionale Unterstützung anderer Menschen verlieren. Die Persona oder Charaktermaske erfährt eine starke Veränderung und Ausrichtung durch die Umwelt, sei es durch die Berufsgruppe, die Rasse oder das Volk, dem wir angehören, oder durch sonstige ideologische und religiöse Bekräftigungen, die unserem Selbstbild zusätzlichen Auftrieb geben. Ursprünglich kommen wir ohne Persona-Maske auf die Welt. Als Kinder durchlaufen wir nun im Rahmen der Erziehungsmaßnahmem eine Umpolung, die uns vom wahren Selbst zur Persona hin umprogrammiert.

Manchmal hat man die Gelegenheit, alte Freunde aus Kindertagen wiederzutreffen und dabei die Veränderungen ihrer Persona-Maske studieren zu können. Wenn man weiß, wie solche Leute als Kinder waren, ist man oft enttäuscht bis entsetzt, welche dramatischen Veränderungen das Erwachsenenalter mit sich bringen kann. Wenn man ehrlich mit sich selber umgeht, könnte man diese schockierende Erkenntnis natürlich genauso auf sich selber anwenden. Aus Angst tut man das normalerweise nicht, weil es schmerzhaft bewußt werden läßt, wie weit wir uns von unserem wahren Selbst entfernt haben. Das falsche und wahre Selbst führen zu schmerzhaften Gegenpolen, die das Erwachsenwerden im ungünstigsten Fall mit sich bringt.

Man kann sagen: Je erwachsener und verklemmter, umso stärker wird die Persona-Maske vom wahren Selbst entfernt sein. Gesellschaftlich wird es dabei nicht gerne gesehen, wenn wir unsere Maske fallen lassen. Unsere Mitmenschen wollen uns so haben, wie man an uns gewöhnt ist und wie wir für sie in bestmöglicher Weise funktionieren. Die Manipulationsmöglichkeit bekommt dabei eine große Rolle, weil Verklemmte und Menschen mit einem künstlichen Selbst viel besser zu manipulieren sind. „Ich hatte eben zu funktionieren….“ wird dieser Zustand umschrieben, in dem Fremdbestimmungen wichtiger als Selbstbestimmungen sind. Der Karneval gehört zu den seltenen Ausnahmen, wo wir unsere Persona-Maske fallen lassen, indem wir künstliche Masken aufsetzen, hinter deren Deckung wir unsere sonst geheimgehaltenen Kindereien ausleben dürfen.

[39] Die Psychoanalytikerin Alice MILLER sieht im Fehlen einer Liebe und Anerkennung gebenden Mutter eine ganz elementare Störung des Kindes beim Aufbau seiner Persönlichkeit, was zu irreparablen Störungen des Selbstwertgefühles führt. Menschen würden dann dauerhaft depressiv, oder sie würden ihre Depressivität durch Grandiosität zu verbergen suchen. Mütter mit solchen Störungen des Selbstwertgefühls geben ihre Unfähigkeit an ihre Kinder weiter, so daß es zu einer Kettenreaktion der Lieblosigkeit über Generationen hinweg kommt. Dieser sicherlich richtigen Beobachtung von MILLER möchte ich hinzufügen, daß der große und aktive Zentralkonflikt häufig den eigentlichen Anlaß für die Lieblosigkeit der Mutter darstellt. Auf weitere Hintergründe gehe ich in späteren Kapiteln ein, etwa auf die Rolle von Karma. Denn warum wählt man sich so eine lieblose Mutter? Weil man selbst schon vorgeburtlich eine gewisse Lieblosigkeit mitbringt, wenn man sich zur Reinkarnation entschließt. Weil Gleiches sich anzieht, sind Ursache und Wirkung viel schwerer zu trennen, als es von außen betrachtet den Anschein hat.

Von der Persona-Ebene taucht man als nächstes ins Meer des Unbewußten. Die **oberen Etagen des Unbewußten** sind der Sitz des Tierhaften in uns. Dort lauert das geheimgehaltene Kind mit all seinen Emotionen und Trieben. Die Persona liegt wie ein Feigenblatt über diesem Vulkankessel ungebärdiger Emotionen, wobei das sogenannte „Über-Ich“ eine wichtige Kontrollfunktion ausübt. Meines Erachtens gehören Persona-Maske und Über-Ich zu recht eng verwandten Strukturen, die sich in aller Regel relativ synchron aufzulösen beginnen, wenn jemand beispielsweise an Alzheimer leidet. Dem Betreffenden wird es dann genauso egal, ob man ihn beim Diebstahl oder einer peinlichen Szene der Selbstenblößung erwischt. Was andere von uns halten sollen (Persona-Maske) und welchen moralischen Vorschriften man gehorchen soll (Über-Ich), hängt daher unmittelbar zusammen.

In der oberen Ebene des Unbewußten begegnen uns starke Gefühle wie Neid, Eifersucht, Besitzgier und erotische Triebhaftigkeit. Die starke Erotisierung dieser Ebene scheint mir der Hauptgrund dafür zu sein, warum FREUD das Unbewußte so vollständig mit den erotischen Trieben gleichgesetzt hat. Das ruft natürlich eine Kettenreaktion von Folgefehlern hervor, weil die anderen tieferen Teile des Unbewußten keineswegs erotisiert sind. Darüber hinaus muß sich eine solche Sichtweise ganz notgedrungen nur auf die oberflächlichen Schichten des Unbewußten beschränken beziehungsweise die tieferen Schichten falsch einschätzen. C. G. JUNG war einer der ersten Schüler FREUDS, der sich gegen die Dominanz des Erotischen ausgesprochen hat, die FREUD so plakativ und überwertig herausgestrichen hat. JUNGS umfassenderer Blick war auch auf das tiefe Unbewußte gerichtet, in dem sich die unerotischen Bereiche des Archetypischen und Transzendenten wiederfinden. Das Unbewußte umfaßt wesentlich mehr als nur die Triebhaftigkeit des oberflächlichen Unbewußten.

Als erstes möchte ich die oberflächlichen Schichten des Unbewußten beschreiben, die sich im oberen **Emotionalkörper** befinden. Weil dieser Bereich des Unbewußten durch die Psychoanalyse so übertrieben in den Vordergrund gerückt wurde, wird oft der Fehler gemacht, das gesamte Unterbewußtsein mit diesem Bereich gleichzusetzen. Der obere Bereich des Emotionalkörpers ist durch FREUDS Psychoanalyse so stark thematisiert worden, daß die darin vorkommenden Eigenschaften zu einer geradezu volkstümlichen, alltäglichen Sache geworden sind. Heutzutage weiß jeder, daß verborgene erotische Absichten, verdrängte Komplexe und unbewußte triebhafte Hintergründe das menschliche Handeln prägen, also Neid, Konkurrenzdenken, versteckte Aggressionen und traumatische Erinnerungen aus der Kindheit.

Dabei sind die Ebenen der Persona und des moralischen Über-Ich bekanntermaßen recht dünn. Jeder der so häufigen moralischen Fehltritte und andere der zahllosen alltäglichen Übertretungen von Moralvorschriften, und sei es das Überqueren einer roten Ampel, wenn niemand zusieht, geben ein Zeugnis davon, wie brüchig die allgemeine Moral im Grunde ist. Erstaunlicherweise genügt oft geringfügige Enthemmung, um die Fassade moralischer Anständigkeit vollständig verschwinden zu lassen. Jede starke Emotion ist bereits ein Ausdruck vom Freiwerden dieser Ebene, ob uns jemand im Straßenverkehr „doof“ zeigt oder uns verstohlene erotische oder neidische Blicke zuwirft. Die dabei frei werdenden tierhaften Gefühle erscheinen so impulsiv und mächtig, weil sie instinkthaft vorgebahnt sind. Sie entsprechen dem, was als „Tier im Menschen“ charakterisiert wird. Autoren wie Desmond MORRIS entdecken in solchen atavistischen Verhaltensweisen den Affen im Menschen, der seine Reviergrenzen verteidigt. Sobald man hinter der Fassade seiner Mitmenschen den affenhaften Primaten durchschaut, der instinkthafte Regeln befolgt, wird manches besser verständlich.

Solche von den **Instinkten** und dem Überlebenswillen vorgegebenen Verhaltensmuster gibt es in ganz ähnlicher Form bei Tieren. „Mein Hund legt sich beleidigt und schmollend auf unser Ehebett, wenn wir nicht zur vereinbarten Zeit zurückgekehrt sind“, erzählt mir ein Hundebesitzer. Das stellt offenbar eine besonders schlimme Form der Rache am untreuen Herrn dar, indem sich der Hund das Privileg gönnt, ins Bett des Rudelführers zu kriechen: „Das habt ihr nun davon, ihr seid selbst schuld, wenn ich mich so schlecht betrage!“ Dort im Bett genießt er nun die Wohltaten der gekränkten Diva, die sich am hellichten Tage ausruhen darf, wenn ihr übel mitgespielt wurde: „Wenn ich schon so abgrundtief beleidigt und übergangen werde, muß ich mir eben selbst was Gutes tun!“ Gleichzeitig sehen wir das kleine Kind im Verhalten des Hundes, das in die Regression des kuscheligen Bettes flüchtet: „Keiner liebt mich, deshalb bin ich abgrundtief traurig und brauche den Trost, den mir das Ehebett meiner Herrschaften gibt!“ Sehr schön können wir die unterschiedlichen **Gefühls-Facetten** erkennen, die so gut wie jeden Konflikt auszeichnen. Immer mischen sich unterschiedliche Gefühlsinhalte zu einem Gesamtgefühl.

So lange wir unsere Persona-Fassade aufrechterhalten können, versuchen wir andere Menschen auf positive Art für uns zu gewinnen. Streit ist bekanntlich das allerletzte und meist untaugliche Mittel, um als Gewinner dazustehen. Wenn man seine Persona-Maske ablegt, weil man die Beherrschung verloren hat, pflegt das Spiel in aller Regel zu eskalieren. Irgendwann ist es einem dann ganz egal geworden, was die anderen von einem halten. Das Tierhafte in uns versucht zuvor aber mit unzähligen Strategien, in jedem Fall als Gewinner dazustehen. Häufig wird dazu die Tiersprache benutzt, also beispielsweise das Dominieren und Beeindrucken. So versucht der in seinem Ruf angeschlagene Abteilungsleiter, durch ein betont herrisch-blasiertes Auftreten der Belegschaft zu signalisieren, wer der eigentliche Boß ist. In der Tiersprache benimmt sich der Abteilungsleiter wie das eigentliche Alphatier des Rudels. Er betrachtet es als Selbstverständlichkeit, direkt neben dem Eingang der Firma zu parken oder von Untergebenen die Tür aufgehalten zu bekommen.

Noch deutlicher wird die nur diskret versteckte Absicht im Liebeswerben. So sehen wir hinter der Verführungskunst deutlich das Gehabe des „Italo-Lovers", der mit jeder Faser seines sinnlichen Körpers und seines erotisierten Verhaltens ein bestimmtes, leicht zu erratendes Ziel beim anderen Geschlecht verfolgt, nämlich sein Opfer ins Bett zu bekommen. Verhaltensforscher sehen in der dauerhaften Präsenz der erotischen Triebe bei uns Menschen einen der Hauptgründe, warum wir so permanent erotisiert reagieren, was Tiere nur in bestimmten Brunftzeiten zu tun pflegen. Der Eros gehört deshalb zweifellos zu unseren wichtigsten Antrieben, wie FREUD richtig erkannt hat.

Immer geht es um die zwei Pole **Macht und Sexualität**, die das Unbewußte als hintergründige Ziele verfolgt:

- Unter dem Begriff **„Macht“** können wir all das verstehen, was unser Ansehen und unsere Stellung bei anderen Menschen beeinflußt.
- **„Sexualität“** meint dagegen all das, was unserer persönlichen Lust und unserem Fortpflanzungsinstinkt dient.

Der Psychoanalytiker Alfred ADLER hat in seiner Individualpsychologie neben dem Eros vor allem den Machttrieb als entscheidende Triebfeder unserer unbewußen Motive erkannt. Wenn wir Menschen genauer daraufhin beobachten, ob und in welchem Maße sie Macht einsetzen, werden wir im Machttrieb eine ungeheuer starke, weit verbreitete und häufig unbewußte Antriebskraft finden. Ob es sich um ein protziges Auto oder ein bestimmtes dominantes gesellschaftliches Auftreten handelt, immer werden wir dahinter den Machttrieb als geheimes Motiv finden. Ein Großteil unbewußter Energien wird darauf verwandt, unsere hierarchische Machtposition zu anderen Menschen festzulegen und womöglich, wo immer das geht, um einige Grade zu verbessern. Ludwig BÖRNE erkennt dabei das zugrundeliegende Geheimrezept: *„Das Geheimnis der Macht besteht darin zu wissen, daß andere noch feiger sind als man selbst."*

Sigmund FREUD scheint dagegen eine ganz andere Auffassung zu vertreten. Er sieht nicht in der Macht, sondern in der Sexualität die bedeutendste unbewußte Antriebskraft des Menschen. Auch hierfür können wir überall handfeste Beweise finden. Selbst im Altersheim sei die Potenz des Mannes ein wichtiges Kriterium, erklärte mir ein alter, alleinstehender Witwer einmal während der Sprechstunde: „Sie glauben gar nicht, was bei diesen alten Leuten alles los ist! Von wegen Kaffeekränzchen, da geht es in Wahrheit nur um das eine...." Wir finden überall Hinweise darauf, daß FREUDS These von der Allgegenwart der Sexualität vollkommen richtig sein muß. Giacomo CASANOVA als berühmtester Verführer der Weltgeschichte zieht als Fazit aus seinen zahlreichen Bemühungen: *„Die Liebe besteht zu drei Viertel aus Neugier."*

Natürlich betreffen die Antriebskräfte von **Macht und Sexualität** nicht nur uns Menschen. Macht wie Sexualität sind die hauptsächlichen Bestrebungen der Natur. Insofern können wir in beiden Bestrebungen die zwei Seiten derselben Münze erkennen. Stets will jedes Lebewesen für sich ein Maximum an Macht und Sexualität herausschlagen. Deshalb kann man den mächtigen Milliardär mit dem riesigen Harem als Sieger schlechthin ansehen. Meist sind es Schurken in James Bond-Filmen, auf die solche Kriterien zutreffen. Wahrscheinlich könnte es der Zuschauer vor Neid beim Betrachten solcher Filme sonst kaum aushalten. Aber nicht nur Schurken, sondern jedes Lebewesen unternimmt alle möglichen Anstrengungen, um sich fortzupflanzen und seine Gene in der Rallye der Mitkonkurrenten zum Erfolg zu führen. Im Kampf ums Überleben wird der Mächtigste auch die besten Erfolgschancen haben, was Macht und Sexualität zu zwei verbrüderten Antrieben macht. Der ehemalige amerikanische Außenminister Henry KISSINGER behauptet: *„Macht ist das stärkste Aphrodisiakum."* Zumindest scheint das für Männer zuzutreffen – und für jene Frauen, die mächtige Männer unwiderstehlich finden.

Im neu erfundenen, gerade aktuellen System des „Psychodarwinismus" finden sich überraschende Parallelen zwischen den behaviouristischen Entdeckungen des Tierverhaltens und den psychologischen Modellen FREUDS. Ursprünglich hielt man die Psychoanalyse und den Darwinismus für völlig unvereinbare Theorien. Gerade das Inzestverbot wurde von FREUD als höchste Kulturleistung des Menschen angesehen (in Form des Ödipuskomplexes), während Tiere alles kopulieren sollen, was ihnen über den Weg läuft, und seien es die eigenen Eltern. Vor einigen Jahrzehnten konnte der finnische Ethnologe WESTERMARCK beweisen, daß die Tabuisierung des Inzests nicht als ausschließliche Kulturleistung des Menschen aufgefaßt werden kann. Ganz im Gegenteil handelt es sich um ein genetisch vorgeprägtes, auch im Tierreich vorkommendes Verhalten, vermutlich um die genetischen Nachteile einer Inzucht zu vermeiden. Inzucht kommt deshalb im Tierreich entgegen allen Behauptungen kaum vor. So kann der mächtigste männliche Affe eines Rudels zwar sämtliche Weibchen bespringen, macht jedoch um die eigene Mutter stets einen großen Bogen.

Ein untrügliches Zeichen für die gemeinsame Verwandtschaft von Mensch und Tier besteht in der gemeinsamen Instinkthaftigkeit. Instinkte möchte ich als **handlungsmäßig vorgeprägte Abläufe** beschreiben, **die mit intensiven Gefühlen gekoppelt sind**. Instinkte stellen deshalb eine Vorstufe von Gefühlen dar. Die Entkoppelung von Instinkt und Gefühl, die man bei uns Menschen beobachten kann, entspricht psychologisch der Vertreibung aus dem Paradies. In der Kindheit existieren wir ebenso wie das Tier zum Großteil im Emotionalkörper. Dort sind unsere Gefühle und Instinkte noch weitgehend deckungsgleich, weshalb wir dort die unbeschreibliche Seligkeit des kindlichen Paradieses erleben. Aber irgendwann kommt es notgedrungen zur Vertreibung aus dem Paradies. Der Held erlebt im Schmerz der Vertreibung aus dem Paradies seine erste Niederlage, indem er aus dem mütterlichen Nest und der kindlichen Eingesponnenheit herauskatapultiert wird. Jetzt muß er die ersten Schritte in der rauhen Welt ohne fremde Hilfe machen.

Mit dem Erwachsenwerden durchlaufen wir die übliche Kulturerziehung und entwickeln eine Persona. Wir sind nun „wer" und stellen vor uns selber und den Mitmenschen etwas dar. Der dornige Weg dorthin entspricht den Exerzitien der Erziehung. Gefühle und Instinkte werden durch den Vorgang der Sozialisation teilweise auseinandergerissen. Obwohl wir hungrig sind, dürfen wir als wohlerzogene Kinder nichts anrühren, bis alle Platz genommen haben. Wir müssen als kleines Kind mühsam lernen, uns zu beherrschen und unangenehme Gefühle zu verdrängen, etwa daß wir die blöde Tante am liebsten hauen möchten, weil sie uns das falsche Spielzeug mitgebracht hat. Triebverzicht gehört zu den unterschwelligen Kräften, die laut FREUD die Kulturleistungen voranbringen und sie überhaupt erst ermöglichen. Mir scheint FREUD dabei das Spielerische des Menschen („homo ludens") und die elementare Freude am Kreativen zu unterschätzen. Gerade erotisch auffallend aktive Menschen sind erfahrungsgemäß besonders schöpferisch, was man an so erotomanen Künstlern wie PICASSO beobachten kann.

Im positiven Sinn gewinnen wir durch die Trennung von Gefühl und Instinkt ein enormes Maß an neuer Freiheit. Wir sind nicht länger Sklaven der Triebe, wie das bei Tieren noch der Fall ist, sondern können uns bis zu gewissen Grenzen eigensteuern und kontrollieren. Natürlich geht das erfahrungsgemäß nicht so perfekt, wie das manchmal wünschenswert wäre. Tugend und Laster stehen sich bekanntermaßen oft ebenso feindselig gegenüber wie Erziehung und Freiheit. W. S. MAUGHAM zieht deshalb folgendes nüchterne Fazit, was die Menschendressur und ihre Erfolgsaussichten anbelangt: *„Die meisten Menschen geben ihre Laster erst dann auf, wenn sie ihnen Beschwerden bereiten."* Das klingt sehr pessimistisch und stimmt auch nur zum Teil. Denn die Erziehung bleibt natürlich nicht völlig ohne positive Folgen. Bei kurzsichtiger Betrachtung werden wir durch die Erziehung zunächst zwar unfreier, weil wir beispielsweise als Kinder nicht mehr spielen können, wann wir dazu Lust haben.

Aber auf Dauer ist die Fähigkeit zur Selbststeuerung, die uns zum sozial erträglichen und kultivierten Mitmenschen macht, ein Gewinn an persönlicher Freiheit. Jeder, der unter dem ungehobelten, aufdringlichen und aggressiven Benehmen unzivilisierter Leute zu leiden hat, wird zunächst den Mangel an Freiheit beklagen, den ihm der Ungehobelte mit seinem inadäquaten Benehmen aufnötigt. Wer solche unzivilisierten Rauhbeine genauer beobachtet, wird in ihnen das unfreie Opfer der Umstände entdecken, die solche ungezogenen Leute hervorgebracht haben. In Wahrheit sind solche ungehobelten Leute außerordentlich unfrei. Andere Menschen anzupöbeln und ohne Manieren aufzutreten ist in Wahrheit der Ausdruck ihrer innerseelischen Spannungen. Deshalb verbergen sich hinter asozialen Verhaltensweisen meist erhebliche seelische Schäden, die den Täter unfrei und unglücklich machen, von seinem Opfer mal ganz zu schweigen.

Die Theorie der antiautoritären Bewegung scheitert deshalb an der Notwendigkeit, daß Kinder Grenzen lernen müssen, um später freundliche, sozial verträgliche und seelisch freie Menschen werden zu können. Das andere Extrem, Kinder durch eine sadistisch-strenge Erziehung zu seelischen Krüppeln zu machen, wäre dann der andere pädagogische Fehler, der heutzutage häufig in der Unterschicht beobachtet werden kann. Richtig dosierte Erziehung führt deshalb zu einem schrittweisen Erlernen persönlicher Freiheit. Das entscheidende Element einer guten Pädagogik scheint aus der richtigen Mischung von Liebe, Strenge und Vernunft zu bestehen. Liebe bedeutet das Grundgefühl, es mit dem anderen gut zu meinen und ihm beispielsweise verzeihen zu können. Strenge bedeutet, bestimmte Grenzen zu verteidigen, an denen sich das Kind orientieren kann. Und Vernunft bedeutet, einen pädagogischen Gesamtplan zu verfolgen, der die Fähigkeiten des Kindes am besten fördert.

Sehen wir uns die Trennung von Gefühl und Instinkt genauer an, die unser Menschsein charakterisiert und uns vom Tier unterscheidet. Die dabei freigesetzten Gefühle führen zu einem Bewußtseinsraum, der aller Wahrscheinlichkeit nach überhaupt erst das „Ich" entstehen läßt. Zusammen mit der größeren Hirnkapazität entwickelt sich der **Mentalkörper**, der unseren Verstand und das rationale Denkvermögen ebenso wie unsere Erinnerungsfähigkeit beherbergt. Teilweise handelt es sich beim Mentalkörper deshalb um ein Werkzeug, das sich in Intelligenz und Kombinationsfähigkeit ausdrückt, zum anderen aber vor allem um den Sitz unserer Persönlichkeit und unseres Ich-Gefühls. Wenn wir uns zurückerinnern, wann wir das erste Mal ein Ich-Empfinden gehabt haben, handelte es sich um das erstmalige Erwachen der Kräfte des Mentalkörpers. Sobald sich unser Gefühl vom Instinkt löst, was durch Erziehungsvorgänge gefördert und beschleunigt wird, entsteht zunehmend ein Ich-Gefühl.

Eine vom amerikanischen Anthropologen Gregory Bateson geschilderte Anekdote vermittelt sehr anschaulich, wie der unerwartete evolutionäre Schritt irgendwann erstmals zustande gekommen sein kann, daß Urmenschen in grauer Vorzeit zu denken anfangen. Bei der Dressur von Delphinen werden immer dann besonders phantasievolle Sprungkreationen beobachtet, wenn der stereotype Ablauf der Dressur mehrfach gestört wird. Die verwirrten Delphine versuchen danach, mit besonders kreativen Sprüngen die Liebe des Dresseurs zurückzuerobern. Genauso erscheint es vorstellbar, daß der Mensch kreative Höhenflüge unternehmen muß, um zu überleben. Denn der Mensch ist gegenüber dem Tier viel schlechter an ökologische Härten angepaßt, weil er weder ein Fell, starke Klauen noch sonstige angeborenen Hilfswerkzeuge hat. Besonders wenn die Umwelt unvorhersehbar wird, besteht eine große Herausforderung, sich „etwas ganz Besonderes einfallen zu lassen". Wie der irritierte Delphin wird der Mensch von der Natur herausgefordert, den Mangel an Werkzeugen und Waffen durch Cleverneß auszugleichen.

Genauso wie ein verwirrtes Tier entwickeln wir durch Versuch und Irrtum – durch gute und schmerzhafte Erfahrungen – ein Wissen, wie man gute Erfahrungen verstärken und schlechte vermeiden kann. Daraus entsteht das operationale Denken, das nützliche Überlebensstrategien erfindet, ein Zeitbewußtsein entwickelt und die Wirklichkeit immer stärker strukturiert. Die moderne Entwicklungspsychologie kann uns diese Vorgänge sehr detailliert erklären. Zuletzt bekommen wir ein Bewußtsein, das über sich selbst reflektieren kann und zu sich selbst „Ich" sagt. Versetzen wir uns in den Helden, der in der Mythologie stellvertretend die Lebensreise des allgemeinen Menschen durchlebt, wird das Ich-Empfinden mit einem ersten Triumphgefühl verbunden. Theodor Fontanes Spruch: *„Manche Hähne glauben, daß die Sonne ihretwegen aufgeht"* gibt einen guten Eindruck von der selbstverliebten Großartigkeit, die mit dem Auftauchen des Ego verbunden ist. Der Jugendliche ist beispielsweise total in sein erstes Auto verliebt, und das Selbstgefühl wird von solch unzerstörbarer Kraft geprägt, daß der Jugendliche in seiner Überheblichkeit in den Tod jagt, weil er sich für unverletzlich hält.

Später wird der Held, sofern er seine martialischen Heldentaten überlebt, erste Erfahrungen mit der Liebe und dem Gefühl der Individualität sammeln können. Wir befinden uns im mittleren Emotionalbereich, in dem sich das Grunderleben vom wild erotischen „Sturm und Drang" zum menschlichen Gefühl von Liebe, Sehnsucht und Individualität wandelt. Die Trennung von Instinkt und Gefühl ist auf dieser Stufe des Unbewußten bereits recht weit fortgeschritten. Es finden sich persönlich gefärbte Gefühlsthemen, die zwar immer noch die instinkthafte Prägung des oberen Unbewußten ahnen lassen, jedoch schon stark individuelle Züge tragen und weit in die frühe Kindheit hineinreichen. Erotische Phantasien, Machtgefühle und andere „Ich"-Themen werden hier ausgelebt: „Wer wird der Sieger sein und mit der Prinzessin eine rauschende Liebesnacht verbringen?" fragt sich das Ich. Alle großen Romanthemen kreisen um Themen jener Ebene, die von Romeo und Julia und anderen Heldenfiguren bevölkert wird.

Zunächst kann man sehen, daß die Polarität sich verstärkt und das Ich-Bewußtsein genauso zunimmt wie das Gefühl für das eigene Unbewußte. Das betrifft sowohl die Evolution der Menschheit wie die Lebensgeschichte des Einzelmenschen. Je deutlicher wir spüren, daß wir ein Ich besitzen, umso schärfer und klarer tritt das Unbewußte hervor. Das klingt paradox, erscheint jedoch bei genauerer Betrachtung vollkommen logisch. So wie Licht und Schatten einander bedingen, führt die Ich-Bildung des Menschen zu einer Aktivierung seines tieferen Unbewußten. Dieser ganze Vorgang findet jedoch irgendwann ein merkwürdiges Ende. Mit zunehmender Persönlichkeitsentwicklung geschieht etwas völlig Unerwartetes. Der Held unterliegt einem bösen Zauberer, der sein Gedächtnis auslöscht. Plötzlich scheint das Unbewußte verschwunden zu sein!

Zu einem bestimmten Zeitpunkt vergißt der Held in unserer Seelengeschichte, daß er die Prinzessin suchen muß. Die Prinzessin steht stellvertretend für das Unbewußte. Genauso geht es vielen Menschen, die die Erinnerung an das Unbewußte selbst – oder in der Sprache der Mythen ausgedrückt: an das Paradies in sich – komplett vergessen haben. Das unbewußte Paradies steht stellvertretend für den Mutterschoß, die frühe Kindheit und das wahre Selbst. All das gerät immer mehr in Vergessenheit. Das **Ego** und seine Repräsentanten in der Außenwelt, sei es in Form von Besitztümern oder funktional behandelten Mitmenschen, die von einem abhängig sind und zu regelrechten Objekten degradiert werden, müssen als kümmerliche Ersatzfiguren herhalten, die eine gewisse Befriedigung verschaffen sollen. Der seelische Hunger solcher Menschen ist aber erfahrungsgemäß unstillbar, sobald sie ihre seelischen Wurzeln verloren haben.

Das Ego kann sogar zu einer regelrechten Festung werden, bei der die Welt außerhalb der Burg immer unwirklicher erscheint. Jeder dieser Egomanen lebt fortan in seinem Schneckenhaus. In diesem Stadium der Seelenreise durchlebt der Held die „Nacht seiner Seele." Der Held scheint alles verloren zu haben, weshalb größte Verzweiflung um sich greift. Die Seelenreise verläuft in diesem

Stadium geradewegs durch eine Hölle, die von egomaner Abgeschlossenheit und starkem Verlust der seelischen Natürlichkeit gekennzeichnet ist.

Irgendwann kommt es zu einer dramatischen Wandlung und einem Neubeginn, der in der griechischen Tragödie als Katharsis bezeichnet wird. Der Held hat das Schlimmste hinter sich und findet zu einer Neubesinnung, bei der er sich im tieferen Stadium des Unbewußten wiederfindet. Dort spielen Instinkte im Sinne von Macht und Sexualität kaum mehr eine Rolle. Die psychoanalytischen Theorien FREUDS wie ADLERS haben hier keine Berechtigung mehr. Auf dieser tiefsten Ebene unseres persönlichen Bewußtseins geht es der Seele nur noch um sich selber und ihre Beziehung zu anderen Menschen. Tiefe religiöse und emotionale Empfindungen tauchen auf, die etwas Sakrales und Ursprüngliches an sich haben. Wir befinden uns im **Kausalkörper**, der unserem tiefen, völlig wortlosen Unbewußen entspricht. Gleichzeitig finden wir im Kausalkörper unser wahres Selbst wieder, das bereits vollkommen verloren geglaubt war.

Das wahre Selbst enthält als **„Überbewußtsein“** den höchsten, vollkommensten Teil unseres wahren Wesens (das „Supramentale“ nach Sri AUROBINDO). Es handelt sich um den echtesten, ehrlichsten und authentischsten Teil von uns selber. Im ersten Moment wundert man sich, warum man plötzlich im tiefsten Unbewußten das Element von Überbewußtsein vorfinden soll. Das mutet zunächst als Widerspruch an, läßt sich jedoch leicht verstehen. Weil uns das wahre Wesen so lange Zeit völlig unbewußt geblieben ist, können wir das tiefe Unbewußte so lange als „unbewußt“ bezeichnen, wie sich der betreffende Mensch noch nicht über sein wahres Selbst bewußt geworden ist. An dieser Bewußtwerdung zu arbeiten gehört nach meiner Erfahrung zu der wichtigsten Lebensaufgabe, die wir haben. Wir verwandeln unser wahres Selbst vom Stadium der Unbewußtheit in dasjenige der Bewußtheit, wodurch es uns anschließend zu einem Zustand der bewußtseinsmäßigen Klarheit verhilft, der ab diesem Zewitpunkt überbewußt erscheint. Bei diesem Prozeß der Bewußtwerdung spielen die seelischen Konflikte eine maßgebliche Rolle, von denen später die Rede sein wird. Sie sind gewissermaßen die Reibefläche, an der sich die Bewußtwerdung am stärksten enzündet.

Im Kausalkörper begegnet uns auch erstmals der **Charaktertyp**. Es handelt sich um die stärkste, langlebigste und völlig individuelle Ausprägung von geistigen Gefühlsinhalten im Sinne einer fest umrissenen Struktur. Man kann den Charaktertyp gewissermaßen als unseren „harten Wesenskern“ bezeichnen. Versetzen wir uns in die Seelenreise unseres Helden, der im Grunde eine allgemeingültige, für jeden Menschen geltende Abfolge von seelischen Transformationen durchlebt, so verwandelt sich der Held in der Schlußphase seiner Reise in einen reifen Erwachsenen, der immer stärker konturierte Charaktermerkmale aufweist. Vom schüchternen Jüngling über den tollkühnen Liebhaber und tapferen Kämpfer hin zum reiferen Menschen, der alle Hochs und Tiefs seines Lebens durchmessen hat, entdecken wir im Helden den gereiften Charakter, der seine eigenen Abgründe erfahren hat. Im Charaktertyp wird festgeschrieben, was wir an individuellen Vorlieben, Haltungen, Gewohnheiten und Grundansichten mit uns herumtragen und was vermutlich über zahlreiche Reinkarnationen hinweg Bestand haben dürfte.

An dieser Stelle wird langsam klar, daß die Reise unseres Helden der Verwandlung eines Schmetterlings gleicht, der sich zunächst verpuppt, um danach immer mehr Hüllen abzuwerfen und zuletzt immer deutlichere Charaktermerkmale herauszuschälen. Die erste Verpuppung besteht im Anlegen der Persona-Maske, hinter der sich die verletzliche Seele verschanzt, so wie ein Ritter sich mit seiner Rüstung vor der feindseligen Umwelt schützen muß. Genau wie einer Rüstung haftet der Persona-Maske eine mechanisch-einfältige Struktur an, die die Beweglichkeitsgrade und die individuelle Freiheit ihres Trägers enorm einschränkt. Aber immer noch besser, in einer steifen, schwer beweglichen Rüstung zu schmoren, als von grausamen Feinden ermordet zu werden. Mit der Zeit bemerken die meisten Menschen ihre Rüstung nicht mehr, weil sie ihnen zur zweiten Natur geworden ist. Sie verwechseln sogar in den meisten Fällen ihre Persona-Maske mit ihrem wahren Selbst.

In diesem ängstlichen Stadium der ersten Verpuppung, in der die Persona-Maske noch ganz im Vordergrund steht, wird die Vorsicht wichtig. Die ängstliche Gemütshaltung des Persona-Maskenträgers kann im Bonmot des amerikanischen Journalisten Ambrose BIERCE zusammengefaßt werden, der sich über die Feigheit von Bürgerkriegssoldaten mit nachsichtigem Spott äußert: *„Ein Feigling ist ein Mensch, bei dem der Selbsterhaltungstrieb normal funktioniert.“* Sein Gesicht zu wahren und zu überleben ist für viele Menschen identisch, selbst wenn sie auf noch so verrückten Prinzipien beruht. Gerade in der asiatischen Gesellschaft ist die Persona-Maske von allergrößter Bedeutung, und der Selbstmord wegen schlechter Schulnoten oder dem Konkurs der eigenen Firma beruht auf der Gleichung von Existenz = Persona.

Selbst wenn wir uns über solche Extreme wundern, hat jeder normale Mensch eine Persona-Maske. Ganz allgemein kann man sagen, daß diese als seelischer Schutzmechanismus wirkt, so lange der seelische Selbsterhaltungstrieb normal arbeitet. Gewöhnlich gibt es nur zwei Extreme von Menschentypen, die es sich leisten können, ohne Persona-Maske durchs Leben zu gehen: die Dummen und die Kriminellen. Bei den Dummen ist es mangelnde Voraussicht, meist jedoch sicher eine bemitleidenswerte Unfähigkeit, rechtzeitig Vorsorge für den seelischen Schutz zu treffen, während sich der gewissenlose Psychopath und berufsmäßige Kriminelle in der günstigen Position befindet, daß andere vor ihm Angst haben müssen, während er durch seine Einschüchterung dafür sorgt, daß er am längeren Hebel sitzt.

Wenn Menschen durch ihre Lebenserfahrung und seelische Entwicklung lernen, daß die Persona-Maske auf gesellschaftlichen Regeln und Dogmen beruht, beginnen sie ihre eigentlichen Seelenanteile und ihre wirklichen Triebe und Wünsche zu entdecken. Häufig ist das in der Pubertät oder der sogenannten „Midlife-Krise" der Fall. Aber Revolten gegen gesellschaftliche Normen finden auch in ganzen Bevökerungsgruppen statt, wo Menschen sich gegenseitig mit dem Virus des Veränderungswillens anstecken. Beispielsweise kann man die sexuelle Revolution der 70er Jahre als einen kollektiven Ausbruch aus der gesellschaftlich herrschenden Persona-Maske ansehen. Die jungen Leute hatten einfach „die Nase voll" von der verlogenen Doppelmoral der Normalbürger. Diese waren verklemmt und innerlich unglücklich, träumten von Sex, aber machten ihn nicht, bauten Atombomben oder töteten Vietnamesen, aber verstanden nichts von Toleranz und Frieden. Die Jugend sehnte sich dagegen nach Spaß und individueller Selbstverwirklichung, nämlich den Ebenen hinter der Persona-Maske (hinter der Fassade des verlogenen Anständigseins, der Doppelmoral, der verklemmten Fassade).

Weil gesellschaftliche Regeln und seelische Strukturen auf der Ebene der Persona so eng miteinander verflochten erscheinen, wird eine Rebellion gegen die Persona zwangsläufig zur gesellschaftlichen Revolution, ob eine frustrierte Frau Mann und Kinder verläßt und damit die gesamte Kleinstadt schockiert oder Revolutionäre sich gegen die starren Strukturen des Staates auflehnen. Das Strickmuster bleibt im Prinzip immer dasselbe. Das automatisch folgende Fiasko ist aus der Geschichte sattsam bekannt: Weil die Persona-Maske zu jedermann gehört, kann auch der Revolutionär nicht vor ihr davonlaufen. Im Gegenteil wird das Ganze oft viel schlimmer, und auf die Revolution folgt eine noch schlimmere Diktatur.

Denn je mehr jemand so tut, als habe er keine Persona-Maske mehr, umso verlogener werden oftmals seine Attitüden. Als nächstes tauchen hinter der halbwegs abgelegten Persona-Maske die seelischen Schatten auf, die durch die Persona-Strukturen vorher in Schach gehalten worden waren. Zerstörerische Triebe, Haß, Neid und Eifersucht brechen hervor, weil eine Entwicklung erzwungen wurde, für die die Zeit noch gar nicht reif war. Bekanntermaßen handelt es sich beim Phänomen der entfesselten Triebe um das moralische Druckmittel, das von konservativen Geistern gerne gegen jedwede Liberalisierung ins Feld geführt wird, nach dem Motto: „Wenn wir die Gesetze lockern, brechen Zustände wie in Sodom und Gomorrha aus." Natürlich entsteht nur dann ein gefährliches Chaos, wenn Menschen aufgrund einer ungenügenden seelischen Entwicklung noch keine Eigensteuerung entwickelt haben.

Die Persona-Maske schützt den Einzelnen genauso vor seinen eigenen seelischen Abgründen und Gefahren, wie das Gesetze und Moralvorstellungen innerhalb der Gesellschaft tun, solange die Eigensteuerung noch ungenügend entwickelt ist. Genauso wie ein Fahrschüler gut daran tut, sich nur an der Seite seines Fahrlehrers in den Verkehr zu begeben, erfüllt die Persona-Maske die Rolle eines „Fahrlehrers". Irgendwann kann man sich jedoch selber im Verkehr zurechtfinden und sein Leben selber „lenken". Man kann sogar so weit gehen zu behaupten, daß es ab einem gewissen persönlichen Entwicklungsstadium zwingend notwendig wird, die Persona-Maske schrittweise fallenzulassen, um seiner Individualität mehr Raum zu geben und wieder in Kontakt mit dem eigenen Unbewußten zu kommen.

In diesem Stadium entsteht eine Mischform von Persona-Maske und Charaktertyp: die **Persönlichkeit**. Sie kann als Zwischenstadium zwischen Persona-Maske und Charaktertyp aufgefaßt werden, die sowohl das Individuum als Reifeschritt durchlaufen muß, ebenso wie es sich um eine kollektive Entwicklungsphase handelt. Die Persönlichkeit ist nach meiner Erfahrung heutzutage die am weitesten verbreitete, normale Ausdrucksform des durchschnittlichen Erwachsenen. Sie stellt eine Erweiterung der Persona-Maske um jene Anteile dar, die den individuellen Wünschen, Eigenschaften und Trieben entsprechen und dem, was man „Individualität" nennt.

Der **Charaktertyp** als nächste Stufe zeigt bereits ein größeres Spektrum unserer Möglichkeiten, in dem wir deutlicher erkennen können, was wir als unverwechselbares Individuum tatsächlich sind. Wir werden zu einem unverwechselbaren „Original", das seine gesellschaftliche Rolle und seine tiefen unbewußten Anteile in gleicher Weise ausleben und realisieren kann. Häufig sind Großeltern deshalb bei Kindern so beliebt, weil sie selbst das Kindhafte und die unverstellte Menschlichkeit der tiefen Seelenteile vorleben können, was die Eltern noch nicht dürfen oder nicht können, weil sie gesellschaftlich funktionieren müssen und noch stark mit der Persona-Maske verhaftet sind. Erwachsene spielen noch festgelegte Rollen und zeigen relativ statische Persönlichkeitsstrukturen. Demgegenüber haben die Großeltern bereits wieder die Freiheit zurückgewonnen, wieder mehr sie selber sein zu dürfen, das heißt ihr wahres Wesen ausleben zu dürfen.

Der Charaktertyp entspricht der gereiften Phase des Älteren, der langsam zum Lebensweisen und Erfahrenen geworden ist. Häufig kann man jedoch beobachten, daß ältere Menschen solche Erwartungen nicht erfüllen können, weil ihre seelische Entwicklung das nicht zuläßt. Viele Leute werden überhaupt nicht weise und klug, wenn sie älter werden, sondern rechthaberisch und kleingeistig. Deshalb kann man das kalendarische Lebensalter nicht mit der seelischen Reifephase gleichsetzen. Wenn bereits kleine Kinder mehr Weisheit und Seelenreife als ihre Großeltern offenbaren, scheint das nach meiner Einschätzung an karmischen Vorerfahrungen zu liegen. So können Kinder seelisch reifer als ihre Großeltern sein, weil sie in früheren Leben mehr Lebenserfahrung gesammelt haben.

Mit dem Entstehen des Charaktertyps kommt die Seelenreise langsam zu ihrem Ende. An ihrem Schluß entdeckt der Held wieder sein **wahres Selbst.** Viele mythologische Erzählungen berichten von einem verborgenen, aber zutiefst wahren Grund, der unserer Existenz zugrunde liegen soll. Der berühmte Mythologe Joseph CAMPBELL sieht in Parzivals Suche nach dem Heiligen Gral eine verschlüsselte Botschaft, die in Wahrheit von der Suche nach dem wahren Selbst handelt. C. G. JUNG deutet die alchemistische Suche nach der Umwandlung von Materie in Gold als rein seelischen Prozeß, der das wahre und unzerstörbare Selbst zutage fördern soll. In vielen Märchen sind die Prinzessin und der Schatz Chiffren für das echte Glück, das der Held in Wahrheit sucht. Der Held erhofft sich deshalb keine fremden, fernen Schätze, sondern ersehnt die Rückkehr zu seinem eigenen seelischen Zentrum, seinem wahren Selbst.

Genauso wie die Persönlichkeit ein Zwischenstadium zwischen Persona-Maske und Charaktertyp darstellt, kann der Charaktertyp als ein Zwischenstadium zwischen Persönlichkeit und wahrem Selbst aufgefaßt werden. Während wir im Charaktertyp schon viel von unserer seelischen Bandbreite offenbaren, sind viele Teile unseres Selbst noch immer verborgen. Erst das wahre Selbst kann alle Facetten unseres Wesens nach außen treten lassen. Häufig wird es als „großes Viereck" dargestellt, welches die vier Charaktertypen symbolisiert. Viele Menschen spüren in schwierigen Situationen, die sie mit ihrem ganzen Wesen herausfordern, daß noch viel mehr in ihnen steckt. Manche Menschen wachsen in solch schwierigen Situationen über sich hinaus, indem sie in Kontakt mit ihrem höheren Selbst kommen. Künstler erschaffen großartige Werke, die uns eine Ahnung von den enormen Möglichkeiten geben, die im Grunde in allen Menschen schlummern. Menschen in entrückten, heiligen und transzendenten Zuständen zeigen eine übermenschliche Natur ihres wahren Selbst, die sich in einem göttlich anmutenden, verzückten und glücklichseligen Gemütszustand ausdrückt. All das zeigt uns, daß wir wesentlich mehr an Potential in uns tragen, als wir normalerweise leben können. Wir drücken nur einen Bruchteil von dem Wesen aus, das tatsächlich in uns steckt.

Die Abbildung auf Seite 174 soll die Zuordnungen der verschiedenen Seelenstrukturen veranschaulichen.

Statt der Seelenreise gibt es noch eine andere, ganz lebensnahe und alltägliche Möglichkeit, die verschiedenen Schichten des Individuums und seines Unbewußten kennenzulernen. Dazu halten wir uns die Stadien der Vertrautheit vor Augen, die uns mit einem bestimmten Menschen verbindet. Der Anfang jeder Beziehung besteht in Fremdheit, weshalb uns ein anderer Mensch zunächst ganz fern und unbekannt vorkommt. Ganz besonders markant tritt uns diese Fremdheit entgegen, wenn es sich tatsächlich um einen Fremden handelt. Dann entfallen alle Verfälschungen, die durch Ähnlichkeiten mit bekannten Personen, Projektionen usw. auftreten können.

Der Fremde begegnet uns anfangs mit seiner Maske, der Persona. Das entspricht der oberflächlichen Ebene, auf der wir kommunizieren. Wenn wir einen Menschen jedoch näher kennenlernen wollen, kommen wir in Bekanntschaft mit seiner Persönlichkeit, die aller Erfahrung nach bereits Grundzüge seines Charaktertyps deutlich werden läßt. Wir lernen die intimeren Wesenszüge des anderen kennen. Dabei können wir Menschen in zwei Gruppen einteilen, ob wir es in seelischer Hinsicht mit einer mehr männlichen oder weiblichen Seele zu tun haben. Grundsätzlich ist solch eine Einteilung von der Geschlechterrolle relativ unabhängig und teilt Menschen in gegenpolaren Typen ein, die eine mehr harte oder weiche Seele besitzen. Die Chinesen nennen das „Yin" und „Yang". Psychologisch sprechen wir von **Introversion und Extroversion**. Es gibt demnach mehr nach innen gekehrte, weiche und nachgiebige oder mehr nach außen gekehrte, harte und fordernde Wesenszüge.

Bei näherer Betrachtung stolpert man sehr bald über eine höchst bemerkenswerte Entdeckung, die bereits C. G. JUNG zum Staunen brachte. Denn der extrovertierte Typ entspricht widersinnigerweise allermeist innerseelisch der weiblichen Yin-Polarität, wogegen der introvertierte das männliche Yang zeigt. Im Volksmund weiß man davon und faßt das bündig zusammen, indem man von „harter Schale und weichem Kern" spricht. In vielen harten Männern steckt seelisch eine weiche, nachgiebige Frau. Umgekehrt hat manche weiche Frau in Wirklichkeit einen ganz harten Wesenskern. Als Arzt konnte ich das häufig bestätigt finden, wenn in schwierigen Krisen der wahre Wesenskern zum Vorschein kommt. Der harte Mann wird durch einen schweren Unfall zum jammernden Elendshäufchen, das in Selbstmitleid ertrinkt, wogegen die vorher weiche Frau in derselben Situation eine unerwartete Selbstdisziplin an den Tag legt. Mittlerweile haben zahlreiche psychologische Studien bestätigt, daß Frauen streßresistenter sind als Männer, was letztlich nichts anderes bedeutet, als daß Frauen seelisch mehr Härte besitzen als der Mann. Natürlich darf man das nicht allzu sehr verallgemeinern, sondern kann es nur als relativ grobe Grundregel ansehen.

Mit zunehmender Vertrautheit erfahren wir immer schonungsloser, was hinter der Maske des Fremden steckt. Im privaten Umfeld lassen wir früher oder später

Persona-Maske, Persönlichkeit (Persona), Charaktertyp und wahres Selbst

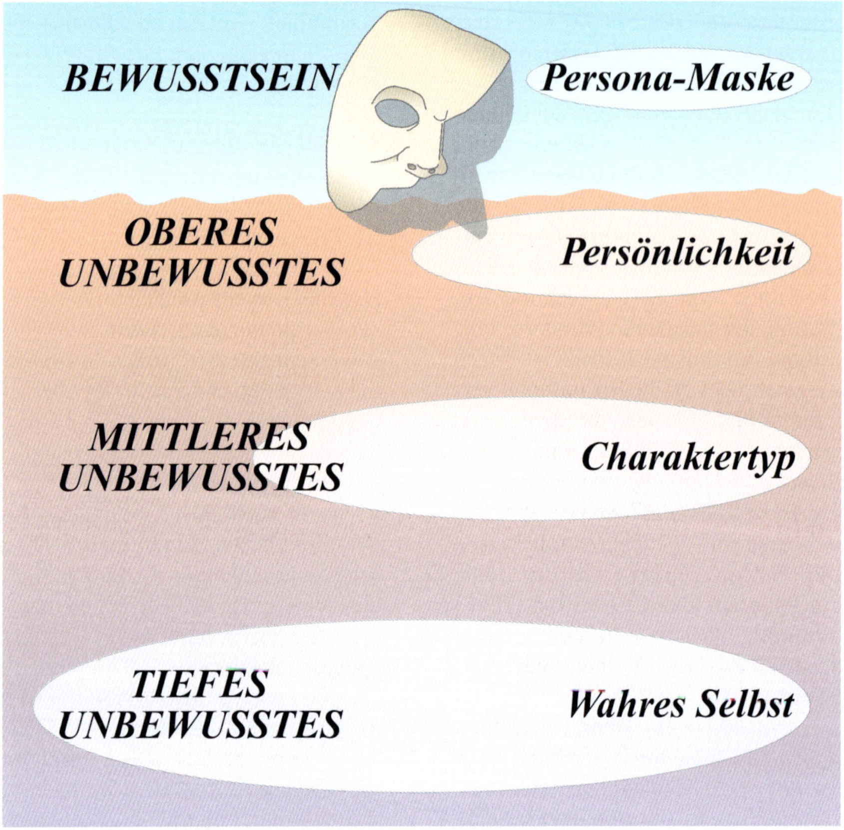

die Maske fallen und zeigen den wahren Wesenskern. Innerhalb der Familie bildet sich deshalb oft eine Machtordnung, die man nach außen hin gar nicht erwartet. So soll ein lebenskluger Pastor in seiner vollbesetzten Kirche einmal die Frage gestellt haben, wer von den anwesenden Männern zu Hause „die Hosen anhat". Keiner der anwesenden Männer erhob die Hand. Dagegen gingen alle Hände auf die Frage in die Höhe, bei wem die Frau zuhause bestimmt, was zu geschehen hat. Die Extroversion bedeutet emotional „die Hosen anzuhaben." So weiß der Volksmund, daß im Patriarchat hinter einem großen Mann oft eine große Frau verborgen ist, die im Hintergrund die Fäden in der Hand hält.

An dieser Stelle möchte ich auf eine Streitfrage zurückkommen, die uns bereits beschäftigt hat. Sie betrifft die Grundfrage, ob Macht oder Sexualität als das beherrschende Element innerhalb des Unbewußten anzusehen ist. Nach C. G. Jung ist die Macht das Hauptthema des seelisch Introvertierten, während Sexualität das Leitthema des Extrovertierten darstellt. Es gäbe deshalb keine allgemeingültige Antwort, weil es zwei Wahrheiten für zwei polare Seelentypen gibt. Freud wäre damit ein Therapeut für den Extrovertierten und Adler für den Introvertierten. Wenn wir uns das Gesagte vor Augen halten, würden demnach die emotional schwachen, introvertierten Männer zwar oberflächlich nach sexueller Lust suchen, in Wahrheit jedoch um Macht und Vorherrschaft kämpfen. Zur Macht gehören beispielsweise Dinge wie Fußball, Politik, Computer, Autos und andere Machtsymbole.

Für die emotional starken, dominanten und extrovertierten Frauen wäre Macht im Grunde ihres Herzens uninteressant, denn die Macht haben sie ja bereits. Den Frauen geht es nach dieser Betrachtungsweise um Sexualität, das heißt nicht unbedingt um den rein mechanischen Sexualakt, sondern im erweiterten Verständnis von Sexualität um Fragen wie, wer die Schönste im Land ist, wer fortpflanzungsmäßig das Rennen macht und wer am meisten vom großen „Lustkuchen" abbekommt. Wer sich Männer- und Frauenzeitschriften unter diesem Blickwinkel anschaut, wird sehr bald erkennen, daß an solch einer Einteilung sehr viel Wahres ist. Wenn man Sexualität deshalb als Oberbegriff von Sinnlichkeit und Lebensqualität definiert, so geht es erfahrungsgemäß so gut wie allen Frauen überwiegend um mehr Sinnlichkeit und Sexualität.

Nun klingt die Einteilung in Extroversion und Introversion zunächst ganz einfach. Doch die Dinge sind in Wahrheit viel komplizierter: Zwar kann uns die Einteilung in Extroversion und Introversion sehr schön den sogenannten „Krieg der Geschlechter" erklären, verrät uns aber zu wenig über das Individuum und seine Eigenheiten. Das eigentliche Problem besteht darin, daß die biologische und seelische Geschlechtszugehörigkeit unterschiedlich ausfallen kann, so daß es seelisch männliche und weibliche Frauen gibt, ebenso wie man seelisch mehr männliche oder weibliche Männer unterscheiden kann.[40]

Was ich über Frauen sagte, die die „Hosen anhaben" und seelisch stark sind, hat natürlich trotzdem seine Berechtigung und braucht nicht zurückgenommen zu werden, weil es sich um instinkthaft ablaufende Vorgänge der Persona und des oberen Unbewußten handelt. Der Krieg der Geschlechter spielt sich in den oberen Etagen des Unbewußten ab, während die seelische Geschlechterpolarität zum tiefen Unbewußten gehört. Ab einer gewissen Stufe des Unbewußten wandeln sich deshalb die seelische Polarität und die Geschlechterpolarität wieder, und vielfach wird hinter der innerseelisch harten Frau doch wieder eine weiche Wesensnatur sichtbar, die ihrem eigentlichen Yin-Charaktertyp entspricht. Bei anderen Frauen wieder findet sich ein Yang-Charaktertyp. Extroversion und Introversion sind deshalb von unterschiedlicher Bedeutung, je nachdem, um welche Ebenen des Unbewußten es sich handelt.

An dieser Stelle möchte ich noch eine andersartige Annäherung an das Unbewußte schildern, die mit dem persönlichen Erleben des Einzelnen am besten übereinstimmt. Es ist dieselbe Perspektive, die auch in Märchen

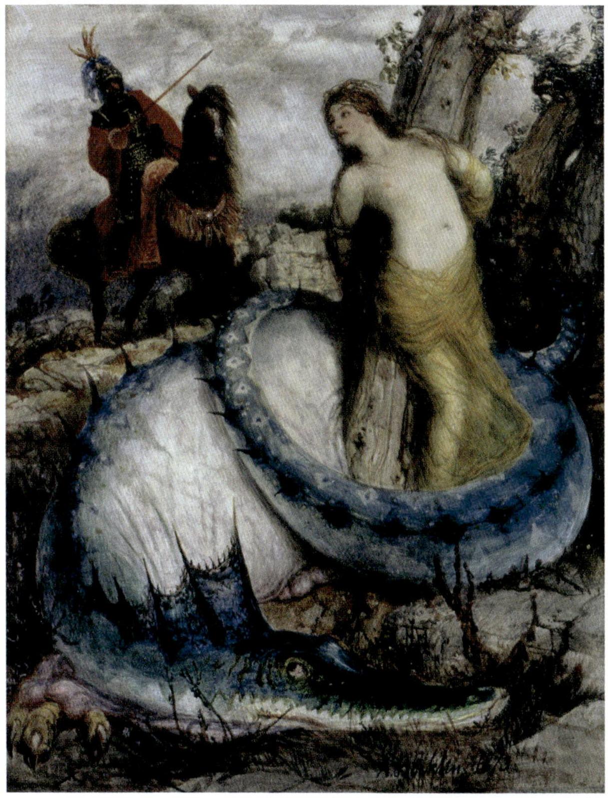

Der Drache verkörpert in seiner Doppeldeutigkeit die Gefräßigkeit der gestauten Triebe im Unbewußten, zugleich die Gefährlichkeit und Zerstörungslust der dort abgelagerten Konflikte. Der Held rettet das Mädchen nicht nur vor ihrer (und seiner eigenen) zerstörerischen Triebhaftigkeit, sondern auch vor dem Ausgeliefertsein an die Konflikte.

und Mythen eingenommen wird. Dabei steht das Subjektive ganz im Vordergrund. Unser Held begegnet auf seiner Seelenreise zuerst dem gewalttätigen Tier in sich, das gern als Drache symbolisiert wird. Das ist die spannende Schlüsselszene, die uns den Atem stocken läßt. Als nächstes muß der Held die Prinzessin aus den Klauen des Drachen befreien. Es handelt sich dabei nicht um eine wahre Begebenheit, sondern um eine verschlüsselte Darstellung, in der innerseelische Vorgänge dargestellt werden.

Wir können das Verschlüsselte daran erkennen, daß das Drachentöter-Motiv geradezu archetypischen und universellen Charakter hat. Wie so häufig bei unbewußten Vorgängen wird die eigentliche, tiefenpsychologische Bedeutung dann ersichtlich, wenn man alle Motive auf eine einzige Person bezieht. Der Drache oder das Mädchen gehören ebenso zur selben Person wie der Held. Alle Figuren des Drachentöter-Mythos verraten etwas über die

[40] Meine Vorstellung von der vorgeburtlichen **Geschlechterwahl** ist, daß wir uns bei der Entstehung einer individuellen Seele instinktiv für eine mehr weibliche oder männliche Sichtweise entscheiden, wobei ich aus bestimmten Erfahrungen in Reinkarnationstherapien ableiten möchte, daß wir irgendwann vor Tausenden von Jahren so etwas wie eine Entscheidungsfreiheit gehabt haben, als wir uns entschlossen, vor der ersten Reinkarnation in eine bestimmten Seele zu schlüpfen. Wir sagten vermutlich instinktiv: „So will ich sein! Ich spüre, daß ich mich darin wohlfühlen werde!" und werden damit fortan ein bestimmter Charaktertyp mit festumrissenen Merkmalen sein. Von einer Reinkarnation zur nächsten bleibt man fortan immer derselbe Charaktertyp. Homosexualität wäre aus dieser Betrachtungsweise dann nichts anderes wie ein Ausleben der ursprünglich festgelegten Seelengeschlechtlichkeit. Man hat nur in dieser Existenz das Pech gehabt, einen geschlechtlich unpassenden Körper bekommen zu haben. Ein weiteres Problem betrifft die Theorie von der Homosexualität als einer latent vorhandenen Neigung, die in jedem verborgen sein soll. Das scheint aber auch nicht durchweg zuzutreffen. Denn die latente Homosexualität konnte ich des öfteren nur bei solchen Männern beobachten, die seelisch einen weiblichen Charaktertyp haben (d. h. hysterisch oder depressiv). Sie drücken folglich nur aus, was innerseelisch in ihnen verborgen ist.

gegensätzliche Dynamik in der Seele einer einzigen Person, nämlich über uns selber.

Aus dem bereits Gesagten geht hervor, daß der Drache die gewalttätigen Triebe des oberen Unbewußten darstellt. Der Drache ist der „innere Schweinehund“, der am liebsten alle Triebe ungehemmt ausleben möchte. Die Gier macht ihn zu einem gefräßigen Ungeheuer. Bei der Prinzessin handelt es sich vermutlich um das wahre Selbst, das hinter dem Charaktertyp versteckt ist. Wie die Prinzessin ist unser Selbst von bösen Mächten eingesperrt. Bedroht wird die Prinzessin von der Falschheit der Persona, ihren schattenhaften Konflikten und Gemeinheiten sowie vor allem von der Gewalttätigkeit und Boshaftigkeit des Tieres. Der Held muß deshalb sich selber retten, indem er sich mit seinen guten Antrieben verbündet und der Versuchung widersteht, die Situation auszunutzen und selbst zu einem Schurken zu werden.

Das Drachentöter-Motiv fesselt unsere Aufmerksamkeit vor allem deshalb so sehr, weil es wie alle bedeutenden Mythen mit dem gesamten Unbewußten einschließlich des Bewußten zu tun hat. Es besitzt universellen Charakter und bringt bei jedem Zuhörer ganz tiefe Gefühle und Stimmungen zum Vorschein. Beim Drachentöter-Motiv handelt sich um die tiefsten Weisheiten des menschlichen Lebens. Dabei schließen solche Mythen den **Kausalkörper** mit ein, indem wir uns bei unserer Seelenreise dem Geheimnisvollen, Bedeutsamen und wirklich Wichtigen annähern, nämlich dem wahren Selbst. C. G. Jung spricht vom „Numinosen“, das nur schwer in Worte gefaßt werden kann. Ein berühmter Ausspruch des Zen-Buddhismus faßt die Unmöglichkeit, das Heilige zu beschreiben, als Kurzgedicht (jap. ‚*Koan*‘) so zusammen:

„Wer weiß, redet nicht,
wer redet, weiß nicht.“

Auf diesem Niveau des Unbewußten tauchen erstmals die großen Symbole der Archetypen auf, die um das Kreuz, die Erlösung und den großen Mythos von der allesverschlingenden Schlange kreisen. Es beginnen tiefe existentielle, dem Selbst zugehörige Gefühle: „Wer bin ich in Wirklichkeit?“ fragt sich unser Held. Sex und Macht als große Themen des persönlichen Unbewußten spielen eine immer unbedeutendere Rolle, die die jetzt auftauchenden Seelenthemen überhaupt nicht mehr beschreiben können. Der Held steht dem Allmächtigen und der Unendlichkeit des Kosmos gegenüber. Je tiefer seine Verzweiflung und seine hoffnungslose Reise in die Tiefe der Seele voranschreitet, umso mehr befindet sich der Held schon in transpersonalen Bereichen, die dem kollektiven Unbewußten zugehören. Der Charaktertyp verschwindet mehr und mehr, und das Selbst als der göttliche, engelhafte Wesenskern taucht auf. In diesen tiefen Bereichen des Kausalkörpers werden die Polaritäten und Probleme der Welt transzendiert und überwunden. Am Ende soll nach den Verheißungen religiöser Schriften der großartige Sieg stehen, der unseren Helden mit all den vorherigen Kämpfen und Entbehrungen aussöhnt, und ein ewiger Friede, der zukünftige Kämpfe unnötig macht.

Zuletzt möchte ich mich noch einer weiteren Form der Selbsterfahrung zuwenden, die mit dem **Selbstgefühl** zu tun hat. Es handelt sich um jenes Gefühl, wie sehr wir uns „mitten in uns selbst“ fühlen. Wenn wir uns das Unbewußte als Meer vorstellen, dessen Tiefe wir mit zunehmender Seelenreife immer mehr ausloten, so beschäftigt uns vor allem die Frage, wo wir uns selber befinden, vergleichbar einem Tiefseetaucher, der immer wieder seine Taucheruhr kontrolliert. Denn unsere „Tauchtiefe“ entspricht recht genau unserer seelischen Entwicklungsstufe. Es gehört zu den Grundauffassungen einer spirituell orientierten Psychologie, die ich vertrete, daß unsere Seele als umso fortgeschrittener betrachtet werden kann, je offener wir unserem eigenen Unbewußten gegenüber geworden sind. Dieses Offenwerden für das eigene Unbewußte führt zu einem Selbstgefühl, sich immer authentischer und mehr bei sich selbst zu fühlen.

Meines Erachtens ist das stärkere Selbstgefühl auch der Grund für das Geheimnis, warum spirituell hochstehende Menschen auf ihre Umgebung im allgemeinen so warmherzig und vertraut wirken. Denn je stärker wir uns unserem Unbewußten öffnen, umso stärker wird unser Selbstgefühl, bei dem es sich letztlich um ein Gefühl von Liebe und Angenommensein handelt. So gut wie alle Menschen berichten bei tiefen Expeditionen in die Grenzzonen des Unbewußten, sich in allvertrauten und heimatlichen Bereichen wiedergefunden zu haben. „Wann habe ich mich das letzte Mal so gefühlt?“ fragt man sich unwillkürlich und spürt, ein so starkes Gefühl tiefer Vertrautheit zuletzt in der frühen Kindheit gehabt zu haben.

Aus dieser Perspektive versteht man sofort, warum die Vorstellung eines verlorenen Paradieses so vertraut klingt. Dabei handelt sich um unser eigenes Selbst, das wir verloren haben. Offenbar hat es die Weisheit der Schöpfung so eingerichtet, daß wir im Kokon des tiefen Selbstgefühls leben dürfen, solange wir noch schutzbedürftige Babies sind. Bei Babies kann man häufig recht hohe Ladungen des Kausalkörpers feststellen. Offenbar wird das Baby von einer Hülle von wohligem Wohlbefinden umschlossen, einer Art psychoenergetischer Gebärmutter in Form des Kausalkörpers. Mit dem Älterwerden bleibt die Erinnerung an jenen ursprünglichen Zustand bestehen, der tiefenpsychologisch als „Uroboros“ oder „Ozean der Glückseligkeit“ bezeichnet wird. Natürlich ist das Bessere des Guten Feind, und deshalb können wir so lange keine Ruhe finden, bis wir es wieder so gut haben wie damals, als wir uns ganz zuhause fühlen konnten.

Damit möchte ich das Kapitel über die Schichtung des unbewußten Seelenmeeres abschließen. Auch wenn wir damit vieles besser verstehen können, bleibt eine unbefriedigende Ahnung davon zurück, daß uns etwas Wesentliches zum Verständnis fehlt. Bei dem fehlenden Puzzlestein handelt es sich um die Konflikte, die dem Unbewußten erst eine Struktur geben, vergleichbar den Wänden eines Hauses. Wenn wir die Konflikte nicht berücksichtigen, irren wir orientierungslos im Gebäude des Unbewußten herum. Von den Konflikten wird im nächsten Kapitel die Rede sein. Konflikte als „Salz in der Suppe" sorgen dafür, daß wir Reibeflächen bekommen, an denen sich unsere Seele entwickeln kann.

Das Konfliktorchester

Der Mensch hat es so gern, wenn man über ihn spricht, daß ihn sogar eine Unterhaltung über seine Fehler entzückt.

(André Maurois)

Wer genügend Erfahrung mit sich und anderen gesammelt hat, wird irgendwann erkennen, daß jeder „sein Päckchen mit sich herumträgt." Darunter versteht man eine ganz individuelle Sammlung von Sorgen, Ängsten und unterschiedlichsten menschlichen Schwächen. Niemand kann deshalb als vollkommen gelten. Meine Erfahrung als Arzt hat mir sogar vor Augen geführt, daß in nicht wenigen Fällen ausgerechnet jene Mitmenschen am stärksten zu bedauern sind, die man auf den ersten Blick am meisten beneidet. Die äußere Fassade kann oft täuschen, weil wir es verlernt haben, hinter die Kulissen zu schauen.

Nun verfallen wir Ärzte gerne in die Extremhaltung, überall Krankheiten zu wittern und an allem etwas Gestörtes zu finden. Aus dieser Geisteshaltung verwandelt sich die menschliche Gesellschaft alsbald in ein riesiges, unbehandeltes Krankenlager, dessen Insassen nur klargemacht werden muß, daß sie dringend Hilfe benötigen. Und wer darf die Rolle des Retters spielen? Natürlich der Arzt, der wie „Superman" am besten überall zur selben Zeit sein sollte, um die leidende Menschheit zu retten. Aus meinem spöttischen Unterton dürfte bereits klar geworden sein, daß ich so eine Extremhaltung für grundfalsch halte, obwohl ich selber Arzt bin. Natürlich braucht jeder irgendwann irgendeine Hilfe. Aber jeden Mitmenschen von Haus aus für krank und behandlungsbedürftig zu erklären war bereits einer der fatalsten Grundfehler der Psychoanalyse gewesen, von der sie sich meiner Meinung nach nie ganz erholt hat.

Deshalb möchte ich zunächst meine Position zur seelischen Gesundheit und Krankheit klären, damit es nicht zu Mißverständnissen kommt. Ich orientiere mich dabei nicht an irgendwelchen „selbstgestrickten" Gedankengebäuden, sondern an der nüchternen Wirklichkeit, die ich als Arzt bei meinen Mitmenschen beobachten und mit energetischen Methoden messen konnte. Dabei finde ich in einer unausgewählten Gruppe aus beliebigen Menschen von der Straße schätzungsweise 60–70 % relativ gesunde bis sehr gesunde Menschen. Das sind genau solche, die bei Umfragen äußern, daß sie sich gut und gesund fühlen. Solche Leute gehen natürlich selten zum Arzt, weil sie keinen Grund dafür haben. Wenn man bei solchen Gesunden intensiv genug forscht, findet man natürlich trotzdem irgendwelche ungelösten Seelenkonflikte. Solange sich solche Leute gesund fühlen, schlafen auch deren Konflikte und brauchen nicht behandelt zu werden.

Ganz im Gegenteil ist es nach meinen Erfahrungen oft außerordentlich schädlich, solche schlafenden Konflikte zu aktivieren und behandeln zu wollen. Ich habe Kranke gesehen, deren Leiden sich bis zu dem Punkt zurückverfolgen läßt, wo irgendwelche Konflikte künstlich aufgeweckt wurden. Das kann durch provokative Selbsterfahrungsgruppen, durch zu intensive Meditation und andere Psychotechniken geschehen. Viele Sektengeschädigte fallen ebenfalls in diese Kategorie. Bei genauer Befragung stellt man oft fest, daß diese Leute genau gespürt haben, daß ihnen eine solche Therapie nicht gut tun wird. Eine innere Stimme warnte sie fortzufahren. Aber irgendein selbsternannter Guru oder Therapeut glaubte es besser zu wissen, oder sie waren zu schüchtern, um das von sich aus abzubrechen, womit das ganze Dilemma begann. Wenn man dagegen innerlich das sichere Gefühl hat, behandelt werden zu müssen, weil man aus dem Gleichgewicht geraten ist und sich unwohl und krank fühlt, liegen die Dinge selbstverständlich ganz anders. Aber nach meinen Erfahrungen ist die Quote derjenigen, die vorher relativ gesund waren und erst durch diverseste Psychotechniken geschädigt wurden, wesentlich höher, als allgemein bekannt ist.

Meiner Meinung nach beruht die beste Vorgehensweise auf einer sanften, nicht provokanten Untersuchung, bei der man den Organismus mit energetischen Meßmethoden daraufhin überprüft, ob irgendwelche Blockaden oder andere Störungen vorhanden sind (mittels der Methode der „Psychosomatischen Energetik", von deren Technik ich später ausführlich berichte). Die Weisheit des Patienten-Organismus lenkt mich dabei, so daß ich in dieser Situation als Therapeut nicht in die Rolle des „Allwissenden" und „Omnipotenten" schlüpfe, sondern als Fragender bescheiden zurücktrete. Die Natur verrät dann von sich aus, was sie möchte, indem entsprechende Störungen im feinstofflichen Feld erkennbar werden. Wenn sich keine Störungen finden, behandle ich auch nicht.

Als Schlußfolgerung aus meinen geschilderten Erfahrungen möchte ich deshalb dringend empfehlen, schlafende Konflikte nicht aufzuwecken. Man merkt es ganz deutlich, wenn Konflikte aktiv werden und behandelt werden müssen. In den nächsten Kapiteln werde ich die genauen Zeichen einer Konfliktaktivierung schildern. Grundsätzlich kann man sagen, daß Konflikte so lange als nicht behandlungsbedürftig angesehen werden müssen, so lange man sich leidlich gut und gesund fühlt. Auf einige Ausnahmen von dieser Regel komme ich später noch zu sprechen, etwa bei rein körperlichen Störungen, wo das Gefühl von oberflächlichem Gesundsein täuschen kann. Das ist aber Gottseidank relativ selten der Fall, so daß bei den meisten Menschen sehr wohl ein verläßliches Gefühl vorliegt, ob man Hilfe von außen benötigt oder nicht.

Als nächstes möchte ich mich der Beschreibung der Konflikte zuwenden, insbesondere was ihre Größe, ihre Bedeutung und ihr Zusammenspiel anbelangt. Im vorigen Kapitel war vom Meer des Unbewußten die Rede. In diesem gigantischen Meer speichern wir unsere Erinnerungen, Gefühle und Gedanken, wozu auch die Konflikte gehören. Ich gebe zu, daß der Begriff „Konflikt" für manche Leser gewöhnungsbedürftig sein dürfte, weil sie es entweder zu psychologisch finden oder den Begriff „Konflikt" ausschließlich mit Auseinandersetzungen zwischen Menschen assoziieren. Ich denke aber, daß auch die Geschichte der Psychoanalyse bewiesen hat, daß Fachbegriffe in erstaunlich kurzer Zeit eine umgangssprachliche Allgemeinbedeutung bekommen haben. Deshalb hoffe ich, daß die von mir gewählte Fachsprache auch bald zur Gewohnheit werden wird.

Wie Konflikte genau entstehen, habe ich bereits an früherer Stelle beschrieben. Man kann sie als gefühlsmäßig unverarbeitete Erinnerungen ansehen, die bei seelisch besonders schmerzhaften Situationen entstehen. Das „Trauma" stellt deshalb die Grundsituation der Konfliktbildung dar, auch wenn Ereignisse, von außen betrachtet, gar nicht traumatisch vorkommen mögen. Entscheidend ist, daß der zu große Seelenschmerz bei der Konfliktbildung das Ur-Trauma darstellt. Konflikte können dabei grundsätzlich aktiv oder schlafend sein. Schlafende Konflikte machen in der Regel keine Beschwerden, und wenn sie uns schädigen, dann in sehr langfristiger und kaum spürbarer Art und Weise. Schlafende Konflikte kann man im Energietest normalerweise nicht messen, und wenn, dann nur mit speziellen kurzfristig aktivierenden Substanzmischungen. Im Folgenden spreche ich von aktiven Konflikten, von deren Anwesenheit man etwas mitbekommt, etwa indem man sich öfter müde und unwohl fühlt, reizbarer als sonst reagiert und sich emotional in irgendeiner Weise nicht in seiner Mitte befindet. Konflikte hemmen unseren normalen Energiefluß, wodurch wir uns beispielsweise müde und unwohl fühlen.

Daneben rufen Konflikte dauerhafte Veränderungen in unserem Erleben hervor, indem wir innerlich immer wieder über die gleichen Gefühlsinhalte „stolpern". Man hat die schmerzhaften Gefühlsinhalte innerhalb des Konflikts nicht verarbeitet, weshalb unsere innere Wahrnehmung verändert und verzerrt wird. Das Tragische an der Wahrnehmungsverzerrung besteht nun in der seltsamen Paradoxie, daß die größten Konflikte am wenigsten bewußt sind. Denn je größer ein Konflikt wird, umso unbewußter wird er in der Regel. Es fällt dem Betreffenden umso schwerer, sich den Konflikt bewußt zu machen, je größer ein Konflikt ist. Dabei sind erstaunlicherweise auch tiefsitzende Konflikte im Bewußtsein präsent. Nur liegen sie auf eigenartige Weise in den Schattenseiten des eigenen Gesichtsfeldes. Man sieht sie und sieht sie gleichzeitig wieder nicht. In der Psychoanalyse sprechen wir von „Verdrängung". Der Grund besteht darin, daß die großen Konflikte besonders schmerzhafte Gefühlsinhalte beherbergen, weshalb man solche äußerst unangenehmen Gefühlsinhalte nicht wahrnehmen will und sie logischerweise kurzerhand ausblendet.

Grundsätzlich kann man kleine, mittlere und große Konflikte unterscheiden. Konflikte sind umso größer, je schmerzhafter das unverarbeitete seelische Ereignis war und je länger es zurückliegt. Der kleine, „aktuelle" Konflikt ist normalerweise sehr bewußtseinsnah, und sein Entstehen liegt relativ kurze Zeit zurück. Fragt man jemanden, warum er sich schlecht fühlt, wird der Betreffende deshalb nur kurz nachdenken müssen. Er findet in den oberflächlichen Schichten seines Unterbewußtseins den schuldigen ***aktuellen Konflikt***. Bei diesen relativ bewußtseinsnahen Konflikten wird der Betreffende sofort wissen, was los ist: „Du siehst aber abgespannt und schlecht aus!" sagt man mitfühlend zu ihm. „Ja, ich habe mich vor einigen Wochen schrecklich über meinen Nachbarn geärgert, der noch tief in der Nacht rumlärmt." Denn am schlechten Aussehen des Betreffenden sehen wir, wie der Ärger weiterfrißt. Vielfältige Beschwerden und Krankheiten können aus solchem Ärger entstehen: „…sich vor Wut ein Loch in den Bauch ärgern," oder „…halsstarrig werden" (weil man im Streit nicht nachgeben will). Kennzeichnend für den aktuellen Konflikt sind instinkthaft vorgeprägte Gefühle wie Eifersucht, Gefühl von Machterhalt, sexuelle Begierde, Neid oder Ärger.

Der aktuelle Konflikt erzeugt direkte und unmittelbar spürbare Beschwerden, die in medizinischer Bezeichnung **„Organsprache"** genannt werden. So kommt es zu einer Ausdrucksweise des Konflikts, von der im Volksmund gesagt wird: „…dem ist das Herz in die Hose gefallen" oder „...dem zerbricht das Herz!" So bekommt man bei Liebeskummer Herzstiche und feuchte Hände, reagiert bei bedrückender häuslicher Situation mit Atembeschwerden oder zeigt bei Prüfungsangst plötzlich Durchfall. Die Organsprache ist deshalb fast immer das untrügliche Zeichen eines oberflächlichen, kleinen und bewußtseinsnahen Konflikts. Man sollte die Organsprache trotzdem nicht überbewerten, weil es sich zwar durchaus um ernstzunehmende, aber prinzipiell harmlose Konfliktinhalte handelt.

Organ bzw. Krankheit	Beschwerden	Bedeutung (enthält nur Beispiele, d.h. es kann mehr Bedeutungen geben!)	Beteiligtes Chakra
Nebenhöhlen	Chronischer Schnupfen	Unterdrücktes Weinen oder Mißbilligung	Chakra 6
Halswirbelsäule	Nackenverspannung	Halsstarrig, nicht nachgeben	Chakra 5
Brustwirbelsäule	Schmerzen zwischen den Schulterblättern	Versteckter Kummer	Chakra 4
Lendenwirbelsäule	Kreuzweh, Ischias	Traurigkeit	Chakra 1 & 2
Spannungs-kopfschmerz	Ringförmiger Kopfschmerz	Ärger, Anspannung	Chakra 5 & 6 & 7
Globus hystericus	Kloß im Hals	Angst	Chakra 5
Lunge	Luftnot, Brustbeklemmung	Angst	Chakra 4
Herz	Herzschmerz, Herzklopfen	Angst, Trauer	Chakra 4
Oberbauch	Magenschmerz	Wut, Ärger	Chakra 3
Blase	Harndrang	Angst	Chakra 1 & 2
Darm	Durchfall	Angst	Chakra 1 & 2 & 3
Darm	Verstopfung	Ärger, Anspannung, Zorn	Chakra 1 & 2 & 3
Knie	Knieschmerzen	Mangelndes Selbstwertgefühl	Chakra 1 & 3
Krampfadern	Schweregefühl in den Beinen	Gefühl, nicht geerdet zu sein	Chakra 1 & 2
Hautwarzen	Hautjucken	Mangelnde Fähigkeit zur Abgrenzung	Chakra 4 & 5 & 6

Häufig kann man beobachten, daß die Organsprache in ihrer Aussagemöglichkeit überbewertet wird. Nicht jeder mit einer Nebenhöhlenentzündung hat „die Nase voll" oder unterdrückt sein heimliches Weinen. Die Organsprache kann nur dann sinnvoll weiterhelfen, wenn man sie auf kurzfristig aufgetretene Beschwerden bezieht, die den Betreffenden in irgendeiner Weise emotional stark aufgewühlt haben. Hat jemand nach einem beigelegten Streit plötzlich Nackenverspannungen, kann es sich um unterdrückte Emotionen handeln, weil er unbewußt nicht nachgeben will. Sehr häufig kann man die Organsprache bei emotional offenen Menschen beobachten, etwa bei Kindern oder natürlich reagierenden Erwachsenen. Bei Naturvölkern und bei Menschen mit dem Charaktertyp des Hysterikers (von dem später die Rede sein wird) beobachtet man ungewöhnlich häufig die Organsprache, selbst wenn es sich um größere Konflikte handelt. Häufig verrät deshalb die Organsprache zusätzlich etwas über emotionale Offenheit und über die zugrundeliegende emotionale Ausdrucksstärke.

Die nächste Frage betrifft die Heilung der beteiligten Emotionen, die auf dieser emotionalen Ebene oft als „Kränkungen“ empfunden werden. Am besten ist es natürlich, wenn man den Betreffenden davon überzeugen kann, seine unterdrückten Gefühle loszulassen, etwa mal richtig zu brüllen, zu weinen oder sein Herz in einer längeren Aussprache auszuschütten. Der beste Freund oder die beste Freundin sind in diesem Fall die beste Therapie. Oft gelingt es bei so einer Aussprache aber nicht, die Emotionen aufzulösen. Das kann daher kommen, weil jemand einfach keine Bereitschaft dazu hat („zu bockig, verärgert...“) oder die Gefühle zu stark sind („...kann im Moment nicht verzeihen!“). Wer schon einmal versucht hat, einen Menschen mit großer Prüfungsangst zu beruhigen oder mit großem Liebeskummer zu trösten, kann ein Lied davon singen, wie schwierig das ist. Man nennt das psychotherapeutische Vorgehen auf dieser Ebene „stützendes Gespräch“, indem wir dem emotional angeschlagenen Menschen eine helfende Stütze sein wollen. „Kopf hoch!“ ist die volkstümliche Variante solchen Vorgehens. Man tröstet den anderen und macht ihm Mut.

Gerade bei den Menschen, für die „Psyche“ ein Schimpfwort ist und alle Zeichen von Unsicherheit als persönliche Niederlage empfunden werden (häufig bei Männern, die ganze Kerle sind und Gefühle nicht kennen wollen), sind in solchen Phasen energetisch beruhigende Naturheilmittel[41] eine große Hilfe. Mit Worten würde man ja bei solchen Menschen nicht viel ausrichten. Auch Kinder reagieren auf psychoenergetisch beruhigende Mittel besonders gut, ohne daß man das aufwühlende Konfliktthema ansprechen muß. Der beste Weg zur Heilung besteht natürlich in der direkten Auflösung der betroffenen Gefühle. Aber meist greifen die Opfer solcher schmerzhaften Gefühlsattacken zu Alkohol und anderen Drogen, um innerlich davonzulaufen. Daß sie sich damit selbst betrügen, dürfte eigentlich sattsam bekannt sein, aber es ist eben der leichteste Weg. Beruhigenderweise „verrauchen“ solche kleinen emotionalen Konflikte irgendwann von selber.

Wer selbst etwas für sich tun möchte und herausfinden will, welche aktuellen Konflikte hinter seiner Krankheit verborgen sind, kann das am besten in tiefer Entspannung tun. Man begibt sich mit seinem Bewußtsein in das betroffene Organ oder Krankheitsgebiet und versucht, sich ganz vorsichtig dem versteckten Gefühl anzunähern, indem man mit Liebe und zärtlicher Sorgfalt an das Krankheitsproblem denkt. „Was ist mit dir? Was fehlt dir?“ fragt man vorsichtig, als wenn man mit einem kleinen Kind redet. Wie ein scheuer und verletzter Mensch plötzlich schluchzend seinen Gefühlen freien Lauf läßt, wenn wir ihn liebevoll in den Arm nehmen, so gelingt das auf gleiche Weise mit der Krankheit. Es empfiehlt sich, eine vertrauenswürdige und verständnisvolle Person in direkter Nähe zu haben, die einem im Fall eines zu starken Gefühlsausbruchs helfen kann.

In der tieferen Schicht des Unbewußten kommen wir zu den mittelgroßen Konflikten, die dem Alltagsbewußtsein nur schwer zugänglich sind. Wir befinden uns in der Mitte des Emotionalkörpers, in dem uns häufig emotionale Themen aus der Kindheit begegnen. Es handelt sich um die Domäne der Psychoanalyse. Die Organsprache der oberen Schichten des Unbewußten darf nicht länger angewendet werden, weil die seelischen Ursachen zu uniform und unbewußt geworden sind. Häufig werden in dieser Hinsicht große Fehler begangen, und es wird mit den falschen emotionalen Hintergründen solcher Krankheiten viel Verwirrung und unnötiges Leid geschaffen.[42]

Die allzu simple Psychologisierung erzeugt im schlimmsten Fall neue seelische „Knoten“, anstatt die bestehenden Konflikte richtig zu erkennen, geschweige denn aufzulösen. Unzählige psychologische Ratgeber und Tausende von Druckseiten in irgendwelchen Illustrierten gehören bedauerlicherweise in diese Kategorie. Ich will das nicht weiter ausführen und überlasse es dem Leser, solche Scheinlösungen zu bewerten, die einem heute an jeder Ecke begegnen. Weil sie so häufig angeboten werden, sind sie trotzdem im Grundansatz völlig falsch und führen bedauerlicherweise oft zu Folgeschäden.

Die Konflikte des mittleren Unbewußten können ausgesprochen schlecht in Worte gekleidet werden. Sie werden auf indirekte Weise greifbar, indem sie durch Träume, Assoziationen und hypnotische Zustände ans Tageslicht gehoben werden. Erfahrungsgemäß können deshalb die wenigsten Menschen auf Anhieb äußern, welche mittel-

[41] Eine hervorragende Heilmethode zur Heilung solcher aktuellen Konflikte scheint mir die klassische Homöopathie zu sein. Ihre im sogenannten Arzneimittelbild aufgeführten Symptome entsprechen sehr häufig aktuellen Konflikten. Auch mit den Blütenmitteln des englischen Homöopathen Dr. Edward BACH können solche Konflikte sehr schnell und schonend behandelt werden. Das dazu passende Mittel muß man am besten mit einem energetischen Testverfahren herausfinden. Da sehr häufig segmentale vegetative Fehlfunktionen zu finden sind, kann man das passende Chakramittel (Chavita) verwenden, um das Vegetativum wieder zu lockern und zum Schwingen zu bringen. Zu den Bezugsmöglichkeiten der genannten Mittel gibt es einen Verweis im Anhang des Buches.

[42] Eine Ausnahme finden wir beim Charaktertyp des Hysterikers, der erstaunlicherweise auch tief unbewußte Konflikte in eine vordergründige Organsprache kleiden kann. In der Anfangsphase der Psychoanalyse führte dies zur Entdeckung des Unbewußten durch FREUD. Der französische Psychiater CHARCOT machte FREUD auf die sexuelle Bedeutung des „Arc de circle“ bei seinen Patientinnen aufmerksam. Diese sich in Bögen windenden Hysterikerinnen hatten in Hypnose ausnahmslos sexuelle Wunschvorstellungen, die mit Beugekrämpfen in sehr eindeutiger Manier dargestellt wurden. Dadurch kam das psychosomatische Denken in eine völlige Schieflage, als man aus diesen Beobachtungen eine Allgemeingültigkeit ableitete, die bis heute fortwirkt. Ebenso wie viele Konflikte keine unbewußten sexuellen Inhalte haben, sind auch viele Organerkrankungen nicht so vordergründig symbolhaft und in vermeintlicher Sinnhaftigkeit zu uns sprechend, wie das immer behauptet wird.

großen und großen Konflikte sie mit sich tragen. Interessanterweise wissen das aber fast immer die Ehepartner und engen Freunde. So sagt die Ehefrau zu mir, nachdem ich ihren Mann untersucht habe: „Was Sie da als Seelenthema bei meinem Mann gefunden haben, war mir schon längst bekannt.“ Am meisten erfahren wir deshalb über uns selbst, wenn wir unsere unbewußten Probleme durch andere Menschen gespiegelt bekommen. Denn in den Konflikten steckt unser **„Schatten“**, worunter in der Psychotherapie die abgewehrten und verdrängten Gefühle bezeichnet werden, die von der Persönlichkeit eine Art Schatten werfen, so wie es unser Körper bei schrägstehender Sonne tut.

Die Konflikte der mittleren Ebene möchte ich als ***„Nebenkonflikte“*** bezeichnen, weil sie „neben“ dem Zentralkonflikt auftreten (von dem anschließend die Rede ist). Sie sind aber deswegen nicht nebensächlich, sondern haben ebenso wie der Zentralkonflikt eine wichtige seelische Funktion. Die Nebenkonflikte dienen beim seelischen Reifungsprozeß dazu, uns fehlende charakterliche Wesensmerkmale zu vermitteln, vergleichbar einem Übersetzer, der uns eine fremde Sprache in unsere Muttersprache übersetzt. Wenn jemand einen bestimmten Charaktertyp hat, so kann er andere Charaktertypen zunächst nur mühsam verstehen. Indem er seelische Konflikte entwickelt, die zu einem anderen, ihm fremdartigen Charaktertyp gehören, wird sein Verständnis notgedrungen immer größer. Deshalb führen die Nebenkonflikte dazu, daß sie nach und nach unsere vormals begrenzte Persönlichkeit erweitern. Durch die Nebenkonflikte werden wir emotional reifer und können dadurch für andere Menschen mehr Verständnis aufbringen.

Nebenkonflikte entstehen häufig in der frühkindlichen Entwicklung. Wenn wir in hypnotischer Trance fragen, was hinter solch einem Nebenkonflikt steckt, wird uns der Patient Kindheitserinnerungen erzählen. Er berichtet, daß er sich irgendwann schrecklich alleingelassen gefühlt hat, was nun zu einem Grundgefühl geworden ist. Oder daß er immer das ungute Gefühl hatte, seine Geschwister würden ihm vorgezogen. Im Gegensatz zum aktuellen Konflikt werden solche tiefsitzenden Nebenkonflikte zeitlebens nicht mehr vergessen. Sie können dabei völlig geräuschlos abgelagert werden und nur dadurch sichtbar bleiben, daß sie die Persönlichkeit des Betreffenden verändern. Man wird an einen Magnet erinnert, der Eisenfeilspäne anzieht. Dadurch entstehen Verzerrungen im Selbstbild und in der Sicht der Wirklichkeit. Konflikte wirken auf uns, indem sie unsere normale Persönlichkeit verunstalten. Als Fachleute bezeichnen wir so jemanden als neurotisch. Jemand glaubt dann zeitlebens, andere würden ihm vorgezogen oder er würde von allen schrecklich alleingelassen, wobei der Betreffende übersieht, daß es sich um längst überholte Erlebnisse aus der Kindheit handelt.

Je größer Konflikte nun werden, umso mehr leidet nicht nur der Betreffende an ihnen, sondern auch seine Mitmenschen. Die Nebenkonflikte rufen zusammen mit dem größten Konflikt, den wir haben – dem **Zentralkonflikt** –, alle möglichen gesellschaftlichen Folgewirkungen hervor. Während der kleine aktuelle Konflikt in gewisser Weise als jedermanns Privatangelegenheit gelten kann, der nicht in der Weise wie die größeren Konflikte dazu neigt, zu sozialen Problemen zu führen, stehen beim Nebenkonflikt die gesellschaftlichen Auswirkungen viel mehr im Vordergrund. Da größere Konflikte deutlich unbewußter sind, nehmen ihre unbemerkten und heimlichen Auswirkungen auf unser Handeln und Empfinden viel stärker zu. Am stärksten sind die Auswirkungen, sowohl was den Konfliktträger wie seine Mitmenschen angeht, bei den großen Nebenkonflikten und dem größten Konflikt, den ein Mensch besitzt, dem Zentralkonflikt. Die wichtigsten Folgewirkungen möchte ich in diesem Kapitel zunächst in groben Umrissen umreißen, um sie in späteren Kapiteln noch detaillierter und umfassender zu erklären.

Der erste Eindruck, den man bei Trägern aktiver größerer Konflikte bekommt, ist ein Empfinden von Unbehagen und sich Abgestoßenfühlen. Denn jede Verzerrung unserer Persona-Maske macht uns unattraktiv, zumindest was seelisch gesunde Mitmenschen anbelangt. Konflikte sind eine wenig beachtete Ursache sozialer Ungleichheiten, die sich in einer offenen demokratischen Gesellschaft viel stärker auswirken als beispielsweise im Mittelalter. Dort war der seelisch gestörte Königssohn trotz seiner unerfreulichen Charaktereigenschaften weiterhin der unangefochtene Thronerbe. Heute wird ein Kind mit aktiven großen Konflikten ein hyperkinetischer Zappelphilip, dessen schulische Karriere von Anfang an einen Knick bekommt. Und im späteren Lebensalter sind große Konflikte, sobald sie aktiv werden, häufig der eigentliche Anlaß für einen Karriereknick, für Scheidungen und alle möglichen anderen sozialen Probleme.

Dazu möchte ich ein typisches Beispiel aus meiner Praxis geben:

Der siebenjährige Michael kommt mit seiner Mutter und seinem jüngeren Geschwister (das vollkommen gesund und unauffällig ist), weil er Zeit seines Lebens Probleme bereitet. Bereits die Schwangerschaft und Geburt waren ein einziges Fiasko. Während der Schwangerschaft litt die Mutter an juckenden Hautausschlägen, und bei der Geburt kämpften Mutter und Kind ums nackte Überleben. Die Mutter ist mit ihren Nerven vollkommen am Ende und überlegt ernsthaft, Michael woanders hinzugeben, obwohl sie ihn über alles liebt. Aber sie hält die pausenlosen Machtkämpfe, die schlaflosen Nächte wegen seinem nächtlichen Umherirren und die extrem belastende Daueranspannung nicht mehr aus, weil Michael aus jeder noch so banalen Tätigkeit ein Drama macht. In der Schule kann er sich schlecht konzentrieren. Bei seinen Mitschülern ist er unbeliebt, und erst wenn alle um ihn herum weinen, fängt er an zu lachen. Beim Energietest stelle ich extreme niedrige Emotional- und Mentalwerte fest, die bei hyperkinetischen Kindern sehr häufig festzustellen sind. Darüber hinaus findet sich ein riesenhafter Zentralkonflikt, der als die eigentliche Ursache für Michaels Probleme anzusehen ist und der mit Unruhe und Angespanntheit zu tun hat. Die Mutter bestätigt, daß dies Michaels Grundproblem perfekt umreißt, weil er überhaupt nicht zur Ruhe kommen und sich nicht entspannen kann. Die Energiewerte von Michaels Konflikt sind beim Energietest größer als seine eigenen! Im Grunde lebt deshalb Michael gar nicht ein eigenes Leben, sondern dasjenige des Konflikts, der wie alle Konflikte selbstschädigende und sozial abträgliche Eigenschaften aufweist.

Erstaunlicherweise gibt es aber trotzdem relativ viele Menschen mit großen Konflikten, die ein gesellschaftlich akzeptiertes Leben führen können. Wie kann das sein? Der Grund dafür besteht nach meinen Erfahrungen darin, daß Konflikte des öfteren deswegen niemandem auffallen, weil sie alle Menschen einer sozialen Gruppe miteinander teilen. Jeder dieser Leute hat ähnlich gelagerte unbewußte Probleme. So entsteht eine Uniformität von neurotischer Gleichheit, die eine ganze Gesellschaft prägen kann. Ethnisch sich zusammengehörig fühlende Völker haben häufig sehr ähnliche **„Charaktermasken."** Als Charaktermaske bezeichnet der Psychoanalytiker Wilhelm REICH die Gesamtheit einer bestimmten neurotischen Struktur, etwa des autoritären Charakters, der „nach unten tritt und nach oben buckelt". Wer etwa als unvoreingenommener und liberal denkender Ausländer in den Hexenkessel Nazideutschlands von 1933 kommt, wird von der Uniformität der herrschenden Neurose entsetzt sein und den „häßlichen Deutschen" abstoßend finden. Genauso hat es aber auch viele vollkommen begeisterte Ausländer gegeben, die vom aufkommenden Faschismus fasziniert waren. Es herrschte damals eine allgemeine Aufbruchsstimmung und große Begeisterung, die für viele ungeheuer ansteckend und mitreißend war, wie ich von zahlreichen älteren Patienten geschildert bekam.

Entscheidend für die Grundempfindung, die solche gesamtgesellschaftlichen Phänomene in uns auslösen können, scheint zu sein, welche „Saiten dadurch zum Klingen" gebracht werden. Haben beispielsweise Menschen einen großen Konflikt von unbewußtem Groll und starker Frustration in sich, so fühlen sie sich von den Befreiungsversprechen der Faschisten magisch angezogen. Denn man stellt ihnen in Aussicht, endlich die umfassende Befriedigung ihrer Frustgefühle zu erhalten. Dazu sollen sie die heimlich ersehnte Möglichkeit zur Wutabfuhr bekommen, die sie zuvor so schmerzlich vermißt hatten. Endlich winkt ihnen nicht nur das individuelle große Glück, sondern darüber hinaus die kollektive Zufriedenheit mit Ihresgleichen! Dazu bekommen sie als kostenlose Dreingabe die Möglichkeit, als Faschisten an Sündenböcken in Form von Juden oder Zigeunern ihren tiefsitzenden Frust abreagieren zu dürfen, ohne dafür bestraft zu werden.

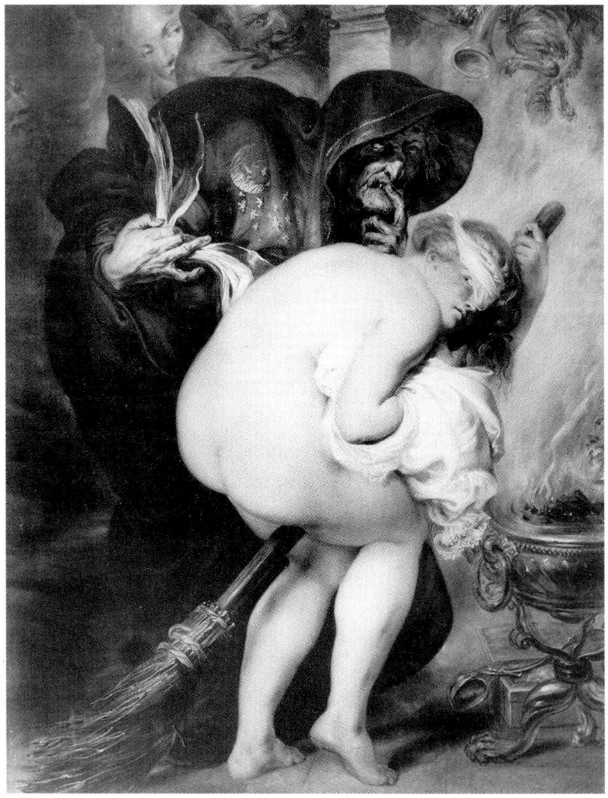

Die Hexe dient als ideale Projektionsfigur des Bösen, sexuell Verbotenen und der verborgen gehaltenen Sehnsucht nach sexueller Ausschweifung. Als Kennerin des Übernatürlichen und Unbewußten, der Magie und halluzinogenen Kräuter ist die Bedeutung der Hexe aber weitaus bedeutender – denn sie hat das uralte Wissen der Schamanen weitertransportiert, das vom Christentum verfolgt wurde und das wir erst mühsam wieder entdecken. „Die junge Hexe", Gemälde v. A. Wiertz 1850

Bei solch schlimmen Geschehnissen wie dem Umbringen der Juden im Konzentrationslager handelt es sich selbstverständlich nicht nur um eine simple Neurose. Das wäre viel zu verniedlicht und individualistisch und würde darüber hinaus das Extreme nicht genügend würdigen, das solchen Schrecknissen zugrundeliegt. Die Psychologie steht relativ ratlos vor solchen Phänomenen und hat meiner Einschätzung nach keine überzeugende Erklärung, warum zivilisierte Menschen zu solchen fürchterlichen Bestien werden. Mein Vorschlag zur Erklärung der Vorgänge beruht auf der zerstörerischen Wirkung des Zentralkonflikts. Psychodynamisch haben wir es meines Erachtens regelrecht mit nach außen verlagerten **Charakterkriegen** zu tun. Wir werden mit tiefsitzenden Gefühlen konfrontiert, die mit unserem Zentralkonflikt in Kontakt treten. Deshalb geht es bei solchen Fragen zwischen ethnischen Gruppen und politischen Systemen um Sein oder Nichtsein, und die ganze Problematik bekommt von daher extrem tragische Züge. Wir verstehen erst dann die ungeheure Dynamik, die beim Aufeinanderprallen inkompatibler Ethnien entsteht, wenn wir uns das unbewußte existentielle Motiv vor Augen führen. Im Grunde kämpfen solche Menschen einen existentiellen Kampf, den sie trotz seiner innerseelischen Wurzeln nach außen projizieren. Solche Kollektivneurosen führen dann von Völkerkriegen bis zum Extremfall des Genozids.

Ich muß zugeben, daß ich lange nicht begriffen habe, was da eigentlich abläuft. Warum schlagen sich Katholiken und Protestanten in Irland die Köpfe ein? Was sind die wahren Hintergründe für den ungeheuren Haß, der viele fundamentalistische Moslems umtreibt?

Erst als ich die Charaktertypen und deren Bedeutung erkannt hatte, ist mir die Tragweite deutlich geworden, die in der Inkompatibilität bestimmter Charaktertypen begründet liegt. In der Alltagssprache sagen wir völlig richtig, daß wir einen anderen „auf den Tod nicht ausstehen können.“ Wer die Aggressionen und Haßgefühle hinter Witzen ahnt, bei denen Völker sich gegenseitig verspotten, erlebt ein ähnliches, überall anzutreffendes Phänomen. Streit zwischen Menschen und Kriege zwischen Völkern werden zu ganz ähnlichen Vorgängen, sobald wir die unbewußte Dynamik dahinter verstehen.

Viele Filmregisseure arbeiten geschickt ebenso wie politische Demagogen mit den Charaktertypen des Guten bzw. Sympathischen und des Bösen, Häßlichen, Gemeinen. Im Nazi-Propagandafilm betrifft das den häßlichen, emotional labilen und hinterlistigen schwarzhaarigen Juden ebenso wie den moralisch hochstehenden, schönen und edlen strohblonden Arier. In Wahrheit handelt es sich dabei um die raffinierte ideologische Ausbeutung von gegenpolaren Wesenszügen. Menschen sind von Haus aus wesensmäßig sehr gegensätzlich, und diese Unterschiedlichkeit wird politisch ausgebeutet, um Menschengruppen gegeneinander aufzuhetzen.

Man kann solche Vorgänge aber bereits im alltäglichen Leben überall finden. Schon im kleinsten sozialen Rahmen vieler Familien bestehen Kleinkriege und Auseinandersetzungen, die sich aus der Dissonanz verschiedener Charaktertypen herleiten. Auf eine einfache Formel gebracht, können sich bestimmte Gruppen von Menschen nicht richtig verstehen, weil sie in ihrem Wesen viel zu unterschiedlich sind. Das Unverständnis selber reicht natürlich zur Erklärung nicht aus, weil die zehrende Frustration des Zentralkonflikts dazu kommen muß, um die Bombe des Hasses zum Zünden zu bringen. Beide Elemente zusammen erzeugen dann eine hochexplosive Mischung.

Wenden wir uns wieder dem einzelnen Menschen und seinen Problemen zu, sind viele Störungen des Charakters schwer zu erkennen. Das liegt daran, daß viele Menschen es hervorragend gelernt haben, ihre Schattenseiten vor anderen zu verbergen. Ganz besonders abstoßende und sozial geächtete Wesenszüge werden sogar mit besonderer Raffinesse verborgen gehalten, so daß der Betreffende selber so weit kommen kann, von seiner eigenen Unschuld überzeugt zu sein. Die Schattenseiten anderer Menschen sind deshalb oft nur schwer auf Anhieb zu erkennen.

„Ich habe mich in ihm getäuscht“, sagen wir voller Enttäuschung, wenn wir die Schattenseiten eines anderen zu lange übersehen haben. Wir fragen uns, ob der andere zu raffiniert war oder wir zu gutgläubig gewesen sind. Häufig nutzt all unsere Lebenserfahrung nicht, um Fallstricke im Zusammenleben vorauszuahnen, die irgendwann zu Problemen führen werden. Erst im engen Miteinander als Ehepartner bekommen wir die Gelegenheit, die „Macken“ des anderen kennenzulernen. Erfahrene Eheberater empfehlen deshalb die Ehe auf Probe, weil wir den anderen erst richtig kennenlernen können, wenn der Alltag mit seinen Schwierigkeiten beginnt.

Diesbezüglich habe ich als Arzt immer wieder Erstaunliches von meinen Patienten gehört. Denn verblüffenderweise haben mir viele geschiedene Patienten gestanden, ihre Eheschwierigkeiten bereits ganz früh in der Beziehung geahnt zu haben. Sie wußten also bereits ganz zu Anfang, was auf sie zukam. Ihr Problem lag in Wahrheit ganz woanders, weil sie auf den heilsam verändernden Effekt der Liebe vertraut haben, der dann leider nicht einsetzte. Man sollte sich deshalb realistischerweise in der Frühphase der Beziehung daraufhin prüfen, ob man den anderen trotzdem lieben würde, auch wenn er seine schlimmsten „Macken“ behalten wird.

Ich erwähnte schon, daß Ehepartner meist untrügliche Indikatoren für die Themen der großen unbewußten Konflikte sind. „Mein Mann fühlt sich immer zu Unrecht benachteiligt, das sitzt ganz tief bei ihm,“ sagt die Ehefrau, wenn ich bei der Energietestung bei ihrem Ehemann einen riesenhaften Zentralkonflikt mit dem Thema „Mißtrauen“ feststelle. Wir brauchen nicht viel Phantasie, um uns auszumalen, wie es uns ergehen wird, wenn wir als direkte Nachbarn oder Mitarbeiter im Büro mit einem Mann zu tun haben, der im Grunde jedermann mißtraut. Handelt es sich beim Ehemann mit dem Thema „Mißtrauen“ hingegen um einen Finanzbeamten oder Kriminalpolizisten, liegen die Dinge verständlicherweise ganz anders. Man braucht wenig Nachdenken, um den

Grund dafür zu entdecken. Denn in einer Umgebung, die ohnehin von tiefem Mißtrauen durchdrungen ist, wird das seelische Problem eines Mitarbeiters kaum jemandem auffallen, weil es sich um eine berufsmäßig erwünschte Eigenschaft handelt.

Seelische Schattenseiten können deshalb besonders dann schwer zu erkennen sein, wenn sich ihre Inhalte mit sozial erwünschten Eigenschaften decken. Meist wird der Betreffende seinen Job sogar besonders gut machen, weil es ihm beispielsweise „eine Herzenssache" ist, seine Konfliktinhalte im Beruf auszuleben, etwa als Kriminialbeamter mit dem Thema „Mißtrauen" jeden für den Täter zu halten, solange nicht das Gegenteil bewiesen ist. Oder mit besonderer Inbrunst jedwedes Unrecht zu verfolgen, weil es seiner Grundstimmung entspricht, als eine Art „Robin Hood" für Ausgleich zu sorgen, weil ein tiefempfundenes Gefühl von eigener Frustration nach Wiedergutmachung schreit.

Man kann Konflikte oft dann nicht erkennen, wenn sie mit der Realität vollkommen in Widerspruch stehen. Niemand kommt deshalb im entferntesten auf solche „verrückten Ideen". Dazu gehören absurde Empfindungen wie jenes gestörte Selbstwertgefühl der bildhübschen Marilyn MONROE, die sich selber für abgrundtief häßlich hielt. Nach ihrem Selbstmord kann man vermuten, daß ihr geheimes Geständnis vor Freunden, sich für einen äußerlich abstoßenden Menschen zu halten, ihrer langjährigen Depression entsprungen ist. Ich möchte es als typisches Beispiel dafür anführen, daß uns der äußere Schein auch bei innerseelischen Themen oft trügen kann. Das äußere Gehabe soll dann auf geradezu paradoxe Art das innere Empfinden verbergen, wobei die gesellschaftliche und gegengeschlechtliche Rolle aufrechterhalten werden soll.

Man richtet sein äußeres Erscheinungsbild bekanntlich danach aus, bei anderen einen guten Eindruck zu hinterlassen. Keine Frau findet einen männlichen „Waschlappen" toll, und keine Schönheitskönigin darf Minderwertigkeitskomplexe zeigen. Wie verbreitet das Problem ist, sieht man am Umsichgreifen der Schönheitschirurgie. Keiner vermutet hinter dem besonders harten Mann einen weichen Charakter, der seine charakterliche Weichheit durch Muskelkraft auszugleichen versucht. Bei Bodybuildern überrascht mich immer wieder das sanfte Wesen solcher äußerlich imposanten Muskelmänner, deren Freundlichkeit und menschliche Wärme in Widerspruch zu ihrem martialischen Körper stehen.

Psychologisch spricht man von „Kompensation". Der Volksmund verrät uns: „Alte Männer mit sexueller Potenzschwäche lieben es, rassige Sportwagen zu fahren!" und folgert messerscharf, daß jeder Übertreibung bekanntermaßen eine Minderwertigkeit vorausgeht („...der muß es nötig haben!"). Beim äußeren Schein kann es sich deshalb um das schiere Gegenteil eines inneren Empfindens handeln, insbesondere wenn es sich um unbewußte Themen handelt. Der Psychoanalytiker ADLER hat seine gesamte unbewußte Theorie („Individualpsychologie") auf dem Begriff des Geltungs- und Machtstrebens aufgebaut. ADLER sieht das Gefühl der Minderwertigkeit als Beginn aller seelischen Störungen an. Meines Erachtens macht er damit fälschlicherweise ein Symptom, das als Folge der Konfliktbildung anzusehen ist, zur eigentlichen Ursache. Minderwertigkeitsgefühle verschwinden nämlich rasch, wenn die zugrundeliegenden Konflikte aufgelöst worden sind.

ADLERS Idee der Minderwertigkeit hat natürlich trotzdem eine gewisse Berechtigung. Sehr häufig sind berühmte Männer von der Körpergröße ungewöhnlich klein, als ob ihre Berühmtheit dieses Manko ausgleichen soll. ADLER spricht von minderwertigen Organen, indem solche körperliche Schwächen dann seelische Störungen nach sich ziehen. Häufig wird das Beispiel des berühmten antiken Redners DEMOSTHENES angeführt, der sich seinen Sprachfehler mit Kieselsteinen abtrainierte, die er in den Mund nahm, und mit lauter, klarer Stimme gegen die brausende Brandung am Meer anzusprechen versuchte. Man kann deshalb auf den naheliegenden Gedanken verfallen, ADLERS Theorie der körperlich bedingten Minderwertigkeit Recht zu geben.

Trotz all dieser stichhaltig klingenden Argumente behaupte ich, daß das Gefühl der Minderwertigkeit nur entstehen kann, wenn innerseelisch eine entsprechende Frustration vorhanden ist. So gibt es kleinwüchsige Männer oder häßliche Frauen, denen ihr Erscheinungsbild auf glaubhafte Weise ziemlich egal ist, einfach weil sie innerlich mit sich zufrieden sind. Die innere Zufriedenheit hat zur Bedingung, daß man sich innerlich wohl und mit sich einig fühlt, was letztendlich Konfliktfreiheit voraussetzt. Darüber hinaus hat auch das Beispiel Marylin MONROE gezeigt, daß selbst eine äußerlich so makellose Frau vor seelischen Problemen nicht gefeit ist. Das Primäre bei Minderwertigkeitsgefühlen sind deshalb seelische Konfliktthemen, die sich zugegebenermaßen gerne körperliche Schwächen aussuchen, um ihre Existenzberechtigung daran festzumachen. Wie erwähnt, beruht das stichhaltigste Argument darin, daß bei der Abheilung seelischer Konflikte auch die zugehörigen Minderwertigkeitsgefühle verschwinden.

Grundsätzlich gehen wir davon aus, daß jedermann versucht, den bestmöglichen Eindruck zu machen und seine Konflikte vor anderen so gut wie möglich zu verbergen. Es gibt aber Verhaltensstörungen, die diesen Grundregeln auf fundamentale Weise widersprechen, etwa wenn ein unerwünschter Eindruck willentlich herbeigerufen wird. Warum machen manche Menschen so etwas Widersinniges? Dabei fragt man sich, was für unbewußte Hintergründe am Werke sind, wenn sich jemand ganz und gar unvorteilhaft benimmt, so daß andere gegen ihn eingenommen werden. Ich möchte ein besonders drastisches Beispiel wählen, um die seelischen Hintergründe besonders deutlich werden zu lassen. Jemand spielt beispielsweise die Rolle des echten „Kotzbrockens". Jeder kennt solche unerfreulichen dramatischen Talente, die eine soziale Schneise der Verwüstung schlagen und „Gott und die Welt" gegen sich aufbringen. Jeder schlägt mehrere Kreuze, wenn so eine Person wieder verschwindet.

Erstaunlicherweise kommt es durch die Konfliktheilung bei Kindern innerhalb kürzester Zeit zu dramatischen Verbesserungen ihrer Verhaltensstörungen. Darüber werde ich später noch anhand einiger Praxisfälle berichten. Wenn solche Kinder nach einigen Wochen zur zweiten Konsultation erscheinen, traue ich meinen Augen oft nicht, wie höflich und gut erzogen solche vormals schwierigen Kinder plötzlich auftreten können. Wir ersehen daraus, wie verheerend sich Konflikte gerade bei Kindern auf das Verhalten und Benehmen auswirken können, und wie segensreich es sich auswirkt, Konflikte und Energieblockaden bei ihnen zu heilen.

Bei Kindern gelten dabei besondere Umstände, weil ihre Fähigkeit der sozialen Interaktion noch weniger entwickelt ist. Sie reagieren ihre innere Angespanntheit und Frustration einfach ungefiltert ab, indem sie ihre Umwelt daran teilhaben lassen. Unbewußte Themen scheinen bei ihnen nach meiner Erfahrung noch nicht die führende Rolle zu spielen, wie das bei Erwachsenen der Fall ist, obwohl sie auch eine gewisse Bedeutung haben. Die folgenden Ausführungen gelten überwiegend für Erwachsene mit Verhaltensstörungen. Dazu gehören alle möglichen harmlosen Varianten bis hin zu Querulanten, Psychopathen und andere Formen von Terror erzeugenden Menschen. Letztlich bin ich überzeugt, daß auch der Terrorismus durch die nachfolgenden Erklärungen begriffen werden kann, was seine unbewußte Dynamik und Entstehung anbelangt. Soziale und religiöse Motive möchte ich dabei außen vor lassen, weil es sonst das Thema sprengen würde. Sie haben nach meiner Einschätzung in den meisten Fällen eine untergeordnete Bedeutung, was schon daran klar erkennbar wird, daß Terroristen in der Regel aus sozial gut situierten Kreisen stammen. Die innerseelische Frustration durch den Konflikt wird beim Terrorismus sehr häufig die eigentliche treibende Kraft.

Viel zu wenig wird daneben beachtet, daß Terroristen auch eine gesamtgesellschaftliche emotionale Rolle spielen, die über das Phänomen des Sündenbocks hinausgeht und deren Funktion man mit einem Katalysator vergleichen kann. Das Phänomen des Terrorismus müßte deshalb auch die psychodynamischen Abläufe der Gesellschaft mit einschließen, um richtig begriffen werden zu können. Gewissermaßen ist der frustrierte Terrorist ohne eine frustrierte Gesellschaft nicht denkbar. Wenn die Mitglieder der Gesellschaft emotional gelassener, liberaler und gleichzeitig emotional stärker auftreten würden, wäre viel gewonnen. Die emotionale Stärke des Terroristen beruht auf einer emotionalen Schwäche derjenigen Menschen, die er terrorisiert, lange bevor der Terrorakt ausgeübt wird.

Bevor wir aber zu sehr in die Therapie hineingleiten, wovon am Ende des Buches die Rede sein wird, möchte ich das eigenartige Phänomen des antisozialen Verhaltens noch intensiver untersuchen. Wenn wir die intrapsychischen Vorgänge bei demonstrativem, antisozialem Verhalten studieren, möchte ich behaupten, daß der Übeltäter für sich selbst einen innerseelischen Vorteil herausholen wird, wenn er andere gegen sich aufbringt. In aller Regel wird ein großer Konflikt dahinterstecken, der die Regie über das Denken und Handeln übernommen hat. Der „Kotzbrocken" hat ein Konfliktthema, das ein antisoziales, emotional häßliches Verhalten hervorruft, wie beispielsweise „heimlich unterlegen sein". Das Gefühl der Unterlegenheit wird dann vorweggenommen, indem man besonders provozierend auftrumpfen will, um sein eigentliches Gefühl der Unterlegenheit gut zu verdecken, es im Endeffekt über kurz oder lang doch im anderen hervorzurufen! Denn jeder weiß, daß ein wirklich innerlich souveräner und starker Mensch nicht solche emotional häßlichen Verhaltensweisen nötig hat. Wenn jemand deshalb die Rolle des „Ekelpakets" spielt, fühlt er sich innerlich oft unterlegen. Man will den anderen mitteilen: „Ihr haltet mich zwar für einen unangenehmen Menschen, den ihr verachten könnt, aber mir ist eure Einschätzung vollkommen egal!"

Wir geraten an dieser Stelle in das höchst sonderbare Gebiet der **„Gefühlsübertragung"**. Darunter wird in der Psychoanalyse das Phänomen verstanden, daß der andere Gefühle in uns wachruft, die eigentlich seine eigenen sind. Genauso wie uns die Begeisterung des anderen anstecken kann, infiziert uns auch seine Traurigkeit, sein Groll, seine Unruhe und dergleichen. Der Analytiker achtet beim Gespräch mit dem Patienten auf die Gefühle und Gedanken, die der Patient in ihm wachruft, und nennt den Vorgang „Übertragung." Ganz generell taucht bei Neurotikern in der Regel ein unangenehmes Gefühl von Mißmut, Sich-bedrängt-und-genötigt-Fühlen auf. Manchmal spürt man auch eine große emotionale Leere und teigige Zähflüssigkeit, die sich manchmal durch die monotone Sprechweise mancher Patienten enorm verstärken kann. In der Regel spürt der erfahrene Arzt, was seinen Patienten seelisch bedrückt, und kann etliches von dessen Bedrückung und seelischer Not in seiner eigenen Wahrnehmung gespiegelt sehen. Bei der Übertragung erfährt der Arzt etwas über die unbewußten Probleme seines Patienten,was sonst nicht ausgesprochen wird.

Die Übertragung hat darüber hinaus eine ganz allgemeine soziale Bedeutung, indem niemand auf Dauer verheimlichen kann, was innerseelisch mit ihm los ist. Irgendwann kommt es raus, und meist ist das Gefühl

„…den finde ich unsympathisch“ in Worte gefaßt nichts anderes als „…der löst in mir ein Gefühl aus, das ich unsympathisch finde“. Wenn wir den Urheber des Gefühls von Antipathie untersuchen, werden wir so gut wie immer Konflikte feststellen, die mit Ablehnung, Unbehagen und dergleichen zu tun haben. Wenn wir dazu den untersuchen, der gesagt hat: „…den finde ich unsympathisch“, dann finden wir auch bei ihm in aller Regel irgendwelche Konflikte, die zum Klingen gebracht werden. Deshalb kann es bei der Übertragung keine Objektivität geben, weil sich die emotionalen Verzerrungen der Teilnehmer aufschaukeln und verstärken.

Wie schwer dabei Ursache und Wirkung - Täter und Opfer – voneinander zu unterscheiden sind, wird in manchen Situationen besonders deutlich, wo man mit Schuldzuweisungen besondes schnell bei der Hand zu sein glaubt. In Therapiegruppen, bei denen prügelnde Ehemänner kuriert werden sollen, kommt es auffallend oft zum Phänomen der Umkehrung von Opfer und Täter. Die starken Prügelmänner verwandeln sich in der Therapiestunde zu einem weinerlichen Häufchen Elend, hinter dem ein Kind sichtbar wird, das selber in der Kindheit geprügelt wurde (und das unvermeidlicherweise sofort das Mitleid der geprügelten Ehefrau hervorruft, die dem Täter daraufhin meist verzeiht!).

Dem geprügelten Kind wurde die schreckliche Botschaft vermittelt: „Ich bin nichts wert, und deshalb werde ich wie ein Stück Dreck geprügelt.“ Irgendwann wird das geschlagene Kind ein Erwachsener. Nun fängt er an, sein Gefühl der Wertlosigkeit auf seine Ehefrau zu projizieren. In dieser Projektion verwandelt er sich vom Opfer zum Täter, was eine zwar moralisch verwerfliche, aber emotional nachvollziehbare Wiedergutmachung ermöglicht. Letztlich führt die Verachtung der geprügelten Ehefrau jedoch dazu, daß das Gefühl „ich bin nichts wert“ beim prügelnden Ehemann doch wieder erhalten bleibt, weil ihn nach der Prügelei seine Ehefrau umso mehr verachtet und als Ehemann für wertlos hält.

Reinkarnationstherapeuten und Tiefenpsychologen haben an dieser Stelle eine weitere hochinteressante Entdeckung gemacht, daß nämlich das Kind keineswegs unschuldig in diese Situation hineingegangen ist, sondern aus der Perspektive desjenigen, der sich vor der Geburt seine Eltern aussucht, mit festem Vorsatz in diese Situation hineingekommen ist. Das Kind sagt vorgeburtlich zu sich: „Ich will Eltern, die mich prügeln“ und sucht sich daher Eltern aus, die diesem Muster entsprechen. Man weiß von solchen Abläufen durch zahllose Therapiesitzungen, in denen Patienten in tiefer Versenkung vorgeburtliche Situationen wiedererlebt haben. Dabei tauchen dann solche verschütteten Erinnerungen mit großer Regelmäßigkeit auf, so daß man von einer gewissen Gesetzmäßigkeit sprechen kann. Interessanterweise lassen sich Selbstschädigungs- und Bestrafungswünsche in späteren Sitzungen oft auf weitere Situationen zurückführen, die in noch früheren Leben spielen.

Bevor man sich in endlosen Ketten von Folgewirkungen verheddert, die irgendein traumatisches Erlebnis irgendwann in einem früheren Leben ausgelöst hat, möchte ich den Vorschlag machen, das gesamte Geschehen unter dem Blickwinkel des Konflikts zu betrachten. Denn im Kapitel über die Konfliktentstehung erwähnte ich bereits, daß der Konflikt als eine Art von selbständigem Lebewesen angesehen werden kann. Lebewesen zeichnen sich durch ihren Überlebenswillen aus, indem sie alles tun, um ihr Fortbestehen sicherzustellen. Betrachtet man das gesamte Geschehen von Täter und Opfer unter dem Blickwinkel eines Konflikts, der als eigenständiges Lebewesen fortbestehen und gefüttert werden will, lassen sich die meisten schicksalshaften Abläufe auf einmal völlig problemlos verstehen und einordnen.

Aus der Perspektive des Konflikts mit dem Thema „ich bin nichts wert“ ist die Sache gut ausgegangen, wenn der Ehemann prügelt, weil er den Konflikt durch Zufuhr neuer Energien (Verachtung der Ehefrau) ja schließlich am Leben erhält! Genauso ergeht es dem Juden, der höchstwahrscheinlich unbewußte Themen von „wertlos sein“ und „muß verachtet werden“ mit sich herumschleppt, die in Jahrhunderten von Antisemitismus und Pogromen entstanden sind. Meines Erachtens sind die Probleme des Judentums bis auf den heutigen Tag von solchen unbewußten Konflikten geprägt. Aus der Perspektive des Konflikts benimmt sich der Konfliktträger so, daß der Konflikt sein eigenes emotionales Thema widergespiegelt bekommt. Der Konflikt erhält sich dadurch am Leben, daß beispielsweise der palästinensische Flüchtling den Israeli verachtet, dessen Konfliktthema „muß verachtet werden“ dadurch neue Nahrung bekommt.

Grundsätzlich kann der Konfliktträger auf zweierlei Art dafür sorgen, daß in einer Art selbsterfüllenden Prophezeiung das Konfliktthema erfüllt und bestätigt wird, indem er entweder passiv-introvertiert oder aktiv-extrovertiert für dessen Erfüllung sorgt. Tut er es passiv, so wird er beispielsweise durch besondere Unterwürfigkeit oder Schüchternheit im Umgang mit anderen Menschen dafür sorgen, immer wieder in die Situation des Benachteiligten zu kommen. Tut er es aktiv, wird er beispielsweise den Aufschneider spielen, der dem anderen ständig ins Wort fällt, oder zum „Kotzbrocken“ werden, der andere sogar in extremer Weise gegen sich aufbringt. Solche Leute brauchen eine Lektion und bekommen sie auch, etwa indem man sie bei der nächsten Beförderung übergeht, um ihnen einen Denkzettel zu verpassen. Der Aufschneider bekommt dadurch genau das Gefühl des Benachteiligtseins, das er auf unbewußte Weise in seinen Mitmenschen provoziert hat.

Ein entscheidender Faktor wird dafür sorgen, daß der Betreffende aktiv oder passiv reagiert. Es ist der **Zentralkonflikt,** der unser Unterbewußtes am stärksten dominiert. Wir sind an dieser Stelle noch eine Ebene tiefer im Unbewußten vorangekommen und befinden uns in einem völlig nonverbalen, äußerst unbewußten Bereich. Beim Zentralkonflikt handelt es sich um das Charaktergerüst, welches am stärksten unser Denken und Fühlen beeinflußt und zugleich (und notwendigerweise) am tiefsten im Unbewußten angesiedelt ist. Auf der körperlichen Ebene offenbart sich diese unbewußte Dynamik durch unsere Körperhaltung, durch eingefleischte Bewegungsmuster und unsere individuelle Mimik – alles Eigenschaften, die uns zutiefst unbewußt sind und deshalb nur äußerst schwer geändert werden können.

Auf der mitmenschlichen Ebene steuert der Zentralkonflikt unser Verhalten, indem er uns entweder aktiv oder passiv handeln läßt. Von den zahlreichen Themen, die er dabei zum Inhalt haben kann, wird in den nachfolgenden Kapiteln noch ausführlich die Rede sein. Hier geht es zunächst um den Aufbau und die Wirkungsweise des Zentralkonflikts, den wir meines Erachtens nur vollständig begreifen können, wenn wir uns mit dem Gedanken einer Reinkarnation anfreunden. Alle Erfahrung spricht dafür, daß das Charaktergerüst mitsamt dem zugrundeliegenden Zentralkonflikt über zahlreiche Reinkarnationen weitertransportiert und am Leben erhalten wird.

Wer eine Reinkarnation für unwahrscheinlich hält, kann sich die fixen Charaktertypen zunächst genauso gut als nonverbale Prägungen vorstellen, die die kindliche Seele besonders entscheidend beeinflußt haben. Ich bin aber der festen Überzeugung, daß Reinkarnation allein schon aus Gründen der logischen Schlüssigkeit der vorgestellten Theorie eine Notwendigkeit darstellt. Denn das Modell der Charaktertypen im Sinne des Zentralkonflikts ebenso wie die starke vorgeburtliche Vorprägung der Persönlichkeit und viele intrapsychische Inhalte können meines Erachtens nicht ausschließlich diesseitig erklärt werden – etwa im Sinne der Genetik. Wir brauchen die Reinkarnation, um weiterzukommen und den größeren Bezugsrahmen dahinter zu entschlüsseln.

Unterstellen wir deshalb, daß es Reinkarnation als faktisches Phänomen gibt. Vieles wird dann auf Anhieb verständlich und ordnet sich ganz mühelos in einen umfassenden Verständnisbezug ein. So können wir als Einzelseelen von Reinkarnation zu Reinkarnation im Grunde immer dieselben Charaktertypen bleiben. Den Zentralkonflikt können wir dann als den eigentlichen Ausgangspunkt für eine dauerhafte Persönlichkeit ansehen. Der Zentralkonflikt sorgt wie ein starker Anker dafür, daß wir auf den tiefsten Etagen des Unterbewußten daraufhin festgelegt werden, wie wir uns selbst und die Welt um uns herum empfinden, ebenso aber auch, wie wir in bestimmten Situationen handeln werden. Man wird deshalb aller Wahrscheinlichkeit denselben Zentralkonflikt über viele Leben hinweg behalten.

Zunächst klingt das ganz pessimistisch, als wäre unser Schicksal durch den Zentralkonflikt verunglückt und verunstaltet. Dabei wird gerne das Positive und Lebensbejahende übersehen, das mit seinem Auftauchen verknüpft ist. Denn er ist eine ganz unentbehrliche Stütze unserer gesamten Existenz! Man kann sogar so weit gehen zu behaupten, daß der Zentralkonflikt zum eigentlichen Grundgerüst unseres Ich-Bewußtseins wird. Als größter Teil unseres seelischen Schattens bildet er die unentbehrliche Voraussetzung für das Licht der Bewußtseinsentstehung und Ich-Reifung. Denn ohne unseren Zentralkonflikt wüßten wir gar nicht, wer wir eigentlich sind. In den nachfolgenden Kapiteln werde ich versuchen, diese weitreichende These zu untermauern.

Der Zentralkonflikt kommt in vier Ausprägungen vor, die zu vier unterschiedlichen Charaktertypen führen. Ich werde diese vier Charaktertypen in den nachfolgenden Kapiteln schildern und versuchen, sie mit praktischen Beispielen lebendig werden zu lassen. Grundsätzlich müssen wir uns beim Erkennen des Charaktertyps an einige Grundregeln halten, die mit der seelischen Reife und dem Grad der Charakterentwicklung zu tun haben. In der Anfangsphase eines Persönlichkeit wirkt sich der Zentralkonflikt noch wenig aus. Denn bei einer schwach ausgebildeten Persönlichkeit ist der zugrundeliegende Charaktertyp noch kaum zu erkennen. Das trifft auf die Kindheit ebenso zu wie auf charakterlich wenig differenzierte Menschen.

Je deutlicher sich unsere Persönlichkeit ausbildet, indem wir uns seelisch weiterentwickeln, umso stärker bricht unser zugehöriger Charaktertyp hervor. Am Höhepunkt der individuellen Originalität erreicht auch der Zentralkonflikt seinen Höhepunkt. Mit zunehmender Reifung unserer Seele kommt es dann erneut zu Verwischungen unserer charakterlichen Eigenheiten, weil wir durch die persönliche Reifung ausgleichende Charaktermerkmale entwickeln. Man kann den Charaktertyp deshalb bei Menschen, die viel an sich gearbeitet haben und sehr reife Seelen sind, erfahrungsgemäß wieder schwieriger zuordnen. Trotzdem gelingt eine klare Zuordnung fast immer, je näher man einen Menschen kennenlernt. Die Strukturen des zugrundeliegenden Charaktertyps sind erfahrungsgemäß bei jedem Menschen klar erkennbar.

Die folgende Abbildung soll die Vorgänge bei der Reifung des Charaktertyps darstellen. Der Charakter wird als Dreieck und seine Reifung (durch ausgleichende Charaktermerkmale) als Viereck in Pyramidenform (als Symbol der Ganzheit) versinnbildlicht.

Man kann vier Reifungsstadien des Charakters unterscheiden, die mit den wichtigsten biologischen Phasen unseres Lebens in Beziehung gesetzt werden können,

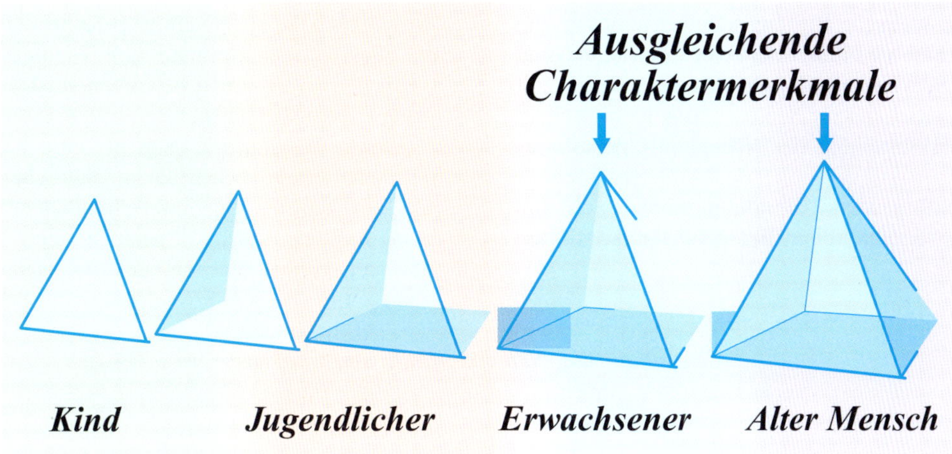

nämlich Kindheit, Jugend, Erwachsenenleben und Alter. Je älter wir werden, umso reifer und ausgeglichener sollte sich unser Charakter entwickelt haben.

Als nächstes möchte ich mich den Charaktertypen zuwenden. Davon gibt es vier Varianten:

- den **schizoiden Typ** (Element Erde, „Melancholiker" – „traurig und zurückgezogen")
- den **depressiven Typ** (Element Feuer, „Choleriker" – „wütend und aufbrausend")
- den z**wanghaften Typ** (Element Wasser, „Phlegmatiker" – „still und zögernd")
- den **hysterischen Typ** (Element Luft, „Sanguiniker" – „wechselnde Stimmungen und schnell begeistert")

Unschwer erkennen wir die vier Elemente wieder, von denen bereits in früheren Kapiteln die Rede war. Die Elemente entsprechen einer seelischen Affinität zum Grobstofflichen, was einer ganz tiefgreifenden Vermischung von gefühlsmäßiger Gestimmtheit und Stoffwechsel-„Gestimmtheit" gleichkommt. Jeder Mensch hat deshalb ein Grundgefühl in sich, das in Form der Zugehörigkeit zu einem Element ganz tief in seinem Stoffwechsel verankert ist. Weil dieses Element seinem Charaktertyp entspricht, wird der Choleriker gewissermaßen schon durch seinen Stoffwechsel cholerisch. Psyche und Soma bilden somit eine nahtlose Verbindung, und der Körper arbeitet folglich mit den seelischen Grundbestrebungen in vollkommener Weise zusammen.

Von der genauen Entstehung und weitreichenden Bedeutung des Zentralkonflikts wird nachfolgend die Rede sein. Hier möchte ich noch kurz die Beziehung der Nebenkonflikte zum Zentralkonflikt zur Sprache bringen. Denn man fragt sich, wozu das Durcheinander unterschiedlichster Konflikte gut sein soll. Worin besteht der Nutzen für das Einzelwesen und seine Entwicklungsmöglichkeit? Am einfachsten verstehen wir meiner Meinung nach, worum es bei der innerseelischen Schichtung in unterschiedliche Konflikte geht, wenn wir uns ein Orchester vorstellen.

Innerhalb des „Konfliktorchesters" entspricht der Zentralkonflikt der Grundmelodie, die vom wichtigsten Instrument gespielt wird. Nun ist ein Charakter mit nur einer einzigen Grundmelodie für sich selbst und andere schwer zu ertragen, genauso wenig wie ein monoton vor sich hinspielendes Einzelinstrument. Unsere Gestimmtheit bestimmt aber nicht nur die gefühlsmäßige Wirkung, die wir auf unsere Mitmenschen haben. Unsere persönliche Entwicklung und unser individuelles Glück ebenso wie unser sozialer Status werden auf Dauer von unserer grundsätzlichen „Gestimmtheit" bestimmt. All das ist von unserer charakterlichen Bandbreite abhängig: Je größer die Bandbreite, umso glücklicher und gesellschaftlich erfolgreicher können wir sein, weil unsere Gestimmtheit immer harmonischer und zufriedener wird.

Im Zusammenhang mit der solitären Figur des Zentralkonflikts spielen die Nebenkonflikte die Rolle der Mitmusikanten, die innerhalb des „Konfliktorchesters" der Seele zu einer größeren Bandbreite verhelfen. Durch die Nebenkonflikte lernen wir erst, uns in Menschen anderer Charaktertypologien hineinzuversetzen. Dadurch spüren wir aus eigener Erfahrung, wie es gefühlsmäßig im Inneren der anderen aussieht. Echte Empathie entsteht deshalb nur durch eine große Vorerfahrung mit zahlreichen Konflikten, die alle unterschiedlichen Gefühlsbereiche abdecken. Menschen mit einer solchen großen Vorerfahrung bezeichnen wir als besonders lebenserfahren und liebenswürdig. Nebenkonflikte sind deshalb ein sehr wertvoller Schatz, der unserer Seele als Stützstrebe dient, um in die seelische Reifung hineinzuwachsen, die Eigenschaften und Gefühle aller vier Charaktertypen integriert hat. Die Vierheit oder Quadrinität – dargestellt als Viereck – als Ziel unserer Seelenreifung kann deshalb erst durch die Hilfestellung der Nebenkonflikte ermöglicht werden.

Mit der nachfolgenden Abbildung möchte ich den Zusammenhang von Zentralkonflikt und Nebenkonflikten deutlich machen:

offenbar auch die Seele, deren kluge Regie dafür sorgt, daß sich normalerweise immer nur ein Konflikt in den Vordergrund stellt. Die anderen Konflikte sind dann passiv oder, in der Sprache des Theaters, „hinter dem Vorhang", wo sie im Unbewußten versteckt sind und nur wenig Symptome machen.[43]

Jeder Nebenkonflikt kann als eine bestimmte Szene innerhalb eines Theaterstücks angesehen werden. Der Sinn der Inszenierung unterschiedlicher Szenen besteht darin, daß die Konfliktthemen anderer Charaktertypen deswegen variiert werden, um uns seelisch runder und

Zentralkonflikt, Nebenkonflikte und Chakras

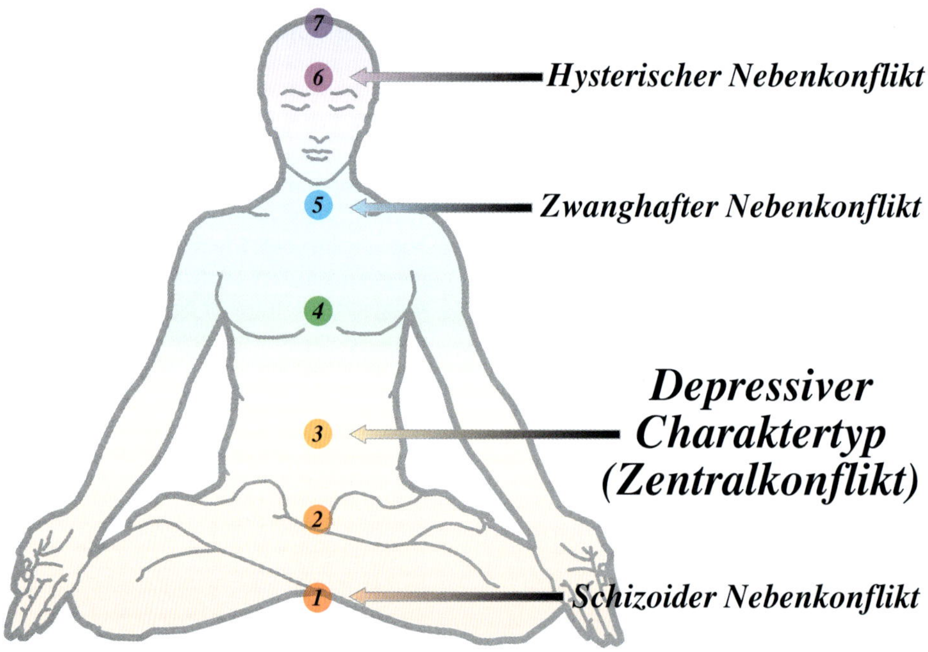

Wie kam es zu diesem Modell? Wenn Patienten zum ersten Mal psychoenergetisch untersucht werden, finden wir bei vielen Menschen entweder gar keine oder nur aktuelle Konflikte. Je länger ein Patient zur Behandlung kommt, umso tieferliegende Konflikte kommen an die Oberfläche. Wie bei einer Zwiebel findet sich sehr häufig zunächst ein aktueller Konflikt. Später erscheinen dann mehrere Nebenkonflikte – meist handelt es sich um maximal fünf bis sechs, die immer mal wieder verschwinden und dann wieder auftauchen. Man wird an eine Theateraufführung erinnert, bei der immer nur ein Akt zur Aufführung gelangt. Mehrere Szenen gleichzeitig auf der Theaterbühne zu erleben würde uns aller Wahrscheinlichkeit nach völlig durcheinanderbringen, weshalb dies auch höchst selten vorkommt. Genau so empfindet es

ausgewogener zu machen. Man kann das daran erkennen, daß die Ausheilung der Nebenkonflikte dazu führt, daß

[43] Patienten mit mehreren gleichzeitig aktiven Konflikten sind aller Erfahrung nach meist deutlich psychosomatisch gestört und stark verhaltensauffällig, und viele von ihnen gehören zu den „Koryphäenkillern" – Patienten, denen normalerweise niemand helfen kann. Hält so ein Zustand mit mehreren aktiven Konflikten für längere Zeit an, entstehen schwere, häufig allen Therapiemaßnahmen trotzende Krankheitsbilder. Die Betreffenden sind regelrecht innerseelisch paralysiert – wie ein Umzingelter, der gleich von mehreren Seiten angegriffen wird. Jeder Schritt in die eine Richtung schwächt sofort die Verteidungsbastion und muß deshalb unterbleiben. In Extremfällen warten solche bedauernswerten Menschen ein Leben lang, ob die innere Hölle irgendwann vergeht und sie aus ihrem Alptraum aufwachen. Aller Erfahrung nach wird ihre Erlösung für immer auf sich warten lassen, wenn man nicht anfängt, ihre Konflikte energetisch abzuschmelzen (näheres siehe im Therapiekapitel).

der Betreffende auf seine Umgebung seelisch gelöster, in sich runder und emotional offener wirkt. Er macht allgemein einen zugewandteren und verständnisvolleren Eindruck als vorher. Die Beseitigung der Nebenkonflikte führt darüber hinaus zu einer größeren psychoenergetischen Harmonie. Dadurch kann der Betreffende tiefer in sein Unbewußtes vordringen und träumt oft sehr viel, und dazu werden die Träume tiefer und deutlicher wahrgenommen. Dazu werden die Träume oft auch viel bedeutungsschwerer und sinnreicher. Vom Allgemeinzustand her zeigen die Energiewerte durch die Beseitigung der Nebenkonflikte viel bessere Werte, so daß mehr Lebenskraft zur Verfügung steht und dadurch zusätzlich ein seelischer Reifungsschub einsetzen kann, einfach weil sich der Betreffende frischer und kräftiger fühlt.

Manchmal kommt der Prozeß dann an ein abruptes Ende. Solche Menschen erzählen mir, ihnen wäre es lange Zeit sehr gut oder sogar ganz phantastisch ergangen, bis sie urplötzlich in eine Krise geraten sind, für die sie manchmal gar keine Ursache finden. Offenbar stand vorher einfach zuviel Lebenskraft zur Verfügung, so daß mit der Zeit Konflikte regelrecht „reif" geworden sind – wie Früchte, die vom Baum fallen müssen. Das ist der Zeitpunkt, wenn innerhalb der Seelenreise der große Zentralkonflikt auftaucht. Häufig handelt es sich auch um biologische Wandlungsphasen, die mit dem Erscheinen des Zentralkonflikts zu tun haben, etwa die Wandlungsphasen der Pubertät, seelische Erschütterungen und hormonelle Veränderungen, die mit der Geburt eines Kindes verbunden sind. Es kann sich ebenso um psychosoziale „Bilanz-Krisen" beim Einsetzen der Wechseljahre handeln. Der davon Betroffene fragt sich dann auf nüchterne, oft sehr schmerzhaft empfundene Weise: „Was hat mir das Leben bis jetzt eigentlich gebracht?" Wenn er keine befriedigende Antwort finden kann, entsteht oftmals eine depressive Grundstimmung, die nach außen oft lange unerkannt bleibt.

Oft klagen solche Menschen über Kreuzweh oder Kopfschmerzen, ohne daß es zu einer langfristigen Besserung kommt. Gerade wenn im Röntgenbild eine verschlissene Bandscheibe entdeckt wird, hört die Suche nach tieferliegenden Ursachen erfahrungsgemäß recht bald auf. Man glaubt dann, endlich einen Schuldigen gefunden zu haben – nämlich die kaputte Bandscheibe als somatische Ursache, ohne im mindesten zu ahnen, daß es im Hintergrund um viel wichtigere seelische Probleme geht, die den Kreuzschmerzen in Wahrheit zugrundeliegen. Erst wenn die Bandscheiben-Operation keinen dauerhaften Erfolg mit sich bringt, werden manche Therapeuten (oder gar der betreffende Patient) nachdenklich und mißtrauisch, ob da nicht noch mehr dahinterstecken könnte. Oft hört man auch als Arzt von Erschöpfungszuständen und allen möglichen anderen Störungen der Befindlichkeit (Schwindel, Ohrensausen, Darmbeschwerden und ähnliches), denen in Wirklichkeit beispielsweise eine depressive Sinnkrise zugrundeliegt. Es gibt deshalb zahllose Beschwerden, die einen seelischen Hintergrund haben können. Man kann sogar so weit gehen zu behaupten: Es gibt relativ wenig Beschwerden und Krankheiten, die nicht auch einen seelischen Hintergrund haben.

Nachfolgend ein besonders dramatischer Fall einer alten Frau, bei der der Zentralkonflikt zu Beginn der Wechseljahre aktiv wurde und jahrzehntelang unbehandelt geblieben ist:

Es handelt sich um eine ältere Frau, die sehr bodenständig wirkt und aus einfachen Verhältnissen stammt. Sie wirkt in keiner Weise seelisch gestört, sondern durch und durch „normal". Bei der jetzt 74 Jahre alten Hausfrau trat erstmals mit 42 Jahren ein lähmender, entsetzlich großer Schwächezustand auf, der urplötzlich ohne Grund da war. Seitdem besteht dieser Schwächezustand kontinuierlich fort, ohne daß auch nur die geringste Besserung eintrat. Kein Arzt habe jemals irgend etwas gefunden. Sie habe alles an Heilmethoden durchprobiert und Hunderte von Ärzten und Heilpraktikern besucht. Sie war auch in Universitätskliniken. Bis heute habe absolut nichts geholfen. Am Anfang lag sie zwei Jahre lang völlig kraftlos im Bett, und die geringste Anstrengung erschöpfte sie entsetzlich. Danach raffte sie sich mit aller Kraft auf und habe dann eine so große Schwäche verspürt, daß sie sich nur wenige Stunden aufrecht halten konnte. Schon vom Abwischen des Tisches bekam sie Herzkrämpfe. Die Krankheit habe ihr ganzes Leben verändert. Ihr großes Glück sei, daß ihr Mann sehr rücksichtsvoll und besorgt ist und immer verständnisvoll reagiert hat, weil er sie so gut kennt und weiß, daß sie wirkliche Beschwerden haben muß.

Als Konflikt findet sich das Thema „Unruhe" im 6. Chakra mit extrem hohen Konfliktwerten, die für einen Zentralkonflikt sprechen. Höchstwahrscheinlich handelt es sich medizinisch um eine „generalisierte Angsterkrankung", die bei dieser einfachen, nach außen vollkommen ruhig wirkenden Frau als rein körperlich empfundener Schwächezustand auftrat, den niemand von den anderen Arztkollegen als Angsterkrankung durchschaut hat. Daß sie sich innerlich entsetzlich unruhig fühlte, gab sie auch sofort auf meine Frage hin zu. Bis jetzt wisse von ihrer Unruhe außer ihrem Mann niemand, und auch keiner der Ärzte habe sie danach gefragt. Sie selber hat nicht gedacht, daß das mit ihrer Krankheit zu tun hat, und es als rein persönliches Problem gedeutet, das sie wenig stört, weil sie sich daran gewöhnt hat.

Das Leitsymptom der inneren Unruhe, das für Angsterkrankungen typisch ist, konnte so niemandem auffallen. Solche Fälle von übersehenen psychosomatischen Diagnosen sind keineswegs selten und kommen immer wieder vor, ohne daß man einen Vorwurf daraus machen kann. Man hätte die Angsterkrankung meiner Erfahrung nach nur erkennen können, wenn man eine psycho-energetische Testung durchgeführt hätte. Denn niemand sah ihr äußerlich etwas von ihrer inneren Unruhe an. Daß der aktive Konflikt als eigentlicher Schuldiger ihrer jahrzehntelangen Krankheitsgeschichte angesehen werden muß, wird daraus deutlich, daß es bereits wenige Tage nach Behandlung des Zentralkonflikts (mit bestimmten homöopathischen Komplexmitteln) zu einer starken Besserung ihres Zustandes kam, der sich kontinuierlich immer weiter verbesserte, so daß wieder ein normales Leben möglich wurde.

Allzu leicht verfällt man bei solchen Schilderungen in eine pessimistische Haltung, als handele es sich beim Zentralkonflikt um etwas durch und durch Schlechtes. Das muß man aber keineswegs so sehen! Denn im Zentralkonflikt werden wir mit den größten Schattenseiten unserer Persönlichkeit konfrontiert, was eine enorme Lernaufgabe und Herausforderung darstellt. So kann der Zentralkonflikt nicht nur als unser größter Feind, sondern zugleich als unser bester Freund angesehen werden. Durch keinen anderen Umstand können wir unser Leben so verpfuschen und Probleme anhäufen wie durch den Zentralkonflikt. Gleichzeitig gibt es jedoch keinen anderen Wachstumsfaktor, der uns seelisch auf so kräftige Weise wachsen und mühelos reifen läßt. *„Wen der Herr liebt, den straft er,“* heißt der entsprechende Bibelspruch, den man in diesem Sinn verstehen und akzeptieren kann. In allen spirituellen Traditionen wird aus diesem Grund gelehrt, daß große Probleme zu haben für die Seele ein großes Geschenk darstellt, indem sie besser daran wachsen und reifen kann.

Zentralkonflikt und Charaktertypen

Der Charakter ist nichts anderes als eine langwierige Gewohnheit.

(Plutarch)

Im nachfolgenden Kapitel geht es um den Zentralkonflikt. Es handelt sich um den größten Konflikt, der das Unterbewußte auf unsichtbare Weise beherrscht. Er hat wegen seiner zentralen Bedeutung innerhalb des Unterbewußtseins eine Schlüsselposition, aufgrund deren er zum wichtigsten Ausgangspunkt der individuellen Persönlichkeitsreifung wird. An dieser Stelle muß ich das zunächst als pure Behauptung aufstellen, um die wirkliche Bedeutung des Zentralkonflikts nach und nach zu enthüllen. Grundsätzlich kann man den Zentralkonflikt mit einer „hypnotisierenden Dauermagie" vergleichen, wie ein Fluch, der auf jemandem lastet und von dem er nichts weiß, obwohl er ständig mit seinen Folgen konfrontiert wird.

Eigentlich sollte jeder mit der Zeit mißtrauisch werden, wenn Dinge in seinem persönlichen Leben schiefzulaufen beginnen, ohne daß irgend etwas dafür verantwortlich gemacht werden kann. Bekanntermaßen werden in dieser Situation die Umwelt, Eltern, ungünstige soziale Verhältnisse und dergleichen für das eigene Mißgeschick verantwortlich gemacht, weil der davon Betroffene nicht im mindesten ahnt, daß die Probleme etwas mit ihm selber zu tun haben. Es liegt dann auf der Hand, seine Schwierigkeiten einfach auf seine Mitmenschen oder „die ungünstigen Umstände" zurückzuführen. Das eigentliche Dilemma liegt darin begründet, daß die meisten Menschen nicht ahnen, welchen Zentralkonflikt sie überhaupt haben. Man wird von etwas Unbekanntem auf ganz elementare Weise beherrscht und beeinflußt, ohne konkret etwas davon mitzubekommen. Die Psychoanalyse spricht von Verdrängung, indem man unbequeme und schmerzhafte Schattenseiten der eigenen Seele aus dem Bewußtsein ausblendet. Man ist deshalb sehr oft auf Hilfe von außen angewiesen, um den Zentralkonflikt gespiegelt und bewußt gemacht zu bekommen.

Trotz seines verborgenen „Geheimlebens" sind die Auswirkungen des Zentralkonflikts jedoch von ungeahnter Stärke und Durchdringungskraft, was das gesamte menschliche Leben betrifft. Der ganze Charakter eines Menschen wird von seinem Zentralkonflikt festgelegt. Man kann deshalb überspitzt feststellen: „Verrate mir, welchen Zentralkonflikt du hast, und ich sage dir, um was für einen Typ Mensch es sich bei dir handelt." Mit der Methode der „Psychosomatischen Energetik" gelingt es innerhalb weniger Minuten, den Zentralkonflikt festzustellen (s. späteres Kapitel). Anschließend kann man

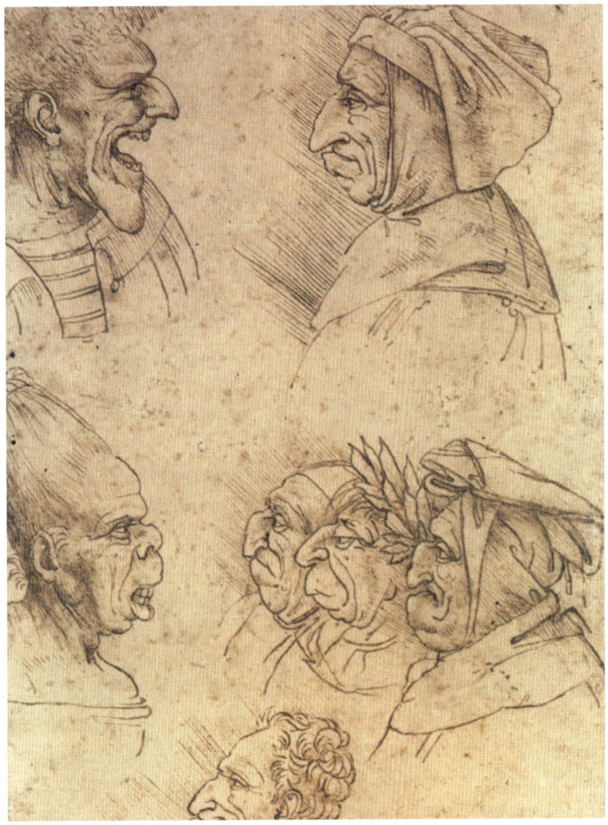

Mit Hilfe von Karikaturen werden die verschiedenen Charakterformen überzeichnet und ins Groteske verzerrt. Leonardo da Vincis Skizzen sieben grotesker Köpfe sind dafür ein anschauliches Beispiel.

durch die Kenntnis des Zentralkonflikts erfahrungsgemäß genau vorhersagen, welche Wesenseigentümlichkeiten und unverwechselbaren Charaktereigenschaften jemand sein eigen nennt.

Beispielsweise verblüffe ich immer aufs neue Mütter, die mit ihren Kindern zur Untersuchung gekommen sind. Bei Kindern gelingt eine Charakterbeschreibung erfahrungsgemäß viel schwerer als beim Erwachsenen. Doch ich kann den Müttern nach wenigen Minuten der Untersuchung Details über die Vorlieben und Abneigungen ihres Kindes verraten, die man normalerweise nur nach intimem Kennenlernen weiß. So kann man recht sicher vorhersagen, daß beispielsweise ein Kind mit einem hysterischen Zentralkonflikt gerne in Gesellschaft im Mittelpunkt stehen möchte. Oder ein zwanghaft strukturiertes Kind wird die Angewohnheit haben, stets auf einer genauen Anleitung zu bestehen, so daß alles in seinem Tagesablauf nach geordneten Gesetzmäßigkeiten ablaufen kann.

Deshalb steuert der Charaktertyp ganz elementare Wesenseigenschaften und charakteristische Verhaltensweisen eines Menschen, die folglich mit großer Zuverlässigkeit vorhergesagt werden können. Dasselbe gilt natürlich weit mehr für Erwachsene, deren Charakter sich im Gegensatz zu Kindern viel vollständiger entfaltet hat, und so gut wie immer bestätigen die anwesenden Ehepartner die Richtigkeit meiner Vorhersage. Es handelt sich dabei nicht um ein reines Ratespiel, sondern um zuverlässige Gesetzmäßigkeiten, die ganz logisch und zwangsläufig aus dem jeweiligen Charaktertyp abgeleitet werden können. So gut wie immer wird die Richtigkeit der gestellten Diagnose bestätigt, indem das Thema des Zentralkonflikts vom betreffenden Patienten als sein alles beherrschendes, unbewußt stets mitschwingendes Lebensmotto wiedererkannt wird.

Den eigenen Zentralkonflikt wie den anderer Menschen zu kennen ist verständlicherweise von unschätzbarem Wert. Denn indem wir jene unbewußten Eigenschaften enthüllen, die unseren eigenen Zentralkonflikt ausmachen, wird uns erst klar, in welch geradezu grotesk anmutender Weise unser Leben dadurch vorherbestimmt wird, und das auf vollkommen unbemerkte Art und Weise! Die Hauptschwierigkeit besteht dabei im Erkennen des eigenen Zentralkonflikts. Das gilt erstaunlicherweise nicht nur für Patienten, sondern selbst für Fachleute wie Ärzte und Psychoanalytiker! Erfahrungsgemäß fällt es jedermann viel leichter, den Zentralkonflikt anderer Menschen zu erkennen. Mit den eigenen Schwächen und unbewußten Schattenseiten hat man dagegen viel größere Mühe.

Niemand sollte sich deshalb Vorwürfe machen, seine eigenen Schwächen nicht durchschauen zu können. Nichts ist menschlicher, als für seine eigenen Fehler blind zu sein! Man braucht einige Hilfestellung, indem man von außen „den Spiegel“ vorgehalten bekommt. In den nachfolgenden Kapiteln hoffe ich dabei nützliche Hilfestellungen zu geben, indem ich die wichtigsten Charaktertypen so klar und ausdrucksstark beschrieben habe, daß es jeder schaffen sollte, sich in diesen Beschreibungen wiederzuerkennen. Man braucht vor allem viel Ehrlichkeit und eine gehörige Portion Mut, um herauszufinden, zu welchem Typ man selber gehört.

Bevor ich die wichtigsten Charaktertypen mit den zugehörigen Zentralkonflikten beschreibe, muß ich noch einige grundsätzliche Fragen zum Wesen seelischer Konflikte klären, ohne deren Beantwortung alles weitere mißverständlich bleiben wird. Es geht um die simple Frage, warum wir Konflikte bilden. Denn ohne ein umfassendes medizinisch-psychologisches Weltbild, das spirituelle und religiöse Dimensionen mit umfaßt, kann das wahre Wesen des Zentralkonflikts meiner Meinung nach überhaupt nicht richtig verstanden werden. Eine rein mechanische und eindimensionale Betrachtungsweise bringt uns nicht weiter. Wir müssen begreifen, worin der tiefere Sinn des Zentralkonflikts besteht, um die Vorgänge richtig zu begreifen – „richtig“ heißt, um den verborgenen Lebenssinn zu ermitteln, der unserer seelischen Unausgewogenheit zugrundeliegt.

Meine Vorstellungen, denen eine Verbindung von östlicher Weisheit, christlicher Spiritualität und modernen Naturwissenschaften zugrundeliegt, gehen über die gewöhnlichen Grenzen der herkömmlichen Medizin und Psychologie weit hinaus. Die Kernidee beruht auf der Annahme, daß unser Leben eine Seelenreise darstellt, die wir wie ein Theaterstück mit unterschiedlichen Aufführungen und Akten durchleben. Der Sinn unseres Lebens ist keineswegs nur, daß wir unterhalten werden und unsere Zeit irgendwie „herumbringen.“ Unsere Aufgabe scheint es zu sein, in diesem Leben einen selbstbewußten Charakter mit einem individuellen Bewußtsein zu entwickeln. Man kann das auch als „Schule des Lebens“ umschreiben – jenen schmerzhaften Weg voller Dornen, durch den man persönliche Reife bekommt. Der Zentralkonflikt stellt dabei das wichtigste „Treibmittel“ zum seelischen Wachstum dar – vergleichbar der Bäckerhefe, die Brot zum Quellen bringt.

Die Frage, warum wir als Menschen überhaupt Konflikte bilden, kann auf der normalen Verstandesebene außerordentlich schwer beantwortet werden. Ich erwähnte bereits, daß uns eine rein moralische Vorstellung nicht weiterhilft, wie sie in manchen konservativen Köpfen herumspukt (und unter der viele Patienten häufig leiden, weil sie sich unverstanden oder sogar mißbraucht fühlen!). Denn warum passiert etwas so Unvernünftiges wie die Bildung seelischer Konflikte, mit denen man sich und anderen das Leben unnötig schwer macht? Ist der Betreffende einfach ein schlechter Mensch, dem man mal „gehörig die Leviten lesen“ muß? Man muß nach tiefergehenden Antworten suchen, die dem Betroffenen mehr Gerechtigkeit widerfahren lassen und bessere Lösungswege aufzeigen, als auf meist wenig effektive Weise den moralischen Zeigefinger zu erheben.

Man kann zunächst sehr schwer begreifen, warum sich Menschen das Leben ohne erkennbaren Grund schwer machen. Warum verfallen Menschen beispielsweise in lähmende Zustände von Traurigkeit, benehmen sich mit der Zeit seltsam, wenn sie älter werden, entwickeln unschöne Charakterzüge und unsoziale Verhaltensweisen – alles Veränderungen, die mit seelischen Konflikten zu tun haben? Warum begehen Menschen alle möglichen Fehler,

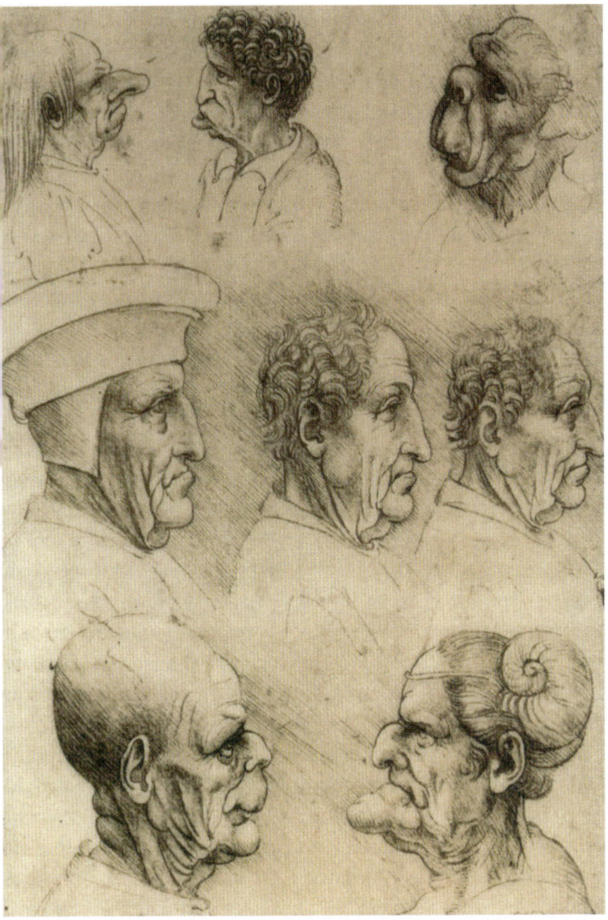

Die Charakterstudien grotesker Köpfe von Leonardo da Vinci vermitteln einen guten Eindruck von den psychoenergetischen Verzerrungen, die charakterliche Eigenschaften im Erscheinungsbild eines Menschen auszulösen imstande sind. Dadurch entsteht natürlich leicht der schwerwiegende Gedankenfehler, häßliche Menschen für seelisch häßlich zu halten, schöne Menschen dagegen für seelisch schön. Unsere Lebenserfahrung zeigt uns aber, daß die äußere Fassade oft trügt und daß diese simplen Gleichungen zu fatalen Irrtümern führen können. Trotzdem fallen wir immer wieder auf solche Fallgruben der äußeren Fassade herein!

die sie selbst oder andere krank machen und verletzen und die von Mißgunst, Rache, Schadenfreude, Minderwertigkeitsgefühlen, unverdautem Kummer, Ängsten, festgefahrenen Ideen, Borniertheit und ähnlichen Gefühlen und Eigenschaften begleitet sind? Warum gibt es all das Böse und Schlechte auf der Welt?

Bekanntlich kann man in der Naturwissenschaft für die Mehrzahl aller Vorgänge eine vernünftige Erklärung finden. In der Vorstellung der Biologie dienen unsere Hände beispielsweise ***zum*** Greifen von Nahrung und ***zur*** Verteidung, der Kopf mit Augen und Ohren dient ***zur*** bewußtseinsmäßigen Orientierung und unser Bauch ***zur*** Verdauung. Alles in der realen Welt hat irgendeinen vernünftigen Sinn – die primäre Frage „wofür ist es gut?" kann man mit einigem Nachdenken sehr häufig auf befriedigende Weise beantworten, besonders wenn es sich um biologische Funktionen handelt. Zwar gibt es auch Sackgassen in der Natur ebenso wie Irrtümer und Rückschritte, doch sind das Ausnahmen, die normalerweise sehr schnell von der Natur korrigiert werden, einfach weil sie sich mit dem Überleben nicht vertragen. Bei seelischen Konflikten fällt die Antwort dagegen viel schwerer. Denn warum müssen seelische Konflikte überhaupt entstehen? Wofür sind sie gut? Unser verstandesmäßiges Bedürfnis nach einer sinnvollen, logisch nachvollziehbaren Erklärung versagt bei der Frage nach dem „Warum?" von Konflikten.

Die Frage nach dem „Warum" von seelischen Nöten und dem charakterlichen Fehlverhalten von Mitmenschen hat die Menschen seit Urzeiten beschäftigt. Früher hat man böse Geister und sündige Verfehlungen dafür verantwortlich gemacht. Als moderne Menschen haben wir einen weitaus nüchterneren Standpunkt. Die Psychoanalyse und moderne Hirnforschung begreifen die seelischen Störungen des Menschen als eine Art von „Betriebsunfall", einfach weil wir Menschen nach dieser Auffassung so etwas wie degenerierte Tiere sein sollen. Es handelt sich bei uns gewissermaßen um eine hominoide Mutante, die sich irgendwann in grauer Vorzeit vom Affen abgespalten hat. Man kann uns demnach als neurotische „Menschentiere" betrachten, die sich in permanentem Widerstreit von Moral und Instinkt befinden, was dadurch hervorgerufen worden ist, daß die vorsorgende und behütende Instinktsteuerung des Tieres beim Menschen irgendwann während der Evolution weggefallen ist.[44]

---

[44] Kritiker haben meines Erachtens mit Recht argumentiert, daß die moderne Auffassung von der Instinktenthemmung des modernen Menschen sehr leicht auf den gleichen moralischen Standpunkt hinauszulaufen pflegt, den die religiösen Autoritäten seit Jahrhunderten eingenommen haben, um sündige Menschen einzuschüchtern und von ihren Segnungen abhängig zu machen. Man kann sogar so weit gehen zu behaupten, daß die moderne Naturwissenschaft – wie kritische Denker wie FOUCAULT zu Recht erkannt haben – einen viel hemmungsloser menschenfeindlichen, unbarmherzigen Kurs ansteuert, als es religiöse Dogmatiker je zuwege gebracht haben. Die als Feigenblatt und Schutzschild davorgehaltene Wissenschaft der „Ethik" als Lehre von der Menschlichkeit kann da meines Erachtens nur wenig ausrichten, einfach weil das ganze moderne Menschenbild entspiritualisiert und kaltherzig geworden ist. Während früher der religiöse Sünder nur temporär aus der Gnade Gottes herausgefallen war, führt die moderne Ideologie zum erschreckend nüchternen und grausamen Fazit, daß der perverse Triebtäter, KZ-Wächter oder Terrorist im Grunde als wertlos gewordener „Betriebsunfall" angesehen wird, bei dem die Moral versagt hat und der deshalb schonungslos aus der menschlichen Gesellschaft ausgeschlossen werden muß – ganz wie ein tollwütiges Tier, das man ohne Gewissensbisse töten darf.

Genau diese Vorstellung prägt deshalb das moderne naturwissenschaftliche Weltbild, nach dem alle urmenschlichen Seelen- und Verhaltensprobleme darauf beruhen sollen, daß wir keine festgefügte Instinktsteuerung mehr besitzen – im Extrem wie ein herrenloses, teilweise Amok laufendes Fahrzeug. Der Widerstreit von Moral und Instinkt sorgt dafür, daß wir als Menschen gewissermaßen stets mit einem Bein in der seelischen Gestörtheit drinstecken, was bei wildlebenden Tieren niemals vorkommen kann – weil bei ihnen Instinkt und Verhalten ganz unmittelbar gekoppelt sind. Wildtiere können sich seelische Störungen im übrigen auch gar nicht leisten, weil es ihr Überleben in drastischer und unmittelbarer Weise bedrohen würde. Die wenigen Tiere, die beispielsweise durch Tollwuterreger oder andere Krankheiten anfangen, sich ungewöhnlich und seltsam zu benehmen, werden von ihrem Rudel in aller Regel sehr bald ausgestoßen. Anschließend leben sie ein bedrohtes und meist sehr kurzes Einsiedlerleben.

Bei Haustieren beginnt jedoch das ganze Drama, das mit der Entkoppelung von Trieb und Verhalten zu tun hat und dessen Auseinanderdriften beim Mensch seinen Höhepunkt erreicht hat. Sigmund FREUD versteht deshalb die seelische Störung als den unerbittlich einzufordernden Preis, den der homo sapiens für seine Menschwerdung zahlen muß. Die moderne Psychoanalyse FREUDscher Prägung ist deshalb von einer durch und durch pessimistischen Geisteshaltung geprägt, die ihre wahre Ursache ganz schlichtweg darin hat, daß in der seelischen Störung kein vernünftiger Grund gesehen wird. Auch die moderne Naturwissenschaft nimmt einen ganz ähnlichen Standpunkt ein. Aus dem Menschen wird nach dieser Sichtweise eine Art von „Halbirrem", der durch seine unnatürliche Wesensart aus dem Paradies der Natur ausgestoßen wurde, in dem Triebe und Verhalten ursprünglich noch identisch gewesen sind.

Dabei möchte ich klarstellen, daß es mir keineswegs darum geht, die modernen Naturwissenschaften lächerlich zu machen oder ihre Vorstellungen zu verunglimpfen. Trotzdem wird es mittlerweile immmer deutlicher, daß viele althergebrachten Ansichten zur Genetik ergänzt und erweitert werden müssen, worauf ich im Kapitel über Karma noch genauer eingehe. Ganz grundsätzlich wird immer mehr Menschen klar, daß die modernen naturwissenschaftlichen Erkenntnisse bedauerlicherweise viel zu begrenzt sind, um unsere drängenden menschlichen Fragen befriedigend beantworten zu können. Kein Wissenschaftler kann uns auf vernünftige Weise erklären, worin der Sinn unseres Lebens besteht.

Auch wenn wir Antworten nach der tatsächlichen Bedeutung seelischer Konflikte suchen, brauchen wir einen viel größeren Bezugsrahmen als denjenigen, den uns die herkömmliche Wissenschaft anbieten kann. Die eigentliche Lösung ist dabei ganz einfach! Sie liegt in uns selber, indem wir die wahre Antwort in uns selber zu suchen beginnen. **Der wichtigste Schritt hin zu einem neuen Weltbild, das Spiritualität und Naturwissenschaften verbinden kann, beruht auf dem unbedingten Vertrauen, daß unserem Leben in all seinen Facetten ein tieferer Sinn zugrundeliegt.** Das ist der erste Schritt, der durchaus etwas mit religiösem Glauben zu tun hat, um überhaupt eine andere Betrachtungsweise ins Auge fassen zu können.

An dieser Stelle erlebe ich immer wieder in meiner Praxis als Energiemediziner, daß Menschen ganz automatisch zu einer gläubigen Haltung zurückfinden, sobald sie energetisch höher zu schwingen beginnen. Das gelingt am allerbesten und mühelosesten durch die Auflösung der eigenen Konflikte! Menschen mit einem teilweise oder ganz geöffneten Stirnchakra und relativ hohen Energiewerten des Kausalkörpers berichten mir so gut wie immer, daß sie an etwas Höheres im Leben glauben – entweder nennen sie es „Gott" oder „höheres Bewußtsein" oder „Sinn im Leben". Ich werde anhand meiner Messungen mit feinstofflichen Untersuchungsmethoden zeigen, daß die seelische Entwicklung regelrechten Gesetzen und evolutionären Prinzipien gehorcht, die mit religiösen Vorstellungen von einer Seelenreise und einem tiefen Lebenssinn völlig vereinbar sind.

Beginnen wir damit, daß wir hinter seelischen Störungen einen zwar oft verborgenen, aber letztlich vernünftigen Sinn annehmen. Skeptische Leser bitte ich einfach, das Spiel mitzumachen, weil das Folgende sonst unverständlich bleiben muß. Seelische Störungen erhalten dadurch, daß sie einen Sinn in unserem Leben zugewiesen bekommen, eine wichtige Funktion als Katalysator und Wachstumshilfe, grundsätzlich zu dem vornehmsten Zweck, daß unsere individuelle Seele als Persönlichkeit zu etwas Eigenständigem heranreifen kann. In der spirituellen Tradition wird unser Leben bekanntlich seit jeher mit einer Schule verglichen, in der wir eine eigenständige Persönlichkeit entwickeln sollen. Der herkömmlichen Psychologie war dieser esoterische Standpunkt lange Zeit vollkommen unbekannt.

Erst der Tiefenpsychologe C. G. JUNG hat aus seiner Erfahrung als Arzt herausgefunden, daß uns überhaupt erst die seelische Störung dazu verhilft, in den ganzen Vorgang der Selbstwerdung („Individuation") hineinzugeraten. Er nahm damit für seine ärztlichen Kollegen eine ungewohnte, aus der religiösen Mystik stammende Haltung ein. Nun werden manche Leser dem religiösen Standpunkt trotzdem skeptisch gegenüberstehen, indem sie das alles für unwahr halten. Das ist jedoch auf Dauer ein unüberwindliches Hindernis, weil wir das wahre Wesen seelischer Konflikte meines Erachtens nur verstehen können, wenn wir von einer grundsätzlichen Sinnhaftigkeit der Konflikte ausgehen. Ich hoffe darüber hinaus, manche skeptischen Leser in den nachfolgenden

Kapiteln durch Fälle aus der täglichen Praxis überzeugen zu können, die durch die erzielten Erfolge beweisen, daß dieser Ansatz richtig sein muß, einfach weil er so phantastische Heilerfolge ermöglicht.

Das Leben mit einer Reise oder Schule zu vergleichen heißt auch, Irrtümer und Fehler zu begehen. Das ist sogar erwünscht! Denn **wir lernen uns als Menschen dadurch am besten kennen, daß wir Fehler machen!** Ohne Fehler schlafen wir als unbewußte, „verpuppte Maden", aus denen irgendwann ein schöner Schmetterling herausschlüpfen wird. Fehler machen bedeutet deshalb, seelische Konflikte zu entwickeln, aus denen unser Bewußtsein entsteht. Würden wir keine Fehler machen, würden wir nichts lernen können und folglich auch kein Bewußtsein entwickeln. Wir würden keine einzigartigen Individuen werden, sondern so austauschbare und anonyme Wesen wie Wildtiere sein, die alle sehr ähnliche Verhaltensweisen zeigen und die sich noch im verpuppten und unbewußten „Madenstadium" befinden.

Der schottische Schriftsteller Thomas CARLYLE hat zum Thema menschlicher Fehler folgendes nachdenkenswerte Bonmot geliefert: *„Der schlimmste aller Fehler ist, sich keines solchen bewußt zu sein."* Damit gibt er nicht nur eine moralische Erkenntnis zum besten, deren Logik auf so gut wie alle Rechthaber und Diktatoren zutrifft, sondern formuliert etwas ganz Grundsätzliches zum menschlichen Charakter. Denn sobald wir Fehler gemacht haben, was ganz zwangsläufig geschieht, wenn wir irgendeine Handlung ausführen, geht es um das Akzeptieren und Verarbeiten der Fehler. Notorische Rechthaber und Dikatoren lehnen es an dieser Stelle durchweg ab, die Verantwortung für ihre Fehler zu übernehmen, weil sie ja niemals Fehler begangen haben oder jemals irgendwelche Fehler begehen könnten. Sie selber sind in ihren Augen vollkommen fehlerlos. Fehler begehen immer nur die anderen[45]!

Um wirkliche Menschen zu werden, müssen wir bekanntlich durch das mühsame Stadium hindurchgehen, unsere Fehler akzeptieren zu lernen. Das darf aber nicht nur äußerlich geschehen. Gerade unter sich aufgeklärt gebenden Zeitgenossen hat sich die Haltung eingebürgert, nach außen hin verletzlich, menschlich und bußfertig zu erscheinen, obwohl das Innenleben mit der vorgetäuschten äußeren Haltung oft gar nichts zu tun hat. Wer diesen Menschen besser kennt, wird dessen manierierte Fassade nach einiger Zeit mehr und mehr durchschauen können – man spricht richtig von „Doppelmoral", wenn Sein und Schein in moralischer Hinsicht besonders kraß auseinanderklaffen. Viele falsche Gurus und Menschenfänger gehören in diese Kategorie, wobei sie ihre Selbstdarstellung häufig auf faszinierende Weise perfektioniert haben, was ihre Anhänger anfangs betört, um auf Dauer mit zunehmender Enttäuschung sehr viel Verwirrung zu erzeugen, von materiellen und emotionalen Schäden ganz zu schweigen.

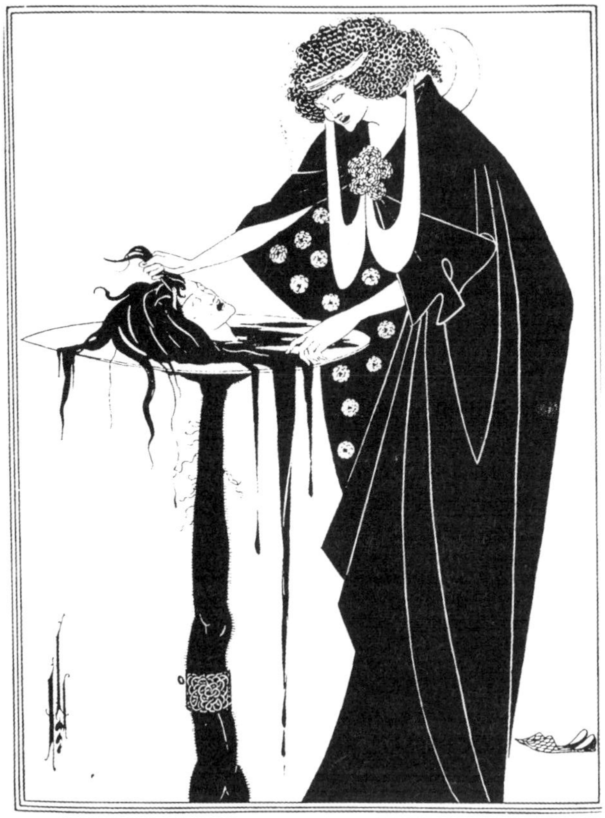

In der Geschichte der schönen Salome, die triumphierend den enthaupteten Kopf des heiligen Johannes in einer Schüssel betrachtet, begegnet uns als erstes die schauerliche Angst vor Enthauptung und Verstümmelung, die sich im Unbewußten sofort mit wollüstiger Faszination vermischt. Denn Salomes sexuelle Gelüste fanden beim heiligen Mann kein Gehör, worauf die Abgewiesene durch einen verführerischen Tanz den Herrscher Herodes um einen Wunsch bittet, der ihr nicht „abgeschlagen" werden darf, wenn der Tanz Herodes begeistert: sie will den Kopf des Heiligen! Wir begreifen die unbewußte Dynamik dieses Bildes durch die Vermischung von Angst und Schmerz mit lustvoller Energie. Solch eine sadomasochistische Vermengung trägt entscheidend dazu bei, daß Konflikte so hartnäckig beibehalten werden und so schwer aufzulösen sind (weil sie sich auf „merkwürdige Art gut anfühlen", „schaurig schön" sind usw.).

[45] Sehr häufig finde ich bei diktatorischen Menschen enorm große Konflikte, die in geradezu psychotischer Weise die Regie über ihr Ich übernommen haben, wie wenn der Betroffene „besessen" wäre – der betreffende diktatorische Mensch kann dann als eine ferngesteuerte Marionette betrachtet werden, dem ein verantwortungsvolles und vernünftiges Handeln zum allergrößten Teil abgesprochen werden muß!

Gerade unter Anhängern moderner Psychotherapien findet man eine dritte Gruppe von vermeintlich „besseren“ Menschen. Sie glauben, dadurch von ihren Fehlern befreit zu werden, daß sie sich besonders intensiv um das Ausleben und Freiwerden emotionaler Konflikte bemühen – etwa wie wenn man eine Müllhalde mit seinem Unrat bewirft, um den eigenen Dreck loszuwerden. Es handelt sich um die naive und selbsttäuschende Vorstellung, man könnte durch das bloße Ausagieren und Darstellen emotionaler Probleme (es herausbrüllen, mit den Fäusten auf Kissen schlagen, um die Wut herauszulassen, mal hemmunglos weinen usw.) irgend etwas besser machen. Ich habe sehr häufig das Gegenteil eintreten sehen, indem der Konflikt dadurch auf fatale und von der Grundintention überhaupt nicht beabsichtigte Weise psychoenergetisch mehr Zuwendung und Kraft zugeführt bekommt!

Als nächstes möchte ich noch eingehender auf den Beginn der menschlichen **Bewußtseinsentwicklung** zu sprechen kommen. Um die ganze Dimension unseres Menschseins zu begreifen, brauchen wir eine vernünftige Vorstellung davon, wann und wie das menschliche Bewußtsein entstanden ist. Am einfachsten kann man das Problem von Bewußtsein und Unterbewußtsein aus dem Prinzip der Gegensätze ableiten. „Wo viel Licht, ist auch viel Schatten.“ Die menschliche Bewußtwerdung kann mit einem Licht verglichen werden, das „einem irgendwann aufgeht“. Seelische Störungen sind aus dieser Betrachtungsweise das Dunkle, Unbewußte und im Schatten Liegende, das zwangsläufig entstehen muß, wenn sich ein individuelles Bewußtsein entwickelt. Wie es kein Bewußtsein vom hellen Tag geben kann, wenn keine dunkle Nacht als Kontrast vorhanden wäre, entstehen seelische Konflikte ganz automatisch und notgedrungen im Zuge der menschlichen Bewußtwerdung, weil zum Licht der Schatten dazugehört.

Ich will noch einige Worte zum Mitgefühl sagen. Es soll keineswegs kaltschnäuzig klingen, wenn ich solche Sätze äußere wie: „Seelische Konflikte sind wichtig für unsere Seelenreifung.“ Ich bin mir auf schmerzliche Weise bewußt, daß das menschliche Leid in vielen Fällen kaum ertragen werden kann, welches mit den Folgen seelischer Konflikte verbunden ist – für die Betroffenen wie ihre Angehörigen. Zu solchen Folgen seelischer Konflikte gehören alle Abstufungen menschlicher Schwierigkeiten, die dadurch ausgelöst werden – von kleinen, verzeihlichen Fehlern wie einer kleinen Notlüge, die bereits fatale Folgen nach sich ziehen kann, bis hin zu Extremen wie Haß, Mord und Krieg.

All diesen menschlichen Fehlern liegen bekanntlich seelische Konflikte zugrunde. Deshalb läuft die Einstellung, seelische Störungen als sinnvoll anzusehen, ganz automatisch darauf hinaus, alles Schlechte, Verdammenswerte und Ungute an uns selber und unseren Mitmenschen als sinnvoll anzusehen. Das hat jedoch überhaupt nichts mit Herzlosigkeit und Kaltschnäuzigkeit zu tun, sondern betrifft einen verborgenen Sinn, der uns anfangs oft vollkommen sinnlos vorkommt. „Sinnvoll“ bedeutet aus diesem Verständnis heraus keineswegs „gut“ und „verzeihlich“, sondern „notwendig“! Notwendig deshalb, damit zu guter Letzt ein unverwechselbares Individuum entstehen kann. Dazwischen liegt zugegebenermaßen oft ein Kampf, der sehr oft von Schmerzen, Verzweiflung und Bitterkeit gekennzeichnet ist und nach außen hin oft wie ein einziges Scheitern anmutet. Aber es ist der einzig mögliche Prozeß, damit es zur menschlichen Selbstwerdung kommen kann.

Wenn wir noch tiefer in das Geheimnis der menschlichen Bewußtseinsentwicklung eindringen, kommen wir zu ganz primitiv anmutenden Vorgängen, die zu allererst auf dem Prinzip von Belohnung und Strafe beruhen. **Der Anfang des Bewußtseins beruht auf der Suche nach Lust und der Vermeidung von Unlust.** Diese Erkenntnis gehört zu den Grundaxiomen der modernen Psychologie und Verhaltensforschung. Die eigentliche Dynamik im Hintergrund, die uns dabei steuert, basiert auf etwas so etwas Einfachem wie der schieren Angst! Angst stellt gewissermaßen die vorweggenommene Wahrnehmung von Unlust dar und wird somit zu einer Vorstufe von Bewußtsein. Die altertümliche Pädagogik mit dem Rohrstock beruht auf nichts anderem als dem Prinzip der Angst vor Bestrafung. Auch wenn man dadurch nicht unbedingt besser lernt, wird der Schüler durch die Angst vor dem Rohrstock zumindest wachsamer.

Auch das alltägliche Leben bedroht uns überall mit „Rohrstöcken“. Wir müssen lernen, beim Überqueren der Straße wachsam zu sein, um nicht überfahren zu werden – was im Vorfeld bereits auf unbewußte Weise Angst hervorruft, weil man ahnt, wie schmerzhaft das sein würde, angefahren und überrollt zu werden. Deshalb schaut man sich gut um, bevor man über die Straße läuft. Nur unbewußte Wesen wie ganz kleine Kinder, Alkoholiker und Dummköpfe haben bekanntlich keine Angst, wenn sie einfach über die Straße laufen, ohne sich umzuschauen! Die ganze Ausbildung von Bewußtsein rührt daher letztlich vom Gefühl der Angst her. Man will die mit der Angst einhergehende Unlust vermeiden, was Geschick und Wachsamkeit erfordert. Später wird daraus ein individuelles Bewußtsein, das irgendwann zu einer Persönlichkeit heranwächst. Damit es aber überhaupt dazu kommen kann, daß wir eine Persönlichkeit entwickeln können, müssen wir Angst haben!

Nun scheint die Angst als einzige Grundbedingung zur Bewußtseinsbildung nicht zu reichen, denn auch jedes Tier hat Angst, und selbst ein großer, starker Löwe fängt bei Gewitter oder Erdbeben an, Angst um sein Leben zu bekommen. Löwen entwickeln jedoch kein Bewußtsein, das mit dem menschlichen Bewußtsein vergleichbar wäre. Was uns vom Tier unterscheidet, ist eine langdauernde Erinnerung an die Angst zusammen mit einer mentalen Verarbeitung, bei der wir uns über diese Angst ebenso wie über ihre Vermeidung Gedanken zu machen beginnen. Beispielsweise beten Steinzeitmenschen bei Unwettern zu einem Donnergott, was einen praktikablen Ansatz darstellt, bei höheren Instanzen eine Änderung zum Guten zu bewirken – unter der Voraussetzung, man glaubt an die Wirksamkeit von Magie und dazu auch noch an die Existenz von Donnergöttern. Das tun Tiere nicht, weil ihnen dazu das Bewußtsein fehlt.

Die Bewußtseinsbildung führt aber nicht immer und nicht notwendigerweise bei allen Menschen zu vernünftigen Entscheidungen. Wir können auch unvernünftige Dinge tun, indem wir z. B. bei Gewittern ungeschützt herumlaufen. Wenn wir jedoch unsinnige Entscheidungen treffen, müssen wir aller Voraussicht nach irgendwann einen Preis dafür bezahlen. Das heißt, ob wir wollen oder nicht, müssen wir als Menschen lernen, vernünftige Lösungen herauszufinden, und je vernünftiger diese Versuche sind, umso weniger Angst brauchen wir in Zukunft haben.

Als moderne Menschen begehen wir natürlich andere folgenschwere Irrtümer. Solche Irrtümer haben damit zu tun, daß wir Versicherungsgesellschaften, staatliche Ordnungsskräfte und dergleichen zu Erfüllungsgehilfen unserer Angstvermeidungsstrategien machen, ohne uns darüber klar zu werden, daß unsere realen Gefahren dadurch überhaupt nicht oder nur unwesentlich kleiner werden. Wenn unser Haus brennt, wird uns die Versicherungsgesellschaft in dieser akuten Notsituation nicht davor retten können, daß wir als Brandopfer möglicherweise sogar selber Schaden erleiden. Der Wunschglaube verleitet uns jedoch dazu zu glauben, Versicherungen würden einen geheimnisvollen „Schutz gewähren", weil wir ihr Beiträge bezahlt haben. Mit diesem weitverbreiteten Irrglauben, der unbewußten Mechanismen entspringt, wird deshalb auch fleißig Werbung gemacht. In gewisser Weise sind all diese angstvermeidenden Institutionen – Versicherungen, Militärs und so weiter – die modernen „Donnergötter", die der moderne Mensch ihn ähnlicher Weise magisch aufbaut und mit Kräften überfrachtet, wie das der Primitive mit seinen Naturgöttern zu tun pflegt.

Wenn wir uns überlegen, was die Angst des Menschen von der des Tieres unterscheidet, so besteht der wichtigste Unterschied im Gedächtnis – einer Form kondensierten Bewußtseins. Wir können uns als Menschen an unsere Angst zurückerinnern, was dem Tier nur begrenzt gelingt. Es handelt sich dabei letztlich um ein psychoenergetisches Phänomen, das ich schon in einem früheren Kapitel angesprochen habe, als es um die Bildung von Konflikten ging. Unsere Angst frieren wir auf der rein seelischen Ebene in Konflikte ein, womit die Angst ins Unbewußte verdrängt wird. Das ist der psychische Teil des Geschehens. Aber es laufen auch feinstoffliche Vorgänge ab. Denn die Angst wird ebenfalls im feinstofflichen Energiefeld zu einem eigenständigen Objekt, in dem unsere Erinnerungen an das Angstereignis energetisch gespeichert werden.

Beim Vorgang der Gedächtnisspeicherung spielt meiner Erfahrung nach das Energetische eine entscheidende Rolle, was selbst in weiten Kreisen der Energiemedizin bis heute nicht in seiner vollen Tragweite erkannt wird. In Zukunft wird man erkennen, daß das Feinstoffliche bei der Gedächtnisbildung eine enorm wichtige Rolle spielt. Dem Emotionalkörper kommt dabei eine weitaus geringere Bedeutung zu als dem Mental- und dem Kausalkörper – beides Energiekörper, die nur der Mensch besitzt und die dem Tier nicht zur Verfügung stehen. Der Mentalkörper entspricht unserem Alltagsbewußtsein und der Kausalkörper dem tiefen, archetypischen Unterbewußtsein. Diese beiden Energiekörper schwingen besonders hoch, was für die Gedächtnisspeicherung vermutlich eine große Rolle spielt – vergleichbar den hochschwingenden Strukturen von Quarzkristallen, die Uhren extrem genau gehen lassen, weil die hohe Schwingung des Quarzes außerordentlich stabile Eigenschaften aufweist.

Ein Tier kann sich natürlich auch zurückerinnern, so daß das menschliche Gedächtnis auch keine einzigartige Vorbedingung zur Bewußtseinsbildung zu sein scheint. Elefanten sind dafür berühmt, sich sogar an jahrzehntelang zurückliegende Ereignisse zu erinnern. Meines Erachtens beruht das überraschende Gedächtnis mancher Tierarten auf einer besonders großen Speicherkraft des jeweiligen Emotionalkörpers. Bei Elefanten scheint diese Kraft sehr groß zu sein, hat aber nichts mit einem Mental- oder Kausalkörper zu tun. Denn bei Energiemessungen an Tieren findet man weder einen Mental- noch Kausalkörper, so daß der Emotionalkörper als alleiniger Speicherort jener tierischen Gedächtnisleistungen aufgefaßt werden muß.

Bei Haustieren beginnt ein neuartiger Vorgang, indem sie bestimmte menschliche Eigenschaften zu entwickeln beginnen, die mit neurotischen Verhaltensweisen und Konfliktbildungen zu tun haben. All das hängt grundlegend mit einer Entkoppelung von Instinkt und Gefühl zusammen, die man „Dressur" und „Gewöhnung an den Menschen" nennt. Dadurch treibt der veränderte Emotionalkörper das Haustier in eine gewisse Krankheitsanfälligkeit hinein, ein Vorgang, der beim Menschen seinen Kulminationspunkt erreicht hat. All das hat beim Tier aber noch nichts mit dem Entstehen eines Bewußtseins zu tun, das in irgendeiner Weise mit demjenigen des Menschen als gleichwertig angesehen werden könnte.

Was uns vom Tier unterscheidet, sind in feinstofflicher Hinsicht als wichtigstes der Mental- und Kausalkörper. Dabei erlaubt vor allem die Kausalenergie eine Speicherung von Konfliktinhalten über extrem lange Zeiträume, vermutlich weil sie am höchsten schwingt – noch weitaus höher als die Schwingungsbereiche der Mentalenergie. Dadurch werden unangenehme Erinnerungen nahezu unauslöschlich gespeichert. So unglaublich das zunächst klingt, bin ich zu der sicheren Überzeugung gelangt, daß der Zentralkonflikt sogar eine Speicherung über viele Reinkarnationen und Jahrtausende hinweg gestattet! Anders können wir zahlreiche hypnotische Vorgänge gar nicht vernünftig erklären. Man hat es deshalb beim Zentralkonflikt mit lange zurückliegenden Zeiträumen zu tun, die weit in frühere Leben hineinzureichen scheinen. Aus diesem Grund kann man sich in sehr tiefen Bewußtseinsstadien (Trance, Hypnose) an Geschehnisse zurückerinnern, die in früheren Leben gespielt haben müssen, die in Einzelfällen Tausende von Jahren zurückliegen können. In einem späteren Kapitel über Karma werde ich das weiter ausführen.

Ich möchte nochmal auf die Angst zurückkommen, weil sie ganz wesentlich zu sein scheint, wenn es um die Entwicklung eines eigenständigen Bewußtseins geht. **Der Zentralkonflikt enthält bekanntlich unsere größten Angstgefühle**. Diese schlimmsten Ängste scheinen sich nun zu so etwas wie einer Schicksalsentscheidung zu verfestigen, die unser weiteres Leben und unsere Persönlichkeit dauerhaft zu prägen beginnt, sobald sie einmal entstanden ist. Man zieht gewissermaßen elementare Folgerungen aus seinen schlimmsten Ängsten, die daraufhin zu festgefügten Grundüberzeugungen und Verhaltensweisen führen. Diese wiederum führen zu ähnlichen Menschentypen, die diese Eigenschaften miteinander teilen und die einem bestimmten **„Charaktertyp“** entsprechen.

Wie kann man sich die Bildung dieser Grundängste vorstellen? Man sagt sich beispielsweise aufgrund der extrem schmerzhaften Ängste, die bei der Bildung des Zentralkonflikts irgendwann einmal eine Rolle gespielt haben: „Ich muß mich innerlich starr machen, um nichts mehr zu fühlen.“ Nehmen wir als Ausgangssituation an, daß ein Mensch damals hilflos mit ansehen mußte, wie seine Familienangehörigen in einer Kriegssituation niedergemetzelt wurden. Die betreffende Szene kann sich irgendwann in grauer Vorzeit in einer früheren Inkarnation abgespielt haben. Bei Schizoiden finde ich solche Ausgangssituationen mit den entsprechenden, sehr tief im Unbewußten verschütteten Erlebnissen sehr häufig, die dem eigentlichen Trauma der Zentralkonfliktbildung zugrundeliegen. Bei anderen Charaktertypen sind es andere auslösende Szenen. Man versteht nun sofort, daß die Gefühle, die beim Beobachten der Massaker frei werden, den Betroffenen in den Wahnsinn zu treiben drohen, so daß er sich innerlich starr und gefühllos macht.

Das Gefühllosmachen stellt eine perfekte Lösung dar, die das ganze Drama sofort beschwichtigt und emotional erträglich macht, auch wenn es sich letztlich nur um eine Scheinlösung handelt. Aber eine schlechte Lösung ist immerhin noch besser als gar keine, und der Betreffende konnte zu dem Zeitpunkt keine bessere Lösung finden. So ein innerlich starrer Mensch wird dann im Laufe der Zeit einen schizoiden Charaktertyp entwickeln, bei dem jedwede Gefühlsregung durch das eingefleischte Muster der Gefühlsstarre vom restlichen Organismus abgetrennt sein wird. Sein einmal getroffenes Muster, unerträgliche Gefühle wegzublenden, indem er sich starr und leblos macht, wird zukünftig zu einem universell gültigen Wesenselement, das für ihn zu einem tief verankerten Grundmuster mit regelrechter Gesetzeskraft geworden ist.

Dafür möchte ich das typische Beispiel eines schizoiden Patienten anführen, bei dem der Zentralkonflikt höchstwahrscheinlich auf eine Kriegssituation in einem vorherigen Leben zurückgeführt werden muß:

Bei dem 40 Jahre alten Mann kam es erstmals vor 2 Jahren zu einem völligen Zusammenbruch. Es handelt sich um einen außerordentlich sanft und freundlich wirkenden Mann. Seiner Meinung nach gab es für den Zusammenbruch eigentlich keinen richtigen Grund, außer daß er damals ein Energiegerät benutzt hat, mit dem das feinstoffliche Energiesystem verändert werden kann (angeblich laut Hersteller durch Lichtquanten und bestimmte heilende geometrische Muster). Er ist sich nach wie vor nicht vollkommen sicher, ob seine damaligen Veränderungen damit etwas zu tun haben können, vermutet das aber sehr stark (Anmerkung: Ich möchte darauf hinweisen, daß es sich meines Erachtens durchaus um eine akute Schädigung und Auslösung der Krankheit durch einen magischen Vorgang gehandelt haben kann!)

Seit diesem Zusammenbruch erscheint ihm alles irreal. Manchmal hört er Stimmen. Er fühlt sich ständig kaputt, schon morgens sei er erschöpft und könne sich überhaupt nicht mehr konzentrieren, weshalb er seit zwei Jahren krankgeschrieben sei. Sein Psychiater hat eine beginnende Schizophrenie diagnostiziert. Er nimmt deshalb seitdem die vom Psychiater verschriebenen chemischen Medikamente, die sein Krankheitsbild zwar erträglich machen, aber zu keiner richtigen Heilung führen. Deshalb ist er zu mir gekommen, weil er sich durch die „Psychosomatische Energetik“ eine dauerhafte Hilfe erhofft.

Bei der energetischen Untersuchung mit dem Reba-Testgerät findet sich eine recht gute Ladung seines Vitalkörpers von 80 %. Niedrig sind dagegen die emotionalen Werte mit 30 % und vor allem die Mentalwerte von 10 %. Insbesondere der extrem niedrige Mentalwert kann für eine psychotische Erkrankung als ausgesprochen typisch angesehen werden. Der Mentalkörper entspricht dem bewußten Ich und dem Gefühl, man selbst zu sein. Wenn man im Mentalkörper ganz niedrige Energiewerte hat, fühlt man sich deshalb verständlicherweise sehr oft irreal, als wäre die Welt insgesamt eine Täuschung. An diesem Fall kann man sehr gut meine bereits geäußerte Grundthese bestätigt finden, daß die jeweilige energetische Verfassung das jeweilige Grundempfinden bedingt.

Als Zentralkonflikt spricht der Konflikt „falsch denken" im 7. Chakra an. Der Konflikt selber hat einen Wert von 100% vital, 80% emotional, 30% mental und 90% kausal, was typische Werte für einen Zentralkonflikt sind – insbesondere der hohe Kausalwert über 80% gilt hier als wegweisend, weil so hohe Werte erfahrungsgemäß sehr häufig durch ein karmisches Szenario ausgelöst werden. Je höher deshalb der Kausalwert, umso karmisch älter, gleichzeitig aber auch umso automatisierter und eingefleischter sind die betreffenden Konflikte! Der Patient bestätigt nach meiner Mitteilung, was für einen Zentralkonflikt er hat, meine Diagnose und hat bereits vor der Untersuchung bei der Lektüre meines Buches vermutet, daß er diesen Konflikt als Hauptthema haben wird (ohne mir jedoch etwas davon zu verraten).

In einer freien Assoziation versuchen der hochintuitive Patient (sein Kausalwert liegt bei 80%!) und ich herauszufinden, was es mit dem Zentralkonflikt und seiner Entstehung für eine Bewandtnis haben könnte. Bei „falsch denken" handelt es sich nach meiner Erfahrung häufig um ein Konfliktthema, das mit stark ideologisch infizierten und befrachteten Situationen zu tun hat, indem man sich etwas ausdenkt und es für vollkommen richtig hält. Man ist dann ein Überzeugungstäter, der für eine Ideologie kämpft. Für diesen Glauben „beißt man nun ins Gras", indem das ganze Geschehen sowohl existentiell wie emotional ein dramatisches und sehr oft tödliches Ende findet. Welche Lehren zieht man nun daraus? Der Organismus assoziiert zukünftig die Verbindung von – beispielsweise – „Kreuzfahrer" oder „Moslem" sein, d. h. ideologisch befrachtete Kampfsituationen, mit der erschreckenden emotionalen Folge, dadurch qualvoll sterben zu müssen: „Wenn ich mit Überzeugung an etwas glaube, was ich für richtig und wahr halte, werde ich dafür sterben müssen," lautet die unbewußte Schlußfolgerung, die hier dem Entstehen des Zentralkonflikts als Muster zugrundeliegt (andere Zentralkonflikte haben andere Muster).

Der Patient bestätigt, daß er sich mehrfach während Trancesituationen bei früheren Reinkarnationstherapien sowie anläßlich nächtlicher Alpträume in einer quälenden kriegerischen Situation wiedergefunden hat, die in mesopotamischer oder ähnlich altertümlicher Zeit spielt, wo er als General hilflos inmitten seiner Truppe niedergemetzelt war, während die glühend heiße Sonne mitsamt über ihm schwebenden Gruppen von gefräßigen Geiern seine Sterbeszene begleitete.

Bei der Interpretation des ganzen Falles beginnt man sich sofort zu wundern. Obwohl der Patient damals eine hohe militärische Position gehabt hat und für sein martialisches Wesen gefürchtet war, hat der Patient in dieser Inkarnation ein ganz gegensätzliches Wesen ausgebildet – seine gesamte Aggressivität hat er gewissermaßen mitsamt den Ängsten, die die Bildung des Zentralkonflikts begleitet haben, komplett in sein Unbewußtes abgeschoben und dadurch zu seinem unbewußten Schatten gemacht. Keiner seiner Familienangehörigen oder Freunde könnte sich im entferntesten vorstellen, sagt er mit amüsiertem Ton, daß er tief in sich verschüttet ganz harte, kriegerische und unerbittliche Wesenszüge verborgen haben könnte, die zu seinen seelischen Schattenseiten gehören und die er komplett verdrängt hat. Er selber ist sich jedoch durchaus bewußt, daß er auch solche extrem männlichen und kriegerischen Wesensanteile in sich trägt. Ich rate ihm, diesen Krieger in sich behutsam wieder zum Leben zu erwecken und seine wertvollen männlichen Anteile nach und nach in sein jetziges Leben zu integrieren.

Im Nachtrag zu diesem Patientenschicksal möchte ich ergänzen, daß es dem Betroffenen seit dem weitgehenden Abschmelzen seines Zentralkonflikts durch entsprechende homöopathische Komplexmittel wesentlich besser geht. Er ist wieder arbeitsfähig und fühlt sich wieder seelisch „in seiner Mitte". Sein Heilungsprozeß verlief dabei anfangs nicht ganz mühelos. Bei der ersten Untersuchung findet sich ein großer Konflikt mit „Unbehagen" im Stirnchakra, dessen Abheilung innerhalb von zwei Monaten kaum zu einer Verbesserung des Gesamtzustandes führt. Erschwerend bestand am Anfang eine Erdstrahlbelastung im Kopfbereich. Man sieht daran, daß solche schwierigen Fälle auch in energetischer Hinsicht anfangs sehr oft ziemlich „verrammelt" sind, wie eine Trutzburg mit mehreren kräftigen Vorhängeschlössern. Es dauerte deshalb in diesem Fall über ein Jahr, bis sich der Zustand dauerhaft gebessert hat.

Man fragt sich an dieser Stelle natürlich, wieviele Varianten von Zentralkonflikten überhaupt möglich sind, wenn man sich die unendlich große Bandbreite seelischer Traumatisierungen vor Augen führt, die vorstellbar sind. Dazu kommen unendlich viele unterschiedliche Empfindungsweisen unterschiedlicher Menschen. Erstaunlicherweise ist jedoch der Variantenreichtum der überhaupt vorkommenden Zentralkonflikte relativ überschaubar – es gibt rund zweieinhalb Dutzend unterschiedlicher Spielarten von Zentralkonflikten. Aus den 28 Zentralkonflikten geht nun keineswegs eine unabsehbare Vielzahl aller möglichen Charaktertypen hervor, sondern ganz im Gegenteil eine ungewöhnlich kleine Zahl von nur vier fest umrissenen Grundängsten, aus denen anschließend vier Charaktertypen entstehen. Man kann deshalb alle Menschen in ihrem tiefsten Wesenskern in ein überschaubares Ordnungssystem von vier deutlich unterscheidbaren Gruppen einteilen.

Es handelt sich bei den **vier Charaktervarianten** um den

- **schizoiden,**
- **depressiven,**
- **zwanghaften** und
- **hysterischen Charaktertyp.**

Diesen vier Charaktertypen liegen Grundüberzeugungen zugrunde, die sich aus dem jeweiligen Zentralkonflikt ableiten lassen. Bevor ich die Charaktertypen und damit zusammenhängenden Grundüberzeugungen im einzelnen darstelle, möchte ich jedoch noch einige wichtige Überlegungen zum **Zentralkonflikt** vorausschicken. Jeder Mensch besitzt bekanntlich einen Zentralkonflikt, der sein Unbewußtes dominiert. Menschen ohne Zentralkonflikt scheint es nach den Erfahrungen an Tausenden von Menschen nicht zu geben. Ob ein Zentralkonflikt aktiv (= Beschwerden und Symptome machend) oder passiv (= schlafend und aktuell im Hintergrund) zu sein scheint, hat auf die Auswirkungen des Zentralkonflikts, was die Charakterbildung angeht, nur eine geringe Bedeutung. Nicht die momentane Aktivität macht den Zentralkonflikt so bedeutsam, sondern die Existenz des Zentralkonflikts an sich. Jeder hat einen Zentralkonflikt und wird von ihm auf dauerhafte Weise geprägt.

Der Zentralkonflikt legt unser Denken und Handeln in vorhersehbarer Weise fest, genauso wie er unser Empfinden auf besonders intensive und nachhaltige Weise beeinflußt. Ebenso wie ein Magnet unter einer Platte von Eisenfeilspänen eine bestimmte Richtung der Späne erzwingt, führt der Zentralkonflikt zu einer festgefügten Ausrichtung unseres gesamten Lebens. Dabei scheint der Zentralkonflikt nach allen bisher gemachten Erfahrungen der wesentliche Gestalter unseres individuellen Charakters zu sein. Man wird natürlich sofort neugierig zu erfahren, was für einem Charaktertyp man selber angehört und was für einen Zentralkonflikt man selber hat. Weil es mir jedoch überhaupt nicht darauf ankommt, eine kurzfristige Neugier des Lesers zu befriedigen, wie das zum Beispiel psychologische Selbstfragebögen in irgendwelchen beliebig erhältlichen Illustrierten zu tun pflegen, muß ich den Leser um etwas Geduld bitten.

Im Folgenden möchte ich die Geduld des Lesers damit belohnen, daß eine tiefergehende Betrachtung des Themas „Charaktertyp" zwar bei oberflächlicher Betrachtung ziemlich theoretisch anmutet, bei genauerem Hinsehen jedoch vollkommen neuartige Einblicke gewährt, die für jeden Menschen außerordentlich lohnend und sehr faszinierend sind – denn letztlich geht es darum, warum der einzelne so „ist, wie er ist." Bei dieser Betrachtungsweise wird in einem Nebeneffekt auch auf leicht nachvollziehbare Weise die gesamte Geschichte der Heilkunst und Psychologie verständlich, angefangen von der Energiemedizin des alten Indien und China und der Elementenlehre der antiken Medizin bis hin zur modernen Psychiatrie und Psychoanalyse. Es geht dabei überhaupt nicht um irgendwelche weltfernen Theorien, was ich nochmals betonen möchte, sondern die Betrachtung gipfelt in der ganz aktuellen, für unser alltägliches Leben höchst wichtigen Frage, wie unser Körper, der Stoffwechsel und unser feinstoffliches Energiesystem mit unserer Seele überhaupt als Einheit zusammenwirken können[46].

Zu solchen Fragen gehört die Neugier, was der Körperbau mit der grundlegenden seelischen Verfassung eines Menschen gemeinsam haben kann. Tausend Fragen tun sich auf, etwa die, ob unsere Gesichtszüge und unsere Bewegungseigentümlichkeiten etwas über unsere seelische Grundverfassung verraten, wie wir zu Recht annehmen? Wo hört dann der Einflußbereich der Seele auf? Eine weitere wichtige Frage ist, inwiefern unsere Beschwerden und Krankheiten mit bestimmten unerkannten Seelenthemen verknüpft sind, und man fragt sich auch gleich, mit welchen? Wie hängen unser Körper und unsere Seele im einzelnen zusammen? Was verrät der Körperbau über unser innerstes Wesen, und kann er das überhaupt auf zuverlässige Weise verraten?

Warum sind dicke Menschen beispielsweise vom Wesen her oft behäbig und gemütlich, obwohl sie manchmal zu unerwarteten cholerischen Ausbrüchen neigen? Auffallend häufig träumen und phantasieren Übergewichtige von versteckten Aggressionen, meist ohne sich solche Ausbrüche zu erlauben – die antike Medizin spricht in dem Zusammenhang vom „Choleriker". Eine weitere Frage lautet, was den gestörten Stoffwechsel in einem übergewichtigen Körper hervorruft? Ist Übergewicht möglicherweise ein Seelenthema, das mit unterdrückten Aggressionen zu tun hat? Solche und ähnliche Fragen haben mit den Begriffen des „Charaktertyps" und des zugrundeliegenden Zentralkonflikts zu tun. Wenn wir solche spannenden Fragen auf erschöpfende Weise beantworten wollen, um daraus prak-

[46] Die moderne Psychosomatik in der Form, wie sie offiziell an Universitäten unterrichtet und gelehrt wird, hat sich heutzutage von dem Bemühen fast vollständig zurückgezogen, psychische Eigentümlichkeiten aus biologischen Gegebenheiten abzuleiten. Niemand von den wichtigen Vertretern der Psychosomatik bestreitet dieses Unvermögen, das einst mit LAVATERS Physiognomie so hoffnungsvoll begonnen hatte. Von der Euphorie der Jahre um 1930–1950 ist so gut wie nichts mehr übriggeblieben. Die offizielle Lehre vom Zusammenwirken von Körper und Geist (= Psychosomatik) befindet sich deshalb nach meinem Dafürhalten in einer schweren Krise, die vor allem dadurch erklärt werden kann, daß die wirklichen psychosomatischen Zusammenhänge einerseits viel komplexer und schwerer zu erfassen sind, als das herkömmliche Modelle bis heute zustande gebracht haben. Man braucht neuartige tiefenpsychologische Testverfahren (wie die „Psychosomatische Energetik"), um der Komplexität gerecht zu werden. Dazu braucht man als zweites Standbein das feinstoffliche Denken und entsprechende energetische Untersuchungen, ohne deren Zuhilfenahme kein vernünftiges diagnostisches Modell entwickelt werden kann (aus dem dann im zweiten Schritt überhaupt erst vernünftige und praktikable therapeutische Folgerungen gezogen werden können).

tikable Lösungen abzuleiten, müssen wir die damit zusammenhängenden Phänomene viel genauer unter die Lupe nehmen, als wir das bisher getan haben.

Als erstes sollte geklärt werden, was wir heute unter **Charakter** verstehen. Jede psychologische Einteilung von Menschen versucht, mit Gruppenbildungen eine Ordnung in das Chaotische der Erscheinungen zu bringen. Der Psychiater KRETSCHMER hat Anfang des 20. Jahrhunderts eine Trennung psychiatrischer Patienten nach ihrem Körperbau in zwei Gruppen vorgeschlagen: in Dickleibige (Pykniker), die häufiger depressiv, und in Dünngewachsene (Leptosome), die häufiger schizophren sein sollen. KRETSCHMER hat deshalb vom Körperbau auf bestimmte innerseelische Verhaltensweisen zurückgeschlossen, was dem untersuchenden Psychiater als erste Orientierung dient. KRETSCHMERS Einteilung in Pykniker und Leptosome gilt als das erste moderne psychosomatische Modell, das seit der Antike entwickelt wurde und allseits eine breite medizinische Anerkennung gefunden hat.

Verständlicherweise muß die Grobheit des zugrundegelegten Rasters zu zahlreichen Irrtümern führen. „Sie sind hager, also müssen Sie schizophren sein!" wäre eine zu simple, oft in die Irre führende Verallgemeinerung. Aber erstaunlicherweise stimmt KRETSCHMERS Einteilung in vielen Fällen, um eine erste Diagnose zu stellen. Hinzu kommt, daß dem Modell eine gewisse Hilfsfunktion beim Verfolgen der Heilungsfortschritte zukommt, weil beispielsweise die Gewichtszunahme beim Schizophrenen als Zeichen der Gesundung gelten kann. Das Umgekehrte gilt für die Depression, wo die Gewichtsabnahme oft mit einer Stimmungsaufhellung einhergeht. „Jetzt ißt er wieder, weil es ihm wieder besser geht!" gilt zwar als Faustregel für den Schizophrenen, nicht aber für den Depressiven, der in seiner seelischen Not versucht hat, über das beruhigende Ventil des zu vielen Essens seinen unerträglichen Emotionalzustand zu betäuben. Das Essen wird dann etwas Existentielles, dessen Entzug auf unbewußter Ebene mit Liebesentzug gleichgesetzt wird. Wenn es dem Depressiven wieder besser geht, hört er deshalb mit seiner überstarken Esserei oft von selber auf. Viele chemische Antidepressiva sind darüber hinaus Appetitzügler, so daß man die Logik „Depression gleich Übergewicht" auch darin wiederfindet.

Eine andere Einteilung verschiedener Typen, die den Körperbau stark vernachlässigt und die Hauptbetonung auf die gestörte frühkindliche Triebstufe legt, stammt vom Entdecker der Psychoanalyse, Sigmund FREUD. Es handelt sich um eine popluär gewordene Einteilung, die heute zum Allgemeinwissen gehört.

FREUD kennt den

- ***anal-fixierten Typ***, der einer zu starken, frühkindlichen Reinlichkeitserziehung unterworfen wurde, worauf er später einen sparsamen und pedantischen Charakter entwickeln soll.
- Der ***urethrale Typ*** gehört einer Sonderform an, da bei ihm die Reinlichkeitserziehung zu Machtkämpfen mit sadistischen Untertönen führt.
- Der ***orale Typ*** wurde beispielsweise nicht genug gestillt und muß sich deshalb als Erwachsener mit extremer Nahrungszufuhr betäuben, um die nagende und depressiv machende Frustration zu betäuben. Orale Typen neigen deshalb zu Übergewicht.
- Der ***Hysteriker*** wurde als geheimer Partner vom gegengeschlechtlichen Elternteil emotional verführt und entwickelt deshalb zeitlebens Größenphantasien.
- Der ***schizoide Typ*** hat als Kleinkind ein Wechselbad der Gefühle durchlebt, so daß sich ein stabiles Urvertrauen nicht aufbauen konnte. So wird der Schizoide ein Leben lang ein scheuer und mißtrauischer Mensch bleiben müssen.
- Der ***Borderline-Typ*** (übersetzt: „…am Rande der Psychose stehend") ebenso wie der Mensch mit ***multiplen Persönlichkeiten*** sind Sonderformen schwerer frühkindlicher Störungen, wo Vertrauen und Ablehnung auf unvorhersehbare Weise abgewechselt haben, oder auch, wo das Urvertrauen ähnlich wie beim schizoiden Typ fast vollkommen gefehlt hat.

Wenn wir uns diese von FREUD entwickelte Einordnung tiefenpsychologisch genauer ansehen, führt sie irgendwann unverhoffterweise an ein Ende. Therapeuten, die dieses Ende nicht bemerken, drehen sich nach meiner Erfahrung oft im Kreis, und die psychotherapeutische Therapie geht dann in Wahrheit gar nicht mehr voran, häufig ohne daß irgend jemand – Therapeut oder Patient – etwas davon mitbekommen. Das Triebmodell verwandelt sich deshalb allzu leicht in eine Sackgasse, was damit zusammenhängt, daß es nur für das oberflächliche Unbewußte gültig zu sein scheint. C. G. JUNG hat folgerichtig erkannt, daß die Charaktere ab einer gewissen Tiefe des Unbewußten in größere Bedeutungszusammenhänge übergehen. Triebe im FREUDschen Sinn haben dort keine Bedeutung mehr. Zigtausende Erfahrungen mit Patienten in tiefenhypnotischen Zuständen haben bewiesen, daß im tiefen Unbewußten ganz andere Themen mit veränderten Gewichtungen vorkommen – letztlich diejenigen, die mit dem Zentralkonflikt zu tun haben, der mit dem Triebmodell FREUDscher Prägung nur unzureichend erklärt werden kann.

Dennoch kann die von FREUD stammende Einteilung der Charaktere nach ungenügend durchlaufenen Trieb- und Entwicklungsstufen keineswegs als falsch gelten. Sie bedarf nach meiner Erfahrung zur Ergänzung nur eines größeren Bezugsrahmens, sobald man sich auf tiefere Ebenen des Unbewußten zubewegt. Die Frage erhebt sich, welches der zahlreichen tiefenpsychologischen Modelle das beste ist, vor allem auch im Hinblick auf feinstoffliche Zusammenhänge. Mir erscheint nach längerem Prüfen diverser Systeme diejenige Einordnung der Charaktere die beste zu sein, die vom deutschen Psychiater SCHULZ-HENCKE und seinem Schüler RIEMANN beschrieben wird. Diese Einteilung ist tiefenpsychologisch am fundiertesten und führt am weitesten, wobei sich verblüffenderweise alle anderen Modelle – auch diejenigen der Energiemedizin – mühelos darin einordnen und wiederfinden lassen, was ich im Folgenden beweisen möchte.

RIEMANN unterscheidet vier „Grundformen der Angst", die verschiedene Varianten von Grundängsten repräsentieren, auf die ich später im einzelnen eingehe. Aus den vier Grundängsten des Menschen entstehen vier Charaktertypen, die als

- schizoide,
- depressive,
- zwanghafte und
- hysterische Typen

bezeichnet werden.

Sehen wir uns die RIEMANNsche Typologie genauer an, so finden wir zu unserem Erstaunen die bereits bekannten vier Typen der Elementenlehre wieder. Bei dieser handelt es sich bekanntlich um eine uralte, über Jahrtausende bewährte Einteilung der menschlichen Körper in verschiedene Stoffwechsel- und Artklassen, wovon in früheren Kapiteln bereits ausführlich die Rede war.

Als Vorrede muß ich zuerst ein Mißverständnis zur Sprachwahl ausräumen. Die Bennenungen „schizoid, depressiv usw." entstammen dem psychiatrischen Sprachschatz. Sie bekommen natürlich beim Gesunden eine andere Bedeutung, da erst die krankhafte Überspitzung der Wesenseigenschaften zu den entsprechenden Krankheiten wie echter Zwangskrankheit, Depression, Schizophrenie oder Hysterie (manische Depression) führen wird. Beim seelisch Gesunden drückt die Namensgebung der vier Charaktertypen dagegen eine normale Wesenseigenschaft aus, die jeder Mensch in bestimmten Abstufungen sein eigen nennt. Der ursprünglich psychiatrischen Benennung kommt deshalb tatsächlich keinerlei krankhafte Bedeutung zu. Man kann aus den vier Typen auch keine Hitparade seelischer Gestörtheiten herauslesen, nach dem Muster: bei wem ist die Störung schlimmer? Weil jeder Charaktertyp im Grunde die gleichen Fehler aufweist, wenn sie auch in unterschiedlicher Tönung und Akzentsetzung vorkommen, gibt es in moralischen Begriffen kein ‚besser' oder ‚schlechter'. Ich empfehle dem Leser, die Begriffe einfach als Benennungen urmenschlicher Schwächen aufzufassen, vor denen niemand als gefeit gelten kann.

In der Tiefenpsychologie haben sich die Bezeichnungen darüber hinaus dermaßen eingebürgert, daß damit allgemeinmenschliche Grundeigenschaften oder Wesenseigentümlichkeiten Gesunder eingeteilt werden, die in allen Abstufungen vorkommen können. So wird man einen ordentlichen, sauber gekleideten und gut strukturierten Menschen wertschätzen (zwanghafter Charaktertyp), während die Übertreibung solcher Wesensmerkmale hin zur Pedanterie Anlaß zu Spott gibt – wie im Falle vom akribischen Beamten in Komödien – oder zur puren Verzweiflung führt (falls man mit einem tyrannischen Pedanten eng zusammenleben muß). Von jedem Charaktertyp kommen deshalb unterschiedlichste Spielarten vor, die von normalen, völlig harmlosen Varianten bis zu Extremformen reichen können.

Die vier Charaktertypen RIEMANNS lassen sich völlig zwanglos und ohne große Mühe in das System der klassischen Elementenlehre einordnen, so daß wir den gordischen Knoten der Psychosomatik auf geradezu genial einfache Weise gelöst haben. Im Grunde kann das natürlich auch nicht anders sein, weil unser seelisches Empfinden und unsere zugehörigen körperlichen Reaktionen in aller Regel perfekt zusammenpassen müssen. „Der kann nicht aus seiner Haut heraus!" sagt der Volksmund zum wohlbekannten Phänomen, daß jemand regelrecht vorgebahnte Reaktionen zu zeigen pflegt, die sein Stoffwechsel und sein Körperbau ihm vorgegeben haben. Körperbau und Wesensnatur müssen folglich deckungsgleich sein! Jeder kennt den stiernackigen Choleriker, dem man seine leichte Reizbarkeit und seine Temperamentausbrüche schon von ferne ansieht. Oder jeder kennt die schmalgewachsene, zwanghafte und äußerst vornehm-bedächtige Dame, die mit ihrer Geziertheit und ihrem Phlegma andere beim Warten am Postschalter auf die Palme bringt, während sie den Schalterbeamten mit hartnäckiger Pedanterie nach allen möglichen Details befragt.

Die vier Charaktertypen entsprechen, wie gesagt, präzise den Begriffen der klassischen Elementenlehre. Als erstes begegnet uns bei den vier Charaktertypen die Zuordnung in die polaren Gruppen von Yin/Introversion sowie Yang/Extroversion. Grundsätzlich entsprechen jeweils zwei Paare von den vier Charaktertypen einer der beiden Gruppen, das heißt entweder mehr dem männlichen oder weiblichen Pol. Zu den männlichen Charaktertypen gehören der zwanghafte und schizoide Typ, während der depressive und hysterische Typ eher weibliche Charaktereigenschaften aufweisen. Ich erwähnte bereits, **daß das biologische Geschlecht und der jeweilige Charaktertyp keineswegs deckungsgleich sein müssen!** Das hat natürlich vor allem dann ganz fatale Folgen, wenn das eigene Geschlecht vom Charaktertyp abweicht. Man steckt dann beispielsweise als biologischer Mann in einer weiblichen Seele, oder man besitzt umgekehrt als biologische Frau eine männliche Seele. Geschlecht und Charaktertyp sind nach meinen Erfahrungen in rund der Hälfte aller Fälle nicht deckungsgleich. Aus dem dabei entstehenden Ungleichgewicht entwickeln sich verständlicherweise folgenschwere Identifikationsprobleme.

Die meisten Männer mit frauenspezifischen Charakterzügen (hysterische oder depressive Charaktertypen) haben erfahrungsgemäß zeitlebens große Mühe, ihr weibliches Wesen vor sich und anderen zu verstecken. „Waschlappen“ und „Weicheier“ sind als Männer nun mal nicht besonders gefragt, obwohl das meiner Meinung nach beleidigende Etiketten sind, die evolutionär in das Zeitalter instinktgesteuerter Affenhorden passen. Niemand in unserer Hochzivilisation braucht heute mehr Männer, die sowohl seelisch wie körperlich einem „Tarzan“ entsprechen. Leider beherrschen solche dummen Vorurteile immer noch das Denken erstaunlich vieler Menschen (und insbesondere das Unbewußte von Frauen), woraus viel unnötiges menschliches Leid erwächst.

Erstaunlicherweise sind solche Vorurteile über Geschlechterrollen unendlich schwer auszurotten, was vor allem damit zusammenhängt, daß die eigene seelische Schwäche auf andere Menschen projiziert wird. Meiner Erfahrung nach führt die Auflösung der eigenen seelischen Konflikte ganz zwangsläufig zu mehr Toleranz im Umgang mit anderen Menschen, weshalb der Umgang mit der eigenen Geschlechterrolle und der anderer Menschen nicht ohne Grund als wichtiger Gradmesser dafür angesehen wird, als wie liberal und reif eine Gesellschaft gelten kann. Das gilt aber nicht nur für Gesellschaften, sondern auch für jedes einzelne Miglied einer Gesellschaft!

Oft entwickeln Männer mit einer weiblichen Charakterseele (hysterischer und depressiver Typ) ein klassisches Kompensationsverhalten, indem sie übertrieben männlich wirken wollen. Manchmal wird auch verbissen Bodybuilding betrieben, um durch einen muskulösen Körperbau das geschwächte Selbstbewußtsein zu kräftigen. Ich möchte zwei gängige Prototypen schildern, die überall in allen möglichen Spielarten angetroffen werden können. Der depressive Prototyp tritt uns klassischerweise in Gestalt des gutmütigen Dicken entgegen, der zu Wutausbrüchen neigt (Choleriker), im allgemeinen jedoch ein überaus sanftes, nachgiebiges und freundliches Wesen an den Tag legt, wobei er in Gesellschaft aufblüht und eine auffallende Neigung zu oralen sinnlichen Genüssen zeigt. Bei der anderen Spielart eines Mannes mit weiblicher Seele handelt es sich um den Hysteriker, der häufig ausgesprochen gut aussieht, gerne Schmuck trägt, Wein, Weib und Gesang zum Zentrum seines Lebens erhebt und in Gesellschaft durch sein charmantes Wesen schnell zum Mittelpunkt wird.

Ganz gegenteilige Erfahrungen habe ich im Umgang mit Männern gemacht, die eine männliche Charakterseele besitzen (schizoide und zwanghafte Typen). Weil sie im Grunde ihres Herzens niemand beweisen müssen, daß sie durch und durch männlich sind, zeigen sie nach außen hin oft eine bemerkenswerte Geringschätzung, ihre Geschlechterrolle angemessen darzustellen. Ohnehin sind solche männlichen Männer vom Wesen her meist recht spröde und unnahbar. Ihnen ist es letztlich egal, was andere von ihnen denken. Dieser Typus neigt dann oft dazu, sich nach außen hin besonders unvorteilhaft zu präsentieren, indem ihm beispielsweise seine Hängeschultern, seine Glatze und sein aufgetriebener Bauch wenig Probleme zu bereiten scheinen. Männer mit Männerseelen sind in Gesellschaft erfahrungsgemäß meist wenig daran interessiert, den „starken Mann“ zu spielen. So wie bekanntlich jeder Übertreibung eine Minderwertigkeit zugrundeliegt, haben wir es an dieser Stelle mit dem Gegenteil zu tun: ein zu kräftiges Selbstbewußtsein führt bei manchen zu Schlamperei und Untertreibung, was die Darstellung der eigenen Geschlechterrolle anbelangt. Man hat es, kurz gesagt, „nicht nötig“.

Als nächstes möchte ich mich dem weiblichen Geschlecht zuwenden, für das im Grunde genau das gleiche gilt, nur mit anderen Vorzeichen. Wenn wir uns fragen, was das Gefühl von „weiblich“ in uns erzeugt, so sollte bei der Frau der Emotionalbereich im Vordergrund stehen. Dadurch, daß der Emotionalbereich den Charaktertyp dominiert, führt das automatisch zu einer starken Überbetonung von Gefühlen, was wir klassischerweise von einer Frau erwarten. Wir setzen bei der Frau voraus, daß sie entweder eine depressive oder hysterische Charakterstruktur besitzen wird. Klassische Frauenrollen sind deshalb die depressive „Heulsuse“, die es allen recht machen will, oder die raffinierte, bildschöne Verführerin, die mit ihren Reizen allen Männern den Kopf verdreht (Hysterikerin) und es darauf anlegt, daß alle es ihr recht machen sollen.

Bei ungefähr der Hälfte aller Frauen trifft das aber nicht zu, einfach weil die biologische und seelische Geschlechterrolle bei ihnen unterschiedlich ausfällt. Dann verbirgt sich fatalerweise ein männliches Seelenwesen im Körper einer Frau. Solange solche Frauen es nicht gelernt haben oder nicht für notwendig halten, ihr wahres Wesen vor anderen zu verstecken, wirken solche Frauen mit einer offenkundigen schizoiden oder zwanghaften Charakterstruktur oft wie „Mannweiber“ und „hartherzige Dragoner“. Dabei kann man das einzige Unglück solcher Frauen darin begründet finden, daß sie einen männlichen Charaktertyp haben.

Sehr häufig kann man jedoch auch ein Kompensationsverhalten beobachten, was sich in einem betont weiblichen Auftreten auszudrücken pflegt. Wir können dann Verhaltensweisen beobachten, die mit umgekehrten Vorzeichen den aufgeführten Beispielen der weiblichen Männer entsprechen. Auch dort wird ja eine Fassade vor anderen aufgebaut, um nicht unangenehm aufzufallen. Insgeheim führen jedoch beide Varianten zu innerlichem

Groll und diversen aufgestauten Gefühlen von Frustration, was auf das gleiche hinausläuft. Jeder, der sich in so einer perversen Weise verstellen muß, fühlt sich von seiner Umgebung in tiefster Seele mißverstanden und ausgebeutet.

Es braucht nicht besonders betont zu werden, daß das Auseinanderfallen von biologischer und seelischer Geschlechterrolle den Betreffenden in eine mißliche Lage bringt. Gerade bei der Geschlechterwahl wird die Angelegenheit oft problematisch, insbesondere weil der betreffende „Fehlgeschlechtliche" in einer merkwürdigen, zunächst für Außenstehende unverständlich anmutenden Paradoxreaktion häufig das Gegenteil von dem tut, was die Außenwelt von ihm erwartet. Der Betreffende wird „bockig" und erzeugt häufig auf unbewußte Art das Beziehungsunglück, vor dem er sich insgeheim fürchtet, indem er seine Geschlechterrolle auf eine destruktive Art und Weise auslebt. Vereinfacht gesagt, findet sich der Betreffende selbst nicht liebenswert und verhält sich daraufhin so, daß man ihn partout nicht lieben kann.

Überspitzt formuliert, kann man bei dieser verfahrenen Situation von einer Art seelischem „Hermaphrodismus" sprechen – ein Begriff, der in der Medizin für Zweigeschlechtlichkeit benutzt wird, etwa wenn ein mit einer Vagina ausgestattetes Mädchen zusätzlich einen Penis besitzt. Natürlich gilt das in dem Zusammenhang, auf den ich mich an dieser Stelle beziehe, im übertragenen Sinn als Begriff für den seelischen Spagat, der durch die Unterschiedlichkeit der biologischen und seelischen Geschlechterrolle hervorgerufen wird. Das Ganze kann ebenso als Balanceakt zwischen Außen- und Innenwelt begriffen werden, bei dem das eigentliche Problem nicht ausschließlich bei dem Betroffenen selber liegt, sondern in der Wechselbeziehung zu seiner Umwelt. Denn erfahrungsgemäß eskaliert das ganze Problem dann zu regelrechten Dramen, wenn eine intolerante Umwelt auf eine wenig kompromißbereite oder kompensationsfähige Person trifft, die nicht bereit oder nicht fähig ist, sich entsprechend den Vorgaben ihrer Umwelt anzupassen.

Häufig führt auch die schwierige Aufgabe, innerhalb einer geschlechtlichen Beziehung seine biologisch erwartete Rolle spielen zu müssen, obwohl man sich innerseelisch davor fürchtet, irgendwann zu einer Dekompensation, deren weite Verbreitung sich beispielsweise in hohen Scheidungsraten und anderen Beziehungsproblemen niederschlägt. Trotzdem möchte ich das Problem der Geschlechterrolle nicht überdramatisieren: In einigen Fällen von schwieriger geschlechtlicher Identifikation hat es sicher eine Bedeutung, aber das eigentliche Grundproblem beruht auf dem unverarbeiteten Zentralkonflikt. Seine krankmachenden unbewußten Einflüsse sind der eigentlich auslösende Faktor. Heilt man den Zentralkonflikt ab, verschwinden deshalb auch sehr oft die geschlechtlichen Rollenprobleme. Die geschlechtliche Rolle des Charaktertyps werde ich bei der Besprechung der einzelnen Charaktertypen im nächsten Kapitel noch weiter vertiefen.

Man unterscheidet folglich als erstes eine weibliche (depressiv/hysterisch) und eine männliche Variante (schizoid/zwanghaft) von Charaktertypen. Die beiden Geschlechter finden sich nun zu harmonischen Paaren zusammen, ganz so wie im realen Leben. Solche harmonischen, weil vom Wesen her gut zusammen passenden Paare bilden „Hauptgruppen":

- die schizoid/depressive Hauptgruppe und die
- hysterisch/zwanghafte Hauptgruppe.

Nachfolgend möchte ich zunächst die vier Charaktertypen in einer Übersicht vorstellen. Um einen einfachen Einstieg zu ermöglichen, stelle ich zunächst ihre wesentlichen Eigenschaften dar – eine Art vereinfachter „Steckbrief", um eine erste Übersicht zu geben.

Bei diesen Paaren handelt es sich um Charaktertypen, die wesentliche Wesenszüge auf spiegelbildliche Art und Weise miteinander teilen. Warum das so sein muß, daß die Paare wie „Schloß und Schlüssel" ineinander passen, wird im nächsten Kapitel klar werden. An dieser Stelle geht es zunächst um eine erste Orientierung, die noch kein vertieftes Verständnis mit sich bringt, weil man dazu noch eingehender das Wesen der betreffenden Charaktertypen begriffen haben müßte (dazu mehr im nächsten Kapitel). Grundsätzlich erleichtert es das Verständnis der charakterlichen Paare, wenn man durchschaut hat, daß die zueinandergehörenden Paare etwas mit dem Entstehungszeitpunkt des Konflikts zu tun haben.

So bilden die schizoiden ebenso wie die depressiven Typen eine Art von wildhafter, ursprünglicher Rohform von Charakteren. Solche Rohformen findet man in primitiven Gesellschaften sehr häufig als verbreiteten Haupttyp. Dort begegnen einem jene archetypischen Gestalten, die mit dem klassischen Rollenbild der mütterlich-umsorgenden Frau (depressiver Typ) und dem kriegerisch-einzelgängerischen Mann zu tun haben (schizoider Typ). Von ihrem Wesen her entsprechen solche depressiv/schizoiden Paare offenbar viel mehr dem primitiven Seelenzustand des Urmenschen, wogegen die hysterischen und zwanghaften Charaktertypen viel differenzierter und zivilisierter daherkommen.

Man findet die zwanghaft/hysterischen Typen deshalb viel häufiger in der Hochzivilisation. Manchmal geht das so weit, daß sie sogar gekünstelt und ganz unnatürlich wirken, etwa der gestelzt sich benehmende Beamte (zwanghafter Typ) oder der clowneske Don Juan (hysterischer Typ). Solche gekünstelten und unnatürlich wirkenden Verhaltensweisen wird man beim depressiven und schizoiden Typ sehr selten vorfinden. Man kann deshalb verallgemeinern, daß schizoid/depressive Menschen von Hause aus einen wilden und naturhaften Eindruck vermitteln, während der zwanghafte und hysterische Mensch sehr häufig etwas Domestiziertes, Zivilisiertes und sogar Gekünsteltes in seinem Wesen hat. Anscheinend gibt es deshalb so etwas wie eine evolutionäre Hierarchie der Charaktere, die mit ihrem Entstehungszeitpunkt zusammenzuhängen scheint. In einem späteren Kapitel über Evolution und seelische Entwicklung werde ich noch eingehender darauf zurückkommen.

Die nachfolgende Tabelle gibt einen Überblick über Grundängste, typische Eigenschaften und Zuordnungen der vier Charaktertypen. In der ersten Spalte mit den Pfeilen stehen die Charakter-Paare, die sich von ihrer Wesenseigenschaft optimal ergänzen. Es sind die harmonischen Paare, von denen gerade die Rede war. Es handelt sich bei diesen um eine Art von „Wahlverwandtschaft“, um mit GOETHE zu reden. Solche verwandten Typen verstehen sich sehr gut und bilden ein harmonisches Paar. Auf andere, schwierigere und sogar gegensätzliche Konstellationen komme ich später zu sprechen. Die chinesischen Polaritäten von Yin und Yang sowie die Element-Typen der antiken griechisch-arabischen Medizin verraten uns dazu in der untenstehenden Tabelle, wie die jeweiligen tiefenpsychologischen Charaktertypen zu den Temperamenten der antiken Medizin (humorale Typen) in Beziehung stehen.

In der Tabelle haben die zwei Spalten darunter mit C. G. JUNGS bekanntem Einteilungsprinzip von Introversion (seelisch „nach innen gewendet“) und Extroversion (seelisch „nach außen orientiert“) zu tun. Ich mußte zwei zusätzliche Spalten verwenden, um C. G. JUNGS fehlerhafte Auffassung richtigzustellen. C. G. JUNG verwandte bei seiner Charaktertypologie ein anderes Schema, das auf unterschiedlichen Betrachtungsweisen aufbaut, dessen wesensmäßige Zuschreibungen aber auch in mein Schema hineinpassen. Dabei muß man dann mit Verwun-

Charaktertypen und Seelenzustände

Charaktertypen und Seelenzustand

Charaktertyp	*schizoid ⟺*	*depressiv*	*zwanghaft ⟺*	*hysterisch*
Chinesische Polarität	*Yang*	*Yin*	*Yang*	*Yin*
Element-Typ	*Melancholiker*	*Choleriker*	*Phlegmatiker*	*Sanguiniker*
Polarität (tatsächliche Seeleneigenschaft)	*Extroversion*	*Introversion*	*Extroversion*	*Introversion*
Polarität n. C. G. Jung kompensatorisch, „so tun als ob“	*Introversion*	*Extroversion*	*Introversion*	*Extroversion*
Angstform n. Riemann	*Existenz-Angst (Angst vor Hingabe, überwertige Selbstbewahrung)*	*Trennungs-Angst (Angst vor Ich-Werdung, überwertige Hingabe)*	*Veränderungs-Angst (Angst vor Vergänglichkeit, überwertige Sicherung)*	*Endgültigkeits-Angst (Angst vor Unausweichlichem, überwertiger Freiheitswunsch)*
Grundangst und passende tiefenpsychologische Kompensation	*Angst, sich selbst zu verlieren = „will nicht hier sein/laßt mich in Ruhe/ muß immer stark sein“*	*Angst vor der Isolation = „will immer angepaßt und lieb sein/ will immer bei dir sein“*	*Angst vor Neuem = „wenn ich brav bin, bleibt alles, wie es ist/ immer ordentlich sein“*	*Angst vor Festlegung = „wenn ich mich festlege, bin ich verloren/ immer frei und unabhängig sein“*
Primäre psychologisch-feinenergetische Akzentuierung	*Überwertiger Mentalbereich*	*Überwertiger Emotionalbereich*	*Überwertiger Mentalbereich*	*Überwertiger Emotionalbereich*

derung feststellen, daß C. G. JUNG bestimmte Typen genau gegenpolar zu dem tatsächlichen Wesen empfunden hat, das sie in Wahrheit besitzen.

JUNG hat die Charaktertypen meines Erachtens falsch eingeordnet. Er ist vermutlich einer „Show" der jeweiligen Typen aufgesessen, die mit kompensatorischen Bemühungen und Vertuschungen zu tun haben, wie wenn sich ganz harmlose Tiere in der freien Natur durch ein abenteuerliches Gehabe aufplustern, um Gegner im Kampf oder umworbene Geschlechtspartner zu beeindrucken. Das wirkt im ersten Moment recht plump und einfach zu durchschauen, ist aber in Wahrheit beim eigentlichen tiefenpsychologischen Wesenskern äußerst schwer zu erkennen. In dem Zusammenhang möchte ich das Beispiel vom kriegerischen Schizoiden anführen, das ich einige Seiten vorher beschrieben habe. Niemand der nahestehenden Menschen käme auf die Idee, hinter diesem sanften und freundlichen Mann, der nach außen hin ausgesprochen introvertiert und scheu wirkt, einen extrovertierten Menschen mit der Härte eines Kriegers zu vermuten, was jedoch in Wahrheit seinen wahren Wesenskern ausmacht (den er zugegebenermaßen außerordentlich perfekt verdrängt hat).

Die drei unteren Spalten der Tabelle enthalten die Grundängste nach RIEMANN, die dem jeweiligen Charaktertyp zugeordnet werden können, dazu ihre daraus abgeleiteten und tief eingeprägten Grundüberzeugungen, und zuletzt den jeweiligen dominanten feinstofflichen Energiebereich, in dem sich der betreffende Charaktertyp besonders heimisch fühlt, das heißt ob von ihm mehr der Gefühls- oder Verstandesbereich als „richtig" und stimmig empfunden wird. Die männlich gepolten schizoiden und zwanghaften Typen bevorzugen den Verstandesbereich und pflegen den Emotionalbereich gering zu schätzen oder im Extrem sogar zu verunglimpfen, wogegen die depressiven und hysterischen Typen als weibliche Pole das Emotionale in den Mittelpunkt ihres Lebens rücken.

Ganz wichtig zum Verständnis der Charaktertypen sind die Grundängste, die ihren Wesenskern ausmachen. Die Grundängste der vier Typen kreisen nach RIEMANN

- um die Vernichtung der eigenen Existenz (schizoider Typ),
- um die endgültige Trennung von anderen Menschen (depressiver Typ),
- um jedwede Angst vor Veränderung (zwanghafter Typ) und zuletzt
- um Angst vor der Endgültigkeit (hysterischer Typ).

Man kann sich die Grundangst als Leitmotiv und Hauptüberschrift vorstellen, die dem jeweiligen Zentralkonflikt übergeordnet ist und die sich irgendwann im Laufe langer Zeitabläufe – vermutlich vieler Reinkarnationen – gebildet und verfestigt hat. Sie entspricht dem emotionalen Wesenskern, den der jeweilige Typ vor sich und anderen vollkommen zu schützen und zu verstecken sucht, weil es sich um den zentralen und zugleich verletztlichen Kern seiner Seele handelt.

Die Entstehung der jeweiligen Grundangst zusammen mit den daraus abgeleiteten Überzeugungen beruht aller Wahrscheinlichkeit nach auf außerordentlich schmerzhaften seelischen Erlebnissen, die dazu mit existentiell verhängnisvollen Folgen wie zum Beispiel dem eigenen Sterben gekoppelt sind. Das Thema Sterben ist ganz besonders beim Schizoiden mit überwertigen Ängsten verknüpft, was dann häufig kompensatorisch zu einer Art von wurstiger Gleichgültigkeit dem eigenen Sterben gegenüber führt, wobei diese Attitüde aber überhaupt nicht den realen Erlebnissen entspricht, sondern als Abwehrhaltung gedeutet werden muß. Unbewußt führt dann die zukünftige Vermeidungsstrategie beim Schizoiden zu den angeführten Überzeugungen, nach dem Motto: „Laßt mich bloß in Ruhe!" (= „sonst muß ich womöglich wieder sterben") oder „Ich muß immer stark sein!" (= „sonst kommt einer, der stärker ist als ich, und bringt mich um.")

In Analogie gilt ähnliches für die drei anderen Typen, wobei die existentielle Bedrohung nicht immer – wie beim Schizoiden – mit dem Sterben zu tun haben muß. Für den Depressiven ist es beispielsweise viel schlimmer, die drohende Vorahnung zu bekommen, womöglich dauerhaft von anderen Menschen getrennt zu werden. Es entsteht dadurch die unbewußte Tendenz, besonders lieb und angepaßt zu wirken. In Beziehungen, wo Liebsein nicht zu einer erwünschten Wesenseigenschaft gehört, können selbstverständlich auch alle möglichen anderen Verhaltensweisen benutzt werden, um die Beziehung zu festigen – etwa sich besonders fleißig und streng zu geben, wenn man einen Partner für sich gewinnen möchte, der solche Charaktereigenschaften besonders schätzt. Ganz deutlich steht beim Depressiven das Bemühen im Vordergrund, sein Verhalten an das Gegenüber anzupassen, um emotionale Zuwendung und Wärme zu bekommen. Für den Zwanghaften sind Veränderungen etwas zutiefst Bedrohliches und Gefürchtetes. Er will deshalb besonders ordentlich und brav sein, um jeder Veränderung Vorschub zu leisten. Für den Hysteriker trifft genau das Gegenteil zu, indem die Endgültigkeit und das unumkehrbare Festgelegtwerden die stärksten Ängste auslöst. Hysteriker legen deshalb – ähnlich wie der Schizoide – oft ein unbändiges Freiheitsbedürfnis an den Tag, um jedes Festgelegtwerden zu vermeiden. Sehr oft weicht der Hysteriker auch der Notwendigkeit aus, Entscheidungen zu treffen – er wirkt dann wankelmütig und unsicher, legitimiert das aber meist mit Ausreden.

Weil es sich bei all diesen Grundängsten der vier Charaktertypen um zutiefst unbewußte Emotionen handelt, fällt es erfahrungsgemäß den allermeisten Menschen ungewöhnlich schwer, ohne äußere Hilfe darüber genauere Kenntnis zu erlangen. Bei dem Prozeß der Selbsterforschung kann man äußerst selten jemanden finden, der das eigene Seelenthema bereits gut kennt, und das schließt selbst Fachleute für das Unbewußte (wie Psychoanalytiker) sehr oft mit ein. Auf die Frage: „Wer bin ich?" sollte man deshalb einen anderen Zugang wählen, der leichter zum Ziel führt. Als erstes sollte man sich darüber klar werden, ob man eine mehr weibliche oder männliche Seele besitzt. Das ist in aller Regel relativ einfach zu beantworten, sobald man seinen tieferen Wesenskern genauer kennengelernt hat.

Bei der Beantwortung der Frage, zu welcher Hauptgruppe man gehört, können einige Hinweise hilfreich sein. Grundsätzlich versuchen Menschen mit dem im Prinzip harten, starren Wesenszug des Schizoiden beziehungsweise Zwanghaften das Ich wie eine Trutzburg zu verteidigen. Das Ich kann innerseelisch mit Prinzipien wie „Vater" und „Autorität" gleichgesetzt werden. Schizoide und Zwanghafte suchen deshalb unbewußt eine Annäherung an den Vater und alle mit ihm zusammenhängenden seelischen Symbole, etwa Ideale, Gesetzmäßigkeiten und ein ewiges, dem männlichen Prinzip zugehöriges Forschen nach dem „Warum". Unschöne Eigenschaften wie Prinzipienreiterei und autoritäres Gebaren können deshalb als typische Verhaltensweisen des schizoiden und zwanghaften Typs gelten. Die notorische Weigerung an sich („Trotz, Beharren") und die Verteidigung um jeden Preis („konservativ, werterhaltend") sind deshalb für solche Menschen typische Grundmechanismen, die sich oft zu einem Eindruck von allgemeiner Unbeweglichkeit und Härte, im Extrem sogar von unsinnig anmutender Halsstarrigkeit und unerbittlicher Strenge verfestigen.

Ganz anders sieht es bei der zweiten Gruppe von weiblichen Charaktertypen aus. Die eher weichen, ins Yin tendierenden Depressiven/ Hysterischen möchten im allgemeinen in der Hingabe zu einer als befreiend und beschützend erlebten Person die ersehnte Erlösung von ihrer eigenen seelischen Not finden. Andere sollen ihnen dazu verhelfen, sich wieder gut zu fühlen – entweder mit einer einschmeichelnd-dienenden Haltung, wie man es beim Depressiven gerne findet, oder in einer emotional distanzierten, strategisch berechnenden Weise, wie man es oft beim Hysteriker beobachtet. Ganz grundsätzlich wird der Mitmensch deshalb das eigentliche emotionale Ziel, während die weiblichen Charaktertypen mit sich selber von Haus aus wenig anzufangen wissen. Innerseelisch wird die Geborgenheit mit der Rolle der Mutter in Verbindung gebracht, ganz im Gegensatz zum Schizoiden und Zwanghaften, der mehr dem väterlichen Prinzip zugeneigt ist. In merkwürdiger Analogie entspricht der Emotionalkörper tiefenpsychologisch dem mütterlichen Urgrund, in dessen Nestwärme man sich wie ein Baby fallen lassen möchte. Die Auflösung in eine größere Geborgenheit gehört deshalb zur Grundtendenz solcher Menschen, was allgemeine und tief empfundene Sehnsuchtsgefühle, Suche nach Schutz und menschlicher Wärme erklärt, die dem innersten Grunderleben des Depressiven und Hysterikers entstammen.

Charaktertypen und tiefenpsychologische Eltern-Repräsentanz

Charaktertypen	*Depressiv/Hysterisch*	*Schizoid/Zwanghaft*
Eltern-Repräsentanz	*Mutter*	*Vater*
Bewußtseinsstufe	*Emotionen*	*Ich (Verstand)*
Expansionsmuster	*Introversion*	*Extroversion*
Existentielle Bedeutung	*passiv aufnehmen „Ich bin eins mit der Mutter"*	*aktiv abgeben „Ich bin eins mit mir"*
Geschlechtszugehörigkeit	*weiblich*	*männlich*
Archaisch erlebte Körperregion	*Bauch/Herz*	*Becken/Kopf/Nacken und Hals*
Primäres Lustorgan	*Oral*	*Anal-urethral*
Sekundär entwickeltes Lustorgan (beiden Charakterpaaren gemeinsam zugeordnet)	*Genital*	

Verwirrend wird das Ganze, weil es bekanntlich nach außen hin oft zu **Kompensationshaltungen** kommt, die eine klare Zuordnung erschweren können. Als anschauliches Beispiel möchte ich erneut auf den Schizoiden hinweisen, dessen Fall ich ausführlich geschildert habe. Bei ihm wäre normalerweise kein Mensch auf die Idee gekommen, es mit einem Schizoiden mit der dazu passenden harten, oft geradezu unerbittlichen Wesensnatur zu tun zu haben. Der Zentralkonflikt zusammen mit dem zugrundeliegenden Trauma hatte bei diesem Patienten die männlich-harten Wesenszüge an sich gezogen und sie zu schattenhaften Antibildern gemacht. Der Patient wirkte bei oberflächlicher Betrachtung regelrecht feminin und weich. Interessanterweise wußte der Patient selber jedoch auf mein Befragen hin über sich selber und sein wahres Wesen recht gut Bescheid. Er wußte, daß er in der Tiefe seines Herzens „ein harter Brocken" war, der nach dem Prinzip „weiche Schale, harter Kern" aufgebaut war.

Die Selbsterforschung gelingt trotz aller verwirrenden Kompensationshaltungen im Endeffekt doch recht gut, vorausgesetzt, man nimmt sich selber gegenüber eine absolut ehrliche und neutrale Haltung ein. Es gibt weitere nützliche Zuordnungen, die mit den jeweiligen Charaktertypen verbunden sind und die uns die Selbsterforschung erleichtern können. Näheres bitte ich der vorstehenden Tabelle zu entnehmen. Als erstes kann man die Einstellung zu den biologischen Eltern als Unterscheidungsmerkmal wählen. Die weiblich gepolten Charaktertypen des Hysterikers und Depressiven haben sehr oft eine besonders innige seelische Verbindung zur Mutter, während die männlich dominierten Schizoiden und Zwanghaften eher den Vater als seelische Leitfigur wählen. Die Beziehung zum Vater kann jedoch auch durch eine autistische („extrem selbstbezogen") Bezogenheit auf das eigene Ich ersetzt werden, indem der Betreffende auf fremde Bezugspersonen vollkommen verzichtet. Das sind dann häufig jene Leute, die stolz von sich berichten, stets alles „selbst geschafft" und „immer ohne fremde Hilfe gemacht" zu haben.

Unser seelisches Grundgefühl wird festlegen, wo wir uns besser und mehr zuhause fühlen – entweder mehr mit uns selbst (Ich) oder mehr mit der Umwelt (Mutter/Mitmensch). „Ich fühle mich richtig aufgehoben und gut geborgen, wenn ich tief in mich hineinkrieche!" wird der Schizoide und Zwanghafte äußern. Dagegen wird der Depressive und der Hysteriker von sich sagen: „Ich fühle mich richtig aufgehoben und gut geborgen, wenn ich in den Armen der Mutter bin!" Natürlich gibt es bei so einem Grundgefühl kein „richtig" oder „falsch", weil jedes der Charakterpaare gemäß seinen innerseelischen Bedürfnissen den Eindruck hat, vollkommen logisch und folgerichtig zu handeln. So suchen die depressiven und hysterischen Charaktere ihr Glück sehr häufig im Kontakt mit den Mitmenschen, wogegen die zwanghaften und schizoiden Typen im Innersten ihres Wesens der Meinung sind, daß ihr wahres Glück eigentlich nur aus ihnen selber entspringen kann. Jedes der beiden Charakterpaare sucht dabei den für ihn stimmigen Lösungsweg.

Auf die Zuordnung der Triebentwicklung, die in der Tabelle ebenfalls angeführt ist, möchte ich eigentlich nur am Rande eingehen, weil sie meines Erachtens von untergeordneter Bedeutung ist. Ich möchte nur dazu sagen, daß das primäre Lustorgan der weiblichen Charakterpaare häufig der Mund ist, weil darüber der Austausch mit der ersten wichtigen Bezugsperson erfolgt, die das Baby hat: mit der Mutter. Bei den männlichen Charakterpaaren sind es dagegen die Ausscheidungsorgane, die sich im Wechsel von Widerstand und Hingabe als Lustquelle entwickeln. Bei der späteren reifen genitalen Phase kann man die Typen kaum mehr unterscheiden, weil die erwachsenen Triebbedürfnisse einen sehr universellen, der Fortpflanzung dienenden funktionalen Wesenszug besitzen.

Wir bekommen einen viel leichteren Zugang als mit dem erwähnten Triebmodell FREUDs, wenn wir uns in die Lage des Foetus während seines intrauterinen Lebens hineinversetzen. In dieser Situation werden uns die wesentlichen innerseelischen Abläufe der entweder männlichen oder weiblichen Charakterpaare sehr klar vor Augen geführt. Wir finden deshalb beim Foetus im Mutterleib bereits die Schlüsselszene, die unsere wichtigsten Wesenszüge zum Ausdruck bringt. Bereits als winziger Foetus stehen wir vermutlich dem Grunddilemma unserer Existenz gegenüber. „Soll ich weglaufen oder soll ich standhalten?"

Sobald sich die Gebärmutter zusammenzuziehen beginnt oder andere Stressoren auf das wachsende Kind im Mutterleib einwirken, bekommt der Foetus ein entsetzliches Gefühl von Bedrohung. In stärkerer Ausprägung wird so ein intrauteriner Streß sicher so stark werden, daß sich der Foetus existentiell gefährdet erlebt, vor allem auch deshalb, weil er dem Ganzen wegen seiner abhängigen Kleinheit vollkommen schutzlos ausgeliefert ist. Wir können zwar keinen Foetus befragen, können aber durch eine empathische Beobachtung der Ultraschallbilder und andere Beobachtungen der pränatalen Psychologie viel von dem erahnen, was sich innerseelisch im Foetus abspielt. Dazu kann man allgemeingültige Streßindikatoren wie Herzfrequenzen ableiten und Hormonwerte bestimmen sowie im hochauflösenden Ultraschall bereits die Mimik des Foetus erkennen – etwa wenn sich beim Foetus das Gesicht auf ganz typische, schmerzverzerrte Weise verkrampft.

Daneben gibt es Hypnose- und Drogenerfahrungen, bei denen man sich in tiefer Trance gelegentlich in seiner eigenen embryonalen Situation wiederfindet. Befragungen der Mütter über den Wahrheitsgehalt solcher intrauterinen Erfahrungen, bei denen so etwas Dramatisches wie ein Autounfall geschildert wird (hier natürlich aus der Perspektive des Foetus, der plötzlich ein Krachen oder einen Schock erlebt, dazu plötzlich Schmerzen der Mutter etc.), sprechen für den Wahrheitsgehalt solcher Erlebnisse. Viel bedeutsamer scheint jedoch das innerseelische Erleben zu sein. Der Foetus ist demnach in keiner Weise ein ewig schlafendes und noch bewußtseinsloses Menschlein, sondern ein vollwertig empfindendes Wesen. Zumindest gilt das für die späteren Schwangerschaftsmonate. Dem mit Halluzinogenen experimentierenden bin bedroht – also zentriere ich mich auf meine Existenz, um mich zu schützen" oder, sobald die Gefahr vorüber ist: „seliges Weiterträumen in der wohligen Wärme".

Der tschechische Psychiater Stanislaf Grof hatte in den 70er Jahren bei LSD-Psychotherapien beobachtet, daß viele Patienten in ihren Visionen Geburtserlebnisse schilderten, die auf frappante Weise der Grundform entsprachen, wie diese Menschen später als Erwachsene

Embryonaler Seelenzustand

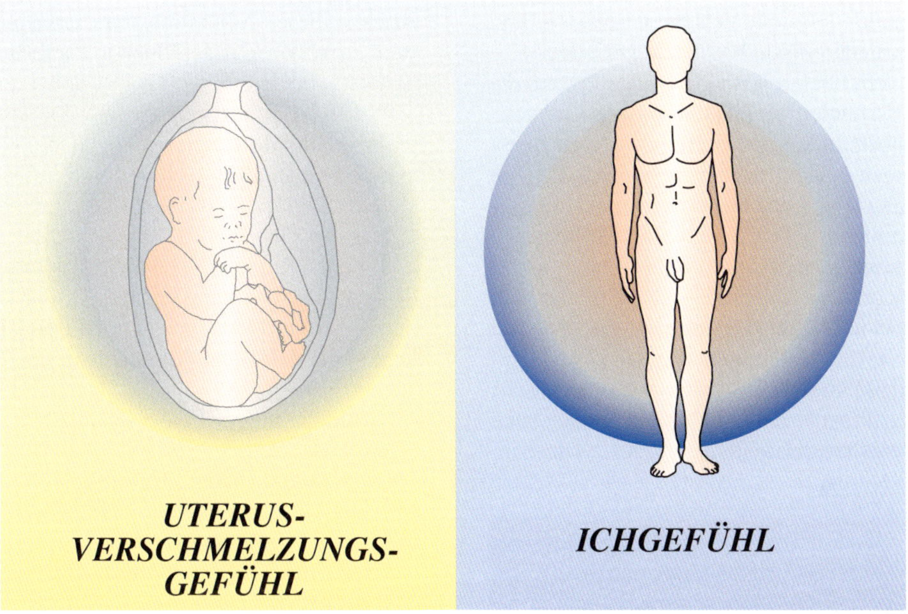

griechischen Forscher Kafklides wurden von seinen Patienten zahlreiche intrauterine Schlüsselszenen berichtet, die den späteren Seelenproblemen des Erwachsenen erstaunlich ähnlich waren.

In solchen hypnotischen Trancezuständen, die intrauterine Schlüsselszenen betreffen, kommt es zu ganz elementaren Entscheidungen, die aus solchen quälenden Seelenzuständen als Fazit gezogen werden, etwa: „Soll ich weglaufen oder standhalten?" Und der Betreffende nimmt danach eine Grundposition ein, die er auch im späteren Erwachsenenleben nicht mehr aufgibt. Grundsätzlich hat man es bei solchen Schilderungen mit dramatischen Grundängsten zu tun. Sicher wird die Seelensprache des Foetus sehr einfach ablaufen und keinerlei Kommunikation mit einem Gegenüber enthalten, etwa: „Du bist eine böse Mama, weil ich mich in dir unwohl fühle." Zu solchen dialogischen Gemütsregungen scheint der Foetus noch weitgehend unfähig zu sein. Im Foetus taucht dagegen ein ganz einfaches Entweder-Oder-Gefühl auf: „Ich

sowohl sich selbst wie die Welt um sich herum empfanden. Grof war der erste, der das auf breiter Front beobachtet und ausgewertet hat. Wer von den Grofschen Patienten beispielsweise eine grauenhafte, als Folterung empfundene Horror-Geburt schilderte, erlebte die Welt häufig später in ähnlicher Weise. Bei gewalttätigen Menschen glaubte Grof so etwas besonders häufig rekonstruieren zu können. Für solche Menschen hat die Welt demnach einen bedrohlichen, instrumentell und manipulativ gefärbten Charakter, der den Betreffenden um seine Freiheit und seine wichtigsten Lebensinhalte betrügen möchte. Es versteht sich von selbst, daß eine so gestörte Grundhaltung schwerwiegende Konsequenzen nach sich ziehen muß, da man um sein Urvertrauen betrogen wurde und nun ein zutiefst mißtrauischer Mensch wird. Grof hat aus solchen Beobachtungen die naheliegende Folgerung gezogen, daß alle großen Seelenprobleme seiner Patienten von einer traumatisch erlebten intrauterinen Phase und Geburt herrühren.

Nun stimmt das meines Erachtens nur teilweise. Schwangerschaft und Geburt scheinen nach meinen bisherigen Erkenntnissen besonders gut zukünftige Seelenthemen widerzuspiegeln. Das hat vermutlich mit aktiven Konflikten zu tun, die bereits im Foetus wirksam sind und im Resonanzboden des kindlich-mütterlichen Miteinander zurückschwingen, indem große Konflikte als psychoenergetische Blockaden wirken, die beispielsweise die Mutter bei der Geburt energetisch blockieren. Dadurch verläuft dann die Geburt viel traumatischer. **Geburt und Schwangerschaft sind deshalb sehr oft Spiegelbilder der psychoenergetischen Verfassung des Kindes.** Besonders in der Geburtssituation spiegeln sich die Charaktere und ihre karmischen Grundkonflikte besonders gut wider.

Gerade bei Kindern mit großen aktiven Konflikten, die Zeit ihres Lebens zu den sogenannten „schwierigen" Kindern gehört haben, indem sie vielfältigste Verhaltens- und Gedeihstörungen zeigen, hört man sehr häufig von einer problematisch verlaufenen Geburt und einer schwierigen Zeit im Mutterleib, etwa daß die Mutter sich während der Schwangerschaft öfter ungewöhnlich krank gefühlt hat, das Kind mit einer Steißlage auf die Welt kommt, die Nabelschnur ungünstig liegt usw. Das Beispiel vom kleinen Michael im vorherigen Kapitel vom „Konfliktorchester" veranschaulicht das auf sehr exemplarische Weise. Der ganze Prozeß muß aber keineswegs nach außen hin so spektakulär ablaufen. Aber auch wenn Kinder äußerlich unauffällig wirken, können trotzdem in dieser frühen Phase bereits wichtige innerseelische Themen aktiviert worden sein – etwa durch entsprechende Erlebnisse im Mutterleib oder während der Geburt, von denen die Mutter und andere gar nichts mitbekommen.

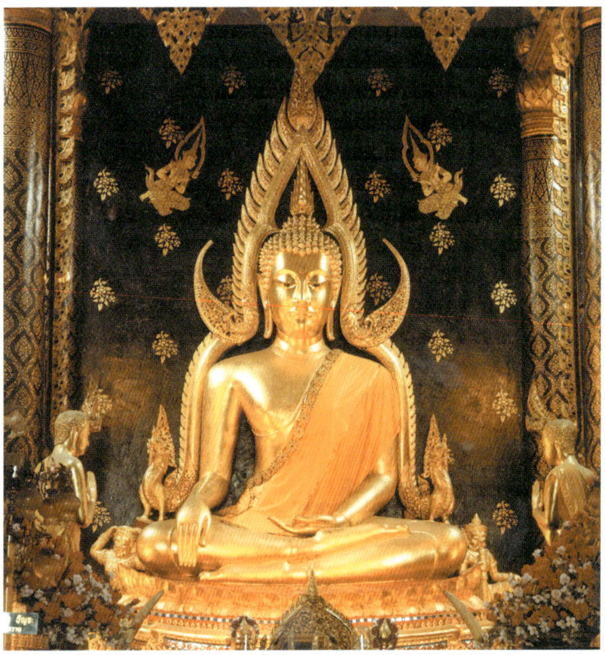

Goldener Buddha in thailändischem Tempel – Buddha ist der erste Mensch, der das Bewußtsein des Kausalkörpers so weit entwickelt hat, daß sich eine unsterbliche, „goldene" Erleuchtungsform entwickeln konnte.

Der Zustand im Mutterleib führt zu einem Grundgefühl, das für alle Menschen universelle Bedeutung hat. Der Psychoanalytiker Erich Neumann nennt den paradiesischen Zustand, der als lustvolle Verschmelzung mit der Außenwelt erlebt wird, den „Uroboros"-Zustand. Im seligen Aufgehobensein im Ur-Ei der Mutter findet sich das erste, primäre Gefühl von Vollkommenheit. Das ewige Kreisen dieses vollkommenen Urzustandes um sich selbst wird archetypisch als Schlange dargestellt, die sich in den Schwanz beißt und sich selbst dabei ausspeit, indem sie sich ständig selbst neu gebiert. Es handelt sich um ein uraltes Bild der sich entfaltenden Schöpfung, das wir symbolhaft in allen Kulturen und in den unterschiedlichsten Darstellungen wiederfinden.

Mit der Geburt endet dieser selige Zustand der vollkommenen Einheit. Die Geburt des Individuums markiert den entscheidenden Wendepunkt, der nun ganz zwangsläufig zum Leiden führt, wie **Buddha** in der ersten Darlegung der Lehre im Gazellenhain von Benares erklärt.

Buddha unterscheidet bekanntlich drei Stufen des Leidens:[48]

1. **„Geburt, Alter, Krankheit und Tod" (Symptome körperlichen Leidens)**
2. **„Mit Unliebem vereint zu sein, von Liebem getrennt zu sein, nicht zu erhalten, was man wünscht." (Symptome emotionalen und mentalen Leidens)**
3. **„Die fünf Gruppen des Haftens bzw. der Daseinsaggregate" (körperliche Form, Empfindung, Wahrnehmung, willensbedingte Gestaltungskräfte, koordiniertes geistiges Bewußtsein)**

Aus der Sicht Buddhas beginnt sich das Rad der Wiedergeburt zu drehen, weil wir uns als geistige Wesen dazu entschließen, die ursprüngliche Welt der seligen Einheit zu verlassen. Wir haben den Wunsch, eine menschliche Gestalt in der materiellen Welt anzunehmen und als Menschen zu reinkarnieren. Ganz untrennbar ist unser Leben in der materiellen Welt dabei mit Leiden verknüpft – und selbst wenn uns das Leben noch so großen Spaß macht, wartet doch unerbittlich das große Leid des Todes und des Abschiednehmens auf uns. Irgendwann ist der Spaß endgültig vorbei, und das Leid des Getrennt-

[48] Die drei Stufen des Leidens beziehen sich auf die Vergänglichkeit des Materiell-Vitalen (Stufe 1), des Emotionalen (Stufe 2) und des Mentalen (Stufe 3). Nur das Erreichen der Unvergänglichkeit der Kausalebene bedeutet Erlösung.

werdens beginnt. Wir unterliegen dabei sehr häufig unbewußt der Illusion, ein vom Universum und seinem Allbewußtsein getrenntes Wesen zu sein. Genau dieser Egoismus (dieses „Unwissen") wird laut BUDDHA zur eigentlichen Ursache, warum wir immer wieder reinkarnieren müssen. Selbst wenn wir die Reinkarnation gar nicht herbeiwünschen, führt die Illusion des Ich nach buddhistischer Auffassung zur Reinkarnation.

Man erkennt im Egoismus das bereits erwähnte „Ich-Gefühl" wieder, von dem der Foetus dadurch etwas erfährt, weil er schmerzhafte Erfahrungen machen muß. Die Angst als Urbeginn des Bewußtseins taucht hier wieder auf. Demgegenüber bedeutet das „Uterus-Verschmelzungsgefühl" aus tiefenpsychologischer Sicht, in seelischer Hinsicht nach Hause zu kommen und erleuchtet zu sein. Erleuchtung bedeutet in diesem Kontext (des Zurückkehrens) nicht ein Aufgehen im Nichts (Nirvana), sondern die Einswerdung des Ichbewußtseins mit dem unvergänglichen Kausalkörper. BUDDHAS goldschimmernder Körper soll die Unsterblichkeit und wahre Natur seines vollendeten Kausalkörpers zum Ausdruck bringen.

Um auf das Verständnis der Charaktertypen zurückzukommen, möchte ich auf einen wichtigen Punkt hinweisen, der oft zum Anlaß von Mißverständnissen wird. Man nimmt jemandem beispielsweise übel, daß er einen bestimmten Charakter hat, als wäre damit eine böse Absicht oder persönliche Schwäche verbunden. Es handelt sich jedoch bei den vier Charaktertypen keineswegs nur um persönlich ausgestaltete Schrulligkeiten und individuelle Vorlieben. Man hat keinen Charakter, weil einem, salopp gesprochen, der betreffende Wesenstyp einfach gut gefällt, so wie man ein Kleidungsstück auswählt, wenn es einem zusagt. Im Gegenteil hat man einen bestimmten Charakter aber auch nicht vom Schicksal zur Strafe und als eine Art Denkzettel verpaßt bekommen, weil man von höheren Instanzen als ein moralisch besonders guter oder schlechter Mensch eingestuft wurde. Auch das ist ein vollkommen falscher Ansatz! Vielmehr liegt jedem der Charaktertypen eine ungeheuer starke unbewußte Not und Dynamik zugrunde, die mit **Todesängsten** zu tun hat.

Das eigene Seelenthema wird zum Ausgangspunkt einer bestimmten inneren Seelenlandschaft, die bei jedem Charaktertyp bestimmte Gesetzmäßigkeiten aufweist. Dadurch werden alle von außen einwirkenden Faktoren in monotoner, gesetzmäßiger Art und Weise verarbeitet. „Kann er das nicht mal anders sehen?" fragt man sich als Außenstehender. Aber ihm ist seine ureigenste Art, die Welt auf eine ganz bestimmte Art zu sehen, dermaßen in Fleisch und Blut übergegangen, daß er mit der Zeit gar nicht mehr anders empfinden und reagieren kann. Das ist vor allem deshalb wichtig zu wissen, weil hier die wesentlichen Wurzeln von **Fanatismus und Egoismus** liegen. Man verteidigt sein Land, seine Religion mitsamt den eigenen weltlichen Besitztümern und der eigenen Ideologie deshalb so starr, unduldsam und gewalttätig, weil man es unbewußt mit sich selber gleichsetzt. Aber das genügt noch nicht zu einem wirklich befriedigenden Verständnis. Was ist der eigentliche Grund, warum Menschen dermaßen fanatisch in Bürgerkriegen, Terroranschlägen, Mobbingattacken am Arbeitsplatz oder Erbstreitigkeiten reagieren müssen? Was treibt sie innerseelisch an?

Bei dieser wichtigen Frage muß man begreifen, daß die tiefsitzenden Ängste des jeweiligen Charakters zu einer existentiellen Grundfrage allererster Ordnung heranwachsen – wie gigantische Riesen mit entsetzlicher Vernichtungskraft. Mythologisch werden gewalttätige Riesen und einäugige (einfältige) Zyklopen mit solchen riesenhaften Emotionen gleichgesetzt. Der Charakter wird somit zu etwas Hochexplosivem. Er wird auf unbewußte Weise zu einer lebenserhaltenden Verteidigungsbastion gegen alles, was unsere Existenz auf ganz elementare Weise bedroht. Deshalb kann man aus diesem Blickwinkel auch sofort verstehen, warum wir so unduldsam und übertrieben heftig reagieren müssen, wenn die Grundfesten unseres Charakters in Frage gestellt werden. Wir sagen dann: „Das geht mir total gegen den Strich!" Berühmt ist Wilhelm BUSCHS Beschreibung des zwanghaften Schneiders Böck: *„Alles konnte Böck ertragen, Ohne nur ein Wort zu sagen; Aber wenn er dies erfuhr, Ging's ihm wider die Natur."*

Was hat den Schneider so zornig gemacht, wenn er von frechen Jungs wie Max und Moritz verhöhnt wurde? Der zwanghafte Schneider wurde mit einem trampeligen und unzivilisierten Tier in einen Topf geworfen, was in der Sprache des Unbewußten auf die verdrängten und verpönten Schattenteile des zwanghaften Charakters abzielt. Das klingt für den Schneider ähnlich abscheulich und zornerregend, wie wenn man eine kultivierte, feine Dame mit der Bezeichnung „alte Schlampe" beleidigt. Genau das will die feine Dame ja niemals und um keinen Preis sein! So ein verletzender Angriff zielt deshalb mitten ins Herz, weil man ungerechtfertigterweise mit demjenigen gleichgesetzt wird, was man aus tiefstem Herzen am stärksten ablehnt. Unsere innere Natur basiert somit auf den Grundängsten, deren existentielle Not dazu führt, daß wir „keinen Spaß mehr verstehen" und richtig böse werden, wenn wir in unserer inneren Natur gegen den Strich gebürstet und dadurch gekränkt werden.

Ein weiterer Zugang zum Verständnis der Charaktertypen besteht in der Beziehung zu den Lebensphasen. Es bleibt uns nicht erspart, uns mit jeder der vier Grundängste irgendwann im Leben auseinanderzusetzen, so daß wir sie auch **Lebensphasen** zuordnen können:

1. **Geburt und Alter – mit der Angst konfrontiert, sich selbst zu verlieren** – sich in Nichts aufzulösen und sterben zu müssen (schizoid)
2. **Kindheit – mit der Angst, durch Ich-Werdung von der Familie und Gemeinschaft ausgestoßen zu wer-**

den – dadurch isoliert zu sein, nicht mehr geliebt zu werden und sterben zu müssen (depressiv)

3. **Pubertät und Erwachsenwerden – mit der Angst vor der Notwendigkeit, sich festzulegen** – durch Entscheidungen andere Möglichkeiten auszuschließen, so daß man sich dadurch vieler Lebensmöglichkeiten beraubt und befürchtet, im Extremfall in eine tödliche Falle zu geraten (hysterisch)
4. **Erwachsensein – mit der Angst vor der Vergänglichkeit** – vor dem Zerfall von Ordnungen und der Tatsache, daß es keine bleibenden Werte gibt und alles beständig stirbt (zwanghaft)

Jeder Charaktertyp durchläuft deshalb alle Lebensphasen, das heißt sowohl die Phase seines eigenen Typs wie diejenigen der anderen Typen. Warum das so ist, kann man als erste Lernaufgabe für die reifende Seele ansehen. Jeder Mensch lernt auf diese Weise, mit ihm wesensfremden Grundängsten besser umzugehen. Er wird zusätzlich herausgefordert sein, bestimmte Aufgaben zu meistern, die mit den jeweiligen Reifungsphasen anderer Typen verbunden sind – etwa als älter werdender Depressiver mit der irdischen Vergänglichkeit konfrontiert zu werden (zwanghaftes Thema), indem man dadurch zusätzlich immer einsamer wird (das eigene depressive Thema klingt wieder an). An dieser Stelle fragt man sich natürlich, in welcher Lebensphase es einem vermutlich am besten gehen wird. Meiner Meinung nach wird man sich in der Lebensphase am heimischsten fühlen, die am meisten mit den Themen des eigenen Charaktertyps zu tun hat. Das ist deshalb leicht zu verstehen, weil man in der typeigenen Materie natürlich die größte Meisterschaft und Kenntnis besitzt. Man kennt sich damit am besten aus, weil dort das eigene Seelenthema zur Sprache kommt.

Nun werde ich auf Vorträgen immer mit kritischen Einwänden von Zuhörern konfrontiert, die die seelischen Konflikte und Charaktertypen insgesamt oder in Teilbereichen in Frage stellen. Die Fragen der Zuhörer kreisen meist um drei Kernthemen:

- Gibt es den jeweiligen Charakter überhaupt, oder handelt es sich nicht um eine kategorisierende Verallgemeinerung von Eigenschaften, die jeder latent mit sich herumträgt?
- Wozu dienen überhaupt diese Charaktertypen? Worin besteht der tiefere Sinn?
- Sind nach der Lehre der seelischen Konflikte und Charaktertypen nicht alle Menschen krank? Oder gibt es auch einen seelisch Gesunden? Besitzt auch der Gesunde einen Charakter?

Ich möchte die Fragen der Reihe nach beantworten, wobei ich auf die dritte Frage erst am Ende des Buches eingehen möchte. Als erstes möchte ich ein persönliches Geständnis machen. Ich war als junger Student und später als Arzt lange Zeit selber der Ansicht gewesen, die Charaktertypen gäbe es in der Form gar nicht, wie sie gemeinhin in Lehrbüchern dargestellt werden. Das ganze Schema würde in Wahrheit nur dem ordnenden Sammeltrieb irgendwelcher Psychiater und Psychoanalytiker entspringen. Statt Schmetterlinge sammeln sie demnach Wesenszüge ihrer Patienten, die sie in grober Vereinfachung in vier Schubladen hineinpacken. Kurzum betrachtete ich das Ganze als Hobby von Fachleuten, die in ihrer Kategorisierungsleidenschaft dem jeweiligen Individuum Unrecht tun, weil sie einfach viel zu streng verallgemeinern. Offenbar haben viele ärztliche Kollegen das genauso empfunden, indem sie daraufhin Mischtypen erfunden haben, wonach sie beispielsweise in ihren Arztbriefen den „rigid-hysterischen" Charakter beschreiben, wenn jemand sowohl zwanghafte wie hysterische Wesenszüge zeigt.

Es war für mich deshalb umso überraschender, als ich immer mehr Energietestungen durchführte und die vier Charaktere immer besser durchschaute, nach denen meine früheren Vorbehalte überhaupt nicht mehr zutrafen. Ich mußte erkennen, daß die vier Charaktertypen tatsächlich bei jedem Menschen nachweisbar sind, und zwar niemals vermischt, sondern immer klar erkennbar! Sie erwiesen sich auch zur Lösung anderer schwieriger Fragen als äußerst wertvoll und logisch schlüssig. Denn je tiefer ich in die tiefenpsychologischen Ebenen der archaischen Seelenschichten eingedrungen bin, umso deutlicher wurde mir die Universalität der Charaktere bewußt. Was uns bei der Einordnung am Anfang verwirrt, sind vor allem die Kompensationsversuche sowie die unterschiedliche Ausformung der Typen. Das hatte ich schon mehrmals in früheren Kapiteln anklingen lassen.

Unter Kompensation verstehe ich, daß jeder Charaktertyp etwas Instabiles hat. Der Charakter kann mit einem Auto verglichen werden, das nur auf einem Rad herumrollt und dadurch unstabil „herumeiert" und wackelig wird. So setzen ausgleichende Bemühungen ein, mit Hilfe der Eigenschaften der anderen Charaktertypen zur eigenen Stabilität und seelischen Zentriertheit zurückzufinden. Man erwirbt durch solche Kompensationsbemühungen wesensfremde Charakterzüge hinzu, was die Typisierung natürlich am Anfang viel schwieriger macht. Man braucht einige Kniffe und einiges Hintergrundwissen, das ich in den folgenden Kapiteln preisgeben möchte, um trotzdem hinter die Fassade zu schauen, um was für einen charakterlichen Typ es sich jeweils handelt.

Die andere Verwirrung bei der Einordnung der Charaktertypen entsteht durch evolutionäre Seelenprozesse und biologische Lebensphasen. Denn abhängig von der jeweiligen Entwicklungsstufe, die das Individuum energetisch und spirituell gerade einnimmt, findet man unterschiedliche Spielarten des Charaktertyps. Das gilt sowohl für Kinder wie für Erwachsene, für Intellektuelle wie für ganz einfache Leute aus dem Volk. Alle diese Einflüsse verändern das Erscheinungsbild des jeweiligen Charaktertyps. Bei der Besprechung der Seelenzustände der Emotionalmittel und der karmischen Aufwärtsentwicklung werde ich ausführlich darauf eingehen. Entscheidend ist auch hier der Blick fürs Wesentliche. Denn je mehr wir hinter die Kulisse eines Menschen blicken, umso deutlicher tritt der jeweilige Charaktertyp ohne jede Vermischung mit anderen Typen zutage.

Die nächste Frage betrifft den eigentlichen Grund dafür, warum es Charaktere überhaupt gibt. Der Sinn der Charaktertypen kann auf vielfältigste Weise beantwortet werden. Stets zeigt sich, daß „sich der liebe Gott was dabei gedacht hat", als er die Charaktere erfand. Dazu gehört die Reifungsmöglichkeit als individuelle Seele innerhalb eines evolutionären Programms, auf das ich später zu sprechen komme. Der einfachste und naheliegendste Grund zur Ausbildung des Charakters scheint der zu sein, dadurch ein individuelles Bewußtsein auszubilden. Wie bei musikalischen Lieblingsmelodien bekommt man dadurch einen roten Faden, der einen durch die Vielfältigkeit der Welt hindurchgeleitet. Nach außen hin bekommt man für andere Menschen ein vorhersehbares Verhalten, so daß man in sozialer Weise zu einer berechenbaren Größe wird.

Der Therapeut bekommt durch die Charaktertypen die unschätzbar wertvolle Möglichkeit, das Verhalten und Empfinden seiner Patienten kategorisieren zu können.[49] Der Begriff „Kategorisieren" hat für viele Leute einen negativen Beigeschmack. Zu dem Thema des „Einordnens" möchte ich persönliche Fehldeutungen schildern, die mir gleich am Anfang meiner Begegnung mit den Charaktertypen unterlaufen sind und die ich als warnendes Beispiel erwähnen möchte, wie man es nicht machen sollte. Wie viele Anfänger bin ich gleich in eine böse Falle getappt. Diese Falle hat mit dem Festlegen des Charaktertyps als einer Art von sportlichem Wettbewerb zu tun.

Man findet es zunächst ausgesprochen amüsant und aufschlußreich, emotional fernstehende Menschen einzusortieren, nach der Weise: „Das wird bestimmt eine Hysterika sein!" wenn beispielsweise eine Frau besonders auffällig gekleidet ist und sich betont zur Schau stellt. Es wird zum heiteren Sport und amüsantem Rätselraten, was dazu den großen Vorteil mit sich bringt, seine Mitmenschen emotional auf Distanz zu halten und sich selbst auf das hohe Podest des überlegenen Beobachters zu stellen. Häufig ist so eine spöttische Beobachter-Masche eine beliebte Pose bei Jugendlichen. Dahinter steckt häufig die seelische Funktion, sich unschöne Gefühle vom Leib zu halten, indem die Projektion der bequemeste und sicherste Weg darstellt, sein eigenes Ego aufzublähen und andere klein zu machen. Indem man andere verspottet und eintaxiert, macht man sich selber auf billige Art größer und unverwundbarer. Vor solchen urmenschlichen Schwächen schützen auch akademische Titel und Trophäen nicht.

Nun wird bekanntlich alles anders, wenn man selber zum Opfer wird. Mir fuhr deshalb ein heiliger Schreck durch die Glieder, als ich mir der gewaltigen Tragweite bewußt wurde, mich eines Tages meiner eigenen Seelenproblematik zu stellen. Die tabuisierten Verdrängungsmechanismen funktionieren so perfekt, daß man Teile von sich nur ganz kurzfristig erblickt, sie irgendwann endlich zu fassen glaubt und fassungslos erleben muß, wie sie sich erneut wie eine Fata Morgana auflösen. Das betrifft am meisten die eigene Seelenmitte, in deren Zentrum die Grundängste des Zentralkonflikts abgelagert sind. Wenn man nun urplötzlich auf einmal dem gewaltigen „Seelenberg" in seiner gesamten Größe gegenübersteht, trifft es einen wie ein Keulenschlag. Meines Erachtens gibt es kein größeres Erlebnis, das zugleich so tief ergreifende und schöne Erlebnisse vermittelt, wie es ungeheuer schreckliche und ängstigende Seeleninhalte ans Tageslicht befördert.

Der Zentralkonflikt fühlt sich merkwürdig vertraut und gleichzeitig extrem fremd an, so wie ein kleines Kind, das nach langer Trennung seine Mutter wiedersieht. Die meisten Kinder reagieren auf so eine überwältigende Gefühlserfahrung zunächst mit Wegsehen, je nach Alter mit Bockigwerden, Weglaufen und Gefühlsausbrüchen wie Weinen. Beim Erwachsenen führt die Konfrontation mit dem eigenen „schrecklichen und häßlichen" Selbst häufig zu Existenzkrisen, die bis hin zu Psychosen, schweren Organerkrankungen (Krebs, Schlaganfall), Suizid und schweren Sinnkrisen führen können (die sich in vielfältigster, auch gesellschaftlich bedingter Form zeigen können). Gottseidank ist mir nichts dergleichen passiert, aber es bleibt eine heilsame Demut zurück, wenn man sich mit seinen tiefsten Schattenseiten konfrontiert hat. Aus Spaß wird dann Ernst, und man begreift, daß man mit dem Kategorisieren und Bewerten anderer Menschen äußerst behutsam umgehen muß, weil man durch ein falsches und ungeschicktes Verhalten sehr große Verletzungen zufügen kann.

[49] Die naheliegende Vermutung, daß es möglicherweise andere und bessere Typologien gibt, möchte ich aus meiner Erfahrung für wenig wahrscheinlich halten. Im Enneagramm der Sufi-Tradition etwa werden 9 Typen unterschieden, die bei genauerer Analyse den hier vorgestellten vier Typen entsprechen: dem schizoiden entsprechen die Enneagramm-Typen 1, 5 und 8, dem depressiven 2 und 6, dem zwanghaften 9 und dem hysterischen Typ 3, 4 und 7. Da in jede Typologie die Selbsterkenntnis dessen eingeht, der sich selbst erkennen möchte (man kann ja nichts anderes erkennen als das Eigene, weil alles andere tief unbewußt ist), kann man vermutlich am hohen Anteil der schizoiden und hysterischen Enneagramm-Typen auf die Charaktertypen derjenigen zurückschließen, die das Enneagramm entwickelt haben. Das Enneagramm hat dazu viele Charakterisierungen der zum oberflächlichen Unbewußten gehörenden Persona-Ebene. Die gleichen Vorbehalte treffen übrigens auch viele anderen Typisierungen zu.

Man fragt sich natürlich, wie man den eigenen Zentralkonflikt erkennen kann. Dazu werde ich im Folgenden und in den nächsten Kapiteln zahlreiche Hinweise und Ratschläge geben, die aus meiner Erfahrung mit Tausenden von Patienten entstanden sind. Man muß sich dabei über einige grundsätzliche Schwierigkeiten im klaren sein. Aufgrund der erlernten Strategie, den eigenen Charaktertyp bereits in frühester Kindheit gut zu verstecken und innerhalb der sozialen Umwelt möglichst unauffällig zu erscheinen, sind viele Charaktertypen auf Anhieb außergewöhnlich schwer zu erkennen. Dieses Problem taucht dann auf, wenn man eine Art von charakterlichem „Kuckuck" darstellt, der in seine Familie und soziale Umwelt auf Anhieb nicht gut hineinpassen würde. Man muß sich dann verstellen und einen „Schein-Charakter" zulegen, um nicht unangenehm aufzufallen. Auf die dadurch entstehenden Folgen komme ich im späteren Kapitel über die Bedeutung von Konflikt und Familie zurück.

Wenn man in einer Gesellschaft aufwächst, die dem eigenen Charaktertyp polar gegenübersteht, kann man seine wesensmäßigen Eigenarten natürlich nur mühsam entfalten. In einer hysterischen Gesellschaft, die das Pathos liebt und wo Menschen mit großer Dramaturgie ihre Beschwerden schildern – beispielsweise in südlichen Ländern – wird ein Schizoider, Depressiver oder Zwanghafter in verkleideter und maskierter Form auftreten. Wenn man in der Mentalität einer Gesellschaft nicht bewandert ist, kann man einen maskierten Charaktertyp natürlich viel schwerer erkennen. Aus naheliegenden Gründen dürsten solche Menschen, die in einer charakterfremden Umgebung aufwachsen, regelrecht nach einer seelischen Heimat, in der sie sich fallen lassen dürfen. Sie wollen endlich mal so sein dürfen, wie sie wirklich sind. Aus der anhaltenden Fremdheit entwickeln sich verständlicherweise für die Betreffenden viele Sehnsüchte, Probleme und Krankheiten. Viele Menschen fliehen aus diesem Grund in Süchte und Krankheiten, weil sie sich seelisch heimatlos und ungeliebt fühlen, oder haben Auswanderungsphantasien.

Das Erkennen des jeweiligen Charaktertyps hängt deshalb ganz entscheidend davon ab, wie sehr wir mit dem sozialen und familiären Umfeld einer Person vertraut sind. Wir können die Variationen der verschiedenen Charaktertypen viel leichter erkennen, wenn wir mit den Grundeigenschaften einer sozialen Gruppe vertraut sind. Ein weiteres Hilfsmittel besteht in der Seelenreifung. Der eigentliche Charaktertyp wird umso leichter sichtbar, je weiter ein Mensch seine Persönlichkeit entwickelt hat. Man kann das natürlich auch als Ablösungsprozeß sehen, bei dem ein Mensch zu seiner wahren Mitte zurückfindet. Denn je mehr die gesellschaftlichen Konventionen und gelernten familiären Verhaltensmuster in den Hintergrund rücken, umso deutlicher tritt das Individuum in den Vordergrund.

Am eindrücklichsten erkennen wir unseren Charaktertyp, wenn wir vier Grundfragen beantworten, wovor man selber die größte unbewußte Angst hat:

1. …sich selbst zu verlieren? (schizoid)
2. …den anderen zu verlieren? (depressiv)
3. …vor überraschenden und großen Veränderungen? (zwanghaft)
4. …vor der Unfreiheit und der endgültigen Festlegung? (hysterisch)

Natürlich sind jedem Menschen die Themen der genannten vier Ängste in der einen oder anderen Form vertraut. Welche Angst dabei im Unbewußten vorherrscht, kann man auf Anhieb oft gar nicht so leicht erkennen. Das eigentliche Problem liegt dabei im Unbewußten. Weil es sich normalerweise um tief unbewußte Ängste handelt, können wir den Charaktertyp bei anderen Menschen häufig viel besser erkennen als bei uns selbst. Erfahrungsgemäß braucht es einige Zeit der Beobachtung und des Taxierens, bis wir die Typen bei nahestehenden Menschen immer besser erkennen können und eine gewisse Routine darin bekommen, ihre stets wiederkehrenden Muster und markanten Eigentümlichkeiten erkennen zu können.

Damit möchte ich die theoretische Einführung in die Tiefenpsychologie des Zentralkonflikts abschließen. In den nächsten Kapiteln geht es um alltägliche Erscheinungsbilder der Charaktertypen, wie sie uns überall in Gestalt realer Menschen begegnen. Ich habe mich um eine möglichst anschauliche Schilderung bemüht, indem die vier Charaktertypen anhand typischer Patientenschicksale vorgestellt werden. Trotzdem sollte sich der Leser darüber klar sein, daß die Wesensmerkmale der einzelnen Typen im konkreten Einzelfall nicht immer Punkt für Punkt zutreffen müssen. Beispielsweise sind nicht alle Hysteriker Spieler, genauso wie nicht alle Schizoiden Einzelgänger sind. Eher kann man die Logik umkehren: begeisterte und leidenschaftliche Spieler sind überzufällig häufig Hysteriker, genauso wie es sich bei notorischen Einzelgängern ungewöhnlich oft um Schizoide handeln wird. Weil allerdings verhältnismäßig wenige Menschen dermaßen markante Wesenszüge aufweisen, wie man sie bei Originalen, Exzentrikern und dergleichen findet, hat man es beim Durchschnittsmenschen eher mit einer Kette von Indizien zu tun. Man muß deshalb ein Gespür für die jeweilige Wesensart entwickeln, die sich bei den meisten Menschen aus mosaikartigen Einzelbildern und einigen wertvollen Hinweisen zu einem Gesamtbild des tatsächlichen Charaktertyps zusammenfügen.

Die vier Charaktertypen

Hat man Charakter, so hat man auch sein typisches Erlebnis, das immer wieder kommt.

(Friedrich Nietzsche)

In den folgenden Schilderungen der vier Charaktertypen werden ihre wichtigsten Merkmale vorgestellt, wie ich sie beim Studium an Tausenden von Menschen beobachten konnte. Um das Ganze anschaulicher zu machen, habe ich dazu jeweils einen exemplarischen Fall ausgewählt, der einen bestimmten Typ besonders klar darstellt. Der Vorteil meiner Vorgehensweise bei der Charakterzuordnung besteht darin, daß ich als Arzt durch die psychoenergetische Testung viel schwerer getäuscht werden kann, als das bei anderen Diagnoseverfahren gelegentlich vorkommt. Beispielsweise wird man bei der ersten Begegnung manchmal durch das Äußere eines Menschen in die Irre geführt, ebenso natürlich auch durch andere Fehlerquellen, etwa durch raffinierte Kompensationsvorgänge, mit der sich ein bestimmter Charaktertyp maskiert. Manchmal führt einen auch eine ungewohnte ethnische Zugehörigkeit auf die falsche Spur, etwa daß Südländern gerne ein hysterischer Charakterzug zugeschrieben wird, weil sie so lebendig und überschäumend wirken.

Durch das unschätzbar wichtige Hilfsmittel der Energietestungen weiß ich jedoch sehr schnell, woran ich beim einzelnen Patienten tatsächlich bin und welcher Charaktertyp tatsächlich vorliegt. Mir ergeht es im Unterschied zu anderen psychotherapeutischen Zugangsweisen beim Studium der Charaktertypen deshalb wie Lesern von Kriminalromanen, die gleich zu Anfang den Mörder kennenlernen dürfen, was auch bei meiner Vorgehensweise der Fall ist. Deshalb weiß ich bei den Energietestungen des Zentralkonflikts von Anfang an, womit ich es beim einzelnen Patienten zu tun habe. Dadurch bekomme ich ein viel klareres, unverfälschtes Bild.

Zuerst möchte ich mich mit dem Typ des ***Schizoiden*** beginnen. Die Namensgebung „schizoid" rührt daher, daß Menschen mit extrem schizoiden Wesenszügen häufig eine Spaltung von Verstand und Emotionalleben zeigen, wie man sie in ganz ausgeprägter Form bei Schizophrenien vorfindet. Der Schizoide besitzt ganz grundsätzlich eine distanziert-unterkühlte Wesenart. Herzlichkeit und emotionale Wärme gehören nicht zu seinen Stärken. Das rührt daher, daß der Schizoide eine Seele mit männlichen Wesenszügen besitzt. Dadurch hat der Schizoide eine kraftvolle und oft unnachgiebige Wesensart, die man ihm am Anfang manchmal gar nicht zutraut, weil er nach außen geschickterweise so tut, als ob er ganz anders – also recht weich und nachgiebig – wäre.

Die eigentliche Ursache des bekannten Phänomens von „weiche Schale, harter Kern" beruht darauf, das der verdrängte Zentralkonflikt eine vermeintliche Sanftheit des Wesens ausbildet, wie eine Tarnkappe, die unsichtbar machen soll. Der Schizoide will dadurch verhindern, daß er nochmal in eine derartige schmerzhafte Situation hineingerät, die zur Ausbildung seines Zentralkonflikts geführt hat. Das ist natürlich ein vollkommen törichtes Versteckspiel, das überhaupt nicht zu seinem wahren Wesen gehört und sehr oft auch gar nichts nützt, weil die Zeiten der existentiellen Bedrohung längst vorbei sind, die beim Entstehen des Zentralkonflikts vorgeherrscht haben. Es handelt sich deshalb wie bei allen Charaktertypen um historisch überlebte Wesenseigenschaften, die überhaupt nicht mehr zeitgemäß sind. Man behält sie aber bei, weil sie zutiefst unbewußt geworden sind.

Der Schizoide sieht überhaupt nicht ein, daß wir ihm Vorhaltungen wegen seiner Charaktermaskerade machen, weil seine Abwehrhaltungen wie Sanftheit und übergroße Freundlichkeit zu seiner zweiten Natur geworden sind. „Ich bin so, wie ich bin", denkt er sich. Anfangs verteidigen deshalb viele Schizoide ihre Sanftheit, indem sie beispielsweise eine betont pazifistische Haltung einnehmen. Sie finden dann viele Ausreden, um ihre vermeintlich besonders wertvollen, aber aufgesetzten Wesenseigenschaften zu glorifizieren und zu rechtfertigen. Irgendwann wendet sich jedoch das Blatt. Denn je mehr der Schizoide durch die Abheilung seines Zentralkonflikts wieder in seine seelische Mitte kommt, umso stärker kommen auch wieder seine ursprünglich männlichen Wesenszüge zum Vorschein. Das gleiche gilt übrigens auch für Bewährungsproben, wo es zu unerwarteten Überraschungen kommen kann, mit denen man überhaupt nicht rechnet. Beim vermeintlich sanften, nachgiebig wirkenden Schizoiden wird man auf einmal mit seiner wahren Härte konfrontiert. In solchen Bewährungssituationen wächst der Schizoide jedoch keineswegs über sich hinaus, was oft fälschlicherweise behauptet wird, sondern er beginnt nur sein wahres Wesen zu offenbaren.

Zu den klassischen Typen der schizoiden Wesenart gehören der gefühlsarme Philosoph und der notorische Einzelgänger. Geradezu klassisch geworden ist das Bild des einsamen Cowboys, der am Filmende unter den Klängen einer traurigen Musik am fernen Horizont verschwindet, wobei er meist irgendeine hinter ihm herschmachtende Frau zurückläßt. Diese Frau gehört zum ganzen Drama unbedingt dazu, und der ganze Sinnzusammenhang wäre unvollständig ohne sie! Der einsame Cowboy ist zutiefst bindungsscheu, weshalb er vor dem, was er am meisten ersehnt, zugleich die größte Angst hat. Mit dem archetypischen Bild des „einsamen Cowboy" wird die emotionale Verlorenheit des Schizoiden recht gut beschrieben.

Denn tief in sich haben Schizoide eine große Melancholie vergraben, die geradezu rührselig und unendlich wehmütig anmutet. Deshalb wird der Schizoide von der antiken Temperamentenlehre her den Melancholikern zugeordnet. In tiefenpsychologischer Lesart entspricht die melancholische Wesensader der Sehnsucht nach der verlorenen mütterlichen Mitte. Schizoide sehnen sich nach der emotionalen Wärme, die sie auf sehnsüchtige Art suchen, obwohl sie vor ihr davonlaufen, wobei sie nicht mitzubekommen scheinen, daß sie sich das Leben aufgrund ihres spröden und unnahbaren Wesens selber schwer machen. „Reite zurück zu deiner Geliebten", möchte man dem Cowboy zurufen, ahnt aber schon, daß dessen einmal gefaßter Entschluß nicht mehr geändert und rückgängig gemacht werden kann. Schizoide sind harte Typen, die einen einmal eingeschlagenen Kurs nicht so leicht ändern.

Krankhafte Steigerungen der schizoiden Wesenart begegnen uns im Sonderling und Außenseiter, der seine Höchstform schließlich im Asozialen, Kriminellen und gefühlskalten Psychopathen findet. Das Tragische solcher extremistischen schizoiden Charaktertypen besteht in der überstarken Abwehr aller Hingabe-Impulse, die allesamt mit der persönlichen Vernichtung gleichgesetzt werden. Emotionale, mütterliche Impulse werden einerseits dringend ersehnt und andererseits in ambivalenter Weise außerordentlich heftig abgelehnt: „Harte Kerle flennen nicht!" behaupten solche harten Typen, obwohl ihnen manchmal danach zu Mute ist. Die Abwehr jedweder emotionalen Regung wird zur starren Abwehrfront, die irgendwann zur seelischen Erstarrung führt. Viele solcher emotionalen Krüppel haben bekanntlich eine grauenhafte Kindheit hinter sich, deren emotionale Not für Außenstehende kaum faßbar ist und verständlicherweise zur Ausbildung einer psychopathischen Charakterstruktur geführt hat.

Die Abwehr der emotionalen Seite erfährt beim Psychopathen eine solche Steigerung, daß solche Menschen oft regelrecht maschinenhaft wirken – wie Verstandesroboter, die alles Emotionale bei ihren Mitmenschen verfolgen müssen, als sollte etwas Entsetzliches vernichtet werden. In Wahrheit haben sie natürlich fürchterliche Angst, daß das Pulverfaß ihrer Emotionen durch kleinste

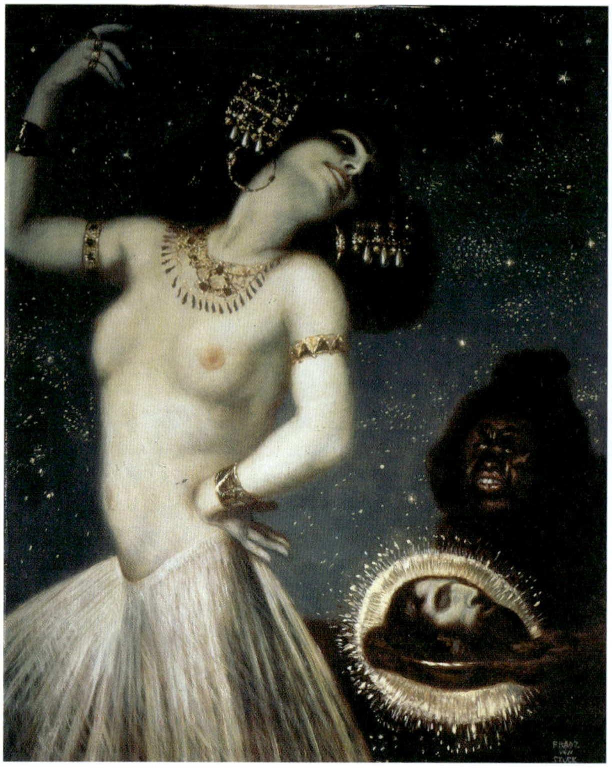

Das Gemälde stellt aus der Sichtweise des enthaupteten Johannes des Täufers das Entstehen seines schizoiden Zentralkonflikts dar. Ganz dieser Logik folgend wird deshalb der tanzenden Salome der blutige Kopf des Heiligen von einem gorillaähnlichen Ungeheuer überreicht – es stellt in symbolhafter Weise den Dämon oder Konflikt selber dar, der Salome zu Diensten ist. Hinter der schaurigen Enthauptung steht psychodynamisch meines Erachtens ein zweites Drama, nämlich das Aufeinandertreffen zweier inkompatibler Charaktertypen, der Salome als verführerischer Hysterika und des frommen Heiligen als Schizoiden.

Funken hochgehen könnte. Psychopathen bekämpfen deshalb jede äußere emotionale Infektionsquelle, und am allerliebsten verwandeln sie positive Gefühle in ihr Gegenteil, etwa indem sie sadistische Manöver benutzen, um auf der vollkommen sicheren Seite zu sein.

Nun werden Gottseidank aus den allerwenigsten Schizoiden extreme Psychopathen. Die meisten Schizoiden sind selbstverständlich freundliche, normale Leute. Doch trotz der oftmals nach außen hin heilen Fassade verbirgt sich bei allen Schizoiden dahinter ein tragisches Trauma, das mit der völligen Vernichtung des eigenen Lebens zu tun hat. Schizoide kämpfen deshalb einen unaufhörlichen Kampf von „Sein oder Nichtsein". Ihre verrückt anmutende seelische Grundsituation ähnelt einem Baby, dem die Nabelschnur durchgeschnitten wurde, obwohl es noch gar nicht lebensfähig ist. Das Baby sieht sich von einer als feindselig erlebten Welt in seiner Existenz bedroht. Schizoide haben deshalb eine Grundangst, die ganz existentielle Züge trägt.

Die Geschichte geht an diesem Punkt in folgerichtiger Art und Weise weiter. Wie ein Sterbender, dem hunderttausend Gedanken durch den Kopf rasen, beginnt der Schizoide in seiner Grundangst nach den eigentlichen Ursachen für sein Unglück zu forschen. Dabei begegnet er sehr bald dem Archetyp der indischen Göttin KALI, die ihre Kinder erst gebiert und dann grausamerweise verschlingt. Der Archetyp der mörderischen mütterlichen Gottheit entsteht tiefenpsychologisch deshalb, weil die Mutter uns auf die Welt bringt, womit sie uns im Grunde auch bereits unserem Ende überantwortet. „Hättest du mich nicht geboren, wäre mir das alles erspart geblieben!“ sagt die Seele mit voller Berechtigung. Der Schizoide schaut in die entsetzliche Fratze der mütterlichen KALI, wo sich Liebe in blanken Haß und mörderische Zerstörungslust verwandelt hat.

Die Pattsituation der schizoiden Erlebensweise hat etwas von einer diabolischen Paradoxie, weil Leben und Tod, Geborenwerden und Sterbenmüssen nahtlos und unentrinnbar ineinander überzugehen scheinen. In seiner extremen Ausformung bekommt der Liebesimpuls des Schizoiden zerstörerische Züge, wie man am Beispiel des wegreitenden schizoiden Cowboy sehen kann, der seine Herzensdame ebenso unglücklich zurückläßt, wie er seine eigene Liebessehnsucht durch die Flucht in die Einsamkeit zerstört. Dabei hat der Schizoide eine ungeheuer große Sehnsucht nach Liebe und Herzenswärme, die er aber gleichzeitig auf unbewußte Weise fürchtet. Man spürt, daß es trotzdem nur einen kleinen Anstoß braucht, damit der Schizoide seine inneren Hemmungen überwindet. Dieser kleine Anstoß gelingt häufig dem depressiven Charaktertyp, dessen emotionale Struktur den Schizoiden auf perfekte Weise ergänzt. Damit sind wir bereits bei den Beziehungsvarianten angelangt, die sich aus den vier Charaktertypen ergeben. Im Depressiven findet der Schizoide, wie erwähnt, seinen bevorzugten Bindungspartner. Der Depressive stellt gewissermaßen die fehlende seelische Hälfte dar, die der Schizoide zum Ganzsein braucht. Hier findet er die emotionale Wärme und das starke Bindungsverlangen, das seine eigenen Defizite ausgleicht.

Im hysterischen Naturell begegnet der Schizoide dem größten charakterlichen Antipoden, der überhaupt nur denkbar ist. Schizoide und Hysteriker leben wesensmäßig in vollkommen unterschiedlichen Welten. Die wesensmäßigen Antriebe und eigentlichen seelischen Beweggründe des Hysterikers bleiben dem Schizoiden deshalb völlig verschlossen. Sein Unverständnis dem Hysteriker gegenüber kann man von daher leicht begreifen, wenn

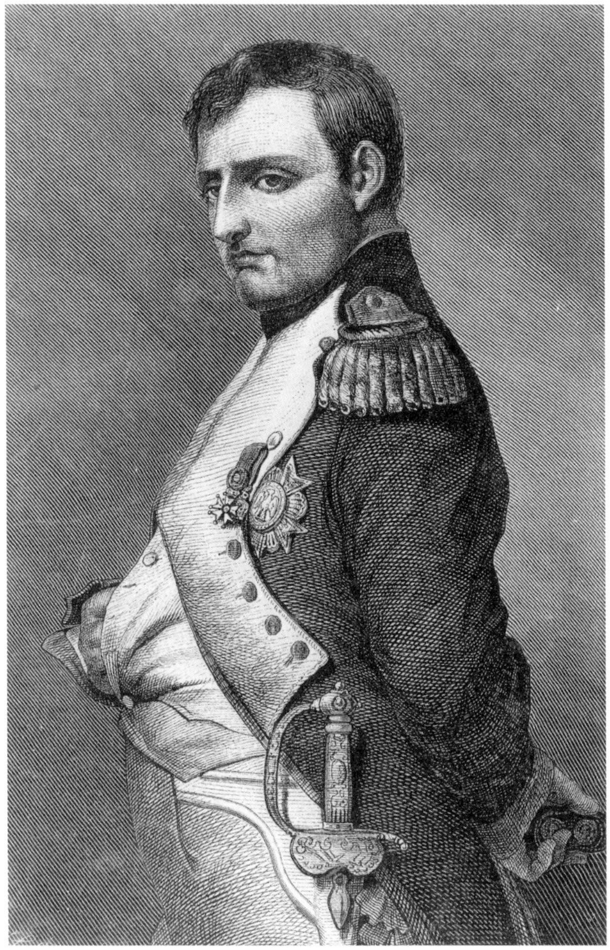

Napoleon als Alleinherrscher seiner Welt, der sich selber krönt, stellt den klassischen Schizoiden dar, einen Alleinherrscher par exellence. Der Stolz und die Selbstdarstellung des Schizoiden unterscheiden sich vom Hysteriker dadurch, das es dem Schizoiden im Grunde seines Herzens völlig egal ist, was andere von ihm halten. Der Schizoide ist vollkommen von sich selbst überzeugt, weshalb für ihn Claqueure jeglicher Couleur überflüssige Schmarotzer sind, die nur an seiner Großartigkeit partizipieren wollen.

man sich über die elementare Unterschiedlichkeit des Wesens der beiden Typen klar wird. Während das Grundempfinden des Schizoiden im Hintergrund stets eine tragische Note besitzt, hat der Hysteriker eine grundsätzlich komödiantische und verspielte Wesensart, als wäre das ganze Leben ein gigantischer Amüsierpark. So eine Haltung kann der Schizoide nicht nur überhaupt nicht begreifen, sondern er findet das hysterische Verhalten in höchstem Maß degoutant und abstoßend (seine Verwunderung enthält deutliche Untertöne von Verachtung). Hinzu kommen andere unglückselige Verirrungen, etwa daß die rivalisierende und verspielt-kämpferische Haltung des Hysterikers vom Schizoiden als existentiell bedrohliche Kampfansage empfunden wird. Aus der Komödie des Hysterikers wird für den Schizoiden dadurch schnell eine Tragödie.

Wesentlich abgemilderter verläuft die Beziehung zum Zwanghaften. Der Zwanghafte als gleichsinnig männlicher Charaktertyp wird viel leichter verstanden. Häufig ist für den Schizoiden der beste Freund – so er überhaupt einen braucht! – entweder selbst ein Schizoider oder aber ein Zwanghafter. Die unruhigen und chaotischen Tendenzen des Schizoiden werden durch den Zwanghaften zumindest oberflächlich beruhigt. Das Anarchische im Schizoiden wird durch zwanghafte Elemente besänftigt und abgemildert, so daß zwanghafte Einflüsse dem Schizoiden zumindest ein bißchen gut tun. Zu viel ist aber von Übel. Denn das Zwanghafte stellt für den Schizoiden eine letztlich krankhafte Pose dar, die seiner wahren Natur zuwiderläuft. Zwanghafte Charaktereigenschaften haben bei ihm deshalb immer einen neurotischen, krankhaft wirkenden Beigeschmack. Das Zwanghafte stellt nämlich eine krankhafte Ersatzhandlung dar, als würde der Schizoide die falsche Ausgangstüre gewählt haben, um aus seinem eigenen Seelengefängnis zu fliehen. So sind zwanghaftes Waschen und Putzen oder das Anlegen einer Münzen- und Briefmarkensammlung für den Schizoiden Neurotizismen, die zu keiner wahren Lösung seiner seelischen Problematik führen können.

Die primären Fragen des Schizoiden kreisen um die Existenz (Thema von Chakra 1) und um den Sinn (Thema von Chakra 7). Der Schizoide kann deshalb als derjenige Charaktertyp aufgefaßt werden, der den Beginn und das Ende jeder seelischen Entwicklung markiert – wenn man die Seelenreise mit den Chakras in Beziehung setzt. Dann beginnt diese Reise beim ersten Chakra und endet beim siebten, den zwei Energienzentren, die am stärksten mit der seelischen Problematik des Schizoiden besetzt sind und die zugehörigen schizoiden Zentralkonflikte haben. Becken und Kopf – die Regionen des ersten und siebten Chakra – sind deshalb für den Schizoiden problematische Körperzonen, wo gerne Krankheiten und Störungen auftreten, weil der Schizoide dort seine größten energetischen Schwachstellen hat.

Bei dem nachfolgend geschilderten Fall eines Geschäftsmannes wird die gesamte Problematik der schizoiden Seelenwelt deutlich:

John, 51 J., ein gutaussehender, großer Mann mit Halbglatze, der auf den ersten Blick wie ein ewiger Student wirkt, trägt schmuddelige Jeans, hat ein offenes Hemd und zeigt einen gestreßten, blassen Gesichtsausdruck, als wäre er seit Monaten nicht mehr an der Sonne gewesen. John ist in das „Health Center" gekommen, um unsere naturheilkundliche Methode näher kennenzulernen. Er war bei unserem Vortrag am Vorabend und hat dabei gehört, daß wir die „Psychosomatische Energetik" am nächsten Tag anhand von Patiententestungen praktisch demonstrieren wollen. John ist Therapeut, hat aber keinen Patienten mitgebracht, wie das manche seiner Kollegen zu tun pflegen, sondern will selbst getestet werden. Das kommt vor allem deshalb öfter vor, weil nicht wenige Therapeuten selber enorme Gesundheitsprobleme und seelische Störungen haben. Das scheint bei John aber nicht so zu sein. John vertreibt medizinische Alternativgeräte und sucht neue, interessante Produkte. Natürlich interessiert ihn auch, „was mit ihm los ist", aber das sei nebensächlich. Er will vor allem sehen, ob an der Methode was dran ist. Auf meine übliche Eröffnungsfrage, was er für Beschwerden habe, antwortet er in vollkommen überraschender und unüblicher Weise, daß er mir das nicht verraten wolle, weil ich ja sonst alles schon vorher wüßte. Ich bin erst einmal sprachlos. Normalerweise würde ich bei einem Patienten die Behandlung abbrechen. Da es sich jedoch bei John nicht um einen Patienten handelte, sondern um eine Bewährungsprobe für die Methode selbst, gehe ich auf das mir außerordentlich unsympathische Spiel ein. Energietests haben mit emotionaler Vertrautheit und Freundlichkeit zu tun, und von vornherein aus ihnen ein Glücksspiel oder eine Bewährungsprobe zu machen führt häufig zu schlechten Resultaten. Ich sage das John, aber das ist für ihn in Ordnung.

Entgegen meiner Erwartung, es mit einem leidlich gesunden Menschen zu tun zu haben, ergeben sich Rebatest-Werte von 30% vital, 60% emotional, 70% mental und 40% kausal (Die Prozentwerte des Rebatest geben an, wieviel Ladung die jeweilige Energie-Ebene in Prozent hat, das heißt, wie gesund sie ist). Als gestörtes Chakra findet sich Chakra 1 (Beckenregion) mit dem Konflikt Emvita 4 („selbstbeherrscht, Gefühle nicht zulassen..."). Der Konflikt hat mit 80% vital, 70% emotional, 10% bewußt und 50% kausal überdurchschnittlich hohe Werte. Ich erläutere ihm meine Verdachtsdiagnosen, daß er sich vermutlich ziemlich erschöpft (vital 30%) und lustlos (60%) fühlen wird und darüber hinaus Probleme mit dem Unterleib haben könnte, etwa in Form von Kreuzschmerzen, da dort eine vegetative Blockierung vorliegt (Chakra 1). Dazu habe er Probleme damit, seine Gefühle zu zeigen, und reiße sich immerfort viel zu stark zusammen.

Nach einer längeren Pause, in der er völlig regungslos verharrt, erzählt er mit monotoner Stimme und ausdruckslosem Gesicht, ich hätte alles bis auf den i-Punkt genauestens getroffen. Die Methode sei wirklich gut. Alles, was ich gesagt habe, träfe hundertprozentig auf ihn zu. Er fühle sich ständig ausgelaugt und erschöpft, obwohl er viel mit dem Mountainbike in den nahen

Bergen herumfährt, mit dem Kanu paddelt und vor kurzem sogar einen längeren Urlaub gemacht hat, der an seiner Erschöpfung auch nichts geändert habe. Ihm fehle vermutlich seine Freundin, in die er unsterblich verliebt sei. Auf meine erstaunte Frage, was denn da los sei, erwähnt er die große Entfernung, weil die Freundin auf einem anderen Kontinent zu Hause ist.

Ich wende ein, daß im Zeitalter des Düsenjets das alles doch kein Problem sei, weil sowohl er wie seine Freundin freie, in keiner sonstigen Partnerschaft gebundene Wesen seien. Nein, antwortet er nach einigem Zögern, er könne es ihr einfach nicht zumuten, mit ihm zusammenzuleben, dazu liebe er sie viel zu sehr. Auf meine Frage, wie das zu verstehen sei und ob er Aids oder sonst etwas habe, antwortet er ausweichend, er habe mehrere Jahre gut mit einer Frau zusammengelebt, die ihn jedoch verlassen habe. Seitdem sei er wegen der großen Enttäuschung alleine geblieben. Es gäbe auch eine andere Frau, die in der Nähe wohnt und die sich viel um ihn bemüht, aber er wolle einfach keine enge Bindung. Auf meinen Vorschlag, es doch mal mit den Emotionalmitteln und Chakramitteln zu versuchen, reagiert er abweisend und will keine Mittel dagegen nehmen. Sein Problem sei einfach so. Seitdem habe ich von John nichts mehr gehört.

Auswertung:

Hinter der Fassade des schmuddeligen Philosophen und Einzelgängers verbirgt sich ein scheuer, vom Schicksal gezeichneter Mann, der offenbar eine frühere Trennung von einer geliebten Frau nicht verwinden kann. Seine noch immer nachwirkende ungeheure Dramatisierung dieser längst vergangenen Trennung entspricht dem Lebensgefühl des Schizoiden, im Grunde nicht geliebt zu sein und keinerlei Schwächen zeigen zu dürfen. Jede seelische Öffnung etwa in Form eines Bindungsversprechens wird ängstlich gemieden, insgeheim jedoch innig herbeigesehnt. Das sadistische Element dieses Charakters zeigt sich in der Weigerung, Symptome zu nennen (= Schwächen zuzugeben) und mich durch dieses Manöver als Behandler gleichzeitig unter seine Kontrolle zu zwingen. Zum Sadismus (= den anderen abweisen, bevor er es mit einem selbst tun kann) gehört ebenfalls die Weigerung, fremde Hilfe zu akzeptieren und mein Rezept anzunehmen, ebenso natürlich auch, die beiden neuen Partnerinnen in ihrem Liebeswerben abzulehnen.

Als nächstes möchte ich mich dem **Hysteriker** zuwenden, weil er zum Schizoiden in einem extrem gegensätzlichen Verhältnis steht. Bei der hysterischen Persönlichkeitsstruktur besteht die Hauptangst davor, endgültig auf etwas festgelegt zu werden und Realitäten in Form von festlegenden Notwendigkeiten und bindenden Verpflichtungen anzuerkennen. Diese Abneigung gegen jedwede Festschreibung führt zu einem überwertig erlebten Freiheitsdrang, der dazu reizt, alles zu entwerten und in eindimensionaler Weise als gleichwertig zu erleben. So eine eindimensionale Welt wird als rosarotes Disneyland erlebt, in dem man als Kind völlige Narrenfreiheit genießt und dazu alle seine Wünsche befriedigt bekommen will.

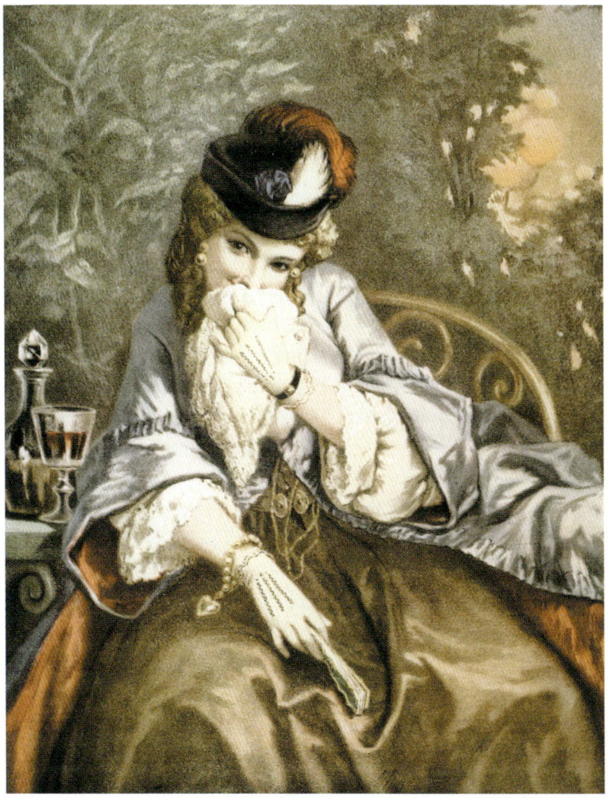

„Die Kokotte" – das Gemälde von Gustave Dorè zeigt uns klare Attribute der Hysterika, vor allem die verführerisch-spielerische Grundhaltung, den schönen Schmuck und die gefällige Kleidung als Möglichkeit der Repräsentation und sinnlichen Freude sowie das Weinglas als Ausdruck der Genußfreude.

Für den Hysteriker wartet hinter jeder Wegbiegung das große Glück. Stets beginnt alles von Neuem und bei Null, was vor allem für die eigenen Sünden des Hysterikers gilt, die er sich sozusagen als sein eigener milder Richter kurzerhand für alle Zeiten vergibt. Alles Negative und begrenzend Erlebte wird ausgeblendet und verdrängt, was im Extremfall bis zur Lüge und projektiven Verdrängung alles Bösen auf die Umwelt reicht. Man wird an einen Gaukler erinnert, der mit Charme und Tricks seine Mitmenschen dazu verführt, ihm stets noch ein wenig mehr an Freiheit und Wunscherfüllung zu erlauben. Das Unerträglichste für den Hysteriker sind Wartenmüssen und Triebaufschub. Alles soll sofort, in vollen Zügen und mit rauschhaften Ekstasen genossen werden. Kinder in einer bestimmten kleinkindhaften Phase neigen zu hysterischen Wesenszügen, indem sie alles bis zum Exzeß ausleben wollen, der Kindergeburtstag nie zu Ende gehen soll, gespielt und gelacht wird bis zum Umfallen und so fort.

Es entsteht das Bild einer kindlich-unbeschwerten, fröhlich-dionysischen Natur, die etwas vom Gott Pan hat, der sich bei genauerer Betrachtung jedoch in eine unmäßige, nimmersatte Raupe verwandelt. Manche Hysteriker werden deshalb auch vom Körperbau her oft zu unförmigen Fettkolossen, weil sie auch beim Essen keine Befriedigung und damit kein Ende finden können. Man kann das sehr gut am späten Elvis PRESLEY sehen, einem durch und durch klassischen Hysteriker. Dabei kippt die kurzfristige Befriedigung gleich wieder in eine neue Frustration um, so wie hydragleich der abgeschlagene Kopf der Wunscherfüllungs-Schlange bekanntermaßen drei neue Köpfe bekommt. Hysteriker sind sehr genußfähig, was sie vom Schizoiden grundsätzlich unterscheidet. Dem Hysteriker braucht man nicht beizubringen, wie man genießt und was im Leben Spaß macht – es ist ihm bereits „in die Wiege gelegt", ganz im Gegensatz zum Schizoiden, der die Fähigkeit zu Lust und Spaß häufig erst mühsam erlernen muß.

Entwicklungsgeschichtlich wird hinter der hysterischen Struktur eine ödipale Rivalitäts-Problematik gesehen. Oft soll der Vater für das Hysterikerkind als Vorbild in irgendeiner Form unerreichbar sein, was meines Erachtens nur eine Folge und nicht eine Ursache darstellt. Entweder wird der Vater als zu streng und unnahbar oder als aufgeblasenes Nichts erlebt. Das hat natürlich vor allem mit dem Hysteriker selbst zu tun, weil er Autoritätspersonen mit seiner rivalisierenden Wesensart und seiner gelegentlich undisziplinierten, provokativen und nötigenden Haltung Probleme bereitet. Weil die Strategie des Verhaltens beim Hysteriker wie bei einem Chamäleon wechseln kann, stellt er für Autoritäten in solchen Fällen eine Reizfigur dar, die er gerne bis zur Weißglut reizt. Darin besteht eine Gemeinsamkeit zum Schizoiden, indem auch der Hysteriker eine sadistische Note besitzt, die sich bis zur quälerischen Grausamkeit steigern kann. Der sadistische Impuls entspringt beim Hysteriker seinem Lustempfinden, weshalb perverse Triebtäter nicht selten Hysteriker sind. Der Schizoide ist dagegen eher der gefühlskalte Bestrafer, der wenig oder gar kein Lustempfinden verspürt und bei dem der Bestrafungsimpuls aus bestimmten Ideen entspringt, indem er beispielsweise im Namen einer moralischen Instanz zu handeln glaubt.

Extremfiguren wie Triebtäter sollten den Leser allerdings nicht zu falschen Schlussfolgerungen führen, weil sie im Alltagsleben nur eine unbedeutende Rolle spielen. Dazu stellen solche pathologischen Varianten extreme Verzerrungen eines bestimmten Charaktertyps dar, denen keinerlei Allgemeingültigkeit zukommt. Wie beim Schizoiden besteht deshalb die überwiegende Mehrzahl aller Hysteriker aus normalen Menschen, die viele ausgesprochen liebenswerte Wesenszüge besitzen. Die meisten Hysteriker haben stark abgemilderte Wesenszüge, die ein normales Leben in der Gemeinschaft möglich machen. Trotzdem kann man auch beim normalsten Hysteriker bestimmte Eigentümlichkeiten erkennen, die stets etwas Gegensätzliches haben. So steht der Neigung des Hysterikers, andere zu verärgern und sich bei ihnen fürchterlich unbeliebt zu machen, als ausgleichendes Element die menschlich anrührende Bereitschaft gegenüber, sich rasch zu versöhnen und wenig oder gar nicht nachtragend zu sein. Auch die empathische Wärme des weiblich gepolten Seelentyps und die Neigung zum koketten Gefallenwollen sorgen dafür, daß dem verärgerten Gegenüber das Verzeihen leichter fällt.

Man erkennt in allen angeführten Beschreibungen gegensätzliche Wesenszüge, die den Mitmenschen von Hysterikern sehr oft zu einem Kontrasterlebnis in Form von „Himmel und Hölle" verhelfen. Mal möchte man vor Freude über die liebenswürdige Art des Hysterikers jubilieren, um ihn kurze Zeit später abgrundtief zu verwünschen und sogar zu hassen. All diese gegensätzlichen Empfindungen, die der Hysteriker in seinem Gegenüber hervorruft, haben etwas zutiefst Wankelmütiges, was natürlich der Angst des Hysterikers vor dem Festgelegtwerden entspringt. Der Hysteriker projiziert seine Wesenszüge – so wie alle Charaktertypen – auf sein Gegenüber, wodurch dieses dann die wahren Empfindungen des jeweiligen Typs wahrnimmt und darüber hinaus „ausbadet".

Wankelmütige und gegensätzliche, schwer vereinbare Wesenszüge werden im Patriarchat gerne mit dem Charakter der Frau in Verbindung gebracht. Das hysterische Temperament galt deshalb lange Zeit als rein weibliche Charaktereigenschaft, was natürlich geflissentlich übersieht, daß sich die Hälfte aller Hysteriker aus Männern zusammensetzt. Hysterische Männer im Patriarchat sind durch ihre grundsätzliche Fähigkeit zur Schauspielerei sehr oft maskiert. Sie spielen den unnahbaren, autoritären Schizoiden (als Chef), den warmherzigen und brav dienenden Depressiven (als Dienstleistende) oder den braven, ordentlichen Zwanghaften (als Beamte), während sie erst zu Hause hinter verschlossener Tür als sogenannter „Haustyrann" ihr wahres Gesicht offenbaren. In der Redensart „nach unten treten, nach oben buckeln" werden die beklagenswerten charakterlichen Schwächen angeprangert, die mit so einem Versteckspiel zu tun haben. Weil der schauspielernde Charakter unter einem permanenten Frustgefühl leidet, was er allzu gerne durch jähzornige Ausbrüche und dergleichen loswerden möchte, kommt es in solchen Fällen zu häuslichen Prügelszenen.

Kompensatorisch besteht ähnlich wie beim Depressiven der Hang zur schwärmerischen Anbetung väterlicher Autoritätsfiguren, denen auf geradezu leutselignaive Art alles geglaubt und mit großem Idealismus gedient wird. Hysteriker sind deshalb oft große Idealisten, was bei ihnen jedoch einer kindlichen Anbetungshaltung und emotionalen Begeisterung entspringt, nicht aber vernunftmäßigen und abstrakten Überlegungen. Werden solche begeistert geglaubten Ideale von außen in Frage gestellt und gefährdet, werden sie oft auf geradezu paranoide Weise verteidigt und beschützt. Hysteriker bilden deshalb oft dadurch ein künstliches Gegengewicht zu ihrer Angst vor dem Festgelegtwerden, indem sie bestimmte Ideale auf groteske Weise glorifizieren und mumifizieren. Man hat es dann mit seelischen Inseln zu tun, die mit dem restlichen Empfinden des Hysterikers gar nichts zu tun haben.

Hinter der Fassade der hysterischen Fröhlichkeit tun sich ungeahnte Abgründe auf. Meist steckt dahinter eine tiefsitzende, geradezu panische Angst. Zuerst begegnet uns die Angst des Hysterikers vor dem Festgelegtwerden. Das stellt gewissermaßen den Nàhrboden für alle daraus abgeleiteten Ängste dar, wie Platzangst, Angst vor Insekten und Schlangen und dergleichen. Kein anderer Charaktertyp ist so von Ängsten beherrscht wie der Hysteriker, wobei es ein Fehler wäre, bei allen Menschen mit Angsterkrankungen eine hysterische Charakterstruktur anzunehmen. Ängste sind etwas zutiefst Menschliches, was als primäre Emotion allen Charaktertypen zugrundeliegt. Doch kein anderer Charaktertyp scheint mir so von seinen Ängsten beherrscht zu sein wie der Hysteriker.

Der klassische Typ des Hysterikers begegnet uns im Don Juan, der durch seine charmante und extrovertierte Art schnell zum Liebling der Damen und der Gesellschaft wird, sich in Gesellschaft gerne in Szene setzt und stets in den gesellschaftlichen Vordergrund drängt, das Leben in vollen Zügen genießt und in ekstatischer Freude sein Hab und Gut verspielt. Wo immer in gesellschaftlichen Runden eine Person mit schöner Regelmäßigkeit für Stimmung sorgt und im Mittelpunkt steht, wird es sich um einen Hysteriker handeln. Am Strand dreht sich jedermann um, wenn Don Juan mit laut lachender Stimme nach irgendeiner Eva ruft. So vergehen die Tage des Hysterikers wie ein einziges aufregendes Spiel und ein herrliches, rauschendes Fest. Im Rückblick des Alters empfindet der Hysteriker sein bisheriges Leben in verklärender Weise oft als Traum. Werden solche Scheinwelten wegen nackter, unschöner Tatsachen unmöglich, bekommt das Alter für den Hysteriker oft eine tragische Note, was dann sehr oft in einem Alptraum endet, der häufig einen Selbstmord nach sich zieht – etwa durch exzessiven Alkoholkonsum und starkes Übergewicht, was einem schleichenden Selbstmord auf Raten entspricht. Der alternde Hysteriker kämpft dagegen an, durch Alter und Tod endgültig gezeichnet und festgelegt zu werden.

„Nicht der Jüngling ist zu preisen, sondern der Greis, der gut gelebt hat", behauptet der griechische Philosoph Epikur. Dieser Ausspruch könnte niemals von einem Hysteriker stammen, weil der das „Hier und Jetzt" ganz in den Vordergrund stellt. Vergangene Zeiten haben für den Hysteriker deshalb keinen allzu großen Stellenwert – was zählt, ist vor allem die Gegenwart. Hinzu kommt, daß für den älter werdenden Hysteriker die äußere Fassade jugendlicher Schönheit immer mehr zerbröckelt. Mit Schönheitsoperationen und illusionären Selbstverkennungen lehnt er sich oftmals dagegen auf. Tod und Altern werden irgendwann im Leben jedes Menschen zu unleugbaren Realitäten, die der Hysteriker wegen seiner Angst vor Festlegung abgrundtief fürchten muß. Die Gegenwartsbezogenheit des Hysterikers zeigt sich je-

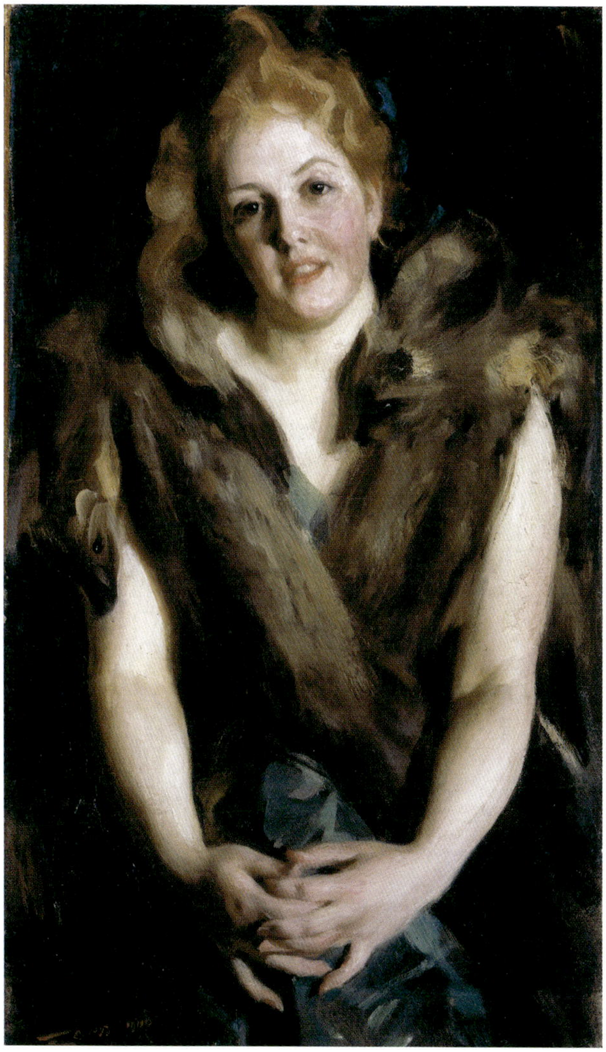

„Maja" – Gemälde von Anders Zorn 1900, verrät die Hysterika durch die deutlich erkennbare sinnlich-verführerische Pose.

doch nicht nur bei der Vergänglichkeit, sondern auch bei der Zukunft. Das Wartenmüssen auf zukünftige Ungewißheiten gehört demzufolge für den Hysteriker zu den schlimmsten Strafen, genauso wie die Ungewißheit dessen, was geschehen wird. Sobald er genau mitgeteilt bekommt, was an Planungen für die Zukunft vorgesehen ist, beruhigt er sich innerlich. Berufssparten wie Hellseher sind deshalb für den Hysteriker von überwertiger Wichtigkeit, weil sie ihm vermeintlich die Ungewißheit ersparen helfen, die mit der Zukunft notgedrungen verbunden ist.

Was die Verwandtschaften zu anderen Charaktertypen angeht, so findet der Hysteriker im Zwanghaften seinen optimalen Partner. Wegen seiner chaotischen und strukturlosen Lebensweise braucht der Hysteriker die zwanghaften Wesensmerkmale als unerläßlichen Ausgleich. Der Hysteriker braucht die Ordnung und Strenge des Zwanghaften, um einen soliden und klar strukturierten Gestaltungsrahmen für sein wildes und anarchisches Temperament zu erhalten. So wie ungezogene und wilde Kinder durch eine strenge, liebevolle Erziehung überhaupt erst wieder zur Besinnung und in ihre seelische Mitte kommen können, genauso lechzt der Hysteriker regelrecht nach der Strenge, die der Zwanghafte verkörpert, ganz wie ein Schiffbrüchiger mit aller Gewalt nach einem Rettungsring greift. Hysteriker brauchen deshalb „Zuckerbrot und Peitsche", weil sie ohne äußere Richtlinien und Vorschriften rettungslos umherirren würden, weshalb man sie mit Strenge und Ermahnungen auf den rechten Weg zurückführen muß – sozusagen mit der „Peitsche", sie aber gleichzeitig in ihrem Lustbestreben nicht allzusehr frustrieren darf („Zuckerbrot"). Wenn man diese elementaren Mechanismen begriffen hat, sind die ansonsten als schwierig verschrieenen Hysteriker ausgesprochen leicht zu führen.

Am schwierigsten hat es der Hysteriker mit dem Schizoiden. Der Schizoide lebt am anderen Ende des hysterischen Universums, weshalb er für den Hysteriker von seiner Wesensart her vollkommen fremd und unverständlich bleiben muß. „Wozu soll man sich mit ernsten Dingen wie der Sinnsuche des Schizoiden und dergleichen abgeben, wo das Leben doch ein Fest ist, das gefeiert werden will?" fragt sich der Hysteriker. „Warum reitet der verrückte schizoide Cowboy einsam der untergehenden Wüstensonne entgegen, während er zu allem Überfluß auch noch so hirnverbrannt ist, die Geliebte zurückzulassen?" fragt sich der hysterische Don Juan, der solchen schizoiden Verhaltenseigentümlichkeiten wie „Verzicht" und „moralische Strenge" oder „Einzelgängertum" vollkommen verständnislos gegenübersteht. Der Hysteriker hält den Schizoiden deshalb für einen völlig Verirrten und Verrückten.

Beim Depressiven findet der Hysteriker eine neurotisch gefärbte Seelenverwandtschaft, weil der Depressive als gleichsinniger Typ anziehend wirkt. Zunächst scheint das tragisch Festgelegte und Engültige des Depressiven dem wankelmütigen Hysteriker gut zu tun. Trotzdem besteht in der depressiven Haltung eine große Gefahr für den Hysteriker, von der später noch genauer die Rede sein wird. Denn der Depressive kann dem Hysteriker nicht den notwendigen Halt geben und soviel harten Widerstand entgegensetzen, der notwendig ist, damit der Hysteriker seine Begrenzungen spürt und nicht aus der Rolle fällt. Die depressive Haltung ist für den Hysteriker sogar extrem gefährlich, weil sie ihn emotional enthemmt und im Extrem sogar zur Selbstvernichtung führen kann.

Als gestörtes Chakra findet sich das 2. Chakra (Unterbauch), das dem Darm und der urogenitalen Kontrolle zugeordnet wird und die Niere als Angstorgan energetisch mitversorgt. Ebenfalls gehört die Nebenniere mitsamt dem Sympathikus zu den betroffenen Organen. Ebenfalls zählt das 6. Chakra zur hysterischen Ausdrucksform (Stirngebiet mit den vegetativen Zentren), in dem das Intuitive, Chaotische und Fehlgesteuerte der hypothalamischen Dysfunktion zum Ausdruck kommt. Unterbauch und Stirnbereich sind deshalb wichtige segmentale Schwachstellen, in denen sich auffallend häufig Organkrankheiten des Hysterikers entwickeln.

Nachfolgend möchte ich die Begegnung mit einer hysterischen Patientin schildern, die viele charakteristische Merkmale dieses Charaktertyps erkennen läßt:

Frau M., eine 32 J. alte, schlanke und erotisch äußerst anziehende Künstlerin, lebt seit längerem von ihrem Mann getrennt. Sie ist die Mutter eines zweijährigen, extrem verwöhnten und quengeligen Sohns, der während der Konsultation das gesamte Wartezimmer und alle meine Helferinnen auf Trab hält, obwohl die Großmutter als Aufpasserin mit dabei ist. Das scheint jedoch überhaupt nichts zu nützen. Die Patientin erscheint bei mir im Sprechzimmer mit violetter Latzhose und beidseitigen Zöpfen, die ihr das Aussehen von Pippi Langstrumpf geben. Stillzusitzen oder konzentriert in einem Fluß ihre Probleme zu erzählen scheint nicht ihre Sache zu sein. Sie lächelt mich verlegen und kokett an, während sie in ihrer Erzählung sprunghaft von einem Thema zum anderen wechselt und unruhig hin und her wippt. So verrinnen viele Minuten, ohne daß wir auf sinnvolle Weise bei der Anamnese vorankommen.

Sprunghaft geht es von einem Punkt zum anderen. Schon immer habe sie Schwierigkeiten gehabt, sich irgendwo festzulegen. Darauf folgt eine unzusammenhängende Aufzählung diverser biographischer Details. Ich schlage ihr an diesem Punkt vor, daß wir entgegen meiner sonstigen Gewohnheit mit ihrer Familiengeschichte beginnen, um ihr über solch ein gefühlsmäßig bindendes Thema zu einer Strukturierung zu verhelfen. Sie stimmt zu und erzählt mir die wichtigsten Daten aus ihrem Leben. Alles habe eben seine Vor- und Nachteile, meint sie, und aus diesem Grund wechselt sie ständig die Partner, den Wohnort und die Nebenjobs. Als Künstlerin wird ihr eine hohe Begabung bescheinigt, aber sie will sich auch hier nicht festlegen und schwankt hin und her, ob sie besser Fotografie oder Malereie machen soll – auch Grafikdesign würde ihr liegen. Sie sei ohne Vater aufgewachsen und habe zur Mutter ein besonders gutes Verhältnis. Die Mutter hilft ihr beim Hüten des Sohnes, wenn sie etwa mal in die Disko will, mit dem Verwalten des Bankkontos, weil Geld nun mal nicht ihre Sache sei, und auch sonst sei die Mutter für sie einfach unverzichtbar. Männer brauche man nun halt mal ab und zu als gesunde Frau, aber sonst seien die „Kerle" durchaus verzichtbar. Deshalb wohne sie auch mit einer Freundin zusammen, was viel praktischer sei.

Ich unterbreche die Patientin in ihrem Redefluß und weise darauf hin, daß sie verspätet zu dieser ersten Konsultation erschienen sei – ich müsse leider zu einem dringenden Termin und es sei bereits eine halbe Stunde vergangen. Ich frage aber noch der Vollständigkeit halber, warum sie eigentlich zu mir als Arzt gekommen sei. So was wie richtige Krankheiten habe sie gar nicht, dazu wäre ihr Körper viel zu gesund und sie sei, nebenbei bemerkt, noch so knackig wie mit Zwanzig. Dabei sieht sie mich mit beiläufiger Koketterie kurz an. Die Beschwerden, die sie zu mir führen, seien eben nur ein lästiger Spannungskopfschmerz und immer mal wieder schreckliches Brustspannen kurz vor der Periode. Sie sei in dieser Hinsicht, was die Brust angeht, von der Natur nun mal besonders gut ausgestattet worden, aber von anderen Frauen wüßte sie, daß die Brüste überhaupt nicht so weh tun müßten und daß ich da mit Akupunktur einer Bekannten gut geholfen hätte. Damit verabschieden wir uns und vereinbaren einen neuen Termin.

Zur nächsten Konsultation erscheint die Patientin überraschenderweise nicht mehr, bezahlt auch die Rechnung des Erstgesprächs nicht, weil ich ja gar nichts an Heilendem gemacht hätte (so äußert sie sich am Telefon, als meine Helferin telefonisch nachfragt, was denn los sei und warum sie die Rechnung nicht zahlt). Von einem richtigen Arzt könne man erwarten, daß der nicht gleich davonrennt, wie ich das bei ihr gemacht hätte, kaum wäre sie in meinem Sprechzimmer gewesen. Vielleicht sei ich ja in Wahrheit bloß scharf auf sie und wäre deshalb verwirrt gewesen. Das Gespräch hätte ja sowieso nur ein paar Minuten gedauert und wäre eher ein unverbindliches Geplauder zum Kennenlernen gewesen. Auf die Frage meiner Helferin, ob die Patientin das Ganze so in Ordnung fände, antwortet sie, daß Ärzte ja sowieso viel zu viel Geld hätten und sie dazu eine Rechtsschutzversicherung habe, für den Fall einer Klage von mir würde die Versicherung das schon regeln.

Auswertung:

Bei Frau M. ist die Angst des Hysterikers vor der Notwendigkeit, Entscheidungen zu fällen, praktisch in jedem Detail nachweisbar: beim kleinen Sohn, dem keinerlei Grenzen gesetzt werden, bei der Unfähigkeit in Beruf und Partnerwahl, konsequent bei einer Sache zu bleiben, bei der Verspätung zum 1. und dem Nichteinhalten des 2. Termins. Der erotische Unterton der Kommunikation ist klar erkennbar, indem ich gleich beim Eintreten charmant mit den Augen angeflirtet werde. Die Zurschaustellung des eigenen Körpers wird mir gegenüber zumindest verbal inszeniert, indem sie die großen Brüste und die knackige Figur erwähnt, die ihr die Natur geschenkt hat. Die verwöhnende Mutter und die fehlende väterliche Identifikationsfigur passen ebenso nahtlos ins Bild dieses Charaktertyps wie die Unfähigkeit, vernünftig mit Geld umzugehen. Die unruhige, getriebene Art des Hysterikers führt häufig zu vegetativen Fehlregulationen, indem der ständig aufgepeitschte, zu immer neuen Aktionen angetriebene Körper irgendwann erste Warnzeichen ausblendet. In ihrem Fall sind solche Warnzeichen die zum 6. Chakra gehörige hormonelle Dysfunktion der Mastopathie (und des Spannungskopfschmerzes), wobei die Brüste natürlich auch eine Beziehung zum 4. Chakra haben. Grundsätzlich sind Hysteriker für hormonelle Ungleichgewichte anfälliger als andere Charaktere.

Seelische Konflikte in Form von Emotionalmitteln und sonstige Resultate habe ich bei der Patientin nicht messen können, kann aber von ähnlich gelagerten Fällen vermuten, daß sich eine erhebliche vitale Schwäche ergeben müßte. An Konflikten finden sich bei Hysterikern häufig die Angstmittel von Chakra 4 sowie alle mit Anspannung und Zaghaftigkeit gekoppelten Themen von Chakra 6. Auch Chakra 2-Themen kommen vor, die ebenfalls dem hysterischen Charaktertyp zugeordnet sind. Das latent Aggressive und Querulatorisch-Rechthaberische des Hysterikers zeigt sich in der Weigerung, die Arztrechnung zu bezahlen und mit der Rechtsschutz-Versicherung zu drohen.

Als nächsten Typ möchte ich den depressiven Typ vorstellen, der ebenso wie der Hysteriker eine weibliche Seele besitzt. Beim **depressiven** Charakter zählt deshalb vor allem das Emotionsleben, und so lange die Gefühle nicht stimmen, kann seine Welt nicht in Ordnung sein. Die Gefühle konzentrieren sich dabei in auffallender Weise auf den Mitmenschen, der zum Zentrum der Welt des Depressiven wird – wie ein außenverlagerter Trabant eines Planeten. Während dem Schizoiden die Umwelt und die Mitmenschen feindlich und böse vorkommen, neigt der Depressive in naiver Selbsttäuschung und ahnungsloser Verharmlosung dazu, seinen Mitmenschen allzu bedenkenlos zu vertrauen und ihnen viel zu viel Kredit einzuräumen.

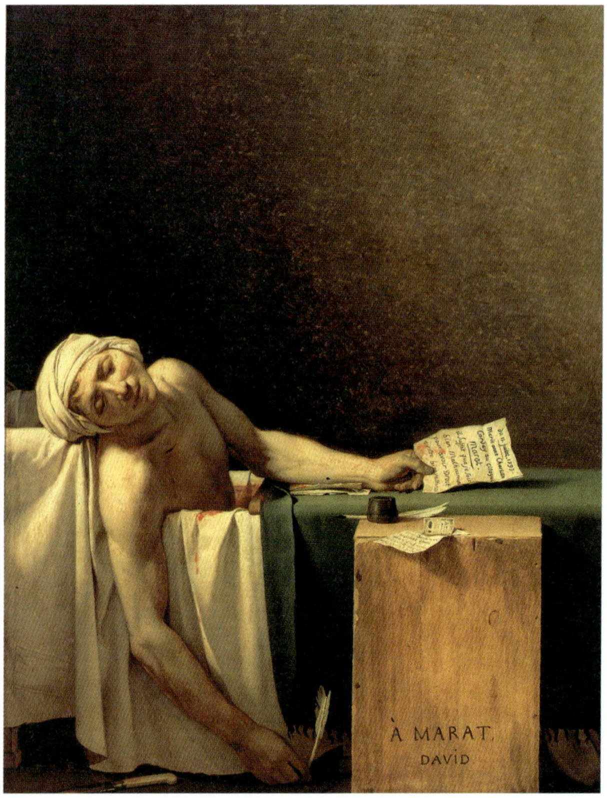

Vergleichbar dem Schizoiden ist die seelische Grundstimmung des Depressiven von tiefem Ernst und schicksalhafter Tragik geprägt. In der Sterbeszene des Revolutionärs Jean-Paul Marat, der sinnigerweise als Arzt einen typisch depressiven Beruf ausübte („Dienen am Mitmenschen"), wird das Grundempfinden des Depressiven überdeutlich.

„Der ermordete Marat", Gemälde von David 1793

Depressive zeichnen sich durch ihre ungewöhnlich große soziale Außenorientierung aus, als wären sie alleine gar nicht lebensfähig. Wie ein Kind, welches mit großen treuen Augen in die Augen der Mutter blickt, während es gestillt wird, so liegt das ganze Glück des Depressiven in der Hingabe an den Mitmenschen. Die größte Angst des Depressiven besteht im Verlust der stillenden Mutter. Dabei gibt es ja auch Ersatzmütter und vielfältige Formen der Ersatznahrung, was dem Depressiven aber niemals in den Sinn zu kommen scheint. Der Verlust der Bezugsperson wirkt deshalb wie ein Weltuntergang, der seine eigene Existenz automatisch mit vernichten wird – so seine gefürchtete Phantasie vom Weltenende.

In der frühen Kindheit werden beim Depressiven Störungen der Mutter-Kind-Beziehung zur Grundlage der Angst, die Mutter zu verlieren. Nach der trieborientierten Entwicklungspsychologie soll das darauf beruhen, daß die Mutter entweder zu verwöhnend oder zu hartherzig war. Mir erscheint das jedoch überhaupt nicht zu stimmen. Bekanntlich sind nach der Logik der Psychoanalyse die Mütter an sehr vielem schuld, wenn nicht sogar an allem Elend dieser Welt, zumindest was seelische Probleme anbelangt. Sieht man sich Mütter depressiver Menschen an, so findet man weder besonders verwöhnende noch hartherzige Personen, sondern häufig emotional warmherzige, durchschnittlich und normal reagierende Mütter. Weil der Depressive bereits mit einem entsprechenden Zentralkonflikt auf die Welt kommt, kann sich seine Gefühlsausrichtung derart auswirken, daß er seine primäre Bezugsperson – die Mutter – als besonders problematisch empfindet, was er natürlich auch später seinem Psychoanalytiker berichtet, der das daraufhin für bare Münze nimmt. Der Patient bekommt aber in keiner Weise mit, daß die Wurzel des Übels in ihm selber verborgen liegt. Die Mütter würden nach dieser Lesart allzu leicht zu Sündenböcken, was vollkommen am entscheidenden Punkt vorbeizielt.

Die Mutter hat beim Depressiven jedoch eine symbolhaft ambivalente Bedeutung, die im Archetypus von der „bösen Mutter" geschildert wird. Dabei zeigt sich eine Parallele zur indischen Göttin KALI, die ich bereits beim Schizoiden erwähnt habe. Böse Mütter findet man in Form der bösen Stiefmutter auch im Märchen. Im Märchen vom Aschenputtel tauchen beide Spielarten der bösen Mutter auf – bei den arroganten, faulen Töchtern hat man es mit der extrem verwöhnenden Mutter zu tun, und im Verhältnis zu Aschenputtel mit der besonders strengen Stiefmutter. Aschenputtel stellt die klassische Rolle der Depressiven dar.

Bekanntlich will der Depressive seinen Mitmenschen gefallen, ähnlich wie das beim Hysteriker der Fall ist. Der eigentliche Beweggrund für das Gefälligsein liegt beim Depressiven in der stillen Hoffnung begründet, daß dies den Mitmenschen stärker an ihn binden wird. Der Depressive lebt deshalb mit einem geheimen Punktekonto, das er niemals irgend jemandem verrät – außer er verliert irgendwann die Kontrolle und wird so zornig, daß er einem bis ins Detail jahrelang penibel registrierte Verfehlungen vorhält, von denen der Angeschuldigte nie etwas geahnt hat, oder alle Pluspunkte aufzählt, mit denen er Vorteile im Miteinander herausschinden wollte.

Depressive fallen bei ihrem Gefälligsein so gut wie immer in Rollen, die sozial erwünschte Eigenschaften beinhalten. Depressive sind charmant und witzig, wenn das von ihrer Umgebung verlangt wird. Genauso können sie sehr oft still und demütig sein, wenn das Pluspunkte einbringt. Die meisten Depressiven sind überdurchschnittlich liebe und angepaßte Menschen, die von jedermann gemocht werden. Wenn Faulheit und Arroganz zu sozial erwünschten Eigenschaften gehören, was selten genug vorkommen wird – etwa bei einer faulen, arroganten Mutter, die einem anderen Charaktertyp angehört und nun als Alibi eine Verbündete in Gestalt ihrer Tochter braucht –, dann wird auch der depressive Charaktertyp durch seine Außengesteuertheit faul und arrogant. Das ist dann aber keine ehrliche Haltung, sondern nur vorgetäuscht. Viel häufiger sind jedoch die Attribute des armen Aschenputtels zu finden, die anderen Menschen dient und in rivalisierenden Machtkämpfen eher eine unterwürfige Position einnimmt.

Aschenputtel neigt in aufopfernder Weise dazu, von anderen Menschen etwas von deren Lebensglück abzubekommen, etwa wie ein braver Hund, für den ein paar Brocken als Belohnung vom Eßtisch herunterfallen („Ich freue mich mit euch, wenn es euch gut geht! Hauptsache, euch geht es gut!"). Aschenputtel-Typen scheinen deshalb außerordentlich bescheidene Wesen zu sein, welche mit dem geringsten Lohn zufriedengestellt werden können – etwa mit einer herzhaften Umarmung sowie mit ein paar Dankesworten, wenn sie einem tagelang beim Umzug, bei der Kinderbetreuung oder sonst geholfen haben. Oder sie werden mit einer schönen Ehrenurkunde und einigen netten Worten abgefunden, wenn sie jahrzehntelang aufopferungsvoll irgendeinem gemeinnützigen Verein gedient haben.

Jeder kennt solche warmherzigen, stets zu Hilfeleistungen bereiten Mitmenschen, die allzuleicht schamlos ausgebeutet werden. Manche Leute sind sogar der festen Überzeugung, man täte dem Depressiven in Wirklichkeit einen Gefallen, wenn er ausgebeutet wird. Solche Vorstellungen werden beispielsweise leicht beim Hysteriker auftauchen, dessen egoistische Selbstzentriertheit zu der falschen, aber vollkommen logischen Annahme führt, daß andere Menschen ebenfalls so egoistisch sein werden wie er selber. Niemand wird deshalb seiner Meinung nach irgend etwas freiwillig tun, was er von sich aus nicht tun würde, weil es ihm selber nichts nützt. Andere Vorstellungen sind dem Hysteriker vollkommen fremd. Folglich geht er davon aus, daß hinter jedem Altruismus verborgene egoistische Motive wirksam sein werden, die in sich Lohn genug sind – getreu dem Motto: „Albert SCHWEITZER und Mutter TERESA schielen in Wahrheit nur nach ihren eigenen himmlischen Pluspunkten, wenn sie anderen helfen."

Aschenputtel sind in Wahrheit jedoch gar nicht so bescheiden und treuherzig, wie sie nach außen hin tun. Wer einen Depressiven in einer schwachen Stunde dazu bewegen kann, mal endlich ehrlich zu offenbaren, was ihn im Grunde seines Herzens bewegt, wird eine große Überraschung erleben. Denn Aschenputtel hat in Wahrheit ein bislang geheimgehaltenes, sehr ausgeprägtes und geradezu stolzes Überlegenheitsgefühl, indem es sehr genau weiß, was für einen großartigen Wert es in Wahrheit besitzt. Aschenputtel sind bekanntlich stark verkleidete Prinzessinen, ähnlich wie der häßliche Frosch bei den Männern den wunderschönen Prinzen verbirgt. Hinzu kommt, daß Aschenputtel noch andere überraschende, vorher gänzlich unbekannte Gefühlsregungen in sich verbirgt. So besitzt es die gleichen tiefsitzenden und häufig mörderischen Rachegefühle wie der Schizoide, der sich auch allzu leicht ausbeuten läßt. Vor sich und anderen werden solche Mordgelüste und Haßgefühle natürlich äußerst streng verborgen gehalten, weil sie dem eigenen Selbstbild vollkommen zuwiderlaufen.

Vorher vollkommen unauffällige Amokläufer können diesem Charaktertyp angehören. Jahrelang stauen sie Aggressionsgefühle auf, die sich dann kurzschlußartig entladen. Ambrose BIERCE definiert die vorausschauend geplante Rache so: *„Sanftmut: die ungewöhnliche Geduld beim Planen einer wirklich lohnenden Rache."* Häufig gewinnt man deshalb den Eindruck, daß der Depressive unendliche Zeit zu haben scheint, um sich zu rächen, etwa die still duldende Ehefrau eines prügelnden Ehemannes, die irgendwann unerwarteterweise zum eiskalten Racheakt ansetzt. Filmthemen wie „Der Rächer der Enterbten" oder das bekannte „Robin Hood"-Motiv sind natürlich auch deshalb so ungeheuer populär, weil viele Menschen im Alltagsleben einen ungeheuren Frust mit sich herumschleppen, der selten oder niemals entladen werden kann. Hinzu kommt, daß jeder in einer ungerechten Welt an einer ausgleichenden Gerechtigkeit interessiert ist, die dann auch tatsächlich ausgeübt wird. Aus tiefenpsychologischer Sicht entsprechen solche Themen jedoch vor allem dem sozial angepaßten Verhalten der Depressiven. Kein anderer Charaktertyp besitzt eine so ausgeprägte Opferbereitschaft, die innerseelisch verständlicherweise zu enormem emotionalen Druck führt.

Im Temperament des Cholerikers wird diese geheimgehaltene Seite des Depressiven besonders deutlich. Verständlicherweise sind nicht alle Choleriker Geheimniskrämer, die ihr wahres Wesen verdeckt halten, sondern es gibt unter den millionenfachen Trägern der depressiven Charakteranlage auch offen aggressive Typen, die ihr explosives, zu Wutausbrüchen neigendes Temperament bei allen möglichen Gelegenheiten – von denen es viele geben kann – herausbrechen lassen. Man muß sich darüber klar sein, daß die Charakterausprägung des Depressiven ganz stark von seiner Umwelt abhängt. Lebt der Depressive in einer Umgebung, die seine aggressiven Ausbrüche toleriert und sogar fördert, indem man ihm dafür vermehrte Zuwendung gibt (ihn danach beruhigt, viel und begütigend mit ihm redet usw.), wird der Depressive seine cholerischen Ausbrüche offen ausleben. Gerade bei Männern kommt es oft vor, daß die zuverlässigste Vorsorge gegen Prügeleien und Wutausbrüche darauf beruht, mit radikalem sozialem Zuwendungsentzug zu drohen. Das kann beispielsweise auch die angedrohte erotische Verweigerung sein, die bekanntlich bereits in der Antike von Frauen erfolgreich benutzt wurde, um kriegslüsterne Männer zur Vernunft zu bringen. Weil der Depressive viel mehr als andere Typen von der Intaktheit der Beziehung abhängt, liegt bei ihm in der sozialen Verweigerung ein äußerst effektiver Hebel – man muß nur wissen, daß man damit bei ihm ein kraftvolles Machtinstrument besitzt.

Wenn man sich den möglichen Beziehungspartnern zuwendet, findet das depressive Aschenputtel im schizoiden Helden den bestmöglichen Retter. Der Schizoide verkörpert das vorbildhafte Freisein von allen Bindungen. Genau dieses Verhalten erscheint dem Depressiven als die Erfüllung seiner geheimsten Träume, weil er dadurch aus der Zwickmühle der sozialen Abhängigkeit herauskommt. Der Zwanghafte wird dagegen vom Depressiven abgrundtief verachtet, weil er die größte charakterliche Schattenseite präsentiert. Zwanghaftes Erbsenzählen ist nun einmal das allerletzte, was man einem Aschenputtel als Strafe aufbürden kann. Aschenputtel hat vor allem innerlich eine emotional hingebungsvolle und geradezu pathetische Grundhaltung, die vom kleinkarierten Geist des Zwanghaften vollkommen konterkariert wird.

Ganz anders sieht es aus, wenn Aschenputtel von einem Don Juan umworben wird. Die Leichtigkeit und das Spielerisch-Fröhliche des hysterischen Don Juan üben auf den depressiven Charakter zunächst eine geradezu magische Anziehungskraft aus. Die Gefahren der hysterischen Charakterstruktur bestehen in der neurotischen Akzentuierung von Merkmalen, die dem Depressiven nicht gut tun. Gerade das flatterhafte, unverbindliche und im Extrem sogar vorgetäuschte Wesen des Hysterikers enttäuschen den Depressiven zutiefst. Denn der Depressive braucht vor allem einen verläßlichen Bindungspartner. Sobald der Depressive beginnt, hysterische Wesenszüge zu entwickeln, entwickelt sich eine neurotische Fehlhaltung. Denn der Depressive beginnt dann beispielsweise Beziehungsinteresse zu schauspielern und zu manipulieren, was seinen wahren Wesenszügen vollkommen zuwiderläuft.

Die energetischen Schwachpunkte des Depressiven finden sich im Oberbauch (3.Chakra). Der Oberbauch wird auch als „mütterliches" Chakra bezeichnet, bei dem Oralität, Passivität und Emotionalität am stärksten ausgeprägt sind.

Das folgende Beispiel einer Patientin, die eine depressive Charakterstruktur hat, enthält bis auf das cholerische Element alle wegweisenden und typischen Charakterzüge:

Frau L., 68 J. alte Rentnerin, gelernte Sozialarbeiterin und derzeit Yogalehrerin, hat eine mütterlich sanfte Ausstrahlung und rundliche Körperproportionen bei erheblichem Übergewicht. Auffällig finde ich ihre für eine Frau ihres Alters ungewöhnliche Büschelfrisur und Sandalen, die eher zu einem Kind passen würden. Sie kommt mit dem Fahrrad in die Sprechstunde, obwohl sie sehr weit weg wohnt, weil sie ihr Auto an arme Leute verschenkt hat. Das Gefühl, armen Menschen eine Freude gemacht zu haben, sei ihr Lohn genug. Vor kurzem war sie in Afrika und hat dort unentgeltlich in einer Missionsstation mitgeholfen. Sie war auch schon in Indien und hat Bettlern dort Essen gekauft, damit die sich mal satt essen können.

Die Hauptinteressen von Frau L. bestehen im Besuch von Meditationsseminaren und Bereitstellen des eigenen Hauses für Seminare einer esoterischen Vereinigung. Daß die 20 bis 30 Menschen ihr dabei den ganzen Kühlschrank leergegessen haben, ging ihr irgendwann doch zu weit, und sie hat eine Schale für Geldspenden hingestellt. Es ärgere sie, daß die Seminarbesucher ihr als Rentnerin mit geringem Einkommen trotzdem nur ein paar Mark hineingetan haben. Den Kühlschrank mache sie vor den Treffen nun einfach nicht mehr so voll. Der Grund ihrer Praxiskonsultation sei ihre chronische Erschöpfung und der lästige Durchfall. Dazu kommt ein seit Jahren bestehendes Kreuzweh, weshalb sie das Fahrrad auf dem Weg zur Praxis lange Zeit schieben mußte.

In den Rebatest-Werten der Vitalität von 20% und Emotional 10% zeigt sich der chronische Erschöpfungszustand, der zusammen mit dem Morgentief und der Schlaflosigkeit eine ausgesprochen depressive Tönung hat. Ihr Leben sei aber keineswegs lust- und freudlos, sondern sie empfinde viel Freude und Dankbarkeit, weil sie bei den Seminaren mit buddhistischen Lamas soviel spirituelle Wahrheiten erkennen durfte. Es bereitet ihr auch Freude, anderen Menschen in ihrem alltäglichen Leben soviel Gutes tun zu dürfen. Manchmal sei sie ganz tief betrübt, daß es so viel Elend auf der Welt gebe. Als Konflikt findet sich das Emotionalmittel Nr. 9 („Explodieren, gestaute Wut…") mit einem blockierten 3. Chakra. Ich verschreibe ihr dazu ein Johanniskraut-Präparat.

Nach einigen Monaten – mit zwischenzeitlichen Konsultationen zur Kontrolle des Behandlungsfortschritts – überrascht mich Frau L. mit der Bemerkung, sie sei heute mit einem neuen Auto gekommen. Sie denke jetzt einfach mehr an sich selbst und habe erkannt, daß sie lernen müsse, ihre Ellenbogen zu gebrauchen. Das sei vielleicht nicht so gut fürs eigene Karma, aber das sei ihr jetzt egal. Der erste Schritt sei, daß sie den Seminarleuten ihr Haus nicht mehr zur Verfügung stellen würde, und sie spende nicht mehr so unheimlich viel, daß für sie selber nur „Wasser und Brot" übrig bleibe. Deshalb könne sie sich jetzt auch das Auto leisten. Der Durchfall sei fast weg und die Erschöpfung ebenfalls. Die kaputten Bandscheiben kämen von ihrem lebenslangen Übergewicht, hätte der Orthopäde gemeint, und hat zur Operation geraten. Sie hat schon einen OP-Termin vereinbart und ist zuversichtlich, daß die Operation der beste Weg sei.

Auswertung:

Bei dieser Patientin handelt es sich um die aufopfernde, stets nur für andere Menschen lebende „Aschenputtel-Version“ der Depressiven, die nicht ohne Grund zwei pädagogische Berufe erlernt und ausgeübt hat. Stets lebt diese Frau für das Wohl der anderen, und ihre Anerkennung und Liebe für andere ist das Geschenk, das die Patientin eigentlich für sich selber ersehnt und am nötigsten haben muß. Gut versteckt ist der Machtimpuls, über den Umweg der Aufopferung anderen als Lehrerin sagen und darüber herrschen zu dürfen, wohin der Weg geht und was zu passieren hat. Das masochistische Element zeigt sich in der nach wie vor bestehenden Tendenz, sich von Seminarteilnehmern ausbeuten zu lassen und eine schwärmerische Religiosität zu leben, die etwas Weltflüchtiges hat – dazu auch, sich von einer Autoritätsperson wie dem angehimmelten Orthopäden an der Bandscheibe operieren zu lassen.

Die hohen Ideale des Depressiven zeigen sich auch im strengen Vegetarismus und der kargen Lebensführung, um Geld für Menschen in der Dritten Welt übrig zu haben. Oralität und regressive Bedürfnisse finden sich in ihrer Naschsucht, die zu Übergewicht führte und tagelang anhaltenden Bett-Tagen, wo ihr Kreuzschmerz „sie ans Bett fesselt“. Obwohl sie den Kreuzschmerz vor mir herunterspielen möchte, findet sie immer wieder im Gespräch die Gelegenheit, ihn indirekt zu erwähnen – etwa in Verbindung mit dem Fahrrad, das sie wegen des unerträglichen Schmerzes schieben muß. Typischerweise hat der Schmerz in ihrer Schilderung für mich etwas von einem idealisierten Objekt und einer Möglichkeit, eine sublime Befriedigung und ein Gefühl von Wirklichkeit zu spüren. Bei dem getesteten Emotionalmittel handelt es sich um eine geradezu klassische Emotion, die hinter der depressiven Fassade versteckt ist – die Wut. Häufig wirken solche Patienten besonders angepaßt, freundlich und aggressionsgehemmt. Sie scheinen zu ahnen, daß alles in Schutt und Asche liegen könnte, wenn sie mal explodieren und ihre gestaute Wut richtig rauslassen.

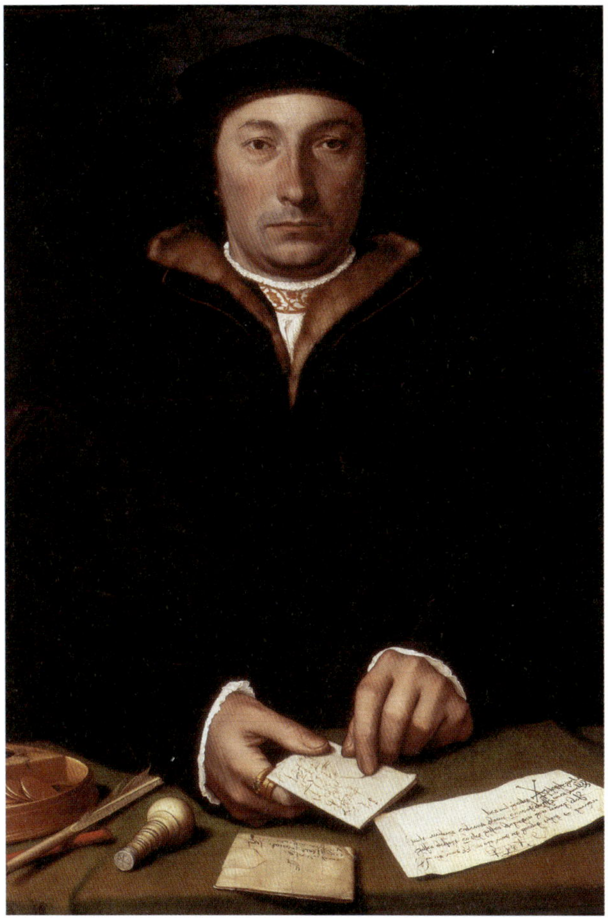

Ordnungsliebe, Strenge und Nüchternheit prägen das Grundempfinden des Zwanghaften. Schlichtheit und Kargheit gelten bei ihnen als Kardinaltugenden. Viele Bankiers und Kaufleute – wie im Bild Holbeins – sind Zwanghafte, die zu Hause abgetragene Hosen tragen und die Heizung lieber zu kühl einstellen, um Heizkosten zu sparen. Und selbst wenn sie gelegentlich verschwenderisch heizen, freut es sie ungemein, besonders billiges Heizmaterial zur Verfügung zu haben, was da so preiswert verbrannt werden kann. („Der Duisburger Kaufmann“, Gemälde von Holbein 1533)

Der **zwanghafte** Charakter ähnelt dem Schizoiden in vielen Wesenszügen, weil es sich bei beiden um männlich gepolte Wesen handelt. Bei beiden Typen erhält der Verstand dadurch eine überstarke und überwertige Bedeutung, was dazu führt, daß das gesamte Gefühlsleben mancher Zwanghafter und Schizoider herabgewertet und geringgeschätzt wird. Vernunftgesteuerte Entscheidungen erscheinen den schizoiden und zwanghaften Typen viel wertvoller und naheliegender als Gefühle, die „aus dem Bauch heraus“ erfolgen, obwohl Gefühle das menschliche Leben bekanntlich zum Großteil beeinflussen. Das ist für die männlich gepolten Typen jedoch überhaupt nicht einsehbar, was im Falle widerstrebender Meinungen oft zu Irritationen und Enttäuschungen führt. Männlich gepolte Typen sind dann von der Reaktion ihrer emotional geprägten Umwelt überrascht, wenn ihre vernunftgesteuerten Entscheidungen aus gefühlsmäßigen Gründen abgelehnt werden. Im Extrem bekommen die überstarke Verstandesorientierung und Unterdrückung des Emotionalen etwas Krankhaftes. Man spricht dann bei solchen Menschen von „Alexithymie“ – der Unfähigkeit, Gefühle zu erleben und auszudrücken.

Entwicklungspsychologisch wird der zwanghafte Typ der Zeit der Reinlichkeitserziehung zugeordnet, die meist um das zweite Lebensjahr herum einsetzt, wenn die Harn- und Stuhlkontrolle beginnt. Zu dieser Zeit soll der zwanghafte Typ nach der FREUDschen Trieblehre eine dauerhafte Entwicklungsschädigung durchlaufen haben, indem er zu streng und zu früh aufs Töpfchen gesetzt wurde, was die folgenden Triebstufen in ihrer Abfolge behindert. Anhänger der Triebtheorie veranschaulichen die Abläufe gerne mit dem Bild der Jacke, bei der man mit dem Zuknöpfen nicht zu Rande kommt, weil man bereits beim ersten Knopf falsch begonnen hat. Genauso soll das mit den aufeinanderfolgenden Triebstufen passieren. Die anale Störung würde demzufolge alle weiteren Triebentwicklung hemmen, so daß alle weiteren Triebstufen ebenso gestört werden.

Ich halte dieses Bild von den „Triebknöpfen" für falsch, auch wenn es noch so verführerisch und logisch klingt. Meines Erachtens beruht die Gleichsetzung von zwanghaftem Charakter und überstarker Reinlichkeitserziehung auf einem Irrtum, einfach weil Ursache und Wirkung verwechselt werden. Weil der Zentralkonflikt bereits lange vor der analen Phase vorhanden ist, nämlich bereits im Mutterleib, hat die anale Phase selbst gar nichts mit der primären Ursache der zwanghaften Störung zu tun. Fälschlicherweise bringt man durch die unbewußte Dynamik in den Phantasien des Patienten das Geschehen mit einer gestörten Reinlichkeitserziehung in Verbindung.

Weil „Geld" und „Kot" in der Formelsprache des Unbewußten eine rätselhaft anmutende, tiefe Verwandtschaft zeigen, entwickeln das Kostbarste (Geld) und das Abstoßendste (Kot) im Leben des Menschen gerne eine hintersinnige Verwandtschaft. Man kann sich diese Wesensverwandtschaft alleine schon dadurch erklären, daß die Gegensätzlichkeit und Unvereinbarkeit bestimmter emotionaler Inhalte das Unbewußte dazu anregen, in symbolhafter Weise eine heimliche Gleichheit herzustellen. Man braucht deshalb gar keine abenteuerlichen Verrenkungen, um an die wahre Wurzel des Geschehens zu kommen. So sind die extrem ordentlichen Zwanghaften dem Dreckigen und Kotartigen gegenüber von Natur aus in einer Oppositionsstellung, etwa wie eine vornehm gekleidete Dame sich durch eine Allee mit überall verstreutem Hundekot angeekelt hindurchquält. Trotzdem begreift man sofort, daß die Vornehmheit der Dame nichts mit der Existenz des Hundekots zu tun hat. Genauso verhält es sich auch beim Zwanghaften mit seiner angeblichen analen Problematik.

Der Zwanghafte wird von der übergroßen Angst vor Vergänglichkeit geplagt. Er ähnelt dabei dem Foetus, der im Mutterleib stillsitzen muß und jede kleinste Bewegung unter Kontrolle behalten will, damit ja kein Unglück passiert und auf keinen Fall etwas Unvorhersehbares eintreten kann – etwa eine Geburt mit der möglichen Vernichtung, die dabei drohen könnte. Jede Veränderung kann für den Zwanghaften das Ende der eigenen Existenz bedeuten. Der Zwanghafte teilt diese existentielle Grundangst mit dem Schizoiden, der sich ebenfalls permanent in den Grundfesten seiner Existenz bedroht fühlt. Beim Zwanghaften soll alles immer so bleiben, wie es ist, wodurch er am ehesten gewährleistet sieht, daß sein Überleben gesichert wird.

Das Urbild des Zwanghaften begegnet uns im pedantischen Bürokraten, der alle denkbaren nörglerischen, zaudernden und oft auch streberhafte Wesenszüge aufweisen kann. Der Zwanghafte findet sich ganz generell im übertrieben ordnungsliebenden Typ, der seinen Bleistift stets akurat zu spitzen pflegt und allen Dingen und Geschehnissen in seinem Leben einem festen Platz zuweisen muß: „Ordnung ist das halbe Leben", lautet deshalb die Quintessenz des Zwanghaften. Für ihn besteht das Leben tatsächlich zum Großteil aus Ordnung. Die lebensfeindliche und bedrohliche Unordnung wird folglich zu einer Antiwelt, vergleichbar der Hölle, die für ihn vor allem ein extrem unordentlicher Ort voller Verrottung und Vergänglichkeit ist. Der Hauptgrund, die Hölle als Hölle einzustufen, beruht in den Augen des Zwanghaften jedoch nicht auf der Unordentlichkeit selber, sondern weil wegen der Unordnung alles so schnell zugrundegeht. Ordnung bedeutet, das Leben zu sichern und zu ermöglichen. Wegen der tief empfundenen Richtigkeit der Gleichung Ordnung = Leben bekommt die Ordnung verständlicherweise für den Zwanghaften eine überwertige Bedeutung, die mit seinem eigenen Überleben zu tun hat. Der eigentliche Hintergrund für die Ordnungsliebe beruht jedoch auf der Angst vor der Vergänglichkeit.

Der Zwanghafte möchte für alles im Leben irgendwelche strikt zu befolgenden Regeln haben. Hausmeister, Kontrolleure und Beamte gehören wegen der ihnen eigenen gläubigen Befolgung von Regeln überzufällig häufig zum Typus des Zwanghaften. Sobald feste Regeln fehlen, verfällt er allzu leicht in eine diffuse Orientierungslosigkeit. Man sollte Zwanghaften deshalb mit festgefügten Regeln entgegenkommen. Er fühlt sich durch alles Anarchische und Ungeordnete in elementarer Weise bedroht. Der Hysteriker blüht beispielsweise im Chaos regelrecht auf, indem er auf unfaßbare Weise im Chaos eine Ordnung erblickt, wenn er aus einem riesigen Haufen von Briefen und Rechnungen tief unten genau das gesuchte Schreiben herausfischen kann. Chaotische Schreibtische sind für den Hysteriker keine Schande, sondern geradezu ein Lebenselixier, weil sich der Hysteriker dadurch frei und unbeschwert fühlt. Unordentliche Schreibtische sind für den Zwanghaften dagegen vollkommen unvorstellbar, weil ihn jede Unordnung und Unvorhersehbarkeit sofort irritiert und auf Dauer vollkommen krank macht.

Deshalb wird eine Apparatur den Zwanghaften beispielsweise viel stärker verunsichern, wenn keine Gebrauchsanweisung beigelegt wurde. Zwanghafte heben Gebrauchsanweisungen sehr oft in Folien und an besonders sicheren Orten auf, weil sie von ihnen als so überaus wichtig und unentbehrlich empfunden werden. Eine fehlende Bedienungsanleitung stört den Schizoiden dagegen überhaupt nicht, weil er alles lieber autodidaktisch angeht. Schizoide sind Alleinherrscher, die ihre Regeln am liebsten selber aufstellen, wozu selbstredend auch Anweisungen und Vorschriften gehören. Der Zwanghafte muß jedoch wissen, wie etwas funktioniert und welche Regeln zu beachten sind. Bevor er das nicht in Erfahrung gebracht hat, herrscht in ihm eine entsetzliche innere Unruhe und Angespanntheit, die als quälend erlebt wird. Der Forscherdrang entspringt bei ihm deshalb keinem echten Wissensdurst, sondern der quälend erlebten Verunsicherung, einem Chaos ausgeliefert zu sein.

Beim Zwanghaften soll psychodynamisch ein überstrenges Über-Ich bestehen, das sich in extremer Zweifelsucht und einem extrem hohen Perfektionsanspruch ausdrückt, was ihn ständig kontrolliert und in Schach hält. Die eigenen Kontrollansprüche überträgt er dann natürlich auch auf seine Mitmenschen. Weil sich alle so verhalten sollen wie er selber, neigen Zwanghafte oft zum Despotischen. Dahinter steckt jedoch vor allem der unbedingte Wille, chaotische und unvorhersehbare Zustände zu verhindern. Zwanghafte sind deshalb ideale Aufsichtspersonen, wie etwa Verkehrspolizisten und Lehrer. Die primäre Angst des Zwanghaften liegt dabei in der Angst vor der Vergänglichkeit begründet. Den verborgenen Zusammenhang der Ordnungsliebe als heimlicher Abwehr der tiefsitzenden und primären Vergänglichkeitsängste habe ich bereits erklärt. Wegen seiner übergroßen Angst vor der Vergänglichkeit ist der Zwanghafte sehr daran interessiert, alles zu sammeln, zu horten und zu konservieren. So etwas wie die Mumifizierung im alten Ägypten muß als erster ein Zwanghafter ersonnen haben, ebenso wie Sicherheitsgurte, Briefmarkensammlungen, Fahrpläne der Eisenbahn und Ringordner mit eingelegten Ordnungssystemen.

Vom Zwanghaften gibt es wie von allen Typen alle möglichen Abstufungen, wobei der harmlose, normal wirkende Durchschnittstyp nur dadurch als Zwanghafter erkannt werden kann, daß er im Verhältnis zu seiner Umgebung etwas pedantischer und strukturierter wirkt. Wer aus einem sehr pedantischen Elternhaus oder sehr ordungsliebenden Geburtsland stammt, muß nicht notgedrungen immer ein Zwanghafter sein, sondern kann die Ordnungsliebe nur mit der „Muttermilch" eingesogen haben. Man muß solche Variationen in Rechnung stellen, wenn man Typen gut zuordnen will (was natürlich für alle anderen Charaktertypen genauso gilt!). In seiner Extremform ist der Zwanghafte natürlich leicht zu erkennen. Er wird dann sehr oft zum autokratischen Besserwisser und despotischen Alleinherrscher, der alles und jeden unter Kontrolle halten muß – ein regelrechter Kontrollzwang, der oft absurde und paranoide Züge aufweist, etwa bei der Kindererziehung, wenn Unordentlichkeit unverhältnismäßig hart bestraft wird, weil Unordentlichsein für den Zwanghaften einfach eine Todsünde darstellt.

Der Zwanghafte ist vom stoffwechselmäßigen Temperament äußerst phlegmatisch, auch wenn man ihm das auf Anhieb nicht anmerkt. Das Phlegmatische erklärt sich psychodynamisch teilweise aus der Verlustangst, hinter der sich hintergründig die Angst vor der ungezügelten Leidenschaft verbirgt, die als zerstörerisch imaginiert und deshalb aufs schärfste gefürchtet wird. Im Extremfall wird der Zwanghafte ganz antriebslos und erscheint faul und träge. Das Phlegma erscheint äußerlich oft auch als Gemütlichkeit, Behäbigkeit und Langsamkeit. „Eile mit Weile," lautet ein Sinnspruch des Zwanghaften, der seine angestrengte Bemühtheit um korrektes Gelingen aller Abläufe ebenso zum Ausdruck bringt wie seine geheime Lust an träger Behäbigkeit (Stichwort: „Gemütlichkeit") und dosierter Leidenschaftlichkeit (Stichwort: „Wohlbehagen").

Bezogen auf die Bindungspartner empfindet der Zwanghafte die Leichtigkeit und Unbeschwertheit des Hysterikers als äußerst attraktiv. Wenn ein zwanghafter Beamter deshalb eine spritzig-quirlige Hysterika heiratet, kann man beiden eine glückliche Ehe in Aussicht stellen. In einer solch harmonischen Umgebung entwickelt der Zwanghafte daraufhin ausgesprochen familiäre, fürsorgliche und angenehme Wesenszüge, die gar nichts vom Despotismus oder der überstarken Strenge spüren lassen, die als Wesenszüge ebenfalls in ihm enthalten sind. Der hysterische Charakter verhilft ihm zur unbeschwerten Lebensfreude und impulsiven Spontaneität, die der Zwanghafte als Korrektiv so dringend braucht.

Ganz anders gestaltet sich dagegen das Verhältnis zum Depressiven. Die Unkontrolliertheit und überstarke Emotionalität des Depressiven zusammen mit dessen durch und durch tragischer Note stößt den Zwanghaften allzu oft ab. Der Zwanghafte hat ja bereits selber enorm viel Tragik in sich! Depressive kann der Zwanghafte deshalb sehr oft nicht leiden, und er bringt das zum Ausdruck, indem er den Depressiven beispielsweise in irgendeiner herabsetzenden Form verhöhnt, etwa als „gefühlsduselig", „helfersyndrom-geschädigt" und dergleichen mehr. Viel erfolgverheißender sind die Dinge beim Schizoiden gelagert. Der Schizoide als gleichsinniger Charaktertyp kann zum Vorbild „mutiger Held" werden, der alles kleinlich Pedantische beiseite läßt und mit Riesenschritten auf große Ziele zusteuert, anstatt wie der Zwanghafte ängstlich jeden Schritt abzuzählen. Trotzdem kommt es durch die zu starke Betonung des Schizoiden zu einer neurotisch-krankhaften Übertreibung von ungünstigen Wesensmerkmalen, die dem wahren Wesen des Zwanghaften zuwiderlaufen. Schizoide sind im Grunde ihres Herzens Anarchisten, die auf alle Werte „pfeifen". Alles, was dem Zwanghaften heilig und wertvoll ist, langweilt den Schizoiden und wird von ihm auf Dauer mehr und mehr entwertet. Sobald ein Zwanghafter deshalb schizoide Wesensmerkmale zu zeigen beginnt, hat man es mit einer neurotischen Fehlentwicklung zu tun.

Zum Zwanghaften gehört das 5. Chakra, das der Kommunikation und Gefühlskontrolle zugeordnet wird. Da wir im Hals-Chakra nur zwei Konfliktmuster finden, was außerordentlich spartanisch anmutet, spiegelt das sehr deutlich das nüchterne und sparsame Wesen des Zwanghaften. Das folgende Beispiel enthält alle wesentlichen Charaktereigenschaften, die man bei diesem Typ findet:

Herr S., ein 48 Jahre alter Geschäftsmann, ist ein in monoton-dezentem Grau gekleideter, äußerst bedächtiger und sanfter schlanker Mann, der viel Ruhe und Vertrauenswürdigkeit ausstrahlt. In seinem ordentlich aufgeräumten Laden erklärt er jedem Kunden bis ins kleinste Detail die Bedienungsanleitung und versucht alles in größter Perfektion zu erledigen, ohne dabei jemals ganz fertig zu werden. Wegen der ständigen Zeitnot und seiner Unfähigkeit, viele Kunden in charmanter, aber knapper Form zufriedenzustellen, kommt es zu einer ständigen Unzufriedenheit und dazu noch zu relativ geringen Einnahmen. Bei einem Hausbesuch lerne ich die charmante Gattin des gelernten Technikers kennen, die während meines Besuchs pausenlos umherschwirrt, ohne Pause auf mich einredet, dabei heftig gestikuliert und mich mit hunderttausend Köstlichkeiten verwöhnen und bewirten will. Ohne Zweifel handelt es sich bei der aus Südamerika stammenden Gattin um eine Hysterikerin, die dem klassischen Bild der glutäugigen und temperamentvollen Dame von Welt entspricht und bei der alles von feuriger Dynamik inszeniert wird. Sie macht alles superschnell, liebt Überraschungen und laute Opernmusik. Ihr gesamtes Dasein scheint ein Gesamtkunstwerk zu sein, das von dieser Hysterika ungeheuer dynamisch und voll funkensprühender Vitalität gelebt wird.

Der zwanghafte Ehemann sitzt derweil völlig erschöpft auf dem Sofa, klagt über seinen Reizdarm und seine fürchterliche Unruhe mit Spannungskopfschmerzen und Schlaflosigkeit. Dazu kommt ein Grübelzwang, der ihn immer wieder daran denken läßt, wie bequem er es als angestellter Techniker in seinem früheren Beruf doch gehabt habe. Er beklagt sich, daß er seinen gutdotierten Beruf aufgegeben hat, um Geschäftsmann zu werden. „Ständig nörgelt er an allem rum", fährt seine Ehefrau dazwischen. Sich selbstständig zu machen sei der größte Fehler seines Lebens gewesen. Ich finde mit dem Rebatest Werte von vital 30 % und emotional sogar extrem niedrige Werte von nur 10 %. Als gestörtes Chakra findet sich Chakra 5, wobei als Konflikt ein Thema mit „hastig-impulsiv, schneller denken als handeln" im Energietest auftaucht. Dem Patienten leuchtet das Testergebnis auf Anhieb ein. Er ist jedoch unzufrieden, weil ich ihm nur ungenau erklären kann, wie meine Energietestung physikalisch funktioniert. Eine feinstoffliche Energie im Körper, die die Wissenschaft noch nicht entdeckt hat, will ihm nicht so recht einleuchten, oder wie man eine Methode anwenden kann, obwohl sie noch nicht bis ins letzte Detail erforscht und bewiesen worden ist.

Einige Monate später erfahre ich von der Ehefrau, daß die Tropfen ihm sehr gut getan hätten und die Kopfschmerzen nicht mehr da seien. Auch sei er etwas ruhiger und mit sich zufriedener geworden. Sie meint, er sei jetzt etwas lockerer, und ich fasse das angesichts der überstarken Rigidität des Charakters dieses Geschäftsmannes als großes Kompliment auf.

Auswertung:

Der Typ des Pedanten, der alles genau verstehen und hinterher bis ins kleinste Detail erklären will, kann unschwer als zwanghafter Typ erkannt werden. Der Zwanghafte führt wegen seines Perfektionsanspruches sehr häufig einen ewig frustrierenden Kampf mit der Zeit und den Umständen – wie Don Quichotte gegen die Windmühlen, die er für vermeintliche Riesen hält. Man sieht das an dem verzweifelten Bemühen im geschilderten Beispiel, wo der Geschäftsmann unendlich viel Zeit vertut, um die korrekte Anwendung der verkauften Geräte sicherzustellen. Darüber verliert er das Praktische und Gewinnorientierte aus den Augen, was ihm aus seiner Wesensart heraus in dem Moment vollkommen nebensächlich erscheint.

Sehr häufig ist der Zwanghafte von klein auf darauf bedacht, besonders brav und und kontrolliert zu sein (worin er dem Depressiven ähnelt). Oft hegt er den Glauben, seine Umwelt genauso behandeln zu müssen. Dabei kommt es zu einer andauernden Erziehungs- und Veränderungsarbeit an den Mitmenschen und der Umwelt. Dem stehen das Phlegma und die Genußsucht als Korrektiv gegenüber. Der Zwanghafte ist deshalb im allgemeinen nur in moderater Weise fanatisch und wenig motiviert, solche Titanenwerke zur Verbesserung der Umwelt tatsächlich anzupacken. Häufig driftet er aus Bequemlichkeit lieber in Idealwelten ab, um dort Tagträumen nachzuhängen, was viel weniger Mühe macht, als die reale Welt zu verändern. Die Unerträglichkeit der eigenen Unvollkommenheit wird beim Zwanghaften längst nicht so dramatisch empfunden, wie das beim Schizoiden der Fall ist. Deshalb ist die Genußfähigkeit ebenso wie die Realitätstüchtigkeit des Zwanghaften im allgemeinen viel größer als beim Schizoiden.

Beim Zwanghaften in unserem Beispiel zeigt sich das Bequeme in seiner Neigung, sich zu Hause vollkommen gehen zu lassen und von Lösungsmöglichkeiten lieber nur zu träumen, als die Ärmel hochzukrempeln. Lieber nörgelt er an seiner Realität herum und erzählt dabei in tag-

Die typischen Charakteristika der vier Charaktertypen

Charaktertyp	Der schizoide Mensch	Der depressive Mensch	Der zwanghafte Mensch	Der hysterische Mensch
Seelische Grundantriebe und primäre Wesenseigenschaften	starker Drang nach Unabhängigkeit „Ich bin das Maß aller Dinge!“	Wunsch nach Zuneigung & menschlicher Nähe „Ich will nicht alleine sein!“	Angst vor Risiko & Veränderung	liebt Abwechslung. „Ich will Freiheit und Risiko, Traditionen und Konzepte engen mich ein.“
Politisch	Aristokrat, Alleinherrscher	Sozialist, Liberaler	Konservativer	Revolutionär
Typische weltliche Berufe	Pilot, Geheimagent, Forscher, Schriftsteller, Erfinder	Krankenschwester, Arzt, Hosteß, Sozialarbeiter, Prostituierte, Gruppenleiter	Bibliothekar, Beamter, Lehrer, Wissenschaftler	Musiker, Verkäufer, Vertreter, Tänzer, Lebenskünstler, Designer
Typische Berufswahl in der Kirchenhierarchie	Papst, Dogmatiker	Mutter Teresa, Nonne	Theologe, Kirchenverwalter	Missionar, Prediger
Typische Kurzcharakteristika des Idealtyps	Publikumsscheuer Einzelgänger, geht unbeirrt seinen Weg, oft hochintuitiv	Erst glücklich sein dürfen, wenn alle glücklich sind, andere verwöhnen	Streicht in Bedienungsanleitungen das Wichtigste an, Sammler, Konservierer	Glücksspieler, Hasardeur, „Wein, Weib und Gesang“, will andere begeistern und für sich gewinnen
Emotionale Grundtönung	vermeidet Emotionen & menschliche Nähe „Die sollen mir bloß nicht zu nah kommen!“	Vermeidung von Konflikten „Ich hasse Streit!“	liebt genaue Planung „Erst eine präzise Vorausschau verschafft Zufriedenheit!“	steht gerne im Mittelpunkt „Ich möchte bewundert und anerkannt werden.“
Charakterliche Hauptschwäche	Zu sachlich, kühl und objektiv	Vogel-Strauß-Haltung, Opferrolle	Vorurteile, Strenge, Intoleranz	Ständige Abwechslung um der Abwechslung willen, chaotisch
Typische Wirkung auf andere und kommunikative Grundmechanismen	aggressiv und arrogant fehlender Enthusiasmus gleichgültig gegenüber Kritik: „Nur ich weiß, was richtig ist!“ Andere auf Distanz halten, Zynismus, unpersönlich sein, kalt und brutal wirken	selbstlos und geduldig: denkt erst an andere, dann an sich. Verhält sich kindlich-hilflos. Emotionalen Druck ausüben, schlechtes Gewissen machen, gefühlsmäßigen Gleichklang fordern	Perfektionist und konsequent korrekt. Entschlußunfähigkeit, Detailfetischismus, „Korinthenkacker“. Vom Hundertsten zum Tausendsten kommen, Rechthaberei, moralische Strenge	gibt Versprechungen, die er nicht einhält. Sprunghaftes Denken, Imponiergehabe und Starallüren, „Diva“. Alle verwirren, alles im Unklaren lassen, alles komplizieren, herumstreiten, nötigen, rivalisieren
Selbstwert und Distanz	starkes Selbstwertgefühl	wenig Selbstwertgefühl, fällt gleich mit der Tür ins Haus, emotional offen und freundlich	Ein „Nein“ bleibt ein „Nein“	oberflächlich und leicht zu beeinflussen, emotional verführerisch und begeisternd

träumerischer Versonnenheit von einem Freund, der über Nacht ein Vermögen bei der Spielbank gewonnen hat. So ein Glück müßte er auch mal haben!

Eine weitere einfache und naheliegende Möglichkeit, seinen eigenen Charaktertyp zu identifizieren, besteht im Vergleich der zugeschriebenen positiven und negativen Wesensmerkmale mit den persönlichen Wesenseigenschaften. Man kann solche Merkmale Punkt für Punkt wie einen Fragebogen verwenden und den Grad der Übereinstimmung abschätzen. Die Tabelle auf Seite 233 faßt typische, den jeweiligen Charaktertyp auszeichnende Merkmale zusammen.

Wesenseigenschaften, die eine besondere persönliche Kraft und moralische Autorität verleihen. Von den Tugenden kann man bekanntlich nie genug bekommen, während die bereits erwähnten Untugenden für uns selbst wie andere Menschen zur Behinderung und zum Ärgernis werden. Man sollte deshalb die positiven Eigenschaften des eigenen Charakters entwickeln und fördern, während man die negativen Eigenheiten nach und nach abschwächen und überwinden sollte: „Unsere Eigenschaften müssen wir kultivieren, nicht unsere Eigenheiten“, bemerkt GOETHE dazu.

Auf die einfache Möglichkeit, den jeweiligen Charaktertyp mit der energetischen Testung des zugehörigen

Die positiven Verhaltensweisen der vier Typen

Der schizoide Mensch	***Der depressive Mensch***	***Der zwanghafte Mensch***	***Der hysterische Mensch***
vertritt seine Überzeugung klar und kompromißlos	*einfühlsam & hilfsbereit*	*ordentlich & fleißig*	*spritzig, spontan, charmant*
unsentimental, nüchtern und sachlich	*schlicht und anspruchslos*	*beständig & zuverlässig*	*nur das Hier und Jetzt zählt, lebensfroh*
scharfe Beobachtungsgabe, Unabhängigkeit, Idealist, Intellektueller	*wenig Egoismus, Fürsorglichkeit, Altruismus, Menschlichkeit*	*verantwortungsbewußt, beherrscht, Fairneß, Konservativismus (bewahrend)*	*Lebhaftigkeit, Genußfreude, Veränderungsbereitschaft, Freiheitsdrang*

Nun haben solche charakterlichen Zuschreibungen immer auch einen tendenziösen und negativen Beigeschmack, weil der jeweilige Charaktertyp überwiegend an seinen Mängeln und Fehlern festgemacht wird. Man gewinnt den Eindruck, der jeweilige Charakter sei eigentlich etwas Schlechtes. Das ergibt jedoch ein vollkommen einseitiges Bild, weil jeder Charaktertyp neben seinen Schwächen auch Stärken besitzt, die man durchaus als Tugenden bezeichnen kann. Es handelt sich um positive

Zentralkonflikts festzustellen, komme ich am Schluß des Buches zu sprechen. Mit dieser einfachen, wenige Minuten dauernden Energietestung haben wir meiner Erfahrung nach die eleganteste und zugleich zuverlässigste Lösung, um den Zentralkonflikt zu erkennen. Im nächsten Kapitel werde ich 28 Konfliktthemen darstellen, die sich aus den vier Charaktertypen ableiten und eine Art von emotionaler Ursprache darstellen, mit der sich die jeweiligen Typen auf individuelle Weise ausdrücken.

Die 28 Konflikte

Aus den Trümmern unserer Verzweiflung bauen wir unseren Charakter.
(Ralph Waldo Emerson)

Wenn wir gelernt haben, einen bestimmten Charaktertyp zu erkennen, fällt uns sofort die Unterschiedlichkeit der menschlichen Charaktere innerhalb eines Typs auf. Der eine Schizoide vagabundiert beispielsweise als mißtrauischer und verwahrloster Einzelgänger vor sich hin, während der andere Schizoide ein geselliges Leben lebt und voller Tatkraft eine große Firma leitet. Bei Landstreichern und herumgammelnden Originalen hat man es überzufällig oft mit Schizoiden zu tun. Der Wesenszug des Schizoiden mit seiner ungeselligen Tendenz muß sich jedoch nicht immer zum Nachteil seines Trägers auswirken. Der schizoide Firmenchef in unserem Beispiel hat es trotz seiner Charakteranlage zu großem beruflichen Erfolg gebracht. Das Schizoide beim Firmenchef merkt man beispielsweise nur an seiner Neigung, einsame Entscheidungen zu treffen und zu seinen Mitarbeitern zwar betont freundlich, aber auf unerklärliche Weise immer etwas distanziert zu sein, selbst zu der jahrzehntelang für den Firmenchef tätigen Sekretärin. An der Vielzahl der möglichen Ausgestaltungen gleicher Charaktertypen kann man deshalb den ungeheuren Variantenreichtum der seelischen Kräfte erkennen. Vom gleichen Charaktertyp gibt es unüberschaubar viele Ausgestaltungen und Abstufungen.

Nun wird gemeinhin geglaubt, daß man es beim Seelischen mit einem freien, geradezu anarchischen Gebiet zu tun hat, wo jeder nach Gutdünken schalten und walten kann – getreu dem Spruch: *„Die Gedanken sind frei!"* Nach meiner Erfahrung verhält sich das in Wirklichkeit jedoch ganz anders. Bei meinen Energietestungen hatte ich bereits lange vor der Entdeckung der „Psychosomatischen Energetik" vermutet, daß hinter der Vielgestaltigkeit des Seelischen eine strenge und universell gültige Ordnung wirksam sein müßte. Ich konnte das deshalb erahnen, weil die feinstoffliche Energie das Seelische widerspiegelt und die Aura selbst eine strenge Ordnung aufweist. Deshalb wird höchstwahrscheinlich auch das Seelische einer strengen Ordnung unterliegen, vermutete ich.

Aber erst, als ich an Tausenden von Patienten homöopathische Hochpotenzen[50] energiemedizinisch testete, bekam das Ganze eine neue Wendung mit überraschenden Einsichten, die zur Grundlage dieses Buchs geworden sind. Dazu muß ich vorausschicken, daß man seit über zweihundert Jahren (seit HAHNEMANNS Zeiten) weiß, daß homöopathische Hochpotenzen ganz besonders das Seelische ansprechen. Ich konnte zu meiner Verwunderung beobachten, daß bei zahllosen Patienten immer die gleichen Hochpotenzen im Energietest reagierten. Ich nahm ein Homöopathikum und eine Potenz nach der anderen, brachte sie in Kontakt mit dem Patienten und prüfte mit energiemedizinischen Testen wie Kinesiologie (früher testete ich mit der Elektroakupunktur), ob der Patient darauf eine Reaktion zeigt. Eine positive Testreaktion bedeutet, daß das betreffende Homöopathikum für den Patienten eine Heilwirkung haben wird. Solche Homöopathika verschrieb ich dann dem Patienten und erlebte sehr gute Heilwirkungen.

Je genauer ich nun solche Patienten – mit demselben im Energietest ansprechenden Homöopathikum – unter die Lupe nahm, umso klarer wurde mit der Zeit, daß solche Patienten ganz ähnliche Wesenseigenschaften besaßen. Das gemeinsame Homöopathikum spiegelte folglich die seelische Gemeinsamkeit! Nach jahrelangen Versuchen konnte ich schließlich 28 homöopathische Mischungen (Komplexmittel) zusammenfassen, die aus jeweils rund einem halben Dutzend gleichsinniger Homöopathika zusammengesetzt waren. Es war eine riesige Menge Arbeit, die jedoch von großartigem Erfolg gekrönt war. Wie bei einem Blumenstrauß waren die ähnlichen Mittel zu einer Mischung zusammengefaßt, die ich „Emotionalmittel" (im Handel als „Emvita") genannt habe. Wenn sie im Energietest positiv ansprechen, hat der betreffende Patient praktisch immer einen zugehörigen aktiven Konflikt, mit dem das Emotionalmittel in Resonanz getreten ist. Die Emotionalmittel haben jedoch nicht nur eine diagnostische Bedeutung, sondern auch eine Heilwirkung. Durch die hohen Potenzen wirken sie überwiegend auf das Seelische und heilen diejenigen Konflikte ab, die ihnen resonanzmäßig entsprechen.

Zur selben Zeit machte ich Versuche mit den feinstofflichen Energiezentren – den sieben Chakras. Auch diesen

[50] Bei homöopathischen Hochpotenzen ab der D21 handelt es sich um extrem starke Verdünnungen, die geschüttelt – d. h. potenziert – worden sind, wodurch die energetische Kraft des zugrundeliegenden Stoffs stark zunimmt. Häufig verhält sich die Heilwirkung umgekehrt zum Ausgangsmaterial, indem beispielsweise Kaffee wach macht, während homöopathisierter Kaffee Müdigkeit erzeugt. Der deutsche Arzt und Apotheker Samuel HAHNEMANN entdeckte die Homöopathie erstmals durch die Wirkungen der Chinarinde, deren Giftwirkung der Malaria ähnelt und die als Chinin Malaria heilen kann.

Energiezentren konnte ich bestimmte Homöopathika zuordnen, die zu homöopathischen Komplexen zusammengefaßt wurden und die ich als „Chakramittel" (im Handel als „Chavita") bezeichnet habe. Mit den Chakramitteln kann man in kurzer Zeit ermitteln, welches Energiezentrum beim jeweiligen Patienten gestört ist. Meist ist nur ein einziges Chakra mitsamt einem bestimmten zugehörigen Konflikt gestört. Wenn man das Chakra mit einer elektrischen Sicherung vergleicht, das bei zu starken segmentalen Energiebelastungen gestört reagieren kann, so sind die Konflikte offenbar besonders starke Störenfriede. Chakrastörungen liegt deshalb in den allermeisten Fällen ein aktiver seelischer Konflikt zugrunde.

Die eigentliche Überraschung beruhte nun auf zwei Entdeckungen, die ich machte:

1. ***Zu jedem Chakra gehören bestimmte emotionale Konflikte***, als wären sie dort zuhause. (Heute weiß ich, wie ich im Kapitel über die Konfliktentstehung bereits beschrieben habe, daß sich bestimmte Konflikte aus energetischer Verwandtschaft an bestimmten Chakras ansiedeln bzw. in der Nähe des Chakra energetisch abgelagert werden, etwa „Wut" im Oberbauch-Chakra.)
2. ***Jedem Chakra läßt sich tiefenpsychologisch ein bestimmter Charaktertyp zuordnen*** (was ein perfekt zusammenpassendes Puzzle von Erkenntnissen der Energiemedizin und der Tiefenpsychologie ergibt). Die 28 Zentralkonflikte, von denen im Folgenden die Rede ist, passen sowohl inhaltlich wie energetisch perfekt sowohl zu einem bestimmten Chakra wie zu einem bestimmten Charaktertyp.

Sowohl unsere feinstoffliche Energie wie unsere seelische Entwicklung samt den zugehörigen Seelenthemen (Konflikten) unterliegen deshalb einer strengen und logisch aufgebauten Ordnung. Das Seelische ebenso wie das Feinstoffliche haben überhaupt nichts Chaotisches! Ganz im Gegenteil enthüllt sich eine genaue Ordnung, die bei meiner weiteren Forschung eine dritte überraschende Erkenntnis zu Tage förderte, nämlich

3. daß ***unsere feinstofflich-seelische Entwicklung einem genauen Ordnungsmuster gehorcht, das mit den sieben Chakras und einer energetisch-seelischen Höherentwicklung zu tun hat*** (was spirituelle Philosophen wie Teilhard de CHARDIN oder religiöse Weise wie Sri AUROBINDO schon lange postuliert und vermutet haben).

Alle drei Entdeckungen möchte ich in den folgenden Kapiteln näher beschreiben. Dabei hängen die zwei ersten Entdeckungen inhaltlich eng zusammen – diejenige der Aufspaltung der Charaktertypen in 28 Untergruppen und die zweite von der Zuordnung der Chakras zu den Charaktertypen. Ich werde die ersten zwei Entdeckungen bereits auf den nächsten Seiten abhandeln, während die dritte Entdeckung von der Evolution der Seele erst später vorgestellt wird. Man denkt bei der Evolution der Seele zunächst an DARWIN und die Affenhorden, aus denen sich das menschliche Individuum in mühsamer Weise heraus entwickelt hat. Diesen Jahrmillionen dauernden Vorgang werde ich im Kapitel „Die Seelenreise und der Zivilisationsprozeß" aus seiner tiefenpsychologischen und feinstofflichen Logik heraus verstehbar werden lassen.

Man kann denselben evolutionären Vorgang jedoch auch auf die begrenzte Lebensspanne eines menschlichen Einzelwesens anwenden. Die nachfolgende Tabelle gibt dazu einen guten Überblick. Im Prinzip geht es um eine Aufwärtsbewegung der feinstofflich-seelischen Energie, die nach und nach die Chakras emporsteigt. Während wir als Baby noch ganz im wortlos Animalischen der ***Vitalebene*** leben (die auch etwas von der göttlichen Unschuld der Kausalebene mit enthält), geht es in der Kindheit und Jugend um die Entwicklung der ***Emotionalebene***. Mit dem Zenit des Erwachsenenlebens sind wir ganz im Rationalen der ***Mentalebene*** gefangen („Verstandeskästchen"), um das Leben auf vernünftige Art zu bewältigen. Als reifer Mensch leben wir wieder mehr nach innen gewandt und erfahren die Ebenen der Intuition und der Sinnhaftigkeit (die ***Kausalebene***). Unser individuelles Ende und unseren Höhepunkt als Mensch erreichen wir aus spiritueller Sicht, wenn wir das 7. Chakra erreicht haben. Dort werden alle Ebenen integriert und damit ein höheres Verständnis der Schöpfung möglich. Die Gegensätze vereinigen sich, und der Kreis vom Greis zum Kind schließt sich wieder.

In einer übergreifenden Gesamtschau können wir unser gesamtes Leben von der Wiege bis zur Bahre als Wanderung betrachten, die uns aus psychoenergetischer Sicht durch die Chakras und die damit zusammenhängenden Reifungsschritte hindurchführt (s. Grafik Seite 237):

Offenbar gehorcht unsere seelische Verfassung einem umfassenden Plan des Reifens und Wachsens. Wir bewegen uns im Lauf unseres Lebens durch bestimmte Chakras und Energieebenen hindurch, die bestimmten Reifungsstufen und emotional-seelischen Inhalten entsprechen. Das Baby lebt in einem anderen Chakra und anderen Energieebenen als der erwachsene oder ältere Mensch. Das Baby kämpft noch um seine nackte Existenz und ums Überleben – die Kernthemen des ersten Chakra. Auf höheren Chakrastufen kommt es zu immer schwierigeren Prüfungen und immer tieferen Erfahrungsebenen.

Gestreßte Eltern pflegen unter der Last ihrer Verantwortung zu stöhnen: *„Kleine Kinder, kleine Sorgen, große Kinder, große Sorgen."* In der Spalte der „Lebens-

Energie-Ebenen:	**Chakra und aktive Energie-Ebene** *Lebenslauf*						
Lebensalter	*Uterus, Baby*	*Kleinkind*	*Kind*	*Jugendlicher*	*Erwachsener*	*Reifer Mensch*	*Weiser Mensch*
Lebensthemen	*Überleben und Wachsen*	*Erste emotionale Erfahrung*	*Emotionales Überleben, Kämpfen und Spielen*	*Erste Liebe, Gefühl von Ganzheit*	*Verstand, Individuum, Lebensplan*	*Intuition, Individuum und Kosmos*	*Gotterkenntnis, Selbsterkenntnis*
Kausal							
Mental							
Emotional							
Vital							
Chakren:	*Chakra 1*	*Chakra 2*	*Chakra 3*	*Chakra 4*	*Chakra 5*	*Chakra 6*	*Chakra 7*

themen" sind die jeweiligen Lernaufgaben angeführt, die der Mensch in diesem Lebensabschnitt zu bewältigen hat. Die Lernaufgaben werden von Stufe zu Stufe immer anspruchsvoller, und natürlich wird das mögliche Scheitern immer fataler. Aber das Ganze sieht auf den ersten Blick viel schlimmer aus, als es tatsächlich ist! Denn wir wissen aus der Sichtweise der Seele, daß das vermeintliche Scheitern beruhigenderweise gar kein Versagen bedeutet, sondern nur eine noch wertvollere Lernaufgabe. Deshalb wächst man seelisch immer weiter – egal, ob es sich um einen Erfolg oder Mißerfolg handelt. **Aus der Sicht der reifenden Seele sind gute oder schlechte Erfahrungen deshalb zuallererst Lernaufgaben, die uns in jedem Fall bei unserer Seelenreise voranbringen.**

In den Spalten darunter geht es um die Energieebenen. Sie fügen sich vollkommen nahtlos und logisch in ein Gesamtbild der menschlichen Lebensphasen ein. Zum besseren Verständnis möchte ich ein Bild wählen: In den ersten fünf Chakras kommt einem das Ganze wie ein probendes Orchester vor, dessen einzelne Instrumente (die Energieebenen) noch gestimmt werden müssen. Zuerst wird im Babyalter die Vitalebene gestimmt, während die Jugend dem Einüben der Emotionen dient. Das Erwachsenenalter hat dann mit dem Verstand und dem Bewältigen der individuellen Lebensaufgaben wie Beruf, Familie usw. zu tun. Erst mit dem Reiferwerden beginnt das Orchester im sechsten Chakra langsam einzusetzen (Emotional- und Mentalebene, d. h. 2 Instrumente beginnen zu spielen), um dann im siebten Chakra mit voller Besetzung loszuspielen (mit allen 4 Energieebenen).

Wir können aus der Tabelle aber noch etwas anderes lernen: Die Energieebenen spiegeln bestimmte seelische Inhalte, die sich auch in den Charaktertypen wiederfinden! Energieebenen und Charaktertypen können deshalb in gewisser Weise als zwei Seiten einer Medaille aufgefaßt werden. Bis auf zwei Ausnahmen (6. und 7. Chakra) sind Charaktertyp und Energieebene deckungsgleich, nämlich vom ersten bis fünften Chakra – beim sechsten Chakra vermischen sich als Ausnahme der Emotional- und Mentalbereich, was zum Phänomen der Intuition führt. Oft ist damit auch eine Art von selbstverliebter Dynamik verbunden, die kreative und lebenssprühende Menschen für ihre Mitmenschen oft zu einem regelrechten Erlebnis werden läßt. Der Grund dafür liegt in der positiven und umfassenden Gestimmtheit, die solchen Menschen zusätzliche Kraft und Kreativität verleiht.

Viele Schauspieler und Impressarios gehören in diese Gruppe von herausragenden Menschen, die mit ihrer Begeisterung und ihrer Dynamik andere mitreißen können. Dazu zählen ebenso gut aber auch zwielichtige Gestalten wie Trickkünstler, Hochstapler und Heiratsbetrüger. Ich möchte an dieser Stelle nicht unerwähnt lassen, daß etliche berühmte Gurus und spirituelle Leitgestirne ebenfalls in diese Kategorie fallen. Solche hysterischen Temperamente übertragen ihre psychoenergetische Hochschwingung wie bei einer Impfung auf andere Leute. Diese sagen dann: „Er hat mich inspiriert, und ich fühle mich dadurch viel besser als vorher, ich bewundere ihn unendlich...." Diese begeisternden Selbstdarsteller machen ihre Mitmenschen regelrecht in sich „verliebt", wobei der Begeisterungstaumel tatsächlich der „Hoch-

Zeit“ frischer Verliebtheit gleicht. So wie auch die Liebe bekanntlich blind macht, ist das auch hier der Fall. In Wahrheit wurden die Faszinierten von der ekstatischen Begeisterung hypnotisiert, die solche Menschen in ihnen hervorgerufen haben. Man sollte deshalb äußerst mißtrauisch sein, wenn man von solchen Zuständen übermannt wird, und bei aller Begeisterung die transportierten Inhalte sehr kritisch auf ihren Realitätsgehalt überprüfen.

Und im siebten Chakra findet sich eine weitere Ausnahme, indem sich hier alle vier Energieebenen zu einer Ganzheit vermischen. Bei Schizoiden führt so eine kraftvoll erlebte Dynamik manchmal zu der verständlichen Neigung, sich für gottähnlich zu halten. Weil Götter im allgemeinen keine Selbstdarstellung nötig haben, wird der Schizoide im Zustand des Größenwahns für andere meist recht langweilig, solange sich der Betreffende keine Mühe gibt, sich darzustellen und mitzuteilen – die wahren Abenteuer spielen sich hermetisch abgeschirmt in seinem Kopf ab. Mit „Größenwahn“ meine ich dabei keine psychiatrische Krankheit, sondern eine besondere seelische Gestimmtheit bei äußerlich normalen Menschen, die für Außenstehende meist gar nicht erkennbar ist.

Viele geniale Menschen gehören in die Kategorie jener hochbegabten Leute, die innerseelisch eine private Exklusivwelt bewohnen, einfach weil sich bei ihnen innerlich so viel Spannendes und Schönes abspielt. Man kann aufgrund von Energietestungen Menschen mit hohen Entwicklungsstufen des 7. Chakra ihre geheime Gestimmtheit auf den Kopf zusagen – so gut wie immer werden solche Vermutungen von ihnen bestätigt. Viele Schriftsteller, Erfinder und Philosophen gehören übrigens in die Gruppe hochbegabter schizoider Menschen. Darunter möchte ich als typisches Beispiel einen Schriftsteller und ehemaligen Spion anführen, der im Gespräch mit mir noch immer den Zeiten nachtrauert, wo er im Gefängnis wegen Spionage viele Monate Einzelhaft abzusitzen hatte. Man wollte ihn durch die Einzelhaft „weichkochen“, wußte aber nicht, daß man ihm mit dieser grausam anmutenden Bestrafungsmethode, die damals in der Presse einen riesigen Wirbel wegen „staatlicher Folter und Willkür“ hervorrief, in Wahrheit einen großen Gefallen getan hat. Es handelte sich bei diesem Mann um einen Schizoiden. In der Einzelhaft konnte er sich endlich einmal ungehemmt seinem reichen inneren Erleben widmen!

Aus solchen Beispielen ungewöhnlicher Menschen wird wieder die allgemeingültige Regel erkennbar, daß unsere energetische Gestimmtheit unsere Weltempfindung bedingt. Unsere innere Gestimmtheit ruft sogar unsere Persönlichkeit hervor: **„Sag mir, wie du schwingst, und ich sage dir, wer du bist!“** Natürlich gilt diese Regel für ausnahmslos jeden Menschen, nicht nur für den Schizoiden. Zu wissen, wie wir schwingen, stellt deshalb ein außerordentlich nützliches Instrument der Selbsterkenntnis dar. Mit den nachfolgenden Schilderungen der möglichen Charaktertypen möchte ich dem Leser zur Selbsterkenntnis verhelfen.

Mit der Zuordnung der Charaktertypen zu den Energieebenen befinden wir uns mitten im Thema, das von den 28 Variationen der Charaktere handelt. Obwohl es vier Charaktertypen gibt, kommen innerhalb dieser vier Gruppen 28 unterschiedlich gestaltete Untertypen vor. Warum das so ist, wird nach und nach klar werden. Man kann diese Untergruppen mit Familienangehörigen vergleichen, die zwar alle unterschiedliche Wesenszüge aufweisen, denen man jedoch die grundsätzliche Zugehörigkeit zu einer bestimmten Familie immer anmerken wird. Die 28 Konfliktthemen möchte ich der Reihe nach auf den folgenden Seiten vorstellen. Nach meinen Untersuchungen gibt es für alle Menschen nur 28 Zentralkonflikte – nicht mehr und nicht weniger. Offenbar sind damit alle möglichen Themen der Zentralkonflikte umfassend dargestellt, vergleichbar einer Sprache, die eine begrenzte Zahl an Zeichen und Buchstaben benötigt.

Jedes der 28 Konfliktthemen ist dem Chakra zugeordnet, zu dem es am besten paßt. Konflikte geistern deshalb nicht wahllos durch unsere Aura, sondern gehorchen einer zwingenden Logik. Das gesamte Seelische wie Feinstoffliche gehorcht einer präzisen Logik und Gesetzmäßigkeit. Beispielsweise wird das Gefühl „Wut“ immer im Oberbauch sitzen, wo es eine besondere Affinität zum Element Erde besitzt. Temperamentsmäßig sprechen die antiken Ärzte vom Choleriker. Im Oberbauch des Cholerikers hockt die Wut wie ein Teufel, der auf seinen bösen und zerstörerischen Auftritt wartet. Am Anfang hat der „Wut-Teufel“ noch die Zornesröte im Gesicht, und man geht so einem hochexplosiven Teufel vorsichtig aus dem Weg.

Mit der Zeit tritt jedoch ein stabiler Zwischenzustand ein, an den sich der Wut-Mensch immer mehr gewöhnt, weil die Wut ihm immer weniger Beschwerden macht. Zuletzt merkt man nur noch am gestörten Oberbauch-Chakra, daß da eine alte Wut hocken muß. Das gestörte Chakra kann sich beispielsweise in Magenbeschwerden und Übelkeit nach dem Essen äußern, weshalb Choleriker häufig einen Apéritif trinken, um ihre gestörte Verdauung anzuregen. Irgendwann verschwindet aber auch die Chakrastörung, und der Konflikt hat dann im Hintergrund nur noch eine ganz unterschwellige Bedeutung, indem er als energiezehrender Faktor die allgemeine Lebendigkeit des Cholerikers herunterdrosselt. Ansonsten macht der stumme Konflikt erfahrungsgemäß kaum mehr Beschwerden, außer daß er das emotionale Feld mit seinem Gefühlsinhalt infiltriert. Genau das ist jedoch der entscheidende Punkt! Denn wenn es sich beispielsweise um einen besonders großen Konflikt handelt – um den Zentralkonflikt, von dem bereits so oft die Rede war, entsteht daraus ein depressiver Charakter.

Beim depressiven Charakter hat man es mit einem Menschen zu tun, den man erstaunlicherweise oft besonders schwer wütend machen kann, obwohl er einen „Wut-Teufel“ in seinem Oberbauch mit sich trägt. Warum fällt es Wutmenschen paradoxerweise oft besonders schwer, aggressive Gefühle wie „Wut“ wahrzunehmen? Der Betreffende erscheint nach außen hin besonders lieb und nachgiebig, so daß keiner auf die Idee kommt, hinter der Fassade einen insgeheim Wütenden vor sich zu haben. Der Grund für das Verbergen der tiefsitzenden Wut hat mit dem psychologischen Phänomen der Verdrängung zu tun. Für sie gibt es mehrere Gründe: „Wut“ gehört zu sozial unerwünschten Gefühlsregungen, die teures Porzellan kosten können. Hinzu kommt, daß der „Wutträger“ selber eine ungeheure Angst davor hat, seine hochexplosive Wut herauszulassen – er fürchtet, dann könnte alles in Schutt und Asche fallen.

Die nachfolgende Beschreibung der 28 Konflikttypen enthält deshalb sowohl das primäre Gefühl wie seine Verdrängung. Man muß bei charakterlich-emotionalen Ausprägungen immer zweigleisig denken: Man sollte sowohl die ursprüngliche Emotion als auch ihre Verdrängung im Auge haben. Dieses dialektische Denken entstammt der Logik der Kausalebene – der göttlichen Weisheit. Bereits der chinesische Weise LAOTSE hat gepredigt: *„Man höhlet Ton und bildet ihn zu Töpfen: In ihrem Nichts besteht der Töpfe Werk.“* Um den tieferen Sinn eines Topfes zu ergründen, behauptet LAOTSE, muß man seine Hohlheit verstanden haben. Beim Unbewußten ist der tiefere Sinn bekanntlich besonders gut versteckt, indem gerade das Gegensätzliche, ganz und gar Unvermutete und Unbekannte, den richtigen Sinn ergibt. Daß Aggressionslosigkeit und Sanftheit deshalb innerseelisch häufig etwas mit unterdrückter Wut zu tun haben, beruht auf einer hintergründigen Sinnhaftigkeit, die sich erst auf den zweiten Blick erschließt[51].

In der vorstehenden Tabelle habe ich die Charaktertypen den sieben Chakras und 28 Konfliktthemen zugeordnet:

Charaktertyp, zugehöriges Chakra und zugehörige Konfliktthemen

Charaktertyp	*schizoid*	*depressiv*	*zwanghaft*	*hysterisch*
Zugehöriges Chakra	*1. Chakra (Becken) + 7. Chakra (Kopf)*	*3. Chakra (Oberbauch)*	*5. Chakra (Hals)*	*2. Chakra (Unterbauch) + 6. Chakra (Stirn)*
Zentralkonflikt (mit den zugehörigen Konfliktthemen)	*Alle Konfikte vom Becken- und Kronenchakra (Konflikt Nr. 1–4, 25–28)*	*Alle Konflikte vom Oberbauchchakra (Konflikt Nr. 8–11)*	*Alle Konflikte vom Hals-Chakra (17–18)*	*Alle Konflikte vom Unterbauch- und Stirnchakra (Konflikt Nr. 5–7, 19–24)*
Konfliktthemen der jeweiligen Charaktertypen im Herzchakra	*Konflikt Nr. 13 „zurückgezogen, tief verletzt“*	*Konflikt Nr. 15 „verängstigt“ und Konflikt Nr. 12 „geistig überanstrengt“*	*Konflikt Nr. 14 „eingeschlossen, Zwänge“*	*Konflikt Nr. 16 „Panik“*

Der Tabelle kann man entnehmen, daß der Schizoide vom Chakra und den Konflikten her energetisch dem Unterleib und Kopf zugeordnet wird. Der Hysteriker hat sein Energiezentrum im mittleren Unterleib und im

[51] Von manchen Menschen wird an diesem Punkt gerne der logische Fehlschluß gezogen, daß Sanftmut immer etwas mit unterdrückter Wut zu tun haben muß. Besonders freundliche Leute sind demzufolge welche, die ihre Unfreundlichkeit unterdrückt haben, genauso wie nach dieser vereinfachenden Gleichung alle im Zölibat lebenden Geistlichen unter starken sexuellen Verdrängungen leiden müssen, alle keuschen Engel in Wahrheit sexlüsterne Teufel sind usw. Das stimmt natürlich in keiner Weise, weil es neben fassadenhaften Vortäuschungen von Gefühlen selbstverständlich auch echte Gefühle gibt! Der äußere Anschein ist keineswegs stets und überall eine vorgetäuschte Fassade! Gerade in analytisch ausgerichteten Selbsterfahrungsgruppen wird dieses simpel gestrickte Muster, jedem der Teilnehmer überall verdrängte Gefühle und falsche Fassaden zu unterstellen, leicht zum inquisitorischen Universalinstrument, um irgendwelche Geständnisse zu erpressen, was dann häufig in analytische Sackgassen und zu emotionaler Verwirrung führt. Das ganze Unternehmen gelingt deshalb so mühelos, weil das eigene Unbewußte, der allgemeinen Psycho-Doktrin folgend, dem Betreffenden selber unbekannt sein soll, weshalb man womöglich den Anschuldigungen Glauben schenkt, daß man hinter seiner Fassade alle möglichen Abgründe versteckt hält, was natürlich sehr oft verwirrt und krank macht (oder noch kränker macht, als er bereits war).

Chakra und Charaktertyp

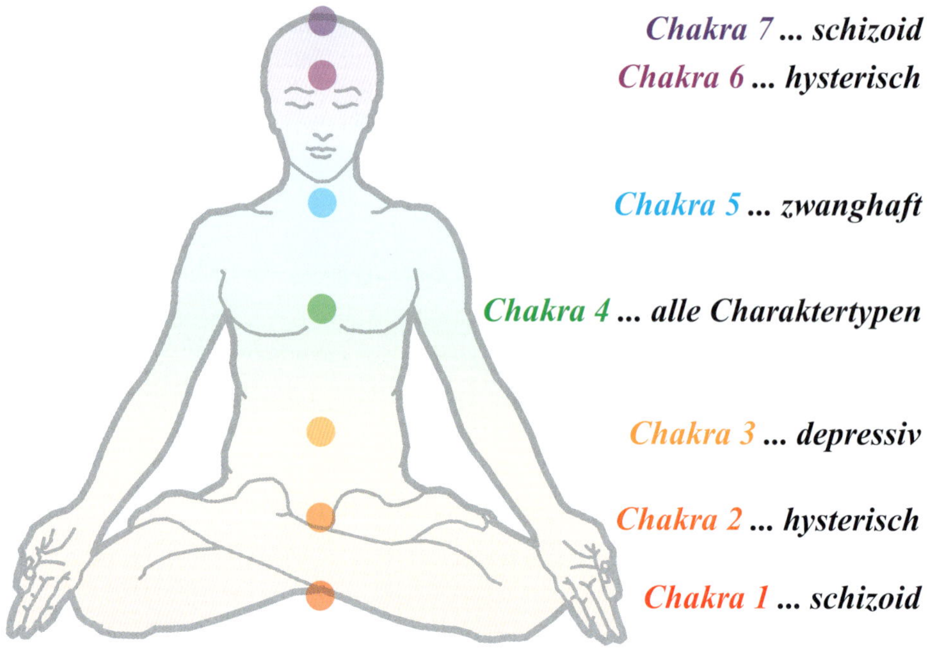

Stirnbereich. Der Depressive ist energetisch vorwiegend im Oberbauch zu Hause, während der Zwanghafte das Halschakra bewohnt. Dabei bleibt sonderbarerweise das Herzchakra von allen sieben Chakras als einziges ausgespart. Beim Herzchakra erleben wir das erstaunliche Phänomen, daß wir dort von jedem Charaktertyp mindestens einen, manchmal sogar zwei Konflikte zugeordnet finden. Warum hat das Herzchakra so eine ungewöhnliche Sonderstellung?

Im Herzchakra sind wir am menschlichsten und emotional am verletzlichsten. Das Herz stellt als unser Gefühlszentrum das eigentliche Tor zu unserem wahren Selbst dar. Deshalb kann man unschwer begreifen, warum das Herzchakra für jeden Charaktertyp ein Konfliktthema und eine thematische Seelenfacette bereithält, um nämlich für alle Menschen zu einer Herausforderung und zu einer Stätte der Begegnung zu werden. Die dort anzutreffenden Konflikte der vier Charaktertypen sind wie die Eingangspforten zu einer universellen Sprache – derjenigen des Herzzentrums, wo nur noch Liebe und Vergebung herrschen.

Abschließend möchte ich noch einige Hilfestellungen zu den nachfolgenden Beschreibungen der 28 Konflikte geben. Jeder Konflikt hat ein zugeordnetes Hauptthema, das vergleichbar einer Überschrift den wichtigsten Gefühlsinhalt stichwortartig zusammenfaßt. Ein Beispiel dafür ist das Gefühlsthema „Explodieren“, das beim Konflikt der unterdrückten Wut die grundsätzliche Gestimmtheit des zerstörerischen, wütenden Kaputtmachens ausdrücken soll. Nun ist das Ganze jedoch wegen der seelischen Vielgestaltigkeit nicht so einfach, wie die Überschrift suggeriert. Das erste Problem betrifft die **Verdrängung**, von der schon die Rede war. Der Betreffende spürt tief in seinem Innern, daß sein unterdrücktes Gefühlsthema „Wut“ trotz aller Verdrängung (wie Sanftmut usw.) genau den Kern seines Gefühlslebens ausdrückt. Man muß sich dabei einfach auf sein instinktives Gefühl verlassen, um die Verdrängung zu durchschauen. Wer beispielsweise tief in seinem Innern ständig zu explodieren glaubt, wird sofort die Richtigkeit des Wut-Themas erkennen, wenn er damit konfrontiert wird. Er sagt dann etwa: „…ich erkenne mich darin wieder!“

Eine weitere Hürde für das Verständnis tut sich dadurch auf, daß manche Gefühle eine Summe unterschiedlicher **Gefühlsfacetten** darstellen. Die Namensgebung eines Konfliktthemas spiegelt deshalb wegen der gebotenen Kürze nicht immer alle Gefühlseigenschaften. Das merkt man jedoch recht bald, wenn man die Konfliktbeschreibungen durchliest. Schwieriger ist, daß man aus der Benennung eines Konflikts nicht automatisch auf seine Stärke zurückschließen kann. Es macht verständlicherweise einen großen Unterschied, ob eine riesengroße Wut gleich den gesamten Charakter dominiert oder eine kleine Wut nur Randzonen des eigenen Wesens streift. Man muß deshalb beim Lesen eines Konflikts wissen, ob es sich um einen kleinen oder großen Konflikt handelt. Die Testung mit der „Psychosomatischen Energetik" kann dazu eine wertvolle Hilfestellung geben, indem man damit in kurzer Zeit und auf einfache Weise die Konfliktgröße ermitteln kann.

Bei den Leitsymptomen der nachfolgenden Übersicht handelt es sich um kurze, prägnante Beschreibungen des Konfliktinhalts. Der Grund für die knappe, telegrammstilartige Umschreibung der Konflikte liegt überwiegend in einer therapeutischen Absicht begründet. Bekanntlich führt die Bewußtwerdung der unbewußten Konflikte zu Heilvorgängen. Dem stehen jedoch Verdrängungsmechanismen gegenüber, die leichter auftreten, wenn man über den Konflikt zuviel Worte macht.[52] Je mehr man nämlich redet, umso mehr zerstört man die Heilwirkung der Worte, weshalb das Sprichwort rät, sich kurz zu fassen: *„In der Kürze liegt die Würze!"*

[52] Der Konfliktwiderstand scheint direkt exponentiell zur Rationalisierung und Benennung des Konfliktinhalts zu wachsen. Wenn man den Inhalt aber völlig unbenannt läßt, ist dies auch wieder kontraproduktiv. Ihn mit einigen Bemerkungen anzutippen scheint aus dieser Sicht der beste Kompromiß. Der belegbare Erfolg von Kurzpsychotherapien weist in dieselbe Richtung, daß nämlich eine initiale Zündung genügt, um den Stein ins Rollen zu bringen und den Heilprozeß anzustoßen.

Die Konflikte des 1. Chakra

Im sogenannten „Wurzelchakra" (1. Chakra) begegnen uns die seelischen Themen des schizoiden Typs. Das erste Chakra hat mit all jenen Themen zu tun, die für den Schizoiden als überwertig und außerordentlich problematisch empfunden werden – den Themen der eigenen Existenz und allen damit zusammenhängenden Bedeutungen, wie genug Kraft und Ausdauer zum Überleben zu haben, eine eigene Identität zu besitzen und die Möglichkeit zu bekommen, sein Überleben zu sichern und zu verteidigen. Nach der indischen Yoga-Lehre soll die Lebenskraft im ersten Chakra ihren Hauptsitz haben. Bildhaft wird das mit der zusammengerollten Kundalini-Schlange symbolisiert.

Man kann alle wichtigen psychoenergetischen Zusammenhänge des ersten Chakra in symbolhaften Zusammenhängen wiederfinden. Hier sind die sexuellen Organe mächtige Repräsentanten des biologischen Überlebenswillens. Auch der genetische Code (die Desoxyribonukleinsäure, DNS) als materielles Substrat der Fortpflanzung ähnelt einer zusammengerollten Schlange oder Spirale. Das Wort vom „auf den eigenen Beinen stehen" hat mit dem ersten Chakra zu tun, indem die Beine energetisch nicht nur als Verlängerung des Beckens aufgefaßt werden können, sondern auch zum Symbol der individuellen Zentriertheit und persönlichen Standfestigkeit werden. All das hat mit den allerersten und wichtigsten Bedingungen für unsere Individualität und unsere Existenz zu tun. Es geht im ersten Chakra frei nach SHAKESPEARE um *„Sein oder Nichtsein"*.

Grundsätzlich sind die Ängste des Schizoiden relativ leicht zu begreifen und zu durchschauen. Beim Schizoiden wird in allererster Linie ***das Gefühl der existentiellen Bedrohung*** zum Zentrum der Lebensangst. Dabei ist das dabei auftretende „Gefühl" im Grunde haargenau das, was den Schizoiden kränkt und um den Verstand zu bringen droht. Bei Schizoiden handelt es sich keineswegs von Hause aus um Angsthasen, die den eigenen Tod fürchten. Schizoide ängstigt vielmehr das damit einhergehende emotionale Erleben. „Wie gut, wenn schon alles vorbei wäre!" sagt der Sterbende und drückt damit die Urangst des Schizoiden aus, der in Wahrheit eine furchtbare Angst davor hat, elendig krepieren und dabei schrecklich leiden zu müssen. Man stelle sich mutige schizoide Typen wie den englischen Geheimagenten James Bond vor, der matt und von Schmerzen gepeinigt im Bett liegt, während ihm seine Sekretärin Moneypenny den Hintern putzt – alles wäre in der Vorstellungswelt von James Bond besser, als sich in so einer entwürdigenden und ausgelieferten Situation zu befinden!

Man kann vier unterschiedliche Konfliktthemen beim ersten Chakra unterscheiden:

1. Konflikt: Selbständigkeit
2. Konflikt: Konzentrationsmangel
3. Konflikt: Ausgeliefert
4. Konflikt: Extrem selbstbeherrscht

Das erste Thema hat mit der eigenen Selbständigkeit zu tun. „Bin ich gut genug, um bestehen zu können?" fragt sich der Schizoide im ersten Konflikt. Beispielsweise leidet James Bond Höllenqualen, weil er sich nicht mehr alleine helfen kann – etwa sein Hinterteil selbst reinigen zu können, was ihm durch eine schwächende Krankheit unmöglich ist. Für Schizoide hat Selbständigkeit folglich eine überwertige, geradezu existentielle Bedeutung. Weil sich Schizoide demzufolge auch höchst ungern in solch entwürdigenden Situationen wie derjenigen eines hilflosen Kranken imaginieren, habe ich oft gefunden, daß sie keine Vorsorge für etwaige Zustände von Hilflosigkeit treffen. Wenn Schizoide älter werden, kümmern sie sich häufig bis zuletzt weder um einen Krankenpfleger noch um andere Hilfsmittel. Sie wollen stets und für alle Zeiten mit eiserner Kraft selbständig bleiben.

Beim zweiten Konflikt entsteht ein bedrohliches Gefühl von Ungeerdetsein und Konzentrationsmangel. Dahinter verbergen sich immense Ängste, die zu einem Gefühl von Unwirklichkeit und Abgehobensein führen. Der fiebernde James Bond aus unserem Beispiel muß hilflos miterleben, wie feindliche Agenten seine Pistole aus der Nachttischschublade holen. Bond halluziniert und sieht alles doppelt, weshalb seine Faustschläge daneben treffen. Das dabei auftretende kränkende Gefühl besteht aus der entsetzlichen Hilflosigkeit, sich nicht länger auf die eigenen Kräfte verlassen zu können.

Noch schlimmer wird das im nächsten Konflikt. Das dritte Konfliktthema beruht auf der völligen Hilflosigkeit und dem entsetzlichen Gefühl, fremden Mächten ausgeliefert zu sein. Wie eine Marionette kann der Betreffende vollständig kontrolliert und manipuliert werden, und er ist vollkommen hilflos und kann nichts dagegen machen. James Bond liegt beispielsweise vom Schurken gefesselt auf einer Hobelbank, während eine Trennsäge mit ihren rotierenden Scheiben immer näher kommt. Oder er wird durch hypnotische Befehle selber zum Schurken, der willenlos Befehlen gehorcht. Meist sorgt im Film ein Anbrüllen in allerletzter Minute dafür, daß der ferngesteuerte Geheimagent wieder zur Besinnung kommt und die Falschprogrammierung aufhört.

Im 4. Konfliktthema schließlich tut man das einzig Vernünftige, was einem in so einer ausweglosen Situation übrigbleibt, indem man sich nämlich totstellt und sich dazu auch noch sicherheitshalber völlig gefühllos macht. Bei Tieren nennt man das den „Totstellreflex“. Trotzdem handelt es sich emotional um eine entwürdigende Situation, bei der man die eigene Lebendigkeit komplett herunterdrosseln muß, um am Leben zu bleiben. In gewisser Weise handelt es sich um eine Widersprüchlichkeit in sich, die sogar regelrechte perverse Züge trägt: „sich leblos machen, um am Leben zu bleiben.“ James Bond wird emotional an so einer Situation seelisch lange zu verdauen haben, weil sie sich extrem entwürdigend und geradezu widernatürlich anfühlt.

Wenn wir die seelischen Beweggründe des Schizoiden noch tiefgreifender verstehen wollen, müssen wir einen Blick hinter die Kulisse seiner Angst werfen. Denn was steckt wirklich hinter seiner Angst, vernichtet und ausgelöscht zu werden? Im allerletzten und tiefsten Grund eigentlich die Sehnsucht, tatsächlich ausgelöscht zu werden, um wieder mit der kosmischen Glückseligkeit verschmolzen zu sein. Ich möchte daran erinnern, daß der Schizoide von der antiken Temperamentenlehre her dem Melancholiker entspricht. Die Melancholie als wehmütige Sehnsucht hat etwas Weltfernes und geradezu Suizidales – man möchte sich mit aller Macht aus dem ungeliebten Diesseits wegzaubern. Es drängt einen mit größter Sogkraft hin zu einer fernen, utopischen Welt. Schizoide sind aus diesem Grund in ihrer tiefsten Seele sehr häufig Idealisten, die allzu oft weltfernen Utopien anhängen.

Hinter der Vernichtungsangst des Schizoiden taucht unerwartet ein Auflösungswunsch auf (der „Todestrieb“ Freuds!). Nur ist der Wunsch nach Auflösung mit dem Leben letztlich nicht vereinbar! Wer in der großen Glückseligkeit aufgelöst sein will, ist demzufolge nicht mehr lebensfähig. Hier kommt nun der Überlebenswille ins Spiel, weil das Überleben als ungeheuer starkes Motiv im Sinne eines Gegenantriebs gegenüber dem Auflösungswunsch einen Verdrängungsmechanismus aufbaut, der aus nackter und riesengroßer Angst besteht, die den Schizoiden vor seinen selbstzerstörerischen Wünschen schützen soll. Psychologen sprechen von einer „double-bind“-Situation, deren wahre Wurzel sich im Innerpsychischen des Schizoiden findet. Je brüchiger nun die tiefe Angst wird, umso anfälliger wird er für selbstzerstörerische Antriebe. Erst wenn er ein stabiles Ich und eine gesunde, reife Persönlichkeit aufgebaut hat, kann er es sich leisten, seine tiefen Ängste aufzulösen.

1.Konflikt: Selbständigkeit

Probleme, die auftauchen können[53]:

Man fühlt sich selbst nicht gut genug. Typischerweise hat man Probleme mit der eigenen Identität. Solchen Menschen fehlt die primäre seelische Orientierung im Sinne eines ausreichenden Selbstvertrauens. Das Urvertrauen ist abhanden gekommen oder war nie da. Häufig Tendenz zur Melancholie. Die Welt wird als schlecht erlebt. Bei Kindern mit frühkindlichen Schocks wie Scheidung, Tod eines Elternteils, Vernachlässigung, unerwünschtes Kind. Bei einer unglücklich erlebten Kindheit, wenn beispielsweise von den Eltern ein Stammhalter gewünscht wurde, während man ein Mädchen ist. Fehlende Stärke aus sich selbst heraus, um mit den Belastungen fertig zu werden, die einem aufgebürdet werden. Unfähig, die eigene Stärke wahrzunehmen. Man empfindet sich als kleiner, als man ist. Tendenz; sich den Mitmenschen zu verschließen und keine echten Bindungen einzugehen.

Erfahrungsgemäß bestehen häufig Probleme im Becken. Blase, Prostata, Gebärmutter, Eierstöcke, Hüfte und Beine können erkrankt sein.

Lösung, die gesucht werden sollte:

Seine eigene Stärke und seine Möglichkeiten wahrnehmen. Man hat ein Lebensrecht, ohne daß daran irgendwelche Bedingungen geknüpft sind.

2. Konflikt: Konzentrationsmangel

Probleme, die auftauchen können:

Man ist gar nicht wirklich hier. Man kennt seine eigene Bestimmung überhaupt nicht. Auch bei der Auflehnung dagegen, hier auf dieser Welt sein zu müssen, trifft dieser Konflikt zu. Das eigene Leben wird nur halbherzig und nicht mit voller Überzeugung gelebt. Man traut sich nicht, seine eigenen Fähigkeiten zu demonstrieren. In Streßsituationen und da, wo man auf seine Fähigkeiten und seine Kraft geprüft werden soll, neigt man zum Rückzug. Neigung, Dinge aufzuschieben oder ungern zu tun. Anforderungen weicht man gerne aus. Solche Menschen wirken in der menschlichen Begegnung oft unnahbar oder konturlos. Man ist sich seiner Kraft nicht bewußt. Nur ein Bruchteil der in einem steckenden

[53] Dank an Dr. med. Ulrike Banis für viele wertvolle Hinweise und Erfahrungen. Ein Teil der nachfolgenden Beschreibungen der 28 emotionalen Konflikte wurde mit ihr zusammen diskutiert und aus gemeinsamen Praxiserfahrungen heraus erarbeitet. Ihr verdanke ich auch die positiven Lösungssätze, die hier aus Platzgründen nicht angeführt sind. Viele Hinweise und Anregungen verdanke ich auch den Zuschriften von Kollegen und Hinweisen von Kursteilnehmern.

Möglichkeiten wird realisiert. Tief drin ist man verstockt im Sinne eines passiven Widerstandes. Der Betreffende ist sehnsüchtig danach, ganz woanders zu sein. Erfahrungsgemäß bestehen häufig Probleme im Becken. Blase, Prostata, Gebärmutter, Eierstöcke, Hüfte und Beine können erkrankt sein.

Lösung, die gesucht werden sollte:

Sich darüber klar werden, daß man seine Kraft zusammenhält und sie sinnvoll einsetzt. Das Hiersein auf der Welt akzeptieren und dafür dankbar sein. Die eigenen Talente und Kräfte mit wirklichem Enthusiasmus entwickeln und entfalten.

3.Konflikt: Ausgeliefert

Probleme, die auftauchen können:

Man fühlt sich hilflos und in jeder Weise paralysiert. Je stärker die Anforderungen werden, umso unfähiger fühlt man sich zu irgendeiner Lösung. Das Leben wird als ein nie endender Kampf erlebt. Man durfte nie ganz man selbst sein und erlebt sich immer als vollkommen abhängig von anderen. Man wurde nie als der gesehen, der man wirklich ist. In seinem sozialen Umfeld fühlt man sich nur dann akzeptiert, wenn man den Rollenerwartungen gerecht wird. Man neigt dazu, als Marionette und Erfüllungsgehilfe für andere zu leben. Man hat aus der Erfahrung gelernt, daß das Ausleben der eigenen Talente, Kräfte und Bedürfnisse sofort und unerbittlich bestraft wird. Man traut sich deshalb gar nichts mehr zu. Man neigt dann zu Trägheit und Unbeweglichkeit. Man hat die Tendenz, zu lavieren (unentschlossen, taktieren, alles im unklaren lassen, alles bis zum letzten Drücker aufschieben etc.) oder sich im Extrem sogar aufzugeben. Im Grunde will man gar nicht hier sein.

Erfahrungsgemäß bestehen häufig Probleme im Becken. Blase, Prostata, Gebärmutter, Eierstöcke, Hüfte und Beine können erkrankt sein. Oft auch bei Beingeschwüren hilfreich.

Lösung, die gesucht werden sollte:

Das Gefühl entwickeln, von der eigenen Kraft getragen zu werden, sich nicht mehr von anderen beschneiden zu lassen und von Aufgabe zu Aufgabe mehr Vertrauen zu entwickeln. Standfestigkeit und Verwurzelung entwickeln. Zum eigenen, festen Standpunkt stehen.

4. Konflikt: Extrem selbstbeherrscht

Probleme, die auftauchen können:

Man erlaubt sich nicht, zu wachsen und das eigene Leben zu leben. Man ist in der kindlichen Expansionsfreude völlig gebremst und zu stark dressiert. Häufig bestehen Probleme mit der Geschlechtsidentität. Durch Bravsein will man ein zerstörtes familiäres Umfeld retten. Lieber will man das eigene Leben opfern, um das soziale Gefüge zu erhalten. Man unterliegt einem zu frühen, starken Drill und wirkt bereits als Kind auf andere wie ein Erwachsener. Man neigt zum Unterdrücken der Gefühle und Lebensimpulse. Einzig Zwang,Vernunft und Bravsein haben die erste Priorität. Die eigene strenge Lebensauffassung verlangt man auch von anderen. Man hat unglaubliche Angst, der eigenen Ungebärdigkeit und Lebensfreude nachzugeben, weil man das mit großer Gefahr für sich und andere in Verbindung bringt.

Erfahrungsgemäß bestehen häufig Probleme im Becken. Blase, Prostata, Gebärmutter, Eierstöcke, Hüfte und Beine können erkrankt sein.

Lösung, die gesucht werden sollte:

Sich selbst gegenüber liebevoller und annehmender werden, ohne daran immer Bedingungen und Auflagen zu knüpfen. Lernen, seine eigenen Wünsche und seine Meinungen dosiert und kraftvoll zu äußern.

Die vier Konfliktinhalte des Schizoiden kreisen um

- Macht und Ohnmacht (Alleinherrscher oder Sklave): „Wer hat das Sagen? Wer muß gehorchen?“
- Wille und Willenlosigkeit (Sein und Nichtsein, Zentriertheit und das Gefühl, zu verlaufen und zu versanden)

Das Grundgefühl oszilliert um Schwachsein oder Kraft haben. Bin ich stark genug, dann bin ich obenauf und kann mich durchsetzen, werde überleben und bekommen, was ich will. Wenn ich dagegen schwach bin, geht es mir schlecht – sogar so schlecht, daß ich in ganz elende Zustände gerate, wo ich mich am besten ganz gefühllos mache, um ja nichts davon zu merken. Macht und Wille sind demzufolge für den Schizoiden überwertige Zustände, weil sie gewissermaßen das Bollwerk gegen seine größten Ängste darstellen: Ohnmacht und Willenlosigkeit.

Viele Heroen der Weltgeschichte sind Schizoide – darunter als Paradebeispiel Alexander der Große, der die positiven Eigenschaften dieses Charaktertyps deutlich macht. Alexander als König und Machtmensch geht bis zum Äußersten. Er erweitert das damalige Weltbild des antiken Menschen, indem er seinen Herrschaftsbereich von Griechenland bis nach Indien ausdehnt. In der Mythologie soll Alexander nicht nur ein großartiger

Herrscher gewesen sein, sondern sogar das Geheimnis des langen Lebens gelüftet haben. Als fast Gestorbener soll er nach dem Mythos in einem von Adlern getragenen Korb zum Himmel aufgestiegen sein. Darin spiegelt sich die ungeheure Bewunderung seiner Zeitgenossen, für die Alexander der Große schon zu Lebzeiten ein unwirklicher und übermenschlicher Titan gewesen sein muß.

Schizoide haben durch ihre Distanziertheit und Unabhängigkeit häufig die Wesensmerkmale des Adlers – des Königs der Lüfte, der alles überblickt. Zu weiteren Symboltieren gehört die Schlange, die als Kundalini-Energie zusammengerollt im 1. Chakra wartet, bis sie sich wie eine Kobra aufrichten und die Wirbelsäule hinaufschießen wird (im sexuellen Orgasmus und der spirituellen Erleuchtung – zwei wesensverwandten Zuständen). Die Axt bzw. das Beil als Symbol der machtvollen Kraft zur Zerstörung, ebenso wie die Glocke als Sinnbild der Fähigkeit, alle zusammenzurufen, sind weitere Attribute des ersten Chakra.

„Wo viel Licht ist, gibt es auch viel Schatten" weiß der Volksmund ebenso wie *„Wer hoch steigt, kann tief fallen."* Alexander der Große stirbt in jämmerlicher Weise an Malaria. Sein Tod offenbart uns die schwachen, hilflos ausgelieferten und unendlich traurigen Seiten dieses großen Helden. Die Schattenseiten des ersten Chakra haben mit Tod, Versagen und großer Schwäche bis hin zum völligen Ausgeliefertsein an fremde Mächte zu tun. Die Welt verfinstert sich und wird in eine Hölle verwandelt, die im Extrem „Sodom und Gomorrha" genannt wird. Perversionen verwandeln die Menschen in Dämonen und ihre Triebe in Verwirrungen, wo aus Schmerz Lust wird und aus dem Quälen anderer Wesen eigene Befriedigung ermöglicht wird. Das Entsetzen über „Sodom und Gomorrha" wird in der biblischen Szene von Lots Weib deutlich, deren Blick zurück auf die brennende Stadt sie zur Salzsäule erstarren läßt – verewigt zu einem Sinnbild „gefrorener Tränen."

Die Konflikte des 2. Chakra

Das zweite Chakra hat eine enge Verwandtschaft mit dem ersten, weil unter anderem der Urogenitaltrakt von ihnen gemeinsam beeinflußt wird. Trotzdem ist das zweite Chakra wesensmäßig vom ersten Chakra vollkommen verschieden. Hier geht es nicht mehr um die bloße Existenz wie im ersten Chakra, sondern um die Art des Lebens innerhalb der eigenen Existenz. Das zweite Chakra hat psychoenergetisch eine enge Beziehung zum größten Streßorgan des menschlichen Körpers, der Nebenniere. Die hervorstechende Wesenseigenschaft des zweiten Chakra hat deshalb etwas Dynamisch-Unruhiges und Kämpferisches. Man gibt nicht auf und ist dabei von stetiger Umtriebigkeit, um ja keine Fehler zu machen.

Mit den drei Konflikten des 2. Chakra werden wichtige Wesenszüge des Hysterikers begreifbar, die sich später in den Konflikten des 6. Chakra fortsetzen und vervollständigen (das 6. Chakra gehört ebenfalls zum Wesenstyp des Hysterikers):

5. Konflikt: Hektisch
6. Konflikt: Durchhalten
7. Konflikt: Vermeintliche Stärke

Das Sich-festlegen-Müssen und dadurch eine Sache zu etwas Endgültigem zu machen wird zur größten Angst des Hysterikers. Stellen wir uns einen klassischen Hysteriker in einer Lebenssituation vor, die durch seine charakterlichen Eigenheiten begünstigt und – Kritiker werden das so sehen – regelrecht hervorgerufen worden ist. Don Juan hat große Spielschulden und wird dazu von verschiedenen mächtigen Landesherren bedrängt, endlich deren geschwängerte Töchter zu heiraten. Einige der sich geprellt fühlenden ehemaligen Geliebten oder Schuldner haben Spitzbuben angeheuert, die Don Juan nach dem Leben trachten. Damit es nicht dazu kommt, muß Don Juan ständig auf der Hut sein, was zum Konflikt des ***Hektischen***, ruhelos Unruhigen und Nervösen führt. Er sagt sich: „Wenn ich innerlich ständig rumzappele, kann es ja keine Entscheidung geben." Wenn er am Fenster auf und ab geht, kann der Gegner ihn vom gegenüberliegenden Fenster mit der Armbrust viel schwerer treffen. Er kann auch die schwere Entscheidung, wen er heiraten soll (und wen er im Gegenteil dadurch zur Feindin macht, weil er sie abgewiesen hat), viel leichter vor sich herschieben.

In der nächsten Stufe der Entscheidungsschwäche versucht Don Juan, das Ganze durchzuhalten und die auftauchenden Ängste wegzuschieben, indem er sich weigert, das Gefühl zur Kenntnis zu nehmen. Ein guter Freund hat Don Juan „den Kopf gewaschen" und ihm klarmachen können, daß er sich seine Schwierigkeiten nur einbildet. Dadurch wird die Angst nun keineswegs beseitigt, sondern zu einer ausschließlich körperlichen Angelegenheit. Obwohl sich Don Juan im tiefsten Innern entsetzlich fühlt, tut er nach außen hin, als wäre er völlig Herr der Lage. Er stolziert mit stolzem und kräftigen Schritt durch die Gassen des Städtchens, obwohl er fürchterliches Kopfweh hat, weil sein Nacken aus lauter Angst bretthart geworden ist. Irgendwo könnten gedungene Mörder auf ihn lauern und ihm ein Messer zwischen die Rippen bohren.

Im dritten Konflikt setzt sich diese trotzig-schnippische Geisteshaltung fort, die den entstandenden Widrigkeiten Widerstand entgegensetzen möchte: „Die müssen sich alle warm anziehen, wenn ich zum entsetzlichen Gegenschlag aushole!" versucht sich Don Juan einzureden, der in Wahrheit wie Espenlaub zittert. Das Ganze bekommt lächerliche Züge, weil der Widerstand gegen die erdrückende Übermacht mit vermeintlicher Stärke und Großartigkeit vorgetragen wird. Viele Idealisten bis hin zu Querulanten kämpfen dann wie David gegen einen riesenhaften Goliath, indem sie etwa den Staat mit juristischen Dauerklagen bombardieren. Sie wähnen sich im Recht, ohne im mindesten die Verhältnismäßigkeit der Mittel zu wahren oder ihren gesunden Menschenverstand walten zu lassen.

Hinter der Angst des Hysterikers steht seine geheime Sehnsucht, endlich das Richtige zu finden und vom Schicksal dadurch belohnt zu werden, daß einem die richtige Entscheidung abgenommen wird. „Ich darf bloß keinen Fehler machen!" wird zum Kernthema der Seele. Und deshalb gibt es für den Hysteriker nichts Schöneres als die Vorstellung, irgendein weises und gütiges Schicksal übernähme die Führung über sein Leben und füge alles zum Besten. Die ambivalente und ausweglose Lage ergibt sich aber aus dem Umstand, daß man nie ganz sicher sein kann, ob es wirklich das Beste ist – vielleicht gibt es noch was Besseres? „Wenn das Schicksal sich irrt und ich lieber abwarte, bis sich eine noch bessere Gelegenheit bietet?" fragt sich der Hysteriker immer und immer wieder, so daß alles offenbleiben muß. Dadurch entsteht ein Grundgefühl von Getriebenheit, ängstlicher Besorgtheit und spielerischer Koketterie, um alles in der Schwebe zu lassen.

5. Konflikt: Hektisch

Probleme, die auftauchen können:

Nervosität und Getriebenheit. Aufgeregt mit ständiger Unruhe. Körperlich unter hoher Anspannung mit der Neigung, auf den inneren Streß mit körperlichen Symptomen zu reagieren. Beispielsweise Neigung zu hohem Blutdruck und tiefsitzendem Kreuzschmerz. Sehr häufig Reizdarmbeschwerden mit Bauchweh, Durchfall und Verstopfung im Wechsel. Neigung zu Nierenerkrankungen. Man leistet überdurchschnittlich viel, ist sehr ehrgeizig und sehr aktiv. Neigung zu Perfektionszwang. Dabei hat man das Gefühl, nie richtig anzukommen und mit etwas fertig zu werden Man buhlt um die Anerkennung anderer, weil man eine sehr hohe innere Meßlatte hat. Man fühlt sich für das Leben anderer verantwortlich. Oft hat man einen unaufhörlichen Redefluß und läßt andere nicht zu Wort kommen. Unfähig zur Entspannung und Ruhe. Man glaubt nur dann ein Existenzrecht zu haben, wenn man sich zu Höchstleistungen antreibt. Wenn man nicht in Trab und wachsam bleibt, glaubt man die Kontrolle zu verlieren. Man möchte überall dabei sein, um ja nichts zu verpassen und das Maximum aus seinem Leben herauszuholen.

Lösung, die gesucht werden sollte:

Im Ruhig-Werden Kräfte schöpfen und lernen, mehr das Sein als den Schein zu leben und Frieden in einer Situation zu finden. Mit sich selbst und seinen Fähigkeiten zufrieden sein, auch wenn nicht alles optimal gelingt.

6. Konflikt: Durchhalten

Probleme, die auftauchen können:

Neigung, Angst in körperliche Beschwerden zu kleiden. Nach außen hin wirkt man völlig ruhig und beherrscht. Im tiefsten Innern ist man jedoch völlig verängstigt. Man fürchtet um seine innnere Sicherheit und sein Leben, will sich das aber nicht eingestehen. Man muß vor sich und anderen stark und mutig wirken. Häufig bei chronischer Überforderung. Oft Reizdarm mit Durchfall und hartnäckige Kreuzschmerzen (Kreuz-Darmbeingelenk). Gefühl der ständigen Überforderung, wobei man sich im Grunde viel schwächer fühlt und seine Grenzen ständig überschreitet. Unfähig, zu neuen Anforderungen nein zu sagen, und deshalb immer noch mehr aufgebürdet bekommen. Unfähig und zu schwach, sich seinen Überlastungen zu entziehen und sich die notwendige Ruhe zu gönnen. Man glaubt nur dann geliebt und anerkannt zu werden, wenn man seine Pflichten erfüllt. Man glaubt, daß nur starke und leistungsfähige Menschen ein Lebensrecht haben. Schwäche zeigen und mutlos sein bedeutet, kein Existenzrecht zu haben.

Lösung, die gesucht werden sollte:

Die Fähigkeit entwickeln, seine eigenen Grenzen wahrzunehmen, anzuerkennen und dem dahinter stehenden Bedürfnis nach Ruhe und Schonung nachzugeben. Die eigene innere Angst überwinden und das Vertrauen haben, daß man auch im Zustand von Ruhe und Schonung weiterleben wird. Den eigenen Körper wieder wahrnehmen lernen.

7. Konflikt: Vermeintliche Stärke

Probleme, die auftauchen können:

Das tatsächliche Sein stimmt nicht mit dem Selbstbild überein. Man fühlt sich insgeheim unsicher und minderwertig, verbirgt das jedoch hinter einem zur Schau getragenen übergroßen Selbstbewußtsein. Nach außen hin läßt man sich nicht anmerken, wie es im Innern aussieht. Die eigentlichen Symptome und Probleme bleiben im dunkeln, indem man sein Gegenüber unbewußt verwirrt und täuscht. Man selbst verwickelt sich in Widersprüche. Ständig wechselt das Gefühl von Stärke und Schwäche. Man wirkt dadurch auf andere unberechenbar und undurchschaubar. Eine andere Variante des Verhaltens kann darin bestehen, den anderen klein zu machen, um selbst groß zu wirken. Die äußeren, großen Belastungen und die tatsächliche innere Stärke stehen in krassem Widerspruch.

Lösung, die gesucht werden sollte:

Ehrlich das eigene Selbstbild mit seiner Schwäche und Hilflosigkeit wahrnehmen und anerkennen. Gleichzeitig muß man lernen, die eigenen Stärken und Möglichkeiten zu entfalten und auszuleben. „Überall wird nur mit Wasser gekocht!“ Demut und Wahrhaftigkeit sind Ausdruck wahrer Stärke.

Die drei Konfliktinhalte des Hysterikers haben mit den Gegensatzpaaren von

- Angst vor Fehlern – fehlerlos sein, und
- klein und unbedeutend sein – groß und wichtig sein

zu tun.

Ein innerer Dialog sieht so aus: „Wenn ich eine Entscheidung treffe, kann ich einen Fehler machen, der mich ruinieren kann. Er kann sich aber auch in mein allergrößtes Glück verwandeln. Gehe ich über die Straße und ein Auto überfährt mich, habe ich eine fürchterliche Wahl getroffen. Ich wäre an diesem Morgen lieber im Bett geblieben. Aber wenn ich im Bett liege, denken die anderen, ich bin faul und zu nichts nutze (= klein und unbedeutend). Nehme ich nun all meinen Mut zusammen und gehe trotzdem über die Straße, kommt es vielleicht ganz anders! Die ersehnte Glücksfee küßt mich, indem sie mich für meinen Mut belohnt und mich an der anderen Straßenecke, während ich dort einen Kaffee trinke, endlich der Filmproduzent entdeckt, der mich von der Stelle weg als neuen Star für seinen Film auswählt und mir dazu verhilft, reich und berühmt zu werden (= groß und wichtig)". Im Vorgriff auf seine Phantasie läuft unser Hysteriker mit stolzgeschwellter Brust über die Kreuzung und setzt sich ins Café, wo er der Kellnerin mit charmanter Freundlichkeit schöne Augen macht – alle dort werden bald mitkriegen, mit was für einem besonderen Menschen sie es in seiner Person in Wahrheit zu tun haben: „Wartet nur, bis der berühmte Regisseur zur Tür hereintritt und mich entdeckt!"

Der Heldentyp des Hysterikers begegnet uns in der Rolle des charmanten Gauklers und Possenreißers, der alle begeistert, heimlich jedoch viele zum Narren hält und wegen seiner Tollkühnheit und Galanterie, seiner Schönheit und seinem Charme von jedermann bewundert wird. Viele Filmhelden und verführerische Gestalten der Weltgeschichte wie Giacomo CASANOVA sind erst aus ihren hysterischen Wesenszügen richtig verstehbar. In der positiven Ausdrucksform gehören Witz, Charme und Mut, gepaart mit großem Freiheitsdrang, zu den typischen Wesenszügen des Hysterikers. Masken symbolisieren die Fähigkeit zur Schauspielerei und Variationsfähigkeit im Ausdruck, weshalb sie auf symbolhafte Weise eng mit dem Hysteriker zusammenhängen. Auch in der Mythologie begegnet uns der Hysteriker. Im indischen Affengott Hanuman finden wir die Treue, Hingabe und große Kraft, die diesem Charaktertyp zu eigen ist.

Zu den negativen Wesensmerkmalen gehört die Neigung, sich Genüssen, Ausschweifungen und Schwächen hinzugeben. Solche Wesenszüge finden wir im griechischen Gott Dionysos verewigt, der zusammen mit seinen bocksfüßigen Satyrn in „Wein, Weib und Gesang" schwelgt. Kaum ein anderer Charaktertyp hat eine so ausgeprägte Genußfreude und Sinnlichkeit wie der Hysteriker. Der griechische Hirtengott Pan gehört ebenfalls in dieses Bild, wobei etymologisch das Wort „Panik" aus dem Namen „Pan" entstand. Angst und Panik sind vorherrschende, aber tief verborgene Gefühle des Hysterikers, die aus der Endgültigkeit und Unausweichlichkeit des Todes herstammen. Insofern lauert hinter der Angst vor dem Fehlermachen die Angst vor der endgültigen Auslöschung – was an die Todesangst des Schizoiden erinnert, der seine Gefährdung im Unterschied dazu als Zustand zu großer Schwäche sieht, die sein Ende einläutet.

Die Konflikte des 3. Chakra

Das Oberbauch-Chakra ist die psychoenergetische Heimat des Depressiven. Der Oberbauch hat mit dem Verdauen und Verarbeiten von äußeren Einflüssen zu tun. Fremdes wird dort zu etwas Eigenem umgewandelt. Das trifft nicht nur auf die Nahrungsaufnahme zu, sondern hat eine ganz allgemeingültige Bedeutung. Das Fremde ist für den Depressiven etwas, das er als Ausgleich für sein inneres Defizit braucht, so wie ein Hungernder dringend etwas zu essen braucht, um nicht umzufallen und irgendwann elendig zu sterben. Der Depressive hat deshalb stets eine Ausrichtung auf seine Umgebung und sucht dort dasjenige, was ihm zu seiner eigenen Ganzheit verhelfen soll. Er ist zu allererst ein Abhängiger, dessen Befriedigung und Glück von anderen abhängt und der sogar sein ganzes Leben davon abhängig macht, ob andere ihm das geben möchten, was er unbedingt braucht: Liebe, Anerkennung und jede andere Form der Zuwendung.

Die Grundangst des Depressiven besteht logischerweise in der Trennungsangst und Furcht, alleine für sich stehen zu müssen. Als schlimmste Strafe wird deshalb die Isolation angesehen, die mitsamt der quälenden Einsamkeit (die schon schlimm genug ist!) zum Verlust anderer Menschen führt. Diese werden für die eigene Stabilität als unentbehrlich empfunden. Der Depressive wird deshalb zur Vermeidung des Alleinseins fast jeden Preis zahlen! Selbst Demütigung und totale Aufopferung sind für ihn durchaus mögliche Verhaltensweisen, die sich aus seiner enormen Angst vor Zurückweisung erklären. Die Isolation ist für ihn das Allerschlimmste, und eine Einzelhaft stellt für den Depressiven die schlimmste Bestrafung dar, die er sich ausdenken kann. In der Isolation fühlt sich der Depressive wie abgeschnitten vom Lebendigen, so daß er ganz apathisch und antriebslos wird, wie ein aufs Land geworfener Fisch, der irgendwann zu zappeln aufhört.

Das ständige Zugewandtsein auf andere Menschen bringt jedoch auch negative Begleiterscheinungen mit sich. Wie alle Kreaturen, deren Existenz als Sklaverei empfunden wird, führt die Zugewandtheit des Sklaven auf seinen Herren beim Sklaven selber zu einem ungeheuren Ärger und einer schier unglaublichen Wut. Das ist aber nicht ein gleichbleibender Ärger, sondern eine sich zuspitzende Entwicklung. Weil sich der Sklave beständig zurücknehmen muß, staut sich der Ärger durch die demütigende Ausbeutung und quälerische Aufopferung immer mehr auf, bis mörderischer Haß entsteht. Durch die Verleugnung der inneren Gefühle sinkt das Selbstwertgefühl des Sklaven noch mehr, und der Sklave verachtet sich selbst und indirekt natürlich auch die anderen, deretwegen er so sein muß. Er ist jedoch in einer unentrinnbaren Falle, denn sein Widerstand würde vermutlich seine eigene Existenz gefährden! Wegen der Unmöglichkeit, zu anderen zurückweisend oder gar böse zu sein, gipfelt das Ganze beim Sklaven in einem enormen Bedürfnis nach Explodierenmüssen.

So steckt hinter jeder extremen Introversion, als die wir die Depression auffassen können, bereits die Tendenz zu einer extremen Ausdehnung. Die Ausdehnung wird in Wahrheit nur deswegen abgewehrt, weil dahinter eine Furcht vor totalem Kontrollverlust steckt („Wenn ich mal ausflippe, bleibt kein Stein mehr auf dem anderen!"). Wer einmal das Toben des Mobs erlebt hat, gerade wenn es sich um vorher unterdrückte und nun auf einmal entfesselte Menschengruppen handelt, begreift die ungeheure Kraft von negativen aufgestauten Emotionen. Das Hauptargument für autoritäre Machtstrukturen wird allermeist aus diesem Umstand heraus entwickelt. Daß die Unterdrückung autoritärer Regime aber gerade den explosiven Zorn im Volk hervorruft, den sie in Schach halten will, führt zu einem logischen Zirkelschluß. Genauso verhält es sich innerseelisch natürlich auch beim Depressiven – er begreift nicht, daß er sich im Grunde als sein schlimmster Feind selber am meisten schadet.

Wer hinter die Fassade der Freundlichkeit und Zugewandtheit schaut, die der Depressive zur Schau trägt, bemerkt dort nach einiger Zeit ein lauerndes, ungeheuer gefräßiges Monster. Dieses Monster hat einen unersättlichen Hunger auf Essen, Trinken, Lachen, Lebenssinn und Lebensfülle. Der Depressive ist deshalb ein zutiefst unzufriedener, unglücklicher Mensch, der einen unglaublichen seelischen Hunger mit sich herumträgt. Der wahre Grund für diese innere Unzufriedenheit liegt im Depressiven selber! Sie beruht darauf, daß die Liebe als Kern von wahrer innerer Zufriedenheit immer eine ausgewogene Mischung von Selbst- und Fremdliebe voraussetzt: *„Liebe deinen Nächsten wie dich selbst!"* Man muß sich selber gern haben, um andere lieben zu können. Wer sich jedoch für andere zum Sklaven macht, kann sich kaum selber lieben.

Normalerweise wird die Mutter zum ersten Liebesobjekt, die dem Baby das Gefühl der sättigenden Behaglichkeit, Geborgenheit und Liebe vermittelt. So bleibt dem Baby eine tief eingegrabene Erinnerung zurück, was Liebe in Wahrheit bedeutet, nämlich ein vorbehaltloses Geben und Nehmen von zwei Wesen, die einander zugetan sind. Dieses Grundgefühl fehlt dem Depressiven, was eine geradezu existentielle Gierigkeit hervorbringt. Es ist eine Gierigkeit im Sinne eines „Mehr-haben-Wollens". „Wenn mir der andere nicht freiwillig geben will, was ich brauche, dann gehe ich notfalls über Leichen!" In dem Zusammenhang möchte ich darauf hinweisen, daß die Mutter des Depressiven nicht als die eigentlich Schuldige angesehen werden darf. Wenn wir uns darüber klar werden, daß der Depressive seine charakterliche Vorprägung bereits vorgeburtlich erhalten hat, wird die Mutter nur zur ausführenden Statistin eines bereits lange vorher vorgeformten Plans.

Im Unterschied zum Schizoiden und Hysteriker, die beide als relativ autarke Individualisten leben, wird der Depressive ganz notgedrungen zu einem Spielball seiner Umwelt. Seine überstarke seelische Angewiesenheit auf seine Mitmenschen ruft ausbeuterische Mechanismen geradezu hervor. Ausbeutung und Mißbrauch sind deshalb naheliegende Gefahren, die der Depressive geradezu magisch heraufbeschwört, indem er seiner Umwelt signalisiert: „Ich werde immer lieb sein! Ihr könnt mit mir machen, was ihr wollt!" Von der Sexualität her spricht man von Masochismus. Depressive Charaktere werden allzuleicht von ihren Mitmenschen ausgebeutet, und im Extrem geschieht das auf sadistische Weise. Im Märchen von Aschenputtel wird das sehr deutlich erkennbar, wenn es mit dem stupiden Zählen der Linsen bestraft wird, während die faulen Stiefschwestern (die gegenpolare Charaktertypen darstellen, nämlich den seelischen Schatten) auf ein rauschendes Fest gehen dürfen.

8. Konflikt: Isoliert

Probleme, die bestehen können:

Man lebt seelisch wie auf einer Insel inmitten fremder Menschen. Man möchte gerne Kontakt, kommt aber nicht an die anderen heran. Man fühlt sich wie ein einsamer, ausgestoßener Robinson, was dadurch unerträglich wird, daß genug Menschen um einen herum sind. Man verfügt nicht über die Möglichkeiten, mit den anderen in zufriedenstellender Weise zu kommunizieren. Das entstehende Gefühl der Isolierung führt zu innerer Lähmung und Lethargie. Man versucht deshalb gar nicht erst, sich gegen den unerträglichen Zustand aufzulehnen. Man wird ganz still und leblos.

Lösung, die gesucht werden sollte:

Man hat in jeder Situation ein Lebensrecht und die Möglichkeit, Glück und Spaß zu haben.

9. Konflikt: Explodieren

Probleme, die bestehen können:

Durch ein besonders freundliches und nachgiebiges Wesen versucht man die Sympathie und Zuneigung anderer Menschen zu gewinnen. Man orientiert sich ständig an den Bedürfnissen anderer und versucht, deren Bedürfnisse zu befriedigen. Dabei steckt man seine eigenen Wünsche zurück, was zu unterschwelligem Groll und einem Berg unerfüllter Wünsche führt. Was andere über einen denken, ist extrem wichtig. Mit der Zeit entsteht ein unerträglicher Druck, der aus dem Widerspruch der scheinbaren eigenen Wunschlosigkeit und der permanenten Wunschbefriedigung und Bezogenheit auf andere entsteht. Man zieht durch seine Dienerhaltung Ausbeuter und Egoisten geradezu magisch an. Man verführt außerdem unbewußt andere Menschen dazu, sich egoistisch und ausbeuterisch zu verhalten. Man neigt dazu, ständig seine Grenzen zu überschreiten und sich pausenlos zu überfordern. Man phantasiert, dafür irgendwann einen großen Lohn zu bekommen, der aber in der Realität nicht in dem Maß ausgezahlt wird, wie man sich das vorstellt. Dadurch entsteht ein nagendes Gefühl von Unzufriedenheit und extremer Wut.

Lösung, die gesucht werden sollte:

Die eigenen Grenzen anerkennen und lernen, nein zu sagen. Man muß vor allem lernen, daß Neinsagen nicht automatisch zu Ablehnung und Vernichtung führt, sondern zum Leben dazu gehört. „Liebe den anderen wie dich selbst!" (aber nicht mehr als dich selbst!!).

10. Konflikt: Mehr haben wollen

Probleme, die bestehen können:

Aus einem nagenden Gefühl von Unzufriedenheit und Glückssuche will man mehr vom Leben haben. Im Grunde seines Herzens ist man nicht glücklich und in sich ruhend, sondern fühlt sich bettelarm und außerordentlich bedürftig. Man macht die Erfahrung, daß man sich alles im Leben mit Gewalt nehmen muß, wenn man zufrieden werden will. Was man sich bereits genommen hat, reicht jedoch nicht aus. Es ist nicht genug, und deshalb muß man sich immer mehr nehmen. Ein Wunsch gebiert drei neue. Hinter jeder Wegbiegung wird das große Glück ersehnt, weshalb man zum Getriebenen wird. Das eigene Selbstbild versucht das Getriebene und Hungrigsein vor sich und anderen zu verbergen, indem man nach außen besonders in sich ruhend und zufrieden wirken möchte. Der Hunger nach mehr Leben kann aus dem Anhäufen von Wissen, Macht, Luxusgütern, Ideen und unzähligen anderen Objekten und Energien bestehen.

Lösung, die gesucht werden sollte:

Man muß lernen, Dankbarkeit und Zufriedenheit für das eigene Leben zu empfinden, in sich selbst seine Mitte und sein Glück zu finden, ohne Dazutun („Habenwollen") anderer Menschen oder Objekte.

11. Konflikt: Hungrig

Probleme, die bestehen können:

Man ist im tiefsten unzufrieden. Aus dem Unglück des Frustriertseins entsteht leicht eine Gegenreaktion. Sie besteht in der Weigerung, Nahrung und Lebensfreude zu sich zu nehmen und die eigene Frustration wahrzunehmen. Aus dem Gefühl ständigen seelischen Hungrigseins entwickeln sich irreale Phantasien und ein nagendes Gefühl von Getriebenheit. Unbewußt und subtil neigt man dazu, Situationen herbeizuführen, um die Frustration immer wieder zu erfahren und das Abgelehntwerden vermehrt zu konstruieren. Oft verfällt man in eine totale Sklavenrolle, um über die völlige Befriedigung anderer indirekt ein wenig vom großen Kuchen abzubekommen. Man neigt zu Süchten und Abhängigkeiten verschiedenster Art.

Lösung, die gesucht werden sollte:

Seine eigenen Bedürfnisse wahrnehmen und lernen, sich selbst seelisch zu füttern und Gutes zu tun. Man sollte lernen anzuerkennen, daß die Zufriedenheit aus einem selbst kommt, und nicht darauf warten, daß andere einem Gutes tun.

Die vier Arten von Konflikten, die sich im Oberbauchchakra lokalisieren und zum depressiven Charaktertyp gehören, kreisen um die seelischen Gegensatzpaare von

- „ich will alles – aber in Wahrheit kriege ich nichts", und
- „ich will dich, um wieder bei mir zu sein – ich bin nicht bei mir, um wieder bei dir zu sein."

Der Depressive steckt damit in einer unlösbaren Zwickmühle. Spieltechnisch werden solche unlösbaren Situationen als „schachmatt" bezeichnet. Alles, was der Depressive zur Verbesserung seiner Situation tun möchte, wird letztlich doch keinen Zweck haben. Nichts scheint zu irgendeiner vernünftigen Lösung zu führen. Daraufhin bieten sich nur noch zwei Möglichkeiten an: die Depression und die (versteckte) Aggression. Entweder man steckt den Kopf in den Sand und wird depressiv, oder man kämpft in aggressiver Weise bis zur vollkommenen Vernichtung, man explodiert vor Wut und vernichtet dabei alles, was sich einem in den Weg stellt.

Depressive Charaktertypen sind von daher wertvolle Bestandteile einer militärischen Armee, weil sie als ideale Befehlsempfänger und brave Soldaten funktionieren, um im entscheidenden Moment der Schlacht große Kräfte freisetzen zu können, die ihrer vorher verborgenen Aggressivität entstammen. Depressive neigen jedoch überzufällig häufig auch zum Pazifismus (vergleichbar dem Schizoiden) – meiner Vermutung nach kommt es zu dieser überraschenden Haltung deshalb, weil der Depressive die eigene hochexplosive Aggressivität fürchtet. Pazifismus stellt dann ein innerseelisches Bollwerk gegen die eigene Zerstörungslust dar, wie eine scharfe Handgranate, die man vorsichtigerweise in eine besonders wattierte Schachtel legt. Grundsätzlich kann man festhalten, daß Depressive eine ganz elementare Schwierigkeit mit der Aggression haben. Wie ein Anfänger, der bei einem starken Motorrad anfangs viel zu viel Gas gibt, wodurch die Räder durchzudrehen pflegen, neigt der Depressive in vergleichbarer Weise zum Überziehen seiner Aggressivität. Entweder ist er zu wenig oder viel zu heftig aggressiv – das richtige Dosieren der Aggressivität gehört zu seinen wichtigsten Lernaufgaben.

Um sich stimmig und bei sich zu fühlen, ist der Depressive vollkommen auf sein mitmenschliches Gegenüber angewiesen. Um dem anderen Menschen so weit wie möglich zu gefallen, ist er sogar bereit, sich selber zu vernachlässigen. Das kann man gut an Aschenputtel erkennen, und nicht wenige Depressive kleiden sich auch im realen Leben „in Sack und Asche". Wegen seiner Angepaßtheit und der Angst, zurückgewiesen zu werden, ist für den Depressiven der Fluchtweg in Richtung Selbstwerdung versperrt. Das gehört zu der „Schachmatt"-Situation. Denn je mehr der Depressive offenbart, was er im Grunde seines Herzens wirklich will, umso größer wird seine Angst vor Zurückweisung. So entsteht eine ungeheure Spannung, die sich in Suchtverhalten und jedweder Form von charakterlicher „Panzerung" versteckt, sei es mit einer dicken Speckschicht bei Übergewicht, in Form von ständigem Freundlichsein oder sonstigen Maskeraden.

Das passive und weibliche Wesenselement des depressiven Charaktertyps weist viele Gemeinsamkeiten mit dem Hysteriker auf. Dazu gehört die Verführbarkeit durch andere, ein ständiges Bezogensein auf das Gegenüber und das falsche, weil aufgesetzte und künstliche Gefälligsein. Im Unterschied zum Depressiven entstammt diese Haltung beim Hysteriker lauter egoistischen Wünschen, etwa im Mittelpunkt zu stehen, Macht über andere zu bekommen und dergleichen. Beim Depressiven entfallen die egoistischen Motive, weil wir es bei diesem Typ mit einem durch und durch altruistischen Wesen zu tun haben.

Der Depressive besitzt jedoch auch viele gute Wesenseigenschaften. Dazu gehört in allererster Linie eine ungeheure Kraft, die als „Hara“ im japanischen Zen-Buddhismus bezeichnet wird – es handelt sich um die ungeheure Energie des Bauches. In China werden Erleuchtete häufig mit einem glückseligen Lächeln als dickbäuchige Buddhas dargestellt. Damit soll nicht das grobstoffliche Übergewicht solcher Buddhas verherrlicht werden, sondern die Kraft und glückseligmachende, erleuchtende Eigenschaft von Hara. Der Weisheitslehrer Graf Dürckheim hat die Hara-Kraft als besondere Möglichkeit der Zentrierung und Erdung herausgestellt. In der chinesischen Akupunkturlehre wird der Oberbauch mit der Gegend um den Nabel herum als Zentrum des „Dreifachen Erwärmers“ gesehen – ein Energiezentrum der besonders großen dynamischen Vitalität. Bereits beim Embryo und Foetus bildet die Nabelschnur die zentrale Versorgungsader des Organismus, was ganz direkt etwas mit Hara zu tun hat.

Wenn wir uns in der Symbolik umsehen, finden wir im Stier das Symboltier jener urgewaltigen Kraft, die im Oberbauch ihren Sitz hat. Im Minotaurus-Kult auf Kreta oder im Mithras-Kult der Spätantike huldigt man der ungebärdigen und beeindruckenden Naturkraft des Stieres, die das Göttliche in seiner übermenschlichen Kraft anerkennt. Der Stier steht auch an der Wiege der gesamten menschlichen Zivilisation, indem man mit dem Rind überhaupt erst seßhaft werden und Felder bewirtschaften kann. Der Stier wird zum Sinnbild des nackten materiellen Überlebens und des erhofften Wohlstandes. Der Ochse hat noch eine weitere symbolhafte Bedeutung. Im chinesischen Taoismus versinnbildlicht der Weise, der den Ochsen ohne andere Hilfsmittel reiten kann, die Versöhnung von Mensch und Naturkraft. Der Mensch muß lernen, seine eigene Naturkraft zu zähmen und zu bändigen, um harmonisch leben zu können. Im übertragenen Sinn wird der Ochse zum Symbol des menschlichen Körpers mitsamt seinen Trieben und Gefühlen, der „inneren Natur“ des Menschen, die in ihrer Wildheit gezähmt und dem eigenen Willen unterworfen werden muß.

Gelingt es nicht, den ungebärdigen innerseelischen „Stier“ zu zähmen, kommen die negativen Wesensmerkmale des depressiven Charaktertyps zum Vorschein. Die ungeheure Wut wird hinter einer Fassade von sanfter Angepaßtheit versteckt. Der große Kraftaufwand, den Gefühls- und Energiekessel des dritten Chakra dicht zu halten, führt zu einer zunehmenden Unzufriedenheit und Hungrigkeit. Wie ein schwarzes Loch im Universum alle Materie inklusive der Lichtstrahlen ansaugt und verschlingt, die ihm zu nahe kommen, wird der Depressive zur alles verschlingenden Krake. In der katholischen Mythologie von der „schwarzen Maria“ zeigt sich die alles absorbierende Sanftmut und Aufopferungsbereitschaft, die sich dabei völlig verhüllt und freiwillig in den Schatten stellt. Alle diese spirituellen Tugenden gehören in krankhafter, unverarbeiteter Weise auch zum Kernthema des Depressiven. Im Unterschied zu Maria ist der Depressive nicht freiwillig in diese mißliche Lage geraten, sich für andere aufzuopfern. Daraus erwächst ein nachvollziehbarer Groll, der das gesamte Leben des Depressiven zu vergiften droht.

Die Konflikte des 4. Chakra

„Das Herz ist der Schlüssel der Welt und des Lebens…“
(Novalis)

Im Herzchakra treffen sich die Grundängste aller vier Charaktertypen. Das Herz ist deshalb keinem einzelnen Charaktertyp zugeordnet, sondern enthält bestimmte Konflikte aller Typen. Wenn wir uns darüber klar werden, daß sich im Herz der psychoenergetische Schlüssel zum eigenen Wesen befindet, können wir viel leichter begreifen, warum jeder Mensch seelische Herzprobleme mit sich herumträgt, unabhängig vom jeweiligen Charaktertyp. Wenn wir Konflikte als Wegweiser zurück zum wahren Wesen ansehen, so spiegeln die Herzkonflikte das jeweilige charakterliche Grundproblem besonders innig und wesenstief.

Konflikte im Herzchakra und zugehörige Charaktertypen

Charaktertyp	*schizoid*	*depressiv*	*zwanghaft*	*hysterisch*
Konfliktthemen der jeweiligen Charaktertypen im Herzchakra	*Konflikt Nr. 13 „Zurückgezogen, tief verletzt“*	*Konflikt Nr. 15 „verängstigt“ und Konflikt Nr. 12 „geistig überanstrengt“*	*Konflikt Nr. 14 „eingeschlossen, Zwänge“*	*Konflikt Nr. 16 „Panik“*

Mit unserer Vermutung werden wir nicht enttäuscht: Wir finden im Herzchakra für jeden Charaktertyp ein letztes und besonders herausforderndes Thema, das er vor der seelischen Vollendung aufarbeiten und lösen muß. Jeder Charaktertyp bekommt mit dieser letzten Prüfung, durch die er hindurchgehen muß, eine besonders harte und schwierige Lernaufgabe. Beim ***Schizoiden*** mit der Grundangst des Ausgelöschtwerdens handelt es sich um die Angst, zurückgezogen und tief verletzt vor sich hinzuvegetieren. Statt daß ein erlösender Donnerschlag kommt, der den ganzen Horror mit einem Schlag beendet, muß der Schizoide ein ewig währendes Siechtum erdulden. Dabei leidet er verständlicherweise am allermeisten an der in die Länge gezogenen Todesangst.

Dem ***Depressiven*** genauso wie dem Hysteriker werden jene Gefühlszustände als Lernaufgabe präsentiert, was für diese beiden Typen das Schrecklichste darstellt, nämlich einer unfaßlich großen Angst hilflos ausgesetzt zu sein. Der Depressive fühlt sich in seiner Angst alleingelassen wie ein kleines Kind, das seine Eltern verloren hat. Der Depressive entwickelt dabei Phobien, die sich gegen alles mögliche richten können. Der Grund dafür liegt meiner Meinung nach darin, daß eine Angst besser ertragen werden kann, wenn sie auf bestimmte Objekte gerichtet und damit eingegrenzt wird. Zugleich führt die ständige Sorge und das Bezogensein auf andere Menschen beim Depressiven zu einem weiteren Konflikt. Dieser Konflikt im Herzchakra hat mit der Neigung zu ungeheurer geistiger Anstrengung zu tun, was zu zunehmender Denkschwäche und immer mehr Denkfehlern führt. Wie ein Tausendfüßler, der beim bloßen Denken an seine Füße und deren kompliziertes Zusammenspiel ins Stolpern kommt, verheddert sich der Depressive in seiner überängstlichen Besorgtheit und Fürsorge.

Beim ***Hysteriker*** steigert sich die einfache Angst zu einer entsetzlichen Todesangst, die alles in den Schatten stellt, was man sich überhaupt vorstellen kann. Wie eine riesenhafte Welle überrollt es ihn und bricht ihm regelrecht das Herz. Viele Menschen mit sogenannter „Herzphobie“ leiden an solchen unbewußten Ängsten. Erstaunlicherweise verbirgt sich hinter der fröhlich-unbeschwerten Fassade des Hysterikers ein emotionales Drama allerersten Ranges. Das Kernthema hat mit dem Herzen und dem dadurch bewegten Blut – als Metapher für das lebendige Leben – zu tun. Der Hysteriker wird von der antiken Temperamentenlehre als Sanguiniker (von sanguis, lat. Blut) bezeichnet. Sanguiniker sind „himmelhoch jauchzend, zu Tode betrübt“ – das radikale Schattenbild der fröhlichen Unbeschwertheit des Hysterikers begegnet uns in seiner furchtbaren Todesangst.

Beim ***Zwanghaften*** steigert sich seine Grundangst zu dem unheimlichen Gefühl, grauenhaften Zwängen ausgesetzt zu sein. Man glaubt beispielsweise, bei lebendigem Leib in einem Sarg eingeschlossen zu sein und nicht mehr durchatmen zu können. Gleich wird er durchdrehen und völlig verrückt werden, so daß es nicht mehr lange dauern wird, bis er jede Kontrolle verliert. Nur durch übermenschliche Kraftanstrengungen gelingt es, das absolute Ende abzuwehren, vergleichbar dem Schizoiden, der ebenfalls Titanenkämpfe durchstehen muß.

12. Konflikt: Geistig überanstrengt

Probleme, die bestehen können:

Man meint, mit Hilfe des eigenen Denkapparates alle Gefühlsregungen kontrollieren zu können. Das Kontrollbedürfnis wird höher eingeschätzt als die spontane Gefühlsäußerung. Dadurch, daß jedoch über 80 % der menschlichen Kommunikation wortlos, das heißt im Unbewußten abläuft, überfordert man sich ständig und kann die Vielzahl der eigenen Impulse nicht unter Kontrolle halten. Dadurch ermüdet man leicht und meint, sich nun gar nicht mehr konzentrieren zu können. Man ahnt, daß man sich eine „eigentlich unlösbare Aufgabe" vorgenommen hat, und neigt zur inneren Flucht. Diese permanente Fluchttendenz erzeugt eine Unfähigkeit, gedanklich bei der Sache zu bleiben. Gedanken von Sorgen oder Scheitern überwiegen, und es fehlt an Vertrauen zu sich und anderen.

Lösung, die gesucht werden sollte:

Man sollte lernen, daß der Verstand nicht alles ist, was den Menschen und das Menschsein ausmacht. Man sollte Vertrauen entwickeln und sich dem Fluß des Lebens überlassen, ohne ständig alles unter Kontrolle zu haben. Es geht um den Abschied von der fixen Idee, alles planen und steuern zu müssen.

13. Konflikt: Zurückgezogen

Probleme, die bestehen können:

Man fühlt sich zutiefst gekränkt und glaubt nun, über eine so starke Verletzung nicht mehr hinwegkommen zu können. Typisches Beispiel einer solchen Verwundung des Ego ist der Liebeskummer, die Zurückweisung von Liebesgefühlen durch ein Gegenüber, das diese Gefühle nicht erwidert. Man fühlt sich nicht nur verletzt, sondern auch gedemütigt und lächerlich gemacht. Man zieht sich ängstlich von den Menschen zurück, weil man von ihnen nichts Gutes mehr erwartet. Man reagiert beleidigt, wird trübsinnig, kann sich oft zu nichts mehr aufraffen, wird träge und stumpf. Man beginnt, Mauern um die eigene zarte Seele zu errichten, wie eine Schnecke, die sich in ihr Innerstes zurückzieht.

Lösung, die gesucht werden sollte:

Man sollte durchschauen, daß andere Menschen nicht immer böse sind und daß viel von einem selbst abhängt. So können bestimmte Situationen für den einen negativ wirken, während ein anderer einen ganz anderen Eindruck bekommt. Nicht alles ist ein persönlicher Angriff. Man muß sich wieder seelisch öffnen und sich mit anderen Menschen wieder versöhnen und austauschen.

14. Konflikt: Eingeschlossen

Probleme, die bestehen können:

Man hat sich völlig von der Außenwelt isoliert und fühlt sich hinter Mauern gefangen. Man rennt mit den eigenen Gedanken im Kreis und fühlt sich immer elender. Die Abschottung von anderen wird nicht als schützend empfunden, sondern man fühlt sich dadurch entsetzlich beengt, unter vergewaltigendem Zwang und unter permanentem Druck. Die eigene seelische Bewegungsfreiheit ist extrem eingeschränkt, so daß man argwöhnisch und furchtsam wird. Die Beklemmung kann körperlich, seelisch oder geistig spürbar werden. Oft ist der Anlaß für den seelischen Rückzug ein starker seelischer Schock, den man in dem Moment für unüberwindbar und für zu furchtbar hält. Man mauert sich dann in seine seelische Festung ein, was jedoch auf Dauer nicht als Schutz, sondern als Zwang erlebt wird.

Lösung, die gesucht werden sollte:

Man sollte die wahre Urheberschaft des eigenen Gefängnisses erkennen und sich seelisch wieder öffnen.

15. Konflikt: Verängstigt

Probleme, die bestehen können:

Man fühlt sich in einer als bedrohlich empfundenen Welt alleingelassen. Im Innersten fühlt man sich ängstlich und furchtsam und möchte sich am allerliebsten in irgendeinem Versteck verkriechen. Die Bedrohung kann aus einem großen Kummer bestehen, der zu sehr zu Herzen ging und dessen Folgen nun die Eigeninitiative lähmen. Wegen der eigenen Schwäche glaubt man, das Herz könne gleich zu schlagen aufhören. Es besteht eine ganz grundsätzliche Angst, wobei sich diese Angst auf reale Objekte wie Spinnen oder Mäuse richten kann, jedoch auch diffus und ganz allgemein erlebt wird. Manche

Menschen entwickeln eine Angst vor der Angst, was man als eine Art von emotionalem „Echo“ ansehen kann.

Lösung, die gesucht werden sollte:
Ängste hindern uns am energetischen Fließen. Deshalb sollte man alles fördern, was das psychoenergetische Fließen begünstigt und verstärkt.

16. Konflikt: Panik
Probleme, die bestehen können:
Man fühlt sich von einer übermächtigen Todesangst wie von einer gigantischen Flutwelle überrollt. Man kann dieser gewaltigen Angst keinerlei Widerstand entgegensetzen, sondern fühlt sich völlig gelähmt. Man meint, gleich habe das letzte Stündlein geschlagen und alles sei endgültig vorbei, so daß man keinen klaren Gedanken mehr fassen kann. Man glaubt, der unausweichlichen Katastrophe nicht entgehen zu können. Die Angst nimmt in der eigenen Vorstellung monströse Ausmaße an.

Lösung, die gesucht werden sollte:
Selbst schlimmste Situationen haben einmal ein Ende, und danach geht das Leben weiter. Weil uns Ängste am psychoenergetischen Fließen hindern, sollte man sein Grundvertrauen in das Gute und Entkrampfende des Lebens entwickeln und verstärken.

Unschwer kann man erkennen, daß im Herzchakra das Hauptthema in der Angst vor der Vernichtung besteht. Wenn wir uns die Grundängste als etwas vorstellen, das aus unserem innersten Wesen aufsteigt und immer etwas mit einer Bedrohung zu tun hat, so können wir alle Ängste als etwas Schreckliches ansehen. Aber gibt es eine Steigerung des Schrecklichen? Wir können die anderen Konflikte der anderen Chakras aus dem simplen Grund relativ leidlich aushalten, weil sie uns nicht bis ins tiefste Mark treffen. Im Herzchakra hört der Spaß endgültig auf, und die Sache geht in die finale Entscheidung von *„Sein oder Nichtsein.“* Die Pyramide der Ängste erreicht deshalb im Herzchakra ihren ultimativen Höhepunkt!

Man fragt sich natürlich, worin der tiefere Sinn solcher innerseelischen Schrecknisse bestehen soll. Nach meinen Erfahrungen taucht der Konflikt im Herzchakra erst am Ende einer langen Entwicklung auf. Dazu möchte ich ein typisches Beispiel geben:

Es handelt sich um die Masseurin mit dem Weichteilrheuma, deren Fall ich im Kapitel „Mein persönlicher Weg zur Energiemedizin“ bereits dargestellt habe. Ihrem Rheuma lag ursprünglich ein Konflikt mit dem Thema „Wut“ zugrunde. Es handelt sich bei der Patientin um einen depressiven Charaktertyp. Sie ist nach außen hin von einer außergewöhnlich sanften und freundlichen Wesensart. Viele Mitmenschen haben ihre Freundlichkeit in der Vergangenheit ausgenutzt und ihre Gutmütigkeit und Hilfsbereitschaft schamlos ausgebeutet. Nachdem die unbewußte und verdrängte Wut durch die Gabe des Emotionalmittels „Explodieren“ aufgelöst war, begann sie ein anderer Mensch zu werden. Sie träumte viel von der unterdrückten Wut und wurde selbstbestimmter. Sie konnte erstmals nein sagen, was ihr vorher unmöglich gewesen war.

Leider kam es ein halbes Jahr später zu einem leichten Rückfall. Nun fand sich ein beherdeter Zahn, dessen tote Wurzel sich in der Tiefe des Kieferknochens entzündet hatte. Zahnherde sind nicht selten ein Ausdruck unterdrückter Emotionen, wobei es sich oft um unterdrückte Aggressionen handelt. Man sagt nicht umsonst: „Ich gehe auf dem Zahnfleisch.“ Nach der Beseitigung des Zahnherdes war das Weichteilrheuma wie weggeblasen, bis es nach einiger Zeit wiederkam. Diesmal fand sich ein riesenhafter Konflikt „verängstigt“im Herzchakra. Der Konflikt saugte der Patientin sehr viel Lebenskraft und emotionale Energie weg. Nach Beseitigen dieses Themas war die Patientin charakterlich wie umgewandelt, wurde seelisch viel offener, allgemein entspannter und hatte darüber hinaus ihr Rheuma dauerhaft verloren.

Sehen wir uns den Entwicklungsweg der Persönlichkeit an, so macht jeder eine Persönlichkeitsentwicklung durch, die irgendwann mit dem Abarbeiten des eigenen Zentralkonflikts einhergehen muß, damit die Entwicklung weitergehen kann. Wir können das bei der Dame mit der „Wut“ sehr gut erkennen, wodurch sie bereits durch das Lösen des Wut-Themas einen gewaltigen Entwicklungssprung macht. Nun ist das Ganze damit aber noch nicht beendet! Bei der Frau aus unserem Beispiel taucht das Weichteilrheuma als Zeichen dafür wieder auf, daß ein alter Konflikt reif geworden ist und nun abgearbeitet werden soll. Reife Konflikte werden aber nicht nur durch Krankheiten ans Tageslicht gebracht. Oft zeigt sich so ein notwendiger seelisch-energetischer Entwicklungsschritt auch auf andere Weise, etwa durch unerklärliche Probleme mit anderen Menschen oder durch seelische Krisen.

Der letzte Schritt führt zurück ins Herzchakra, wo wir direkt ins Zentrum des eigenen Selbst hineingeraten. Die Kreuzigung stellt eine Metapher dar, bei der wir unser falsches Selbst endgültig aufgeben müssen, bevor unsere seelische Reise weitergehen kann. Wir dürfen aus seelischer Betrachtungsweise erst nach Hause, wo wir zu unserer wahren Seelenheimat zurückfinden, wenn wir unser falsches Selbst aufgegeben und die falschen Persönlichkeitsanteile gekreuzigt haben. Alle Symbole von Erleuchtung, Kreuzigung und Ganzheit weisen auf den Prozeß hin, der uns durch fürchterliche Qualen von unserer falschen Identität befreien soll.

In der alchemistischen Mystik wird die Suche nach Gold zur Suche nach dem wahren Selbst. Vergleichbare Bilder sind der „Stein der Weisen" oder der „heilige Gral". Androgyne Symbole als Zeichen der Überwindung der polaren Gegensätze von Mann und Frau tauchen aus den Tiefen des Unbewußten auf. Engel als androgyne Wesen flankieren unseren Weg, während unser wahres Selbst hervorzutreten beginnt. Die Schönheit der sich öffnenden Lotusblüte wird zum Symbol unserer Neugeburt. Im Buddhismus legen wir den Mantel der Unwissenheit ab, der aus unserem falschen Ego besteht. Wir lösen uns dadurch jedoch nicht im Nichts auf. Der Begriff des „Nirvana" wird in diesem Zusammenhang oft mißverstanden. Denn da im Kosmos nichts verlorengeht, bleibt unsere wahre Persönlichkeit erhalten und erstrahlt in all ihrer Pracht. Man spricht von Wiedergeburt, wenn wir uns endgültig im unzerstörbaren Kausalkörper wiederentdecken. Im tibetanischen Buddhismus wird er als „diamantener Wahrheitskörper" beschrieben, der zu Unsterblichkeit und himmlischem Entzücken führt.

Die Konflikte des 5. Chakra

Das Hals-Chakra hat eine enge Beziehung zum Charaktertyp des Zwanghaften. Der Hals hat psychoenergetisch eine wichtige Funktion als Tor und Wächter zwischen Verstand und Gefühl. Der Hals bildet eine Barriere zwischen Kopf und Körper. Wenn wir Gefühle wie Schluchzen oder Schreien unterdrücken wollen, verkrampfen wir das Gebiet um den Hals. Wir können also Gefühle mit dem Hals wie mit einem Wasserhahn kurzerhand zudrehen und damit abwürgen. Wenn Gefühle hochsteigen, bekommen wir einen Kloß im Hals. Schlucken wir Gefühle wie Ärger oder Wut wieder herunter, so „hat die liebe Seele Ruh", und es resultiert im Extremfall eine Gefühlsleere. Dieser Auf-Zu-Mechanismus betrifft die Gefühlsregulierung, die im Extrem zu einer völligen Lieblosigkeit und Wurstigkeit führen kann. „Wie ich mir, so ich dir" sagt sich der Zwanghafte und kann mit seinen Mitmenschen genau so eiskalt umgehen, wie er das mit sich selbst macht.

Wie jeder Kontrolleur liebt der Zwanghafte das Regelmäßige und Unveränderliche, damit alles bis in alle Ewigkeit so bleiben kann, wie es ist. Wir verstehen die Mechanismen des fünften Chakra noch viel besser, wenn wir uns darüber klarwerden, daß es sich in Wahrheit um den Mentalkörper selbst handelt, der hier zum Zentrum des ganzen Geschehens wird. Der Verstand bildet für die meisten Menschen unseres Kulturkreises das eigentliche Zentrum ihres Ego. Darauf habe ich bereits bei der Besprechung des Mentalkörpers hingewiesen. Die enge Gleichsetzung von Ego = Verstand hat nun innerseelisch eine ganz besondere Bedeutung. Denn dadurch verteidigt der Zwanghafte etwas Existentielles, nämlich seinen Verstand als Zentrum seiner Persönlichkeit. Hinter dem Verstand steht das Ich mit der nackten eigenen Existenz. Zwanghaftigkeit soll deshalb die Existenz des betreffenden Menschen schützen, woraus sich dann auch mühelos die dogmatische Härte und Strenge ableiten läßt, die zwanghafte Charaktere oft auszeichnet.

Im Halschakra finden sich zwei Konflikte:
17. Konflikt: Gefühlsleere
18. Konflikt: Hastig

Es gibt zwei Mechanismen für den Zwanghaften, den aufsteigenden Gefühlen zu entkommen, die ihn aus seiner Balance zu werfen drohen. Die erste Möglichkeit besteht in der Gefühlsleere. Man macht sich innerlich starr und leblos, vergleichbar dem Totstellreflex von Tieren. Wenn man sich innerlich gefühllos macht, beraubt man sich dadurch natürlich der allerwichtigsten Quelle für Lebensfreude und sinnlich-emotionale Tiefe, die wir als Menschen besitzen: wir berauben uns unserer Emotionalität. Der Mensch mit der Gefühlsleere ist dann zwar die lästigen Gefühle losgeworden, hat sich jedoch selber um ganz wichtige und kostbare Güter betrogen, die sein Leben reicher machen könnten.

Eine weitere Kontrolle besteht über den Mentalapparat, indem man ganz schnell und hastig denkt. Man treibt die Zentrale da oben im Kopf ganz einfach zu Höchstleistungen an, um beispielsweise das Gefühl der Schwäche zu übertönen, das mit dem Ausgeliefertsein an Emotionen einhergeht, um durch die Meisterschaft im Mentalen besonders mächtig und überlegen zu werden. Das ist aber nicht so einfach zu realisieren! Denn weil der träge Körper bei der Geschwindigkeit nicht so schnell mitkommen kann, fängt das ganze System an, sich zu verhaspeln. Beispielsweise fängt der langsame Stimmapparat mit seinem Nervensystem zu stottern an. Oft liegt dem Stottern deshalb eine innere Hastigkeit zugrunde.

Da der Zwanghafte zum männlichen Wesenstyp gehört, haftet seinem Charakter die gleiche Gewalttätigkeit an wie dem Schizoiden. Schwächen läßt der Zwanghafte im Grunde seines Herzens nicht gerne zu, weil er immer stark bleiben und oben auf sein muß. Manchmal habe ich aber auch das Gegenteil erlebt, indem sich Zwanghafte Schwächen zugestehen, die man auf Anhieb gar nicht bei ihnen erwarten würde. Dazu gehört beispielsweise ein vermeintlich besonders weiches Wesen oder die allzu deutlich demonstrierte Neigung, hypochondrisch über allerlei harmlose Befindlichkeitsstörungen klagen zu dürfen. So etwas würde man bei einem harten Mann nicht erwarten! Doch es gibt einen einfachen Grund für diese Sonderbarkeiten. Denn der Zwanghafte findet mit solchen unechten Verhaltensweisen ein seelisches Notventil, mit dem er sich Schwächen zugesteht, um seiner emotionalen Verarmung entgegenzuwirken.

Es handelt sich in der Fachsprache der Psychoanalyse um Kompensationsversuche gegen ein überstarkes Über-Ich. Wie sich manche übertrieben hart arbeitenden Leute abends mit Süßigkeiten und Alkoholika trösten, gönnt sich der Zwanghafte Ausnahmen von seinen allzu strengen Regeln, um sich ab und zu zu verwöhnen. Oft habe ich erlebt, daß zu solchen Kompensationshandlungen luxuriöse Schwelgereien und teure Anschaffungen gehören können, etwa in Form teurer Uhren und anderer langlebiger Luxusartikel. Weil solche Sachen ewig halten werden, findet der Zwanghafte seine teuren Anschaffungen verzeihlich, während er im Supermarkt gerne auf die Sonderangebote achtet. Der vorherrschende Geiz des Zwanghaften und seine plötzlichen Prassereien werden dadurch erklärlich, daß er ab und zu „Dampf ablassen“ muß, um nicht an seiner eigenen emotionalen Kargheit und Strenge zu ersticken.

17. Konflikt: Gefühlsleere

Probleme, die bestehen können:

Der Hals als „Gefühlstor“ kann hochkommende Emotionen derart abwürgen, daß dabei ein Zustand völliger emotionaler Starre herauskommt. Der Mensch wirkt dann völlig beherrscht, kopfgesteuert, so als berühre ihn nichts mehr wirklich – fast wie ein Roboter. Dabei ist es jedoch so, daß die unterdrückten Gefühle – wie Weinen, Schluchzen oder auch Schreien – lediglich „tiefgefroren“, nicht aber wirklich verschwunden sind. Häufig sind die hochkommenden Gefühle mit seelischen Schocks und großem inneren Entsetzen verbunden, so daß der seelische Totstellreflex ein instinktives Überleben sicherstellt.

Ein solcher Mensch mit einem seelischen Totstellreflex kann über seine Gefühle nur noch sehr eingeschränkt verfügen, während sein Kopf mitsamt seiner Ratio scheinbar unbehelligt weiterarbeiten kann. Das kann dazu führen, daß jemand sehr unbeteiligt über schreckliche Ereignisse berichtet, und die Zuhörer meinen, das habe ihm nichts ausgemacht, weil eben bei der Erzählung keinerlei gefühlsmäßige Beteiligung mitschwingt. Dabei befindet er sich in einem emotionalen Schock, der Gefühle und Verstand voneinander abspaltet, so daß der falsche Eindruck entsteht, er habe gar keine Gefühle.

Lösung, die gesucht werden sollte:

Es geht darum, die unterdrückten Gefühle nach und nach aus ihrer Erstarrung zu befreien und Herz (Körper) und Hirn (Verstand) wieder in Einklang zu bringen. Der Patient sollte lernen, darauf zu achten, was er gerne und häufig „hinunterschluckt“, und gerade diese Gefühlsinhalte wahrnehmen und ausdrücken. So kann er authentischer und ehrlicher werden und lernen, wirklich auszudrücken, was er meint. Auf diese Art können auch seelische Schocks mit der Zeit artikuliert und damit bearbeitet werden.

18. Konflikt: Hastig

Probleme, die bestehen können:

Im Bereich des Halses als Gefühlstor können so viele Impulse und Triebe sturzbachartig andrängen, daß der Mensch Angst bekommt und sich davon förmlich überrannt fühlt. Zu vieles sprudelt gleichzeitig aus ihm hervor, und das Gehirn hat keine Möglichkeit, ordnend einzugreifen. Weil zu viele Impulse und widersprüchliche Wünsche gleichzeitig wirksam sind, wirkt der Mensch auf andere hastig und überdreht, verwirrt und unklar und insgesamt wenig strukturiert.

Der Betreffende selbst leidet sehr darunter, daß er sich nicht klar ausdrücken und verständlich machen kann. Er redet oft immer noch mehr und immer hastiger, damit die Zuhörer endlich begreifen sollen, worum es ihm eigentlich geht. Das Gegenüber jedoch wird immer konfuser, und am Ende weiß keiner mehr, worum es eigentlich ging. So sind beide Seiten bei dieser Kommunikation unzufrieden und fühlen sich als Opfer der Umstände. Oft besteht eine innere Unruhe, die von außen nicht wahrgenommen wird. Unerwarteterweise wirken Menschen mit dem Thema „hastig“ nach außen hin oft sehr ruhig und entspannt. Ihre innere Hastigkeit nehmen sie jedoch in der Weise wahr, daß sich ihr innerer Gedankenstrom auf viel zu stark beschleunigte Weise bewegt.

Lösung, die gesucht werden sollte:

„In der Ruhe liegt die Kraft“ sollte zum inneren Leitthema werden. Entspanntes und ruhiges Atmen ist oft eine große Hilfe, um zu innerer Ausgeglichenheit zurückzufinden. Man sollte alles lieber langsam, aber richtig und mit voller Überzeugung machen.

Die Ambivalenz des Zwanghaften besteht in

- Gefühlvoll und verletzbar sein – rational und damit unverletzlich sein, und
- ruhig sein und dem Vergehen zusehen müssen – schnell sein und dem Vergehen dadurch entkommen wollen.

Auch die ambivalenten Bestrebungen des Zwanghaften sind letztlich unlösbar, weil sie in einer Sackgasse enden müssen. Bemüht sich der Zwanghafte um eine besonders rationale und gefühlsneutrale Haltung, womit er sich emotional unverletzlich machen möchte (eine häufig von Intellektuellen eingenommene Haltung!), beschneidet er damit ganz automatisch sein Gefühlsleben, wodurch er sich letztlich um seine Lebenslust und die eigentliche Tiefendimension des Lebendigen betrügt.

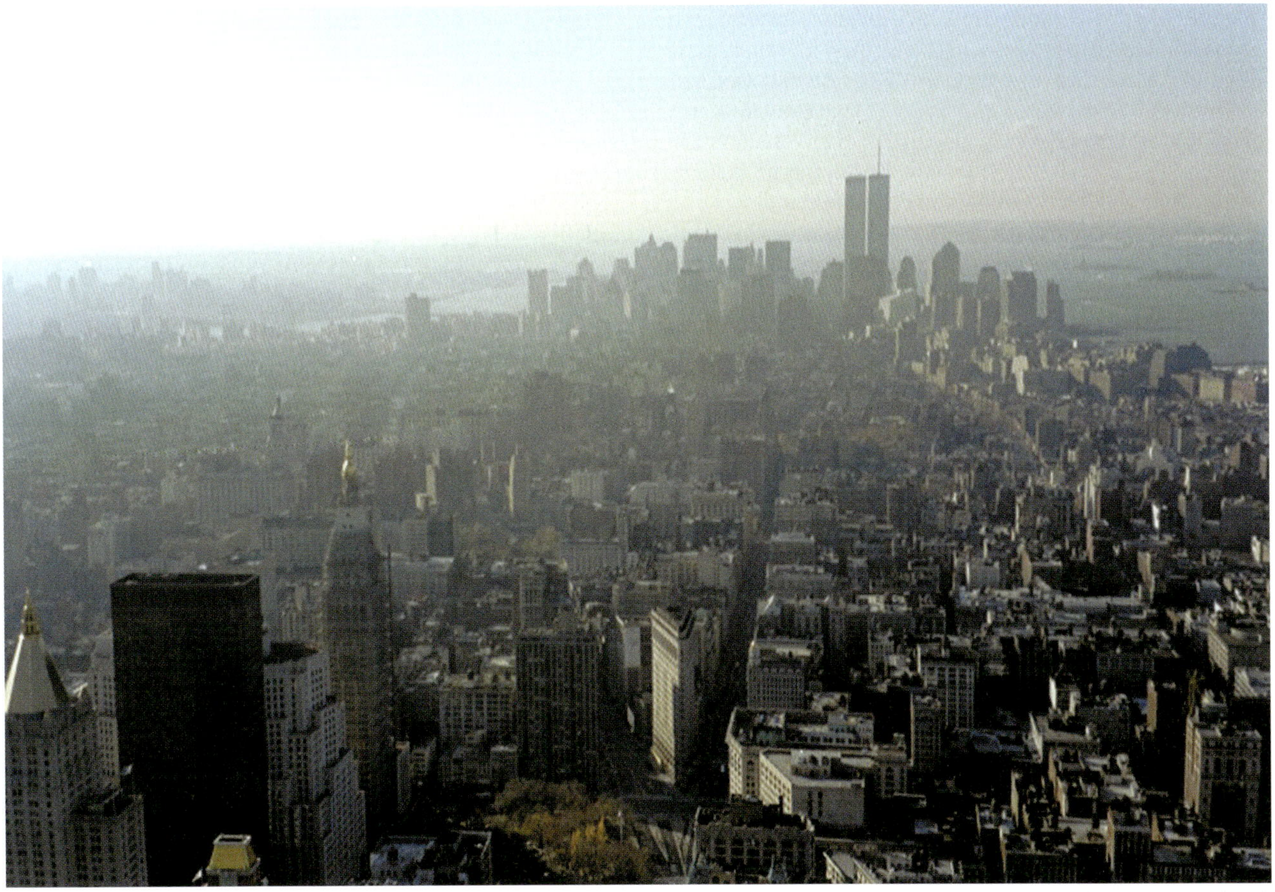

New York als typisch männliche Stadt verkörpert viele Wesenszüge des Zwanghaften – von der korrekten Geometrie der Straßenschluchten hin zu den Hochhäusern, die etwas Erhabenes und Ewiges ausstrahlen (...der Erdenschwere und dem Emotionalen entrückt). Die Silhouette New Yorks vom Empire State Building aus in Richtung World Trade Center vermittelt einen Eindruck von der Grandiosität menschlicher Bauwerke. Die Aufnahme machte ich einige Monate vor dem Terroranschlag in dem Wunsch, das Kapitel des Zwanghaften damit zu illustrieren, ohne zu ahnen, daß die Zwillingstürme kurze Zeit später nicht mehr existieren werden.

In „Warten auf Godot" von Samuel BECKETT wird erkennbar, wohin die Rationalität und emotionale Sinnleere den modernen Verstandesmenschen führt: ...in ein regelrechtes Gefängnis beziehungsweise eine innerseelische Mondlandschaft!

Da wir zeitgeschichtlich in einer Welt des fünften Chakra leben, das der Ratio zugeordnet ist, handelt es sich bei der Problematik des Zwanghaften um Themen des modernen Zeitgeistes. Den modernen Verstandesmenschen interessiert die kühle Übersichtlichkeit und rationale Einordnung, aber nicht das Lebendige mit seiner Unwägbarkeit und Verletzlichkeit. Der Verstand hat deshalb in unserer modernen Welt den Status eines unantastbaren und über allem schwebenden Götzen bekommen. Meines Erachtens spiegelt die moderne Architektur großer Städte solche kollektiv erlebten Befindlichkeiten, die mit der Schwingungsstufe des fünften Chakra zu tun haben.

Das zweite unlösbare Problem besteht in der Zeit, welche für den Zwanghaften die fürchterliche und unbeeinflußbare Eigenschaft besitzt, alles ständig zur Vergangenheit werden zu lassen. Die Zukunft ist für den Zwanghaften nicht greifbar, weshalb sie für ihn irrational erscheint: „Für mich zählt nur das Hier und Heute!" Für den Zwanghaften bleibt also nur die Gegenwart, in der er wie Prometheus *(griechischer Held der Antike, dessen Name „Vorherdenker" bedeutet)* gegen das Unabänderliche der Vergänglichkeit kämpft. Der Zwanghafte wird dadurch zum Sinnbild des Menschen schlechthin. Prometheus überlistet Zeus, den obersten Schöpfergott, bei einer Opferung und kann dadurch das Feuer zu den Menschen bringen. Mit dem gestohlenen Feuer beginnen die menschliche Zivilisation und die selbstverantwortliche Eigenständigkeit des Menschen. Für diesen Frevel straft Zeus die Menschen mit Pandora, einer verführerischen weiblichen Person, die den Menschen ein Behältnis mit allen nur denkbaren Übeln überbringt („die Büchse der Pandora“), die das Menschengeschlecht fortan quälen. Dazu gehören Alter, Krankheit und Irrsinn.

Unschwer erkennen wir im Bild der Pandora die symbolhafte Gestalt des falschen Ich mit seinem Zentralkonflikt. Das beschleunigte Altern, das Krankwerden und das Herausfallen aus der seelischen Mitte (das „Verrücktwerden“) wird durch den Konflikt hervorgerufen. Der Konflikt wird in der altertümlichen Sprache der Antike als „Übel“ bezeichnet. Es gibt aber noch mehr Strafen. Denn Prometheus wird zur Strafe an einen Felsen gekettet und von einem Adler die nachwachsende Leber für ewige Zeiten zerhackt. In der symbolischen Bedeutung erzählt uns dieses grauenhafte Folterbild, daß dem Menschen das Leben (…symbolhaft die Leber) fortan ständig weggenommen und in seiner Kraft heruntergedrosselt wird, so wie auch der Konflikt ständig unsere Lebenskraft herunterzieht.

Ein weiteres Grundproblem des Zwanghaften besteht in der schieren Unmöglichkeit, vollkommen ruhig zu sein. Denn wenn der Zwanghafte tatsächlich ganz ruhig wäre, würde das Gefühl von Vergänglichkeit in ihm noch größer werden. Erstaunlicherweise gibt es unter Zwanghaften viele Menschen, die mit großer Inbrunst Meditationsübungen ausüben oder zu Ruhe und Andacht zwingende Hobbies wie Modellbau, Uhrenreparieren oder das Jagen pflegen. Zu all diesen Tätigkeiten braucht man viel Ruhe und innere Sammlung. Wenn man sich überlegt, warum der Zwanghafte solche Tätigkeiten ausübt, die seiner wahren Natur entgegengesetzt sind, kommt man zum Phänomen des Ausgleichs und der Selbstheilungsbemühungen. „Wenn ich zwei Stunden fische, werde ich vollkommen ruhig“, verrät demzufolge der Angler. Durch eine Tätigkeit, die Ruhe erfordert, möchte er die überstarke inneren Unruhe seines zwanghaften Wesens besänftigen.

Die Konflikte des 6. Chakra

Im Stirnchakra betreten wir erneut die Seelenwelt des Hysterikers. Bereits im zweiten Chakra ging es um Seelenthemen des hysterischen Charaktertyps, die sich nun im sechsten Chakra fortsetzen. Das Stirnchakra wird in der Mythologie mit dem dritten Auge in Verbindung gebracht, das die paranormalen Fähigkeiten der geistigen Innenschau – des „inneren Sehens" – versinnbildlichen soll. Menschen mit einem energetisch starken sechsten Chakra sind nach meinen Erfahrungen sehr oft intuitive Menschen, die hohe Einfühlsamkeit und eine große Kreativität auszeichnen. Das Stirnchakra beinhaltet deshalb ein enormes schöpferisches und intuitives Potential, das Menschen dieser Schwingungsstufe zu ungeahnten Höhenflügen verhelfen kann.
Zum vielen Licht gesellt sich aber auch hier der Schatten. So weist kein Chakra mehr Konflikte auf als das Stirnchakra. Wir finden dort insgesamt sechs Konfliktthemen:

19. Konflikt: Zaghaft
20. Konflikt: Selbstgenügsamkeit
21. Konflikt: Körperlich überanstrengt
22. Konflikt: Unruhe
23. Konflikt: Angespannt
24. Konflikt: Unbehagen

Das Stirnchakra hat wie das zweite Chakra eine enge Beziehung zur Streßverarbeitung. Im Hypothalamus und limbischem System werden innere Geschehnisse des Organismus mit äußeren Umweltfaktoren verkoppelt, etwa daß das vegetative Nervensystem auf Streß umschaltet, wenn unsere Umwelt besondere Anstrengungen von uns verlangt. Unser Herzschlag erhöht sich, die Muskeln werden durch die Streßhormone besser durchblutet, und die Pupillen erweitern sich, um besser sehen zu können. Das bessere Sehen schließt auch mögliche Geschlechtspartner mit ein, so daß sich unsere Pupillen ebenfalls dann erweitern, wenn wir jemand erotisch attraktiv finden. Im alten Rom wurden mittels Tollkirschensaft aus dem besagten Grund die Pupillen erweitert, um sexuelle Interessiertheit vorzutäuschen. Die Tollkirsche heißt deshalb lateinisch auch „Belladonna" (schöne Frau).

Das Stirnchakra koordiniert viele innere und äußere Interessen zu einer höherwertigen Ganzheit, etwa im Falle der Sexualität die Interessen des Individuums nach erotischer Befriedigung und emotionaler Wärme mit den Interessen der Biologie nach Fortpflanzung der Gene und denjenigen der sozialen Gruppe, die auf die optimale Paarbildung ihrer männlichen und weiblichen Mitglieder Wert legt, um stabile Keimzellen der Gesellschaft zu bekommen. All diese unterschiedlichen Interessen werden vom Stirnchakra zu einem Gesamteindruck verarbeitet, den man dann beispielsweise „Verliebtheit" nennt. In späteren Stadien des Sexuallebens sorgt das Stirnchakra dann für eine ordnungsgemäß ablaufende Schwangerschaft, indem beispielsweise über die Hypophyse das milchbildende Hormon Oxytocin ausgeschüttet, später die Geburt gesteuert wird und so fort.

Psychoenergetisch folgt das Stirnchakra ganz ähnlichen Bedeutungsmustern, indem dort höhere Ordnungen und neue Synthesen entstehen können. Es sorgt für immer neue Überraschungen, die kunsthistorisch mit dem Geist der Renaissance vergleichbar sind. In der Epoche der Renaissance wollte man den heroischen Geist der Antike neu beleben, was mit einer allgemeinen begeisterten Aufbruchstimmung verbunden war. Solche Beschwingtheiten und Neurorientierungen entsprechen der Schwingungsstufe des Stirnchakra. Wie bei einer Neugeburt erscheint die Welt im Niveau des Stirnchakra auf wunderbare Weise verwandelt und erneuert.

Wenden wir uns nach so viel Licht den Schattenseiten des Stirnchakra zu. Menschen mit vielen Facetten wie der Hysteriker haben in ihrem Wesen oft etwas Doppelbödiges und schwer zu Durchschauendes. Das drückt sich auch in der Vielgestaltigkeit der Konflikte aus. Hysteriker neigen bei Problemen gleich welcher Art zum Dramatisieren, das in vielfältigsten Formen mit größter Überzeugungskraft vorgetragen wird. Niemand auf dem ganzen Erdenrund scheint dabei so ungeheuerlich leiden zu müssen wie der Hysteriker, was schnell alle erreichbaren Mitmenschen zu Hilfseinsätzen zusammentrommelt. Wenn man fragt, was eigentlich los ist, bekommt man überraschenderweise oft ausweichende Antworten.

Das eigentliche seelische Grundthema des Hysterikers ist seine abgrundtiefe Abneigung, sich auf irgendeine Sache definitiv festzulegen. Das betrifft sogar die exakte Beschreibung einer Krankheit, die nach meinen Erfahrungen oftmals ungenau und verschwommen ausfällt. Die eigentliche Angst dabei ist das Festgelegtwerden. Dadurch fühlt sich der Hysteriker in seiner Freiheit beschnitten. Diese untergründige Angst vor Freiheitsentzug führt zu ständigem Lavieren und diplomatischen Spielen, um sich ja nicht doch einmal festzulegen. Dadurch entsteht der erste Konflikt, der mit Zaghaftigkeit zu tun hat. Hunderttausendmal überlegt der Hysteriker hin und her und findet doch zu keiner befriedigenden Lösung.

Der entscheidungsschwache, stets zögernde Hysteriker wirkt auf seine Umgebung entnervend. Durch seine ***Zaghaftigkeit*** beschämt er darüber hinaus seine Mitmenschen, die zu der Auffassung gelangen müssen, möglicherweise ist an ihnen irgendetwas falsch – etwa die Braut, die geheiratet werden soll und das Jawort nie erhält. Unter fadenscheinigen Vorwänden klappt das nicht, weshalb die Braut zu der deprimierenden Auffassung gelangen kann, sie sei das eigentliche Problem und sei vielleicht gar nicht so begehrenswert. Manchmal kann der hysterische Bräutigam in spe seine Zukünftige davon überzeugen, daß der unverheiratete Status in Wahrheit viel besser sei. Der zaudernde Bräutigam ist in so einem Fall auf elegante Weise um eine schwere Entscheidung herumgekommen.

Die eigentliche Ursache für das Zaudern liegt allermeist im Hysteriker selber. Denn die Zaghaftigkeit resultiert aus einer tiefen seelischen Unfähigkeit, Dinge klar zu sehen und deshalb endgültige Entscheidungen zu fällen. „Vielleicht ist die Sache am Ende doch ganz anders?" denkt er sich und schiebt die Sache vor sich her. Diese innere Wankelmütigkeit belastet ihn und wirkt auf ihn wie eine Schuld, für die er haftbar gemacht wird. Doch seine moralischen Selbstvorwürfe wiegen nicht so schwer wie die Ahnung, falsche und nicht umkehrbare Entscheidungen zu treffen. Das betrifft selbst so banale Dinge wie der Kauf eines Koffers, denn selbst so eine einfache Entscheidung stellt den Hysteriker vor schwierige Probleme, wenn unterschiedliche Modelle unterschiedliche Vorteile aufweisen. Nimmt er den Koffer mit Rollen, so kann das ein folgenschwerer Irrtum sein, weil Rollen abbrechen können usw. Die Kette der Einwände und Überlegungen kann sich endlos fortspinnen. Manchmal lösen Hysteriker das Entscheidungsproblem dadurch, daß sie mehrere Koffer kaufen, selbst wenn sie so viele gar nicht brauchen. In den Schränken von Hysterikern findet sich demzufolge häufig eine Riesenauswahl an Schuhen, Hemden, Socken und so weiter.

Ein weiteres Problem des Hysterikers ist seine ***Selbstgenügsamkeit***. Häufig tarnt sich die wahre Hochnäsigkeit und Selbstverliebtheit des Hysterikers durch ein zur Schau gestelltes bescheidenes, scheinbar servil anmutendes Verhalten. Kein Mensch käme auf die Idee, hinter dem ewig hilfsbereit lächelnden Kellner einen narzißtischen Burschen zu vermuten, der noch ganz andere Seiten hat. Erst nach Feierabend enthüllt der Selbstgenügsame dann sein wahres Gesicht, indem er in hochmodischer Glitzerkleidung als Star eines Vorstadt-Musicals auftritt und dort wahre Triumphe feiert. Kein Mensch ahnt etwas von seinem Doppelleben, was für den Hysteriker vor allem dadurch so faszinierend ist, weil er als einziger etwas von seiner wahren Identität weiß. Manchmal gehört es für ihn zu den besonderen Höhepunkten, ausgewählte Menschen in seine Geheimnisse einzuweihen. Im allgemeinen neigt der Selbstgenügsame dazu, seine Probleme mit sich selber auszumachen und Geheimnisse für sich zu behalten. Auch neigt er dazu, aus allen Situationen für sich selber – und zu allererst für sich selber – stets das Maximum an Nutzen und Vorteilen herauszuschlagen.

Die nächsten drei Konflikte haben mit dem Mißbrauch des eigenen Körpers zu tun. Vergleichbar dem Zwanghaften neigt auch der Hysteriker dazu, Machtspiele mit seinem Körper und seiner animalischen Wesensnatur zu spielen. Er verpulvert ständig Energie, um noch mehr an Spaß, Zuwendung, Lust, Geld, Aktiendividenden und so weiter zu bekommen. Daraus resultieren drei Konflikte (mit den Konfliktinhalten 21–23) mit der Gemeinsamkeit, daß das übergreifende Thema die innere übertriebene Anstrengung widerspiegelt, die zu krankhafter und nicht mehr lösbarer Angespanntheit und Unruhe führt. Im ersten Fall wird der Körper zum Schlachtfeld, indem der Betreffende ***körperlich zu überanstrengt*** wirkt. Solche Menschen sehen im einen Moment noch wie das blühende Leben aus, um im anderen Augenblick urplötzlich zusammenzubrechen.

Beim zweiten Konflikt geht es um die ***mentale Übersteuerung***, die mit Dauersorgen, Gedankenandrang und geistiger Nervosität zu tun hat. Solche Leute ähneln Waschmaschinen, die ihre Gedanken wie Wäschestücke in nicht endenwollender Mechanik vorwärts und rückwärts wenden. Dadurch kommt es zu einer zunehmenden Nervosität und Ermüdung. Im dritten Fall führt die innere ***Anspannung*** zu einer Übersteuerung, die mit schnellem Denken, Verkrampftsein und dem Gefühl der Hilflosigkeit einhergeht. Solche Leute ähneln einem flüchtenden Tier, das irgendwann schrecklich zappelt, um dann wieder in eine hilflose Verkrampfung und Starre zu verfallen.

Das Stirnchakra regelt mit seinen ihm zugehörigen Zwischenhirn-Teilen von Hypothalamus, limbischem System und Hypophyse das Zusammenwirken von Großhirn und Körper. Man kann es sich als Dirigent vorstellen, der als übergeordnete Steuerungsinstanz darüber wacht, was im einzelnen geschehen muß, damit wir uns gut fühlen können. Wenn der Dirigent völlig übergeschnappt ist und nur noch Unsinn verzapft, spielen alle Instrumente wirr durcheinander und es entsteht ein großes ***Unbehagen***, welches beim Zuschauer zu diversesten Mißempfindungen und im Extrem sogar zu anhaltenden Schmerzen führt. Je länger dieser fürchterliche chaotische Zustand anhält, umso hoffnungsloser werden die Zuschauer. Schließlich überfällt auch den letzten Zuschauer eine Depression mit dem Gefühl vielgestaltiger Körpermißempfindungen. Dieses Gefühl eines extremen Unbehagens kennzeichnet das sechste Konfliktthema, das eine völlige Zerrüttung der Körper-Seele-Harmonie darstellt.

19. Konflikt: Zaghaft

Probleme, die bestehen können:

Das Taktieren und die Unentschlossenheit beruhen auf der Unfähigkeit, mit klarem Blick die Vorteile verschiedener Möglichkeiten gegeneinander abzuwägen und daraufhin zu einer unumstößlichen und sicheren Entscheidung zu kommen, die man nachträglich nicht mehr bereuen muß. Der Unentschlossenheit liegen als eigentliche Ursachen zum einen die Angst zugrunde, Fehler zu machen, und zum anderen die Hoffnung, es könnte noch eine bessere Option geben. Man macht aber möglicherweise bei jeder Entscheidung Fehler, und es gibt irgendwann vermutlich immer eine bessere Option, die die frühere Entscheidung relativiert. Man muß deshalb die Kraft aufbringen, zu einem bestimmten Punkt eine definitive Haltung einzunehmen, was dem Hysteriker oft ungeheuer schwer fällt.

Er versucht, es allen Menschen in seiner engeren Umgebung dadurch recht zu machen, daß er zu jedermann gefällig und freundlich sein möchte und jedweder Konfrontation aus dem Weg geht. Er bemüht sich um ein taktierendes und diplomatisches Verhalten, ohne mitzubekommen, daß er dadurch die eigenen Impulse und Wünsche unterdrückt. Für das übertriebene Harmoniebedürfnis und den Drang nach Frieden in seiner Umgebung ist er sogar bereit, sich sehr weit in die Defensive zurückzuziehen. Er interessiert sich für vieles, packt aber nur wenig mit Entschlossenheit an, weil jede Irritation durch Veränderungen den mühsam aufrechterhaltenen Status quo gefährden kann.

So erscheinen solche Menschen nach außen hin häufig passiv und träge, obwohl sie innerlich emsig damit beschäftigt sind, überall für Ausgleich und Ruhe zu sorgen. Dadurch sind sie selber oft seelisch instabil und drehen sich im Kreis, ohne wirkliche Fortschritte zu machen.

Lösung, die gesucht werden sollte:

Man sollte mutig und entschlossen an der Verwirklichung seiner eigenen Pläne arbeiten, ohne allzusehr an die Reaktionen der Mitmenschen zu denken. Man lernt, klare und unumstößliche Entscheidungen zu treffen und Fehler dabei einzukalkulieren.

20. Konflikt: Selbstgenügsamkeit

Probleme, die bestehen können:

Menschen mit diesem Thema fallen häufig dadurch auf, daß sie ihr Verhalten vom einen Moment zum anderen um 180 Grad verändern können. In einem Moment sind sie extrem schüchtern und zurückhaltend, während sie im nächsten Moment extrovertiert und sprühend wirken. Sie können extrem unterwürfig erscheinen, aber auch extrem hochnäsig und arrogant. Wie bei launischem Aprilwetter kommt es häufig zu Stimmungsschwankungen und abrupten Verhaltensänderungen. Der gemeinsame Nenner all dieser widersprüchlichen Verhaltensweisen ist, daß diese Menschen eigentlich immer nur um sich selbst kreisen und ihre Mitmenschen eher als Statisten denn als Mitspieler erleben. Die Mitmenschen sind wahlweise Publikum, reine Fassade, werden sogar ausgeblendet oder im Gegenteil besonders stürmisch umworben, je nach Stimmungslage des Betreffenden.

Häufig wird mit allen möglichen Leuten rivalisiert, insbesondere wenn man dieselben Interessen verfolgt und nur einer dabei erfolgreich sein kann. Selbstgenügsame sind oft „Triezer“ und haben sadistische Neigungen, andere in ausweglosen Situationen hilflos und ausgeliefert zu erleben.

Oft liegen bei der Selbstgenügsamkeit große Talente und Kräfte vor, die die Mithilfe von Mitmenschen entbehrlich machen.

Solche Menschen sind schwer zu fassen und wirken immer etwas unnahbar, eben weil ihre Verhaltensweisen sich so rapide ändern können.

In der Seelentiefe fühlt sich der Selbstgenügsame ungeliebt und von niemandem gemocht. Durch sein egoistisches und geradezu autistisches Verhalten neigt er dazu, andere gegen sich aufzubringen, was seine Vorurteile nur bestärkt.

Lösung, die gesucht werden sollte:

Das allerwichtigste ist das Erlernen der Selbstliebe und das Einüben von sozialer Kompetenz.

21. Konflikt: Körperlich überanstrengt

Probleme, die bestehen können:

Man fühlt sich gehetzt und ausgelaugt, weil man sich ständig überfordert. Man überschreitet ständig die eigenen Grenzen, um irgendwelche hohen Ideale zu erfüllen, wodurch man sich durch Übertreibungen irgendwann selbst schadet. Man ist körperlich getrieben und angespannt, und es kann oftmals zu autoaggressiven Übersprunghandlungen wie Nägelkauen, Haareausreißen, Lippenbeißen etc. kommen. Manchmal finden sich auch hartnäckige Kreuz- und Kopfschmerzen sowie andere Warnsignale des Körpers, die auf eine permanente Überforderung hinweisen.

Man ist immer auf dem Sprung, darf sich niemals Entspannung gönnen. Dadurch ist man ständig gereizt und latent mißlaunig, man fühlt sich um die entspannten Seiten des Daseins betrogen.

Man unterdrückt die eigenen Gefühle und arbeitet wie ein Getriebener, der sich zum Alleräußersten antreibt, ohne daß dafür eine vernünftige Notwendigkeit besteht. Dahinter stecken unbewußte Wünsche und Ideale, etwa für andere unentbehrlich und emotional besonders begehrt zu sein oder irgendwann eine riesige Belohnung vom Schicksal zu erhalten, weil man sich so abgeschunden hat. Darunter lagern unbewußte Machtgefühle und uneingestandene Aggressionen, etwa im Sinne des „Helfersyndroms".

Lösung, die gesucht werden sollte:

Man sollte lernen, die Grenzen der eigenen Belastbarkeit zu erkennen und zu repektieren.

22. Konflikt: Unruhe

Probleme, die bestehen können:

Man ist innerlich immer wie „unter Strom", wodurch die Gedanken nicht zur Ruhe kommen. Tausend Gedanken schwirren pausenlos durch den Kopf und führen zu einem Zustand innerer Unruhe und Getriebenheit. Am liebsten möchte der Unruhige tausend Sachen gleichzeitig erledigen, und sein Interesse pendelt von einem Objekt zum nächsten, wie unruhige Bienen, die sich nicht für eine einzige Blume entscheiden können, sondern in hektischer Unrast zwischen Dutzenden von Blumen hin- und herpendeln. Oft bestehen auch Angstzustände, die mehr oder weniger bewußt sein können. Man hat beispielsweise Angst, etwas Entscheidendes und Unwiederholbares zu verpassen, so wie die junge Frau, die von einem Partner zum anderen hetzt, um ja nicht den Richtigen zu verpasssen.

Der Getriebenheit liegt ein tiefsitzendes Gefühl des Unbefriedigtseins zugrunde oder, noch genauer formuliert, ein Gefühl, das die Unmöglichkeit seelischer Befriedigungen bereits antizipiert, indem das ersehnte Glück zwar überall gesucht, aber letztlich als unauffindbar und unrealistisch abgewertet wird: „Das wird ja auch wieder nichts bringen! Das wird ja doch wieder ein Reinfall!" sagt sich der Unruhige, worauf er zum nächsten Gedanken oder Objekt weiterhastet.

Die notwendige Entspannung ist durch das permanente Angespanntsein deutlich erschwert oder sogar ganz unmöglich geworden, und es kann zu körperlichen Folgen wie Spannungskopfschmerz, Nackenverspannungen, Migräne, Ohrgeräuschen (Tinnitus), Schlafstörungen und dergleichen kommen. Nervosität, Konzentrationsmangel und Reizbarkeit finden sich sehr häufig.

Viele Menschen mit innerer Unruhe wirken nach außen vollkommen ruhig, so daß niemand im entferntesten ahnt, was in dem Betreffenden tatsächlich vorgeht.

Lösung, die gesucht werden sollte:

„In der Ruhe liegt die Kraft!" lautet der Wahlspruch des Unruhigen. Er sollte den Versuch wagen, sich auf Erlebnisse und Gefühle tiefer einzulassen, ohne jedesmal eine Enttäuschung vorauszuahnen.

23. Konflikt: Angespannt

Probleme, die bestehen können:

Der Angespannte fühlt sich ständig verkrampft und vollkommen unfähig zur Entspannung. Am deutlichsten kommt diese Angespanntheit in Form von unwillkürlichen Zuckungen (Tics), im Schreibkrampf oder Muskelverspannungen etwa der Halswirbelsäule zum Ausdruck, aber auch in verkrampfter Sprechweise, in Zähneknirschen und in Darmkrämpfen. Manchmal zeigt sich die Anspannung auch in übertriebener Disziplin und übergroßem Fleiß.

Äußerlich wirken Menschen mit dem Konflikt des Angespanntseins oft besonders freundlich und angepaßt. Sie haben häufig tiefe Falten im Gesicht und zeigen manchmal eine aschgraue Gesichtsfarbe als Zeichen der nervlichen Daueranspannung, die durch Ausschüttung zu vieler Streßhormone zu Verengungen der Hautgefäße mit Hautblässe und kalten Händen und Füßen sowie zu anhaltenden Verkrampfungen der Gesichtsmuskeln führt. Oft ist solchen Menschen aber gar nichts von der inneren Anspannung anzumerken, und sie geben nur zu, die Unfähigkeit zur wohligen Ruhe und matten Entspannung als sehr störend und lästig wahrzunehmen, wie ein Soldat mit dem eisernen Befehl, stramm zu stehen, es zuhause nicht mehr schafft, seine soldatische Disziplin loszuwerden.

Die seelischen Hintergründe der Anspannung beruhen auf einem zu strengen Über-Ich. Häufig wurde bereits in der Kindheit eine nicht altersgemäße Korrektheit und Selbstdisziplin verlangt.

Wie auch bei den anderen, ähnlichen Konflikten des Stirnchakra liegt der Anspannung eigentlich eine Angst vor dem Fehlermachen zugrunde. Im Grunde ist man zu sich selbst schon unverzeihlich und streng, bevor es überhaupt zu Fehlern gekommen ist.

Lösung, die gesucht werden sollte:

Genauso wie die allerwenigsten Schlaf durch Schäfchenzählen finden, sollte man seine Bemühungen um Entspannung aufgeben und indirekt nach einer Lösung suchen, indem man sich beispielsweise körperlich durch leichte Anstrengungen müde macht oder sich durch ein Hobby ablenkt.

Seelisch sollte man freundlicher und nachsichtiger mit sich umgehen.

24. Konflikt: Unbehagen

Probleme, die bestehen können:

Man fühlt sich in seinem eigenen Körper überhaupt nicht mehr wohl, wie wenn man in einem falschen, unbequemen und lästigen Kleidungsstück steckt, das überall zwickt und drückt. Der Körper wird als Quelle von Unwohlsein, im Extrem sogar von Schmerz und Leiden empfunden. Es können alle möglichen störenden Mißempfindungen bestehen, als seien der Kopf oder die Hände zu groß, die Nackenmuskeln viel zu schwer oder die Wirbelsäule verformt. Seelisch ist die vorwiegende Stimmungslage von stiller und heimlicher Hoffnungslosigkeit bis hin zur deutlichen Depression geprägt. Man fühlt sich völlig aus dem Gleichgewicht, da alles unangenehm ist und der Großteil des Körpers wehtut.

Durch das Vorherrschen körperlicher Symptome wird die dahinterliegende depressive Grundstimmung oft übersehen. Die seelische Mißstimmung erzeugt jedoch die körperlichen Symptome.

Dem Unbehagen liegt ein tiefsitzendes Gefühl der seelischen Frustration zugrunde. Man ist unzufrieden oder sogar hoffnungslos. Tief in sich fühlt man sich ungeliebt oder nicht liebenswert.

Lösung, die gesucht werden sollte:

Man sollte nach den positiven Zeichen und Wünschen in sich Ausschau halten und diesen nachgeben, etwa dem Bedürfnis nach Ruhe und Erholung, Entspannung und dem Verwöhntwerden (= Geliebtwerden ohne Gegenleistung).

Die sechs Konfliktthemen des Hysterikers beruhen auf der Ambivalenz von

- unfähig, in sich zu ruhen und mit sich zufrieden zu sein – nach außen hin aber so tun, als sei alles in bester Ordnung;
- mit der Realität nicht zurechtkommen – deshalb Flucht in geschäftige Scheinwelten, um sich und anderen Realitätstüchtigkeit vorzumachen.

Der Mensch im sechsten Chakra lebt in gewisser Weise mit der Zwiespältigkeit eines Kindes, das in der Erwachsenenwelt zurechtkommen soll. Diese harte und schwierige Alltagswelt mit all ihren unaufschiebbaren Pflichten und festgefügten Rahmenbedingungen scheint für den Hysteriker zunächst ein einziges Spiel zu sein, das sich leider allzuoft durch die Konfrontation mit der harten Realität in eine große Tragödie verwandelt. Der Hysteriker versucht vor sich und anderen die Fassade des Spielerischen so lange wie möglich aufrechtzuerhalten. Je besser man den Hysteriker kennenlernt, umso klarer kommt ans Tageslicht, daß es sich bei ihm keineswegs um ein unschuldiges Opfer äußerer Umstände handelt, sondern daß er an der Erzeugung seines eigenen Unglücks fleißig mitgebastelt hat – sogar bei strenger Betrachtung als derjenige gelten muß, der sich selbst das Bein gestellt hat, wodurch er dann irgendwann strauchelt und auf die Nase fällt.

Der Hysteriker ist nach außen hin ein unkomplizierter und fröhlicher Mensch. Mit dieser Fassade verbirgt er geschickt, daß er im Grunde seines Wesens oft von Selbstzweifeln geplagt wird. In der nagenden Unzufriedenheit ähnelt der Hysteriker dem Depressiven. Im Gegensatz zum Depressiven besitzt er jedoch ein (...scheinbar!) stabiles Selbstbewußtsein. Dem Hysteriker ist es nach außen hin relativ egal, was andere von ihm halten, solange er selbst eine gute Meinung von sich hat. Das behauptet er zumindest und glaubt das sogar sehr oft sel-

PYRAMIDES DE MEMPHIS.

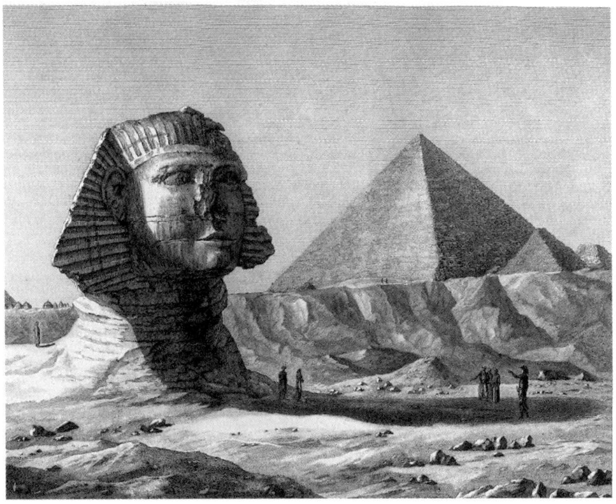

Die Sphinx kann als Ausdruck des erwachten Stirn-Chakra gedeutet werden. Erstmals in der Menschheitsgeschichte kommt es bei den hochstehenden Ägyptern der damaligen Zeit zu einem starken Empfinden für die eigene Tiernatur. Das große Rätsel, zugleich Tier und unsterbliche Seele zu sein, wird in der Sphinx symbolhaft dargestellt.

ber, obwohl es in Wahrheit gar nicht zutrifft. Genau in der vermeintlichen Autarkie liegt sein großer Trugschluß, weil die naheliegende und gute Lösung für ihn darin bestehen könnte, über die Zuneigung anderer Menschen zur verlorengegangenen Selbstliebe zurückzufinden. Hysteriker sind deshalb von positiven Botschaften anderer Menschen weitaus stärker abhängig als Depressive, auch wenn das nach außen hin ganz anders wirkt, und ich möchte sogar behaupten, daß kein anderer Charaktertyp eine derart starke Abhängigkeit von der emotionalen Wärme des Mitmenschen besitzt wie der Hysteriker!

Wie ein Kind seine Unzufriedenheit nach außen hin durch Bockigkeit, Aggressivität und Streitlust abreagiert, neigt der Hysteriker zu der unguten Verhaltensweise, seine Mitmenschen querulatorisch und geradezu nötigend mitzuärgern. Der Außenstehende soll gefälligst etwas von dem Unbehagen abbekommen, das den Hysteriker beständig quält. Gerade in der Unduldsamkeit, mit der Hysteriker zum Streiten neigen, kompensieren sie ihre eigene Unzufriedenheit, aber auch ihre Flatterhaftigkeit und innere Zerrissenheit, indem sie besonders eindeutige Streitpositionen einnehmen, die im Extrem etwas Verstocktes und Paranoides haben. Sie versuchen des öfteren, mit nötigender Frechheit alles auf eine Karte zu setzen, selbst wenn sie zu unlauteren Waffen greifen müssen – wie etwa zum Lügen und anderen unmoralischen Verhaltensweisen. Darin zeigt sich die Neigung des Hysterikers zu rivalisierendem Streit, was bei ihm die Züge eines sportlichen Wettbewerbs trägt. Hauptsache, er erhält die Chance zu siegen. Kommt er doch nicht zum erhofften Ziel, wird das Streitthema relativ schnell wieder vergessen, und alles erscheint überraschenderweise wieder gut zu sein, als wäre nie etwas gewesen. Manche Hysteriker verstecken ihre Rivalitäten und Intrigen auch durch raffinierte Winkelzüge, die bei genauem Hinsehen etwas von einem perfiden Plan haben, der meist unbewußten Antrieben entspringt.

Der Hysteriker besitzt jedoch auch außerordentlich viele liebenswerte und gute Charaktereigenschaften, die schnell dazu führen können, ihm all seine Fehler auf der Stelle zu verzeihen. Zu den positiven Errungenschaften des sechsten Chakra gehören eine zunehmende Intuition, Feinfühligkeit und emotionale Empathie. Während der Charakter des Zwanghaften im vorherigen fünften Chakra noch im Schneckenhaus der Ratio eingeschlossen war, erhält der Hysteriker immer stärkere schöpferische Impulse aus seinem Unbewußten. Während der Hysteriker auf dem Niveau des zweiten Chakra noch wilde und triebhafte Züge aufweist, die mit „Wein, Weib und Gesang" gut umschrieben sind, entfaltet er sich im höher stehenden sechsten Chakra zum hochzivilisierten Lebenskünstler, der mit eloquenter Intelligenz, gepflegten Manieren und sehr viel Charme die Mitmenschen betört. Giacomo Casanova kann als perfekter Darsteller des Hysterikers im sechsten Chakra gelten: Er ist vornehm, charmant, kreativ und dazu von ausgeprägter Sinnesfreude und Verspieltheit. Zu den Hysterikern des sechsten Chakra gehören auch die hochsensible und leicht kränkbare Diva ebenso wie der geniale und feinempfindende Musiker, der phantastische Meisterwerke schafft, während ihn zurselben Zeit die Fliege an der Wand stören kann.

Durch die zunehmende Überflutung des Unbewußten wird der Mensch im sechsten Chakra wieder offen für vorher verschüttete animalische und kindhafte Wesensanteile. Bekanntlich muß derjenige, der etwas lange Verlorenes wiederentdeckt, den richtigen Umgang damit erst wieder lernen. Genauso ergeht es dem Hysteriker im sechsten Chakra, wobei er sich im verzwickten und häufig fast unlösbaren Dilemma befindet, das Kind in sich (im Unbewußten) und das Tier in sich (im eigenen Körper) mit dem Erwachsenen auszusöhnen. Symbolhaft wird diese Situation im Tier-Menschen dargestellt: im Kentauren als „Mensch-Pferd" oder in der Sphinx als „Löwen-Mensch". Die überwältigenden Impulse aus dem Bereich des tierisch-sinnlichen Körpers und des schöpferischen Unbewußten bringen den Hysteriker zunächst völlig durcheinander. Wir sagen über einen solchen Menschen: „Mit dem sind die Pferde durchgegangen" oder „er kann sich nicht zusammennehmen." Die wilden, unbewußten Triebe müssen beim Erwachen des sechsten Chakra neu gezähmt werden, ganz wie ein Kind, das erst Kultur und Selbstherrschung lernen muß.

Je disziplinierter und strukturierter der Hysteriker auf uns wirkt, umso weiter ist er in seiner Selbstreifung vorangeschritten. Sehr oft habe ich festgestellt, daß solche gereiften Hysteriker nach außen hin wirken, als würden sie einem ganz anderen Charaktertyp angehören. Diese chameleonhafte Fähigkeit des Hineinschlüpfens in andere Rollen habe ich bei keinem anderen Charaktertyp in diesem Ausmaß gefunden. Es entspricht der Fähigkeit zur Schauspielerei, die bei niemandem so ausgeprägt vorhanden ist wie beim Hysteriker. Nicht umsonst ist die Mehrzahl aller Schauspieler Hysteriker, wobei der Hysteriker im Unterschied zum Schauspieler überhaupt nicht mitbekommt, daß er schauspielert. Bei strenger Betrachtung handelt es sich auch nicht um richtige Schauspielerei, sondern um echte Gefühlszustände, die im Unterschied zu anderen Charaktertypen beim Hysteriker nur schnell und abrupt wechseln können, was dann den vermeintlichen Eindruck von Schauspielerei erzeugt. So kann der Hysteriker im einen Moment entsetzlich weinen, um danach in allerfröhlichster Stimmung zu sein. Oder er will erst aus dem Leben scheiden oder sieht alles ganz trübsinnig, um kurz danach wieder die schönsten Zukunftspläne zu schmieden, weil man ihm Hoffnung auf eine baldige Besserung machen konnte.

Die Konflikte des 7. Chakra

Das Kronen-Chakra entspricht auf der materiellen Ebene dem Großhirn. Neurowissenschaftler haben ausgerechnet, daß alle denkbaren Verschaltungsmöglichkeiten der zerebralen Nervenzellen die Anzahl sämtlicher Atome des gesamten Weltalls übersteigen. Aus solchen beeindruckenden Rechenspielen kann man ermessen, welche ungeheuren Möglichkeiten im menschlichen Gehirn schlummern müssen. Das Kronen-Chakra spiegelt auf der energetischen Ebene dieses unfaßbar große Potential, das im menschlichen Bewußtsein als zu entfaltende Anlage enthalten ist – bei den meisten Menschen noch teilweise versteckt und oft nur vage erkennbar, aber von den Möglichkeiten her sicherlich von unbegrenzter Vielfalt und Großartigkeit. Von der pflanzlichen Symbolik her werden die Lotusblume und das Tausendgüldenkraut mit dem siebten Chakra in Beziehung gesetzt: der Lotus symbolisiert das Erwachen des menschlichen Bewußtseins, während das Tausendgüldenkraut das ungeheure Potential des Großhirns ausdrücken soll.

Im Kronen-Chakra haben wir die höchste Stufe der menschlichen Entwicklung erreicht. Wir befinden uns wieder in der Welt des schizoiden Charaktertyps, den wir bereits im ersten Chakra kennengelernt haben. Wenn wir uns die positiven Eigenschaften des siebten Chakras anschauen, so scheint ein Teil des Paradieses zurückgekehrt zu sein. Die schlimmen und kleinlichen Kämpfe der unteren Chakras scheinen ausgestanden, und die Welt wirkt wieder friedlich und mit sich ausgesöhnt. Die Zerrissenheit des Hysterikers ebenso wie die eintönige Verstandeswelt des fünften Chakra sind überwunden und wirken für den Menschen im siebten Chakra – wie von einem Berggipfel betrachtet – als weit entfernte Unwichtigkeiten. Trotzdem sind noch bedeutende Reste des Ego vorhanden und damit wichtige Probleme zurückgeblieben, die urmenschliche Themen behandeln und äußerst schwer zu überwinden sind.

Im siebten Chakra können vier unterschiedliche Konflikte vorkommen:

25. Konflikt: Mißtrauen
26. Konflikt: Haben über Sein stellen
27. Konflikt: Realität nicht sehen wollen
28. Konflikt: Falsch denken

Weil der Mensch im siebten Chakra einen so überdurchschnittlichen Weitblick besitzt, der mit seiner privilegierten energetischen Situation zusammenhängt, glaubt der Schizoide von sich, besonders lebenserfahren und klarblickend zu sein. Er durchschaut den Egoismus und die Schlechtigkeit seiner Mitmenschen und wird häufig sehr ***mißtrauisch***, ohne dabei mitzubekommen, daß es sich zumindest teilweise dabei um Projektionen seiner eigenen inneren Schattenseiten handelt. NESTROY bemerkt: *„Zuviel Vertrauen ist häufig eine Dummheit, zuviel Mißtrauen ist immer eine Dummheit."* Verbissen kämpft der Mißtrauische darum, nichts mit anderen teilen und hergeben zu müssen. Bei diesem Kampf kann es sich durchaus auch um geistiges Eigentum handeln, indem beispielsweise Geheimschriften den Schizoiden davor schützen sollen, daß andere den Besitz mit einem teilen können. „Geheimschrift" kann auch bedeuten, daß man sich besonders unklar und verschwommen ausdrückt, um nicht gut verstanden zu werden. „Er spricht gerne in Rätseln…" sagen dann die Leute. Manche schließen auch alles hinter hundert Schlössern weg.

Gerade weil der Schizoide eine besonders panische Angst vor dem Ausgelöschtwerden hat, will er die Reste seines Ichs um keinen Preis hergeben und kämpft darum wie ein Löwe. Das Problem von „Sein oder Nichtsein" dreht sich nicht länger um die schiere materielle Existenz (wie im ersten Chakra), sondern es geht um weit höhere Einsätze – etwa darum, wer in der Welt das Sagen hat, wer die Wirklichkeit definiert und wer zu den wahren Besitzern gehört, denen nichts mehr weggenommen werden kann. „Jetzt habe ich mich so lange abgekämpft, daß ich nichts mehr hergebe," denkt der Mensch in diesem Chakra. Der zugehörige Seelenkonflikt hat die Überschrift: ***„Haben über Sein stellen."*** Oft überrascht uns der Weise, für den der Mensch auf der Schwingungsstufe des siebten Chakra gerne gehalten werden möchte, mit gänzlich unerwarteten Ausbrüchen von Egoismus. Wir begegnen einer Habgier, bei der mit harten Ellbogen um den eigenen Vorteil gekämpft wird.

Der Schizoide will alles für sich haben und wird extrem geizig, selbst wenn es sich nicht um irdische Besitztümer oder Macht handelt, sondern „nur" um das immaterielle Seelenheil, das er für sich erkämpft hat und das er nun mit allen ideologischen Tricks verteidigt. Ideologische Sturheit und Rechthaberei mit den daraus entstehenden Machtkämpfen gehören zu den typischen Negativerscheinungen des siebten Chakra. Man ***hat*** demzufolge einen Glauben, anstatt den Glauben tatsächlich zu leben (= gläubig zu ***sein***). Das Habenwollen kann sich auch dadurch äußern, daß der äußeren Fassade und Verpackung eine größere Bedeutung eingeräumt wird als dem Inhalt. Beispielsweise empfindet ein Mensch sein Leben viel sinnloser, als es nach außen hin erscheint, aber weil ihm das Aufrechterhalten seiner Fassade so überaus wichtig ist, ändert er nichts an seinem unglücklichen Leben. Der Psychoanalytiker Erich FROMM hat im Phänomen der Gesellschaft, die das Haben über das Sein stellt, einen schwerwiegenden Charakterfehler unserer modernen Zivilisation gesehen, bei der echte menschliche Werte oft weniger wert sind als äußere Besitztümer.

Eine Steigerung der Selbsttäuschung spiegelt sich in zwei weiteren, sehr häufig feststellbaren Seelenkonflikten – demjenigen von ***„Realität nicht sehen wollen"*** und ***„falsch denken."*** Wenn mir die Welt nicht so gefällt, wie sie ist, bekomme ich verständlicherweise große Probleme. Aldous HUXLEY bringt das Kernproblem auf den Punkt: *„Tatsachen schafft man nicht dadurch aus der Welt, daß man sie ignoriert."* Realität und Anspruch fallen manchmal in so ungünstiger Weise auseinander, daß man es seelisch nicht mehr aushalten kann und nach irgendeiner guten Lösung sucht, die einem aus der „Patsche helfen" kann. Viele Menschen bauen sich in ihrer Phantasie Luftschlösser und Privatwelten, in der sie sich selbst eine neue Realität zusammenbasteln. Beispielsweise kann man Tatsachen verdrehen, um in einem günstigeren Licht dazustehen. Viele Menschen machen das aber noch viel raffinierter, indem sie ihren Blick so verengen, daß unangenehme Tatsachen ausgeblendet werden. Oder man setzt die rosarote Brille auf, um alles in den wunderschönsten Farben zu sehen. Zu solchen rosaroten Brillen gehört die Flucht in Drogenwelten und religiöse Sekten, um der harten Realität zu entfliehen. Auch das Verrücktwerden – medizinisch als „Psychose" bezeichnet – stellt nach meinen Erfahrungen eine Weltflucht dar.

Eine andere, noch viel raffiniertere Methode benutzt die Wahrnehmung der Welt – das Denken als Wiedergabe der Realität in uns selbst – zum Hebel, um die Welt umzugestalten. Denn wenn ich anders denke, verändere ich ganz automatisch auch die Welt. Das kann auf sehr vielfältige Art und Weise geschehen, wobei alle Lösungsversuche damit zu tun haben, daß man einen durch und durch eigenmächtigen Standpunkt einnimmt. Als oberster Regisseur der Welt kann ich Privatphilosophien erfinden, um problematische Dinge besser erklärbar zu machen, damit die Welt für mich stimmiger erscheint. Ich ernenne mich selber zum Regisseur des eigenen Privat-Universums, um das eigene Theaterstück meiner Privatwelt zu verändern. Denn wenn ich mich selbst zum Mittelpunkt des Universums mache, werde ich zum Dreh- und Angelpunkt, der die ganze Geschichte nach Gutdünken umgestalten und umdeuten kann. Das läuft natürlich vollkommen unbewußt ab, und man merkt selber gar nicht, wie man mehr und mehr in konstruierte Scheinwelten hineingerät.

Nun taucht sehr bald das Problem auf, daß in der Konstruktion der eigenen Phantasiewelt irgendwelche Widersprüchlichkeiten vorhanden sind. Wenn man diese Widersprüche ernst nimmt, wird man ganz zwangsläufig mit der eigenen Unzulänglichkeit und allen möglichen unangenehmen Wesenszügen konfrontiert, die man am liebsten versteckt halten würde. Selbsterkenntnis ist ein schmerzhafter Prozeß, und man pflegt so etwas – wie Zahnarztbesuche – gerne vor sich herzuschieben. Man entwickelt vorgefaßte Meinungen und feststehende Gedankengebäude, die das ganze Weltbild wie eine Festung absichern und am besten für alle Ewigkeiten festbetonieren sollen. All diese Mechanismen sollen einem die schmerzhafte Enttäuschung der wahren Selbsterkenntnis ersparen. Der eigene Widerstand gegen die Vernichtung solcher Ideologien entspringt dabei der Angst vor dem „inneren Schweinehund". Albert EINSTEINS resignierender Ausspruch: *„Es ist schwieriger, eine vorgefaßte Meinung zu zertrümmern als ein Atom"* bringt das Elend des ideologischen Denkens auf den Punkt. Deshalb sind Konflikte vom ideologischen Typ erfahrungsgemäß extrem schwer aufzulösen.

25. Konflikt: Mißtrauen

Probleme, die bestehen können:

Man glaubt aufgrund enttäuschender Erfahrung, daß die anderen es schlecht mit einem meinen. Man wähnt sich von einer feindlichen Umwelt umgeben, die es nur darauf abgesehen hat, einem Schaden zuzufügen und einen zu bestehlen. Man übersieht dabei sehr häufig seinen eigenen Anteil und projiziert alles Negative nach außen. Häufig beobachtet man auch einen Mangel an Urvertrauen – alles wird in Frage gestellt, mit kritischem Verstand seziert und in Einzelteile zerlegt. Man lehnt es innerlich ab, sich seelisch zu öffnen, und empfindet das als Kapitulation, als würde man sich an irgend jemanden oder irgend etwas ausliefern. Am liebsten verschließt man sich wie eine Schnecke, die sich in ihr Haus zurückzieht. Grundsätzlich gibt man nur ungern etwas von sich preis. Man neigt dazu, Emotionen und alle Zustände, die mit emotionaler Unsicherheit in Verbindung gebracht werden, weiträumig zu umgehen. Man ist häufig sehr analytisch und rational ausgerichtet, wobei man alles mit dem Verstand betrachten möchte. Menschen mit dem Konflikt Mißtrauen bleiben lieber in einer distanzierten Beobachterrolle und werden nicht gerne in irgend etwas hineingezogen, das sie aus ihrer Mitte bringen kann.

Das eigentliche Dilemma des Mißtrauischen wird im Ausspruch des amerikanischen Milliardärs Paul GETTY offenkundig: *„Wenn man einem Menschen vertrauen kann, erübrigt sich ein Vertrag. Wenn man ihm nicht trauen kann, ist ein Vertrag nutzlos."* Vertrauen ist deshalb bis zu einem gewissen Grad ein Ausdruck von Selbstliebe, genauso wie Mißtrauen die mangelnde Selbstliebe verrät (das bedeutet auch mangelndes Selbstvertrauen, sich im tiefsten Innern für schlecht halten usw.). Vertrauen stellt deshalb den ersten notwendigen Schritt dar, um auf andere zuzugehen und überhaupt lebensfähig zu sein.

Lösung, die gesucht werden sollte:

Die einfachste Formel zur Überwindung von Mißtrauen besteht im Aufbau von Vertrauen zu sich selber.

26. Konflikt: Haben über Sein stellen

Probleme, die bestehen können:

Es besteht eine überwertige Neigung, äußere Verhältnisse wie Besitz und das Aufrechterhalten einer Fassade über innere Werte zu stellen. Es kann sowohl zu Verarmungsideen als auch zu Habgier, Geiz und Ellbogenmentalität kommen. Manche Menschen wirken äußerlich sehr altruistisch und freundlich, haben jedoch tief in sich eine große Angst vor starken Veränderungen. Alles soll am liebsten so bleiben, wie es ist, selbst wenn das Lebensglück dabei nicht so groß ist, wie es sein könnte. Stets sind irgendwelche Vorstellungen wichtiger als die Realität, etwa indem man sich ein zukünftiges Glück vom Munde abspart, ohne dabei das Glück des gegenwärtigen Lebens ausreichend zu berücksichtigen.

Dinge und Verhaltensweisen loszulassen und etwas herzugeben fällt solchen Menschen außerordentlich schwer. Dazu gehört ganz generell das Abschiednehmen. Gleiches gilt für das Loslassen des eigenen Lebens: Der Gedanke an die eigene Endlichkeit wird ignoriert, während man sich statt dessen ausschließlich um das irdische Leben kümmert. Das Habenwollen kann auch der Besitz irgendwelcher Überzeugungen sein, etwa in dem Glauben zu leben, zu den wenigen Menschen zu gehören, die „wissen, wo es lang geht." Man kann auch etwas so Abstraktes wie Wissen oder spirituelle Werte oder gute Taten als Besitztümer anhäufen, wobei das Kennzeichen dieser seelischen Fehlhaltung darin besteht, daß tief im Innern ein nagendes Frustgefühl fortbesteht, das durch berufliche Auszeichnungen, schöne Besitztümer oder hochwertige innere Gedanken nicht aufgewogen werden kann.

Lösung, die gesucht werden sollte:

Man sollte lernen, daß unser Leben nicht ausschließlich nach Kriterien des Buchhalters (Soll und Haben) funktioniert und die vielen kleinen und auch die inneren Freuden wiederentdecken, die man bislang übersehen hat.

27. Konflikt: Realität nicht sehen wollen

Probleme, die bestehen können:

Man kann die Realität nicht ertragen und entfernt sie aus seiner Wahrnehmung. Das Ausblenden der Realität kann Teilbereiche der Wirklichkeit umfassen, indem man beispielsweise die Bedeutung bestimmter Mitmenschen über- oder unterschätzt. Man kann aber auch die gesamte eigene Realität mitsamt seinen Schattenseiten als so unangenehm erleben, daß man eine Flucht in Scheinwelten beginnt. Bei den allermeisten Menschen besteht die Flucht in Scheinwelten aus Verdrängungen, die so weit gehen können, daß man sich nicht mehr an die eigene Kindheit erinnern kann und die eigene Biographie als fremdartig erlebt. Manche Menschen blenden auch Teile ihrer inneren oder äußeren Wirklichkeit aus, oder sie fliehen in Schein- und Ersatzwelten. Nicht selten beobachtet man auch das Umprogrammieren der Wirklichkeit, indem man beispielsweise einfach aus einem Minus ein Plus macht.

Bei Drogensucht und Psychosen ist der Konflikt „Realität nicht sehen wollen" überzufällig häufig zu finden. Hinter all diesen Fluchttendenzen und Verdrängungen verbergen sich seelische Nöte und unerträgliche Frustrationen, die im Gesamtseelischen eine dunkle und unerfreuliche Grundstimmung erzeugen, aus der man aus reinem Überlebenswillen zu entkommen versucht. Dabei verändert man jedoch nicht das Grundproblem, sondern den eigenen Standpunkt, indem man so tut, als ob man teilweise in anderen Wirklichkeiten wäre. Gute Schauspieler mit der Fähigkeit, Menschen mitzureißen, schaffen es manchmal, daß die Zuschauer in eine fremde, wunderschöne Welt entführt werden und dabei ihr eigenes Unglück vergessen. So ähnlich ergeht es dem Menschen mit dem Konflikt „Realität nicht sehen wollen", mit dem Unterschied, daß er sich selber etwas vormacht.

Wenn man dem Schmerz entfliehen möchte, der mit dem Lebendigsein untrennbar verbunden ist, schnürt man sich seine eigene Lebendigkeit ab. Man sollte erkennen, daß der Schmerz nur eine begrenzte Realität ausmacht, denn das Leben ist viel größer als der Schmerz.

Lösung, die gesucht werden sollte:

Wahrhaftigkeit und Objektivität sind Qualitäten, die mit der Achtsamkeit und dem Hiersein zu tun haben. Man sollte deshalb üben, mit vollem Bewußtsein im Hier und Jetzt zu sein.

28. Konflikt: Falsch denken

Probleme, die bestehen können:

Das Grundproblem des Falschdenkens beruht als erstes auf der Weigerung, die Realität als solche anzuerkennen, um aus ihr wahrheitsgemäße und vernünftige Gesetze des Bewußtseins abzuleiten. Das richtige Denken führt zu einem Bewußtsein, das in Einklang sowohl mit der äußeren als auch der inneren Realität steht. Wenn man nun im Gegensatz dazu falsche Gedanken hegt, die von der inneren Stimme (dem Gewissen des wahren Selbst) verurteilt werden, betrügt man sich notgedrungen selber. Genau dasselbe passiert, wenn man äußere Realitäten wider alle Vernunft leugnet, etwa daß der Gegner bei einem Kampf viel stärker sein wird als man selber. Man bezahlt in so einem Fall mit einer Niederlage und einer gebrochenen Nase.

Das Falschdenken führt in gewisser Weise auch zu einer Art gebrochener Nase, nur daß die direkt sicht- und spürbaren Folgen des falschen Bewußtseins in versteckter Form erfolgen, nämlich im Unbewußten und in Form einer Drosselung der eigenen Lebendigkeit. Man hat gewissermaßen eine „gebrochene Nase im Seelischen", weil man Realitäten falsch einschätzt und falschen Vorstellungen frönt, die mit der wirklichen Verfassung der Welt nichts zu tun haben.

Man neigt zu dogmatischem Denken. Man ist nicht bereit, von der eigenen Meinung abzuweichen, auch wenn man dadurch Einschränkungen und Nachteile auf sich nehmen muß. Dazu gehören auch uralte Ideologien und starre Überzeugungen, die möglicherweise meiner Einschätzung nach aus früheren Leben stammen können. Im jetzigen Leben ist davon nicht mehr viel zu spüren, außer daß die alte ideologische Starre als ewig währendes Echo nachklingt und im jetzigen Leben fortwirkt. Wenn jemand beispielsweise in früheren Leben zum priviligierten Adel gehörte, kann seine arrogante Grundeinstellung zu Problemen führen, wenn er im jetzigen Leben ein einfacher Bauernbursche sein muß.

Manchmal entsteht das Falschdenken auch dadurch, daß jemand in einer früheren Reinkarnation seinen Glauben mit dem Leben bezahlen mußte: Sterben zu müssen bedeutet dann, einen festen Glauben zu haben. Man hat dann die unbewußte Endlosschleife im Kopf, daß ein Sichfestlegen zwangsläufig zum Sterben führen wird. Solche Menschen sind dann erfahrungsgemäß besonders anarchistisch und „liberal", indem sie sich nie mehr auf irgend etwas festlegen wollen: „Bloß nicht nochmal für den Glauben gekreuzigt werden!" lautet dann der Tenor. Das Sich-nicht-Festlegen führt dann zu einer lavierenden Weichheit und übertriebenen Anpassungswilligkeit, die mit dem eigenen Wesen in scharfem Kontrast steht. In Wahrheit ist der Betreffende in früheren Leben ein „harter Brocken" gewesen, was er jetzt permanent verleugnet, um nicht wieder dafür sterben zu müssen.

Hierher gehören auch tiefverwurzelte Glaubenssätze über sich selbst. Je früher in der Entwicklung solche Glaubenssätze und tiefen Überzeugungen gesetzt werden, umso schwerer sind sie später wieder auszurotten und aufzugeben. Häufig beobachtet man auch falsche soziale Strukturen in der Umgebung solcher Menschen, die das Falschdenken in gewisser Weise als dissonante Sozialstrukturen inszenieren, etwa daß irgendein Familienmitglied die anderen auf paranoide Weise tyranisiert oder jemand in einer Familie absichtlich totgeschwiegen wird, weil er der Sippe Schande bereitet hat.

Manche Leute denken auch deshalb falsch, weil sie überwertige Ideen und Ideale zum Maßstab ihres Handelns machen, die aber ständig mit der Realität kollidieren. Wenn eine Frau beispielsweise dem Glauben anhängt, ein richtiger Mann müsse diese und jene Eigenschaften besitzen, wird sie auf Dauer Probleme bekommen, wenn ihr eigener Mann solche Eigenschaften vermissen läßt. Die eigenen Wertmaßstäbe sollten folglich mit der Wirklichkeit einigermaßen harmonisch zusammengehen, damit seelisches Glück entstehen kann. Wenn man aber falsch denkt, das heißt absichtlich Wertmaßstäbe verändert, so daß beispielsweise die „Meßlatte zu hoch angelegt wird", entsteht automatisch ein frustrierter Zustand. Richtig Denken bedeutet deshalb, angemessen zu denken, das heißt, beim Anlegen der Meßlatte seinen gesunden Menschenverstand einzuschalten und die inneren und äußeren Notwendigkeiten und Gegebenheiten, aber auch die noch unbekannten zukünftigen Möglichkeiten richtig einzuschätzen, das heißt angemessen und wirklichkeitsgerecht zu bewerten.

Lösung, die gesucht werden sollte:

Sich selber wertzuschätzen und achtsam mit sich und seinen Bedürfnissen umzugehen ist der wichtigste Schritt zur Lösung aus den Verstrickungen des Falschdenkens.

Die gemeinsamen Probleme der 4 Konfliktthemen des 7. Chakra sind die tiefsitzenden Überzeugungen, daß

- es keiner gut mit mir meint – ich bin in Wahrheit mein einziger wahrer Freund,
- die Welt schlecht ist und voller Irrtümer steckt – ich denke mir eine bessere Welt aus.

Beide Überzeugungen sind bei Lichte besehen nur zu berechtigt. Denn wenn wir sehr genau hinsehen, erhebt sich die Frage, wer es wirklich gut mit uns meint und uns in Notfällen sein letztes Hemd schenken würde. Der Mensch mit Mißtrauen wird uns antworten, daß es sich beim barmherzigen Samariter um jemand handeln dürfte, der nur deshalb so gutherzig handelt, weil er an ein Weiterleben nach dem Tod glaubt und durch gute Taten Vorteile erwerben will. Leute, die über Nacht verarmt und von der Gesellschaft verstoßen sind, wissen von der Schlechtigkeit der Mitmenschen und den damit zusammenhängenden Enttäuschungen ein Lied zu singen. Sie werden oft verständlicherweise bitter und sarkastisch und verwandeln sich in ewige Nörgler und Pessimisten.

Weil der Mensch im siebten Chakra eine große Menschenkenntnis und viel Weitblick besitzt, durchschaut er das Böse seiner Mitmenschen allzu gründlich – er wittert überall Verrat und Schlechtigkeiten, selbst wenn gar nichts davon zutrifft. Letztlich vertraut er niemandem mehr, weil er überall heimlichen Verrat und böse List wittert. „Wer mir sein letztes Hemd schenkt, will nur mein Vertrauen erschleichen und mir in einem unbeobachteten Moment eins über die Rübe geben," vermutet der extrem mißtrauische Schizoide, wenn er einem barmherzigen Samariter begegnet.

Die einzige Möglichkeit, sich gegen die gierigen Horden der Mitmenschen zu verteidigen, besteht im Horten von Besitz und verbissenem Kampf darum, ihn zu sichern und zu erhalten. Das dabei auftauchende Problem ist zunächst, daß der Besitzende durch seine ewige Verteidigungshaltung schrecklich einsam wird. Aber selbst wenn er so einen unguten Zustand ertragen kann, bleibt als weitere Schwierigkeit, daß der Besitzende eine Art Privat-Universum gegen den Rest der Welt erschaffen hat – eine Insel seiner Seligkeit, die von außen permanent sehr gefährdet ist.

Nun wirkt diese Abschottung als Gesetzwidrigkeit gegen das göttliche Prinzip, daß im Grunde alle Wesen dieser Welt eins sind. Sobald jemand eine zu hohe und unüberwindbare Mauer um sich und seinen Besitz errichtet, begeht er zur Hälfte bereits eine Sünde – indem er dem Eindringling und Dieb vermutlich eins über den Schädel hauen wird, wenn der ihm zu nahe kommt. *„Wer das Schwert benutzt, wird durch das Schwert umkommen"*, sagt Jesus. So folgt in einer Kettenreaktion eine Fehlentscheidung auf die andere, nämlich zuerst das unsinnige Sichabschotten, danach die daraus entstehende Isolierung und Feindseligkeit und zuletzt das Erschlagen des Eindringlings, der in einer Art selbsterfüllender Prophezeiung zum Alibi dafür wird, daß man das Richtige getan hat. Das Erschlagen des Eindringlings bleibt aber auch nicht ohne Folgen, wie man an den Worten von Jesus sehen kann. Selbst wenn eine höhere Gerechtigkeit keine unmittelbaren Blitze vom Himmel schickt, um den Sünder zu strafen, wird man doch unbewußt von Schuldgefühlen geplagt, wenn man Leute über die „Klinge hat springen lassen", die einem bedrohlich geworden sind, manchmal bereits dadurch, daß sie einem zu nahe gekommen sind.

Eine weitere, allgemein sehr verbreitete Tendenz des Schizoiden besteht in seiner Neigung zu allerlei Denkgebäuden und – in festgefügter Form – zur Ideologie. Darunter verstehe ich die Neigung von schizoiden Verstandesmenschen, die Welt der Gedanken mit der realen Welt zu verwechseln (bzw. zumindest sehr häufig die Proportionen dabei falsch einzuschätzen). Während der Hysteriker beispielsweise gar keinen praktischen Sinn darin sehen kann, sich irgendwelche Hirngespinste auszudenken, und lieber die Sinnesfreuden im Hier und Jetzt genießt, gestaltet sich das beim Schizoiden vollkommen anders. Für den Schizoiden sind Gedanken ein bedeutender Teil seiner Realität, sogar der allerwichtigste! Intellektuelle mit schizoiden Charakterzügen haben deshalb ein geradezu erotisches Verhältnis zu ihrer Bibliothek und ganz allgemein zur Sprache. Dabei ist das Verstandesdenken in der Realität des Schizoiden der allererste Schlüssel zu irgendwelchen Veränderungen.

Eine Änderung der Gedanken wirkt demzufolge als eine Art vorweggenommener Änderung der Realität. Sehr gut kann man solche Mechanismen an demjenigen Schizoiden erkennen, dessen Gedanken die Welt sicherlich am stärksten verändert haben: an Karl Marx. Seine fundamentale Erkenntnis, die den eigentlichen Beginn des Marxismus darstellt, gipfelt in der These *„Das Sein bestimmt das Bewußtsein"*. Marx will damit ausdrücken, daß die Unterdrückung in hierarchischen Gesellschaften zu falschen Denkstrukturen führt, wonach die Unterdrückung dauernd aufrechterhalten und regelrecht festzementiert wird. Beispielsweise ist der Arbeiter zu arm, um zur Schule zu gehen, wodurch arme Leute immer dumm und unwissend bleiben müssen. Wenn man armen Leuten nun zum Schulbesuch verhilft, verändert man ihre Realität (ihr Sein), wodurch sich auch ihr Selbstbewußtsein verbessert und sie stolze, erfolgreiche Menschen werden können, die der Gesellschaft als Ganzes zu immer größerem Reichtum verhelfen. Das ist, kurz gesagt, die Kernbotschaft des Kommunismus.

Die berühmte These von MARX kann aber auch anders interpretiert werden. Denn sie stellt nach meiner Einschätzung eine Art von schizoider Selbsterkenntnis und höchstwahrscheinlich einen unbewußten Selbstheilungsversuch von Karl MARX dar. Für den Schizoiden wird sein unmittelbares Erleben dadurch geprägt, daß bei ihm das Bewußtsein ganz im Vordergrund seines Lebens (seines „Seins") steht. Wenn MARX nun das Gegenteil behauptet, so stellt er damit das Empfinden des Schizoiden vollkommen auf den Kopf. Dem Hysteriker als gegenpoligen Typ würde man die These vom „Sein bestimmt das Bewußtsein" sofort abkaufen, etwa wenn „Wein, Weib und Gesang" als sinnlich erlebtes Sein das Bewußtsein des Hysterikers aufheitern oder eine im Lotto gewonnene Million seinen Lebensstandard verbessert. Solche Empfindungen prägen jedoch von Hause aus überhaupt nicht das direkte Erleben des Schizoiden.

Wie kommt MARX nun auf seine merkwürdige und ihm wesensfremde Behauptung, daß das Sein das Bewußtsein bestimmt? MARX versucht meiner Meinung nach durch seine Philosophie, sich komplett zu verändern und umzupolen. Sein Wesen soll sozusagen sinnlicher, geerdeter und diesseitiger werden, indem seine Philosophie ein seelisches Gegengewicht zu seiner überwertigen schizoiden Verstandesgepoltheit bildet. Hinzu kommen natürlich noch andere, tiefenpsychologische Mechanismen, etwa die Selbstbestrafungstendenz durch selbstgewählte Armut. MARX war Zeit seines Lebens ein bettelarmer Schlucker, der ständig seinen reichen Freund Friedrich ENGELS anpumpen mußte. Hat er sich damit zu bestrafen versucht, weil er zur herrschenden Klasse gehört hat? Ich vermute, daß solche Überlegungen deshalb zutreffend sind, weil der Schizoide wegen seiner überwertigen Ideale zur Selbstbestrafung neigt, wenn er seinen überstrengen moralischen Maßstäben nicht gerecht werden kann.

Man könnte natürlich an dieser Stelle das faszininiernde Thema, wie sich die vier Charaktertypen in unterschiedlichsten Philosophien und zeitgeschichtlichen Begebenheiten ausdrücken, endlos fortspinnen. Damit möchte ich jedoch an dieser Stelle Schluß machen, weil es uns zu weit vom Thema wegführt. Die Beschreibung der 28 Konfliktthemen dieses Kapitels sollte deutlich gemacht haben, daß die vier Charaktertypen in charakteristischer Weise und mit klaren Konturen in den 28 Themen wiedergefunden werden können. Vergleichbar einem Alphabet, stellen die 28 unterschiedlichen Konflikte eine Art von psychoenergetischer Sprache dar, mit der sich die vier Charaktertypen ausdrücken. Wie bei jeder fremden Sprache braucht man einige Zeit, bis man sich darin zurechtfindet und die Nuancen und Bedeutungszusammenhänge genauer versteht.

Weil jeder Mensch ein unverwechselbares Individuum mit einer ureigenen Biographie darstellt, habe ich bewußt auf zu konkrete Hinweise und Fallbeispiele verzichtet, um vorschneller Kategorisierung und schablonenhafter Vereinfachung vorzubeugen. Weitere nützliche Hinweise zur besseren Selbsterkenntnis des eigenen Charaktertyps folgen in den nächsten Kapiteln. Dort werde ich auch Empfehlungen geben, wie man das ganze Vorhaben der Selbsterforschung in der Praxis am einfachsten realisieren kann. Die „Psychosomatische Energetik" stellt dabei ein unschätzbar wertvolles Hilfsmittel dar, weil der Energietest nach meiner Erfahrung am einfachsten und schnellsten enthüllt, welchen Charakter man besitzt.

In den nächsten Kapiteln wird die bereits früher gestellte Frage wieder aufgenommen, warum es überhaupt Konflikte geben muß. Ganz allgemein gesagt, kommt Konflikten im evolutionären Prozeß des Menschen eine elementar wichtige Schlüsselstellung zu. Wir brauchen Konflikte, um seelisch daran zu reifen. Beim Thema der Seelenreise klang so eine Bedeutung bereits an, zumindest aus der Sicht des einzelnen Individuums. Man kann den Konflikt aber auch als übergeordnetes Seelenthema begreifen, das die ganze Menschheitsentwicklung prägt. Konflikte sind dann Ausdruck allgemeinmenschlicher Themen, die dem seelischen Evolutionsprozeß gewissermaßen ihren Stempel aufdrücken. Wie das im Einzelnen vor sich geht und wie das die Menschen in der jeweiligen energetischen Schwingungsstufe verändert, werde ich in den folgenden Kapiteln zu beschreiben versuchen. Das Oberthema handelt dabei davon, daß der gesamte Kultur- und Zivilisationsprozeß mit psychoenergetischen Chakrastufen zusammenfällt. „Sag mir, wie du schwingst, und ich sage dir, wie du denkst, handelst und empfindest."

Möglicherweise werden manche Leser argwöhnen, daß diese Themen theoretisch und langweilig abgehandelt werden. Dem möchte ich jedoch widersprechen, weil die Geschichte von Adam und Eva – von der aus sich im nächsten Kapitel das ganze Thema entfaltet – und alle weiteren menschlichen Entwicklungen bis in die Neuzeit entscheidende Kernfragen berühren, in denen sich jeder Mensch wiederfinden kann, etwa bei der Beantwortung der Frage nach Gut und Böse. Es handelt sich deshalb um ganz individuelle Seelenthemen, die jeden angehen, der an einer wirklichen Selbsterforschung interessiert ist.

Kurzübersicht der 28 Konfliktthemen

Chakra 1	1. Konflikt: Selbständigkeit 2. Konflikt: Konzentrationsmangel 3. Konflikt: Ausgeliefert 4. Konflikt: Extrem selbstbeherrscht
Chakra 2	5. Konflikt: Hektisch 6. Konflikt: Durchhalten 7. Konflikt: Vermeintliche Stärke
Chakra 3	8. Konflikt: Isoliert 9. Konflikt: Explodieren 10. Konflikt: Mehr haben wollen 11. Konflikt: Hungrig
Chakra 4	12. Konflikt: Geistig überanstrengt 13. Konflikt: Zurückgezogen 14. Konflikt: Eingeschlossen 15. Konflikt: Verängstigt 16. Konflikt: Panik
Chakra 5	17. Konflikt: Gefühlsleere 18. Konflikt: Hastig
Chakra 6	19. Konflikt: Zaghaft 20. Konflikt: Selbstgenügsamkeit 21. Konflikt: Körperlich überanstrengt 22. Konflikt: Unruhe 23. Konflikt: Angespannt 24. Konflikt: Unbehagen
Chakra 7	25. Konflikt: Mißtrauen 26. Konflikt: Haben über Sein stellen 27. Konflikt: Realität nicht sehen wollen 28. Konflikt: Falsch denken

Himmel und Hölle – die Vertreibung aus dem Paradies

Das Paradies pflegt sich erst dann als Paradies erkennen zu geben, wenn wir daraus vertrieben wurden.
(Hermann Hesse)

Nachdem ich die verschiedenen Konflikte auf den vorherigen Seiten beschrieben habe, geht es in den nächsten Kapiteln um ihre ganz universellen Auswirkungen auf die Seele. Im Gegensatz zu vielen modernen Psychoanalytikern und Denkern möchte ich dabei einen ganz anderen Weg einschlagen, der die herkömmlichen Vorstellungen radikal erweitert und die Religion und Mythologie als gleichwertige Partner der Tiefenpsychologie ansieht. Das klingt im ersten Moment überhaupt nicht revolutionär, sondern im Gegenteil eher nach Aberglaube und Rückschritt ins finsterste Mittelalter. Denn die Aufwertung und Integration der spirituellen Vorstellungswelt in die Tiefenpsychologie wird von modernen, aufgeklärten Menschen normalerweise mit dem Argument verworfen, Religion und Mythologie seien in Wahrheit nur Märchen und abergläubischer Hokuspokus – „Opium fürs Volk", wie Karl MARX das in verächtlicher Weise genannt hat, also besänftigende und verdummende geistige Beruhigungspillen, die mit einschläfernden Gutenachtgeschichten für Kinder verglichen werden können. Religiöse und mythische Vorstellungen wären nach modernen Denkern letztlich irrational und wissenschaftlich unbeweisbar, so daß es sich um reine Phantasieprodukte handelt.

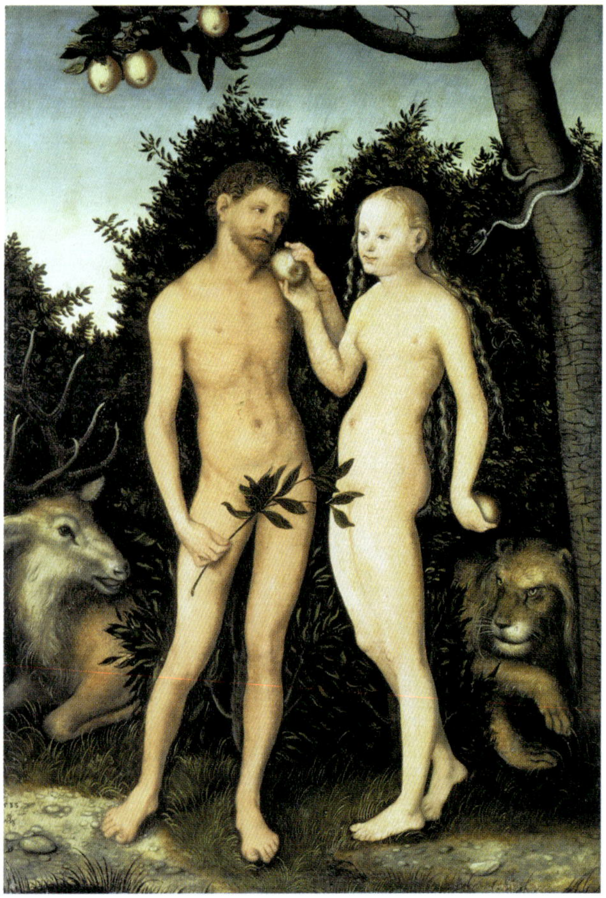

Psychodynamisch werden Adam und Eva durch ihre Konflikte (versinnbildlicht durch die Schlange) aus dem Paradies vertrieben. Das Paradies ist eine Umschreibung des seligen Zustandes, wo Instinkte und Handlungen noch in Harmonie sind. Die trennende, unterscheidende Grundstruktur des menschlichen Bewußtseins wird erst durch die Konflikte zu etwas Häßlichem und Bösem, das zum Gegenstück des Paradieses – der Hölle – führt.

Mittlerweile beginnen immer mehr Menschen zu erkennen, daß unsere menschliche Existenz durch eine Haltung, die alles ausschließlich rationalistisch sieht, zu sehr eingeengt und beschnitten wird. Allgemeinmenschliche Phänomene wie Liebe, Sehnsucht, die Suche nach dem Sinn im Leben und dergleichen sind rational nicht beweisbar, aber trotzdem von allergrößter Wichtigkeit. Das rationale und naturwissenschaftliche Denken kann deshalb notgedrungen nur einen Teilbereich der Wirklichkeit beschreiben und erklären. Das menschliche Leben umfaßt viel mehr Bereiche und schließt höchstwahrscheinlich sogar die unendlichen Dimensionen des Göttlichen mit ein! Zu solch revolutionären Auffassungen ist mittlerweile die transpersonale Psychologie vorgedrungen, eine Weiterentwicklung der humanistischen Psychologie, die in der Suche des Menschen nach dem Göttlichen sogar eine wichtige Quelle seelischer Gesundheit sieht. Religion und Wissenschaft bilden aus diesem Blickwinkel keine Gegensätze, sondern einander ergänzende Pole.

C. G. JUNG hat als erster moderner Wissenschaftler den mutigen Schritt getan, den wertvollen seelischen Inhalt von Religion und Alchemie für die seelische Entwicklung anzuerkennen. JUNG war der erste, der in spirituellen

Schriften einen äußerst wichtigen, normalerweise verborgenen Sinn erkannte, der seiner Meinung nach mit archetypischen Prägungen der tiefsten Seelenanteile zu tun hat. Die sogenannten „Archetypen" JUNGS wären demnach über Jahrtausende geprägte seelische Formen und Inhalte, die sich im kollektiven Unterbewußtsein gebildet haben, ganz so, wie sich alltägliche Gewohnheiten mit der Zeit zu ritualisierten Gesetzmäßigkeiten verfestigen. Archetypen sind aber nicht nur zeichenhafte Strukturen, sondern haben darüber hinaus eine symbolhafte und transformierende Bedeutung, indem die Seele nach JUNG einen Reifungsprozeß durchläuft (die „Individuation"), der von den Archetypen begleitet und gesteuert wird. JUNG deutet religiöse und mythologische Symbole wie das Kreuz im Christentum oder den heiligen Gral in der Artussage als Chiffren innerseelischer Prozesse, die sich überhaupt erst durch die Ausbildung als Archetyp dem Bewußtsein vermitteln und direkt erfahrbar gemacht werden können.

Nun möchte ich an dieser Stelle eine viel weitergehende Position einnehmen, die die Archetypen zu realen Zuständen erklärt, die keineswegs nur einen Bedeutungscharakter aufweisen – vergleichbar einem Wegweiser, der uns irgendwo hinlotsen will. Ich möchte dagegen dem Leser vorschlagen, Phänomene wie die Archetypen, darüber hinaus aber auch so abstrakte religiöse Begriffe wie Himmel, Hölle und das Göttliche als vollkommen reale Gebilde aufzufassen! Diese Worte beschreiben nach meiner Auffassung wirklich existierende Dimensionen und Qualitäten der psychoenergetischen Welt, die genauso existieren wie die materielle Welt, nur daß sie sich im Unterschied zur Materie im Unsichtbaren und Feinstofflichen abspielen. Meine Grundüberlegung dabei ist, daß die alten spirituellen Schriften vollkommen recht haben mit der Behauptung, daß das Göttliche in uns ist. Genauso sind natürlich auch Himmel und Hölle in uns, das heißt Engel, Teufel und dergleichen. Es handelt sich dabei um altertümliche Benennungen, die uns leicht dazu verleiten, sie nicht ernst zu nehmen. Doch ich weise nochmals darauf hin, daß es sich dabei aller Wahrscheinlichkeit nach um vollkommen reale psychoenergetische Zustände handelt!

Unser Unterbewußtsein steht als prinzipiell grenzenloses Universum natürlich auch mit den Dimensionen des Göttlichen in Beziehung. In gewisser Weise kann man so weit gehen zu behaupten, daß wir sogar Gott sind, zumindest ein winziger Teil des Göttlichen, der sich in uns und durch uns manifestiert. Als gewissermaßen „gefallene Engel" sind wir auf dem Weg zurück zum Göttlichen, und die Konflikte sind selbstgeschaffene Irrtümer, an denen sich unsere Seele wundreibt und überhaupt erst entwickeln kann. Dabei spielen vor allem die Begriffe von Himmel und Hölle innerseelisch eine große Rolle. **Himmel bedeutet, kurz gesagt, frei von Sünden (= Konflikten) und dadurch im Himmel zu sein, dagegen meint der Begriff Hölle, von Konflikten gequält zu sein.** Bei Himmel und Hölle handelt es sich deshalb keineswegs um Phantasieprodukte, auch nicht um moralische Begriffe, die ausschließlich als raffinierter pädagogischer Zeigefinger erfunden wurden und dazu dienen, uns Angst einzujagen – wie viele glauben. Ganz im Gegenteil behaupte ich, daß es sich bei Himmel und Hölle um ganz und gar reale Seelenwelten handelt!

Himmel und Paradies werden dabei als sehr ähnliche Begriffe benutzt: im Himmel als auch im Paradies sind wir in den besten nur denkbaren Welten. Ich möchte deshalb vorschlagen, beide Begriffe als gleichwertig anzu-

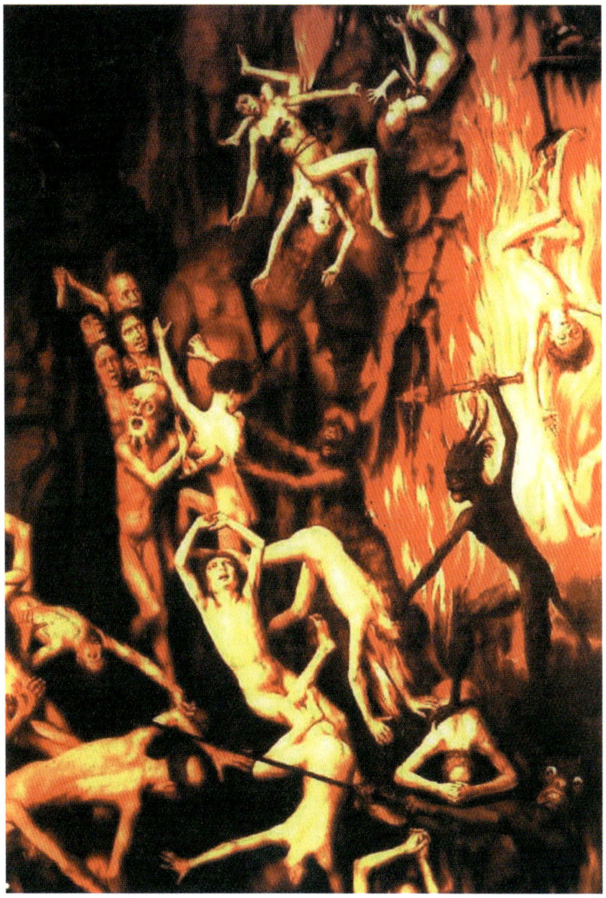

Die Hölle (Hades) stellt einen innerseelischen Raum dar, der aufgrund der esoterischen Überlieferung vieler mystischer Lehren einen Teilbereich des Jenseits umfaßt. Vermutlich aufgrund von Resonanz mit unseren im vergangenen Leben getanen bösen Taten werden wir nach dem Tod mit großen psychoenergetischen Welten zusammengeführt, die man als Hölle bezeichnen kann. Dort wiederholen sich die bösen Ereignisse wie eine endlose Litanei, wobei wir diesmal die Rolle des Beobachters und Täters mit derjenigen unserer armen Opfer tauschen müssen.

sehen, auch wenn man einwenden kann, daß wir nach den religiösen Überlieferungen aus dem Paradies herkommen, aus ihm vertrieben wurden und nun nicht mehr ins Paradies zurückkönnen. Wir haben jedoch die Hoffnung, irgendwann in den Himmel zu kommen, das heißt uns in psychoenergetischen Zuständen zu befinden, die so schön und friedlich sein werden wie das frühere Paradies. Die Vertreibung aus dem Paradies beginnt dabei mit der „Ursünde".

An früherer Stelle habe ich bereits den Zentralkonflikt mit der Ursünde verglichen. Was bedeutet nun der Begriff „Ursünde", wenn man ihn als symbolhaften Ausdruck für einen innerseelischen Vorgang auffaßt? Zunächst hilft uns dabei eine Erkenntnis der modernen Verhaltensbiologie, die in der Trennung von Instinkt und zugehörigem Gefühl den eigentlichen Beginn des Menschseins sieht. Beim wilden Tier sind Gefühl und Instinkt noch im Gleichklang, was – auf leicht nachvollziehbare Weise – zu einem paradiesischen Gefühl von Wohlbefinden und Lebensfreude führt. Nichts steht zwischen dem Gefühl und dessen Erlebnis – weder ein kritisch beobachtender Verstand noch irgendwelche menschlichen Neurosen. Stellen wir uns eine sich wohlig räkelnde Katze vor, die sich noch in diesem paradiesischen Urzustand befindet. Die schnurrende Katze kann sozusagen noch aus vollem Herzen ihre Triebe und Gefühle ausleben und empfinden.

Ich möchte nun nicht die absurde Behauptung aufstellen, daß wir Menschen im Vergleich zu den Tieren zu bedauern sind. Kein vernünftiger Mensch würde seine Existenz mit einem wilden Tier tauschen wollen, wie mir meine Erfahrung als Arzt gezeigt hat, auch wenn in romantischen Gemütern manchmal solche Gedanken aufkeimen mögen. Ich habe viele Menschen daraufhin befragt, und keiner will das auch nur in Ansätzen in Betracht ziehen! Wir Menschen haben unseren freien Willen und das unersetzliche menschliche Bewußtsein als ungeheuer kostbaren Wert schätzen gelernt. Wenn Menschen ihren Verstand verlieren – etwa durch Alzheimer –, stellt das für die Persönlichkeit zumindest in der Anfangsphase der Krankheit die größte anzunehmende Katastrophe dar. Patienten leiden entsetzlich darunter, wenn sie sich an nichts mehr erinnern und nicht mehr klar denken können. Sie spüren mit Entsetzen, wie sich ihre Persönlichkeit langsam aufzulösen beginnt.

Der Preis unserer Menschwerdung besteht, wie gesagt, in einer Dissonanz von Trieb und Empfinden, durch die wir unsere paradiesische Unschuld verloren haben. Wir können zwar alle möglichen Tricks anwenden, gelangen aber nie mehr in die Seligkeit jenes Zustandes zurück, und dazu haben wir auch noch die Unschuld verloren, die mit diesem Zustand verbunden war. Tiefenpsychologisch empfinden wir die Vertreibung aus dem Paradies wie das Verlassenmüssen der Gebärmutter bei unserer Geburt. Unsere Seligkeit und unser unendliches Glück scheinen für immer verloren. Was passiert nun, nachdem wir das Paradies verlassen mußten? Zu elenden und erbarmungswürdigen Wesen sind wir geworden, die sich in einer feindseligen Welt zurechtfinden sollen.

Wir stehen als Menschen nackt und frierend in einer komplizierten Welt, die uns vor ungeheuer schwer zu lösende Aufgaben stellt. Als erstes haben wir Hunger und brauchen ein Dach über dem Kopf. Tiere haben den beneidenswerten Vorteil, in weitgehend kompletter Ausrüstung und mit allen erforderlichen Fähigkeiten auf die Welt zu kommen.[54] Nicht wenige Forscher sehen in der Nacktheit und Unbehaustheit des Menschen den Hauptgrund, daß Menschen im Gegensatz zu Tieren mehr leisten und cleverer sein müssen. Dazu kommt eine ungewöhnlich lange Kindheit, in der der Mensch vollkommen auf seinesgleichen angewiesen ist. Wir Menschen müssen uns deshalb einfach mehr einfallen lassen als die Tiere, weil wir kein Fell, keine Instinkte und keine passenden Ökosysteme haben.

Natürlich erkaufen wir für derartige Nachteile auch ungeheuer wertvolle Vorteile! Ich erwähnte bereits, daß meiner Meinung nach kein Mensch freiwillig mit der Existenz eines Tieres tauschen würde. Das betrifft im übrigen auch die irrige Behauptung, Menschen könnten sich bei Reinkarnationen in Tiere zurückverwandeln: ich halte das in den allermeisten Fällen für baren Unsinn! Im Kapitel über Karma komme ich später auf diesen Punkt zurück. Den größten Schatz für uns Menschen stellt unsere menschliche Willensfreiheit und unsere Persönlichkeit dar. Bevor ich mich noch eingehender mit den Vorteilen unseres Menschseins beschäftige, will ich mich zunächst eingehender den Nachteilen zuwenden. Zu den allergrößten Nachteilen des Menschseins gehört meiner Meinung nach die Angst, die zur Bildung der Charaktertypen und der Konflikte führt, mitsamt allen daraus abgeleiteten Schicksalsschlägen, Krankheiten und seelischen Nöten.

Nun haben auch Tiere Angst und erleiden seelische Not, aber meistens hält das wesentlich kürzer an, und dann scheint alles wieder gut. Sehen wir uns dazu eine typische Szene aus einem Tierfilm an, der in einem afri-

[54] *„Sehet die Vöglein auf dem Felde, sie säen und sie ernten nicht..."* sagt Jesus seinen Zuhörern und will uns mit seiner Aufforderung keineswegs das unbeschwerte Leben der gefiederten Freunde zum Vorbild empfehlen, was die Notwendigkeit zu arbeiten angeht, wie manche Faulpelze leichtfertig annehmen könnten. Jesus war sich nämlich sehr wohl bewußt, daß Menschen für ihr Überleben hart arbeiten müssen. Jesus meint deshalb etwas gänzlich anderes, daß nämlich die Unbekümmertheit und das Gottvertrauen der Tiere ein nützliches Vorbild für die Menschen sein kann, die sich ständig sorgen und ängstigen. Die unbekümmerten und vertrauensseligen Tiere verraten uns, wie wir unsere Grundängste (im Sinne der Ursünde) fallen lassen können. Der Weg zurück zum Paradies führt nach Jesus über die innere Wandlung, wieder „wie die Kindlein" zu werden – seelisch offen, unbekümmert und im kindlichen Urvertrauen, daß uns kein Leid geschehen kann und für uns von Gott gesorgt wird.

kanischen Wildreservat spielt. Nachdem das Löwenmännchen das Baby der Löwin getötet hat, weil es vom Nebenbuhler stammt, folgt noch eine kurze Phase der Trauer bei der Löwenmutter. Dann liegt die Löwin wieder friedlich da und läßt sich sogar vom Löwenmännchen bespringen. Mir ist bis jetzt keine Menschenmutter in meiner langen ärztlichen Praxis begegnet, deren Trauerphase nach dem Tod ihres Kindes je richtig aufgehört hat. Tief drinnen bleiben immer ein unstillbarer Kummer und ein großer Schmerz bei der Mutter zurück.[55] Ich kann der Löwin natürlich nicht in die tiefsten Tiefen ihrer Seele hineinsehen, aber soweit meine empathischen und telepathischen Fähigkeiten ausreichen, konnte man in dem besagten Film keinerlei Kummer bei der Löwenmutter entdecken, der nachgewirkt hätte.

Wir entwickeln als Menschen schon deshalb Konflikte, weil wir leben und dadurch mit allen möglichen Schwierigkeiten konfrontiert werden. Man fragt sich natürlich, was passieren würde, wenn Menschen einfach in Ruhe gelassen werden. Der deutsche Staufer-Kaiser Friedrich II. hat im 13. Jahrhundert ein grausames Experiment mit Kleinkindern durchführen lassen. Die Ammen durften mit den Babys nicht sprechen und mußten nach den Unterweisungen des Kaisers vollkommen stumm sein, sich aber sonst ganz normal verhalten. Friedrich trieb die Neugier an, welche Ursprache ein Mensch aus sich zu reden beginnt, wenn er keine Sprache von Erwachsenen übernimmt – etwa eine „adamitische Sprache", mit der sich Adam und Eva einst unterhalten haben. Bedauerlicherweise konnte diese Frage nicht geklärt werden, denn alle Kinder starben im Alter von unter zehn Jahren, ohne eine Sprache entwickelt zu haben.

Meines Erachtens kann man daran erkennen, daß Menschen auch dann krank werden, wenn gar nichts geschieht. Langeweile und die damit verbundene Unterforderung stellen bekanntlich krankmachende Streßfaktoren dar, ebenso wie jede Form von sozialer Isolation – etwa in Form von Schweigen. Im Falle des Kinderexperiments von Friedrich II. handelt es sich vermutlich um eine grobe Vernachlässigung („soziale Deprivation"), weil mit dem Schweigen ganz zwangsläufig eine emotionale Distanziertheit und Kälte verbunden war, die mit dem Schweigegebot des Kaisers Hand in Hand ging. Wenn ein anderer Mensch nicht mehr mit uns redet, stellt das eine ganz fundamental erlebte und grausame Bestrafung dar, egal ob es sich beim Opfer um ein kleines Baby oder einen Erwachsenen handelt.[56]

Unsere tägliche Erfahrung zeigt uns, daß wir nicht konfliktfrei und unbeteiligt leben können. Wie wir es auch anstellen, wir werden immer irgendwelche Fehler machen, die ganz notgedrungen zu seelischen Konflikten führen werden, wobei ob es erst einmal von zweitrangiger Bedeutung sein dürfte, ob es unsere eigenen Konflikte oder die unserer Mitmenschen sein werden: „Kaputt ist kaputt", sagt man, und wer den Schaden hat, ist dann erst einmal egal. Leben wird deshalb immer mit ‚Fehler machen' und ‚Konflikte bekommen' verbunden sein! Die Schauspielerin Sophia LOREN zieht als reife Frau folgende nachdenkliche Bilanz ihres Lebens: *„Fehler gehören zu den Verpflichtungen, mit denen man für ein vollwertiges Leben bezahlt."* Ganz generell drängen wir als Menschen dazu, voller Neugier und Tatendrang neue Erfahrungen zu sammeln.

Um dabei zu einer Persönlichkeit zu werden und Lebenserfahrungen zu sammeln, müssen wir bereits als Kinder Fehler machen. Ich muß gestehen, daß ich zu der Sorte Eltern gehöre, die zum Überbehüten neigen. Durch gutgemeinte Ratschläge möchte ich meine Kinder möglichst vor Schäden bewahren. Meine Kinder wollen aber alles selbst ausprobieren und nicht immer alles „vorgekaut" bekommen. Meine Hilfsbemühungen werden als lästige Bevormundung empfunden. Es dauerte dann einige Zeit, bis mir klar wurde, daß hinter der menschlichen Neugier natürliche Impulse stecken. Meine Ratschläge sind deshalb sogar schädlich und verhindern die Notwendigkeit, aus Fehlern lernen zu können. Wir kennen alle das überbehütete Kind, das aus dem lähmenden Zustand der Überfürsorge übergangslos in denjenigen eines lebensuntüchtigen Erwachsenen gerät. Fehler machen zu dürfen ist deshalb sehr gesund und notwendig für unsere Entwicklung. In der Psychologie wird diese – höchst effiziente – Methode „Lernen durch Versuch und Irrtum" genannt. Aufgeschlagene Kinderknie und seelischen Blessuren gehören dazu.

---

[55] Das Anhalten seelischen Kummers scheint sogar über Generationen hinweg in der sozialen Gruppe weiter zu wirken, wenn wir an Erlebnisse beim Familienstellen nach HELLINGER denken, wo verstorbene Kinder noch nach Generationen seelische Auswirkungen auf die Nachfahren haben können. Und jeder, der die intensiven und extrem authentischen Erlebnisse bei Reinkarnations-Sitzungen erlebt hat, weiß, daß ein Tausende von Jahren zurückliegender Kindstod noch immer bei dem Betreffenden nachwirken kann. Nach spiritueller Überlieferung soll eine Art kosmisches Gedächtnis als Akasha-Chronik existieren, in dem alle Erlebnisse – und natürlich jeder Kummer – unwiderruflich aufgezeichnet sind. Für mein Dafürhalten sind solche Erlebnisse im Zentralkonflikt mitgespeichert und gehören damit zum psychoenergetischen Besitz desjenigen Individuums, das den jeweiligen Schicksalsschlag erlitten hat. Das Familiensystem spiegelt nun die seelische Thematik des betreffenden Schicksalsschlags, indem die Familie als Resonanzboden und Theaterbühne für den unverarbeiteten seelischen Kummer des jeweiligen Individuums dient (mehr dazu folgt im späteren Kapitel über die Familie).

[56] Insofern war das Experiment Friedrichs II. von Anfang an mit einem fatalen „Hinkefuß" versehen, weil nämlich das nährende, zum Leben essentiell wichtige Emotionale vom Stauferkaiser außer Acht gelassen worden war. Dieser Umstand verrät uns natürlich am Rande auch etwas über das Wesen des schizoiden Intellektuellen, der Friedrich II. höchstwahrscheinlich gewesen sein muß. Einem depressiven Kaiser wäre ein solches Experiment vermutlich nicht in den Sinn gekommen, einfach weil depressive Charaktertypen von Hause aus viel mitfühlender und sozialer sind.

Der erste Schritt zur Selbsterforschung des eigenen Unbewußten besteht darin, sich damit abzufinden, daß man Fehler niemals vermeiden kann („nobody is perfect“). Die eigenen Schwächen anzuerkennen führt zu mehr Ehrlichkeit mit sich selber. Viele Menschen stehen diesbezüglich unter einem enormen moralischen Druck, immer perfekt, gutherzig, fleißig und so weiter sein zu müssen. Wenn man erst einmal die Tatsache anzuerkennen beginnt, daß jeder voller Fehler (= Konflikte) steckt, bedeutet das für viele Menschen mit zu großer Selbstdisziplin eine enorme seelische Entlastung. In Selbsthilfegruppen beruht der größte Therapieeffekt bekanntermaßen in der Erfahrung, daß andere mit den gleichen oder noch größeren Problemen zu kämpfen haben als man selber. „Der ist ja noch ein viel ärmeres Schwein als ich!“ stellt man erleichtert fest, was in seelischer Hinsicht ein äußerst wertvolles Trostpflaster darstellt.

Wenden wir uns den ersten Menschen der Geschichte zu, die ihre Fehler mit der Vertreibung aus dem Paradies bezahlen mußten. Sobald Adam und Eva aus dem Paradies vertrieben worden sind, sehen sie sich zunächst mit der schwierigen Aufgabe konfrontiert, als Mann und Frau miteinander zurechtkommen zu müssen. Bekanntlich ist das nicht so einfach und führt bis auf den heutigen Tag zu anhaltenden Auseinandersetzungen zwischen den Geschlechtern. Adam und Eva haben jedoch noch viel mehr Probleme zu bewältigen. Sie haben alle möglichen Schrecknisse zu verdauen, ob das Hungersnot, Feuersbrünste oder sonstige Katastrophen sind. Adam und Eva erleben darüber hinaus entsetzliche Kriege und viel Leid mit. Aber auch in ihrem privaten Leben müssen sie manche Schicksalsschläge verdauen.

Am Ende ihres Lebens müssen Adam und Eva möglicherweise ihr persönliches Scheitern ertragen, etwa wenn das Leben ihnen zuviel vorenthalten hat, wovon sie immer geträumt haben. Man nennt das dann „Midlife Crisis“ oder „Altersdepression,“, wobei zahlreiche medizinische Statistiken deutlich machen, daß die persönliche Zufriedenheit wenig mit dem materiellen Wohlstand zu tun hat. Trotz steigendem Wohlstand steigt die Kurve der durchschnittlichen Zufriedenheit in den westlichen Ländern nicht an, wenn man größere Bevölkerungsgruppen interviewt. Wenn ich in Ländern der Dritten Welt aus dem fahrenden Taxi schaue, bin ich immer wieder fasziniert von dem tausendfachen Lachen und all den glücklichen Gesichtern, die man überall – selbst in Slums – beobachten kann.

Materieller Wohlstand wird unbewußt mit Glück gleichgesetzt, was vermutlich aus der steinzeitlichen und prähistorischen Erfahrung herrührt, wo Hunger und Armut Elend und Tod, dagegen Essen und Vorrat das Glück des Weiterlebens bedeuteten. Mittlerweile haben immer mehr Menschen erkannt, daß ihr eigentliches Lebensglück überwiegend von immateriellen Dingen abhängt, etwa von der inneren Zufriedenheit und dem Gefühl der Dankbarkeit dem Leben gegenüber, von seelischer Harmonie und ganz immateriellen kindlichen Zuständen wie Spieltrieb und Lebensfreude. All diese Zustände sind dabei stark von der inneren Konfliktfreiheit abhängig, das heißt, daß Menschen umso glücklicher und zufriedener sein werden, je weniger seelische Konflikte sie haben. Reichtum scheint nach meinen Erfahrungen bestimmte Sorten von Konflikten zu begünstigen, die uns seelisch destabilisieren (etwa Neidgefühle, Verlustängste usw.). Das würde dann auch die Erklärung dafür sein, warum Slumbewohner in Bombay viel mehr lachen und glücklicher aussehen als Passanten in der Züricher Bahnhofstraße oder New Yorks Fifth Avenue.

Ein weiterer seelischer Schmerz hängt mit dem Abschiednehmen und dem Sterben zusammen. Am Ende ihres Lebens werden Adam und Eva mit der eigenen Endlichkeit konfrontiert, die seelisch verarbeitet werden muß. Unser Unterbewußtes sträubt sich gegen die Unvermeidlichkeit des eigenen Todes, indem wir im allgemeinen so tun, als würden wir ewig leben. Interessanterweise fühlen sich die meisten Menschen tief in ihrem Innern viel jünger, als es ihrem kalendarischen Alter entspricht. Wenn ich als Arzt meine älteren Patienten darauf befrage, wie sie sich fühlen, sagen die meisten: „Wie zwanzig!“ Oder zumindest: „Mindestens zehn Jahre jünger!“ Ganz selten fühlt sich ein älterer Mensch wirklich so alt, wie er ist.

In unseren geheimen Phantasien träumen wir von ewiger Jugend. Dabei kann man ein interessantes Phänomen beobachten, denn wenn viele Menschen vom Jungbrunnen träumen, wollen sie dabei unbedingt ihre gereifte Persönlichkeit behalten! Lebenserfahrungen haben für alle Menschen einen unermeßlich großen Stellenwert. Wenn ich ältere Menschen als Arzt gefragt habe, ob sie ihr Leben noch einmal von vorne anfangen möchten, wenn eine gute Fee diesen Wunsch erfüllen würde (aus ärztlich-psychologischer Sicht hat so eine Frage eine katarthisch-umwandelnde Kraft), sagen praktisch alle: „Ja, ich würde nochmal von vorne anfangen, aber nur unter der Bedingung, daß ich meine Lebenserfahrung behalten darf.“ Offenbar ist dem älteren Menschen bewußt, daß er mit seinen Erfahrungen einen ungeheuer kostbaren Schatz erworben hat, den er nur ungerne hergibt. Das offenbart uns meines Erachtens außerordentlich klar, was unsere wirklichen Lebenswerte ausmacht: nicht unser Besitz oder unsere Jugend, sondern unsere Lebenserfahrung mitsamt der dabei entstandenen und gereiften Persönlichkeit.

Wenn wir uns erneut Adam und Eva zuwenden, so müssen die aus dem Paradies Vertriebenen einen Preis dafür zahlen, daß sie auf eigenen Füßen stehen und von

Gott unabhängig sein möchten. Die Menschen zahlen einen hohen Preis für ihren Wunsch nach Selbständigkeit, nach individuell erlebten Lebenserfahrungen und ihrem Prozeß der Selbstwerdung. *„Du sollst dein Brot im Schweiße des Angesichts essen..."* heißt es in der Bibel. Das Leben außerhalb des Paradieses und Schlaraffenlandes ist bekanntlich mühsam. Die Menschen sind gezwungen, für ihren Lebensunterhalt zu arbeiten. Sie sind von allen möglichen Feinden umzingelt, wozu auch Hunger und Durst gehören. Das Leben wird für Adam und Eva zum Überlebenskampf. Verhungern und Verdursten gehören zu den Urerfahrungen der Menschheit, ebenso wie zu erfrieren, zu ertrinken oder von wilden Tieren gefressen zu werden.

Die größte Lernaufgabe bekommen Adam und Eva jedoch durch den Kontakt untereinander und mit anderen Menschen. Adam und Eva beginnen, sich in größeren Familien und Gruppen zu organisieren. Die daraus folgenden Streitereien und Kämpfe bergen viel von dem Sprengstoff, der in der Sozialpsychologie „Konfliktpotential" genannt wird. Im Sinne der Selbsterfahrung lernen die Menschen in beschleunigter und stark potenzierter Form voneinander, sobald sie sich in Gesellschaften zusammengeschlossen haben. Notgedrungen umfaßt der Kontakt mit dem Mitmenschen die ganze Palette von Himmel und Hölle. **Die Hölle und das Böse sind dabei aus der Sicht der Seelenreifung das stärkste Mittel, um rasch zu lernen.** Ich möchte mich deshalb im Folgenden der tiefenpsychologischen Bedeutung des **„Bösen"** zuwenden – den Schattenseiten von uns Menschen, die am schwersten zu begreifen sind und deren tieferer Sinn uns oft an uns selber und an jeder höheren geistigen Ordnung zweifeln läßt.

Im blanken Zynismus des alten römischen Spruchs *„homo homini lupus est – Der Mensch ist dem Menschen ein Wolf"* – wird die verzweifelte Bitterkeit deutlich, die das Böse der Mitmenschen in uns hervorruft. Tollwütigen Tieren gleich beginnen die Menschen sich gegenseitig zu quälen und abzuschlachten. Pessimisten und Wertkonservative haben daraus die Konsequenz gezogen, daß der Mensch im Grunde seines Wesens ein böses Wesen und manchmal sogar eine enthemmte Bestie sei, die nur durch strenge Gesetze, Strafen (Todesstrafe) und strenge Kontrollen in Schach gehalten werden kann. Wie groß das zerstörerische Potential selbst in der Hochzivilisation ist, wurde zuletzt im Vietnamkrieg bei den Massakern von My Lai deutlich, wo vormals brave amerikanische Soldaten zu Bestien wurden, die auf sadistische Weise Frauen und Kinder folterten und abschlachteten.

Man fragt sich natürlich, wieviele Menschen innerhalb einer Durchschnittsbevölkerung überhaupt latente Quäler und Mörder sind, die zu Massakern wie in My Lai oder Quälereien in Konzentrationslagern fähig wären. Bei psychologischen Tests in Amerika (Milgram-Experiment)[57] wurden Freiwillige von der Straße gebeten, Probanden einen immer stärkeren Stromstoß zu verpassen, wenn diese nicht die erwünschten Antworten gaben, also nicht „brav waren". Man warnte die Freiwilligen vor der höchsten, eventuell tödlichen Stromdosis, überließ die Entscheidung dazu aber jedem einzelnen. Die Freiwilligen konnten nur die (simulierten) Schmerzensschreie der Probanden hören, die Versuchspersonen aber nicht sehen. Ein verschwindend geringer Teil der Versuchspersonen weigerte sich, an dem Versuch überhaupt teilzunehmen, und praktisch alle Teilnehmer quälten die Versuchsperson in erheblicher Weise, wobei sogar an die 65 % aller Freiwilligen bis zur tödlichen Dosis gingen, bei denen nach entsetzlichen Schmerzensschreien eine endgültige Stille aus den Lautsprechern folgte!

Das Milgram-Experiment rief bei seiner Veröffentlichung allgemein Entsetzen hervor, weil es deutlich macht, daß jeder Passant und jeder Nachbar um die Ecke im Extremfall zum Mord fähig sein kann, wenn man ihn in eine verführerische Machtposition bringt, in der er über andere Menschen Gewalt ausüben kann. Ursprünglich war das Experiment von Stanley MILGRAM mit der Absicht durchgeführt worden, die psychologischen Ursachen des Holocaust näher zu erforschen. Man fragt sich natürlich beklommen, wie man selbst reagieren würde, und ob man auch so blind gehorchen würde wie die Versuchspersonen. Die meisten Menschen bringen zwar ihre Abscheu über Mörder zum Ausdruck, die hilflose Menschen zu Tode quälen. Aber offenbar waren es ganz gewöhnliche Leute von der Straße, keineswegs Sadisten und Killer, die beim Milgram-Experiment das Gros der Teilnehmer bildeten. Man hat das Experiment später unter ähnlichen Konditionen an anderen Orten wiederholt und ist zu ganz ähnlichen Ergebnissen gekommen.

Offenbar werden deshalb im Selbstbild der meisten Menschen die erschreckenden Seiten stark verdrängt, die in solchen Experimenten zu Tage treten. Die einzig vernünftige Erklärung für das Ergebnis des Milgram-Experiments kann nur sein, daß bei den meisten Menschen bereits dicht unter der Oberfläche der Normalität gewalttätige und zerstörerische Triebe lauern. Diese zerstörerischen Aggressionen sind den meisten Menschen jedoch nicht bewußt, weshalb sich natürlich auch die allerwenigsten Menschen darüber klar sein dürften, daß sie grausame und mörderische Antriebe mit sich herum-

[57] Aus den Original-Aufzeichnungen vom Sozialpsychologen Milgram (Harvard University USA): "I observed a mature and initially poised businessman enter the laboratory smiling and confident. Within 20 minutes he was reduced to a twiching, stuffering wreck, who was rapidly approaching nervous collapse. He constantly pulled on his ear lobe, and he pushed his fist into his forehead and muttered 'Oh God, let's stop it.' And yet he continued to respond to every word of the experimenter, and obeyed to the end."

tragen. Sobald eine Autoritätsperson die Erlaubnis zur Grausamkeit gibt, zeigen die meisten Menschen eine erschreckende Enthemmung, wie man in dem Experiment mit den lernunwilligen Probanden sehen kann, die zur Strafe (scheinbare) Stromstöße bis hin zur tödlichen Dosis bekommen. Man begreift sofort, daß alleine schon der Aufruf zur Gewalt durch eine Autoritätsperson genügt, um die Mehrzahl aller Menschen zu enthemmten Aggressoren, Schlägern und Mördern zu machen.

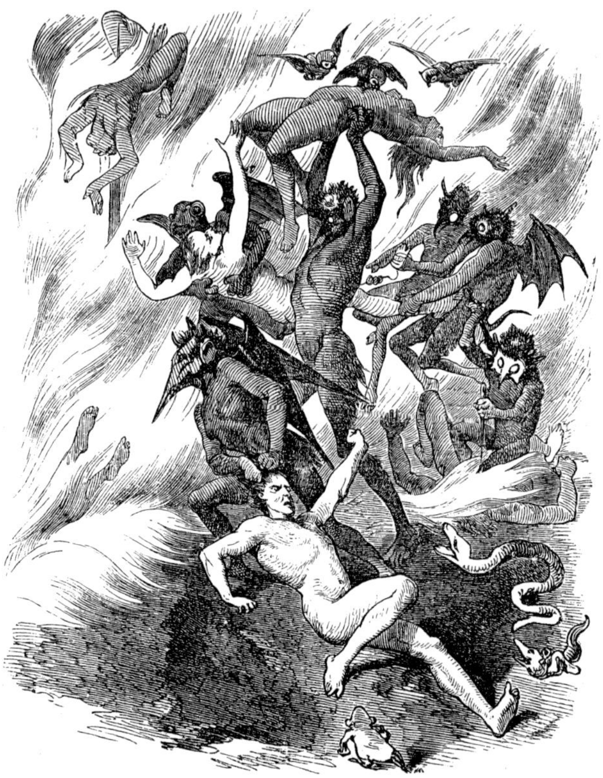

In der Walpurgisnacht brechen wie bei einer Sturzflut Horden von Teufeln über die Menschen her. Sie quälen, foltern und zerstören alle ihre Opfer in einer alptraumhaften Orgie. In Wahrheit handelt es sich dabei um die Konflikte des Unbewußten, die als Teufel dargestellt werden und die das eigentlich Teuflische sind – symbolhaft auch in Form der Schlangen und Krokodile unten rechts dargestellt.

Ich habe eine weitere erschreckende Erfahrung gemacht, bei der mir klar wurde, wie dicht unter der seelischen Oberfläche der meisten Menschen furchtbare Angstzustände und ein entsetzlicher Horror verborgen sind. So habe ich bei unterschiedlichsten Selbsterfahrungsgruppen, in denen man durch Trommeln, ekstatisches Tanzen, Hyperventilation und dergleichen in tiefere Bewußtseinszustände kommt, immer wieder dieselbe Beobachtung machen können: In solchen tranceartigen Zuständen fängt die Mehrzahl aller Menschen sehr bald zu schreien, zu wimmern und zu weinen an. Sie berichten später von schlimmen Kindheitserinnerungen und kaum auszuhaltenden Emotionen, teilweise auch von entsetzlichen Greuelbildern und szenischen Horrortaten, die sich vor ihrem inneren Auge abspielten. Aus reiner Neugier habe ich diejenigen Probanden gezählt, die bei großen Seminaren mit Hunderten von Leuten in irgendeiner Weise unangenehme bis fürchterliche Zustände zu haben scheinen – es waren mehr als zwei Drittel aller Anwesenden! Man sieht bei diesen Prozentzahlen im übrigen sofort, daß es sich um ganz ähnliche Zahlen wie beim Milgram-Experiment handelt. Meiner Meinung nach bestehen zwischen beiden Gruppen enge Verbindungen, die ich näher erklären möchte.

Bei der Behandlung ihrer Patienten in Hypnose haben mir zahlreiche Therapeuten das große Ausmaß an schrecklichen Emotionen und Horror-Erfahrungen bestätigt, das bei erstaunlich vielen Menschen dicht unter der Oberfläche ihres Alltagsbewußtseins erkennbar wird. Dort, im Unbewußten, lauern angsterzeugende Phantasiegestalten in Form von Dämonen und Teufeln, die sich in furchterregender Weise äußern können. Früher hat man Menschen als vom „Teufel besessen" bezeichnet, wenn sie von solchen Erlebnissen berichtet und sich – möglicherweise beeinflußt durch unbewußte Ängste – anders als sonst verhalten haben.

Als moderne Menschen sehen wir das in anderem Licht und sprechen von Alpträumen, wenn jemand von schrecklichen Träumen voller Horrorgestalten berichtet. Bekommen solche Horrorfiguren ein Eigenleben, die den Betreffenden beeinflussen und beeinträchtigen, sprechen wir von wahnhaften Einbildungen. Meine eigene Position zu dem Phänomen des unbewußten Konflikts habe ich bereits in einem früheren Kapitel über die Konfliktentstehung dargestellt. Ich behaupte, daß die Wahrheit in der Mitte liegt, indem teuflische Konflikte und dergleichen reale Wesenheiten darstellen, die aber nur dann eine Macht über uns bekommen können, wenn wir psychoenergetisch in ähnlicher Weise schwingen wie diese Wesenheiten.

An diesem Punkt interesssiert mich die Fragestellung, woher das Böse der Menschen im Milgram-Experiment überhaupt kommt. Es liegt meines Erachtens sehr nahe anzunehmen, daß jemand mit einem unbewußten inneren Horror anderen Menschen etwas „von seinem Horror abgibt", indem er sie beispielsweise als Versuchsperson im besagten Experiment quält und sogar ermordet, weil der Versuchsleiter als Autoritätsperson das gutgeheißen hat. Der eigene, tief verborgene Seelen-Schmerz wird dem Täter in dieser Situation überhaupt nicht bewußt, während das Opfer den Schmerz empfindet, den der

Täter in sich selbst nicht wahrnehmen kann. Das Böse projiziert sich in die Außenwelt (auf das Opfer), obwohl es seinen wahren Ursprung in der Innenwelt (im Unbewußten) des Täters hat.

Jetzt kann man natürlich entgegenhalten, daß dem Milgram-Experiment eine künstliche Situation zugrundeliegt und das Böse in unserer Zivilisation gar keine so bedeutende Rolle mehr spielt. Dem möchte ich jedoch entgegnen, daß wir in unserem realen Leben ständig vom Bösen umgeben und sogar regelrecht „umzingelt" sind. Das Böse finden wir im alltäglichen Kampf des Straßenverkehrs, in Streitereien innerhalb der Familie und Mobbing am Arbeitsplatz, in den täglichen Schreckensmeldungen des Fernsehens und in der ausufernden Kriminalitätsstatistik. Mit zunehmender Selbstkritik werden wir darüber hinaus feststellen, daß wir bei bösen Taten keineswegs immer nur die bedauernswerten Opfer sind, sondern sehr wohl auch selber zu Tätern werden. Wir begegnen unserem gewalttätigen Schatten, sobald wir uns in unserem Alltag selbstkritisch beobachten. Dabei bemerken wir unsere eigene unbewußte, unterschwellige oder offene Feindseligkeit und Gewalttätigkeit.

Da jeder von uns seine Konflikte mit sich herumträgt, gibt es praktisch niemanden, der als schuldlos gelten kann. Bei der späteren Besprechung von Karma wird deutlich werden, daß in Wahrheit jeder in das Dilemma der Konfliktbildung verwickelt ist. Das Böse und die Konflikte sind ja in Wahrheit dasselbe, wie ich schon mehrfach betont habe. Nun klingt das zwar verständlich, wenn es um andere geht, kommt uns jedoch auf einmal ausgesprochen seltsam und unverständlich vor, wenn wir selber zur Zielscheibe werden. Irgend jemand macht uns bittere Vorwürfe und beschuldigt uns. „Warum soll ausgerechnet ich das Böse in mir haben?" fragen wir uns ungläubig. Der schöne Aphorismus, der im Ausspruch: *„Das Böse sind immer die anderen"* zum Ausdruck kommt, bringt die Sache auf den Punkt. Der Blick hinter den eigenen Seelenspiegel ist normalerweise das letzte, was uns in den Sinn kommt. Stets suchen wir das Böse außerhalb von uns! *„Jeder will lieber fremde Fehler verbessert haben als eigene,"* durchschaut bereits der römische Redner Marcus Fabius QUINTILIAN das eigentliche Problem. Die anderen sollen sich gefälligst ändern, aber höchst ungern bezieht man das auf sich selber.

Nun sind menschliche Fehler und Konflikte aus einer höheren Betrachtungsweise keineswegs nutzlos, sondern sie haben einen tieferen Sinn, der – wie bereits mehrfach erwähnt – mit unserer Seelenreifung zu tun hat. Im biblischen Gleichnis vom verlorenen Sohn wird in symbolischer Weise von unserem Schicksal als Menschen erzählt, uns durch Fehler entwickeln zu können: Jeder von uns stellt dabei den „verlorenen Sohn" dar, während Gott die Rolle des Vaters spielt. Irgendwann kommt der verlorene Sohn von seiner Odyssee zurück und hat sich zu einer reifen Persönlichkeit entwickelt. Der verlorene Sohn hat seinen wahren Seelen-Kern im Sinne eines „Erkenne dich selbst" erst dadurch erfahren, daß er in einer Welt voller Fehler gelebt hat. Durch die eigenen und die Fehler anderer hat er eine Menge gelernt und ist zu einer reifen Persönlichkeit herangewachsen.

Die Funktion des Bösen bekommt angesichts der menschlichen Entwicklung eine andere Bedeutung, die wir mit der Bedeutung von „Krankheit" gleichsetzen können. Das Böse und die Krankheit sind zerstörerische, uns feindlich gesonnene Zustände, die jedoch lebensspendendes Wachstum und katalytische Wandlungen erzeugen, ebenso wie Feuer, das Altes verbrennt und Neues entstehen läßt. Ein solches übergeordnetes Weltbild erscheint mir vor allem notwendig und sinnvoll, um zu einem tieferen Verständnis von Heilkunde zu kommen. „Heilwerden" hat dann eine spirituelle Bedeutung, die den ganzen Menschen meint.

Die Seelenreise und der Zivilisationsprozeß

Wo der große Sinn verloren ist, da gibt es Sittlichkeit und Pflicht.

(Laotse)

Wenn wir mit der Überlegung im Hinterkopf morgens die Tageszeitung aufschlagen, daß sich alle Menschen auf einer kollektiven Seelenreise befinden, erscheinen die täglichen Schlagzeilen von Flugzeugentführungen, Kindesmißhandlungen und Betrügereien von Politikern in einem vollkommen anderen Licht. Nicht daß solch eine Betrachtungsweise irgend etwas entschuldigt, handelt es sich jedoch um eine gänzlich ungewohnte Wahrnehmungsperspektive, die von der normalen Sehweise stark abweicht. Die gesamte Weltbühne erscheint aus dieser Sicht als eine spirituelle Schule, in der die Menschen als beteiligte Schauspieler einen persönlichen Reifungsprozeß mitmachen. Der äußerlich sichtbare Prozeß wäre dann derjenige der Zivilisation und Kultur, der innere derjenige der Seelenreifung („Individuation“ nach C. G. Jung).

Während es in den vorherigen Kapiteln um die Seelenreifung des einzelnen Individuums ging, kann man auch die Entwicklungsphasen der gesamten Menschheit den Energieebenen und Chakras zuordnen. Grundsätzlich durchlaufen die einzelnen Menschen vom Baby bis zum Greisenalter genau dieselben psychoenergetischen Entwicklungsstufen, das heißt, sie beginnen im ersten Chakra und steigen in ihrer psychoenergetischen Entwicklung immer höher. Genau dasselbe passiert nun auch mit der gesamten Menschheit.

Die gesamte Geschichte der Zivilisation wird bei einer solchen Betrachtungsweise zu einem äußeren Spiegel innerer Bewußtseinsentwicklungen. Im ersten Moment mag nun eine solche Zuordnung wie eine gigantische „Psychologisiererei“ anmuten, weil ein herausgegriffener Teil unseres menschlichen Lebens – der seelische Konflikt und die zugehörige psychoenergetische Entwicklungsstufe – zum Universalschlüssel für eine umfassende Welterklärung gemacht wird. Ich hoffe aber, den Leser nach und nach davon überzeugen zu können, daß in solch einem radikalen Standpunkt wesentlich mehr an Wahrheit verborgen ist, als man im ersten Moment annehmen möchte. Der Grund dafür besteht im engen Zusammenhang von Chakra-Entwicklungsstufe und zugehörigen Denkstrukturen: **„Sag mir, auf welcher Chakrastufe du schwingst, und ich sage dir, wie du denkst,“** lautet

Psychoenergetische Entwicklung der Menschheit

	Chakra und zugehörige Kulturepoche Weltgeschichte						
Chakren:	Chakra 1	Chakra 2	Chakra 3	Chakra 4	Chakra 5	Chakra 6	Chakra 7
Kultur-epoche	Steinzeit, Indianer	Erste Hoch-kulturen (Mesopotamien, Ägypten)	Antike bis Mittelalter	Renaissance	Moderne (Jetztzeit)	Zukunft (Globales Dorf)	???
Lebensalter des Individuums	Uterus, Baby	Kleinkind	Kind	Jugendlicher	Erwachsener	Reifer Mensch	Weiser Mensch
Lebens-themen	Überleben und Wachsen	Erste emotionale Erfahrung	Emotionales Überleben, Kämpfen und Spielen	Erste Liebe, Gefühl von Ganzheit	Verstand, Individuum, Lebensplan	Intuition, Individuum und Kosmos	Gott-erkenntnis, Selbst-erkenntnis
Charakter-typ	schizoid	hysterisch	depressiv	Alle Typen	zwanghaft	hysterisch	schizoid

der Schlüsselsatz, der den eigentlichen Sinnzusammenhang beschreibt.

Indem wir die ganze Menschheit als Kollektiv betrachten, das dieselben Reifungsschritte wie wir selber absolvieren muß, lernen wir bei dem Studium solcher Reifungsschritte auch eine Menge über uns selber. Deshalb möchte ich dem Leser empfehlen, sich die Menschheitsentwicklung als Spiegel seiner eigenen Entwicklung anzuschauen. Der Ordnung halber beginne ich beim ersten Chakra, das der Steinzeit und dem kulturellen Stadium umherziehender Nomaden zugeordnet werden kann. Im ersten Chakra befinden wir uns gewissermaßen in der Säuglings- und Kleinkindphase der Menschheit. In dieser Phase geht es vordringlich um das nackte Überleben, indem man sich gegen alle möglichen Gefahren wie Verhungern, Kälte, andere kriegerische Stämme sowie Raubtiere zur Wehr setzen muß.

Viele Menschen betrachten jene ersten Phasen der Menschheitsentwicklung, die für uns moderne Menschen immer fremdartiger werden, mit großer Wehmut, indem sie den Status des Indianers, Nomaden und Schamanen als „heilig und unschuldig" verklären. Kleine Kinder besitzen genauso wie Tiere noch eine Naivität, die wir mit Recht „unschuldig" nennen. Vermutlich verspüren viele Menschen eine vergleichbare Unschuld auch bei primitiven Menschen und werden dadurch genauso betört, wie uns auch kleine Kinder mit ihrem Charme verzaubern. Ich habe eine vergleichbare Wesensart bei spirituell hochentwickelten Menschen beobachtet (davon später mehr). Auch solche heiligen Menschen wirken unschuldig, so daß Primitive, Kinder und Heilige ganz ähnliche Wesensmerkmale aufweisen – zumindest bei Kindern und Primitiven so lange, wie sie noch nicht durch äußere Einflüsse verdorben sind. Unsere gewöhnliche Welt der Erwachsenen mit all ihren Schwächen und ihrer Sündhaftigkeit liegt dann dazwischen: Solche Menschen sind nicht mehr so naiv wie unschuldige Kinder, aber auch noch nicht so hochstehend wie geläuterte Heilige.

Der Normalmensch lebt bekanntlich in einer Welt von Zwängen und Problemen. Ganz simpel gesagt hat es der Erwachsene mit einer latent bedrohlichen und oftmals bösen Welt zu tun. Der Zentralkonflikt spielt dabei eine wichtige Rolle, indem er die eigentliche Quelle des Bösen darstellt, wie ich das an früheren Stellen bereits erwähnt habe. Nun scheint das bei kleinen Kindern, primitiven Menschen und Heiligen überraschenderweise ganz anders zu sein als bei uns gewöhnlichen Erwachsenen. Dafür gibt es meiner Meinung nach einen ganz einfachen Grund, weil sie nämlich keinen Zentralkonflikt haben: Primitive haben ihn noch nicht, bei kleinen Kinder ist er noch größtenteils tief in ihnen versteckt (zumindest bei seelisch in sich ruhenden, normalen Kindern), und Heilige sind den Zentralkonflikt irgendwann losgeworden.

Von besonderem Interesse sind für uns dabei vor allem die Heiligen, die all das an persönlicher Entwicklung hinter sich haben, mit dem wir uns alltäglich so viel abplagen müssen. Für den Heiligen scheint das verlorene Paradies zurückgekommen zu sein. „Religio" im Wortsinne von „Rückverbindung" wird für den Heiligen zu einer ganz real erlebbaren und unumstößlichen Wirklichkeit. Der Heilige oder weise Mensch wird wieder gewahr, daß der Mensch und die Welt im Grunde eins sind, oftmals vermittelt durch ein mystisches Einheitserlebnis, das den Heiligen vollkommen umwandelt und in der esoterischen Tradition als „unio mystica" bezeichnet wird.

Vom Punkt dieser **„Erleuchtung"** an empfindet der Heilige die Welt wieder als gut und liebevoll, und das Böse hat dann keine Macht mehr über ihn und wirkt nicht länger als eine Illusion von Trennung. Manchmal geht der Erleuchtungszustand in ganz und gar weltferne Zustände über. Es handelt sich deshalb bei Erleuchtungszuständen um Ausnahmesituationen, die nicht allzu lange anhalten dürfen, wenn sie das Leben des Heiligen nicht ernsthaft gefährden sollen. So soll der berühmte indische Heilige Ramakrishna wochenlang im Zustand des göttlichen Verzückens (Samadhi) verharrt haben, so daß er von seinen Jüngern künstlich ernährt werden mußte. In allzu paradiesischen Zuständen und Himmeln kann sich der Mensch deshalb vermutlich nur vorübergehend aufhalten.

Mit den Zuständen des Heiligen lernen wir den Endpunkt unserer Seelenreise kennen. Zwischen dem Primitiven und dem Heiligen entfaltet sich der gesamte Zivilisationsprozeß, in dem vermutlich jeder Leser dieses Buches selbst mitten drinstecken dürfte – denn ich bezweifle, daß allzu viele Heilige mein Buch lesen werden. Trotzdem halte ich es für sinnvoll, über das Heilige als Endpunkt der Seelenreise nachzudenken und solche Zustände zu beschreiben. Denn das Heilige erscheint mir keineswegs als elitärer Zustand irgendwelcher weltferner Sonderlinge, sondern ich hege ganz im Gegenteil die starke Vermutung, daß unsere gängigen Vorstellungen von Heiligkeit allesamt ziemlich unwahr und illusionär sind! Sie basieren auf altertümlichen Zeiten, als Heilige noch etwas ganz Besonderes waren, weil die Mehrzahl aller Menschen vergleichsweise viel niedrigere Schwingungen hatte.

Heilige oder – besser gesagt – weise und spirituell fortgeschrittene Menschen sind meiner Vermutung nach jedoch nichts anderes als Menschen, die sich auf der Schwingungsstufe des siebten Chakra und höherer Stufen befinden. In den letzten Jahrzehnten habe ich immer mehr Menschen getroffen, die solche Schwingungsstufen erreicht haben, dabei jedoch normale Leute sind. Ich finde solche Menschen in immer größerer Zahl bei meinen Energietestungen, weshalb ich feststellen kann, daß ihre Zahl immer mehr zunimmt. Ich werde über diese interessante Gruppe von außergewöhnlichen Menschen in einem Schlußkapitel ausführlicher berichten. Für solche warmherzigen, freundlichen Weisen der Moderne trifft der Ausspruch des französischen Dichters SAINT-EXUPÉRY zu: *„Wenn es dir gelingt, über dich selbst Gericht zu sitzen, dann bist du ein wirklicher Weiser."*

Den besten Schlüssel zu unserer geistigen Entwicklung finden wir deshalb in der Selbsterkenntnis, das eigene Dunkle kennenzulernen und es mehr und mehr zu integrieren. Wir sollten uns bemühen, unsere Fehler abzuschwächen und die verschütteten Gefühlsanteile zu läutern, um die dahinter verborgenen Kraftpotentiale wieder zu erwecken. Das klingt schwer (und ist es auch), aber zumindest der erste Schritt ist mit einem einfachen Kunstgriff relativ leicht zu erreichen, weil wir in der äußeren Welt unsere urmenschlichsten Probleme gespiegelt finden. Wir brauchen deshalb nur die äußere Welt genau zu beobachten, um viel über unser verborgenes Innenleben zu lernen. Das gilt auch für den großen zeitgeschichtlichen Maßstab. Jede Kulturepoche und jedes Stadium der gesamten Zivilisation behandelt dabei unterschiedliche Themen und Facetten allgemeinmenschlicher Schattenseiten.

Wir können bei einer solchen Betrachtungsweise unsere eigene Seele mitsamt all unseren Antrieben, geheimen Wünschen und Konflikten in der Steinzeit, im alten Indien oder Ägypten ebenso wie in anderen Menschheitsepochen wiedererkennen. So wie Kinder je nach Altersstufe charakteristische Spiele spielen, sehen wir in der jeweiligen Zivilisationsstufe die innerseelischen Vorgänge der Hauptbeteiligten dargestellt. Begreifen wir die psychologischen Mechanismen dahinter, können wir verständlicherweise eine Menge über uns und unsere innersten Antriebe lernen. Zugleich wird eine evolutionäre Gesetzmäßigkeit deutlich, die sich in der Kulturleistung des Kollektivs genauso wie im Individuum wiederfindet.

1. Chakra

„Der Krieg als Vater aller Dinge" steht am Anfang unserer gesamten menschlichen Entwicklung. Mit dem Phänomen des Krieges ist eine außerordentlich mächtige und äußerst intensive Grundangst verbunden, die sich um die Entscheidung dreht, ob man überleben wird oder sterben muß. Der Krieg beginnt erstaunlicherweise bereits bei der Zeugung, wenn sogenannte „Killerspermien" im Ejakulat beobachtet werden, die fremde Spermien vernichten können. Die Zahl der Killerspermien steigt bei solchen Männern stark an, die bei ihrer Frau ein Fremdgehen befürchten. Man kann deshalb bereits an den militanten Verhaltensweisen der Spermien das Phänomen des Krieges beobachten, das Konkurrenten als Feinde betrachtet und aus dem Rennen schlagen möchte. Das allererste Thema dieser Welt dreht sich folglich um Macht und Fortpflanzung! Ein brutaler DARWINistischer Kampf ums Überleben des Stärkeren tobt. Werden wir die Geburt überleben? Sind wir stark genug, um feindlichem Klima, aggressiven Bakterien, menschlichen Feinden und bösen Rivalen zu trotzen?

Am Anfang sind wir noch mit dem Ganzen verschmolzen – sei es als Ur-Mensch in der Frühzeit der Menschheitsentwicklung, der sich mit der Natur eins fühlt, oder als Foetus und Kleinkind, welches mit seiner Mutter in einer paradiesischen Einheit lebt. Nun tauchen die ersten schwerwiegenden Probleme auf, die mit der Angst vor dem Sterben und Vernichtetwerden zu tun haben. Innerseelisch führt das enge Nebeneinander der paradoxen Zustände von Leben und Tod zu einem entsetzlichen Bedrohungsgefühl, das in Gestalt der hinduistischen Göttin Kali versinnbildlicht wird, die zuerst ihre eigene Brut zeugt, um sie danach zu ermorden und zu verschlingen. Eine vergleichbare mythische Figur finden wir in Gestalt der bösen Stiefmutter im Märchen. Das nährende und beschützende Prinzip des Mütterlichen verwandelt sich zu einer tödlichen Gefahr.

Der Sadomasochismus als erotische Perversion vermischt in vergleichbarer Weise Lust und Schmerz, Befriedigung und Unterwerfung, Leben erzeugen und es vor „Lust-Schmerz" wieder ermorden. Auch im Tierreich beobachten wir die Vermischung von Gewalttätigkeit und sexueller Lust, die bis zum Töten und Fressen der eigenen Brut oder des Partners gehen kann. Aggressionen und Sexualität haben als Triebe eine enge Verwandtschaft. Beide dienen der Erhaltung des Lebens und sind mit Lust verbunden. Man kann daher unschwer begreifen, warum solche zunächst unverständlichen und gegensätzlich anmutenden Verhaltensweisen entstehen können.

Im ersten Chakra handelt es sich um einen Krieg aller gegen alle. Jeder will das größte Stück vom Kuchen für sich haben, und dabei steht das nackte Überleben des Einzelwesens ganz im Vordergrund. Der erste Schritt jeder Entwicklung beginnt mit der Absonderung und Vereinzelung, der ersten Stufe des Krieges. Dadurch kommt es zu einer Abtrennung vom Ganzen und zu den ersten Ansätzen eines Individuuums, das bereits in Umrissen erkennbar wird. Erst wenn ein Ich-Bewußtsein entwickelt worden ist, kann deshalb überhaupt ein echtes Angstgefühl entstehen.

In der Mythologie wird in diesem Bewußtseinsstadium von der „Großen Mutter" und vom „Großen Vater" erzählt. Da viele Naturvölker anfangs nicht durchschauen, daß Sexualität und Geburt etwas miteinander zu tun haben, ergibt sich notwendigerweise am Anfang der Menschheitsentwicklung eine Mutter-Zentriertheit. Wenn man nicht weiß, wo die Babies herkommen, wird die Mutter zur dominanten Figur. Innerhalb der mutterorientierten Gemeinschaften – dem Matriarchat – geht der Einzelne vollkommen in der Gruppe auf. Die soziale Gemeinschaft wird zu einer Art von externer Gebärmutter, deren Schutz ganz direkt zur Mutter-Gottheit überleitet, die als oberste Mutter und göttliche Ernährerin empfunden wird (als „Mutter Natur").

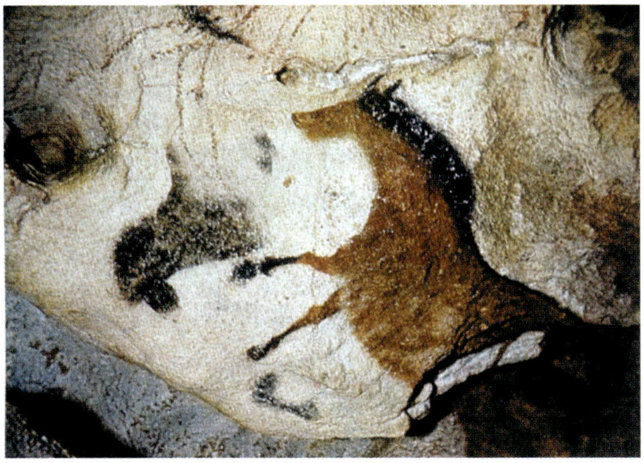

Der magische Jagdzauber der Urmenschen in der Steinzeit diente dazu, Wild leichter erjagbar zu machen, indem es bereits als Bild schon „eingefangen war". Stürzendes Pferd aus der Höhle von Lascaux (Dordogne, Frankreich)

Sehr viel später erscheint der große Vater als gleichwertige oder sogar mächtigere mythische Figur, der als der eigentliche Schöpfer empfunden wird („Brahma" in Indien, „Jehova" in Israel, „Aton" in Ägypten). Mutter und Vater werden erstaunlicherweise selten als androgyne Schöpfereltern wahrgenommen. Das mag vor allem mit der erbitterten Feindschaft des Patriarchats gegenüber dem Matriarchat zusammenhängen. Das androgyne Element von Vater und Mutter als Eltern-Schöpfer begegnet uns in der Gestalt von Jesus und Mutter Maria.

Wenn man sich der psychoenergetischen Entwicklung der Uranfänge der Menschheit zuwendet, findet man viele Gemeinsamkeiten zwischen der frühen Kindheit des einzelnen Menschen und der Menschheit als Ganzem. Solange wir unser erstes Chakra entwickeln, sind wir energetisch noch sehr durchlässig. Deshalb sind alle Wesen, die sich in diesem Stadium befinden, dem Emotionalkörper und damit dem gesamten seelischen Urgrund gegenüber viel offener als in späteren Stadien. Parapsychologische Phänomene wie das Fühlen und Sehen der Aura gehören noch zur Alltagserfahrung des Frühmenschen. Wer nicht so feinfühlig und durchlässig empfindet wie ein Urwaldindianer oder Aborigine, kann so eine gesteigerte Wahrnehmung höchstwahrscheinlich nur sehr schwer nachvollziehen. Der moderne Psychologe spricht von „Animismus", wenn alles als beseelt angesehen wird. Kleine Kinder scheinen diese Art der Welterfahrung noch zu besitzen, wenn sie mit unbeseelten Dingen wie Holzspielzeug oder ihrer Puppe reden können.

Der eigentliche Schlüssel zum Verständnis des magischen Denkens beruht auf der Erfahrung, daß solche Phänomene dann funktionieren, wenn man felsenfest an sie glaubt. Der Jagdzauber des Steinzeitjägers wirkt deshalb meines Erachtens als reales Phänomen und nicht als Wunschglaube, weshalb Höhlenzeichnungen von Jagdtieren sehr vernünftige Anlockmethoden waren. Man muß einschränkend sagen: ...vernünftig, solange man sich noch im 1. Chakra befindet. Danach ist der Zauber schnell verflogen, und es bleibt reiner Aberglaube zurück.

Von der Anmutung und dem ersten Eindruck her wirken alle Wesen, deren 1. Chakra sich entwickelt, ausgesprochen kindlich, offen und freundlich. Durch die psychologische Nähe zum ernährenden Urgrund der Mutter-Kind-Einheit empfindet das kleine Wesen noch viel vom ursprünglichen Paradies. Es strahlt auf engelhafte Weise noch etwas vom Glanz des Himmels ab, wo es noch vor kurzer Zeit gewesen ist. Das Böse ist in diesem ersten Stadium der Menschheitsentwicklung noch sehr weit weg. Höchstens wird es als fernes Donnergrollen empfunden, das noch in keiner Weise eingeordnet und in seiner Gefährlichkeit abgeschätzt werden kann. Erstaunlich viele sehr primitive Indianerstämme kennen noch keinerlei Aggressivität oder Kriminalität, zumindest nicht im heutigen Sinn. In ähnlicher Weise besitzen Tiere eine paradiesisch anmutende Zutraulichkeit, solange ihnen der Mensch als Feind noch unbekannt geblieben ist. Man wird an die biblische Erzählung vom Löwen und den friedlich daneben liegenden Lämmern erinnert. Noch befinden wir uns bei unserer Reise durch die Chakras und die Menschheitsentwicklung mit einem Fuß im Paradies, in dem Urmenschen und Waldindianer hausen.

Aber trotz aller Friedlichkeit ist der Mensch im ersten Chakra bereits ein aus dem Paradies Ausgestoßener, der nur noch mit einem Fuß im Paradies steht. Das Ich des Menschen im ersten Chakra ist äußerst empfindlich, weil es noch so wenig entwickelt ist. Aus diesem Grund kann es zu schwerwiegenden seelischen Schäden kommen, die zum schizoiden Charakter führen. Immer kreist das Grundproblem des Schizoiden um das verlorene Urvertrauen. Der Schizoide bezweifelt, ob er überhaupt eine Existenzberechtigung hat und ob er überhaupt glücklich sein darf.

Die vier Grundkonflikte des Schizoiden möchte ich nochmal kurz wiederholen:

1. Konflikt „Minderwertigkeitsgefühle": schon bei der Zeugung wird die Existenzberechtigung auf eine harte Probe gestellt, ob man gut genug fürs Leben sein wird und ob man auf eigenen Füßen stehen kann.

2. Konflikt „Konzentrationsmangel": Auf eine sehnsüchtige Art vermißt man das verlorengegangene Paradies im Mutterleib, welches eine glückhaft empfundene Zentriertheit und Ordnung in das eigene Leben brachte und zum Gefühl von Stimmigkeit und Erdung beitrug.

3. Konflikt „Ausgeliefert": Die seelischen Probleme kreisen um das Gefühl, völlig ausgeliefert und hilflos zu sein – etwa bei einer gefährlichen Geburt, die für das Baby mit Schmerzen und extremer Todesgefahr einhergeht.

4. Konflikt „Extrem selbstbeherrscht": Die unerträgliche Qual des Ermordetwerdens und Nichtgeliebtseins wird völlig verdrängt, so daß man sich vollkommen taub und gefühllos macht und sämtliche aufkeimenden Gefühle bereits beim leisesten Entstehen gewalttätig abwürgt, sogar im Extremfall das Liebesobjekt umbringt und zerstört, bevor es das gleiche mit einem selbst tun kann.

2. Chakra

Nach unserer Geburt und Abnabelung beginnt der eigentliche Kampf ums Überleben, sobald wir auf eigenen Füßen stehen müssen. Die Grundprobleme des ersten Chakra werden im zweiten Chakra in anderer, ganz unterschiedlicher Weise fortgeführt. Der Löwe beginnt mit grausamer Inbrunst das gerade noch friedlich neben ihm liegende Lamm zu vertilgen. Ein rivalisierender Überlebenskampf „aller gegen alle" entsteht, in dem alle möglichen Tugenden gefragt sind, zu denen List und Tücke ebenso wie Kraft und Schnelligkeit gehören. Menschen auf der Entwicklungsstufe des zweiten Chakra, wozu auch Menschen mit einem entsprechenden Zentralkonflikt gehören, überraschen ihre Mitmenschen deshalb oftmals durch ungewöhnliche Talente und Kräfte.

Das zweite Chakra führt zur ersten deutlich erkennbaren Entwicklung von Individualität. Tiefenpsychologisch beginnt erst auf dieser Stufe in größerem Umfang die Ich-Entwicklung, die zu einer stabilen und klar erkennbaren Individualität führt. Man merkt das beim Kontakt mit ganz primitiven Stämmen im Vergleich zu höherentwickelten Stämmen: das Individuum ist zunächst kaum als solches erkennbar, wird aber mit der zivilisatorischen Höherentwicklung immer konturierter und abgegrenzter.

Das erste Chakra enthält noch viele zu unbewußte und überindividuelle, das Ich transzendierende Themen. Erst im zweiten Chakra beginnt das Kleinkind, ein Individuum zu werden und sich dabei als Liebesobjekt selbst zu erkennen. Es lutscht am Daumen oder spielt lustvoll an seinen Genitalien, wobei die eigene Lust ganz egoistisch im Mittelpunkt steht. Im Mythos grenzt sich der Narziß von der großen Mutter ab und liebt sich selbst über alles. Daraus entsteht das Bewußtsein, ein großartiger Held zu sein, der von äußeren Liebesobjekten weitgehend unabhängig ist. Andere Objekte sind zum Unterwerfen, Ausplündern und Benutzen da, haben aber keine Subjektivität mehr (wie noch im ersten Chakra, wo man mit dem Liebesobjekt regressiv verschmolzen war).

Alles wird gewalttätig und herrlich, geradezu protzig und bombastisch, dynamisch und außerordentlich berauschend. Der Mensch auf der Stufe des zweiten Chakra neigt dazu, sein noch relativ schwaches Ich durch Gruppenbildung aufzuwerten. Im Zuge dieser Entwicklung wird der Nomade zum seßhaften Ackerbauern, der sich mit Gleichgesinnten zu Gruppen und Stämmen zusammenschließt. Aus den Stämmen entwickeln sich erste Reiche. Die Inthronisation der ersten Könige mitsamt der ersten Territorialkämpfe beginnt, um die ersten großen Staaten und Dynastien zu verteidigen und zu erweitern.

Erste Heldenmythen spiegeln diesen titanischen Kampf, bei denen wie im Kreta der Antike im Palast des Knossos mit dem Stier gekämpft wird, der die ungebärdige Kraft der Natur versinnbildlicht. In der Projektion des Dämonischen und Triebhaften wird die Übermacht der Natur zum bösartigen Drachen, der vom Helden getötet werden muß. Der Drachenmythos symbolisiert deshalb ein elementares Dilemma des Hysterikers, der sich auf der Entwicklungsstufe des zweiten Chakra befindet.

Die Menschen lernen im zweiten Chakra durch Disziplin und Cleverneß, letztlich Sieger über ihnen im Grunde überlegene Mächte zu werden. Dazu können auch manchmal faule Tricks notwendig sein, getreu dem Motto: „Erlaubt ist, was keiner sieht." In den Kriegern des Dschingis Khan und der Wikinger sehen wir in geradezu prototypischer Weise den Menschen des zweiten Chakra. Mit prächtigem Federschmuck, furchterregenden Stierhörnern am Helm und stolzgeschwellter Heldenbrust wird dem Fremden während rauschender Gelage die persönliche Macht präsentiert. Man fühlt sich als stolzer Sieger über die feindliche Natur und die Riesenschar der gegnerischen Krieger.

Bei positiver Entwicklung haben die gefühlsmäßigen Inhalte des zweiten Chakra mit einem Gefühl von Kraft, Stolz und Macht zu tun, wie wir es bei Kriegsparaden bewundern können. Geduld und Mut ebenso wie Kraft sind die positiven Merkmale des zweiten Chakra.

Bei Störungen des 2. Chakra zeigen sich emotionale Störungen, die genau das Gegenbild der erwünschten Gefühlsmerkmale stolzer Krieger beinhalten. Die Brüchigkeit des gerade erst entstandenen „Ich" läßt jämmerliche Bilder des Versagens und der Niederlage entstehen.

Die drei Grundkonflikte des Hysterikers sind:

5. Konflikt „Hektisch": Die drohende Niederlage führt zu Nervosität und Aufgeregtheit. Dahinter ist eine große Angst verborgen, die durch aufgeregten Aktionismus in Schach gehalten wird.

6. Konflikt „Durchhalten": Große Ängste entstehen, weil man im Grunde, trotz der Empfindung der eigenen Schwäche und Unterlegenheit, stark und selbstbeherrscht sein will.

Gleichzeitig beginnen ödipale Charakterprobleme, die erst durch das entstandene Ich-Gefühl des Narzißmus verständlich werden. Für Ödipus heißt es „ich oder du", wobei die Rivalität zunächst eine scheinbare Gleichheit der Gegner vorauszusetzen scheint, in Wahrheit aber eine bockige und kindische Selbstbezogenheit verbergen möchte.

7. Konflikt „Vermeintliche Stärke": Der im Grunde zu schwache Krieger versucht, seine heimliche Unterlegenheit zu verbergen und hinter dick aufgetragener Arroganz geschickt zu kaschieren. Schnippisch und trotzig behauptet er trotzdem, stark genug für den Sieg zu sein. Der Gegner interessiert ihn im Grunde seines Herzens gar nicht, weil er sich stets und immerzu als Sieger fühlt, auch wenn der Sieg nur in seiner Einbildung existiert. Dazu baut sich der Mensch jener Epoche erste Riesengrabmäler, die von Titanen erbaut zu sein scheinen, wie man das anhand der gigantischen Steinskulpturen auf den Osterinseln oder Stonehenge sehen kann. In vielen alten Kulturen wird ein „Phallismus" beobachtet, vom Lingam im Hinduismus bis zu Wolkenkratzern der Moderne. Der Held muß sich selbst in gigantischen Bauwerken beweisen, daß er großartig, mächtig und wunderbar ist.

3. Chakra

Im dritten Chakra handelt es sich um eine Art Gegenbewegung zur heldischen Phase des zweiten Chakra. Solche um 180 Grad gedrehten Gegenbewegungen kann man schon beim Wechsel vom ersten zum zweiten Chakra beobachten. Beim dritten Chakra steht nicht mehr der heldische Einzelne, sondern die Gruppe im Mittelpunkt. Alle Werte des zweiten Chakra, die mit Macht und Rivalität zu tun haben, sind im dritten Chakra wertlos geworden.

Systemische Prozesse beginnen, weil die soziale Gruppe zum Mutterersatz wird. Man kann das gut am älter werdenden Kind erkennen, das sich in Gruppen Gleichaltriger zusammenschließt, um deren Sympathie und Anerkennung zu gewinnen und innerhalb der Gruppe glücklich und sicher vor Gefahren leben zu können. Zur beherrschenden Erfahrung und zum wichtigen innerseelischen Leitmotiv wird das Bestreben, sich an die Erwartungen anderer Menschen anzupassen. Man spürt dabei die unmittelbare und starke Abhängigkeit des eigenen Glücks von dem anderer Menschen: „Was du nicht willst, was man dir tue, das füge auch keinem anderen zu," lautet ein programmatischer Satz.

Während der Phase des dritten Chakra beginnen die Menschen in einer eigenen sozialen Sphäre zu leben, die als menschliche Welt mit Burgen und Wällen von der umgebenden Natur abgetrennt wird. Da draußen ist das Feindliche, während da drinnen das Freundliche zu Hause ist. Die menschliche, kultivierte Welt und die wilde Welt der Natur werden zu Antipoden, die voneinander getrennt werden müssen.

Der umgebenden Natur mit ihren Mächten werden menschenähnliche Mythenfiguren zugeordnet, deren Götter-Pantheon zum Spiegel eigener Wünsche und Schwächen wird. Es handelt sich um Helden und Götter wie Shiva, Zeus oder Odysseus. Solche vermenschlichten Götter verlieben sich, begehen peinliche Fehler und unterliegen allen möglichen Leidenschaften und Emotionen, die sie von den Menschen nicht prinzipiell unterscheiden. Die Menschwerdung

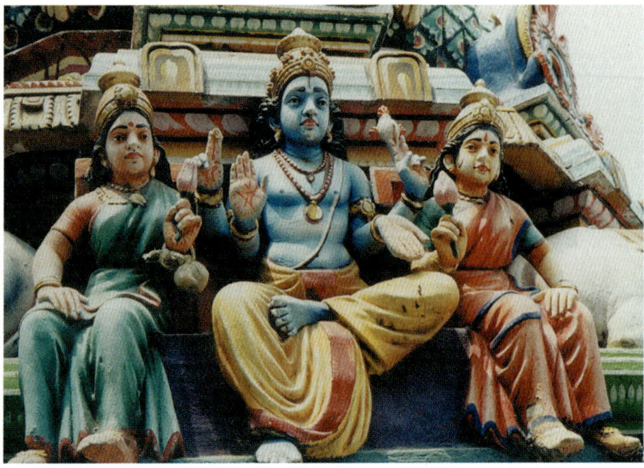
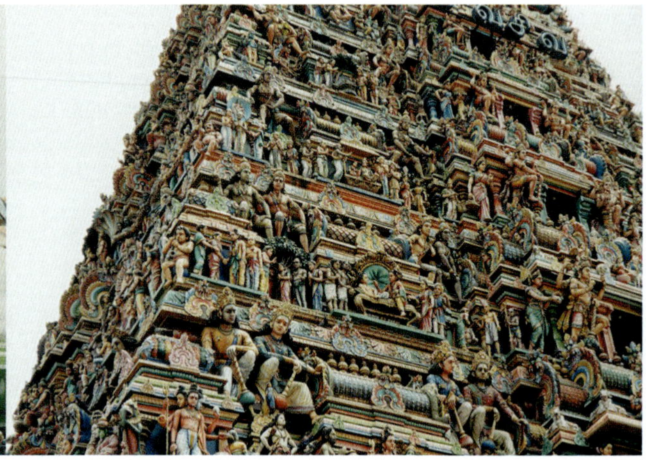
Götter in Menschengestalt an südindischem Tempel, die sich an den Wänden der Tempel scheinbar bis in den Himmel ausdehnen.

der Götter auf der Entwicklungsstufe des dritten Chakra hat aber keineswegs damit zu tun, daß die Götter demontiert und entthront werden sollen. Ganz im Gegenteil hat der Mensch im dritten Chakra ein starkes Bedürfnis nach handfester und praktischer Bewältigung der Wirklichkeit. Wenn er seine Götter menschlich macht, geschieht das aus solchen Bedürfnissen heraus. Weltferne Götter haben schließlich keinen praktischen Nutzen für ihn, und man kann sich auch nicht so gut mit ihnen unterhalten.

Das Grunderleben des Menschen im dritten Chakra wird von Frustration und Gier begleitet. In dionysischen Orgien und faustischen Pakten wird die ungeheuer starke Anziehungskraft entfesselt, die aus der quälenden Sehnsucht nach vollkommener Befriedigung entsteht. Selbst der Asket, der der schnöden Welt entsagt hat, wird von der ungeheuren Not angetrieben, die aus der Entfremdung von der Natur und dem göttlichen Urgrund entstanden ist. Das Kernthema des dritten Chakra kreist stets um Macht und Hunger, und auch der Asket will beispielsweise durch absichtliches Hungern zu einem glückhaften Zustand von Macht und Energiefülle kommen. Seine seelische Sättigung besteht in dem Wunsch nach Erleuchtung und überirdischem Glück.

Menschen des dritten Chakra bevölkern Städte der Antike wie das alte Rom, Athen oder Benares. Auch das europäische Mittelalter möchte ich weitgehend der psychoenergetischen Stufe des dritten Chakra zuordnen. Bestimmend für das Lebensgefühl jener Epochen ist die Ambivalenz von Hunger/Fressen und Macht/Ohnmacht. Dabei handelt es sich um die klassischen Seelenthemen des dritten Chakra. Die Angst vor dem Hungern und der Wunsch nach genügend Nahrung haben ganz entscheidend mit der sozialen Gruppe zu tun, weil man nur innerhalb der Gruppe genügend Nahrung erhält. Nahrung bedeutet im übertragenen Sinn alles, was der Mensch zum Leben braucht, das heißt Essen, Zuwendung, eine sinnvolle Lebensaufgabe und Kontakt mit anderen Menschen.

Das andere beherrschende Thema des dritten Chakra handelt von Macht und Ohnmacht. Der subjektiv empfundenen energetischen Schwäche und Kleinheit des Individuums steht die Größe und Potenz der Gruppe gegenüber. Man braucht ganz elementar und lebensnotwendig die Gruppe zur Stabilisierung des eigenen Ego und zur Aufrechterhaltung des eigenen Energiehaushaltes. Es gibt zwar auch im dritten Chakra noch den Helden, aber diese Helden haben eine ernsthafte Konkurrenz in Form der Gruppe bekommen. So wird der heldische Einzelne im dritten Chakra nur zum Helden durch die Gruppenanerkennung: ein Caesar ohne ihm zujubelnde Massen erscheint völlig undenkbar. Die Helden des ersten und zweiten Chakra sind dagegen viel weniger vom Applaus der Mitmenschen abhängig.

Die positiven Wesensmerkmale des dritten Chakra haben mit Selbstbeherrschung und Gruppenkonsens zu tun. Der Mensch lernt auf der Entwicklungsstufe des dritten Chakra das Maßhalten im Inneren und Äußeren. Die egomane Selbstbezogenheit der ersten beiden Chakras hat der Mensch bereits überwunden. Er erfährt die Wichtigkeit der Übereinstimmung mit der Gruppe, und er erkennt: *„Das Ganze ist mehr als die Summe seiner Teile."* Menschen mit der Schwingungsstufe des dritten Chakra haben deshalb im allgemeinen wenig Probleme, sich unterzuordnen. Sie wissen, daß sie sich in ihrem Egoismus und ihren Ansprüchen zurücknehmen müssen, um besser in die Gruppe hineinzupassen. Weil das Glück der Gruppe zum eigenen Glück geworden ist, wird die eigene Zurücknahme nicht als Verzicht erlebt, weil man durch die Gruppenmitglieder viel mehr zurückbekommt, als man ursprünglich investiert hat.

Das Leben im dritten Chakra führt durch die Gruppenbezogenheit und die fragile Rolle des Ich jedoch zu zahlreichen Konfliktthemen. Man kann vier Konfliktthemen unterscheiden:

8. Konflikt „Isoliert": Die übergroße Abhängigkeit des Einzelmenschen von seiner Gruppe führt allzu leicht ins Gegenteil, indem sie in interesselose Stumpfheit und Lethargie umkippt – ein depressiver Gemütszustand, der beispielsweise durch alle möglichen Formen der tiefen Enttäuschung entstehen kann. Der Einzelmensch wirkt – ohne seine stützende Gruppe – von jedweden Interessen merkwürdig abgetrennt und apathisch, im Extremfall wie ein fauler, insgeheim unglücklicher Kloß, der still vor sich hinbrütet. Ich erinnere mich, daß ich diesen Gefühlszustand am intensivsten bei einer Reise in ein abgelegenes Indiodorf in den Bergen Boliviens erlebt habe: Das ganze Dorf schien wie bei Dornröschen in einen lähmenden Schlaf trostloser Apathie verfallen zu sein. Sklaven und Slumbewohner scheinen meiner Erfahrung nach leicht in solche elenden, vor sich hinvegetierenden Gemütszustände zu verfallen.

9. Konflikt „Explodieren": Das Bild der traurigen Jammergestalt kann sich schlagartig verändern, wenn aus der extremen Gefühlsstauung ein Tobsuchtsanfall hervorbricht, bei dem die Gefühlsentladung einem reinigenden Gewitter ähnelt. Beispielsweise begegnet uns im Mob die Abfackelung kollektiver Wut, wenn die wütenden Menschen brandschatzend durch die Stadt ziehen. Bei Revolutionen und Volksaufständen entlädt sich der aufgestaute Zorn. Davor liegt aber eine endlose Phase von Unterdrückung, die den eigentlichen Nährboden des Gefühls vom „Explodierenwollen" bildet.

10. Konflikt „Mehr haben wollen": Das Gierige und Unersättliche nach materiellem Besitz zeigt sich in den Expansionsbemühungen der antiken Riesenreiche, etwa des alten Rom oder Ägypten, sowie der darauf folgenden Ausbeutung der unterdrückten Völker. Der machthungrige Despot, der als Alleinherrscher die Massen befehligt und voll aggressiver Rücksichtslosigkeit alles an sich reißt, wessen er habhaft werden kann, versinnbildlicht das diktatorische und rücksichtlose Element im Wesen der Besitzgier. Der Universalgelehrte Erasmus von ROTTERDAM hortet im Mittelalter Wissen als Besitz, wie das die MEDICI oder die FUGGER mit weltlichem Besitz tun. Wenn man mehr haben will, muß man notgedrungen anderen etwas wegnehmen. Das ist der unschöne und im Extremfall sogar asoziale Schatten des depressiven Charakters, der nach außen hin so demonstrativ nach Gemeinschaft und Gemeinsinn lechzt.

11. Konflikt „Hungrig nach guten Gefühlen": Der innere Frust führt zu einem anhaltenden Gefühl emotionalen Unbefriedigtseins. Man fühlt sich innerlich schlecht und unausgefüllt, und man versucht das nagende Frustrationsgefühl durch Festgelage, Drogen, sexuellen Konsum und andere Formen der Ablenkung und Zerstreuung auszufüllen. Manchmal verwandelt sich der Hunger in sein Gegenteil, in die Askese der mittelalterlichen Mönche, bei denen nur der dicke Bauch etwas vom ursprünglichen Hunger verrät.

4. Chakra

Im Herz-Chakra befinden wir uns im Mittelpunkt der gesamten energetisch-spirituellen Entwicklung. Als Zentrum des Gefühlshaushaltes wird das Herz zum Vermittler der eigenen Seelentiefe, wo wir unser wahres Selbst wiederfinden. Der Held hat sich in der Mythologie auf eine Reise in ferne Länder begeben, um den heiligen Gral zu finden. Bei solchen Reisen handelt es sich um das Abenteuer der Selbstentdeckung, denn der Gral oder der Schatz bedeuten im übertragenen Sinn das wahre Selbst, welches im Herzbereich zu Hause ist. Der Held reist deshalb in sein tiefstes Seeleninneres, das sich im Herzen befindet. Der Held muß zuvor viele Abenteuer bestehen, bei der er sämtliche negativen Schattenseiten seiner Seele überwindet und endlich seine wiedergewonnenen Wesensanteile zu einem harmonischen Ganzen integriert.

Der Mensch im Entwicklungsstadium des vierten Chakra tritt uns in zwei Variationen entgegen: einer frühen Stufe, in der in einem ersten Durchgang der frühe Versuch der Integration und Vollkommenheit gewagt wird. Notgedrungen wird dieses waghalsige Vorhaben wegen der enormen Schwierigkeit und der fehlenden eigenen Kräfte zum Scheitern verurteilt sein. Nirgendwo sonst wird die eigentliche Aufgabe und Bestimmung des Menschen deutlicher als bei heroischen Heldenkämpfen, bei denen größtes Glück und tiefstes Scheitern haarscharf beieinander liegen. Und immer wird es an dieser Stelle beim ersten Versuch, die Vollkommenheit zu erlangen, zum Scheitern kommen – einfach, weil noch viel mehr zu lernen und zu integrieren ist. Die Sage von Odysseus ebenso wie die von Prometheus, von GOETHES Faust und viele andere Heldenmythen spielen in dieser ersten Phase, wo der Versuch zur Befreiung des inneren Selbst scheitert.

Erst in der zweiten Stufe sehen wir im Herz Jesu das zu Tränen rührende Symbol des verlorenen Sohns, der in den Himmel heimkehren konnte. Dazu muß vor der Heimkehr der dornenreiche Weg der Kreuzigung im siebten Chakra durchlitten werden, der mit der Selbstaufgabe des Ich gleichgesetzt werden kann. Das Jesus-Wort von: *„Keiner kommt zum Vater denn durch mich...“* bedeutet die Notwendigkeit, das Ich mit seinen Verhärtungen und Egoismen aufzugeben, um zu seinem wahren Selbst zurückzufinden. Erst müssen wir alle Konflikte auflösen und unsere Seele von dem dort abgelagerten alten Schmerz und den festgefahrenen Ängsten reinigen, bevor wir die Schwingungsstufe des vierten Chakra erreichen können.

Im vierten Chakra kommt es zu einer Wiedergeburt: der Mensch wird zum neugeborenen Jüngling oder zur neugeborenenen Jungfrau, wunderschön anzusehen und mit allerhand Tugenden und Talenten ausgestattet. In gewisser Weise begegnet uns erst auf der Entwicklungsstufe des vierten Chakra der Mensch in seiner eigentlichen Form. In den früheren Chakrastufen trafen wir den verträumten und unschuldigen, manchmal aber recht gewalttätigen und gefährlichen Wilden (1. Chakra), den mutigen und manchmal pöbelhaften Helden (2. Chakra) sowie den zwischen Lachen und Weinen schwankenden, ewig hungrigen Gruppenmenschen (3. Chakra): alle diese Charaktere wirken auf eine subtile, aber deutlich spürbare Weise verzerrt und unecht. Man spürt sehr deutlich das Falsche und Nichtauthentische in ihnen. Erst auf der Entwicklungsstufe des vierten Chakra können wir uns mit den Darstellern „aus vollem Herzen“ identifizieren. Erst im vierten Chakra begegnet uns der wahre Mensch, der all unsere Sympathien erhält.

Zeitgeschichtlich gehört der Mensch im vierten Chakra zur Phase zwischen den höfischen Ritualen des Rittertums im Frühmittelalter („Minne“) und der Romantik und Renaissance. Künstler wie MICHELANGELO oder Leonardo DA VINCI vermitteln einen guten Eindruck vom Geist der damaligen Zeit, die von einer allgemeinen Aufbruchstimmung geprägt war. Die immense Bandbreite des gefühlshaften Erlebens und die ungeheuren Dimensionen des schöpferischen Genius geben eine erste Ahnung von den schwindelerregenden Möglichkeiten, die in uns Menschen schlummern und als Ausdruck unseres wahren Selbst gelten können. Eine Veredelung und Verfeinerung der Sinne und Sitten, gepaart mit einer frischen, jungfräulichen Geisteshaltung erwecken das betörende Gefühl eines vollkommenen Neubeginns. Der schöne Jüngling und die anmutige, feengleiche Prinzessin lassen in allen Menschen den archetypischen Traum vom perfekten Paar erwachen, welches vom Traualtar schnurstracks ins Paradies weiterwandert. Wir sehen unsere menschliche Existenz zum ersten Mal in der Menschheitsgeschichte in ewige Jugend und Schönheit verwandelt und uns selber zu unserem wahren Wesen wiedererweckt, in unserer wirklichen Existenz erkannt und aus dem fürchterlichen Bann erlöst, der uns nun im nachhinein wie ein schlechter Traum erscheint.

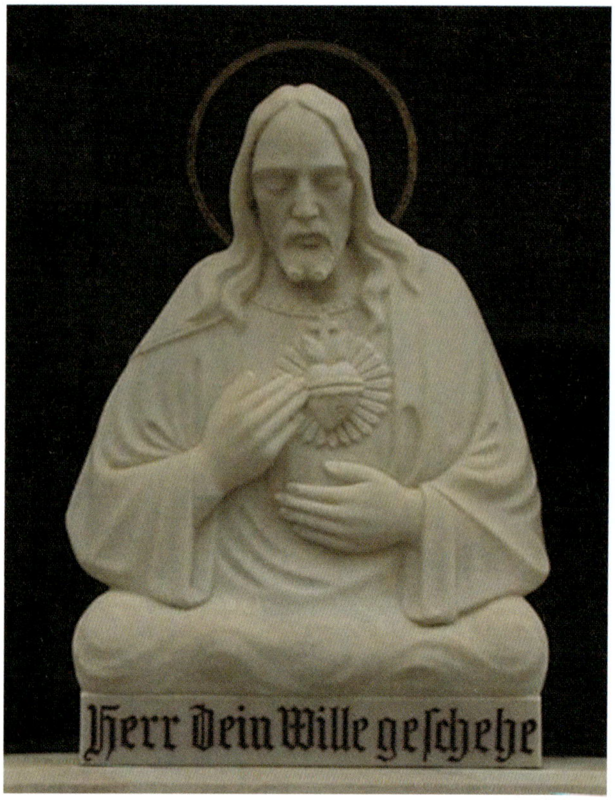

Grabstein in Südtirol mit den zwei wichtigsten Elementen des Christentums: Liebe (dargestellt vom Herz Jesu) und Demut (ausgedrückt durch die Worte: „Herr dein Wille geschehe“). Das Christentum ist im Unterschied zu anderen Hochreligionen überwiegend eine Religion des vierten Chakra (nicht des Kronenchakra wie der Buddhismus).

Aber auch das vierte Chakra hat seine Ängste, Schrecken und Schattenseiten. Im vierten Chakra begegnen uns Wesenszüge und Konflikte aller vier Charaktertypen. Es handelt sich um fünf unterschiedliche Konflikte:

12. Konflikt „Geistig überanstrengt“: Das vierte Chakra kann als ein psychoenergetischer Integrationsort aufgefaßt werden, bei dem Verstand und Gefühl in ein ausgewogenes Verhältnis gebracht werden müssen. Das Herzzentrum hat jedoch von Hause aus eine stärkere Affinität zum emotionalen Pol. Der erste Konflikt hat nun damit zu tun, daß unter der Flutwelle der aufbrechenden Emotionen der Verstand in den Hintergrund gedrängt wird. Ein Beispiel sind chaotische Zustände der Bürokratie in jungen, neu entstandenden Demokratien der Dritten Welt: aufgrund der Begeisterung des Neubeginns geht alles „drunter und drüber“.

13. Konflikt „Zurückgezogen“: Wegen der großen seelischen Öffnung im Herzchakra entsteht eine außerordentlich große seelische Verletzlichkeit, die im Falle des Scheiterns dazu führt, daß man sich „in tiefster Seele getroffen“ in sein Schneckenhaus zurückzieht. Die Aussteiger- und Robinson-Crusoe-Phantasien zu Beginn der Neuzeit scheinen meiner Einschätzung nach solche Gefühlszustände auszudrücken.

14. Konflikt „Eingeschlossen“: Das Herzchakra kann viele tragische und außerordentlich schmerzhafte Gefühle beherbergen. Dazu gehören die nächsten drei Konflikte, die alle mit Angst und extrem großem Seelenschmerz zu tun haben. Wenn man sich die seelische Stimmungslage eingekesselter Soldaten vorstellt, deren Lage zunehmend hoffnungslos erscheint, bekommt man eine Ahnung von dem quälenden Gefühl des Eingeschlossenseins, das jeden Fluchtversuch unmöglich erscheinen läßt. Die Soldaten wagen nicht mehr zu atmen, um nicht vom Feind entdeckt zu werden.

15. Konflikt „Verängstigt“: Mit zunehmender Todesnähe verdichtet sich die Angst zu unheimlichen, schrecklichen Gefühlszuständen, die das Alleingelassensein unerträglich erscheinen lassen. Man hat das Gefühl, das Herz breche durch.

16. Konflikt „Panik“: In der allergrößten Not schlägt das beklemmende Gefühl in absolute Todesangst um, bei der man glaubt, von einer riesigen Welle bedroht und in kürzester Zeit überrollt und zermalmt zu werden. Das Panikgefühl übertrifft alle anderen Angstzustände in ihrer Schrecklichkeit. Praktisch alle Menschen, mit denen ich als Arzt über Zustände größter Panik gesprochen habe, waren sich darin einig, daß keine Worte für diese entsetzlichen Zustände gefunden werden können.

Zur Bedeutung des Herz-Chakras möchte ich noch einige Anmerkungen machen. Es ist eigentlich ein Irrglaube, das Kronen-Chakra als höchstes Chakra anzusehen. Spirituelle Lehrer meinen, daß der Entwicklungsschritt vom Buddhismus zum Christentum dem vom Kronen- zum Herz-Chakra entspricht. Buddha hat nach mehreren Kommentatoren Christus vorhergesehen (er sprach vom „Maitreya“ als künftigem Buddha) und sich im übrigen stets als Brücke oder Wegweiser empfunden. Im Boddhisattva, der als erleuchtetes Wesen sein Leben in den Dienst aller Mitwesen stellt, finden wir ein buddhistisches Pendant zum christlichen Erlöserglauben. Das Herz-Chakra wird kaum in buddhistischen Abbildungen und Symbolen dargestellt, weshalb es meines Erachtens in diesen Kulturen als relativ unbekannt gelten muß.

Im Islam und Christentum wie in vielen anderen Hochreligionen ist das bereits anders. Dort wird das vollentwickelte Herz-Chakra als höchstes Zentrum angesehen, welches alle menschlichen Potentiale in sich vereint. Wir können das göttliche Herz auch als das von Allah, Mutter Maria oder wem auch immer sehen. Es handelt sich um Chiffren, die eine bestimmte andere Wirklichkeit umschreiben, daß nämlich die höchste Wirklichkeit ein gutes, unendlich liebevolles Herz besitzt (als unendliche Liebe). Wenn wir das **Herz als höchstes Chakra** realisieren, wird auch die Unsinnigkeit einer egoistischen, monomanen Erleuchtungssuche klar. Ich kann nicht herzlos etwas suchen, was mit Herzlichkeit zu tun hat. Daraus resultiert dann auch der christliche Karitasgedanke, daß es der Erlösung mehr hilft, anderen Gutes zu tun, als sich egoistisch um sein eigenes Wohlergehen zu kümmern.

5. Chakra

Das fünfte Chakra stellt in jeder Hinsicht das nüchternste und unsentimentalste aller Entwicklungsstadien dar. Wir befinden uns in einer gänzlich grauen und irdischen Welt. Hier geht es vorwiegend um den nüchternen Verstand und das realitätstaugliche Alltagsbewußtsein, das Logik zur obersten Maxime erhoben hat. Gefühle haben nur eine untergeordnete Bedeutung als schmückende Dekoration, aber keinerlei Wert an sich.

Man kann den seelischen Zustand damit vergleichen, als ob eine großartige Symphonie urplötzlich verstummt wäre. Nun geht die Putzfrau durch die leeren Sitzreihen, um den Abfall der Theaterbesucher zu entsorgen. Der Glanz der vorherigen Entwicklungsstadien ist vollständig verschwunden, so daß nur noch nüchterne Sachlichkeit zurückbleibt.

„Träume sind doch nur Schäume! Alles Lug und Trug!" möchte man als enttäuschter Theaterbesucher ausrufen. Als einziger Besucher sitzt man still und stumm in seinem Theatersitz und überlegt, wie die Veranstaltung weitergehen soll. Man kann sich in die Verantwortung des Theaterbesitzers hineindenken, der das Ganze finanzieren muß. Aus seiner Perspektive sieht das Theater ganz anders aus: Viele Menschen müssen in genau berechneter Art und Weise unter einen Hut gebracht werden, um die gesamte Inszenierung zu ermöglichen. Es besteht eine große Scheu, die großen Gefühle des Theaters wahrzunehmen und auszuleben. Denn je wilder und hemmungloser Gefühle ausgelebt werden, umso hemmungsloser investiert der Theaterdirektor in irgendwelche Stücke, die ihn berauscht haben, und umso teurer wird hinterher die Gesamtrechnung. „Aus Erfahrung bin ich klug geworden und mußte dafür teuer bezahlen! Nur nicht über die Stränge schlagen!" lautet die Devise. Denn wichtiger als Gefühle sind saubere Stuhlreihen in genügender Menge und ein gutgefüllter Theatertresor, um die ganze Angelegenheit zu finanzieren.

Das Theater, von dem ich hier spreche, ist in Wahrheit eine Metapher für unsere moderne Zivilisation und ihren vorherrschenden Gemütszustand. Allein rationales Denken, zweckmäßige Effizienz, Profit und Nützlichkeit stehen vollkommen im Mittelpunkt des Interesses. Schönheitsempfinden und große Gefühle sind zu privaten Arabesken geworden, die den nüchternen Alltag des Verstandesmenschen ausschmücken, so wie man am Abend nach einem langen Bürotag Musicals oder Kinovorführungen besucht. Emotionen haben keinen sinnstiftenden und größeren Zusammenhang mehr.

Jedes Gefühl einer Zusammengehörigkeit der Schöpfung wird als pures Wunschdenken abgetan, jeder Gedanke an Unberechenbarkeiten, Phantasie und Dramaturgie als gefährlich abgewehrt. Götter sind zu Buchstaben geschrumpft, die in Bibliotheken an frühere Zeiten der Menschheit erinnern. Der Einzelmensch hat sich in ein Schneckenhaus zurückgezogen, dessen harte Schale aus seiner Verstandestätigkeit aufgebaut ist. In solchen Schneckenhäusern ist sich jeder selbst der nächste, so daß ein allgemeiner Egoismus und ein Kampf aller gegen alle einsetzt. Der moderne Mensch sitzt wie Diogenes in der Tonne seines Verstandeskästchens, das eine Mischung von Gefängnis und Trutzburg darstellt. Daß der moderne Mensch in seiner Rationalität gefangen und eingesperrt ist, wird ihm durch die rebellierende Jugend vorgeworfen (beispielsweise die Hippies der 60er Jahre), die das Leben der Spießer mit ihrer Doppelmoral anprangern und in Frage stellen. Der Verstandesmensch des fünften Chakra wehrt sich natürlich gegen solche Vorwürfe, weil er seine Werte als allgemeinverbindlich und von allergrößter Nützlichkeit ansieht. „Jeder ist in Wahrheit ein Idiot, der es nicht genauso macht wie ich," lautet die Glaubensformel des Menschen im fünften Chakra.

Die Wesenszüge des fünften Chakra entsprechen auch dem gesamtseelischen Zustand des modernen Wissenschaftlers, dessen großartige Erkenntnisse als stichhaltiger Beweis dafür genommen werden, was für ein großartiger Kerl der Wissenschaftler selber ist (und in Identifikation mit ihm die gesamte Menschheit). Insgeheim finden sich selbst in den grotesken Dimensionen der menschlichen Zerstörungslust wie beispielsweise der Atombombe geheime Beweise für die Großartigkeit und Gottähnlichkeit des Menschen! Die dabei entstehende Faszination im Sinne eines verführerischen Narzißmus wird extrem tabuisiert und vor jedermann geheimgehalten. Man kämpft beispielsweise mit dem moralischen Zeigefinger der Entrüstung gegen solche peinlichen Emotionen. Bei der Vorstellung, die Welt in die Luft jagen zu können, läuft unbewußt ein wohlig-grusliger Schauer über den Rücken des homo sapiens. „Was bin ich doch für ein mächtiges Wesen, daß ich solche Fähigkeiten habe", denkt er und fühlt sich ungeheuer überlegen. „Ich gehöre zu der mächtigen Spezies, die den gesamten Planeten in die Luft jagen kann!"

Da alle übermächtigen Gefühle und tieferen Intuitionen vor dem Hintergrund der vorher stattgefundenen Chakra-Entwicklung als ungeheuer angstbesetzt gelten müssen, besteht im fünften Chakra ein extremes Unvermögen, das eigentliche Wesen der menschlichen Natur zu begreifen. Nie zuvor hat der Mensch von sich selbst und seinem eigentlichen Wesen so wenig verstanden wie der Mensch im fünften Chakra. Sigmund FREUDS revolutionäre Entdeckung des Unbewußten kann als Hiobsbotschaft an eine Gesellschaft von Verstandesmenschen begriffen werden, die überwiegend dem fünften Chakra angehören und bei denen die Wiederentdeckung des Unbewußten geradezu als Sensation und dazu als eine bedeutende Befreiungstat empfunden wird. Bei genauem Hinsehen muß man mit höchster Verwunderung feststellen, daß das Erstaunen des Menschen im fünften Chakra über die Wiederentdeckung des Emotionalen das eigentlich Merkwürdige ist. Wenn etwas ganz Urmenschliches wie die eigenen Gefühle zur sensationellen Neuentdeckung werden kann, begreift man überhaupt erst die ungeheure Entfremdung, die den modernen Menschen zuvor wie eine riesige Käseglocke vom Rest seines Wesens und der Welt abgeschirmt hat.

Die Entfremdung des Menschen von seinem eigentlichen Wesen findet in der äußeren Welt ein Gegengewicht in Form der Zivilisation, was gerne als Argument dafür angeführt wird, daß die moderne Welt eine große Bereicherung darstellt: ...selbst wenn man in langen Autostaus vor sich hinschmachtet, geht doch alles viel schneller und bequemer, selbst wenn man über Elektrosmog schimpft, hat man doch die Informationsquellen von Internet und Fernsehen zur Verfügung, oder man hat die Errungenschaft der Glühlampe, die es ermöglicht, abends länger wach zu bleiben.

In der äußeren Welt wird der moderne Mensch immer heimischer, während er seine Innenwelt immer weniger kennt. Der moderne Mensch hat sich in der Welt so häuslich eingerichtet, als wollte er den letzten Grashalm seiner Zivilisation unterwerfen. Auf den Spuren der Entdeckungsreisen eines Christopher COLUMBUS reisen die Menschen in immer entferntere Winkel der äußeren Makrowelt, genauso wie sie mit Hilfe des Mikroskops und der Naturwissenschaften die Tiefen der Mikrowelt erforschen. In gleicher Weise, wie der Mensch die Außenwelt erforscht und in ihr heimisch wird, entfremdet er sich umgekehrt auf paradoxe Weise in unfaßlicher, vorher völlig unbekannter Weise seinem eigentlichen Wesen.

Zu den positiven Charaktereigenschaften des Hals-Chakra gehören Tugenden wie Verläßlichkeit, Sachlichkeit und Gerechtigkeit. Da das fünfte Chakra als Sitz des Kommunikationsorgans viel mit Austausch zu tun hat, entwickelt sich eine völlig neue, vorher unbekannte Hochzivilisation mit immensen Kommunikations- und Verteilungsmöglichkeiten. Die Menschenrechte ebenso wie die Normierung von Gerätesteckern nach Din-Norm gehören zu den Verdiensten von Menschen, die psychonergetisch auf dem Niveau des fünften Chakra schwingen. Zu klassischen Rollen des Halschakra gehören die braven, zwanghaften Büroangestellten und Arbeiter, deren unermüdlicher Fleiß und Bescheidenheit eine Welt voller Sicherheit und dazu noch großen materiellen Reichtums erschaffen.

Zum ersten Mal in der Menschheitsgeschichte entsteht eine verläßliche, saubere und anständige Welt. Allen in ihr Lebenden wird das Leben eines Königs ermöglicht, der mit seiner Karosse überall hinfahren kann und ungeheure Schätze besitzt. Fernbedienungen und Waschmaschinen ersetzen in der Moderne die Sklaven des Königs, und alle Errungenschaften des modernen Menschen wie Fernsehen und Fernreisen repräsentieren einen unvorstellbaren Reichtum, der vorherigen Generationen unfaßbar und großartig vorgekommen wäre. Wer als Zivilisationsmensch einen Abenteuerurlaub im Dschungel bucht, versteht sehr bald den enorm großen Unterschied, der zwischen Wildnis und Hochzivilisation aufgerichtet wurde. Dabei habe ich partout nichts gegen Abenteuerurlaube, die einen in dosierter Form in die Steinzeit und dergleichen zurückkatapultieren. Doch die meisten Teilnehmer von Survival-Trainings empfinden es nach ihrer Rückkehr aus der Wildnis als berauschendes Glück, einen Lichtschalter in der Gewißheit betätigen zu können, daß er funktioniert. Auch banale Dinge wie die Klospülung und sauberes Trinkwasser gehören zu den großartigsten Errungenschaften der modernen Menschheit.

Bekanntlich entsteht jedoch auch viel Schatten, wo viel Licht ist. Wenn man sich mit den negativen Merkmalen des Halschakra beschäftigt, muß man zunächst seine psychoenergetische Funktion als Gefühlsschleuse begriffen haben, mit der Emotionen und Gedanken aufeinander abgestimmt werden. Man wird an das Bild einer Dressur erinnert, bei der die Tier-Natur des Menschen – versinnbildlicht im Mythos als Kentaur oder Sphinx – gezähmt und dressiert wird. Durch die Dressur des inneren Tieres und die Unterdrückung der Gefühle kommt es beim Menschen auf dem Niveau des Halschakra zu einer großen Entängstigung, die zum ersten Mal in der Menschheitsgeschichte mit einem Gefühl von Verläßlichkeit und Sicherheit verbunden ist, welches in früheren Evolutionsstufen unbekannt war.

Das spartanische Wesen des Halschakra zeigt sich auch dadurch, daß sich die zugehörigen Konflikte nur auf zwei unterschiedliche Varianten verteilen.

17. Konflikt „Gefühlsleere": Zu den unrühmlichen Schattenseiten des fünften Chakra gehört die völlige Abwehr aller Emotionen, so daß eine lieblose Gleichgültigkeit um sich greift. Die Lieblosigkeit verbirgt außerordentlich schmerzhafte Emotionen, die dadurch abgewehrt werden. Auf Außenstehende wirkt die Gedanken- und Gefühllosigkeit vollkommen unfaßbar und unverständlich. Im Extrem entstehen Wurstigkeit und Lieblosigkeit, die sich sogar auf den Umgang mit dem eigenen Körper übertragen kann. Das völlige Fehlen von Empathie macht Grausamkeit und Ausleben negativer Emotionen und Projektionen möglich, was in der vorherigen Menschheitsgeschichte undenkbar gewesen wäre.

Der Puritanismus stellt eine Reinform dieser Geistes- und Gemütsverfassung dar. Man kann gut verstehen, warum beispielsweise der nordamerikanische Indianer, der sich noch auf der Entwicklungsstufe von Chakra 1 oder 2 befindet, den puritanischen Siedler als völlig fremdartig und geradezu maschinenhaft empfindet. Ergänzend möchte ich anfügen, daß jede psychoenergetische Entwicklungsstufe eine eigenständige Welt darstellt, die anderen Welten mit Unverständnis begegnet. Dadurch wächst mit zunehmender Entfernung der Chakras voneinander die Distanz, und mit ihr wird die Verständigungsmöglichkeit geringer. Wir begreifen dadurch die seelische Erschütterung und das zerstörerische Konfliktpotential, das beim Aufeinandertreffen psychoenergetisch weit auseinander liegender Kulturen auftritt.

18. Konflikt „Hastig": Das zweite Grundproblem des Menschen im fünften Chakra hat mit der Neigung zu tun, ständig auf das Gaspedal des Verstandes zu drücken und den Denkapparat zu noch größerer Eile anzutreiben. Der überdrehte Verstand überfordert verständlicherweise den Gesamtorganismus, so daß die motorischen und emotionalen Fähigkeiten mit dem schnellen Verstandestempo nicht Schritt halten können. Oft verbergen sich hinter hektischer Betriebsamkeit Gefühle von Machtgier und Habsucht, die wir in unverstellterer Form bereits im dritten Chakra kennengelernt haben. Man will einfach immer mehr vom Leben, und in unersättlicher Gier peitscht man sich selber immer mehr an.

Eine andere Grundlage der Hektik bildet das veränderte Zeitempfinden des modernen Menschen. Die Langsamkeit unzivilisierterer Menschen, denen der moderne Tourist bei seinen Reisen begegnet, kann ihn fürchterlich aufbringen, weil es ihm wie Faulheit, böse Absicht und dergleichen vorkommt. Nichtkompatible psychoenergetische Entwicklungsstadien bergen ein enormes Konfliktpotential in sich. „Diese langsamen Bewegungen der einheimischen Kellner bringen mich noch um den Verstand!" meckert der verärgerte Tourist. Er drückt damit genau das Kernproblem des Konflikts aus, nur daß der Tourist überhaupt nicht mitbekommt, daß er sich durch seine übertriebene Hektik selber krank macht. Das erfährt er spätestens bei seinem Herzinfarkt, wonach er dann „langsamer treten muß".

Das beschleunigte Zeitgefühl führte im christlichen Abendland zum Errichten von Kirchtürmen, von denen die Glocken in präzisen Rhythmen den Tag in Abschnitte unterteilen. Seine Zeit zu nutzen und etwas Vernünftiges aus seinem Leben zu machen gehört zu den Paradigmen des protestantischen Calvinismus und der beginnenden Industrialisierung. Die Zeit sinnvoll einzuteilen wird mit Tugenden wie Vernünftigkeit, Angemessenheit und Bescheidenheit gleichgesetzt. Dahinter verbergen sich unangenehme Emotionen, die sie kompensieren sollen, wozu vor allem negative Gefühle von Minderwertigkeit, Schwäche und Angst gehören – etwa die Angst des Kapitalisten zu verarmen, wenn die Arbeit zu langsam getan wird.

6. Chakra

Mit dem fünften Chakra wurde ein scheinbarer Höhepunkt der Persönlichkeitsentwicklung erreicht, doch die Entwicklung geht noch viel weiter. Während der Mensch auf der Entwicklungsstufe des fünften Chakra zwanghafte und klar überschaubare Wesenszüge zeigt, die man am deutlichsten beim Puritaner und Bürokraten findet, wirkt das Stirnchakra wie eine einzige kreative Explosion, was mit der Belebung durch das intuitive Wesen des sechsten Chakra zu tun hat. Im sechsten Chakra entwickeln sich Inspiration, Kreativität und Sensibilität, die kreative und wissenschaftliche Höchstleistungen ermöglichen. Das Erwachen des sechsten Chakra kann deshalb mit einer Neugeburt (Renaissance) verglichen werden, wie das bereits beim Übergang vom dritten zum vierten Chakra beobachtet wurde.

Das Stirnchakra wurde seit alters mit übernatürlichen Kräften in Verbindung gebracht. Das dritte Auge symbolisiert bereits in den alten Kulturen von Ägypten und Tibet die Fähigkeit des Hellsehens und der Innenschau („Auge des Horus", „Ajna-Chakra"). Meiner Erfahrung nach entwickeln viele Menschen in unserer westlichen Kultur andere, gesellschaftlich akzeptierte Fähigkeiten durch das sechste Chakra, etwa in Wissenschaft und Kunst. Hellseher haben bekanntlich in unserer aufgeklärten Gesellschaft keinen sonderlich angesehenen Status. Die Talente des sechsten Chakra zeigen sich aber auch auf andere Weise, wenn auch nicht unter der Bezeichnung „Hellsehen". So sprechen viele Erfinder und Wissenschaftler von „Inspiration", „Intuition" und dem „sechsten Sinn." Solche Wissenschaftler nutzen die Fähigkeiten des erwachten sechsten Chakra deshalb für ganz nüchterne, rationale Ergebnisse, obwohl sie, bei Lichte besehen, auch nichts anderes machen als Hellsehen.

Berühmt ist die Entdeckung der Struktur des Benzolrings durch den Chemiker KEKULÉ, der im Traum eine Schlange erblickte , die sich in den Schwanz biß (unschwer erkennt man dabei das Uroboros-Motiv):

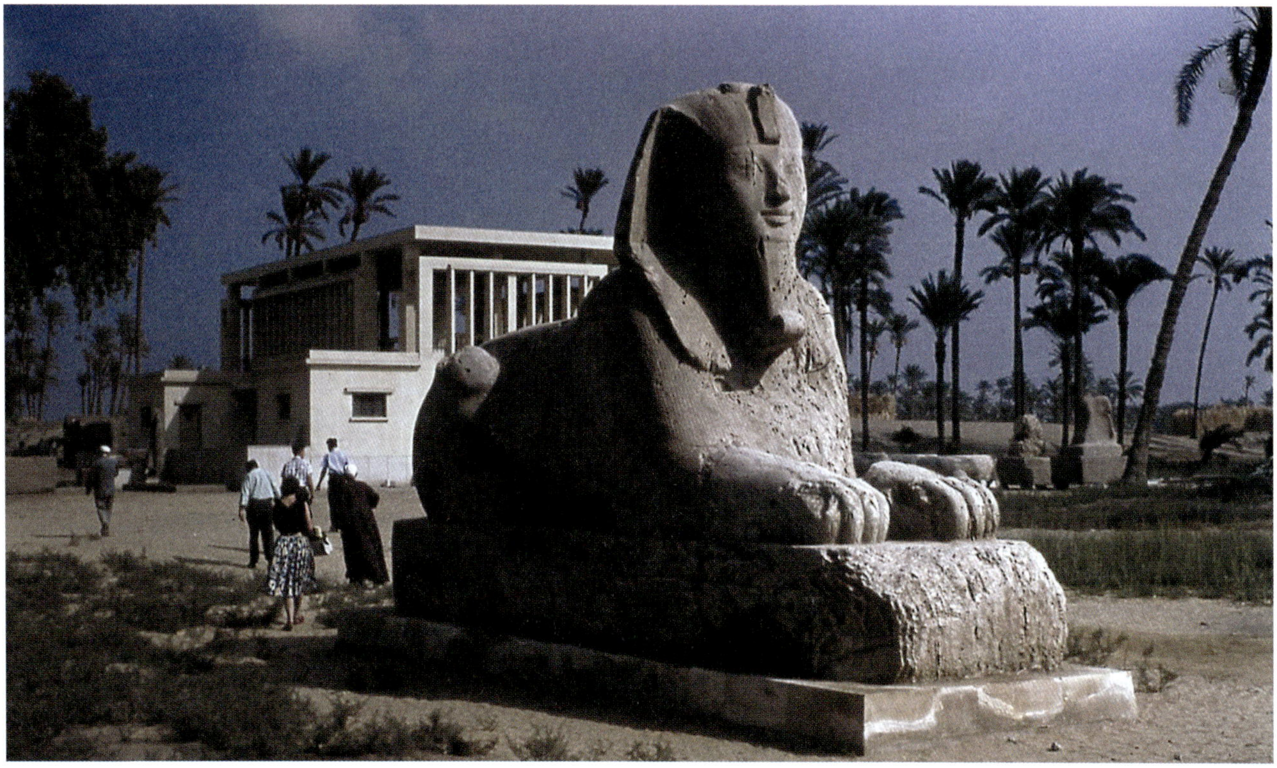

Die Sphinx als Tier mit Menschenkopf drückt das tief-sinnliche Erleben des erwachten 6. Chakra aus, wo erstmals ein starkes, magisch erlebtes Bewußtsein dafür entsteht, zugleich Tier und Mensch zu sein. *Sphinx von Memphis, 1600 v. Chr.*

dem Forscher wurde durch seinen Traum sofort klar, daß der Benzolring genauso wie jene Schlange aussah! Die Annalen der Parapsychologie (die sich mit den Grenzgebieten der Psychologie beschäftigt, wozu alles Paranormale gehört) sind übervoll von Berichten, Experimenten und Augenzeugenprotokollen, die unzweifelhaft die Existenz ungewöhnlicher Kräfte und Fähigkeiten beim Menschen bestätigen, die über unsere fünf Sinne und den normalen Menschenverstand hinausgehen. Alle diese Fähigkeiten haben meines Erachtens mit dem sechsten Chakra zu tun.

Die erhöhte energetische Schwingung im sechsten Chakra führt zu einer Wiederbelebung vorher unbewußter Potentiale, was nicht nur mehr Kreativität und Intuition, sondern zusätzlich einen ungeheuren Energiezuwachs mit sich bringt. Menschen mit einem aktiven sechsten Chakra kommen mit ungewöhnlich wenig Schlaf aus und verfügen über ungeahnte Kraftreserven. Solche Leute scheinen wie ein „Turbomotor“ zu funktionieren, der zusätzliche Kraftreserven zugeschaltet hat.

Von der Zeitachse der Menschheitsentwicklung sind erste Zeichen für das Erwachen des sechsten Chakra bereits im alten Ägypten zu finden: Die am weitesten entwickelten Eingeweihten, wozu der berühmte griechische Philosoph PLATO gehört haben soll *(von „Bal-Aton“ abgeleitet, was „Anhänger des Aton“ bedeutet, des ersten ägyptischen monotheistischen Gottes)*, hatten ein aktives sechstes Chakra, mit dem ein tiefes spirituelles Wissen verbunden war. Eine nächste Welle des Erwachens des sechsten Chakra findet sich am Ende des Mittelalters, allen voran bei den Künstlern im Florenz der MEDICI. Kunsthistorisch bezeichnet man die Wiedererwekkung verschütteter Fähigkeiten als „Renaissance“. Verloren geglaubte Möglichkeiten entwickeln sich, was sich bereits im vierten Chakra leise anzudeuten beginnt. Praktisch jeder Genius und große Künstler verdankt seine Werke dem Erwachen des sechsten Chakra. Ohne dieses Potential wären ein MICHELANGELO oder RAPHAEL nicht vorstellbar.

Die neuen Möglichkeiten des sechsten Chakra geben jedoch nicht nur dem Genie, sondern praktisch jedem Menschen auf diesem Schwingungsniveau eine energetische Frische und Heiterkeit des Gemüts. Die intellektuellen Fähigkeiten werden ebenfalls enorm angeregt, so daß eine genial wirkende Art des Denkens möglich wird, bei der komplexe Zusammenhänge in einer intuitiven und holistischen Weise erfaßt werden. Geniale Menschen wie PARACELSUS, GOETHE und DANTE haben alle ihre Fähigkeiten überwiegend dem erwachten sechsten Chakra zu verdanken.

Zeitgeschichtlich leben wir noch im Schwingungsniveau des fünften Chakra. Doch es gibt eine in Ansätzen bereits erkennbare Welt der Zukunft, die dem Schwingungsniveau des sechsten Chakra entspricht. In Esoterikkreisen wird ein sogenanntes „Wassermann-Zeitalter" herbeigesehnt, in dem die neuen intuitiven Fähigkeiten des sechsten Chakra zu einer besseren Welt führen sollen. All diese neuerwachten Fähigkeiten sollen den Menschen ökologischer, sozialer und friedlicher machen, kurzum: der Mensch soll einfach ein besserer Mensch werden, sobald sein sechstes Chakra erwacht ist.

Da ich seit über einem Jahrzehnt Menschen unterschiedlichster sozialer Gruppen und Nationalitäten auf ihr psychoenergetisches Schwingungsniveau hin untersuche, traf ich auf relativ viele Menschen mit einem erwachten sechsten Chakra. Alle positiven Beschreibungen kann ich dabei voll bestätigen. Aber meine ernüchternden Erfahrungen mit diesen Menschen können irgendwelche utopischen Erwartungen und idealistischen Verklärungen nur zum Teil rechtfertigen. Denn die Menschen werden leider nicht notgedrungen vollkommen bessere Menschen, wenn sie höher schwingen. Der sogenannte „neue Mensch" mit seinem sechsten Chakra besitzt neben all seinen Vorzügen viele negative Wesensmerkmale, die ausgesprochen unsympathisch und antisozial genannt werden können. „Wo viel Licht, ist auch viel Schatten."

Ich erwähnte bereits, daß Hysteriker oftmals recht selbstbezogene Menschen sein können. Für solche Egomanen verwandelt sich der eigene Mentalkörper und das darin wohnende individuelle Ego zur zentralen Weltenachse, von dessen Nabe alle Tätigkeiten und Empfindungen ausstrahlen. Hysteriker und Menschen mit einem erwachten sechsten Chakra ähneln einander oft in ihren wichtigen Charakterzügen, so daß man unabhängig vom jeweiligen Charaktertyp viele ähnliche Merkmale beobachten kann. Das erwachte sechste Chakra betört viele Menschen durch die ihm innewohnenden vielfältigen und faszinierenden Potentiale. So entsteht bei manchen Leuten eine regelrechte Selbstverliebtheit, die manches Individuum zu seinem eigenen Sonnengott erhebt: *„L'ètat c'est moi!"* Sehr klar kann man solche Gottkönig-Allüren bei berühmten Modeschöpfern und Designern beobachten, die auf allen großen gesellschaftlichen Ereignissen der Mittelpunkt sein müssen und peinlich darauf achten, daß jeder sie kennt.[58]

Gelegentlich wird der Egoismus auf die Spitze getrieben und bekommt durch die hysterische Natur des sechsten Chakra einen despotischen Zug. Obwohl ich bestimmte geniale, aber auch moralisch umstrittene Alleinherrscher nicht persönlich untersucht habe, sprechen nach meiner Erfahrung doch alle Hinweise dafür, daß es sich beispielsweise bei HITLER um einen Menschen mit einem erwachten sechsten Chakra gehandelt haben muß. HITLER war höchstwahrscheinlich ein schizoider Charakter mit stark hysterischen Zügen, was seiner Gesamtpersönlichkeit deutlich paranoide Merkmale verliehen hat. HITLER glaubte an die Parapsychologie, war strenger Vegetarier (wie viele hochsensible Menschen mit erwachtem sechsten Chakra) und zweifelsohne ein Jahrhunderttalent, was die Kunst der Demagogie anbelangt.

Der Mensch auf der Entwicklungsstufe des Stirnchakra neigt dazu, seine Umwelt mitsamt seinen Mitmenschen als Bühne und Statisten für den eigenen Machthunger und die eigene Selbstdarstellung zu mißbrauchen. Andere Menschen interessieren den Träger des Stirnchakra häufig nicht wirklich, so daß sie allzuleicht zu „Kanonenfutter" werden. Wegen der hohen Sensibilität und energetischen Offenheit braucht der Despot des sechsten Chakra jedoch grobsinnige Erfüllungsgehilfen, die ihm das schmutzige Geschäft des Mordens abnehmen. Dem französischen Revolutionär ROBESPIERRE wurde angeblich kotzübel, als er erstmals persönlich einer Hinrichtung mittels der Guillotine beiwohnte, obschon er zuvor aus der Ferne ohne Gewissensbisse Hunderte von Todesurteilen unterzeichnet hatte.

---

[58] Von der Chefstewardeß einer großen Fluglinie erfuhr ich folgende aufschlußreiche Begebenheit. In der ersten Klasse beschwerte sich ein weltberühmter Passagier über irgendeine Lappalie, die ihn störte. Als die junge Stewardeß ihn mit netten Worten auf die baldige Landung hinwies und damit vertrösten wollte, daß sich sein Problem dadurch in wenigen Minuten ohnehin erledigen würde, herrschte er sie an: „Wissen Sie denn nicht, wer ich bin?" Leider wußte sie es nicht, woraufhin sich die Weltberühmtheit wutentbrannt ihren Namen geben ließ. Er werde sich bei der Direktion beschweren, daß das unerfahrene Personal noch nicht einmal die banalsten Grundprinzipien der High Society und so weiter beherrsche. Für ihn war es eine persönliche Beleidigung, nicht auf Anhieb erkannt und entsprechend behandelt zu werden. Nachzutragen bleibt, daß es sich bei der Berühmtheit mit allergrößter Wahrscheinlichkeit um einen hysterischen Charaktertyp handeln muß.

Viele charismatische Führergestalten schockieren ihre gläubigen Gefolgsleute urplötzlich, wenn die Inszenierung einen Riß bekommt und fragwürdige Züge annimmt: Von einem Moment zum anderen verwandelt sich der geliebte Führer in einen vollkommen durchschnittlichen Menschen, dessen negative Wesenszüge auf einmal hervorbrechen.

Wegen seiner Uneinsichtigkeit neigt der Mensch im sechsten Chakra darüber hinaus dazu, begangenes Unrecht nicht zu bereuen. Eher projiziert er alles Böse auf irgendwelche Feinde, die jetzt erst recht gnadenlos vernichtet werden, oder wird zum weinerlichen Waschlappen, der selbst minimale Wehwehchen mit viel Pathos pflegt.

Damit möchte ich die Aufzählung der positiven und negativen Wesenszüge des Stirnchakra-Trägers beenden. Ergänzend möchte ich klarstellen, daß die Häufung negativer Wesensmerkmale in meiner Darstellung den Leser nicht zu der irrigen Annahme verleiten sollte, das Negative würde beim Stirnchakra überwiegen. Das ist keineswegs der Fall! Mir geht es nur darum, die Verklärung einer zukünftigen „Wassermann"-Epoche auf ein nüchternes Maß herunterzuschrauben. Wenn man nämlich die Abgründe und Falltüren des Stirnchakra durchschaut hat, fällt man viel weniger leicht auf hypnotisierende Tricks und verführerische Ideologien herein, die mit dem sechsten Chakra verbunden sind.

Das Stirnchakra entspricht zeitgeschichtlich zum größten Teil der Zukunft. Ich kann aus diesem Grund verständlicherweise keine historischen Bezüge zu den einzelnen Konflikten herstellen. Der Vollständigkeit halber möchte ich aber die wichtigen Konfliktthemen nochmal kurz wiederholen und Ansätze ihrer modernen Ausprägung beim Namen nennen. Kein anderes Chakra weist eine solche Bandbreite an seelischen Konflikten und Emotionen auf wie das sechste.

Insgesamt werden sechs Konflikte beobachtet:

19. Konflikt „Zaghaft": Wegen der ungeheuren Fülle an Möglichkeiten, die sich dem Träger des Stirnchakra als Chance anbieten, kommt es häufig zur Entscheidungsschwäche. Wenn man sich zu früh festlegt, könnte man die bessere Entscheidung verpassen. Da man es mit niemandem verderben will, wirkt man mutlos und laviert diplomatisch um klare Entscheidungen herum.

Das Internet als Symbol der modernen Informationsflut führt viele Menschen zu zaghaften Verhaltensweisen. Aus der Konsumforschung weiß man, daß ein Überangebot lähmend wirkt. Amerikanische Internet-Forschung zeigt, daß vermutlich aus diesem Grund immer mehr Internet-Benutzer die immer selben Eingangsportale benutzen.

20. Konflikt „Selbstgenügsamkeit": Im Grunde geht der Selbstgenügsame davon aus, daß ihn keiner wirklich liebt und daß er deshalb gut daran tut, sich alleine auf sich selber zu verlassen. Manchmal führt die Egozentriertheit zu einer narzißtischen Hochnäsigkeit, deren Blasiertheit und Eitelkeit häufig hinter einer komplementären Fassade von Bescheidenheit und Servilität getarnt wird. Selbstgenügsame Menschen wirken deshalb nach außen hin oft besonders angenehm und konziliant.

Der moderne Großstadtmensch zeigt alle Symptome der selbstzentrierten Genügsamkeit, die mit diesem Konflikt einhergehen. Kaum ein anderes Seelenthema beinhaltet einen größeren Egoismus, hinter dem sich ein ungeheures Maß an Liebesbedürftigkeit versteckt. Moderne Menschen sind aus diesem Grund sehr leicht manipulierbar, weil ihre Entwurzelung und Selbstbezogenheit zu mangelnder Erdung und geschwächter Selbstbestimmtheit führt.

21. Konflikt „Körperlich überanstrengt": Wegen der großen Energieladung, die der Schubkraft eines Düsentriebwerks entspricht, neigt der Träger des sechsten Chakra zu motorischer Ruhelosigkeit und ständiger Anspannung.

Die Konflikte Nr. 21–23 sind typische Seelenthemen des modernen Zivilisationsmenschen, der immer angespannter, unruhiger und überdrehter wird. Das hektische Leben in den Metropolen wird immer mehr zu einer bedeutenden Krankheitsquelle, weil das Gegengewicht – in Form von Entspannung, Ruhe und Erdung – zu kurz kommt.

22. Konflikt „Unruhe": Mental übersteuert, treiben Dauersorgen den Menschen im Stirnchakra an, die ihn nie wirklich zur Ruhe kommen lassen.

23. Konflikt „Angespannt": Das Überdrehte kann sich bis zu Extremen steigern, so daß es zu unwillkürlichen Handlungsimpulsen (Tics) und Verkrampfungen kommt, und eine Spirale von dauernder Hilflosigkeit und Anspannnung ensteht.

24. Konflikt „Unbehagen": Viele Menschen mit dem Konflikt des Sich-unbehaglich-Fühlens ziehen den körperlichen Dauerschmerz der Unerträglichkeit seelischer Schmerzen vor, weil sie viel leichter zu bewältigen und ertragen sind.

Chronische Schmerzen treten nach meinen ärztlichen Erfahrungen immer häufiger auf, und ich werte sie auch als Zeitzeichen. Der körperliche Schmerz bekommt eine vielfältige Ventilfunktion, weil das moderne Leben andere Entladungsmöglichkeiten immer mehr blockiert – etwa tüchtig Holz zu hacken, wenn man vor Wut platzen möchte, oder sich in der eigenen Familie mal richtig ausweinen zu können, wenn man sich ganz schwach und elend fühlt.

7. Chakra

Das Kronenchakra wird als Höhepunkt der spirituellen Entwicklung und Sinnbild der Erleuchtung gesehen. Der Heiligenschein symbolisiert die große Strahlkraft des voll energetisierten siebten Chakra. Im Gegensatz zum sechsten hat der Träger des siebten Chakra eine kleine Kreuzigung als schmerzhafte Verwandlung hinter sich, indem er das allzu narzißtische, eigensüchtige Ego des Stirnchakra transformieren und abstreifen mußte, um seelisch weiter zu wachsen. Wie bei jedem Übergang von einem Chakra zum anderen kommt es zu Krisen und seelischen Revolutionen, die oft an Weltuntergänge erinnern. Verwundert reibt man sich danach die Augen und findet sich in einer zwar gleichen, aber deutlich verwandelten Welt.

Die kindliche Unschuld und Friedlichkeit des ersten Chakra wird wiedergefunden, aber auf einer höheren Integrationsebene. Der Mensch im siebten Chakra strahlt zugleich die Würde des Weisen und die unschuldige Freundlichkeit des Kindes aus.

Das Lächeln um die Mundwinkel der Mona Lisa spiegelt den ganzen verführerischen Liebreiz und die majestätische, geradezu göttliche Schönheit des Kronenchakra. Die meisten Gemälde von Leonardo da VINCI haben diesen Zauber in sich – nicht nur das Bild der „Mona Lisa", vermutlich weil sich Leonardo selbst auf der Schwingungsstufe des siebten Chakra befunden hat. Nach meinen Untersuchungen gehört auch die Musik von Johann Sebastian BACH in ihrer schlichten Größe und mathematischen Raffinesse zum siebten Chakra. In der modernen Zeit möchte ich zwei herausragende Vertreter des Kronenchakra nennen: den Geiger Yehudi MENUHIN und den DALAI LAMA. Beide fallen durch mehrere charakteristische Eigenschaften auf, die sie als Menschen auf der Schwingungsstufe des siebten Chakra auszeichnen: sie sind außerordentlich menschlich, sehr bescheiden und in ihrem Auftreten geradezu demonstrativ unauffällig, ungewöhnlich freundlich, humorvoll und gemütvoll, seelisch ausgeglichen und dazu sehr inbrünstig von ihrer eigentlichen Mission beseelt.

Die Schönheit der Schöpfung offenbart sich dem Kronenchakraträger als „goldener Schnitt", und die Weisheiten und Gesetze des Kosmos werden in geradezu sinnlicher Weise erfahrbar. Tiere, Blumen und Kinder werden zu Wesensfreunden, in denen sich der

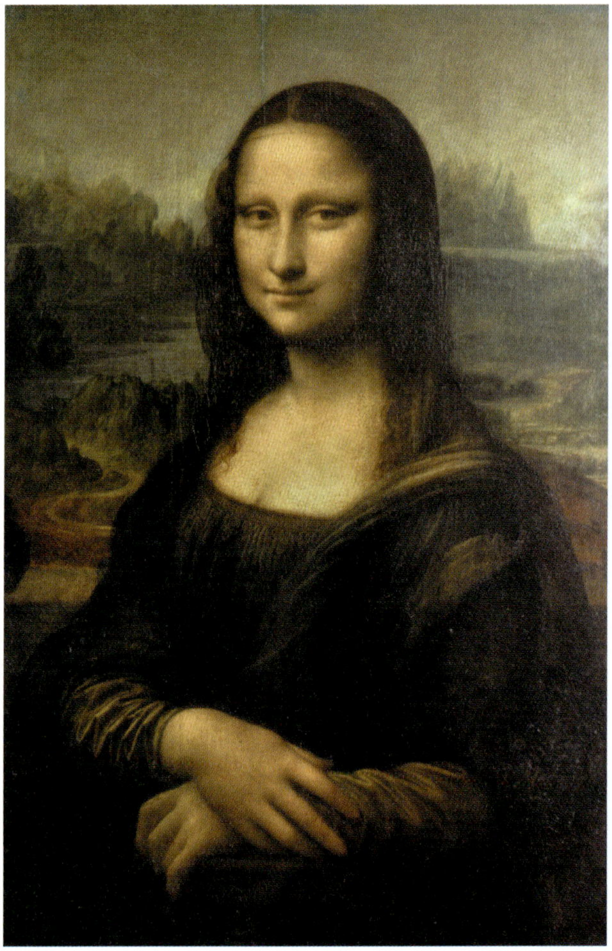

Die Mona Lisa mit ihrem geheimnisvollen Lächeln und ihrer schlichten Schönheit vermittelt uns einen Eindruck von der Schönheit und Grazie des Kronenchakra.

einsame Kronenchakraträger viel mehr wiederfindet als in den unzähligen Mitmenschen, deren seelische Verhärtungen und Egospiele ihm zunehmend unverständlich und fremd vorkommen. Irgendwann hat er diese Spiele auch einmal alle gespielt und kennt sie in- und auswendig, während sie ihn andererseits zunehmend ermüden und langweilen.

Die große Offenheit gegenüber dem Unbewußten führt zu einem Kreativitätsschub, der den Schaffensdrang und die Bandbreite kreativer Möglichkeiten gegenüber dem Stirnchakra noch weiter steigert. Man kann das gut an den ungeheuer vielseitigen Werken von Johann Sebastian BACH sehen, ebenso auch am rastlosen Entdeckergeist von Leonardo DA VINCI. Meiner Erfahrung nach basteln Träger des siebten Chakra schrecklich gerne und tüfteln raffinierte

Apparaturen aus. Arbeiten an sich ebenso wie Kreativsein macht dem Kronenchakra-Träger ungeheuren Spaß, so daß er ständig neue Dinge entdecken und erforschen kann. An Leonardo DA VINCI können wir auch sehen, daß die Umtriebigkeit und das Spielerische so dynamische Steigerungen erfahren können, daß Kunstwerke in der Mehrzahl gar nicht mehr vollendet werden, einfach weil der Kronenchakraträger instinktiv spürt, daß „der Weg das Ziel ist" und ohnehin nichts von Dauer sein wird. Wozu soll man sich dann abquälen und Kunstwerke fertigstellen?

Bei vielen Hochbegabten habe ich übrigens ähnliche Verhaltensweisen gefunden: Man stuft sie in der Schule als unkonzentrierte „Zappelphilippe" ein, ohne zu ahnen, daß durch die hohe Entwicklungsstufe dieser Kinder äußere Reize sehr schnell langweilig werden.[59] Gelegentlich findet man solche „Albert Einsteins" dann in Sonderschulen für Lernbehinderte, weil die beständige Unaufmerksamkeit solcher Kinder dazu verleitet, sie schlichtweg für dumm zu halten. Gelegentlich werden solche Kinder auch verhaltensgestört, weil sie schwer in soziale Gruppen integriert werden können. Man nennt solche Kinder in den USA „Indigo-Kinder", weil hellsichtige Menschen ihre Aura als violett beschreiben. Tatsächlich kann man die Schwingungsstufe des siebten Chakra als Summation aller Schwingungen betrachten, wie wenn Farben zusammengemischt werden. Offenbar erscheint so eine Summation dem Hellsichtigen als violett (oder alternativ als „weiß"). In einem späteren Kapitel über „Seelisches Wachstum und Konfliktheilung" werde ich ausführlicher auf solche Menschen eingehen, deren hohes seelisches Entwicklungsniveau die Integration in ein normales Leben recht schwierig macht.

Nun werden mich manche Leser fragen, woher ich überhaupt wissen kann, auf welcher Stufe ein Mensch schwingt. Die Antwort will ich nicht schuldig bleiben, und ich werde technische Details im späteren Kapitel über die Testmethode der „Psychosomatischen Energetik" verraten. Prinzipiell habe ich bei Hunderten von Messungen die Erfahrung gemacht, daß man die Gesamtschwingung eines Menschen mit geeigneten Testapparaturen messen kann. Nun hatte ich Menschen mit einer Schwingungsstufe des siebten Chakra über Jahre hinweg niemals unter meinen Patienten gefunden. Ich fand viele ungewöhnlich inspirierte, kreative und faszinierende Menschen mit der Entwicklungshöhe des Stirnchakra unter meinen Patienten, dagegen keinen einzigen mit einer Entwicklungsstufe des Kronenchakra.

Dies hat sich erstaunlicherweise in den letzten fünf Jahren geändert, so daß ich insbesondere unter sehr jungen Kindern immer mehr „hohe Seelen" finde. Solche hochschwingenden Kinder haben oft enorme Probleme, ein normales Leben zu führen. Mich erinnern ihre Schwierigkeiten an einen Rennwagen-Fahrer, der mit seinem hochgezüchteten Boliden im normalen Straßenverkehr zurechtkommen soll. Ein anderes, altertümlich anmutendes Bild beschreibt das heroische Versagen des hochbegabten Künstlers, der an der schnöden Welt zerbricht – die Idee von „Genie und Wahnsinn" war eine beliebte Vorstellung gegen Ende des 19. Jahrhunderts, die oft als Hirngespinst abgetan wurde. Doch meiner Meinung nach hat diese These nach wie vor ihre Berechtigung, und manche genialen und hochschwingenden Menschen findet man in psychiatrischen Krankenhäusern, obwohl sie nur zwei Probleme haben: Sie haben eine zu hohe psychoenergetische Schwingung und dazu meist einen aktiven Zentralkonflikt, der sie vollkommen aus ihrer Mitte hinauskatapultiert.

Zeitgeschichtlich läßt sich über das siebte Chakra noch weniger sagen als über das vorherige Stirnchakra. Das Kronenchakra wird eine zukünftige Phase der Menschheitsentwicklung prägen, die erst in einigen hundert Jahren, wenn nicht Jahrtausenden Realität sein wird. Immerhin sieht man ab und zu einige schüchterne Vorboten dieser kommenden Menschheitsphase, wie man das am Beispiel der hochschwingenden Indigokinder erkennen kann. So eine zukünftige Kronenchakra-Welt wird meiner Einschätzung nach äußerlich wesentlich einfacher und unauffälliger sein als unsere derzeitige Welt. Dafür werden die Menschen ein wesentlich reicheres Innenleben besitzen, und man wird die Schönheit und Unberührtheit der Natur viel mehr zu schätzen wissen. Wenn man deshalb nach Vorboten einer künftigen Kronenchakra-Epoche Ausschau hält, so sind der Naturschutz ebenso wie der Hunger vieler Menschen nach spiritueller Nahrung, nach schlichter Ästhetik

[59] Klarstellen möchte ich, daß nicht alle gelangweilten Zappelphilippe verkannte Genies sind, wie manche Eltern allzu gerne glauben möchten. Unter solchen Kindern finde ich auch viele durchschnittliche, teilweise auch minderbegabte Kinder. Zappelphilippe (ADS-Kinder) sind nach meiner Erfahrung jedoch in so gut wie allen Fällen durch seelische Konflikte und/oder geopathische Belastungen und/oder Elektrosmog belastet, was die Energiewerte absenkt, worunter die Aufmerksamkeit solcher Kinder leidet. Hinzu kommen dann noch ein vermehrter Fernsehkonsum, Computerspiele und das Konsumieren viel zu vieler chemisch behandelter Süßigkeiten.

ihrer direkten Umwelt (Architektur, Wohnstil, Zen-Gärten usw.) und das zunehmende Bedürfnis nach den sogenannten „einfachen Freuden des Lebens" (eine Wanderung im Frühling, Leben auf dem Bauernhof usw.) ein Anzeichen des erwachenden Kronenchakra-Bewußtseins. Auf weitere Indizien eines hochschwingenden Bewußtseins komme ich später noch zu sprechen.

Die vier Konflikte des Kronenchakra haben einige allgemeine Ausprägungen, die bereits in der modernen Gesellschaft beobachtet werden können – obwohl das Kronenchakra einem noch relativ weit entfernten zukünftigen Stadium der Menschheitsentwicklung entspricht:

Nr. 25 Konflikt „Mißtrauen": Der Kronenchakraträger neigt dazu, die meisten Mitmenschen als böse und lästige Plagegeister zu empfinden, die es schlecht mit ihm meinen und ihn nur ausplündern wollen. Dadurch wird er verschlossen und verbittert. Tief im Innersten ist solchen Menschen klar, daß sie niemandem trauen können. Daß sich dahinter im Unbewußten ein großer Mangel an Liebesfähigkeit und Liebeshunger verbirgt, ist sehr tief verschüttet und verdrängt.

Mißtrauen ist ein allgegenwärtiger Wesenszug der modernen Hochzivilisation. Schlüssel, Chiffrier- und Spionagetaktiken sind Ausdruck dieser seelischen Grundhaltung. Dazu wohnen immer mehr reiche Menschen in umzäunten Ghettos, die man nur noch mit Codewort betreten kann. Auch sie plagt das Mißtrauen, ausgeraubt und anderswie geschädigt zu werden.

26. Konflikt „Haben über Sein stellen": Der Schizoide neigt in übertriebener Vorausschau dazu, so viel wie möglich an Besitztümern anzuhäufen, um nicht irgendwann ausgeplündert zu verarmen und krank sterben zu müssen. Häufig drückt sich das Habenwollen auf andere Weise aus, indem mehr auf die äußere Fassade des eigenen Lebens geachtet wird als auf den Inhalt. Vergleichbar dem vorherigen Konflikt „Mißtrauen" finden sich auch das Element des Habenwollens und die Betonung des schnöden Scheins allüberall in der modernen Gesellschaft.

27. Konflikt „Realität nicht sehen wollen": Das anflutende Unbewußte führt beim Kronenchakraträger zu allen möglichen Einbildungen und Halluzinationen, in denen er wie in einem Zauberwald umherirrt. Sich in seine Traumwelt zurückzuziehen scheint ihm viel vorteilhafter, als sich mit der harten Wirklichkeit auseinanderzusetzen, die ihm verhältnismäßig armselig vorkommt. Zum Konflikt der Weltflucht und des Ausweichens vor der Realität gehören die Drogensucht ebenso wie die Flucht in inszenierte Traumwelten – beides typische Elemente der modernen Kulturen.

28. Konflikt „Falsch denken": Die Hybris desjenigen, der sagt, „wo es langgeht", beruht auf der subtilen Selbsttäuschung, sich selbst zum Maß aller Dinge zu machen. Zu diesem Konflikt gehören darüber hinaus alle Dogmen und allzu starren gedanklichen Maßstäbe. Manchmal drückt sich der Konflikt auch dadurch aus, daß man sein eigenes Ego zum Mittelpunkt der Welt macht. Das Höherbewerten von Ideologien als dasjenige von Menschenleben ist ein klassischer Ausdruck von „falsch denken", ebenso wie das absichtliche Übersehen drohender Umweltprobleme und anderer unangenehmer Fakten – alles Wesenszüge der falsch und kurzsichtig gehandhabten Politik in der Hochzivilisation.

Mit dem siebten Chakra scheint der zeitgeschichtliche und individuelle Reifungsprozeß sein Ende zu finden. Doch auch im siebten Chakra finden sich noch hartnäckige Reste von Egoismen und seelischem Müll in Form von Konflikten, die aufgelöst und überwunden werden müssen. Der Entwicklungsprozeß geht deshalb auch nach dem Kronenchakra weiter. Durch das Studium spiritueller Quellen kann man einige Voraussagen über die weitere Entwicklung machen, die auf das Kronenchakra folgt. Meine wesentlichen Quellen sind die religiösen Schriften der Gnostiker und Mystiker aller Traditionen – von den Sufis über SWEDENBORG bis zum buddhistischen Glauben an Bodhisattva, das östliche Pendant zum Christusglauben.

Das Ego scheint am Ende der Entwicklung des siebten Chakra gekreuzigt, geopfert und transformiert zu werden. Ein evolutionärer Druck von außen und ein seelischer Sog von innen scheinen uns bei unserer Entwicklung anzutreiben. Zu den Druckkräften von außen gehören vor allem unsere Mitmenschen, die immer höhere Ansprüche an unseren Charakter und unsere Fähigkeiten stellen. Die Zivilisation wirkt – wie ich auf den vorhergehenden Seiten zu zeigen versucht habe – als Schrittmacher und Metronom unserer Seelenentwicklung. Denn in der Steinzeit und bei Urwaldindianern werden bekanntlich wesentlich geringere Ansprüche an intellektuelle und sozial-kommunikative Fähigkeiten gestellt. Man braucht dort weder höhere Mathematik noch das Essen mit Messer und Gabel zu lernen. Mit der zunehmenden Komplexität der Zivilisation steigen die Ansprüche immer mehr: man kann das gut am Arbeitsmarkt sehen, wo überall händeringend hochqualifizierte Spezialisten gesucht werden, während einfache Handlanger dutzendfach an jeder Straßenecke herumstehen. Der evolutionäre

Druck treibt die einfachen Handlanger demzufolge dazu, sich immer besser zu qualifizieren.

Genauso ergeht es jedem von uns bei seiner evolutionären Entwicklung. Zusätzlich zum Druck von außen kommt ein innerer Druck, der sich in Form von seelischen Störungen, Krankheiten oder einer unbestimmten Sehnsucht ausdrücken kann. Immer mehr Menschen spüren das starke Bedürfnis nach einer wirklich erfüllenden Sinnsuche, nach religiöser Orientierung und einem durch und durch erfüllten Leben. So zwingt der innere Druck uns Menschen dazu, uns innerlich auf eine schwierige Suche zu begeben. Wie bei einer Bergwanderung, die immer steiler und schwieriger wird, muß man dabei immer mehr Gepäck loswerden, um seelisch wachsen zu können. So dient das Auflösen der Konflikte demselben Zweck, wie wenn man bei einer Wanderung beschwerliches und unnötiges Gepäck opfert, um zügiger voranzukommen.

Im Endeffekt dienen alle diese Bemühungen dazu, unser verborgenes Seelenherz wiederzufinden. Nach den Mitteilungen spiritueller Meister soll das eigene Seelenzentrum – das „wahre Selbst" – bei der **„Erlösung"** im Herzchakra als strahlende und mitfühlende Seelensonne aufgehen. Wir befinden uns damit in einem spirituellen Raum, wo persönlicher Glauben und Religiosität ihre tiefste Wurzel haben. Ohne den Glauben, daß die Schöpfung im tiefsten Wesenskern aus Liebe besteht, wäre das wahre Selbst unvorstellbar. Das Herz Jesu ebenso wie das mitfühlende Herz des Buddha Amithaba fühlen den Schmerz jeder Kreatur. Dabei ist die Liebe das oberste Prinzip, was für jedes Wesen gelten muß. Deshalb kann nur die Erlösung aller Wesen den Prozeß zu seinem glücklichen Ende bringen. Jesus will bis ans Ende aller Tage auf uns und unsere Errettung warten. Auch im Buddhismus verzichtet der mitfühlende und barmherzige Boddhisathva auf die eigene Erlösung, bis selbst das letzte Wesen im Kosmos die Erleuchtung erlangt hat.

Hier schließt sich der Kreis und hört dort wieder auf, wo er mit der kindlichen Unschuld begonnen hat – nur mit dem bedeutsamen Unterschied, daß die Seele während ihrer Entwicklungsreise durch die schmerzhaften und aufwühlenden Erlebnisse des Lebens zu einer Persönlichkeit gereift ist. Wie im biblischen Gleichnis vom Sohn, der nach langer Irrfahrt in das Haus seines Vaters zurückkehrt. Endlich heimgekehrt, wird er vom Vater reich beschenkt und aufgewertet, indem er zum Nachfolger und Erbe werden darf. Genauso hoffen wir darauf, irgendwann nach unendlich langer Abwesenheit in das Haus unseres wahren Selbst zurückzukehren. Wir kommen zurück in das verlorene Paradies, wo wir schon zuvor mit uns und der Welt völlig eins und glücklich waren. Wir erhalten nach der religiösen Überlieferung aber nicht nur das verlorene Paradies zurück, denn dann wäre die ganze Seelenreise in Wahrheit nichts weiter als ein unendlich mühsamer, aber vollkommen unnötiger Umweg gewesen. Zusätzlich erhalten wir nach der religiösen Überlieferung unermeßliche Reichtümer als Lohn unserer Mühen, die wir ohne den schmerzhaften Weg der Persönlichkeitsreifung nie bekommen hätten. Bei den Reichtürmern handelt es sich um unsere unvergängliche, individuelle und ausgereifte Seele, die während der evolutionären Entwicklung unsterblich geworden ist.

Aufwärtsspirale der Chakras

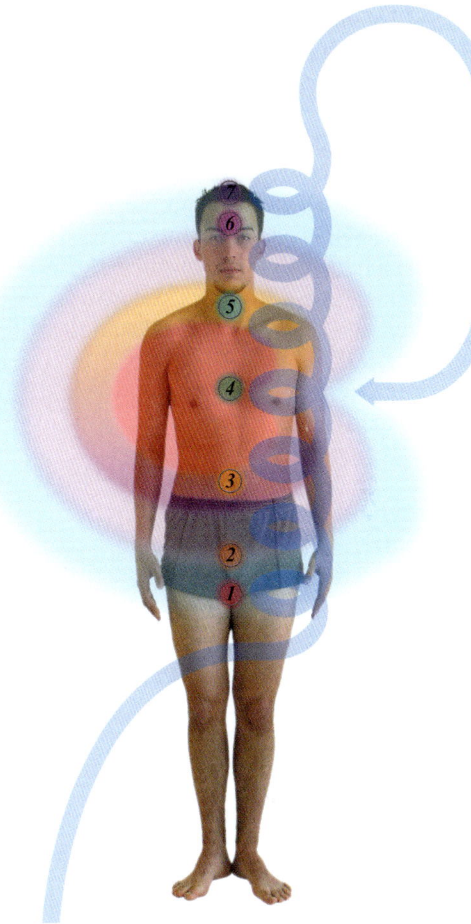

Man kann den ganzen Prozeß der seelischen Reifung auch grafisch als spiralige Aufwärtsbewegung darstellen. Der menschliche Entwicklungsprozeß beginnt mit dem ersten und endet mit dem siebten Chakra: Man erinnere sich an das unschuldige Kind im ersten Chakra und den erleuchteten Weisen im siebten Chakra. Das darauffolgende zweite und sechste Chakra führt zu einer schalen- oder zwiebelförmigen Struktur. Wir nähern uns immer mehr dem Kern der Menschwerdung, weil der hysterische Charakter schon wesentlich mehr an urmenschlichen Wesenszügen besitzt als der schizoide. Noch näher an den eigentlichen Kern des Menschseins kommen wir durch das darauf aufbauende dritte Chakra, welches zum depressiven Naturell gehört. Im dritten Chakra entwickeln wir am vollkommensten das Gefühlsleben und das ganz und gar irdisch-sinnliche Hiersein. Das spätere fünfte Chakra rahmt das ganze Bild von oben ein. Im fünften Chakra mit seiner zwanghaften Struktur wird der Verstand entwickelt, der für die Entwicklung des Individuums von unschätzbarem Wert ist.

Man kann das Herzchakra als wichtigstes Energiezentrum bezeichnen, das den Mittelpunkt der gesamten Seelenentwicklung bildet. Wie in einem Sog oder Strudel führt das Herzchakra alle Entwicklungswege zusammen und vereinigt sie in sich. Dabei entsteht das Bild einer mandalaförmigen Menschendarstellung, die wir in vielen mittelalterlichen Abbildungen bewundern können. Die esoterische Bedeutung der mandalaförmigen Kreise bedeutet „Wie innen – so außen", indem der Mensch zum Abbild der göttlichen Ordnung und des Kosmos wird. Mit dem Mikrokosmos seiner Persönlichkeits- und Energiestrukturen spiegelt der Mensch den ganzen Makrokosmos wider. Je mehr wir nach der Überlieferung gnostischer Schriften zur wahren Mitte – dem Herzchakra im Zentrum des Mandala – und zu unserem wahren Selbst kommen, um so mehr werden wir zum „All" und können uns wieder mit der kosmischen Weltenseele vereinigen.

Konflikte zwischen Menschen

Wer mit sich unzufrieden ist, ist fortwährend bereit, sich dafür zu rächen.
(Nietzsche)

Bis hierher wurde deutlich, wie sich der Zentralkonflikt beim einzelnen Menschen und in ganzen Kulturepochen auswirkt. Dabei habe ich das Miteinander von Menschen bewußt ausgeklammert, um die ganze Dynamik klarer hervortreten zu lassen. Ich möchte annehmen, daß der göttliche Plan aller Wahrscheinlichkeit nach weder an unseren kleinlichen Familienproblemen noch irgendwelchen Streitereien am Arbeitsplatz interessiert ist. Mit „göttlichem Plan" meine ich die große evolutionäre Idee, die hinter unserer Seelenreise verborgen ist und von der bereits viel die Rede war. Aber ich schließe damit auch unsere individuelle Seele mit ein, die sich nach allen tiefenpsychologischen Erfahrungen nur für einige wenige ausgewählte Individuen interessiert, etwa die Eltern, den eigenen Ehepartner oder die eigenen Kinder.

Trotzdem ist das Sozialverhalten von allergrößter Wichtigkeit für unsere seelische Gesundheit. Denn wenn man sich damit beschäftigt, was den einzelnen Menschen seelisch am meisten aufwühlt, so sind es Probleme und Streitigkeiten mit anderen Leuten. Selbst für die friedlichsten Leute gehören Streitereien und Konflikte zum Alltag: Man kann sich beispielsweise im Lokal versehentlich auf den Stammplatz von jemandem setzen, der dort seit Jahrzehnten zu speisen pflegt. Erscheint dieser, so wird er uns entweder aggressiv zum Weggehen auffordern oder – wenn er dazu zu feige ist – uns mit muffeliger Miene signalisieren, daß wir ihm überhaupt nicht gefallen und dergleichen, obwohl wir uns vollkommen unschuldig fühlen. „Ich habe mir überhaupt nichts dabei gedacht!" sagen wir zu unserer Rechtfertigung. Aber wie so oft im Leben schützt auch hier das Nichtwissen nicht vor der Strafe.

Trotz des scheinbaren Friedens in unserer modernen Gesellschaft gehören Streitereien zum allgegenwärtigen Hintergrundphänomen. Ich erwähnte bereits die latente Gewalttätigkeit, die bei psychologischen Untersuchungen wie dem Milgram-Experiment deutlich wird. Unter der Oberfläche der Normalität schwelt bei der Mehrzahl aller Menschen ein enorm großes Aggressionspotential. Wenn die Maskerade der Regeln, Gebote und der moralischen Anständigkeit aus irgendeinem Grund plötzlich wegfällt, werden im Straßenverkehr, in der Familie und am Arbeitsplatz ungeahnte Aggressionen frei. Die große Zahl von Zivilprozeßen wegen tätlicher Auseinandersetzungen, Nachbarschaftsstreitigkeiten, Gewalt in der Ehe und dergleichen offenbart das mit aller Deutlichkeit.

Je mehr wir unsere Aufmerksamkeit darauf richten, desto deutlicher werden wir uns der offenen und latenten Gewalt bewußt, die unseren Alltag dominiert. Schlösser an den Türen, Ge- und Verbotstafeln im Straßenverkehr und geltende Moralvorschriften sind allesamt ein Ausdruck von Gewalt: Wir sprechen beispielsweise von der „Staatsmacht", die das alleinige Gewaltmonopol in der zivilisierten Gesellschaft innehat. Natürlich übt der Staat diese Gewalt auch aus, etwa indem er uns bestraft, wenn wir bei Rot über die Ampel fahren. Gewalt gehört deshalb zu den allgegenwärtigen Erscheinungen, die unser Sozialleben prägen. Wenn wir die Geschichte der Menschheit anschauen, folgt ein Krieg dem anderen. Dabei taucht natürlich die Frage auf, welche Bedeutung Streitereien für unsere Seelenentwicklung haben. Denn daß es sich beim Streit prinzipiell um eine Dummheit handelt, von der kurz- oder langfristig keine der beiden Seiten profitieren wird, ist sattsam bekannt. Warum wird es dann trotzdem getan? Warum müssen wir uns überhaupt streiten, was treibt uns an und steckt als unbewußtes Motiv dahinter? Welche psychoenergetischen Folgen hat der Streit?

Alle diese Fragen möchte ich auf den folgenden Seiten zu beantworten versuchen. Indem man die psychoenergetischen Mechanismen bei Auseinandersetzungen in den Vordergrund rückt, kommt es zu überraschenden neuen Einsichten. Üblicherweise nehmen wir den moralischen Standpunkt ein, indem wir Streit entweder ganz grundsätzlich ablehnen, oder indem wir eine der Streitparteien als böse und die andere Seite als gut ansehen. Dabei übersehen wir dann sehr leicht die psychoenergetischen Prozesse im Hintergrund. Als erstes möchte ich vorausschicken, daß Streit als ein mißglückter Energietransfer aufgefaßt werden kann: **Streitereien sind psychoenergetisch nichts anderes als blockierte Austauschprozesse von Energie!**

Im Folgenden wenden wir uns dem ältesten Streit der Menschheitsgeschichte zu, von der die Bibel berichtet: Die Brüder Kain und Abel streiten sich, wobei uns der Grund des Streites bei unserer Analyse überhaupt nicht interessiert. Denn über den Grund des Streites Bescheid zu wissen führt uns automatisch zur moralischen Betrachtungsweise. Von der wollen wir uns aber lösen, um die psychoenergetischen Vorgänge klarer durchschauen zu können. Einer der beiden verfeindeten

Brüder hat mit dem Streit angefangen und will etwas haben, was der andere ihm freiwillig nicht geben will. Wollen wir die energetischen Prozesse des Streits zwischen Kain und Abel genauer studieren, können grundsätzlich vier Möglichkeiten des Energietransfers unterschieden werden:

- Kain gewinnt bei dem Streit
- Abel gewinnt bei dem Streit
- Kain und Abel verlieren beide bei dem Streit
- Kain und Abel gewinnen beide bei dem Streit

Der Gewinner eines Streits – möchte ich behaupten – wird anschließend mehr Energie als vorher haben! Normalerweise führen wir das auf das Gefühl des Triumphes zurück, das uns bewußt oder unbewußt zu mehr Wohlbefinden verhilft. Es handelt sich aber nicht nur um eine rein emotionale Angelegenheit. Der Sieger hat allem Anschein nach tatsächlich auch mehr feinstoffliche Energie bekommen. Daß man sich nach einem Streit besser fühlt, beruht demzufolge vor allem auf einem energetischen Phänomen und weniger auf emotionalen Zuständen. Das klingt für unsere Ohren zunächst gänzlich ungewohnt, scheint aber tatsächlich so zu sein.

Die amerikanische Hellsichtige Lea SANDERS beschreibt aus ihrer clairvoyanten Wahrnehmung heraus eine Streitszene, bei der der Sieger die bruchstückartig zu Boden fallenden Aura-Teile des Verlierers wie ein Staubsauger aufsaugt. Bei meinen Untersuchungen mit der „Psychosomatischen Energetik" konnte ich ganz ähnliche Phänomene nachweisen, daß nämlich der Sieger einer Streiterei regelmäßig höhere Vitalitäts- und Emotionalwerte haben wird als der Verlierer! Die Erhöhung der Energiewerte beruht meiner Erfahrung nach auf der simplen Tatsache, daß der Sieger sie dem Verlierer gestohlen hat. Der Verlierer gerät umgekehrt in einen emotionalen Energieverlust, der im Extremfall zu stark erniedrigten Vital- und Emotionalwerten führt. Nach außen hin erscheint so eine Energieleere dann als völlige emotionale Starre oder Depression.

Kurz gesagt, behaupte ich, daß auf das Trauma der Prügel bei der Ehefrau oder der Mißhandlung beim Kind eine energetische Schwäche folgt, die keineswegs alleine als ein emotionales Problem angesehen werden sollte – etwa als sogenannte „reaktive Depression". Ganz überwiegend handelt es sich um ein energetisches Phänomen, das mit der Zufuhr von feinstofflicher Energie und der Lösung von Energieblockaden viel schneller und dauerhafter gebessert und sogar beseitigt werden kann, als wenn man den Betreffenden rein emotional behandelt und ihn nur tröstet! Meine Praxiserfahrungen haben mich gelehrt, daß hier aus purer Unkenntnis enorm viel menschliche Unterstützung verpufft und Heilerfolge verschenkt werden, einfach weil niemand etwas von der psychoenergetischen Energieräuberei begriffen hat. Man muß die geräuberte Energie wieder zuführen, um den Gesamtzustand des Opfers schnell und dauerhaft zu verbessern!

In Märchen von Dracula und anderen Vampirgestalten geht es in Wahrheit um energetische Energieräuberei, nicht dagegen um das Blut, was angeblich dem Opfer

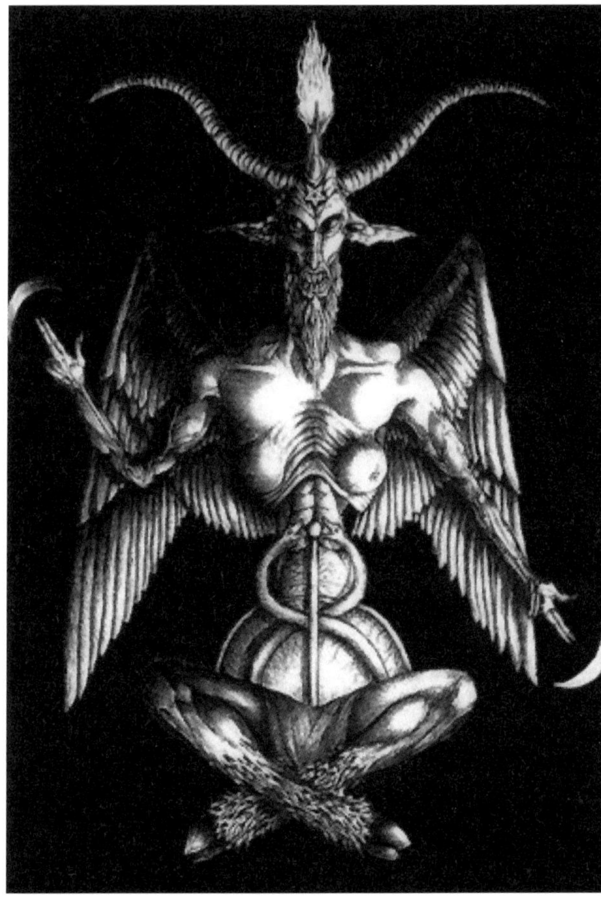

Luzifer – Herr des Lichts (und des Schattens), auch als Baphomet bezeichnet, wird von Satanisten als der höchste Dämon verehrt, der von ihnen zugleich als höchster „schwarzer" Gott angesehen wird. Gut erkennbar sind die weiblichen Brüste des männlichen Gottes – seine hermaphroditische Natur, die die Geschlechtergrenzen überwindet. In Wahrheit handelt es sich beim Satanismus um eine Naturreligion auf der Stufe des 3. Chakra, d.h. einer niedrigen Entwicklungsstufe. Die Kundalini-Schlange Luzifers endet dort. Der Satanismus schöpft seine Energie aus schwarzmagischen Sexualpraktiken und basiert energetisch auf dem Phänomen des Vampirismus, indem der größte Feind des Menschen – der Teufel – starke lustvolle Energien entfachen kann. Aus der Lebenskraft wird mit Hilfe der Magie eine starke, transformierende Energie gewonnen – eine erste Erfahrung des Göttlichen auf niedriger psychoenergetischer Stufe.

gestohlen wird. Der **Vampirismus** fasziniert uns deshalb, weil damit das Phänomen der Energie-Räuberei auf archetypische Weise dargestellt wird. Das geraubte Blut steht dann symbolhaft für die gestohlene Lebensenergie. Denken wir an das Thema des Streits, das uns an dieser Stelle beschäftigt, so ist der Vampir in solchen Erzählungen immer der Sieger – er raubt das Blut und damit die Lebenskraft seines Opfers. Der Vampir versinnbildlicht deshalb auf dem Niveau der Psychoenergie den Sieger, der die Energie seines Opfers auf diskrete und geräuschlose Art stiehlt. Der Vampir ist der heimliche Sieger, der im Schutz der Dunkelheit operiert und dessen Verbrechen dadurch gesühnt werden, daß es sich um einen Scheintoten oder Zombie handelt. Auf diesen wichtigen Umstand komme ich später zurück.

Vampirismus scheint entgegen allen Erwartungen ein recht häufiges Phänomen zu sein. Wenn wir dafür sensibel werden, können wir mit der Zeit Energie-Vampire unter unseren Mitmenschen identifizieren. Man fühlt sich nach dem Kontakt mit ihnen regelmäßig ausgelaugt, während der Vampir zusehends rosiger und vitaler wird. „Das Gespräch mit Frau X hat mich restlos erschöpft," stöhnt dann das arme Opfer. Frau X als Vampir sieht dagegen rosig aus, während ihr armes Opfer ganz blaß und energieleer geworden ist. Nach dem englischen Sensitiven David TANSLEY dockt der Energieräuber dadurch an, daß er seine Mitmenschen verwirrt, täuscht, durch Lobhudelei und andere Ablenkungsmanöver ablenkt und dabei einen winzigen Moment der Schwäche seines Opfers ausnutzt. Dieser Moment der Nicht-Zentriertheit scheint notwendig zu sein, um den mentalen Abwehrpanzer zu durchdringen.

Erstaunlicherweise sind auch manche Künstler geradezu süchtige Vampire, die von der Bewunderung und energetischen Aussaugung ihrer Fans leben. In ihren Bewunderern erzeugen sie durch die Energie-Räuberei einen „falschen Kick", der diese zusätzlich fasziniert. Gerade jüngere Menschen haben wegen ihres großen energetischen Kraftreservoirs und ihrer Unerfahrenheit wenig Gefühl für Energieräubereien. Die jugendlichen Fans fühlen sich nur energetisch verändert, was auf mysteriöse Weise aufregend und spannend wirkt. Die ganze Interaktion verlangt dann von beiden Seiten nach Wiederholung und baut Suchtmechanismen auf. In der Kinesiologie ist dieser Vorgang als Phänomen des „falschen Kick" bekannt, indem der süchtigmachende falsche Kick eine dämonische, aufreizende Sogwirkung bekommt, von der man nicht mehr lassen kann. Phänomene wie das „Body Piercing" rechne ich auch zu solchen suchtartigen, energetisch oft extrem störenden Modeströmungen, die auf der Faszination des „falschen Kick" beruhen.

Der amerikanische Kinesiologe DIAMOND beschreibt solche autodestruktiven Mechanismen vor allem bei „Heavy Metal-Musik." Gerade diese gewalttätige Musikrichtung scheint sich auf die psychoenergetische Harmonie besonders negativ auszuwirken. Deren Anhänger wie die berühmte Rockerbande der „Hells Angels" greifen verräterischerweise auch gerne zu schwarzmagischen Symbolen wie Hakenkreuz und Totenkopf, wodurch das Verbindende beider schwarzmagischen Praktiken deutlich wird. Aus Versuchen in Kuhställen ist bekannt, daß Heavy Metall-Musik die Milchleistung von Kühen drastisch absenkt, während klassische Musik sie deutlich erhöht. Der japanische Energieforscher Masuru EMOTO konnte anhand der fehlenden Kristallisation von mit Heavy Metall-Musik beschalltem Wasser nachweisen, daß dem offenbar ein allgemeingültiges Gesetz zugrunde liegt – solche Musik stellt schwingungsmäßig pure Destruktion und negativ gepolte Aggression dar. Das Verrückte an der ganzen Angelegenheit ist, daß die Anhänger solcher Musikrichtungen und anderer energetisch schädlicher Praktiken geradezu süchtig danach werden.

Durch das Böse kommt es auf einer tiefen psychoenergetischen Ebene zum Fließen großer Mengen an Lebensenergie, die vorher blockiert war! Der Satanismus und andere schwarzmagische Praktiken beruhen meines Erachtens auch auf den Effekten des „falschen Kick". Jeder kennt das Phänomen, daß man sich ein gruseliges Bild mit unangenehmen Inhalten immer wieder ansehen muß, obwohl einem davon übel wird. Der Sensationstourismus und die Gafferei nach Unfällen basieren auf solchen emotionalen Attraktionen, die das Zerstörte und Zugerichtete in uns hervorrufen. Das alte Rom mit seinen Schaukämpfen beutete ebenfalls solche niederen Triebe aus. Bei bestimmten Menschen scheint nun der Vorgang ins Gegenteil umzukippen, indem die unangenehmen Zustände durch ein Mehr an Lebenskraft aufgewogen werden. Solche Menschen sehen sich das gruselige, Übelkeit erzeugende Bild an und fühlen sich dadurch besser. Bei vielen Perversen scheint das so zu sein, deren Videomaterial und grauenhafte Photos von Folterszenen selbst abgebrühte Sittenpolizisten schwindelig werden lassen.

Einen anderen Anteil der psychoenergetischen Effekte des Bösen können wir uns durch den Vampirismus erklären. Denn wenn wir einem anderen Lebewesen schaden, es leiden lassen oder qualvoll töten, rauben wir ihm zunächst seine Energie. Wir bekommen dadurch eine fremde Energie, die uns eigentlich nicht zusteht und für die uns das Gesetz des Karma irgendwann zur Rechenschaft ziehen wird. Das scheint den meisten Menschen in dem Moment völlig egal zu sein, wenn sie Böses tun – etwa wenn ein Perverser ein Kind unter entsetzlichen Qualen zu Tode foltert. Wie „jede Lust Ewigkeit will" (Nietzsche), so schaut das Böse zunächst nur auf sich und seinen Absolutheitsanspruch. Moralische Einwände sind deshalb vollkommen zwecklos, weil sie am Kern des Problems vorbeizielen.[60]

Schwarzmagische Praktiken nutzen solche Gesetzmäßigkeit in ganz vergleichbarer Weise aus. Einem anderen etwas Böses auf magische Weise anhexen zu wollen wird in allen Kulturen verdammt. Zum einen hat natürlich jeder Angst davor, daß es ihn irgendwann selbst treffen könnte. Unser hauptsächlicher Widerwille gegen die schwarze Magie rührt jedoch daher, daß wir instinktiv ahnen, daß das Böse sich verselbständigen und unserer Kontrolle entgleiten kann.[61] Ich bin überzeugt davon, daß wesentlich mehr unlösbare Probleme dieser Welt auf schwarzmagische Praktiken zurückgeführt werden können, als das unserem aufgeklärten Bewußtsein überhaupt vorstellbar ist. Der enorme Schaden solcher Praktiken gerade in der Dritten Welt, wo der Glaube an die Wirksamkeit schwarzer Magie stark verbreitet ist, sollte viel stärker wahrgenommen werden. Schwarze Magie ist für mich im Grunde das gleiche wie eine schwere kriminelle Handlung, nur daß sie sich im Unsichtbaren abspielt. Der beste Schutz dagegen beruht auf der Aufklärung über die Schädlichkeit solcher Praktiken und das Auflösen unbewußter Konflikte (bei Täter und Opfer!). Denn einzig an den unbewußten Konflikten des Opfers können die magischen Praktiken andocken.

Die Frage zu beantworten, ob der Mensch im Kern gut oder böse sei, führt nach meiner Einschätzung in ein unlösbares Dilemma. Denn solange der Mensch im Reifungsprozeß zwischen dem ersten und siebten Chakra Fehler macht, wird er das Böse in sich haben. Erst wenn wir Heilige und Erleuchtete sein werden, wird das Böse schwindende Chancen haben. Aber selbst dann ist das Spiel mit dem Bösen noch nicht ganz ausgestanden. Patienten, die sehr unter einem überstrengen Über-Ich leiden, nenne ich gerne Jesus, der nach dem Neuen Testament auch vom Teufel versucht wurde. Wenn selbst der Gottmensch Christus so menschliche Züge aufgewiesen hat, daß der Teufel einen Versuch machen konnte, kann man vermutlich auch gnädiger mit seiner eigenen Fehlerhaftigkeit umgehen.

Die Frage nach der Wesensnatur des Menschen hat natürlich ganz praktische Konsequenzen, die politische Überzeugungen, Gesetzgebung und Gruppen-Normen beeinflussen. Hält man alle Menschen für böse – was den selbstverständlich mit einschließt, der so etwas glaubt – , braucht es strenge Gesetze und eine wertkonservative Politik, um das Tier im Menschen zu bändigen. Im Falle einer gegenteiligen Ansicht werden wir liberale Menschen, die die persönliche Freiheit als Garanten dafür sehen, daß sich das Gute im Menschen entfalten kann. Nach meiner persönlichen Einschätzung glaube ich, daß die Gruppen-Normen umso strenger und wertkonservativer sein müssen, je niedriger die Chakren-Entwicklung der betreffenden Population schwingt (wie in vielen Drittwelt-Ländern). Bei zunehmender Individualisierung und Höherschwingen wird eine liberale Haltung sinnvoller sein (wie in modernen Demokratien).[62]

Wenn das Gute nun im Bösen schon latent angelegt ist, können wir das Böse als Fehler von denen auffassen, *„die nicht wissen, was sie tun"* (Jesus). Wüßte der Böse, was für ein Idiot er im Grunde ist, welche karmischen Folgen seine Schlechtigkeit zeitigen wird und daß er – aus einer tiefenpsychologisch-spirituellen Sicht – in Wahrheit vor allem sich selbst schädigt, würde der Böse sofort aufhören, böse zu sein. Wie schon der Dalai Lama in seinem Buch über das Wesen der Liebe sagt, kann die richtige Logik nur in der Liebe bestehen. Das Böse ist immer unlogisch, kurzsichtig und dumm. Je mehr nun ein Mensch sein tiefes Selbst entdeckt, umso mehr fallen negative Charaktereigenschaften als unnötige Panzerung weg. Er entdeckt wieder unverfälscht seine ursprünglichen Lebensimpulse, wodurch sich sein Lebensgefühl vom Unglücklichen und Frustrierten zum Glücklichen und Befriedigten wandelt.

Ich möchte mich vom Bösen ab- und wieder intensiver dem Streit zwischen Kain und Abel zuwenden, denn die

---

[60] Man müßte statt der vollkommen wirkungslosen Moralpredigt, lebenslangen Gefängnisverwahrung oder Kastration von Sexualstrafttätern das allgemeine Energieniveau des perversen Täters erhöhen, seine riesigen seelischen Konflikte auflösen und falsch programmierte Automatismen („...der falsche Kick") verhaltenstherapeutisch so verändern, daß wieder gesunde und normale Reaktionen möglich werden.

[61] Zusätzlich schreckt uns natürlich das Gesetz des Karma ab, daß ausgesandtes Böses irgendwann wieder zu uns zurückkommen wird. Es versteht sich von selbst, daß schwarzmagische Praktiken schon aus gesundem Eigeninteresse ein großer Schaden sind. Kurzfristig kommt man vielleicht ungeschoren davon, aber langfristig wird jeder daran glauben müssen und eine unverhältnismäßig harte Strafe bekommen. Meines Erachtens sind zahlreiche Formen angeborener Behinderung in diesem Kontext zu sehen. Im Kapitel über Karma gehe ich eingehender auf die unbewußten Hintergründe solcher karmischen Gesetzmäßigkeiten ein.

[62] Man muß dazu eine wichtige Einschränkung machen. Ebenso wie bei mehr Licht häufig mehr Schatten entsteht, wird das Aggressionspotential mit zunehmender Zivilisation und höherer Kulturentwicklung zunächst immer größer. Konzentrationslager, Genozid und Atombomben gibt es nicht in Steinzeitkulturen, einfach deshalb, weil das Aggressionspotential noch nicht so groß ist. Der Faschismus als extreme Form der Aggression ist ein Kind der modernen Hochzivilisation. Weil es sich auch um einen äußerst attraktiven Versuch handelt, die verlorene Lebenskraft durch Ausmerzen von als feindlich empfundenen Menschengruppen (und durch andere vitalisierende Mechanismen wie Massenmärsche usw.) wiederzugewinnen, müssen wir die Menschen in gewisser Weise vor sich selbst schützen. Da eine Gesellschaft zudem immer aus einer Mischung unterschiedlichster Individuen besteht, müssen wir immer davon ausgehen, einige besonders gewalttätige und kriminelle Subjekte darunter zu haben. Eine zu große Liberalität würde deshalb die Majorität der Menschen zu Opfern einiger weniger Gewalttäter machen, wie umgekehrt eine „Law and Order"-Mentalität die spirituellen Entfaltungsmöglichkeiten vieler weiterentwickelter Menschen einschränkt. Die Wahrheit dürfte deshalb in der Mitte liegen.

anderen Varianten wurden noch nicht durchgespielt, etwa wenn einer der beiden gewinnt oder alle verlieren oder alle gewinnen. Streit ist zunächst immer ein Kampf um Energie und Macht! Die Mechanismen des Streits gelten natürlich auch, wenn es um „materialisierte" Energie in Form von Geld und Besitz geht. Vordergründig wird um irgendwelche materiellen Dinge gestritten, während hinter den Kulissen um feinstoffliche Energie gerangelt wird. „Ich will mich besser fühlen! Gib mir die Energie!" scheinen sich die Streithähne zuzurufen. Sie tun das verständlicherweise völlig unbewußt. **Kein Mensch scheint im geringsten zu ahnen, daß es beim Streit in Wahrheit um Wohlgefühl und energetische Befriedigung geht!** Dahinter steht natürlich das hintergründige Motiv, daß keiner gerne zugeben möchte, wie schlecht es ihm im Grunde geht und daß er in psychoenergetischer Hinsicht wie ein hungernder Bettler nach der Nahrung eines anderen greifen muß. Kein Mensch möchte gerne als jämmerlicher Versager und als eine bedauernswerte Spielart des energiehungrigen „Kleinkriminellen" dastehen, vor allem nicht in Gegenwart irgendwelcher Rivalen.

Die geringsten Skrupel bei Streitereien werden anschließend den Sieger quälen. Er findet es nämlich völlig in Ordnung, daß er den Konflikt gewonnen hat. Der stattgefundene Energietransfer hat ihn im wahrsten Sinne des Wortes befriedigt, und so bekommt der für ihn gut ausgegangene Streit im nachhinein etwas Gutes. Er scheint sich zu sagen: „Wenn es einem danach besser geht, kann doch nichts Verwerfliches am Streit sein! Irgendwie hat mir und möglicherweise dem Kontrahenten der Streit doch gut getan!" Sieger sind deshalb erfahrungsgemäß am allerwenigsten daran interessiert, die heimliche Mechanik des bösen Spiels aufzudecken. Ob es sich um Kain im Alten Testament, um prügelnde Ehemänner oder sonst jemanden handelt – Sieger haben erfahrungsgemäß ein gutes Gewissen. Wohlverstanden rede ich dabei von den geheimen Winkeln des Unbewußten, wo der Betreffende seine wahren Beweggründe versteckt hält! Nach außen hin spielen Sieger oft die zerknirschte Rolle und geben sich als bußfertige Sünder, während sich hinter den Kulissen ganz andere Vorgänge abspielen. Prügelnde Ehemänner pflegen erfahrungsgemäß immer wieder zu prügeln, auch wenn sie sich nach außen hin noch so zerknirscht geben. Sie wählen oft die Schutzbehauptung, daß Frauen einfach ab und zu eine Tracht Prügel brauchen, möglicherweise weil sie unterstellen, ihrem Opfer täte die Prügelei genauso gut wie ihnen.

Es lohnt sich an diesem Punkt, die energetischen Transfervorgänge zwischen Täter und Opfer noch eingehender zu untersuchen. Denn wenn wir uns den eigentlichen Grund für den Streit ansehen, so beruht er einzig und allein auf der Energiearmut der Zankhähne. Ein satter Löwe wird bekanntermaßen zum friedlichen Löwen, und genau das gleiche spielt sich hier auf der energetischen Ebene ab. Sattheit ist jedoch kein Dauerzustand, und irgendwann bemerkt der Löwe, daß er immer hungriger wird. Mit ihm im Stadium der Hungrigkeit zu kommunizieren wird mühsamer, und der Löwe wird immer aggressiver nach uns schnappen, bis er uns irgendwann gebissen hat. Nachdem er uns einen halben Arm abgerissen hat, müssen wir notgedrungen erkennen, daß der hungrige Löwen im Stadium der inneren Frustration ein unfreundliches Wesen besitzt. Wir erkennen – übertragen auf unser Streitthema –, daß **die Konfliktbereitschaft ganz entscheidend von der Energielage des Betreffenden abhängt.**

An dieser Stelle kommt nun der Zentralkonflikt wieder ins Spiel. Denn die psychoenergetischen Phänomene, die der Zentralkonflikt ausgelöst hat, machen den Streit überhaupt erst richtig begreifbar. Unsere Energielage wird durch den Zentralkonflikt ganz entscheidend gesenkt, wodurch unsere Konfliktbereitschaft notgedrungen ansteigt. Als wären wir ein gefräßiger Löwe, macht uns der Zentralkonflikt energetisch hungrig. Aufgrund der großen **Unzufriedenheit und Energieleere**, die der Zentralkonflikt auslöst, werden unsere Lebendigkeit und unser Befriedigtsein heruntergedrosselt, was zu einem ständigen und quälenden Energiedefizit führt. Es liegt nahe, anderen Menschen Energie wegzunehmen, damit man selbst mehr davon bekommt. Die zugrundeliegende seelische Hungrigkeit und das dauernde Gefühl des Unbefriedigtseins werden deshalb zum eigentlichen, ersten Auslöser der Konfliktbereitschaft.

Die nagende innerseelische Frustration wird meines Erachtens zur entscheidenden Triebfeder, damit wir Böses tun und Böses erleiden, etwa in Form von Streitereien mit unseren Mitmenschen. Unter „böse" verstehe ich alle Faktoren, mit denen bereits kleine Kinder schädigende und peinigende Dinge benennen, die ihnen nicht wohlgesonnen sind. Wir beginnen durch die inneren Frustrationen zu hassen und aggressiv zu werden, wir fangen an, anderen Menschen etwas zu neiden. Der Philosoph NIETZSCHE erkannte die wahre Wurzel des menschlichen Neides: *„Wer mit sich unzufrieden ist, ist fortwährend bereit, sich dafür zu rächen."* Wir sind tief in uns völlig unbefriedigt, sehr viel mehr verärgert, als wir zugeben wollen, dazu seelisch enorm verletzt und insgeheim todunglücklich.

Ich erwähnte an früherer Stelle bereits den enormen seelischen Schmerz, der in psychologischen Selbsterfahrungsgruppen ans Tageslicht kommt. Man fragt sich natürlich, warum man im Alltag so wenig von diesem Seelenschmerz mitbekommt. Durch unsere Persona-Maske verdrängen wir unser innerseelisches Unglück vor uns selbst. Vor anderen verbergen wir es, indem wir eine falsche Identität vorspielen und uns vollkommen normal und angepaßt benehmen. Nur klappt das erfahrungsgemäß nicht auf Dauer, und das Flicken der äußeren Fassade wird immer schwieriger. Je unmöglicher unsere Reparaturversuche werden, umso böser, gewalttätiger und zerstörerischer werden wir. Irgendwann brechen der innere Frust und Haß gewaltsam hervor, und viele Menschen flüchten sich in irgendwelche Scheinlösungen, um das seelische Equilibrium aufrechtzuerhalten. Das kann entweder der Drogenkonsum, das süchtige Arbeiten („workaholik") oder eine andere Ersatzlösung sein, die den inneren Triebdruck dämpft und die seelischen Frustrationen erträglich machen soll.

Welche unbewußte Dynamik liegt nun (vor dem Hintergrund des ungeheuer großen innerseelischen Frustes) dem Phänomen des Streitens zugrunde? Streit kann zwar gelegentlich Frust abbauen, etwa wenn man „Dampf ablassen will", in aller Regel wird jedoch Streit den inneren Frust noch verstärken. Was macht man nun mit dem Gegner, der einen vollkommen wahnsinnig macht vor Wut und Zorn? Man bringt ihn kurzerhand um, so wie das Kain in der biblischen Erzählung mit seinem Bruder Abel getan hat. An dieser Stelle möchte ich nun zwei gewagte Thesen aufstellen, die manche Leser höchstwahrscheinlich im ersten Moment schockieren werden. Ich behaupte nämlich als erstes, daß Mord in unserer Gesellschaft – zumindest in getarnter Form – als Ersatzlösung seelischen Frustes allgemein akzeptiert ist, nämlich in Kriminalromanen und -filmen! Angeblich sollen Kinder in Deutschland bis zu ihrem 14. Lebensjahr durchschnittlich 25 000 Morde im Fernsehen miterlebt haben. Nun geht es mir an dieser Stelle nicht darum, irgendeiner vermeintlich heilen Welt hinterzujammern, die es höchstwahrscheinlich nie gegeben hat. Kinder waren schon immer mit Mord und Totschlag konfrontiert, alleine wenn man an die grausamen Gruselgeschichten in Märchen denkt.

Damit komme ich zu meiner zweiten These, die tiefenpsychologischen Experten schon lange bekannt ist: Bei Mord handelt es sich um ein hochinteressantes Phänomen, weil es sich auf tiefenpsychologischer Ebene – und so unglaublich und verrückt das zunächst klingen mag – in Wahrheit um einen Liebesbeweis handelt! Fassen wir Haß und Zerstörung als Ausdruck abgewiesener Liebe auf, so führt die Auslöschung des verhaßten Objekts zu einer unbewußten Wiedervereinigung mit diesem Wesen. In der psychologischen Fachsprache spricht man von einer „regressiven Verschmelzung" mit dem getöteten Objekt. So wie ein Raubtier seine erjagte Beute verschlingt, wird der getötete Feind in gewisser Weise zum alleinigen Eigentum des Mörders.

Ähnliche Vorgänge kann man beim Kannibalismus beobachten. Menschenfresserei als Kulthandlung basiert auf der magischen Vorstellung, sich die Kraft des Toten anzueignen. Der Menschenfresser vollzieht deshalb – im Gegensatz zum Mörder – den Akt der Vereinigung mit seinem Opfer auf bewußte und gewollte Art. Im Ausspruch: „Ich habe dich zum Fressen gern!" klingt diese unbewußte Dynamik noch an. In unserer Kultur ist Kannibalismus jedoch zum Tabu geworden, welches mit Verachtung gestraft wird. Es wird nur noch von Perversen praktiziert, wie etwa vom schwulen Massenmörder Fritz Haarmann, der in den dreißiger Jahren 24 Strichjungen ermordete und Teile ihres Fleisches als Wurst verkauft hat. Er war so freundlich – wenn man das so ausdrücken will –, andere Menschen an seinem Kannibalismus teilhaben zu lassen, wenn auch die Wurstesser nichts von der wahren Herkunft des Fleisches erfahren haben.

Für den modernen Menschen ist die Vorstellung unerträglich, den getöteten Feind auch noch aufzufressen. Meines Erachtens beruht das alleine darauf, daß unser Haß seit der Steinzeit viel größer geworden ist! Der Kannibale empfindet noch so etwas wie Stolz und Sympathie für sein Opfer, und aufgefressen zu werden gilt für den getöteten Krieger als Auszeichnung, denn so etwas macht man nur mit einem besonders tapferen und kräftigen Krieger. Einen feigen und schlappen Krieger würde man nicht auffressen, sondern höchstens verscharren. Man begräbt ihn in einem Gnadenakt, damit die wilden Tiere ihn nicht fressen. Bei den heutigen Kriegen läßt man die Getöteten dagegen sehr häufig einfach auf dem Schlachtfeld herumliegen, wenn das Gemetzel vorbei ist.

Mord und Kannibalismus spielen in unserer modernen Gesellschaft nur als Randpänomen eine Rolle, so daß die Aggressionen auf andere Art abgefackelt werden. Besonders in der Unterschicht ruft die moderne Gesellschaft einen immer größeren seelischen Streß hervor – etwa durch Arbeitslosigkeit und Verwahrlosung, womit auch die Gewaltbereitschaft immer mehr ansteigt, etwa von 60 schweren Gewalttaten pro 100 000 Einwohner in den USA des Jahres 1957 auf 440 Mitte der neunziger Jahre. Der Militärpsychologe David Grossmann führt das – neben dem größeren innerseelischen Streß und anderen Faktoren – vor allem auf die Vorbildfunktion des Fernsehens zurück. Während die biologisch sinnvolle Hemmschwelle, eigene Artgenossen zu töten, beim Militär durch Brutalisierung und systematische Dekonditionierung gesenkt wird, geschieht das laut Grossmann bei kleinen Kindern vor allem durch das Fernsehen. Wenn Kinder genug Morde angesehen haben, wird ihre Hemmschwelle zu töten immer geringer.

Meine eigenen Erfahrungen mit kindlicher Gewalt haben mir gezeigt, daß vor allem große Konflikte als Auslöser von Gewalt eine bedeutende Rolle spielen. Je größere Konflikte ein Kind hat, umso mehr neigt es zu asozialem Verhalten und zu Gewalt. Ob solche Konflikte durch Gewaltszenen im Fernsehen aktiviert werden – wie der Gewaltexperte Grossmann meint –, müßte man näher untersuchen. Meines Erachtens sind die Konflikte –

Vampireffekt durch den Zentralkonflikt

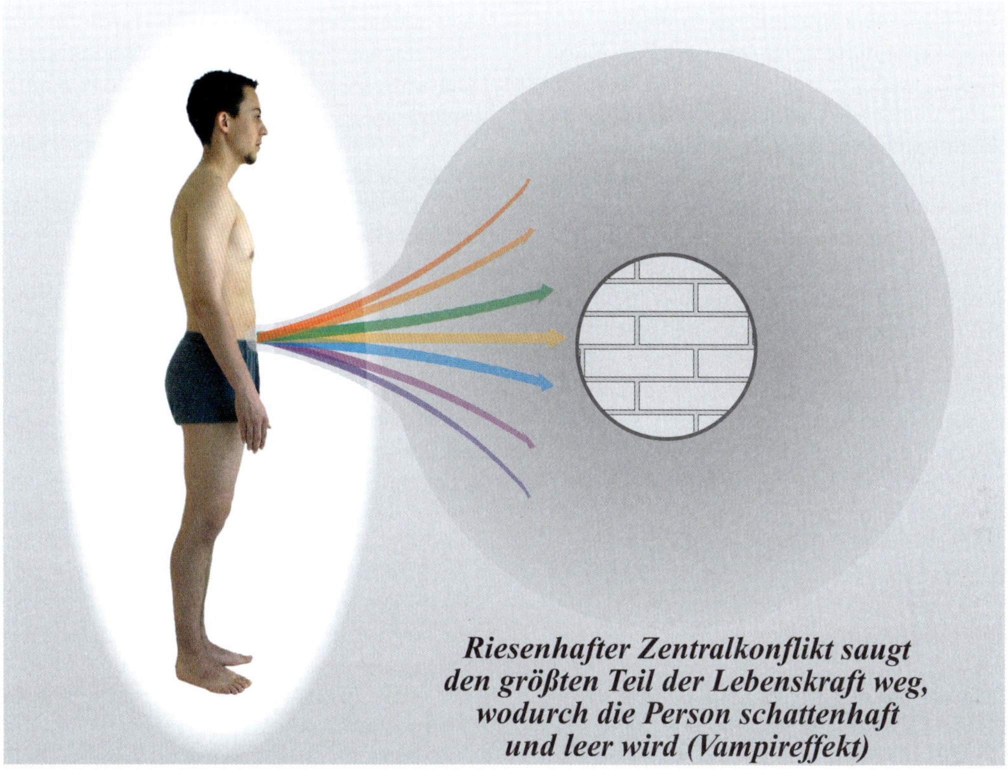

zumindest in latenter Form – schon da, bevor ein Kind einen Mord zum ersten Mal im Fernsehen sieht. Prophylaktisch sollte man die Konflikte von Kindern behandeln, damit sie innerlich glücklicher und authentischer werden. Dadurch werden sie im selben Atemzug sozial angepaßtere und freundlichere Wesen. Sie nehmen dann auch Mordszenen im Fernsehen mit einem veränderten Bewußtsein wahr.

Mit einem typischen Beispiel aus meiner täglichen Praxis möchte ich das illustrieren:

Patrik ist ein neunjähriger Junge mit lebenslangen Erziehungsproblemen und schweren Verhaltensstörungen. Schon im Kindergarten beschwerten sich die Erzieherinnen über sein asoziales Verhalten. Patrik hat eine große Scheu vor anderen Kindern. Wenn er mal mit ihnen spielt, beginnt er die Kinder systematisch zu quälen, bis sie weinend davonlaufen. Patrik hat kein Interesse am Lernen, gehorcht nicht und spielt häufig in seinem Zimmer stundenlang monotone Spiele. Beim Test mit der „Psychosomatischen Energetik" hat Patrik sehr niedrige Werte im Vital- und Emotionalbereich von je 20 %, dazu zwei riesenhafte Konflikte mit dem Thema „Unbehagen" und „Mißtrauen". Nach zweimonatiger Therapie sind die Konflikte stark verkleinert. Die Mutter berichtet überglücklich, daß Patrik ein ganz anderes Kind geworden sei: Er tut jetzt ohne Widerspruch, was die Eltern und Lehrer von ihm verlangen, ist viel zufriedener und ausgeglichener und spielt neuerdings mit großer Begeisterung mit einem Nachbarjungen, ohne daß es zu irgendwelchen Streitereien kommt.

An Patriks Beispiel, das ich stellvertretend für Hunderte anderer Kinder anführe, kann man sehr gut die Auswirkungen großer Konflikte erkennen. Patrik wird energetisch „hungrig", weil die Konflikte einen Großteil seiner Lebensenergie absaugen. Dadurch wird Patrik ein frustriertes, innerlich todunglückliches Kind, das sich nicht geliebt fühlt. Verständlicherweise ist er in diesem Zustand weder ein lieber Sohn, gehorsamer Schüler noch ein netter Spielgefährte. Ganz im Gegenteil verwandelt sich Patrik zu einem regelrechten kleinen Teufel, der alle Mitmenschen gegen sich aufbringt. Erst das energetische Abschmelzen der Konflikte löst den Bann, und Patrik wird wieder der sympathische und freundliche Kerl, der er als ganz kleines Kind gewesen ist.

Bei Kindern kann man noch relativ wenig von einem weiteren Problem bemerken, das insbesondere bei Erwachsenen die Konfliktbereitschaft erhöht. Es handelt sich um die Verzerrung und Einengung der Wahrnehmung, indem der Zentralkonflikt eine starke Verlagerung in Richtung **Subjektivität** macht. In gewisser Weise werden wir „ver-rückt“, weil wir eine viel zu subjektive und egoistische Betrachtungsweise bekommen. Wir sehen die Welt anschließend so, wie wir glauben wollen, daß sie ist.

Haben wir etwa einen Zentralkonflikt mit dem Thema „Wut“, so empfinden wir die Welt als gefährliche Bombe, die jederzeit explodieren kann. Latent wütende Menschen haben durch ihren Zentralkonflikt eine verschobene Weltsicht bekommen, die immer schwerer korrigiert werden kann. Andere Menschen werden zu insgeheim gewalttätigen Monstern, die gefürchtet und immerzu besänftigt werden. Menschen mit dem Zentralkonflikt „Wut“ sind deshalb außerordentlich lieb und angepaßt, denn in ihrer Phantasie glauben sie, daß sie nur durch ihre permanente übertriebene Angepaßtheit und Freundlichkeit die Wut-Bombe am Explodieren hindern können. Menschen mit dem Thema „Wut“ benehmen sich wie Geiseln, die von extrem gewalttätigen Psychopathen gekidnappt worden sind: „Bloß kein falsches Wort! Bloß nicht aufmüpfig werden! Immer freundlich scheinen und immerfort lächeln!“

Abhängig von der jeweiligen Grundangst nehmen wir die Welt durch die Brille des Konfliktthemas wahr. „Sie sind viel zu lieb und angepaßt, wodurch sie von ihren hinterhältigen und egoistischen Mitmenschen immerzu ausgebeutet werden!“ sagen wir zu dem Menschen mit dem „Wut“-Thema. „Sehen Sie denn nicht, daß Sie sich das mit Ihrer Wut nur einbilden?“ Doch der Mensch mit dem „Wut“-Thema begreift häufig nicht auf Anhieb, wovon wir reden. Denn fatalerweise vermischt sich das Thema des eigenen Zentralkonflikts mit gängigen Auffassungen der Gesellschaft. Dadurch wird das Konfliktthema mit seiner verschobenen Weltsicht viel schwerer erkennbar, und es wird zusätzlich durch rational klingende Argumente untermauert und verteidigt.

Unser Konfliktträger mit dem Thema „Wut“ wird beispielsweise auf irgendwelche Leute der Gesellschaft sauer sein, was sich mit bestimmten gesellschaftlichen Auffassungen deckt. Entweder wird er auf Asylanten, bestimmte Politiker, Besitzer von Kampfhunden oder sonst jemand wütend sein. Sehr häufig beobachte ich bei Menschen mit dem „Wut“-Thema, daß sie besonders friedliche Überzeugungen entwickeln, beispielsweise um die „wütende Welt“ durch ihren Pazifismus zu besänftigen. Daß sich hinter ihren hehren Idealen und vornehmen politischen Anliegen große Dynamitladungen unbewußter Gefühle verbergen, ist ihnen vollkommen unbewußt. Auch als Außenstehender können wir die verschobene Weltsicht viel schwerer erkennen, weil sich die unterdrückten Emotionen so gut getarnt haben. Niemand kommt bei einem sanften und freundlichen Pazifisten auf die Idee, dahinter einen Menschen mit einem „Wut“-Thema zu vermuten.

Zu den gefährlichen und oft sogar diabolischen Zügen des Zentralkonflikts gehört es, dem anderen böse, gemeine und negative Motive zu unterstellen. Dem anderen etwas in die Schuhe zu schieben, was im Grunde einem

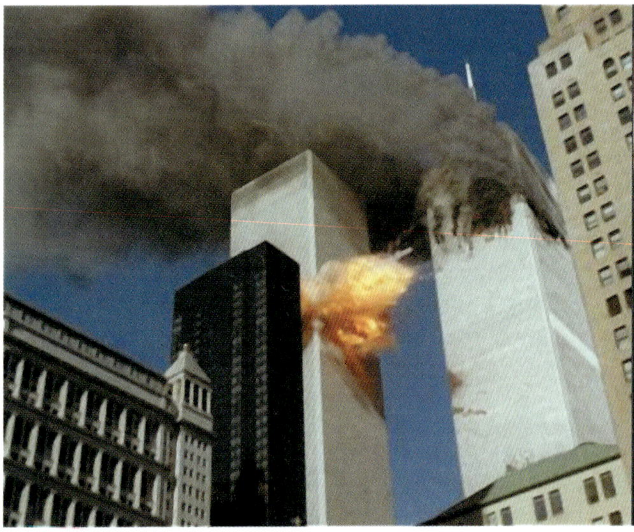

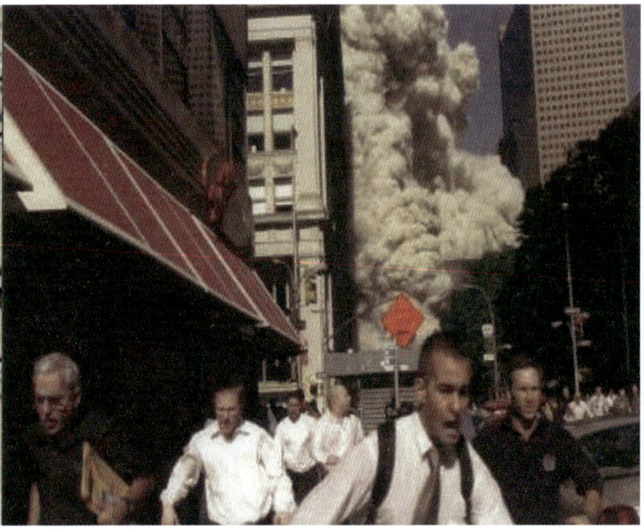

Im Terrorismus wird die haßerfüllte Vernichtung des Feindes zum Hauptmotiv. Dahinter verbergen sich seelische Konflikte, die eine seelisch hungrige, latent gewalttätige und bösartige Geistesverfassung im Terroristen hervorrufen. Seinen Frieden hofft er durch die Vernichtung der Feinde im Äußeren zu finden. In Wahrheit projiziert der Terrorist sein Unglück in die Außenwelt. Im Grunde erhofft er sich durch die Vernichtung der Feinde, seine seelischen Konflikte loszuwerden, eine natürlich völlig irrige Annahme.

selbst gehört, wird von der Psychologie als **„Projektion"** bezeichnet. Wir vergessen völlig, daß es sich bei unserer Wahrnehmung um pure Einbildung handelt. Wir laufen Gefahr, durch unsere unsinnigen und verrückten Einbildungen gerade das heraufzubeschwören, was wir im Grunde am meisten fürchten – etwa, daß der andere durch unsere Reaktion nun wirklich böse und gemein wird. Wir projizieren auf den anderen unsere verheimlichten und verdrängten negativen, unerwünschten Anteile. Anschließend wundern wir uns, daß „es so aus dem Wald herausschallt, wie wir hineingerufen haben". Weil uns das „Hineinrufen in den Wald" aber unbemerkt geblieben ist, bestärkt uns die Reaktion des anderen in unserer Meinung.

Was passiert nun, wenn Menschen keinen Zentralkonflikt haben? Wir können erwarten, daß soziale Gruppen mit wenig Zentralkonflikten außerordentlich friedliche Wesen sein werden. Nach allem, was ich beobachten konnte, scheint das tatsächlich der Fall zu sein. So sollen bei den Aborigines in Australien rivalisierende Spiele, bei denen es Sieger und Verlierer geben kann, gänzlich unbekannt sein. Den Aborigines leuchtet nicht ein, wie man Spiele mögen kann, bei denen es Gewinner und Verlierer gibt. Insbesondere verstehen sie den versteckten Sadismus nicht, daß der Verlierer ganz automatisch enttäuscht, frustriert und gedemütigt wird. Die Aborigines spielen deshalb viel lieber Spiele, bei denen alle gewinnen (nach dem Motto: „Wenn keiner verliert, kann gar nichts schief gehen."). Aborigines besitzen nach meiner Einschätzung noch keine Zentralkonflikte, zumindest nicht in jenem paradiesischen Stadium der Vergangenheit, bevor die Weißen in ihr Land gekommen sind.

Irgendwann wird aber jeder Mensch aus dem Paradies vertrieben. Dazu gehört auch zu wissen, daß es unmöglich ist, in dieser Welt aggressionsfrei und unschuldig leben zu können. Bei strenger Betrachtung geht bereits die Nahrungsaufnahme mit der Zerstörung von Leben einher. Eine schöne Geschichte aus dem alten Indien illustriert, daß wir nicht schuldlos leben können:

Ein Weiser verweigerte das Tragen der königlichen Sänfte mit dem Argument, er könne dadurch versehentlich Insekten zertreten, weil er dann nicht unten auf den Erdboden sehen kann, und durch das Zertreten der Insekten würde er sein Karma verschlechtern. Der König ließ den Weisen daraufhin köpfen[63].

Der Weise wurde getötet, weil er das Tragen der königlichen Sänfte verweigert hat, wodurch die Aggressionsspirale weitergeht (was der Heilige in seiner Verbohrtheit übersehen hat!). Auch wir leben ständig in der Paradoxie der dauernden Schuld. Egal wie wir uns entscheiden, werden wir schuldig werden. Ganz besonders betrifft das unsere Beteiligung bei Streitereien! Weise Lehrer kommen zu der altbekannten, vermeintlich salomonischen Lösung: „Egal, wer von euch angefangen hat, ich bestrafe euch alle gleichermaßen!" Das ist natürlich glatter Unsinn, weil sie den bestrafenden Lehrer automatisch in die Schuldspirale mit integriert, denn er hat ja den Unschuldigen unnötigerweise mitbestraft. Man kann aus den beiden Beispielen – demjenigen des Weisen und dem des Lehrers – die Folgerung ableiten, daß indische Weise und Pädagogen oft ähnlichen Denkstrukturen unterliegen. Sie wollen besonders clever und weise sein, bewirken jedoch des öfteren das pure Gegenteil!

Durch die Unmöglichkeit, aus Streitereien unbeschadet herauszukommen, werden bei beiden Streitparteien wichtige Lernprozesse in Gang gesetzt. Der König macht sich schuldig, weil er den Weisen köpfen läßt. Der Weise verliert seinen halsstarrigen Kopf natürlich mit einer gewissen Berechtigung, mag man einwenden, doch der Weise wird durch seinen Tod bei einer bestimmten Betrachtungsweise sogar zum Selbstmörder, was zu weiterer Schuld führt. Der Weise hätte ja einlenken können, was ihm sein Leben gerettet hätte. Aber offenbar waren ihm die Insekten und seine Prinzipien wichtiger als sein eigener Kopf – eine törichte Halsstarrigkeit, deren Logik auf der falschen Grundannahme beruht, die eigene Seligkeit mit dem starren Befolgen irgendwelcher Verhaltensprinzipien gleichzusetzen. Man spricht von „Dogmatismus", wenn man solche verbohrten Ideologien charakterisieren will.

Indem zwischenmenschliche Verhältnisse zu Energieräuberei und Machtausübung führen, entstehen für beide Konfliktseiten unauflösbare Rollenzuschreibungen und Standpunkte. Wir können das besonders deutlich bei allen stark ausgeprägten Machthierarchien sehen – etwa bei Herr und Knecht oder Gefängniswärter und Gefangener. Indem ein bestimmter, festgelegter Standpunkt eingenommen wird, sind beide Parteien in ihren sozialen Rollen unbeweglich geworden. Sie müssen in einer Art und Weise handeln, die wie bei einem Schachspiel ganz zwingend und unentrinnbar zu Konflikten führt. Ganz zwangsläufig kommt es zu seelischen Lernaufgaben, die mit Schuld und Wiedergutmachung zu tun haben.

Mit zunehmender Zivilisation steigen der Aggressionsdruck und die gestaute Frustration immer mehr an. Anstatt daß es zu befriedigenden Lösungen und einem harmonischen Ende kommt, brodelt das Faß der aggressiven Emotionen immer stärker. Gesetze und Moralvorstellungen werden als unsichtbare Wälle aufgerichtet, um die

---

[63] Im modernen Indien sind solche Vorstellungen immer noch lebendig. So tragen gläubige Anhänger des Jainismus ein Mundtuch mit der Absicht, keinerlei Insekten einzuatmen und dadurch möglicherweise zu töten. Logischerweise dürfen strenggläubige Jains auch nicht Auto fahren, weil bei der Fahrt versehentlich Insekten an der Windschutzscheibe getötet werden. Doch weil ich bei meiner Indienreise strenggläubige Jains in Eisenbahnzügen getroffen habe, vermute ich, daß das Ganze heutzutage nicht mehr so dogmatisch ausgelegt wird, denn natürlich werden auch ständig durch die Lokomotive Insekten getötet.

einzelnen Mitglieder der Gesellschaft voreinander zu schützen. Es entstehen Ideologien und dogmatische Vorstellungen[64], die das Paradies mit Gewalt zurückerobern wollen – egal, ob es sich um marxistischen Kommunismus oder religiösen Fundamentalismus handelt. Es ist leicht nachzuvollziehen, daß das Endziel der Ideologie auf unbewußte Weise mit der eigenen Erlösung gleichgesetzt wird. „Wenn endlich der Kommunismus herrscht, werde ich meinen quälenden inneren Frust loswerden!" sagt sich der Marxist. Verständlicherweise führt so eine Einstellung zu rabiaten Handlungsweisen, denn man kämpft ja in gewisser Weise um sein tiefstes Lebensglück! Ideologen und Demagogen sind demzufolge ausgesprochen humorlos und geistig unbeweglich, weil sie sich in eine verrückte Heilsidee verrannt haben.

In unserer Hochzivilisation gehen wir nicht mehr wie Steinzeitmenschen mit Keulen aufeinander los, sondern drücken auf den Startknopf einer Rakete. Insofern hat sich das Zerstörungspotential mit zunehmender Zivilisation immer mehr erhöht. Raketen liegen nicht ewige Zeiten unbenutzt in Silos, sondern werden irgendwann einmal benutzt. Bei der Explosion einer Rakete sterben viel mehr Menschen als mit dem Schlag einer Steinzeitkeule. Die Zahl der Kriegstoten steigt in unserer modernen Zivilisation demzufolge immer weiter an, je mehr und je raffiniertere Kriegsgeräte es gibt. Dafür sind die Atombomben auf Hiroshima und Nagasaki ein trauriges Beispiel.

Aber auch in Friedenszeiten wächst in der modernen Zivilisation die Häufigkeit von Aggressionen und Energieräubereien. Wie im Beispiel mit dem hungrigen Löwen tauchen energetisch herunterdrosselnde Zentralkonflikte auf, die das Aggressionsniveau immer mehr erhöhen. Die Menschen werden kriegerisch und versuchen, innerhalb von hierarchischen Machtstrukturen festzulegen, wer der Stärkste ist. Dieser ist dann natürlich derjenige mit dem Anspruch auf die meiste Energie! Es beginnt ein Sozial-Darwinismus, der zu einem Kampf „jeder gegen jeden" führt. Bereits im alten Rom kamen die Menschen zu der erschütternden Erkenntnis, daß der Mensch für den anderen zum größten Feind geworden ist *(„homo homini lupus est")*.

Im Krieg und Streit kann man sich den vorgeprägten Handlungsbögen nicht mehr entziehen, weil das kriegerische Gegenüber seinem Gegner die eigene Wirklichkeitssicht aufgezwungen hat. „Entweder du ergibst dich, oder ich schlage dir eins über den Kopf!" In den kriegerischen Horden und Stämmen beginnen nun verschiedene Seelenprozesse, denen stets unlösbare Paradoxien zugrundeliegen. Solche Paradoxien – in Form dialektischer Austauschprozesse – werden zum Ausgangspunkt für Lern- und Reifungsvorgänge, weil darin ein enormes Konfliktpotential enthalten ist. Man kann von „Zündstoff" sprechen, der in sozialen Rangordnungen, Kasten und Machtverhältnissen verborgen ist.

Am bekanntesten in der Sozialpsychologie ist das dialektische Verhältnis von **Herr und Knecht**: Der vermeintliche Mächtige wird auf einer subtilen Deutungsebene zum Ohnmächtigen. Bekanntlich muß das auch so sein, weil der Herr bekanntlich nur dadurch Herr ist und bleibt, weil es den Knecht als Gegenpol gibt. Es wird nicht ewig dauern, bis der Knecht diese Abhängigkeit durchschaut, wodurch das Machtverhältnis umzukippen droht. In gleicher Weise wird der Gefängniswärter zum Opfer seiner Strategie, den Gefangenen einzusperren, weil er den anderen nun ständig bewachen muß, um einen Ausbruchsversuch zu vereiteln.

Kriege finden aber nicht nur außerhalb der eigenen vier Wände statt. In vielen Familien spielen sich Dramen ab, bei denen die Kinder zu kleinen Tyrannen werden, die ihre Eltern schikanieren. Meiner Erfahrung nach spielen dabei energetische Störungen durch Konflikte eine maßgebliche Rolle. Menschen haben durch die Konflikte einen tiefsitzenden Frust, den sie auf irgendeine Weise zu entladen versuchen. Kinder tun das unter anderem durch Machtspiele, die einerseits zur Aufwertung ihres unsicheren Egos dienen, andererseits zur Abfuhr des inneren Frustes gebraucht werden. Wie im Beispiel mit Patrik deutlich geworden ist, führt die Konfliktheilung zur Beendigung solcher familiärer Dramen.

Mit zunehmender Kulturentwicklung kommt es durch das Erwachen der höheren Chakras oberhalb des Zwerchfells zu einer Gegenbewegung. Die Menschen beginnen vage zu ahnen, daß es bei Streitereien und Energieräuberei in Wirklichkeit weder einen Sieger noch Verlierer gibt. **Denn ob Kain oder Abel siegen wird, spielt letztlich überhaupt keine Rolle, weil es in Wahrheit immer nur zwei Lösungen gibt: es gibt immer nur zwei Sieger oder zwei Verlierer!** Meines Erachtens können wir diese simple, aber unumstößlich richtige Tatsache nur begreifen, wenn wir uns mit der Psychoenergie und dem Phänomen des karmischen Ausgleichs beschäftigen. **Karma** als Folge von Schuld und Fehlern folgt in dem Moment, wo wir einen anderen Menschen geschädigt

---

[65] Auf die phänomenologisch interessante **Ähnlichkeit von Dogmatismus und Psychosen** sei hier hingewiesen, was die Unduldsamkeit, Starre und totalitäre Haltung in der Verteidigung des eigenen Weltbildes anbelangt. In gewisser Annäherung weist unsere Ich-Struktur auch als „normaler" Zeitgenosse dogmatische und psychotische Züge auf. Der Unterschied zur Pathologie ist letztlich graduell, aber qualitativ gänzlich anders: Totalitäre Haltungen haben stets eine Bereitschaft zur Zerstörung und Negativität. Dabei sind Psychotiker, zumindest außerhalb des Höhepunktes ihrer psychotischen Entgleisung, erfahrungsgemäß recht friedliche Leute und zerstören mehr passiv als aktiv – nämlich ihr Ego und ihre sozialen Bezüge. In gewisser Weise ist auch der Dogmatiker und Fundamentalist ein Psychotiker, allerdings ein viel gefährlicherer: Die Gefährlichkeit des Dogmatismus beruht auf der projektiven Entäußerung, wobei die Bombe als Materialisierung der fundamentalistischen Psychose außerhalb seines Kopfes zündet!

haben. Im Klartext bedeutet dies, daß wir alle irgendwann unsere karmischen Schulden zahlen und den friedensstiftenden Ausgleich herstellen müssen.

Beide Parteien verlieren bei einem Streit, indem sie sich schuldig machen und in Fehler verstricken. Wenn wir uns nun der Tatsache bewußt zu werden beginnen, daß es Karma gibt, so wird jede Schuld irgendwann einen karmischen Ausgleich erzwingen. Jesus wies bereits auf die Dummheit des scheinbaren Siegers hin, wenn er sagt: *„Denn sie wissen nicht, was sie tun!“* Weil wir die unbewußte Seite unserer Seele und das unsichtbare Wirken von Karma nicht wahrnehmen, halten wir den einen fälschlicherweise für den Sieger und den anderen für den Verlierer. In Wahrheit führt jedoch jeder zerstörerische, den anderen verletzende Streit zu zwei Verlierern. Energieräuberei wird deshalb für jeden der beiden Beteiligten über kurz oder lang ungünstige Folgen haben. Der Verlierer zahlt gewissermaßen sofort seinen Tribut, indem er auf irgendeine schmerzhafte Weise verloren hat, wogegen der Sieger später mit dem Bezahlen seiner Schuld drankommen wird.

Wer den Begriff „Karma“ nicht mag, kann dafür genauso gut „höhere Ordnung“ oder „Gemeinsinn“ sagen. Denn auch aus ganz und gar rationalen Gründen ist das egoistische, kurzsichtige und einseitige Verhalten von Siegern abzulehnen, die ihren Sieg allein auf Kosten eines Verlierers errungen haben. Ein dafür typisches Beispiel begegnet uns im sogenannten „Manchester-Kapitalismus.“ Arme Leute schuften sich für den Kapitalisten krumm und buckelig, um für ihren Boß einen Mehrwert zu erzielen. Beim Verkauf der Ware setzt sich das energieräubernde Spiel fort, indem der eine Geschäftsmann den anderen übers Ohr zu hauen versucht. Später wird der Kampf auf Seiten der Konsumenten fortgeführt, indem maßlose Profite erzielt werden, die ausbeuterische Züge tragen. Mittlerweile wissen wir, daß solch ein „Raubtier-Kapitalismus“ für alle Beteiligten enorm schädliche Folgen hat. Aus einer ökologischen und die Interessen der gesamten Welt betrachtenden Perspektive wird uns das immer klarer. Der Spruch: „Wir sitzen alle im selben Boot“ drückt den wahren Zusammenhang sehr treffend aus.

Die Vorstellung, man könnte ungestraft davonkommen, indem man dem anderen seine Energie stiehlt und anschließend ganz schnell wegläuft („Partner A gewinnt, Partner B verliert“), basiert nur auf einer dummen und kurzsichtigen Betrachtungsweise. Menschen mit einer Entwicklungsstufe des vierten Chakra („nur Gefühle zählen...“) oder fünften Chakra („nur der Verstand zählt...“) verstehen erfahrungsgemäß noch nicht, daß so etwas wie ein unsichtbares, gemeinsames Band zwischen allen Lebewesen existiert – diese intuitiv und authentisch erlebten Erkenntnisse tauchen erst im sechsten und noch stärker im siebten Chakra auf. Man kann Gesetze und Moralvorschriften deshalb gewissermaßen als vorweggenommene Weisheiten für diejenigen begreifen, die noch nicht so weit fortgeschritten sind.

Man fragt sich bei all diesen gewalttätigen Bildern unwillkürlich, ob wir es womöglich mit einer durch und durch krankhaften Welt zu tun haben. Manche Leser werden mir vorwerfen, daß ich ein zu düsteres und apokalyptisches Weltbild entwerfe. Solche Leser werden mir mit Recht vorhalten, überall auf der Welt würde die Mehrzahl aller Menschen ein völlig normales, oft sogar heiteres und glückliches Leben führen. Ich dagegen würde wie ein Sensationsreporter nur ein negatives, marktschreierisches und völlig verzerrtes Bild des wirklichen Lebens entwerfen. Nach all den negativen Worten über den Streit möchte ich meine Ausführungen deshalb mit einem guten Ende schließen. Denn im Gegensatz zu den aufgeführten ungünstigen Varianten, wo es nur einen Sieger und einen Verlierer oder zwei Verlierer gibt, wäre eine weitaus bessere Möglichkeit vorstellbar, **daß nämlich beide Parteien bei einer Auseinandersetzung profitieren!** Solche Streitfolgen sind nicht nur denkbar, sondern möglich und sogar in höchstem Grad erwünscht, weil wir dann zwei Sieger haben, die sich gegenseitig gut tun und voneinander profitieren. Als zwei Sieger möchte ich den vorteilhaften und anzustrebenden Zustand definieren, wenn sich zwei Menschen in liebevoller Weise gegenseitig helfen und bereichern, anstatt sich gegenseitig zu schaden und sich energetisch etwas wegzunehmen.

Der DALAI LAMA spricht in dem Zusammenhang von der „Logik der Liebe“. Liebe können wir als eine Form der Kommunikation definieren, die beiden Parteien den größtmöglichen Nutzen bringt und dabei das „Wir“ betont. *„Liebe deinen Nächsten wie dich selbst“* sagt Jesus und meint die gleichrangige „Wir-Liebe“. Dabei achtet man das Wohlergehen und Glück des anderen genauso wie das eigene. Man denkt und handelt in beidseitigem Nutzen, was psychoenergetisch zu mehr Lebenskraft und höherem Schwingen führt. Die Natur zeigt uns mit der Kraft der sexuellen Liebe, wie so etwas bereits auf der grobstofflichen Ebene der sich vereinigenden Körper funktioniert. Bei der Elternschaft verwandeln sich beide Sexualpartner in Sieger, nämlich in Väter und Mütter, die ein Kind gezeugt haben.

Die Liebe und das sogenannte „Gute“ haben sogar bei genauem Hinsehen in unserer Welt – ob Natur- oder Menschenwelt – deutlich die Überhand. Indem die Kräfte der Natur Nahrung heranwachsen lassen, die Sonne scheint und viele Geschehnisse zu einem guten Ende kommen, leben wir in einer überwiegend schönen und guten Welt. Es gibt aber nicht nur eine gute Welt, die für die Geburt gesunder Babies sorgt, Nahrung heranreifen läßt und die Welt zu einem überwiegend guten, freundlichen Ort macht, sondern auch eine alltägliche Welt.

Denn auch die banale Gleichförmigkeit dessen, was wir „Alltag" und „Normalität" nennen, hat für unsere seelische Entwicklung eine große Bedeutung. Die Alltäglichkeit bildet zusammen mit unserem Seelenkern eine Art Humusschicht, in der sich unsere Persönlichkeit entwickeln kann.

Wenn wir nicht das liebevoll Gute in uns hätten, wären Eigenschaften wie unser Gewissen, das Vertrauen in andere oder die eigene Liebesfähigkeit nicht denkbar. Wenn wir nicht so etwas wie Normalität und Vertrauen in die Welt hätten, wären unsere seelische Stabilität und damit unser persönliches Wachstum erheblich gefährdet, wenn nicht sogar bereits ernsthaft aufs Spiel gesetzt! Trotzdem möchte ich auf meiner Darstellung des Bösen und der Welt als einer Form von „Schlachtfeld" beharren. Jeder wäre ein Träumer und Phantast, der nicht die Schlechtigkeit der Welt zumindest teilweise in Rechnung stellt – etwa, wenn er sein Auto mit allen Wertsachen unabgeschlossen stehen läßt oder leichtfertig den Verlockungen eines Betrügers erliegt. Von Paranoia sprechen wir, wenn das Weltbild völlig dunkel gefärbt ist und überall das Böse gewittert wird. Solch eine paranoide Weltsicht ist hier aber nicht das Thema, sondern die Tatsache, daß wir das Böse als Phänomen genauso in Rechnung stellen müssen wie die dunklen Schattenseiten unserer eigenen Seele. Es geht um ein wirklichkeitsnahes Bild der menschlichen Welt, das die gesamte Bandbreite unserer menschlichen Existenz umfaßt.

Die Seele innerhalb der Familie

Alle schlechten Eigenschaften entwickeln sich in der Familie. Das fängt mit Mord an und geht über Betrug und Trunksucht bis zum Rauchen.
(Afred Hitchcock)

Im vorherigen Kapitel ging es um Konflikte zwischen Menschen und das Phänomen des Bösen. Gewissermaßen handelt es sich um ein großes Spiel, bei dem unsere Seele bei ihrer Reifung lernt, die eigenen Wünsche und Bedürfnisse mit denen anderer Menschen auf eine Weise abzustimmen, daß dabei ein größtmöglicher Nutzen entsteht. Diesen Nutzen möchte ich in gänzlich unromantischer Weise eine Ausdrucksform von „Liebe" nennen, weil für beide Seiten der maximale Profit herausspringt. Nun neigen wir aus moralischen Gründen dazu, Liebe und ein profitables Geschäft für unterschiedliche Dinge zu halten, weshalb manche Leser von meiner Wortwahl schockiert sein werden. Aber **ich kann zwischen Geschäften, die für beide Seiten profitabel sind, und dem Phänomen der Liebe keinen prinzipiellen Unterschied entdecken**. Schließlich geht es letztlich um nichts anderes, als daß psychoenergetisch in beiden Fällen ein „Mehr" herauskommt. Alle Beteiligten sind anschließend glücklicher und energiegeladener als vorher, und das ist die Hauptsache.

Im Folgenden möchte ich mich mit den tiefenpsychologischen Zusammenhängen innerhalb der Familie beschäftigen. Das Prinzip der Familiendynamik scheint mir ganz einfach zu sein, weil wir in Gruppen viel besser und schneller lernen können. Die Familie ist bekanntlich die älteste, bewährteste und stabilste Gruppe, die es gibt. Weil es ungeheuer schwierig ist, sich alleine mit den eigenen Grundängsten auseinanderzusetzen und sie zu überwinden, tun wir uns mit anderen Menschen in Form einer sozialen Gruppe zusammen, um bei unserer Seelenreise voranzukommen. Innerhalb der geschützten Mauern der eigenen Familie können wir all die fremden und abgelehnten Wesenseigenschaften entwickeln, die uns zu unserer seelischen Stabilität fehlen. Das kann dadurch geschehen, daß uns fehlende Wesensanteile innerhalb der Familie von anderen gespiegelt werden, so daß wir voneinander lernen können, das „Beste im anderen hervorzubringen."

Wenn wir uns in die Seelenreise hineinversetzen, von der schon öfter die Rede war, so sind immer mehr Therapeuten in den letzten Jahrzehnten aufgrund ihrer tiefenpsychologischen Praxiserfahrungen zu der Ansicht gelangt, daß die individuelle Seele mehrfach zur Welt kommen muß. Anders kann man sich viele psychoenergetische Zusammenhänge und Berichte von Menschen in Tiefenhypnose gar nicht erklären. In den folgenden Kapiteln möchte ich alle bisher in diesem Buch dargestellten Teilbereiche – wie die Konfliktentstehung, die Charaktertypen, die Seelenreise – auf die Bereiche der Familie und das zwangsläufig damit zusammenhängende Karma anwenden. Ich möchte damit den Versuch wagen, eine Gesamtansicht der psychoenergetischen Vorgänge vom Tod, der eigenen Geburt, der Wahl der Familie bis hin zum erneuten Sterben zu skizzieren.

Für die Richtigkeit meines Entwurfs – das möchte ich vorausschicken – spricht die perfekt ineinandergreifende Verzahnung tiefenpsychologischer und spiritueller Ansichten. Meine wesentlichsten Thesen decken sich vollkommen mit den Ansichten der „ewigen Philosophie", wie Aldous HUXLEY die ungewöhnlichen Gemeinsamkeiten aller Weltreligionen und gnostischen Philosophien genannt hat. Auch alle Erkenntnisse und Erfahrungen der traditionellen Schamanen, der Humoralmedizin bis hin zur modernen Energiemedizin bestätigen meine hier vorgestellten Thesen. Zugegebenermaßen ist das alles aus der Betrachtungsweise notorischer Skeptiker relativ hypothetisch. Trotzdem möchte ich so kühn sein zu behaupten, daß die folgende Darstellung für sich einen hohen Wahrheitsgehalt beanspruchen kann, der sich mit den Erfahrungen versierter Tiefenpsychologen deckt.

Die triadische Kleinfamilie mit Vater, Mutter und Kind gehört bekanntlich zu den allergrößten Geheimnissen der tiefen Seelenschichten. Im christlichen Krippenbild wird das gesamte Mysterium unserer irdischen Existenz sichtbar. Wir sehen beim Hineinschauen in die Krippe das neugeborene Kind psychoenergetisch offen und mit der herzerwärmenden Seligkeit, die alle Säuglinge ausstrahlen. Den meisten Krippendarstellungen gelingt es, den Eindruck der Offenheit des Kindes noch durch die weit ausgebreiteten Ärmchen zu verstärken. Durch das Bild vom Gotteskind in der Krippe sind viele Menschen tief berührt worden, weil sie im Innersten spüren, daß es sich beim Krippenszenario in Wahrheit um sie selber handelt. Jeder Mensch kommt irgendwann als schutzloser Säugling auf die Welt, genauso wie das Jesuskind in der Krippe.

Das Wunder beginnt in dem Moment, wo Gegensätze – hier zwischen Mann und Frau – mit ihrer Vereinigung zu neuem Leben führen. Man kann aus dieser Perspektive alle Wesen als Fackelträger einer ungeheuer langen Kette von Zeugungen und Geburten ansehen, bei der die Flamme des Lebens von einer Generation zur nächsten weitergereicht wird. Auf der tiefsten Seelenebene – derjenigen des Kausalkörpers – verbindet uns mit Vater und Mutter eine große Liebe, die etwas von einem heiligen Geschenk oder Sakrament hat. Je offener und transpersonaler wir werden, umso mehr verbindet uns eine tiefe Liebe zur Schöpfung, die uns auch im Verhältnis zu den eigenen Eltern wiederbegegnet.

Wir verlassen das Gebiet des Heiligen und geraten ins Profane, wo es ums Windelwechseln, aufgeschlagene Knie und die Wirren der pubertären Selbstfindung geht. Denn das Kind wird unweigerlich größer und schließlich erwachsen. Erst jetzt beginnt die seelische Entwicklung in ihrer individuellen und personalen Ausprägung. Erstmals beginnt der junge Mensch über sich in der Ich-Form zu reden und will irgendwann sogar mit „Sie" angeredet werden. Das ganz kleine Kind redet noch von „wir", weil es kein gefestigtes Bewußtsein von sich selber besitzt. Mit der zunehmenden Ich-Bildung nimmt die Zahl der Rollenbilder zu. Man bezieht innerhalb der Familie und anderer sozialer Gruppen einen festen Standpunkt, der dem eigenen Charaktertyp entspricht. Gleichzeitig beginnt nun auch unser soziales Leben, in dem wir uns mit anderen Menschen in der Schule, am Arbeitsplatz und so weiter auseinandersetzen müssen.

Als nächstes erhebt sich für jeden Charaktertyp die Kernfrage, mit welchen Menschen er gut zurechtkommt und mit welchen nicht. Denn das menschliche Glück hängt erfahrungsgemäß ganz entscheidend davon ab, ob man im Lauf seines Lebens genügend Menschen findet, mit denen man sich gut bis hervorragend versteht. Dazu zählen natürlich vor allem gute Freunde und der eigene Partner. Richtig klar wird uns die Tragweite des Problems, wenn wir uns fragen, mit welchen Menschen wir uns wirklich blendend, vorbehaltlos und in allerbester Weise verstehen. Selbst wenn wir einen großen Freundes- und Bekanntenkreis haben, finden wir erfahrungsgemäß nur ganz wenige, wirklich gute Freunde. Partnervermittlungs-Institute haben aus ganz ähnlichen Gründen große Mühe, passende Partner zu finden, selbst wenn sie eine große Zahl potentieller Partner in ihren Datenbanken zur Verfügung haben. Denn die Menge der Variablen, die man in den Computer eingibt und die statistisch für ein zukünftiges Partnerglück sprechen, läßt unter Tausenden von Partnern nur ganz wenige in Frage kommen. Bezogen auf diese Kernfrage sozialen Wohlbefindens und gedeihlichen menschlichen Miteinanders sagte der Dalai Lama einmal, daß es ihn immer wieder wundert, warum die Welt nicht zerstörerischer ist, wo doch nur einer von tausend Menschen einigermaßen zu uns passen würde.

Eine noch viel spannendere Frage erhebt sich bei dem Gedanken, wie sich Menschen innerhalb der **Familie** miteinander vertragen. Denn an der Zusammensetzung der eigenen Familie scheint man im ersten Moment vollkommen unbeteiligt zu sein, wenn man von der Wahl des Ehepartners einmal absieht sowie der Wahl, eigene Kinder oder keine zu bekommen. Doch welche Menschen die eigenen Kinder sein werden oder welche Verwandten man unvermeidlicherweise hinzubekommt, wenn man einen Ehepartner wählt, das alles unterliegt erfahrungsgemäß nicht dem eigenen Willen. Man ist also allen möglichen Unwägbarkeiten und Überraschungen ausgesetzt. Doch verblüffenderweise scheint das in keiner Weise zu stimmen, wenn man Menschen in tiefen Stadien der Hypnose und bei ekstatischen Erlebnissen wie etwa bei der Hyperventilation[65] nach den tieferen Zusammenhängen befragt, weshalb ihre Familie so und nicht anders zusammengesetzt ist. Erstaunlicherweise berichten die allermeisten Menschen in solchen Trancezuständen davon, **bei der Wahl ihrer Familienangehörigen vorgeburtlich eine Entscheidungsmöglichkeit gehabt zu haben!**

Genau an diesem entscheidenden Punkt wird die ganze Angelegenheit äußerst spannend! Eine verblüffende Perspektive tut sich auf, die zu völlig neuen und ungewohnten Einsichten verhilft, wenn wir eine vorgeburtliche Wahlmöglichkeit beim Zusammenstellen unserer Familie unterstellen. Die Lehre der Reinkarnation behauptet seit jeher, daß wir unsere Eltern vorgeburtlich auswählen, wozu auch sämtliche sonstigen Rahmenbedingungen gehören. Daß ungeheuer viele Menschen in tiefer Trance von der Wahl ihrer Eltern sprechen, scheint mir ein wichtiges Indiz für die Richtigkeit dieser These. Hinzu kommt, daß ich bei meinen Energietestungen unter spirituell höherentwickelten Menschen überdurchschnittlich oft zu hören bekomme, daß sie eine solche Wahlmöglichkeit für eine unumstößliche Realität halten. Da solche hochentwickelten Menschen in den meisten Bereichen – etwa bei Vorahnungen über ihre Krankheiten – einen ebenso guten „Riecher" haben, vertraue ich dem Urteil dieser Leute.

Mir erscheint eine Wahlmöglichkeit bei der eigenen Familie deshalb so logisch, weil die gesamte Sinnhaftigkeit der Seelenreise darauf hinweist, daß solche Gesetzmäßigkeiten existieren müssen. Jede andere Lösung – etwa die des puren Zufalls – wäre viel unlogischer. Denn nur eine frei wählende Seele kann die Erfahrungen machen, die karmisch sinnvoll und wertvoll sind. Lesern, die dem Ganzen ablehnend oder mißtrauisch gegenüber-

[65] Eine sehr einfache, kostenlose und hocheffektive Tiefentrance erzielt man durch die Überatmung (Hyperventilation). In entspannter Lage atmet man schneller und tiefer als gewohnt. Normalerweise setzt nach einiger Zeit ein Trancezustand ein. Das anfangs störende Kribbeln in den Extremitäten und um den Mund verschwindet bald. Wenn der Zustand beendet werden soll, atmet man wieder betont langsam. Die Methode ist im allgemeinen gefahrlos und für seelisch stabile und organisch gesunde Menschen ohne nennenswerte Risiken. Zweckmäßigerweise sollte man die ersten Versuche nicht alleine durchführen, sondern sich eine fachlich versierte Vertrauensperson dazuholen (die Methode wird von vielen Reinkarnations-Therapeuten praktiziert).

stehen, kann ich ihre Skepsis natürlich nicht nehmen. Ich gebe zu, daß ich als naturwissenschaftlich ausgebildeter Akademiker solche Ideen früher auch für baren Unsinn gehalten habe. Eigene Erfahrungen und das genaue Beobachten von Abertausenden von Menschen, denen ich im Verlauf meines Arztlebens begegnet bin (darunter viele Familien), haben mich schrittweise umdenken lassen. Mittlerweile bin ich felsenfest von der These der Elternwahl überzeugt.[66]

Mit der in der normalen Psychologie völlig unüblichen Idee der **Elternwahl** stellt sich auch gleich die Frage, was uns überhaupt dazu gebracht hat, genau diese Eltern zu wählen. Warum tun wir das bloß, insbesondere wenn wir in eine schwierige Familie hineingeraten sind, wo sich die Eltern oft streiten oder bereits geschieden sind? Oder nehmen wir an, daß wir ärgerliche und blöde Geschwister haben, die uns ungeheuer auf die Nerven gehen? Oder daß wir als einsames Einzelkind auf die Welt gekommen sind, obwohl wir uns insgeheim Geschwister wünschen? Oder daß wir in einem Land zur Welt gekommen sind, wo wir uns überhaupt nicht heimisch fühlen?

Man wundert sich angesichts der vorgeburtlichen Wahlmöglichkeit, warum jemand freiwillig ein schlechtes Schicksal gewählt hat. Man könnte doch viel besser bei hochsympathischen Multimillionären inkarnieren, wo man ein sorgloses und glückliches Leben führen kann und sich vollkommen heimisch und geborgen fühlt. Warum wählen so viele Menschen ein schwieriges Schicksal? Genau um die Beantwortung dieser hochinteressanten Frage kreisen alle meine folgenden Überlegungen. Denn unversehens konfrontieren uns die Antworten mit dem zunächst geheimnisvoll anmutenden Zusammenwirken von Karma, Familie und Charaktertyp.

Wenn wir die Mechanismen der Familienbildung aus karmischem Blickwinkel begreifen wollen, müssen wir uns in die Lage der ungeborenen Seele versetzen. Es gibt mystische Schriften, die zu diesem Thema Auskunft geben. Im tibetanischen Totenbuch („Bardo Thödol") wählt die Seele normalerweise den Elternteil als begehrenswerten Partner, der später zum gegengeschlechtlichen Elternteil wird. Das weibliche Kind nimmt also den Vater, während der Junge die Mutter als Geschlechtspartnerin auswählt. Die Identifikation mit den Eltern bei deren Kopulieren führt daraufhin zur Wiedergeburt, indem wir – ähnlich wie ein honigsuchendes Insekt magisch von der Blume angezogen wird – vom Begattungsakt unserer Eltern angelockt worden sind. Psychoanalytiker werden nun mit Recht darauf hinweisen, daß wir uns bereits in einer ödipalen Situation befinden, noch bevor wir überhaupt geboren sind. Offenbar beginnt unsere Seelenreise mit einem voyeuristischen, stark erotisch gefärbten Schlüsselerlebnis.

Wenn wir uns in die Seele eines ungeborenen Kindes hineinversetzen, handelt es sich dabei keineswegs um ein unbeschriebenes Blatt. Die junge Seele ist keineswegs unerfahren in erotischen Dingen, sondern sie empfindet Geschlechtslust und geschlechtliches Verlangen – wie wir an den Ausführungen des tibetanischen Totenbuchs erkennen können. Die Fleischeslust kettet uns nach buddhistisch-hinduistischer Vorstellung an das berühmte „Rad des Lebens", wie die karmische Kette der Wiedergeburten in östlichen Religionen genannt wird. Wir müssen infolgedessen wieder reinkarnieren, einfach weil wir soviel sinnliche Lebenslust verspüren. Hinzu kommt, daß es sich bei der Seele um eine über viele Reinkarnationen hinweg gewachsene, festgelegte Persönlichkeit handelt, die man nicht als unerfahren ansehen kann. Die Seele bringt den zugehörigen Zentralkonflikt mit sowie alles, was sich an karmischen Vorerfahrungen und Erlebnissen zu einer individuellen Seelengeschichte zusammengefügt hat.

Nun kommen wir an den entscheidenden Punkt, wo es um die Wahl der eigenen Eltern geht. Bekanntlich nimmt die moderne Psychologie und Psychoanalyse an, daß ein großer Teil unserer Persönlichkeit von den eigenen Eltern und unserer Kindheit mitgeprägt wird. Wenn wir dagegen unsere Eltern vorgeburtlich ausgesucht haben, dann haben wir das alles in gewisser Weise vorkonstelliert – höchstwahrscheinlich sogar regelrecht vorhergesehen und demzufolge willentlich akzeptiert! Denn nach allem, was wir über Reinkarnationserfahrungen wissen, scheint die Elternwahl bestimmten Absichten und Vorlieben zu folgen. Das gleiche gilt für die Wahl der zukünftigen Gesellschaft mit ihrer Nationalität und Geographie. Man reinkarniert also nicht irgendwo und wie in einer Lotterie rein zufällig, sondern kreist nach den Aussagen spiritueller Meister schon Monate vor dem Zeugungsakt in unsichtbarer Weise um das verliebte Paar, das später zu den eigenen Eltern werden soll. Dabei sucht man sich das passende Elternpaar nach bestimmten Vorstellungen aus.

Wir können die Elternwahl mit Phänomenen vergleichen, die wir auch bei langen Kreuzfahrten beobachten können: Gruppen von gleichartigen Menschen finden sich durch verschiedene Steuerungssysteme zusammen.

[66] Der Vorgänger des heutigen Dalai Lama hat kurz vor seinem Tod genaue Details seiner Wiedergeburt erwähnt, etwa einen Bauernhof in einer bestimmten, abgelegenen Region Tibets und die Farbe einer Fahne, die vor dem Haus im Wind flattert, Details der Familie und anderes mehr. Einige Jahre nach dem Tod des Dalai Lama fand eine Expedition nach monatelanger Suche alle Angaben vollauf bestätigt. Als verdeckte Bewährungsprobe wurden unter attraktives Spielzeug persönliche Besitztümer des Dalai Lama gelegt, an denen ein normales Kleinkind kein Interesse hat, weil es statt dessen das Spielzeug wählen würde. Doch das Kleinkind wählte zielsicher genau diese persönlichen Besitztümer. Im übrigen sprachen bestimmte Körperdetails wie auffällige Pigmentflecken für die Richtigkeit der Annahme, daß es sich bei dem Kleinkind um den reinkarnierten Dalai Lama handeln muß. Beim Größerwerden haben enge Vertraute des früheren Dalai Lama viele charakterlichen Eigentümlichkeiten beim neuen Dalai Lama wiedererkannt.

Vornehme Reisende der 1.Klasse sorgen beispielsweise durch einen höheren Kaufpreis dafür, die Wahrscheinlichkeit zu verringern, mit ungehobelten Menschen der unteren Schichten zusammenzutreffen. Menschen der unteren Klasse werden dagegen Menschen höherer Klassen unsympathisch finden (oder arrogant, affektiert usw.). Durch Sympathie und das Wiedererkennen gewohnter Verhaltensweisen werden sich Leute gleicher Sprache, Rasse und gleichen Sozialniveaus zusammenfinden. Das Interesse jedes Reisenden wird erst einmal darin bestehen, es möglichst angenehm zu haben, und dazu wählt man sich die passenden Leute. Genauso werden wir vorgeburtlich einige Wahlmöglichkeiten haben, um wie der Reisende bestimmte Interessen durchzusetzen. Wir dürfen uns dabei sowohl unsere Reise wie die zugehörigen Reisebegleiter aussuchen.

Erfahrungsgemäß wird es sich bei unseren Reisebegleitern um solche mit gleichen Vorerfahrungen handeln, die sich wünschenswerterweise schon vorher kennen und die die gleichen Vorlieben und Interessen verbindet. Deshalb wählt man die eigenen Eltern in der vorgeburtlichen Situation nicht willkürlich und besinnungslos, sondern höchstwahrscheinlich aus einem Gemisch von bewußen und unbewußen Impulsen, so wie das bei einer normalen Reise auch geschieht. Man trifft seine Wahl aus bestimmten Vorstellungen und Intentionen heraus, die von der eigenen Persönlichkeit und ihrer Geschichte vorgegeben werden. Grundsätzlich scheinen wir bereits bekannte Reisebegleiter vorzuziehen, weil wir zu wissen glauben, was wir an denen zukünftig haben werden. Natürlich kann sich später herausstellen, daß man sich bei seiner Wahl gründlich geirrt hat.

Manchen Leuten mag es auch gleichgültig sein, wo und bei wem sie reinkarnieren werden – Hauptsache, sie haben ein Dach über dem Kopf und das Leben geht irgendwie weiter. Bei der großen Menge an bettelarmen Leuten in der Dritten Welt mag das so sein. Ich bin jedoch der Auffassung, daß hier jede Anwandlung von Mitleid fehl am Platz ist. Zum einen erwähnte ich bereits, daß erstaunlich viele bettelarme Leute einen vergleichsweise fröhlichen Eindruck machen, wenn man sie mit seelisch verbitterten, jedoch materiell reichen Menschen im Westen vergleicht. Hinzu kommt, daß die Seele möglicherweise viel bessere Reifungschancen bekommt, wenn sie in einem Slum der Dritten Welt reinkarniert, als wenn sie in einem behüteten westlichen Elternhaus aufwachsen würde. Die getroffene Entscheidung der Seele sollte man deshalb als die bestmögliche Wahl ansehen und respektieren.

In tiefer Hypnose und Trance bekommt man als Arzt von seinen Patienten ganz unterschiedliche Antworten auf die Frage, warum der Betreffende seine Reinkarnation so und nicht anders gewählt hat. Bekanntlich geht es bei unserem realen Leben um einen höheren Einsatz als den, es nur angenehm zu haben. Unsere Seele steuern verschiedene Impulse und Wünsche, die bei der Elternwahl eine Rolle spielen. All diese unterschiedlichen Beweggründe, die erfahrungsgemäß tief im Unbewußten versteckt sind, möchte ich näher beleuchten. Mit der Zeit schälen sich bei den meisten Menschen bestimmte wegweisende, für sie ganz kardinale Beweggründe heraus, um eine Reinkarnation in einem bestimmten Körper gewählt zu haben. Häufig dauert es relativ lange, bis man in tiefen Trancezuständen in seinem Unbewußten die Antwort auf solche Fragen findet.

Ein Grund für die Wahl einer bestimmten Reinkarnaion kann beispielsweise sein, sich für erlittenes Unrecht rächen zu wollen. Man hat lange auf diesen Moment gewartet, um es jemandem heimzahlen zu können, und jetzt scheint der richtige Moment gekommen. Ein anderer Wunsch kann darin bestehen, erneut mit besonders geliebten Menschen zusammen sein zu dürfen. Der Wunsch nach der Wiedervereinigung mit einem geliebten Menschen scheint außerordentlich häufig zu einer Reinkarnation zu führen. Oft richtet sich das Interesse auch auf eine Gruppe von Menschen, auf eine bestimmte Landschaft oder die Möglichkeit, ein besonderes Talent erneut entfalten zu können. So entstehen regelrechte Dynastien von Künstlerfamilien, bei denen das besondere Talent des einzelnen dazu führt, daß sich solche Menschen zu einer Gruppe zusammenfinden.

Die jeweiligen Gründe für eine Reinkarnation können im Einzelfall recht vielgestaltig sein. Das führt zu dem Dilemma, daß wir nicht alle Gründe unter einen Hut bringen können. Vermutlich müssen wir – wie im wirklichen Leben – irgendwelche Abstriche bei unserer Wunschliste machen. Denn auch bei der vorgeburtlichen Wahl gilt: „Man kann nicht alles haben!“ Wer demnach unbedingt wieder in seiner heißgeliebten früheren Heimat reinkarnieren will, findet möglicherweise nicht die zugehörigen idealen Eltern, sondern muß mit einer Art Notbehelf vorlieb nehmen. Oder wer eine besonders geliebte Person wiedersehen will, wird möglicherweise die anderen Personen der zukünftigen Familie oder die Landschaft nicht hundertprozentig mögen, die er dazubekommt.

Wenn wir uns unsere Familie anschauen, so handelt es sich zunächst um eine Wahl, die wir im Großen und Ganzen so gewollt und selbst getroffen haben. Das ist eine faszinierende Vorstellung. Am aufschlußreichsten erscheint es, welche Personen wir gezielt gewählt haben und welche zu denen gehören, wo wir Abstriche machen mußten. Denn wenn uns eine tiefe Sehnsucht zu einem bestimmten, besonders geliebten Familienangehörigen getrieben hat, mag es sein, daß wir unbekannte, wenig sympathische oder sogar feindselige Leute in Kauf genommen haben.

Deshalb bergen frühere, besonders glückhafte Reinkarnationen nach meiner Erfahrung große Probleme in sich, denn wir neigen nach so einem herrlichen Leben dazu, alle zukünftigen Leben am vergangenen Glück zu messen! Naturgemäß zieht so ein Vergleich innerhalb der Seele viele Enttäuschungen nach sich, weil „das Bessere des Guten Feind ist“ und es nur noch sehr schwer so gut werden kann, wie es einmal war. Meines Erachtens sind nicht nur besonders schreckliche Reinkarnationen ein schwer zu bewältigenes Problem, sondern auch besonders glückliche. Das gilt natürlich besonders für die Menschen, die mit diesem Glück assoziiert werden. Man kommt dann von solchen heißgeliebten Menschen kaum mehr los und bringt große Opfer, wozu auch törichte Konstellationen gehören, nur um wieder mit ihm vereint zu sein.

Als nächstes möchte ich mich dem Problem der „unglücklichen Kindheit“ zuwenden. Bekanntlich beschuldigen viele Menschen innerhalb der traditionellen Psychologie und Psychoanalyse ihre Eltern, ganz überwiegend an ihrem Elend schuld zu sein. „Meine Mutter war nicht liebevoll genug!“ lautet der Vorwurf. Die Mutter wird dann gerne zum Alibi des depressiven Charaktertyps, der sich mit Nahrung vollstopfen muß, angeblich weil er nicht genug Mutterliebe bekommen hat und sich nun mit übermäßiger Nahrungszufuhr dafür entschädigt. „Mein Vater war zu hartherzig und streng!“ meint der Schüchterne, der es im Leben zu nichts Vernünftigem bringt, weil ihm angeblich der Vater als Identifikationsfigur gefehlt hat, weshalb der Vater seiner Meinung nach als der Hauptschuldige angesehen werden muß.

Nun habe ich als Allgemeinarzt im Verlauf vieler Jahre Hunderte von Familien kennengelernt, bei denen ich in dieser Hinsicht eigene Erfahrungen sammeln konnte. Neben der depressiven Fettsüchtigen behandelte ich auch deren Eltern, wodurch ich selber sehen konnte, ob die Aussagen der Depressiven über angeblich furchtbar schlechte Eltern berechtigt waren. Oder ich hatte den schüchternen Versager in Therapie, dessen Eltern ebenfalls meine Patienten waren. Durch diesen Umstand habe ich erstaunliche Entdeckungen gemacht, die vom herkömmlichen Wissen traditioneller Psychoanalytiker deutlich abweichen.

Bereits Sigmund FREUD behandelte fast nur Einzelpatienten, ohne deren Familie näher zu kennen. Die ganze Psychoanalyse beruht deshalb auf der Sichtweise eines Einzelwesens, das auf künstliche Art aus seinem Familienverband herausgelöst worden ist. Und selbst vor Familientherapeuten wird gelegentlich Theater gespielt, um beispielsweise einen guten Eindruck zu machen oder um den anderen „besser in die Pfanne zu hauen.“ Nun bekommt man als Allgemeinarzt durch die jahrzehntelange Betreuung seiner Patienten ein wesentlich ehrlicheres Bild. Insbesondere durch Klatsch und Tratsch habe ich manche Geheimnisse erfahren, die weder dem Psychoanalytiker noch sonst jemand bekannt werden dürften.

Man erlebt mit großem Staunen, mit welcher Raffinesse die meisten Menschen vor sich und anderen Theater spielen. Oft erfuhr ich vom Friseur oder klatschsüchtigen Nachbarn pikante Details, die mir sonst verborgen geblieben wären. Das Wichtigste bei meiner Familienforschung waren aber nicht der Klatsch und Tratsch, sondern das sorgfältige Beobachten der Menschen. Auf diese Weise habe ich im Lauf meines Arztlebens Aberhunderte von Eltern mit ihren Kindern beobachtet, um die These von der schlechten Kindheit zu überprüfen. Nun will ich nicht leugnen, daß diese weitverbreitete These in zahllosen Fällen ihre Berechtigung hat. Man wird kaum einen Kriminellen und asozialen Menschen treffen, der nicht auf eine traurige Kindheit voller Lieblosigkeit und Mißhandlungen zurückblicken kann.

Sehen wir uns das Schicksal eines Menschen an, der mit „extremen Eltern“ aufwachsen muß: darunter verstehe ich überdurchschnittlich nette oder ungewöhnlich unsympathische Eltern. Nun werden mir kritische Leser vorwerfen, daß es sich bei der Bewertung von Sympathie und Antipathie um äußerst subjektive Maßstäbe handelt. Ich möchte genauso vehement entgegenhalten: Handelt es sich bei Sympathie und Antipathie wirklich um ausschließlich subjektive Einstufungen? Psychologische Untersuchungen beweisen nachdrücklich, daß bei Befragungen größerer Menschengruppen eine erstaunliche Übereinstimmung erzielt werden kann, wer als besonders sympathisch oder unsympathisch eingestuft wird. Bei der Feststellung: „Klaus hat nette Eltern“ wird die Mehrzahl aller Leute, die Klausens Eltern kennen, zustimmend mit dem Kopf nicken. „Sibylle hat ein echtes Ekel als Vater, und die Mutter ist eine Nervensäge,“ werden auch die allermeisten Leute bestätigen, die Sibylles Eltern näher kennen.

Im Folgenden möchte ich nette Eltern wie die von Klaus als „Traumeltern“ bezeichnen, während die unvorteilhaft beschriebenen Eltern von Sibylle als „Rabeneltern“ abgestempelt werden. Was passiert nun mit Klaus und Sibylle, wenn sie bei solchen Traum- oder Rabeneltern aufwachsen müssen? Jeder Mensch mit klarem Verstand wird Klaus zu seinen Eltern beglückwünschen und ihm eine positive Zukunft vorhersagen, während man bei Sibylle schon zu ahnen glaubt, daß sie entweder fettsüchtig, Alkoholikerin, mehrfach geschieden oder zumindest schwer seelenkrank werden wird, sobald sie das furchtbare Elternhaus verlassen hat und auf eigenen Füßen stehen soll. Klaus dagegen wird frohgemut einer steilen Karriere als erfolgreicher Geschäftsmann entgegengehen, eine reizende Familie haben und folglich ein ebenso netter Vater werden, wie es sein Vater gewesen ist. Das sind zumindest die Vorhersagen, die unabhängige Beobachter treffen werden, wenn sie Klaus und Sibylles Zukunft einschätzen sollen.

Völlig unerwarteterweise zeigt nun die Erfahrung, daß Kinder von Traumeltern überzufällig häufig „graue Mäuse“ oder Menschen mit unvorteilhaften Charaktereigenschaften geworden sind. Das muß nicht immer so sein, kann jedoch relativ häufig beobachtet werden. Beispielsweise lerne ich als Arzt die Eltern des schüchternen, neurotischen Versagers kennen und treffe auf außerordentlich sympathische, seelisch sehr ausgeglichene Traumeltern. Auch alle Leute im näheren Bekanntenkreis bestätigen mir, daß keiner versteht, warum bei den netten Eltern aus dem Sohn ein derartiger Versager geworden ist. Die Eltern hätten ihm all ihre Liebe und jede Unterstützung geben, aber all das hätte nichts genützt.

Zunächst habe ich solche Beobachtungen als Ausrutscher abgetan und solchen merkwürdigen, inkongruenten Details keine Beachtung geschenkt. Offenbar ist die Weltanschauung von der schlechten Kindheit doch ab und zu falsch, dachte ich mir und habe mich im ersten Moment nur gewundert. Mit der Zeit jedoch häuften sich die Ausrutscher, wobei ich auch das andere Extrem immer häufiger beobachtete, wonach Rabeneltern unerwarteterweise ab und zu reizende und freundliche Kinder hervorbringen (was insgesamt allerdings seltener vorkommt als die gegenteilige Variante!). Im vorherigen Beispiel von Klaus und Sibylle wird aus Sibylle die erfolgreiche Geschäftsfrau mit der reizenden Familie, während Klaus unverhoffterweise ein depressiver Verlierertyp wird, der sich mit Hilfsjobs durchschlägt, übergewichtig und alkoholsüchtig wird und irgendwann sogar einen Selbstmordversuch unternimmt.

Oft warnten mich Patienten vor den eigenen Eltern, wenn es um ärztliche Hausbesuche ging, und mir wurde geweissagt, ich würde die alten Herrschaften bestimmt ganz entsetzlich finden. Immer wieder machte ich dabei die verwirrende Entdeckung, daß sich die angeblich grauenhaften Eltern in Wirklichkeit als außerordentlich sympathische Traumeltern entpuppten, deren einziger Makel eine gewisse, aber durchaus liebenswürdige Schrulligkeit war. Offenbar handelte es sich bei der Beschreibung der angeblich so fürchterlichen Eltern um eine verdrehte Wahrnehmung, die sich überwiegend im Kopf des Kindes abgespielt hat.

Dabei möchte ich klarstellen, daß ich natürlich nicht der einzige bin, dem solche markanten Brüche in den landläufigen Anschauungen der Entwicklungspsychologie aufgefallen sind. Meist werden solche Phänomene – sofern sie überhaupt bemerkt werden, was selten geschieht – auf die Gene geschoben. Auf die Bedeutung der Genetik komme ich im nächsten Kapitel zu sprechen, wo es um die tieferen Bedeutungszusammenhänge von Karma geht. Ich möchte schon jetzt vorausschicken, daß karmische Zusammenhänge am aufgezeigten Grundproblem nichts ändern, denn es ist natürlich vollkommen klar, daß man aus dem Blickwinkel der vorgeburtlichen Seele selbstverständlich auch die Gene wählt, mit denen man reinkarnieren wird. Man hat auch diesbezüglich eine Wahlmöglichkeit, und man wird instinktiv die passende genetische Ausrüstung wählen.

Wenn man sich das Problem mit Rabeneltern und Traumeltern aus dem Blickwinkel der vorgeburtlichen Seele anschaut, dann weiß die Seele bereits vor dem Reinkarnieren, ob sie es mit Rabeneltern oder Traumeltern zu tun haben wird. Das Kind trifft deshalb eine Wahl, die es entweder zu besonders angenehmen oder ungünstig empfundenen Ergebnissen führen wird, was das Leben mit den zukünftigen Eltern angeht.

Wir haben es deshalb vorgeburtlich mit drei Wahlmöglichkeiten zu tun:

1. ***Der schwierige und dornige Weg:* Eltern wählen, mit denen man ein Leben mit ungewissem Ausgang lebt.** Durch schwierige Erfahrungen kann man sehr viel lernen, und wenn sich die Seele für diese Wahl entscheidet, wird sie die Garantie für eine ereignisreiche und lehrreiche zukünftige Lebensreise haben.

Oder man wählt das genaue Gegenteil:

2. ***Der leichte Weg:* Eltern wählen, bei denen man eine besonders schonende und freundliche Behandlung erfahren wird**. Der Grund dafür kann beispielsweise eine erschütternde und schlecht verarbeitete zuvor stattgefundene Inkarnation sein, so daß man sich in der neuen Reinkarnation endlich einmal „ausruhen" will.

Oder man wählt den Mittelweg:

3. ***Der durchschnittliche Weg:*** Die Mehrzahl aller Menschen wird einen ganz und gar durchschnittlichen **Weg voller Kompromisse und Mittelmäßigkeiten wählen**, was ihre vorgeburtliche Wahl angeht. Sie wählen deshalb bei genauerer Betrachtung gar nicht richtig, sondern fühlen sich zur allerbequemsten und durchschnittlichsten Lösung hingezogen, die überwiegend dem Zufallsprinzip gehorcht und dem relativ wenige Auswahlkriterien zugrundeliegen. So eine durchschnittliche Wahl ist anders als der leichte Weg, aber längst nicht so lehrreich wie der schwierige Weg.

Nach meinen Schätzungen wählen ungefähr 50 % aller Menschen denjenigen Kompromiß, der einen Mittelweg darstellt. Die andere Hälfte wählt den Weg der Extreme, der entweder eine ganz geringe oder eine besonders große Herausforderung darstellt. Wenn sich demzufolge Menschen Traumeltern aussuchen, so wollen sie es sich nach meinen Erfahrungen besonders leicht machen. In tiefer Trance erfährt man von ihrem Unbewußten, daß sie das Bedürfnis haben, sich auszuruhen und es ganz bequem zu haben, etwa weil die Eltern von Haus aus bereits wohlhabend sind.

In der Geborgenheit der seelischen Hängematte, in die man durch das Aufwachsen bei den Traumeltern geraten ist, erlahmt irgendwann jeder Antrieb zu eigenem Wachstum. Jede Eigeninitiative solcher vom Leben verwöhnter Kinder erlischt, und etliche werden faul und scheinen ganz aus der Art geschlagen. Ich erwähnte die überraschend große Zahl farbloser Kinder, die ungewöhnlich sympathische Eltern haben. Ebenso rekrutieren sich aus solchen Konstellationen die typischen Kinder steinreicher Leute, die die Spalten der Regenbogenpresse mit ihren unsinnigen Eskapaden füllen. Allzuleicht scheinen Menschen in einer für sie zu bequemen Situation ungünstige Charaktereigenschaften zu entwickeln. Die vermeintliche Schonlösung – eine bequeme Reinkarnation zu wählen – entpuppt sich demzufolge bald als Sackgasse, was das eigene seelische Wachstum angeht.

Im anderen Fall haben wir es mit den strebsamen Seelen zu tun, die Rabeneltern gewählt haben. Solche Seelen wollen in dieser Reinkarnation viel lernen und gehen den schwierigen Weg, der durch das Dunkle und Schwierige zur Helligkeit des Lichts führt (wie es im Lateinischen treffend heißt: „*...per aspera ad astra*"). Die Rabeneltern sind aber häufig nur in den Augen ihrer eigenen Kinder so schwierig, weil sie dem gegenpolaren Charaktertyp angehören, weshalb den Kindern das Fremdartige der Eltern unsympathisch vorkommt. Man erkennt unschwer jene Eltern wieder, vor deren unangenehmen Charakterzügen mich meine Patienten vorsorglich gewarnt haben, was ich bei meinem Hausbesuch nicht bestätigen konnte, weil es sich bei den vermeintlichen Rabeneltern in Wahrheit um sehr sympathische Leute gehandelt hat. Die Diskrepanz entsteht dadurch, daß das Kind seine Eltern deshalb nicht leiden kann, weil die Charaktertypen so gegensätzlich sind.

Als nächstes möchte ich beschreiben, welche wichtige Rolle den unterschiedlichen **Charaktertypen** innerhalb der Familie zukommt. Schauen wir uns das bereits „beschriebene Blatt" des kleinen Babys näher an, das durch frühere Reinkarnationen bestimmte Erfahrungen mitbringt. Als Vater dreier Kinder kann ich bezeugen, was alle erfahrenen Eltern wissen, daß nämlich Babies keineswegs als seelisch ungeformte Wesen auf die Welt kommen. Ganz im Gegenteil kann man bereits sehr früh Ansätze bestimmter Charaktermerkmale erkennen, die sich im Verlauf des Größerwerdens immer stärker ausprägen.

Wir betrachten die bereits in vielen Reinkarnationen vorgeformte Persönlichkeit, die sich im kleinen Baby zur erneuten Wiederverkörperung angemeldet hat. Wie wird sich das Baby mit seinen Eltern und Geschwistern vertragen, die von ihm vorgeburtlich ausgewählt worden sind? Offenbar wird ein Gutteil davon abhängen, welche Charaktertypen aufeinander treffen. Denn im Verhältnis der vier Charaktertypen zueinander können wir gegensätzliche und anziehende Charaktereigenschaften erkennen. Das ganze Spiel ähnelt Magneten, die sich mit ihren Polen aufeinander zu- oder wegbewegen. Nur haben wir es bei den Charakteren insgesamt mit vier Polen zu tun, die über Sympathie oder Antipathie entscheiden.

Man kann vier Kombinationsmöglichkeiten der vier Charaktertypen unterscheiden:

1. wesensgleiche (+/+),
2. gleichsinnig ambivalente (+/–),
3. gegensinnig anziehende und (–/+)
4. gegensinnig abstoßende Beziehung (–/–)

Wenn wir uns in die Situation des ungeborenen Kindes hineinversetzen, so kann es bei der Wahl der eigenen Eltern erstaunlicherweise überhaupt nicht unter vier Charaktertypen wählen! Denn weil sich die Eltern bereits selber als Partner ausgewählt haben, lange bevor das Kind bei der Zeugung entstanden ist, hat das Kind nicht mehr die Wahl unter vier verschiedenen Charaktertypen eines einzigen Menschen, sondern nur noch unter zwei Charaktertypen zweier Menschen: dem Charaktertyp des Vaters und demjenigen der Mutter. Sehen wir uns den ganzen Vorgang als mathematisches Puzzle an. Die Beziehung der Eltern wurde durch deren Paarwerdung bereits festgelegt, wodurch das ungeborene Kind im Grunde eine deutlich geminderte Wahl hat.

Das Kind kann nicht mehr unter vier Charaktertypen wählen, sondern wird unter 4 x 4 = 16 Konstellationen wählen können. Wenn wir das Kind als weiteren Typ dazurechnen, der in der Triade von Vater-Mutter-Kind eine zusätzliche Komponente einbringt, so entstehen 16 mal 4 = 64 Mischungsmöglichkeiten, etwa hysterisch-hysterisch-depressiv usw.. Die Zahl 64 entspricht übrigens genau der Anzahl von Möglichkeiten des chinesischen Orakelbuches „I Ching" (Buch der Wandlungen), das mit Yin und Yang als erster Polarität beginnt. Ich halte das für keinen Zufall, und so verwundert es auch nicht, daß nach der Auffassung des antiken China das sogenannte „Schafgarbenorakel" des I-Ching die Möglichkeiten der irdischen Welt in perfekter Weise nachbilden soll. Zahlreiche Autoren haben auf die überraschenden Zusammenhänge zwischen dem genetischen Code und den 64 Zeichen des Orakelbuchs hingewiesen.

Man sollte sich bei den nachfolgenden Überlegungen darüber im klaren sein, daß bereits das neugeborene Kind seinen feststehenden Charaktertyp mit auf die Welt bringt. Bereits im ersten Kontakt mit den eigenen Eltern ergeben sich daraus zahlreiche Kombinationsmöglichkeiten, die in günstige, mittelmäßige oder schlechte Konstellationen eingeordnet werden können. Ganz schwierig wird die Situation für alle Beteiligten, wenn einer der Elternteile vom Kind unbewußt abgelehnt wird, weil derjenige dem gegenpolaren Typ angehört.

Gegensätzliche und gleichsinnige Charaktereigenschaften

Charaktertyp	schizoid	depressiv	zwanghaft	hysterisch
Wesensgleiche Beziehung = bester Freund (+/+)	*schizoid*	*depressiv*	*zwanghaft*	*hysterisch*
Gleichsinnige Charaktereigenschaft mit Ambivalenz (anziehend/ abstoßend) = Verdrängungsebene (-/+)	*zwanghaft*	*hysterisch*	*schizoid*	*depressiv*
Gegensätzlich (anziehend) = Optimaler Partner (+/-)	*depressiv*	*schizoid*	*hysterisch*	*zwanghaft*
Gegensätzlich (abstoßend) = hohes Konfliktpotential (-/-)	*hysterisch*	*zwanghaft*	*depressiv*	*schizoid*

Man kann dann wahrhaftig von einem schwierigen karmischen Weg sprechen, den das Kind bei seiner vorgeburtlichen Entscheidung ausgewählt hat. Für das Kind selbst vermischt sich dann in unglücklicher Weise der Wunsch, den unsympathischen Elternteil als liebesbedürftiges Kind dennoch zu lieben, was es freilich nicht kann. Man kann bekanntermaßen nicht über seinen Schatten springen und muß dabei zwangsläufig neurotisch werden.[67]

Mit zunehmendem Alter wird der eigentliche Charaktertyp immer mehr zum Vorschein kommen. Trotzdem kommt es nach meiner Erfahrung nicht selten vor, daß wir den wahren Charakter wegen seiner unterdrückten und verdrängten Form nur mühsam erkennen können. Die zahlreichen Gründe dafür wie Verdrängung, Anpassung an Familie und soziales Umfeld habe ich bereits ausführlich erwähnt, weshalb ich interessierte Leser auf frühere Kapitel verweisen möchte. Doch trotz allen Versteckspiels gibt es einen ganz untrüglichen Indikator für den eigenen Charaktertyp, den ich bei der praktischen Handhabung für außerordentlich nützlich halte: **wen man auf Anhieb sympathisch findet und wen man partout nicht leiden kann, verrät uns am leichtesten den eigenen Charaktertyp!** In aller Regel wird man solche Menschen am sympathischsten finden, die dem eigenen Charaktertyp angehören, während man den gegensätzlich abstoßenden Typ in aller Regel fremdartig bis unsympathisch findet. Je nach Charaktertyp können wir im Verhältnis zum anderen Menschen vier Beziehungsmöglichkeiten realisieren, die sich aus seiner Stellung zu unserem Charaktertyp ergeben.

Bestimmte Konstellationen einer Beziehung können wir geradezu vorhersagen, wenn wir die beteiligten Charaktertypen kennen:

1. Im Falle der ***wesensgleichen Beziehung*** (+/+) haben wir für Menschen mit demselben Charaktertyp, den wir selber besitzen, auf einer tiefen Seelenebene ein sofortiges und unmittelbares Verständnis. Wir verstehen solche wesensgleichen Menschen ohne viel Aufwand auf der sogenannten „Bauchebene". Unser bester Freund beziehungsweise die beste Freundin sollten zum wesensgleichen Charaktertyp gehören, weil das der Freundschaft eine mühelose und spontane Note verleiht. Bei allen Sympathien füreinander vermißt man die prickelnde Spannung des Andersartigen, die im Verhältnis zu den anderen Charaktertypen gegeben sind.
2. Zu jedem Charaktertyp existiert eine ihm besonders vorteilhafte gegenpolare Kraft. Es handelt sich um die naheliegende „fehlende Seelenhälfte". Den ***vorteilhaften Gegentyp*** (+/–) sollten wir unbedingt heiraten und zu unserer „besseren Hälfte" erklären, denn es besteht ein ausreichendes energetisches Gefälle,

[67] Dem herbeigesehnten Elternteil wird man nun zeitlebens unbewußt grollen, daß er den abgelehnten Partner gewählt hatte, obwohl man denjenigen als Kind ja überhaupt nicht gewollt hätte, wäre man rechtzeitig befragt worden. Man fühlt sich als Kind übergangen und kommt in eine vollkommen unlösbare Pattsituation. Meines Erachtens kann ein Großteil einer vermeintlich erotisch gefärbten ödipalen Problematik auf solche charaktertypischen Inkompatibilitäten zurückgeführt werden. Der erotische Sinnzusammenhang ist dabei aber nur von untergeordneter Bedeutung!

um eine erotische Spannung hervorzurufen. Hinzu kommt als weiterer Vorteil, daß wir uns durch den charakterlichen Ausgleich viel besser als vorher fühlen. Der gegenpolare Typ sorgt dafür, daß wir uns trotz unserer eigentlichen Seelenschieflage, die unser eigener Charaktertyp mit sich bringt, wieder vollständig und ausgeglichen fühlen. Im besten Fall bekommen wir ein Stück vom „Himmel auf Erden" zurück und erleben etwas vom Glück der Ganzheit, die unserer Seele – durch die Auslieferung an einen einzigen Charaktertyp – ursprünglich einmal verloren ging.

3. Beim Typ mit der ***gleichsinnigen Charaktereigenschaft*** (–/+) gewinnt man erfahrungsgemäß zunächst den Eindruck, auf eine wesensverwandte Seele mit hoher Attraktivität gestoßen zu sein. Doch fast immer handelt es sich um eine trügerische Falle, in die man hineintappt. Mit der Zeit wird man feststellen, daß sich die Beziehung zu diesem Charakter zunehmend schwierig gestaltet. Man hat „zwei Seelen in der Brust", was die Beziehung zum gleichsinnigen Charakter betrifft, so daß sich im Konfliktfall stark ambivalente Gefühle zeigen, die im Extremfall zwischen Liebe und Haß schwanken können. Erfahrungsgemäß folgen unendliche Streitereien, die zu keinem befriedigenden Ende geführt werden können. Grundsätzlich können wir die gleichsinnige Charaktereigenschaft als negative Verstärkung und Akzentuierung unseres eigenen Charaktertyps begreifen. Es handelt sich in gewisser Weise um eine Parodie, über die man nur begrenzte Zeit amüsiert sein kann. Denn letztlich ist das Verhältnis zum gleichsinnigen Charaktertyp durch und durch neurotisch.
4. Als letzte der vier Kombinationsmöglichkeiten gibt es denjenigen Charaktertyp, der in ***völliger Polarität*** (–/–) und Gegensätzlichkeit zu unserem eigenen steht. Solche Menschen kommen uns gänzlich undurchschaubar vor, als kämen sie von irgendeinem fernen Stern. Ihr Verhalten erscheint verdreht und völlig unklar. Am Anfang einer Beziehung entsteht aus der Fremdartigkeit leicht eine große Attraktion, doch die knisternde Spannung führt häufig unvermeidlich in die Tragik des blanken Unverständnisses. Extrem verfeindete Parteien bestehen meiner Beobachtung nach praktisch immer aus gegenpolaren Charaktertypen. Man kann mit völligem Recht behaupten, im gegenpolaren Typ den größten Stolperstein auf dem Weg zur Persönlichkeitsreifung zu haben. Einen würdigeren Gegner im Sinne unseres vollkommensten seelischen Schattens können wir gar nicht finden.

Wir können anhand der Kombinationen der vier Charaktertypen eine zutreffende Vorhersage machen, was mit Menschen innerhalb von Familien und Partnerschaften passieren wird.

An dieser Stelle möchte ich die wichtigsten Thesen zusammenfassen und wiederholen, die bei der Reinkarnation eine Rolle spielen:

- **Jeder Mensch hat über viele Reinkarnationen hinweg denselben Charaktertyp,** der seiner tiefsten Grundangst entspricht und zum Ausgangspunkt seiner Persönlichkeitsreifung wird;
- **Jeder Mensch wählt vor seiner Geburt die Eltern** (mitsamt der Großfamilie, dem Land und der Gesellschaft), bei denen er reinkarnieren will;
- **Jede Seele wählt bei der Reinkarnation die Familie** mit ihren Rahmenbedingungen, die ihr die besten Wachstumschancen gibt, um Fehler zu machen, sich aneinander zu reiben und sich vor dem Hintergrund der Suche nach Liebe zu entwickeln.

Die drei Thesen will ich der Reihe nach abhandeln, weil sie sich in ihrem tieferen Sinn der Reihe nach erschließen. ***Die erste These*** macht uns begreiflich, warum Menschen einen dermaßen robusten Charaktertyp entwickeln, der über viele Reinkarnationen intakt und stabil bleiben kann. Der Grund für diese Beständigkeit liegt im Zentralkonflikt, dessen psychoenergetische Festigkeit über viele Reinkarnationen hinweg anhält. Hätten wir keinen Zentralkonflikt, so würden wir aller Wahrscheinlichkeit nach wie konturlose Geister umherirren und wären überhaupt nicht entwicklungsfähig. So wie ein Haus ein solides Fundament braucht, scheint es sich mit dem Haus unserer Seele[68] zu verhalten. Unser „Seelenhaus" wird zwar von Reinkarnation zu Reinkarnation unterschiedlich eingerichtet, doch in seinen Grundzügen bleibt es im wesentlichen gleich.

Die zweite These von der vorgeburtlichen Wahlmöglichkeit der eigenen Eltern habe ich auch bereits ausführlich erklärt. Jeder Mensch scheint bei seiner Reinkarnation eine Wahlmöglichkeit zu haben, mit welchen Eltern, Familienangehörigen und weiteren Verwandten und darüber hinaus, in welchem Land er auf die Welt kommen will. Ich erwähnte bereits, daß es sich aller Wahrscheinlichkeit nach um einen unbewußt ablaufenden Prozeß handelt. Manchmal habe ich den Eindruck, daß bestimmte Menschen sich vor ihrer Geburt nicht richtig entscheiden konnten, und nun leiden sie an dem Problem, seelisch gewissermaßen immer noch in der Unentschlossenheit festzustecken.

[68] Symbolisch wird das Haus seit jeher mit dem Menschen selber gleichgesetzt. Wir grüßen jemand mit dem Ausruf: „Hallo, altes Haus!" oder reden davon, daß jemand „aus gutem Hause" stammt. In der Tiefenpsychologie wird das Haus mit der Seele gleichgesetzt, und was sich im Traum innerhalb der verborgenen Mauern eines Hauses ereignet, geschieht im übertragenen Sinn in der Seele.

Normalerweise gehen wir davon aus, daß die Lieblosigkeit von Eltern als wirkliche Ursache späterer Misere und seelischer Krankheiten gelten muß („Ihr seid schuld, weil ihr mich so emotional kalt und lieblos behandelt habt!"). Aus der Sicht von Reinkarnations-Erfahrungen – etwa in Hypnose und tiefer Trance – haben wir uns diese Eltern ganz bewußt gewählt, um bestimmte Erfahrungen zu machen. Der Reinkarnationstherapeut und C. G. JUNG-Schüler Roger WOOLGER hat intensiv über die verblüffenden und zunächst ungewöhnlich klingenden Schlußfolgerungen nachgedacht, wenn wir Reinkarnation als reales Phänomen akzeptieren: *„Indem wir die Ursachen seelischer Traumadeutungen in früheren Existenzen aufsuchen, stellen wir den gesamten Freudianismus und die herkömmliche Psychologie des Kindes gleichsam auf den Kopf. Wenn man die Probleme, unter denen Kinder leiden, auf Vorgänge in früheren Existenzen zurückführt, so lassen sich diese Schwierigkeiten nicht länger allein durch diverse Arten elterlichen Fehlverhaltens erklären* (cit.n. WOOLGER)."

Wenn wir uns demnach über unsere Eltern beklagen, jammern wir im nachhinein über unsere eigene Fehlentscheidung: „Wie schön wäre es gewesen, wenn ich der Sohn dieses bewunderungswürdigen Schauspielers und Multimillionärs hätte werden können!" Oder wenn man bestimmte, besonders herzenswarme und liebe Menschen sieht, von denen man sich wünscht, sie könnten die Rolle der eigenen Eltern übernehmen: „Ach, hätte ich doch diese herzensguten Eltern gehabt!" Man hat aus irgendeinem unbekannten Grund nicht diese herzensguten Eltern gewählt. Die gleiche Thematik scheint es auch bei der gewählten Gesellschaft (kapitalistisch, faschistisch, arm oder reich etc.) zu geben, so daß wir zu der beunruhigenden Feststellung kommen müssen, ganz und gar alleine für unser Schicksal verantwortlich zu zeichnen.

Meines Erachtens ist das Gefühl während der hypnotischen Trance, die Reinkarnation des jetzigen Lebens bewußt gewählt zu haben, in Wirklichkeit trotzdem eine nachträgliche Interpretation. Höchstwahrscheinlich täuschen wir uns, weil uns eine zu große Passivität beim Wahlvorgang extrem unsympathisch wäre. Vermutlich wählen wir als Ungeborene ganz tief aus dem seelischen Empfinden heraus unser neues Leben und tun dies tief unbewußt, wobei unser Zentralkonflikt ein entscheidendes Wörtchen mitzureden hat. Entscheidend für unsere späteren Überlegungen ist, daß wir keine dumme Wahl treffen, sondern unserer Seele mit der neuen Reinkarnation optimale Reifungsmöglichkeiten geben möchten.

Wenn es anschließend zur Wahl unserer Eltern kommt, wählen wir vermutlich diejenige Variante, die uns am vertrautesten erscheint. Die innere Weisheit unserer Seele scheint bei der endgültigen Entscheidung eine wichtige Rolle zu spielen, weil wir die Familie mit den besten Wachstumschancen wählen. Wie mit einem starken Magnet werden wir genau zu der Familie hingezogen, deren Zusammensetzung an Charaktertypen und deren seelische Probleme am besten zu unseren eigenen Themen passen (***3. These***). Man wird an ein Puzzle erinnert, dessen Einzelteile sich perfekt zusammenfügen.

In den meisten Familien, die ich untersucht habe, findet sich ein Gemisch diversester Charaktertypen, die bestimmten Regeln und Gesetzmäßigkeiten unterliegen. Und weil wir uns am allerbesten entwickeln können, wenn wir es mit möglichst unterschiedlichen Charaktertypen zu tun haben, werden wir in der Regel einen „bunten Strauß" unterschiedlichster Charaktere wählen. Im Folgenden möchte ich eine Familienstruktur darstellen, die in der heutigen Gesellschaft mit ihrer hohen Zahl von Scheidungen sehr verbreitet ist. Es handelt sich um eine von Streit und Disharmonie gekennzeichnete Familie, die in zwei feindliche Lager gespalten ist.

Beispiel einer „Streit-Ehe":

Das Ehepaar hat sehr jung geheiratet, wobei beiden Parteien mit zunehmenden Ehejahren immer klarer geworden ist, daß sie sich im Grunde ihres Wesens überhaupt nicht verstehen. Sie waren nach den Worten der Ehefrau bei der Heirat einfach noch zu unerfahren, um das zu bemerken („...noch halb wie Kinder"). Das eigentliche Eheproblem dieses Paares beruht auf der charakterlichen Differenz beider Partner im Sinne eines gegensinnig-ambivalenten Verhältnisses (Hysteriker und Depressive). Solche Paare haben erfahrungsgemäß ein stark gespaltenes Gefühlsverhältnis zueinander, bei dem Zustände von Ablehnung und Zuneigung beständig wechseln, was natürlich kein zuverlässiges Vertrauensverhältnis entstehen läßt. Solche Leute reden ständig aneinander vorbei, weil sie sich im Grunde nicht richtig verstehen – sie sind sich wesensfremd.

Oft kommt es zu erbarmungslosen Kämpfen, bei denen um die Vorherrschaft in der Beziehung gerungen wird („...wer von uns die Hosen anhat."). Häufig wird in solchen Beziehungen der Mann der Tyrann und despotische Alleinherrscher, der die Frau als Sklavin und Erfüllungsgehilfin ausbeutet. Hinter den Kulissen verwandelt sich der Tyrann in einen emotionalen „Waschlappen," der seine Autorität durch Prügeleien aufrechterhält, danach oft zu Selbstmitleid neigt, während seine Frau ihn immer mehr verachtet, zunehmend emotional verbittert und in eine stumme Resignation versinkt.

Im konkreten Beispiel neigt der Mann im Gespräch mit mir dazu, das Eheproblem herunterzuspielen („...so schlecht ist es gar nicht mit uns!") und eine Fassade von familiärer Zufriedenheit und scheinbarer Intaktheit der Ehe aufrechtzuerhalten. Die äußere Fassade ist in der amerikanischen Kleinstadt, in der die Familie lebt, wegen allgegenwärtigem Klatsch und Tratsch ohnehin von allergrößter Wichtigkeit. Dazu neigt der Vater als Hysteriker

Beispiel einer Streit-Ehe

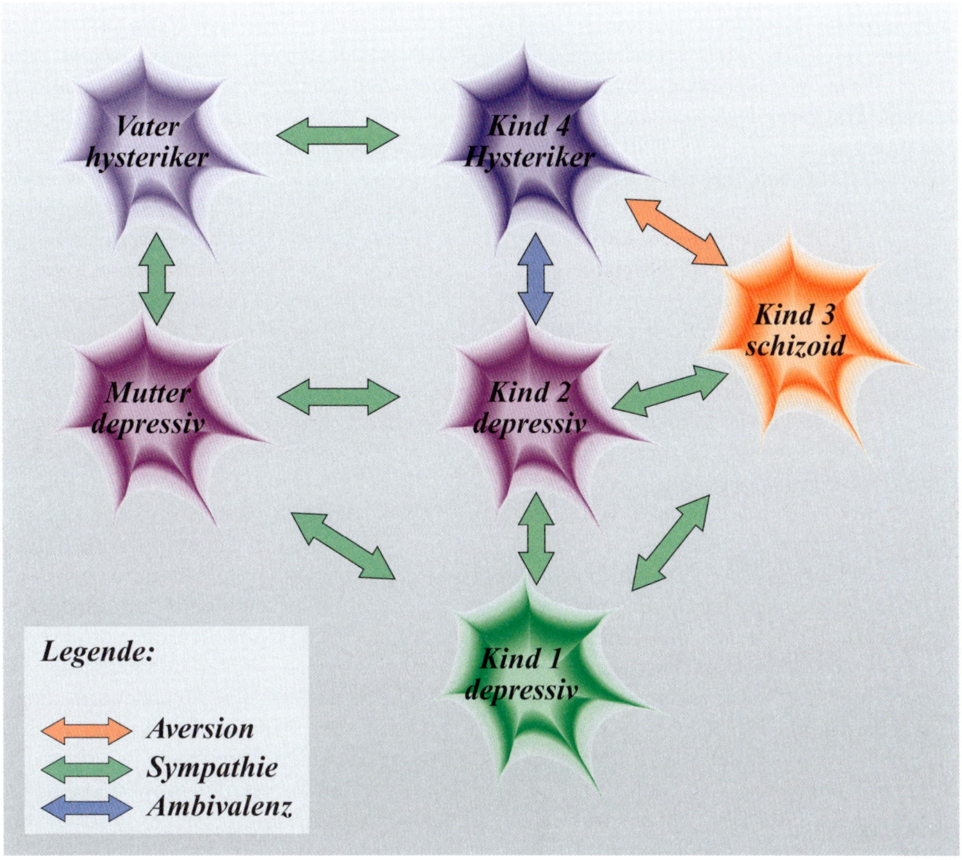

dazu, bei Mißstimmigkeiten nach kurzem, heftigen Streit schnell wieder zur Tagesordnung überzugehen und dafür zu sorgen, daß die Welt um ihn herum wieder funktioniert („Bier, Weib und Baseball" sind sein Lebensmittelpunkt). Durch den exzessiven Bierkonsum ist der Mann stark übergewichtig und durch hohen Blutdruck schlaganfallgefährdet.

Die depressive Mutter wirft ihren ganzen Ehrgeiz in die Kindererziehung und Familie. Sie klagt eigentlich nur, wenn man genauer danach fragt, und lebt ansonsten so unauffällig wie möglich. Als Depressive sind ihr der wöchentliche Kaffeeklatsch mit den Freundinnen und ehrenamtliche Aufgaben in der Gemeinde wichtiger als alles andere. Die Mutter ist eine kleine rundliche Person, die mit Vorliebe bis Mittags im Morgenrock herumläuft und deren Tagesablauf durch Fahrten zum Supermarkt, zu den diversen Schulen der Kinder und zu Freundinnen ausgefüllt ist.

Von den vier Kindern wurde das jüngste Kind, das dem Vater wesensmäßig am ähnlichsten ist und das ebenfalls eine hysterische Charakterstruktur hat, verständlicherweise sehr schnell zum erklärten Liebling des Vaters. Dieses Kind durchschaut den Vater von allen Kindern am besten und darf ihn umgekehrt am energischsten kritisieren, ohne dafür bestraft zu werden. Das älteste Kind hat mit der Mutter die gleiche Charakterstruktur. Es versucht, jedem in der Familie zu gefallen und insbesondere bei Streitereien zwischen den Eltern als Vermittler und versöhnende Instanz aufzutreten. Das zweite depressive Kind segelt im Windschatten des älteren Kindes mit.

Das mittlere Kind mit seiner schizoiden Struktur gilt als Außenseiter („Kuckuck") der Familie, das bald zum schwarzen Schaf mutiert und zu dem alle eine Art Haßliebe aufgebaut haben. Jedes der Familienmitglieder hat mit dem „Kuckuckskind"einen Strauß auszufechten, wie mir unisono mitgeteilt wird. Der Grund für die ärztliche Konsultation beruht auf den Familienproblemen mit dem „Kuckuckskind", das zusätzlich eine körperliche Behinderung hat. Wochentags lebt er in einem Behindertenheim und ist nur am Wochenende zu Hause. Offenbar erwarten alle Beteiligten von mir, ich solle das „Kuckuckskind" auf wundersame Weise umkrempeln und zu einem gesunden und allgemein akzeptierten Familienmitglied umfunktionieren. Im Laufe des Familienbesuchs untersuche ich daneben auch alle anderen Familienmitglieder, so daß ich mit der Zeit über alle Wehwehchen und dazu die psychoenergetischen Werte der einzelnen Familienmitglieder Bescheid weiß. Bei dieser Untersuchung habe ich dann auch die Zentralkonflikte der einzelnen Familienmitglieder getestet, was zur Grundlage der vorliegenden Familienbeschreibung wurde.

Auf meine erschrockene Frage an die Mutter, ob das „Kuckuckskind“ denn zu keinem in der Familie eine gute Beziehung habe, wird mir der Großvater genannt. Einzig zu diesem scheint eine auffallend herzliche und innige Beziehung zu bestehen, als würden sich die beiden seit ewigen Zeiten kennen. Ich vermute aus der Erfahrung mit ähnlich gelagerten Fällen, daß die Reinkarnation des „Kuckuckskindes“ nur wegen dieses überaus geliebten Menschen erfolgte, der im übrigen auch immer als Außenseiter innerhalb des Familienclans gegolten hat. Das „Kuckuckskind“ hat bei seiner vorgeburtlichen Elternwahl die anderen Familienmitglieder einfach in Kauf genommen. Man versteht das leichter, wenn man sich klarmacht, daß sich Schizoide (wie das „Kuckuckskind“) ohnehin wenig aus der Gesellschaft anderer Menschen machen, was die vorgeburtliche Entscheidung in diesem Fall sicher leichter gemacht hat.

Auswertung und Besprechung:

In diesem Beispiel einer „Streit-Ehe“ finden wir viele gesetzmäßige Vorgänge, die uns die dynamischen Abläufe innerhalb der Familie klar werden lassen und ganz zwangsläufig den Keim zu zahlreichen Konflikten und psychosomatischen Störungen in sich tragen. Um bei den kleinsten Familienmitgliedern zu beginnen, finden wir bei Geschwistern in früher Jugend noch sehr wenige Reibungsflächen und Konfliktstoff. Kinder vertragen sich trotz unterschiedlicher Charaktertypen häufig noch erstaunlich gut miteinander. Meist mit dem Ende der kindlichen Verpuppung beginnt die krisenhafte Auseinandersetzung in der Pubertät mit denjenigen Familienmitgliedern, die vom Charaktertyp her als gegenpolar und feindselig erlebt werden.

Unsere Ausgangsfrage, warum jemand sich besonders schwierige Situationen in der Form schafft, daß er ungeeignete oder disharmonische Eltern wählt, gilt natürlich für alle vier Kinder – wobei das Älteste und Zweitälteste mit dem Vater in disharmonischer Charaktertypen-Beziehung stehen und das Jüngste in disharmonischer Beziehung mit der Mutter. Besonders schlimm hat es den „Kuckuck“ erwischt, der sich nirgendwo zuhause fühlt. Die Kinder untereinander ebenso wie die Eltern trennt ein „Charakter-Typen-Graben“, und es wundert deshalb nicht, daß in dieser Familie zeitlebens rumgeschrien und gestritten wurde.

Abschließend möchte ich natürlich verraten, was aus dem ganzen Fall geworden ist: Bei sämtlichen Familienmitgliedern wurde der Zentralkonflikt behandelt. Alle haben sich danach übereinstimmend wesentlich gelöster, innerlich wohler und energiegeladener gefühlt, was die meisten Patienten zu berichten pflegen, wenn sie ihre großen Konflikte losgeworden sind. Die Harmonie innerhalb der Familie hat sich dadurch wesentlich vergrößert, wobei von allen als Erfolg gewertet wurde, daß das „Kuckuckskind“ viel freundlicher und umgänglicher geworden ist und beispielsweise die Zimmer der Schwestern nicht mehr zerwühlt und Sachen kaputt macht, was früher oft zu Streit geführt hat. Auch die Behinderung in Form von epileptischen Anfällen (schizoider Charaktertyp = Zentralkonflikt im Kronenchakra!) hat sich wesentlich gebessert, und Anfälle sind nur noch ganz selten und in abgeschwächter Form aufgetreten.

Am Beispiel der Streit-Ehe kann man mehrere Gesetzmäßigkeiten erkennen. Alle Beteiligten sind starke und ausgeprägte Charaktere, bei denen jeder seinen eigenen Willen und eine festumrissene Persönlichkeit besitzt. Offenbar machen es sich alle diese Leute nicht leicht, sondern wählen einander als besonders große Herausforderung. Ein Grund dafür liegt in ihrer Charakterstärke: Meiner Erfahrung nach neigen starke Persönlichkeiten dazu, in schwierigen Familien groß zu werden. Kritiker werden einwenden, ich würde dabei Ursache und Wirkung verwechseln, aber ich möchte meine Behauptung wiederholen, daß ich von der Tatsache des feststehenden Charaktertyps und der vorgeburtlichen Elternwahl vollkommen überzeugt bin. Der schlagendste Beweis dafür scheint mir die Tatsache zu sein, daß Kinder mit einem festgelegten Charakter auf die Welt kommen. Erfahrene Eltern werden diese Beobachtung bestätigen können. Psychoenergetisch kann man übrigens bereits beim Neugeborenen einen Zentralkonflikt feststellen, was als weiteres starkes Argument für meine These spricht.

Nun beginnt das ganze Drama der „Streit-Ehe“ mit den Eltern, die sich in ihrer jugendlichen Unerfahrenheit den charakterlich ungünstigen Partner ausgewählt haben, den sie dann fatalerweise auch noch geheiratet haben. Wie die Partnerwahl in ihren einzelnen Schritten zustandekommt und welche psychoenergetischen Mechanismen wie Sympathie und Antipathie daraus entstehen, die aus den unterschiedlichen Kombinationen der Charaktertypen hergeleitet werden können, davon will ich im nächsten Kapitel ausführlicher berichten. Bei der Familienbildung interessiert uns an dieser Stelle eigentlich nur das fertige „Nest“, das die Eltern den Kindern bei ihrer Reinkarnation bereits zur Verfügung stellen, indem sie ihre Paarbildung zum Zeitpunkt der Kopulation abgeschlossen haben. Das Kind hat dann nur noch die Wahl zwischen unterschiedlichen „Nestern“, aber es hat keinen Einfluß mehr auf die Partnerwahl der Eltern, wenn es gezeugt wird, denn dazu ist es bereits zu spät!

Bei allen Familienmitgliedern handelt es sich um starke Persönlichkeiten, die durch die großen charakterlichen Unterschiede besonders viel voneinander lernen können. Besonders pikante Dramaturgien ergeben sich in den Fällen, wo man als Kind zum „Kuckuck“ in der eigenen Familie wird. Während sich die Mehrzahl der Menschen zumindest einen Elternteil aussucht, mit dem man gleichschwingt und der dem gleichen Charaktertyp angehört – wie im bereits geschilderten Fall der „Streit-Familie“ –, gibt es besonders tapfere Naturen, die sich beim Reinkarnieren völlig fremdartige Eltern aussuchen und nun als einsamer „Kuckuck“ ihr Leben fristen müssen. Häufig wird dabei nach meiner Erfahrung der gegengeschlechtliche Elternteil der gegensätzlich anziehenden Charaktersorte angehören, so daß hier meist eine besonders starke ödipale Verstrickung vorliegt, was dem Ganzen gewissermaßen „die Krone aufsetzt“. Solche Leute scheinen es sich ganz besonders schwer machen zu wollen, was sich vollkommen mit dem Umstand der Behinderung deckt, die das „Kuckuckskind“ in unserem Beispiel auch vorgeburtlich gewählt hat. Offenbar wollte das „Kuckuckskind“ keine Lernmöglichkeit auslassen und hat alles gewählt, was man sich als Widrigkeiten überhaupt nur vorstellen kann. Aus der Sichtweise der lernbegierigen Seele hat es dabei die bestmögliche Wahl getroffen, so widersinnig das im ersten Moment klingen mag.

Die Partnerwahl

Ich bin, offen gesagt, kein Freund langer Verlöbnisse. Sie geben den Brautleuten Gelegenheit, ihren Charakter schon vor der Hochzeit zu entdecken, was, wie ich meine, niemals ratsam ist.

(Oscar Wilde)

Bei der psychoenergetischen Testung von Ehepaaren habe ich immer wieder die Erfahrung gemacht, daß das Glück und die Beständigkeit einer Partnerschaft ganz entscheidend von der Beziehung der Charaktertypen abhängt. Der eine Grund dafür liegt in feinstofflichen Vorgängen, die mit der Gepoltheit von Magneten verglichen werden können. Der bekannte Erdstrahlenforscher Ernst HARTMANN hat erkannt, daß Menschen entweder „Yin" oder „Yang" gepolt sind und daß Ehepaare mit gleicher Polung häufig kinderlos bleiben. Eine unterschiedliche Gepoltheit scheint deshalb für die Fruchtbarkeit von großer Bedeutung zu sein. Es handelt sich um das notwendige Gefälle, damit genug Lebenskraft fließen kann, die für die Befruchtung unerläßlich zu sein scheint.[69]

Die Ursache für unsere unterschiedliche Gepoltheit beruht auf den unterschiedlichen Charaktertypen, die jeweils für eine bestimmte Gestimmtheit unseres energetischen Kraftfeldes sorgen: entweder mehr positiv oder eher negativ, Yang oder Yin. Davon war bereits in früheren Kapiteln die Rede. Wir empfinden unsere gut funktionierende Gepoltheit als wesensmäßige Stimmigkeit und körperlich als gutes, richtig empfundenes Gefühl. Wir haben bei richtiger Gepoltheit das untrügliche Empfinden, überhaupt erst in unsere wahre Mitte zu gelangen. Erst dann beginnen wir uns richtig gut zu fühlen. Wir sprechen dann in anderen Begriffen von „unserer Wesensnatur" und meinen damit bestimmte Vorlieben und teilweise sogar schrullige Eigenheiten. Wir entschuldigen uns vor anderen damit, daß wir sagen: „Das ist nun mal meine Natur!" Damit meinen wir jedoch nicht irgend etwas Biologisches, sondern eigentlich unseren Charaktertyp, der sich als körperliches Empfinden ausdrückt. „Charakter" ist deshalb nicht nur eine Eigenschaft unserer Seele, sondern vor allem auch unseres Körpers!

Der andere Faktor, der für das zukünftige Glück einer Beziehung ausschlaggebend ist, beruht nicht auf energetisch-körperlichen, sondern auf den seelischen Eigenschaften des jeweiligen Charaktertyps. Daß man umso besser mit jemandem zusammenleben kann, je besser man sich versteht, ist selbstverständlich. Nun scheint die Seele eines anderen Menschen – auf zunächst unergründliche Weise – umso mehr verschleiert zu sein, je mehr sich das Sexuelle in die Beziehung hineinmischt. Bekanntlich unterliegen viele Liebespaare anfangs einer folgenschweren Täuschung, die alleine auf eine überstark empfundene erotische und emotionale Attraktion zurückgeführt werden kann. „Liebe macht blind" heißt es ganz richtig, und ohne die berauschende und vernebelnde Wirkung der Erotik würde die Welt sicher anders aussehen – zumindest weniger bevölkert. Die Natur hat durch die sexuelle Attraktivität dafür vorgesorgt, daß die Menschheit nicht ausstirbt und daß es die Menschen zur Paarbildung hinzieht. Mit zunehmender Dauer der Beziehung verbringt man jedoch immer mehr Zeit in der Welt der Alltäglichkeiten und immer weniger Zeit in der kuscheligen Behaglichkeit des Ehebettes. Sex tritt mehr und mehr in den Hintergrund, und man stellt mit der Zeit fest, daß der Partner eine immer größere Bedeutung als emotionale Stütze, als Freund und als Gesprächspartner bekommt oder besser bekommen sollte.

Mit der Zeit arbeiten sich alle intimen Beziehungen immer mehr ins Unbewußte hinein und berühren dort immer tiefere Schichten. Die Partner entblättern sich seelisch voreinander, indem sie sich immer besser kennenlernen und aneinander bestimmte Eigenheiten bemerken, die ihnen vorher unbekannt waren. Der französische Philosoph VOLTAIRE bemerkt dazu spöttisch: *„Der erste Monat der Ehe ist der Monat des Honigs und der zweite der Monat des Absinths."* Dazu muß man wissen, daß Absinth als wichtiger Bestandteil des Wermut-Schnapses ein vortrefflicher Seelentröster sein kann. Das Bonmot meiner eigenen Großmutter lautete: *„Wer Sorgen hat, hat auch Likör!"*

Nun sind manche Paare gar nicht bereit, miteinander so weit zu gehen, daß es überhaupt zur gegenseitigen „Enttäuschung" kommen kann. Man kann beobachten, daß von manchen Paaren eine Scheinharmonie vorgetäuscht wird, etwa weil sie der festen Überzeugung sind, daß man sich nicht gegenseitig wehtut oder nicht wehtun darf, weil sich das einfach nicht gehört. Häufig sind dann äußere

[69] Weil Paare auch bei starker Erdstrahlbelastung häufig kinderlos bleiben, was ebenfalls zu energetischen Blockaden führt, scheint die feinstoffliche Energie bei der Fruchtbarkeit eine große Rolle zu spielen. Fruchtbarkeitskulte vergangener Menschheitsepochen wie der Dionysos-Kult haben solche Dinge noch berücksichtigt, während das Wissen um die energetische Komponente der Fruchbarkeit heute komplett vergessen erscheint.

Probleme irgendwann doch der unvermeidliche Stolperstein, der die vorgetäuschte Harmonie ins Wanken bringt – etwa in Form von Verschuldung oder Fremdgehen. Eine vorgetäuschte Harmonie zeichnet sich dadurch aus, daß in solchen Beziehungen so lange „immer die Sonne scheint“, bis die ersten schwierigen Probleme auftauchen und die Fassade dadurch zu bröckeln beginnt. Eine vorgetäuschte Harmonie kann auch in der Weigerung bestehen, sich weiterzuentwickeln: Menschen können sich auseinanderleben, sobald sie sich als Persönlichkeit ausgeprägter zu entwickeln beginnen. Um dieser tragischen Wendung aus dem Weg zu gehen, kommt es in der Beziehung zur Stagnation auf niedrigem Niveau, indem die Beziehung keinem der Partner einen Entwicklungs- und Freiheitsspielraum gewährt.

Entgegen der gängigen These vieler Familien- und Paartherapeuten möchte ich nun behaupten, daß es sich beim Begriff der „Beziehungsfähigkeit“ sehr oft um einen falschen Mythos handelt! Paare streiten sich, schreien sich an und lassen sich nach einiger Zeit scheiden, weil es sich schlichtweg um imkompatible Typen handelt. Oder Paare stellen nach einiger Zeit fest, daß sie sich nichts mehr zu sagen haben, was auf das gleiche hinausläuft. Oder Paare entwickeln sich auseinander und stellen fest, einfach nicht mehr länger miteinander leben zu können. Mit einer Unfähigkeit zur Beziehung als solcher hat das meist überhaupt nichts zu tun, und nun als Therapeut an der „Beziehungsunfähigkeit“ herumzulaborieren, wie man das sehr häufig erlebt, bringt die ganze Sache nicht weiter. Das Eheunglück vieler Leute liegt nach meiner Erfahrung auch nicht daran, daß Männer und Frauen partout nicht zusammenpassen, wie uns manche Neunmalkluge weismachen wollen, sondern schlichtweg am vorschnellen und unklugen Zusammenraufen zu unterschiedlicher Charaktertypen.

Als nächstes möchte ich die unterschiedlichen Konstellationen vorstellen, die innerhalb der vier Charaktertypen vorkommen können. Stets wird man als Mensch mit einem bestimmten Charaktertyp vor die Wahl gestellt, mit wem man zusammenleben will und mit wem nicht. Und selbst in rückschrittlichen Regionen Hinterindiens, wo Braut und Bräutigam noch durch die Brauteltern einander zugeteilt werden, wird das Würfelergebnis der möglichen Konstellationen gleich ausfallen: Immer hat man unter einer großen, unselektierten Gruppe heiratswilliger Partner oder Partnerinnen eine 25 %-Chance, das große Los zu ziehen und den optimal passenden Partner zu erwischen. Darunter verstehe ich den gegensätzlich anziehenden Typ, das heißt für die Schizoiden die Depressiven und für die Zwanghaften die Hysteriker. Solche Ehen werden nach meiner Erfahrung überzufällig glücklich und harmonisch. Warum das so ist, werde ich weiter unten ausführen.

Eine weitere 25 %-Chance entfällt auf die nächstbeste Alternative, den wesensgleichen Typ, etwa indem der Hysteriker eine Hysterikerin heiratet. Beide Partner haben den gleichen Charaktertyp, und auch dieser Ehetyp hat erfahrungsgemäß gute Chancen, zu einer zufriedenstellenden und harmonischen Ehe zu führen. Die restlichen 50 % Chancen verteilen sich gleichmäßig auf die weitaus schlechteren Alternativen: Entweder man heiratet den gleichsinnigen Charaktertyp, also etwa als Schizoider eine Zwanghafte, oder man wählt den gegensätzlich abstoßenden Typ, das heißt als Schizoider zum Beispiel eine Hysterikerin. Die beiden letztgenannten Partnervarianten sind nach allem, was ich bei Hunderten von Paaren beobachtet habe, auf Dauer immer problematisch, und sehr häufig kommt es irgendwann zur Scheidung, weil man keine Kompromisse mehr eingehen möchte oder sich zunehmend unglücklich fühlt. Oft sind auch Seitensprünge in solchen schwierigen Ehen die vermeintliche Scheidungsursache, während die wahre Ursache in der Unverträglichkeit der Charaktere begründet liegt.

Nach meiner Erfahrung verteilen sich die Paarungen der Charaktere, die man im Alltag beobachten kann, sehr gleichmäßig auf alle vier Varianten. Warum das so ist, darüber kann ich nur spekulieren, vermute jedoch, daß die hinterindische Heiratsgepflogenheit – wenn Eltern für ihre Kinder die zukünftigen Partner ohne deren Wissen aussuchen – sich nicht wesentlich von der Zufälligkeit unterscheiden dürfte, mit der moderne Menschen ihren Heiratspartner auswählen. Deshalb versteht man auch, warum, statistisch gesehen, ungefähr die Hälfte aller Paare einen „falschen“ Partner ausgewählt hat. Man verliebt sich mit einer Chance von ungefähr 50 % in den richtigen oder falschen Partner, und für die Richtigkeit meiner Vermutung spricht das Argument, daß die Scheidungsquote beispielsweise in den Alpenrepubliken von Österreich und der Schweiz ungefähr bei 40 % liegt (mit steigender Tendenz in Richtung 50 %).

Nachfolgend möchte ich die vier Paarungs-Varianten der Reihe nach beschreiben, indem ich mit der besten Variante beginne und mit der schlechtesten aufhöre:

Einzig der ***gegensätzlich anziehende Typ*** kann nach meiner Erfahrung als der langfristig ideale Partner angesehen werden: Nur durch ihn erhalten wir die optimale Wesensergänzung, die uns zur Vollständigkeit unserer eigenen Seele fehlt. Die meisten glücklichen Partnerschaften setzen sich aus gegensätzlich anziehenden Typen zusammen. Konkret bedeutet dies, daß ein Schizoider wünschenswerterweise einen depressiven Partner wählt und ein Hysteriker einen zwanghaften. Warum ist das so? Der erste Grund beruht auf der gegenpolaren energetischen Gestimmtheit: Der Schizoide ebenso wie der Zwanghafte sind Yang-gepolt, während der Hysteriker und der Depressive Yin-gepolt sind. Das führt dazu, daß sich die gegenpolaren Typen gut tun: Man fühlt sich einfach besser, wenn man die sogenannte „bessere Hälfte“

Eigener Charaktertyp	schizoid	depressiv	zwanghaft	hysterisch
Gegensätzlich (anziehend) = optimale Partnerschaft (+/–)	depressiv	schizoid	hysterisch	zwanghaft
Wesensgleiche Beziehung = freundschaftlich, aber oft unerotisch (+/+)	schizoid	depressiv	zwanghaft	hysterisch
Gleichsinnige Charaktereigenschaft (neurotisch) (–/+)	zwanghaft	hysterisch	schizoid	depressiv
Gegensätzlich (abstoßend) = häufig unglückliche Ehe (–/–)	hysterisch	zwanghaft	depressiv	schizoid

bei sich hat. Als weiterer Vorteil steigt die Fruchtbarkeit einer gegenpolaren Ehe stark an.

Auch von der Ergänzung der Wesenseigenschaften sind die gegensätzlichen anziehenden Typen die beste Wahl: Der Zwanghafte lernt vom Hysteriker das Spielerische, während der Hysteriker vom Zwanghaften klare Strukturen beigebracht bekommt. Beim Schizoiden sorgt der Depressive mit seiner starken Gefühlsbetontheit und dem Drang nach Geselligkeit für einen Ausgleich, während der Depressive vom Schizoiden lernen kann, sich abzugrenzen und auf seinen Verstand zu vertrauen. Man kann die wohltuende Partnerschaft der gegensätzlich anziehenden Typen mit der Erzählung vom Blinden und Lahmen vergleichen: Beide kombinieren ihre Fähigkeiten und helfen sich dadurch gegenseitig.

Die nächstbeste Paarung besteht aus den ***wesensgleichen*** oder harmonischen Charaktertypen. Man wählt einfach den Charaktertyp, den man selber hat. Das ist deswegen sehr naheliegend, weil einen niemand besser verstehen kann. Auf Außenstehende wirken solche Ehepartner oft wie Geschwister (wie „Hänsel und Gretel"), die für einander wie geschaffen erscheinen und eine Traumehe führen. Das Handikap solcher Paare besteht jedoch in der zunehmenden Langeweile und Stagnation, weil das spannungserzeugende gegenpolare Element fehlt. Als Folge kann man nicht nur ein zunehmendes sexuelles Desinteresse, sondern auch öfter Unfruchtbarkeit beobachten, und wenn es doch mal klappt, haben harmonische Paare oft „Langeweiler" als Kinder, die charakterlich meist dem gleichen Typ wie die Eltern angehören. Solche Familien wirken nach außen wie perfekte Musterfamilien, und ich will nicht in Abrede stellen, daß dieses Glück einem echten Empfinden und realen Tatsachen entspringt. Doch nicht selten kommt es zu Brüchen in der Familie, wenn die Langeweile einfach zu groß geworden ist.

Die nächstschlechte Alternative rechne ich zu den problematischen Beziehungen, die sich aus den ***gleichsinnigen*** Typen zusammensetzen: Ein Schizoider heiratet einen Zwanghaften oder ein Depressiver einen Hysteriker. Solchen Paaren fehlt ebenso wie den harmonischen Typen das energetische gegensätzliche Element, weil beide Partner Yang (schizoid/zwanghaft) oder Yin (depressiv/hysterisch) gepolt sind. Häufig sind solche Partner kinderlos, und mit der Zeit kommt es leicht zu sexuellem Desinteresse. Das eigentliche Problem dieser Paare liegt jedoch in ihrem Neurotizismus: Der Charaktertyp des Partners wirkt seelisch wie eine Karikatur oder krankhafte Überspitzung eigener Wesenseigenschaften. So führt das Zwanghafte beim Schizoiden zu neurotischen Verstärkungen unangenehmer Charaktereigenschaften, indem er dann noch verbiesterter, schrulliger und moralisch strenger („verkopfter") erscheint. Beim Depressiven führt das Hysterische in gleicher Weise zu emotionalen Verformungen, indem das tragische und ehrliche Wesenselement des Depressiven dadurch plötzlich kokett, manieriert und unecht verformt wird („zu schrill"). Umgekehrte Gesetzmäßigkeiten gelten natürlich auch für die beiden anderen Charaktertypen. Der Zwanghafte sollte eigentlich zum Ausgleich spielerische Eigenschaften entwickeln, wird jedoch durch seinen schizoiden Partner zu noch größerer mentaler Strenge verführt („dogmatischer"). Der Hysteriker sollte sich besser strukturieren, wird jedoch durch den depressiven Partner emotional noch mehr aufgeladen, was seine Labilität noch mehr verstärkt („labiler").

Die schlechteste Variante besteht aus dem ***gegensätzlich abstoßenden*** Typ. Oft liegt der gegenpolaren Partnerschaft in der stürmischen Anfangsphase der Beziehung eine enorm große erotische Spannung zugrunde, die gelegentlich suchtartige Züge hat (ähnlich wie beim „falschen Kick", von dem bereits die Rede war). Cineasten erinnern sich an den berühmten Klassiker „Der blaue Engel" mit Marlene Dietrich in der Rolle der hysterischen Schauspielerin und Emil Jannings als schizoidem Professor Unrat, der der Tingeltangeltänzerin rettungslos verfällt und als tragische Gestalt in der Gosse endet. Die Tragik solcher Paarungen beruht einerseits auf der erotischen Attraktion, die im Extrem zur sexuellen Hörigkeit[70] führen kann, zum anderen in den abgrundtiefen Wesensunterschieden: Von den Beteiligten werden solche Extreme als „Feuer und Wasser" beschrieben. Der extrem gegenpolare Partner hat nicht nur eine uns völlig fremde Wesensart, sondern im Konfliktfall eine Art zu streiten, die uns völlig mürbe macht und uns in kürzester Zeit erschöpft. Bis jetzt habe ich nur äußerst wenige langdauernde und glückliche Ehen unter gegenpolaren Typen gefunden, weshalb diese die Scheidungsstatistik anführen.

Wie beim Würfeln haben wir eine 50%-Chance auf eine glückliche Zukunft, wenn wir eine Beziehung eingehen. Die große Hürde bei der Partnerwahl besteht bekanntermaßen darin, daß der ideale Partner nicht auf Anhieb gefunden werden kann. Die große Frage scheint mir darin zu bestehen, wie man das Partnerglück von vornherein mit besseren Chancen beginnen kann. Dazu muß man im voraus wissen, woran man beim anderen ist. Woran erkennt man aber, ob der andere der Richtige ist, der einem auf Dauer guttun wird? Erst durch Erfahrung und nach genauerem Hinschauen können wir feststellen, woraus der Seelenkern unseres Partners überhaupt besteht und von welcher Beschaffenheit seine äußere Schale ist (seine „Persona-Maske").

Beispielsweise hat ein Mensch mit einem harten Seelenkern, wie wir ihn beim schizoiden und zwanghaften Typ finden, äußerlich oft eine weiche Fassade („Weiche Schale, harter Kern"). Umgekehrtes gilt für den depressiven und hysterischen Typ („Harte Schale, weicher Kern"). Der gegensätzlich anziehende Typ wird nun immer genau den gegenteiligen Seelenkern wie wir selbst haben, d. h. er wird einen harten Seelenkern besitzen, wenn wir einen weichen haben. Die Crux beruht nun vertrackterweise darin, daß wir die Schale häufig für den Kern halten und dadurch sehr leicht getäuscht werden. Jede lebenserfahrene Frau hat genügend Erfahrung mit Männern gesammelt, die anfangs den harten Mann mimen, um sich anschließend in der rauhen Wirklichkeit als „Weicheier" zu demaskieren. Umgekehrt erlebt mancher Mann mit Verblüffung, daß die zarte, anschmiegsame Frau in Krisensituationen unerwartet einen harten Seelenkern zeigt, wobei ihn solche „Mannweiber" dann zutiefst erschrekken und paralysieren.

Das Problem beim Finden des richtigen, gegensätzlich anziehenden Typs besteht darin, daß wir in der Anfangsphase einer Beziehung leicht getäuscht werden können, indem wir die Schale mit dem Kern verwechseln. Wenn wir beispielsweise selbst innerlich weich sind, suchen und brauchen wir einen Partner mit einem harten Kern, der uns die dringend notwendige innere Stabilität verleiht. Umgekehrt sucht derjenige mit dem harten Wesen die Sanftheit und das Friedvolle des weichen Seelenkerns, um zu einem Ausgleich zu kommen. Genau das würde mit dem gegensätzlich anziehenden Charaktertyp geschehen, wenn wir ihn auf Anhieb finden könnten! Weil wir unsere wahren Wesenszüge jedoch oft tarnen und uns oft eine gegenpolare Maske aufsetzen, wird der fragliche Partner sehr oft getäuscht – nämlich in mindestens 50% der Fälle, die zu den vorhersehbar schwierigen und erfahrungsgemäß oft unglücklichen Beziehungen gehören.

Man fragt sich natürlich nach all dem, was man jungen Leuten in der Phase der Partnersuche an praktischen Tips geben soll. Am einfachsten wäre es, wenn alle Partner mit bestimmten Zeichen versehen wären, die das zielsichere Herausfischen des richtigen Partners erleichtern – wie mit Brandzeichen markierte Viehherden. Solche Zeichen existieren natürlich in gewisser Weise, auch wenn sie unsichtbar sind, und diese Zeichen empfehlen sich als bessere Erkennungsmerkmale, als wenn man alleine auf den Zufall vertrauen würde. Wer sich mit den Wesenseigenschaften der jeweiligen Typen vertraut macht, die ich in den früheren Kapiteln ausführlich beschrieben habe, hat es anschließend relativ leicht, den passenden Partner zu finden, denn dort habe ich genügend Merkmale genannt, die die jeweiligen Charaktertypen unterscheiden helfen.

Als zweiten Hinweis empfehle ich, die Ehrlichkeit mit sich selber einzuüben, was den eigenen Typ angeht. Denn um den passenden Partner zu finden, muß man verständlicherweise erst einmal wissen, wer man selber ist. Auch dazu hoffe ich genügend brauchbare Hinweise gegeben zu haben. Eine wichtige Quelle zur Selbsterkenntnis fin-

[70] Wegen der großen Verletzbarkeit der Seele bin ich aus grundsätzlichen Erwägungen gegen freie polygame Liebe. Ich habe aus Erfahrung bei mir und vielen Patienten nichts Gutes aus **Polygamie** entstehen sehen, wobei es sicher Lebensphasen gibt – etwa in der Pubertät und frühen Adoleszenz –, wo Polygamie als unerfahrenes, tastendes Suchen eine Übergangslösung darstellt. Es mag auch Kulturkreise geben, wo andere soziale Ordnungen wie Vielweiberei bestehen, aber diese Kulturkreise spielen für uns keine Rolle. In unserer Kultur ist Monogamie die beste Lösung für alle Beteiligten. Gerade wegen der schädlichen emotionalen Folgen des Fremdgehens erscheint mir die Partnerwahl von herausragender Bedeutung für unser gesamtes Lebensglück, denn Fremdgehen ist aller Wahrscheinlichkeit nichts anderes als eine Folge unglücklicher Beziehungen.

det man auch in Wesensbeschreibungen enger Familienangehöriger, weil sie erfahrungsgemäß recht genau wissen, wo man seine Schwachstellen hat und was das – manchmal versteckte – Wesen tatsächlich ausmacht. Und der dritte, mir sehr wertvoll erscheinende Hinweis beruht auf dem spontanen Gefühl von Antipathie bei ungünstigen Partnern („innere Alarmglocken").

Nun werden sich bestimmt viele Leser verwundert die Augen reiben, was ich mit so einem sonderbar klingenden Satz überhaupt meine – denn es kommt einem ausgesprochen unglaubhaft vor, einen Partner zu wählen, der einem spontan unsympathisch erscheint? Tatsächlich haben meine eigenen Erfahrungen und die intime Befragung zahlreicher guter Freunde und vieler Patienten die verblüffende Erkenntnis zu Tage gefördert, daß die meisten Leute auf Anhieb gespürt haben, daß mit dem Partner X beim ersten Eindruck irgendetwas nicht stimmt – sei es ein spontanes Gefühl von Antipathie, Furcht, Beklemmung oder andere Gefühle, die Gefahren signalisieren. Aber kurz danach beginnen die verführerischen Sirenengesänge der Erotik zu wirken, und man vergißt sehr bald das ungute erste Gefühl. Man sollte dieses allererste Gefühl jedoch unbedingt ernst nehmen! Und unterstellt, daß man solche Gefühle noch nicht kennt, sollte man so lange die innere Wachsamkeit trainieren, bis man solche inneren Warnzeichen zu bemerken beginnt. Denn das Warnzeichen will ja nichts anderes, als uns vor kommendem Unheil zu bewahren. Wir tun deshalb gut daran, unserer inneren Stimme zu vertrauen und um solche für uns ungünstigen Partner einen großen Bogen zu machen.

Abschließend möchte ich ergänzen, daß ich es durchaus für möglich halte, daß Paare in Einzelfällen miteinander glücklich werden können, auch wenn sie füreinander ungünstige Charaktertypen besitzen. Zwar habe ich solche Paare bis jetzt nicht kennengelernt, aber ich vermute, daß solche Glücksfälle in Einzelfällen möglich sind. Die wichtigste Voraussetzung zum Glücklichwerden scheint mir dabei in der seelischen Reife und dem weitgehenden Fehlen großer und aktiver Konflikte bei den Partnern zu liegen. Man muß es, vereinfacht gesagt, mit besonders liebenswerten, seelisch gereiften und spirituell fortgeschrittenen Personen zu tun haben, damit glückliche Partnerschaften unabhängig vom jeweiligen Charaktertyp zustandekommen können.

Karma

Manche leben mit einer so erstaunlichen Routine, daß es schwerfällt zu glauben, sie lebten zum ersten Mal.

(Stanislaw Jerzy Lec)

Bereits in früheren Kapiteln hatte ich erwähnt, daß tiefenpsychologische Erfahrungen dafür sprechen, daß es so etwas wie Karma und Wiedergeburt geben muß, weil sonst viele Begebenheiten unzusammenhängend bleiben und viele Tatsachen bei unseren energiemedizinischen Messungen keinen vernünftigen Sinn ergeben. Karma ist das fehlende Stück im Puzzle, das das Phänomen der Seelenreise und der psychoenergetischen Höherentwicklung erst begreifbar macht. Beispielsweise versteht man erst durch die Wiedergeburt, warum bereits Neugeborene mit riesigen Konflikten und hochschwingenden Seelen auf die Welt kommen, was sie nach aller Wahrscheinlichkeit niemals im Mutterleib aufgeschnappt und entwickelt haben können. Das kann im Grunde nur aus früheren Leben stammen, ebenso wie bereits weit entwickelte Talente wie MOZART aus früheren Leben stammen müssen, weil solche Fähigkeiten ohne eine bestimmte Schulung gar nicht denkbar wären (die solche Genies aus früheren Leben mitbringen).

Nun sind das beileibe nicht die einzigen Gründe, die für das Vorhandensein wiederholter Erdenleben sprechen. Forscher wie STEVENSON haben überzeugende Beweise zusammengetragen, bei denen sich Kinder in überraschend präziser Weise an frühere Existenzen rückerinnern konnten, die haargenau den Tatsachen entsprachen. Selbst Skeptiker werden bei genauem Studium der vorliegenden Daten zugeben müssen, daß an dem Phänomen der Wiedergeburt etwas sein kann, wobei natürlich niemand mit letzter Sicherheit den Beweis bringen kann, daß es tatsächlich so ist. Wiederholen möchte ich, daß ein psychoenergetisches Höherschwingen so gut wie immer damit einhergeht, daß solche Menschen Phänomene wie Reinkarnation für möglich zu halten beginnen. Deshalb kommt es ganz zwangsläufig zu einem Meinungsumschwung zugunsten der Reinkarnation, weil immer mehr Menschen immer höher schwingen.

Bei der Lehre von Karma und Wiedergeburt handelt es sich keineswegs um eine Neuentdeckung, sondern um uraltes Erfahrungswissen vieler spiritueller Systeme.

Große Denker wie PLATO, GOETHE und NIETZSCHE sind von der Realität der Wiedergeburt überzeugt gewesen. Die Karma-Lehre bildet bekanntlich ein wesentliches Element östlicher Religionen wie Hinduismus und Buddhismus. Auch im frühen Christentum gibt es nach Ansichten von Experten starke Hinweise für den Glauben an die mehrfache Wiederkehr der Seelen. Jesus soll die Reinkarnation als Faktum mehrfach erwähnt haben, was insofern nicht weiter überrascht, als im Judentum jeder Neugeborene die Seele eines Ahnen verkörperen soll. Der Talmud – gewissermaßen die Bibel des Judentums – spricht davon, daß Adam als David wiedergeboren worden ist. Weil Jesus die jüdischen Schriften mit den Schriftgelehrten im Tempel ausgelegt hat, wird er auch die Reinkarnation als Tatsache akzeptiert haben, weil so etwas Unerhörtes, von der Tradition Abweichendes sicher von seinen Jüngern erwähnt worden wäre.

Der berühmte Kirchenvater ORIGINES war der Überzeugung, daß die Seelen wiederholt zur Welt kommen, wobei sie bei der Wahl ihrer Wiederkehr frühere Siege und Niederlagen motivieren sollen (eine Idee, die ich aus meinen Erfahrungen vollauf bestätigen kann!). Im Konzil von Konstantinopel 533 n. Chr. wurde die Lehre von der Wiedergeburt aus dem christlichen Gedankengut verbannt, offenbar weil die Reinkarnation mit ihren Unwägbarkeiten die Autorität der Kirche in Frage stellte. Nach dem kirchlichen Verbot war das Wissen um die Wiedergeburt eine geheimgehaltene Meinung mystischer Schulen, etwa von Rosenkreuzern und anderen Geheimorden, was die breite Akzeptanz in der Bevölkerung nicht unbedingt gefördert hat. Zur Zeit der Romantik kam es zu einer Neubelebung des Reinkarnationsglaubens, der bis heute anhält und insbesondere in geistig aufgeschlossenen, spirituell orientierten Kreisen weit verbreitet ist.

Ich erwähnte bereits, daß die Erforschung des tiefen Unbewußten starke Hinweise für das Vorhandensein von Karma und Wiedergeburt erbracht hat. Moderne Untersuchungen von Menschen, die in Trance und Klarträumen von früheren Leben berichtet haben, kamen dabei zu widersprüchlichen Ergebnissen. Teilweise konnten die Erlebnisse angeblich früherer Leben auf Zeitungsberichte oder Romane zurückgeführt werden, die derjenige früher als Kind oder Jugendlicher gelesen, aber schlichtweg vergessen hatte und diese Phantasien nun offenbar mit einem eigenen früheren Erdenleben verwechselt hat. Man sollte deshalb Karma-Schilderungen nicht blind vertrauen, sondern darüber nicht den gesunden Menschenverstand vergessen.

Das wichtigste Argument für die Wiedergeburt scheint mir jedoch in der Logik der Seele selber zu liegen, bei der sich ein Gesamtbild zusammenfügt, das ohne die Wiedergeburt überhaupt keinen Sinn ergeben würde. Skeptiker werden einwenden, daß das noch längst kein Beweis sei, aber ich möchte als Entgegnung darauf hinweisen, daß die moderne Naturwissenschaft immer mit Hypothesen gearbeitet hat, die sich oft erst zu einem späteren Zeitpunkt als richtig herausgestellt haben. Bestimmte Grundannahmen der Relativitätstheorie EINSTEINS konnten erst in den letzten Jahren durch modernste Techniken bewiesen werden. Trotzdem waren die meisten Physiker davon überzeugt, daß die Annahmen EINSTEINS stimmen mußten. Ich bin sicher, daß zukünftige Forschungen die Existenz von Karma und Reinkarnation bestätigen werden.

Der Glaube an die Wiedergeburt scheint sich nach meiner Erfahrung umso mehr in Gewißheit zu verwandeln, je höhere Kausalkörperwerte jemand im Energietest hat.[71] Das ist auch nicht verwunderlich, weil nach Ansicht aller großen spirituellen Meister unsere Wiedererinnerung an karmische Erlebnisse in dem Moment beginnt, wo unsere Persönlichkeit stark genug geworden ist, sich der eigenen karmischen Vergangenheit zu stellen – zu dem Zeitpunkt nämlich, wenn die Seele durch ihre eigene Stärke die extrem verdrängten und emotional aufwühlenden Erlebnisse aushalten kann. Das ist genau dann der Fall, wenn der Kausalwert größer geworden ist. Ich vermute darüber hinaus auch, daß falsche Wiedergeburtsschilderungen (wie von der erwähnten Frau, die als Kind gelesene Romane als frühere Leben ausgegeben hat) bei niedrigen Kausalwerten viel häufiger vorkommen. Ein hoher Kausalwert einer Person scheint mir deshalb ein wichtiger Garant dafür, daß jemand zuverlässige Erinnerungen an seine früheren Erdenleben hat.

Der Forscher Ian STEVENSON hat Kinder nach früheren Leben befragt und die Orte und Personen ihrer angeblichen früheren Leben aufgesucht. Kinder scheinen sich noch leichter an frühere Leben zu erinnern, was nach meiner Vermutung mit ihrem offenen Kausalkörper zusammenhängt (der sich im späteren Jugendalter durch das Auftauchen der Konflikte mehr und mehr verschließt). STEVENSON konnte faszinierende Erzählungen früherer Leben bis in Details bestätigt finden, ohne daß die Kinder jemals in ihrem jetzigen Leben in irgendeiner Weise Kenntnis von den genannten Personen und Geschehnissen gehabt haben können. Andere Forscher sind zu ähnlichen Ergebnissen gekommen, so daß die Mehrzahl all derjenigen, die auf diesem Gebiet forschen, das Phänomen der Reinkarnation mittlerweile für sehr wahrscheinlich halten.

Weil unsere ersten beiden Chakren in den ersten Lebensjahren besonders aktiv sind, die noch einen direkten Zugang zu tiefen Schichten des Unterbewußtseins ermöglichen, können wir uns als kleine Kinder oft viel leichter an frühere Erdenleben erinnern. Unsere Erinnerungen sind später so tief im Unbewußten abgelagert, daß wir uns nicht länger an frühere Leben rückerinnern können. Nach meiner Meinung handelt es sich um einen durchaus sinnvollen Schutz, der die Seele vor allem dazu zwingt, nach vorne zu sehen. Wie in der biblischen Erzählung von Lots Frau, die beim Zurückblicken zur Salzsäule erstarrt, würden wir aller Wahrscheinlichkeit nach großen Schaden erleiden, wenn wir uns an unser früheres Karma erinnern könnten. Viele Erlebnisse wären viel zu schmerzhaft, so daß wir sie kaum ertragen könnten, ohne unsere seelische Balance zu verlieren.

Einige seelische Krankheiten und Nöte scheinen mir sogar daher zu rühren, daß die sinnvolle „Zurückschau-Barriere" auf frühere Leben löcherig geworden ist. Das frühere Leben bekommt dann magnetisch-hypnotische Kräfte, so daß solche Menschen „sehn-süchtig" an ein vergangenes Schicksal gekettet scheinen, von dem sie nicht mehr loskommen können. Meist liegen in solchen Fällen extrem große Konflikte vor, die den Betreffenden in ihren Bann schlagen. Um den Bann zu brechen, muß man verständlicherweise die zugrundeliegenden großen Konflikte auflösen. Jede Wiederbelebung übergroßer uralter Karma-Themen birgt deshalb das Risiko psychotischer Entgleisungen, vor allem wenn solche schmerzhaften Themen zu früh aktiviert werden. Ich habe nicht wenige Kranke erlebt, deren schwere seelische Probleme begannen, als zu provokative Psychotechniken durchgeführt wurden, die uralte karmische Themen reaktiviert haben.

Ich selber gehörte zur Zeit meiner ärztlichen Ausbildung zu den Skeptikern, die Theorien über Wiedergeburt für reine Spekulation gehalten haben. In der Einleitung des Buches erwähnte ich eine spätere Phase in meinem Leben, wo ich starke spirituelle Erlebnisse gehabt habe, die mit einer starken Öffnung meines Kausalkörpers einhergegangen sind. Seitdem bin ich zunehmend von der Realität der Wiedergeburt überzeugt, und ich entdecke bei Ländern und Landschaften, wo es mich geradezu magisch hinzieht, immer klarer Orte früherer Leben. Das gleiche gilt für bestimmte Hobbies, Leidenschaften und Neigungen, die auch sehr stark von früheren Existenzen geprägt zu sein scheinen. Es erübrigt sich fast zu erwähnen, daß man unter nahestehenden Menschen viele wiedererkennt, mit denen man in früheren Leben zusammen war.

Bestimmte Therapierichtungen wie die aus den USA stammende Reinkarnationstherapie („Rebirthing") arbeiten gezielt mit Versenkungszuständen, die dann zur Rück-

[71] Zu faszinierenden Beobachtungen bei Reinkarnationssitzungen kommt der Tiefenpsychologe und Jungianer Roger WOOLGER. Er kommt zu genau der gleichen evolutionären Deutung, die ich in diesem Buch vertrete, indem er schreibt: „Ein Universum ohne Gut und Böse ist genauso wenig denkbar wie eines ohne Höhe und Tiefe. Denn um diese Pole dreht sich die spirituelle beziehungsweise die phänomenale Wirklichkeit. Sie erzeugen jene dynamische Spannung der Gegensätze, ohne die die geschaffene Wirklichkeit sich ihrer selbst nicht bewußt werden könnte."

erinnerung an frühere Leben verhelfen sollen. Mittlerweile bin ich der Ansicht, daß es Menschen häufig verwirrt und ihnen wenig dabei hilft, in früheren Leben nach der Lösung jetziger Probleme zu suchen. Wenn Reinkarnationserinnerungen spontan entstehen, ist das sicher ein normaler Prozeß im Rahmen der Selbstentdeckung, doch sollte so eine Rückerinnerung nicht mit Gewalt forciert werden. Deshalb halte ich es für nicht empfehlenswert, zuviel über vergangene Leben nachzudenken und sogar in früheren Feindschaften herumzuwühlen: „Mein böser Chef hat mich in einer früheren Existenz als Hexe verbrannt" und ähnliche törichte Aussagen, die ich dann als Arzt von meinen Patienten zu hören bekomme.

Letztlich dienen solche angeblichen Erlebnisse als Faustpfand, um feindselige Muster in diesem Leben durch frühere karmische Missetaten bestätigt zu bekommen und dadurch im gerechten Zorn bestärkt zu werden („mein Chef ist ja noch ein viel größeres Schwein, als ich gedacht habe!"). Daneben möchte ich stark bezweifeln, ob solche Erinnerungen wirklich den Tatsachen entsprechen oder nur der reinen Phantasie entspringen.[72] Meine eigenen Erfahrungen haben mir sogar einen ganz gegenteiligen Hintergrund offenbart, indem manche Hellseher oder Reinkarnationstherapeuten ihre eigenen feindseligen Impulse auf unbewußte Art dadurch ausleben können, daß sie den Klienten zu solchen unguten Lösungen hinführen.

Bekanntlich weiß man aus der Psychoanalyse-Forschung, daß sich das unbewußte Material des Klienten an die Wünsche des Therapeuten anpaßt, indem man beispielsweise FREUDsches Material beim entsprechend ausgebildeten klassischen Analytiker präsentiert, dagegen JUNGsches Material beim Tiefenpsychologen JUNGscher Prägung usw. Der Patient mit schlechten Reinkarnationserlebnissen scheint nach meiner Erfahrung des öfteren nicht tatsächliches Material aus seinem eigenen Unbewußten zu erleben, sondern Phantasieprodukte, die mit Schattenimpulsen oder dem Unbewußten des Reinkarnationstherapeuten zu tun haben. Wenn der Therapeut unbewußte Feindseligkeiten mit sich herumschleppt, was nach meinen Erfahrungen öfter der Fall ist, überträgt er solche Gefühlszustände möglicherweise unbewußt auf seinen Klienten.

Und selbst wenn solche Therapeuten und Hellseher nur das Beste wollen, schädigen sie den Patienten auf jeden Fall, indem sie ihn durch solche Schilderungen und Erlebnisse kränker machen als zuvor. Dazu birgt das Wiederhochkommen alten karmischen Materials immer die Gefahr in sich, *die Geister nicht mehr loszuwerden, die man gerufen hat* (GOETHE in seinem „Zauberlehrlingt"). Auf einer subtilen Ebene gelangt neue und frische Energie in das alte Konfliktmuster, etwa in Form von Aufmerksamkeit, emotionaler Aufgewühltheit und vitaler Lebenskraft, wodurch der Konflikt zusätzlich aufgeladen und unnötigerweise verstärkt wird. Viel besser ist es, die zugrundeliegenden Konflikte energetisch aufzulösen, um ihnen den Nährboden für weitere krankmachende Wirkungen zu entziehen.

Die erwähnte Sekretärin mit dem bösen Chef kann dann zum ersten Mal erkennen (sobald ihre eigenen Konflikte abgeheilt sind), daß es sich bei ihrem vermeintlich bösen Chef eigentlich nur um einen unglücklichen Menschen handelt, den sie überraschend leicht mit ein paar netten Worten aus seiner Frustration herausholen kann, anstatt daß sie ihm ständig spiegelt, wie das die Sekretärin in unserem Beispiel getan hat, „was für ein Schwein er in Wahrheit ist". Bekanntlich sind Gedanken Schwingungen, die sich unbewußt auf andere Menschen übertragen, wodurch man dann leicht Ursache und Wirkung verwechseln kann. Wenn man sich selber psychoenergetisch in seiner Mitte befindet, etwa durch Auflösen seiner Konflikte, hat man auf einmal viel freundlichere Gedanken, was das Betriebsklima – wie im Beispiel der gemobbten Sekretärin – schnell und dauerhaft verbessert.

Zunächst möchte ich den Begriff **„Karma"** näher definieren. Unter Karma versteht der Hinduist und Buddhist das Gesetz von Ursache und Wirkung, das öfter ausschließlich als moralische Instanz göttlicher Kräfte mißverstanden wird, indem böse Taten irgendwann gesühnt werden müssen. Die Bedeutung von Karma geht jedoch weit über eine rein moralische Instanz hinaus, was ich wegen seiner Wichtigkeit im Folgenden näher darstellen möchte. Die Lehre vom Karma ist unauflöslich mit der Idee einer Wiedergeburt verknüpft. Karma bedeutet sinngemäß, daß vergangene Taten als die eigentliche Ursache für jetzige und zukünftige Geschehnisse gelten müssen – gemäß dem Motto: „Von nichts kommt nichts". Es handelt sich nach der altindischen Auffassung um ein Gesetz, welches keine Ausnahmen kennt und nicht umgangen werden kann. Man kann also nicht einfach etwas Böses tun und dann ganz schnell weglaufen. Wenn die Folgen nicht in diesem Leben eintreten, wird die sühnende, das Karma auslöschende Wirkung in einem späteren Leben eintreten. Karma wird deshalb ganz unwillkürlich mit Schuld gleichgesetzt, die irgendwann bezahlt werden muß.

Dabei können natürlich auch gute Taten Karma schaffen, so daß Karma nicht zwangsläufig bedeutet, etwas Schlechtes getan zu haben und dadurch schuldig geworden zu sein. Selbstverständlich sind auch gute Taten mit einer Folgewirkung verknüpft. Denn die guten Taten müs-

[72] Auch der angebliche Mißbrauch als Kind, von dem oft berichtet wird, entspringt sehr häufig nur unbewußten Phantasien! Oft projiziert man eigene ödipale Verstrickungen und alte karmische Vorerfahrungen auf den angeschuldigten Elternteil, Verwandten oder Erzieher, obwohl es sich nur um unbewußte Phantasien handelt. Dadurch kommt es zu schwerwiegenden Verstrickungen, die nur schwer wieder aufzulösen sind.

sen ja auch vergolten werden, so daß wir wie bei einer Sparkasse ein karmisches Guthaben bekommen, welches uns das Karma schuldet. Es handelt sich um ein Gefälle, welches ausgeglichen werden muß. Weil der Ausgleich guten Karmas Belohnung bedeutet, halten wir gutes Karma normalerweise für wesentlich besser als schlechtes Karma. Es gibt aber genügend Hinweise spiritueller Lehrer, daß schlechtes Karma – etwa in Form unguter Verhaltensweisen – uns wesentlich schneller reifen und seelisch wachsen läßt. Das sollte natürlich nicht als Freibrief aufgefaßt werden, um Schlechtes zu tun.

Nun erscheint es dem modernen westlichen Denken vollkommen absurd und irrational, an irgendwelche spirituellen Zusammenhänge zu denken, die stark vom Glauben des Betreffenden abhängen, wie das bei der Idee des Karma der Fall ist. Menschen mit dem Glauben an Wiedergeburt und Karma betrachten im Unterschied zum westlichen, aufgeklärten Menschen ein Verhalten dann als realitätstüchtig und vernünftig, wenn es mit höheren Realitäten wie dem Karma rechnet. Wer von beiden recht hat, möchte ich zunächst offenlassen, weil es für die Existenz von Karma keine hundertprozentige Gewißheit geben kann, sondern nur Indizien (allerdings, wie ich nochmals betonen möchte, starke Indizien!).

Doch ob wir an Karma glauben, erscheint mir dabei zunächst weniger eine Frage von richtig oder falsch zu sein, sondern eine Frage der Moral, was die breite Masse der Menschen angeht.

Denn da natürlich alle Menschen Fehler machen, werden auch Menschen mit einem Glauben an Karma Böses tun, welches sie nachträglich bereuen. Nur wissen sie im Unterschied zu den Karmaleugnern, daß sie alle Missetaten irgendwann bezahlen und wiedergutmachen müssen. Man kann an dieser Stelle natürlich fragen, was es für einen Unterschied macht, ob ich an eine nachträgliche Bestrafung glaube oder nicht. In der Kriminalistik weiß man seit langem, daß selbst drakonische Bußen wie die Todesstrafe die Mordquote nicht senken können. Trotzdem bin ich nach allem, was ich beobachtet konnte, felsenfest davon überzeugt, daß der Glaube an Karma die Kriminalstatistik wesentlich drastischer senkt als irdische Strafen. Menschen mit einem Glauben an Karma leben in einem anderen Bewußtsein, welches aus sich heraus ein behutsameres, freundliches und sanftes Verhalten hervorbringt – wie man das im asiatischen Kulturraum anschaulich beobachten kann. Den Glauben an Karma neu zu beleben hätte deshalb einen großen Nutzen, um die allgemeine Moral zu heben und zu festigen.

Die Frage ist zunächst, was man sich unter **„Karma“** vorzustellen hat. Da es sich landläufig um ein Bild von Wiedergeburt aus dem alten Indien handelt, möchte ich zunächst versuchen, Karma in moderner Weise zu erklären. Am einfachsten begreift man, um was es bei Karma geht, wenn man sich ganz alltägliche Geschehnisse vor Augen hält. Wenn ich etwas tue, muß ich mit den Folgen rechnen – ein Bewußtsein, das allgemein als Zeichen von Realitätstüchtigkeit und Vernunft angesehen wird. So bohre ich mit meiner Schlagbohrmaschine ein Loch in die Wand und erwische dummerweise die Wasserleitung. Just in dem Augenblick, wo mir das Wasser um die Ohren spritzt, wird mir schlagartig klar, daß ich unmittelbar mit unangenehmen Folgen konfrontiert sein werde. Ich habe durch meine Schlagbohrmaschine eine Kettenreaktion von Ursache und Wirkung in Gang gesetzt. Naiverweise neigen nun manche Leute in dieser angespannten Situation dazu, symbolhaft das Geschehnis rückgängig machen zu wollen – etwa die Bohrmaschine ganz schnell wegzulegen, als hätte man die Wasserleitung gar nicht angebohrt. Bedauerlicherweise funktioniert das aber nicht, genauso wie man auch dem Gesetz des Karma nicht entkommen kann.

Ein weiterer heimlicher und häufig gut verborgener Hinkefuß für unsere Selbstwahrnehmung besteht im Phänomen der Synchronizität. Im Volksmund wird der erstmals von C. G. JUNG geprägte Begriff als „dummer Zufall“ bezeichnet. Wer gelernt hat, die Augen für solche Synchronizitäten offenzuhalten, kommt aus dem Staunen nicht mehr heraus[73]. Umgangssprachlich weiß man schon längst: „Zufälle gibt es nicht!“ Rationalisten sprechen von der selbsterfüllenden Prophezeiung, indem man unbemerkt genau das tut, was zur Realisierung der Prophezeiung führt. Schon C. G. JUNG und andere gute Beobachter erkannten, daß da noch mehr am Werke sein muß. Ein Teil von uns hat sich offenbar selbständig gemacht und führt „irgendwo da oben“ zu so etwas wie einer karmischen Lotterie. Menschen und Geschehnisse werden so zusammengeführt, daß mit der seelischen Grundmelodie des Betreffenden, seinem Charaktertyp, bestimmten fixen Impulsen und „Gedanken-Wünschen“ ein Gleichklang entsteht.

Karma bedeutet von seiner eigentlichen Bedeutung her nichts anderes als Wiederholung. Das ist meine per-

[73] Es gibt bekanntlich unzählige Kalendersprüche, Bücher über Positiv-Denken und Bibel-Geschichten zu diesem Thema – dem Thema letztlich von der Sünde und ihren negativen Folgen sowie von der Vergebung der Sünden und ihren positiven Folgen. Naturwissenschaftlich gebildete Positivisten, die an ihre Religion des sogenannten „Zufalls“ glauben und an die Gottlosigkeit der Welt, erklären solches Denken natürlich kategorisch für puren Unsinn. Sie haben selbstredend zunächst für sich recht – einmal schon deswegen, weil die Denkhaltung prinzipiell das Ergebnis präformiert, das man sich vorher denkt, wie schon Max PLANCK mit seinen Quantenversuchen erkennen mußte. Langfristig werden solche „Realisten“ meiner Meinung nach aber aussterben, weil mit der energetischen und spirituellen Entwicklung auch die Offenheit für Synchronizitäten (und andere spirituelle Phänomene) zunehmen wird. Nach Meinung zahlreicher Autoren steigt die Wahrscheinlichkeit von „dummen Zufällen“, d. h. Synchroniziäten, umso mehr an, je offener wir für solche Pänomene sind und je mehr emotionale Lebenskraft wir transportieren, d. h. je seelisch-energetisch offener wir ganz generell geworden sind.

sönliche Auslegung von Karma und geht meines Erachtens viel tiefer an die eigentliche Wurzel des universellen Gesetzes, dem Karma als eigentliches Phänomen zugrundeliegt. Für gewöhnlich wird unter Karma ausschließlich das moralische Gesetz von Ursache und Wirkung verstanden. Doch wenn wir uns genauer ansehen, was das Wesen von Karma tatsächlich ausmacht, so ist es eine Form von Gewohnheit, die nach Wiederholung strebt. Deshalb stellt im Grunde jede Wiederholung Karma dar, so daß demzufolge unterschiedlichste Dinge wie Naturgesetze ebenso wie menschliche Gewohnheiten allesamt mit Karma behaftet sind. Nun gibt es unterschiedlich stark festgelegte Angewohnheiten, und jeder weiß natürlich, daß man seine häßliche Angewohnheit des Rauchens ablegen kann, während die Schwerkraft als Naturgesetz eine schwer änderbare Konstante darstellt. Demzufolge gibt es Karma in unterschiedlicher Ausprägung, so wie es unterschiedliche Ausprägungen von Gewohnheiten gibt. **Je stärker etwas ausgeprägt ist, umso schwerer kann man das jeweilige Karma ändern.**

Nun hat Karma im Sinne einer Erklärung, wie Naturgesetze zustandekommen, eine relativ geringe Bedeutung für unser normales Alltagsleben, weil die dahinter liegenden Gesetzmäßigkeiten ungewöhnlich träge und mühsam ablaufen. Grundsätzlich gilt das ganz allgemein bei allen materiell faßbaren Prozessen, wonach das Gesetz der Wiederholung eine geringe und unvorhersehbar zufällige Bedeutung in unserem Alltagsleben hat. Nehmen wir als Beispiel die Gegenpole von glücklichen und unglücklichen Zufällen: Zwar weiß man aus Erfahrung, daß sich Glück und Unglück im Leben des Einzelnen zu wiederholen trachten, indem sie sich zufallsmäßig häufen, aber die Bedeutung im Alltagsleben ist gering. Wenn einem beim Ausräumen der Spülmaschine eine Tasse zerbricht, muß deswegen nicht der ganze Tag schieflaufen, aber die Chance dafür ist größer geworden. Manche Leute beobachten genau das Gegenteil und behaupten demzufolge, daß „Scherben Glück bringen!“ Aber im allgemeinen verstärkt sich das Pech, und man wird fortan ungeschickter, was einen ganz banalen psychologischen Mechanismus darstellt, einfach weil man unbeholfen geworden ist.

Hinzu kommt aber noch etwas anderes, indem höhere Mächte dafür sorgen, daß man auch auf rätselhafte Weise mehr Pech anzieht, wenn man einmal Pech gehabt hat, obwohl man das gar nicht will und gar nichts dafür kann. Unsere Alltagserfahrung zeigt uns, daß Pech die unglückselige Tendenz hat, sich durch Verkettungen zu einer regelrechten Pechsträhne auszuwachsen. Wenn man es beispielsweise mit dem Auto sehr eilig hat, wird man nach meinen Erfahrungen viel häufiger von Autostaus und roten Ampeln behindert, als wenn man viel Zeit hat, wo dann alle Ampeln auf grün stehen, obwohl man viel lieber rote Ampeln zum Vertrödeln der überschüssigen Zeit hätte. Man nennt solche Verkettungen ungünstiger oder günstiger Umstände die „Tücken des Objekts“, und die Tiefenpsychologie spricht von „Synchronizitäten“, indem sich Dinge ähnlichen Inhalts zusammenzurotten scheinen.

Bekanntlich gibt es Karma unterschiedlicher Schweregrade, so daß eine unterschiedliche karmische Schuld entsteht, die nach Wiedergutmachung trachtet. Wenn ich falsch parke und ohne Strafe davonkomme, handelt es sich um leichtes Karma. Verursache ich dagegen einen schweren Verkehrsunfall, habe ich schweres Karma verursacht. Nun nehmen wir an, daß ich durch irgendeine glückliche Laune des Schicksals doch unerkannt als Verursacher des schweren Verkehrsunfalls entkommen konnte. Möglicherweise habe ich gar nichts von dem Unfall gemerkt, oder ich bin als Unfallflüchtiger der Ernährer eines Rudels kleiner Kinder, die alle bitterlich hungern müßten, wenn man mich vor den Kadi schleppt und als Schuldigen verurteilt. Ich entschuldige meine Flucht deshalb durch meine Vaterpflichten. Bin ich deshalb aus moralischer Sicht ohne Karma, weil ich eine gute Entschuldigung habe? Alle spirituellen Lehrer sagen übereinstimmend, daß Karma keine Ausnahme kennt und Entschuldigungen ohne Bedeutung sind.

Die eigentliche Würze bekommt die Idee vom Karma dadurch, daß es sich um ein geistiges Gesetz handelt. Auch wenn ich mich für unschuldig halte, muß ich trotzdem bezahlen, weil auf der geistigen Ebene die Sünde unerbittlich festgehalten und irgendwann gesühnt wird. Deshalb ist Karma mehr als das Gesetz von Ursache und Wirkung. Karma besteht aus drei Komponenten, nämlich erstens einer universellen geistigen Gedächtnisfunktion, die höchstwahrscheinlich mit einer Speicherung im Kausalkörper zu tun hat, sowie zweitens einer moralischen Dimension, die mit ausgleichender Gerechtigkeit verknüpft zu sein scheint. Als dritter Faktor tritt die Wiedergutmachung hinzu, die zwangsläufig mit der Idee der Wiedergeburt verknüpft wird, weil die Möglichkeit der Strafe in diesem Leben fehlen kann. Irgendwann tritt dann das Gesetz der Wiedergutmachung in Kraft, selbst wenn es sich um ein zukünftiges Leben handelt, wo man dann für etwas zahlen muß, von dem man höchstwahrscheinlich nichts mehr weiß.

Nach der übereinstimmenden Meinung aller Weisheitslehrer und esoterischen Schulen besteht die Hauptursache für das Zustandekommen von Karma in unserem Gewissen. Sobald wir gestorben sind, soll das vergangene Leben wie ein Film an uns vorbeilaufen. Dabei wird eine persönliche Bilanz des abgelaufenen Lebens gezogen. Wir sollen dabei zu unserem eigenen Richter werden, der die eigene Bestrafung beschließt und auch deren korrekten Vollzug überwacht. Das dabei beteiligte Gewissen können wir als das „wahre Selbst“ erkennen, von dem bereits ausführlich die Rede war. Im Grunde weiß das wahre Selbst, was das falsche Selbst (unsere momentane sündige Persönlichkeit) an Fehlern gemacht hat. Die einzige Möglichkeit, den seelischen Frieden zurückzugewinnen und die entstandene Schuld abzutragen, besteht demnach in der Inszenierung von Karma. Offenbar kommt es durch die Wahl bestimmter Eltern, Gesellschaften und Länder, später durch das Treffen mit Menschen, die man aus früheren Leben kennt, zu solchen Inszenierungen von Karma, bei denen Schuld abgetragen werden soll. Krankheiten ebenso wie Unfälle haben nach der Meinung vieler Weisheitslehrer mit dem Karma des Betreffenden zu tun.

Dringen wir noch tiefer in das Rätsel von Karma ein, so funktioniert nach Meinung der meisten esoterischen Lehren Karma zunächst deshalb, weil es einen Kausalkörper gibt.

Im Kausalkörper – einer nicht an das Individuum gekoppelten, allumfassenden und ewigen Energieform – sind alle Erinnerungen an frühere Leben gespeichert. In der indischen Mystik wird von der **„Akasha-Chronik“** gesprochen, in der all unsere guten und bösen Taten, unsere Erlebnisse und alles, was je passiert ist, wie in einem riesigen kosmischen Buch aufgezeichnet sein sollen. In der von mir gewählten Diktion handelt es sich dabei um den Kausalkörper. C. G. Jung sprach gleichlautend vom kollektiven Unbewußten, in dem Archetypen und Symbole abgespeichert sind, und meinte damit nichts anderes als den Kausalkörper. Wie C. G. Jung den Kausalkörper entdeckte, war im Grunde eine ganz banale Geschichte: Ihm war irgendwann aufgefallen, daß seine Patienten von uralten Mythen und alchemistischen Geheimnissen träumten, die sie unmöglich auf andere Art vorher gewußt haben können, so daß es dieser Zufall unerklärlicher Patiententräume war, der das kollektive Unterbewußtsein in der Tiefenpsychologie Jungs zu einer Notwendigkeit erhob. Jung erkannte, daß nur ein universelles und kollektives Unbewußtes solche Archetypen zustande bringen kann.

Wir können uns den Kausalkörper als ein gigantisches Gedächtnis vorstellen, in dem nichts verlorengeht. Dazu werden dort die Gesetze und Regeln aufbewahrt, die mit Karma zu tun haben. Alle elementaren Regeln der wichtigen Weltreligionen – etwa die zehn Gebote des Christentums oder der achtfache Pfad im Buddhismus – lehren uns, auf dem rechten Weg zu bleiben und schlechtes Karma zu vermeiden: *„Ohne Stock oder Schwert, gewissenhaft und voller Mitgefühl, ist er (der Gläubige) bedacht auf das Wohlergehen aller Mitwesen“* (Gautama Buddha). Oder mit gleicher Bedeutung, dabei noch akzentuierter: *„Wenn dir einer auf die rechte Wange schlägt, halte ihm auch die linke hin.“* (Jesus Christus) Die Regeln zur Vermeidung von Karma können wir auf die prinzipielle Erkenntnis reduzieren, Konflikte zu vermeiden und stets zu einem guten Ende zu führen. Das Wohlergehen aller Mitwesen sollte dabei nach den Anweisungen der Religionsstifter Jesus und Buddha unser vornehmstes Ziel sein.

Nun wurde bereits deutlich, daß wir Menschen in der Mehrzahl keine Heiligen sind, alleine weil wir viel zu viele Konflikte mit uns herumschleppen, die wir erst abarbeiten müssen. Als sündige und fehlerhafte Menschen werden wir trotz aller guten Absichten weitere Fehler machen, Konflikte mit unseren Mitmenschen hervorrufen und zwangsläufig neues Karma schaffen, ob wir das nun wollen oder nicht. Wir können die Gebote der großen Weltreligionen erfahrungsgemäß zwar anstreben, aber meist nicht erreichen. Und selbst wenn uns die Gebote egal sein sollten, *„schützt Nichtwissen nicht vor Strafe“*, weil wir im tiefsten Herzen ganz genau wissen, wann wir Fehler gemacht haben – unser Gewissen als „wahres Selbst“ meldet sich mit leiser, aber deutlicher Stimme. Aus den gemachten Fehlern resultiert eine Schuld, die wir abtragen müssen. Das göttliche Gesetz des Ausgleichs in Form von Karma wird dafür sorgen, daß wir nicht ungestraft davonkommen. Viele, wenn nicht sogar fast alle Krankheiten und seelischen Leiden sollen nach der Meinung esoterischer Lehrer karmischen Ursprungs sein.[74]

Wenn diese Ansicht stimmt – und vieles spricht meines Erachtens dafür –, sollten wir uns notwendigerweise als Therapeuten mit solchen Themen beschäftigen. Meiner Meinung nach müssen wir deshalb nicht unseren kritischen Verstand abschalten. Wir können uns selber und unseren Patienten auf eine durchaus praktische und realitätsnahe Weise helfen, indem wir alles religiöse Brimborium kurzerhand weglassen und uns die Angelegenheit mit nüchternem und pragmatischem Blick ansehen. Aus so einer nüchternen Sichtweise **funktioniert Karma als Gesetz vom Ausgleich wie ein Naturgesetz – es stellt die konfliktbehaftete Situation in ähnlicher Form immer wieder her, bis die Sache zu einem glücklichen Ende kommt und damit gutgemacht worden ist.** Karma funktioniert verblüffenderweise, ganz im Gegenteil zur landläufigen Ansicht, etwa daß aus dem früheren Opfer jetzt ein Täter wird, nach meinen Erfahrungen ganz überwiegend als simple Wiederholungsmaschine, bei der letztlich alles so bleibt, wie es mal war! Täter bleiben deshalb Täter und Opfer bleiben Opfer, auch wenn uns das noch so ungerecht erscheint.

[74] Die Angewohnheit mancher Therapeuten, vor dem Behandeln neuer Patienten zu fragen, ob sie aus der Sicht des Karma behandeln dürfen oder der Sache ihren Lauf lassen müssen (mittels energetischer Testverfahren wie Pendel, Kinesiologie u.dergl.), halte ich im Ansatz für verwerflich und falsch. In meinen Augen handelt es sich um die unerlaubte Anmaßung des Therapeuten, die Schiedsrichterrolle zu übernehmen. Wenn irgendeine höhere Fügung diesen Patienten in meine Praxis geführt hat, gehört es zu meiner Aufgabe, den Patienten in demütiger Bescheidenheit zu behandeln. Ob er dann gesund wird, liegt ohnehin nicht in meiner Macht als Behandler, sondern beruht auf den Heilkräften von „Mutter Natur.“

Karma scheint demnach nichts anderes wie ein Rücklauf bei einem Film zu sein, der eine störende Szene hat. Die störende Szene – beispielsweise ein Mord – wird einfach in einem neuen Leben wiederholt. Der Mörder wird in dieser Wiederholung nun gerechtigkeitshalber oft nicht selbst ermordet, „um mal in eigener Haut zu merken, wie schrecklich sich das anfühlt", sondern wird erstaunlicherweise wieder zum Mörder beziehungsweise zu jemand, der seine mörderischen Impulse beibehalten hat. Alle Beteiligten behalten dieselben Rollen, was uns im ersten Augenblick erschreckt und abstößt. Alles wird wie in einer Filmaufnahme bis zum Überdruß so lange geprobt und wiederholt, bis der Regisseur die Klappe schließt und den verschwitzten, zerzausten Schauspielern erklärt, daß er mit der gedrehten Szene zufrieden ist. In der Regel wird der Regisseur versuchen, allen Beteiligten immer wieder dieselben Rollen zuzuweisen. In Ermangelung geeigneter Schauspieler genügt sehr oft aber auch die „als ob"-Situation, in der so getan wird, als sei die Geschichte wieder der alte Vorgang, so daß der Mörder aus einem früheren Leben in seiner jetzigen Rolle nur mehr an mörderischen Empfindungen erkannt werden kann, aber keine realen Morde ausführt, einfach weil er keine Gelegenheit dazu hat.

Um die genauen Vorgänge beim Karma zu studieren, habe ich mich wie ein Jäger auf die Lauer gelegt, der ein scheues Wild erjagen will. Und mit zunehmender Beobachtungsdauer wurde mir immer mehr zur Gewißheit, daß Karma nichts anderes als einen Zufallsgenerator darstellt, der hinter den Kulissen für karmische Arrangements von allergrößter Perfektion sorgt. Zu dieser Perfektion gehört eine raffinierte Tarnung, die dafür zuständig ist, daß die ganze Geschichte wie zufällig und ungestellt wirkt. Nun sind wir entgegen dem Bild vom Film und seinem Regisseur im realen Leben keine willenlosen Puppen, an deren Strippen gezogen wird und deren Rollen ein geheimer Regisseur ausheckt. Die Tarnung karmischer Geschehnisse ebenso wie ihr Eintreten wird nicht von irgendeiner höheren Macht inszeniert, sondern beruht auf dem geräuschlos arbeitenden Präzisionsuhrwerk, welches Karma heißt. Weil es dabei keine übergeordneten Personen gibt, sind wir bei diesem Spiel in Wahrheit zugleich der Regisseur und die Schauspieler, Opfer und Täter in einem.

Nach meinen Erfahrungen werden nun bei der Interpretation von individuellem Karma viele schwerwiegende Fehler gemacht, die oft unnötiges Leid zur Folge haben. Denn kein Mensch kann mit letzter Gewißheit sagen, wie Karma im Einzelfall abläuft und ob allen ungünstigen Geschehnissen frühere Schuld zu Grunde liegt. Wenn man sich deshalb ein vorschnelles Urteil bildet, führt das zu einer Kette weiterer karmischer Verstrickungen, die der Einzelne in seinen Auswirkungen überhaupt nicht abschätzen kann. Wenn einem Rollstuhlfahrer nach einem schweren Verkehrsunfall deshalb gesagt wird, daß es sich bei der Querschnittslähmung um eine gerechte Buße für vergangene Sünden handelt, so kann das völliger Unsinn sein, der den armen Rollstuhlfahrer nur unnötig belastet. Denn niemand kann bei solchen Aussagen mit letzter Sicherheit behaupten, daß er damit recht hat und der Unfall nicht womöglich auf purem Zufall beruht, so daß karmische Ursachen gar keine Rolle spielen.

Ich möchte die Idee von Karma deshalb anders als gewöhnlich auslegen. Das ist vor allem für die Betroffenen wie unseren verunfallten Rollstuhlfahrer fairer. Vielleicht ist der arme Mann völlig unschuldig und wird durch den Vorwurf von früherer Schuld in unnötige seelische Bedrängnis gestürzt. Bekanntlich wird schon in der Bibel davor gewarnt, sich zum Richter über andere Menschen aufzuspielen![75] Denn wir sind als Menschen wegen unseres derzeitigen engen Bewußtseinshorizonts äußerst dumm und können der Vorhersehung nicht mit der notwendigen Akkuratesse in die Karten sehen. Einzig über uns selbst dürfen wir zu Gericht sitzen und uns selbst befragen, ob uns eine Schuld trifft.

Wie man solche Analysen durchführen kann, möchte ich an einem Beispiel erläutern. Die innere Selbsterforschung kann beispielsweise dazu führen, daß sich jemand im inneren Bild wieder in der Situation direkt vor dem Unfall wiederfindet, wie mir das der Hypnosetherapeut Werner Meinhold von einem seiner Patienten berichtet hat. In Hypnose spürte das Unfallopfer seine ungeheure Trauer wieder, die ihn am Unfalltag befallen hatte, und er realisierte seinen geheimen Wunsch, sein Auto gegen den Brückenpfeiler zu lenken, nachdem ihn eine angehimmelte Frau kurz zuvor auf äußerst schmerzhafte Weise abgewiesen hatte. Diese unbewußte Selbstmordabsicht war dem Unfallfahrer aber vorher nicht bewußt geworden. Versetzen wir uns nun in die Rolle des Unfallfahrers,

---

[75] Aus dem Vorhandensein von karmischer Verstrickung seine Hände in Unschuld zu waschen und in bequemer Manier alles auf Karma zu schieben, läßt bekanntlich ein Großteil des sozialen Elends entstehen, welches sich etwa in Indien bis auf den heutigen Tag im Kastenwesen mit seiner lethargischen Daseinsbewältigung widerspiegelt. Die korrekte Aufassung besteht meines Erachtens zum einen darin, die Verwobenheit von persönlicher Schuld und karmischer Verstricktheit zu erkennen, wobei das Vorhandensein von Karma unsere Schuld erklärlicher und gnädiger macht, ohne uns automatisch freizusprechen. Grundsätzlich müssen wir uns darüber klar sein, daß Karma irgendwann beginnt, wir aber nicht wissen können, wann es beginnt. Es gibt also immer den wichtigen Punkt des unschuldigen Beginns, hinter dem unsere persönliche Freiheit steckt. So beruht der größte moralisch-verständnismäßige Irrtum der Karmalehre darauf, allen Geschehnissen eine karmische Ursache-Wirkung-Beziehung zuzuschreiben. Im Falle des unschuldigen Beginns gäbe es aber kein Vorläufer-Karma, so daß so eine zu strenge Ursache-Wirkung-Argumentation in die Irre läuft und dazu den persönlichen Willen völlig außer Betracht läßt. Weil wir nie genau wissen, was tatsächlich an karmischen Gesetzmäßigkeiten abläuft, ist für mein Gefühl das Argumentieren mit karmischer Schuld extrem fehlerbehaftet – und führt absurderweise in vielen Fällen erst zu karmischer Schuld!

der in Wahrheit Selbstmord begehen wollte. Würde ihm jemand vorwerfen, er habe sich seinen Rollstuhl selber zuzuschreiben, weil er sich als abgewiesener Liebhaber gekränkt gefühlt hat, würde ihn das nur unnötigerweise noch mehr belasten, so lange das dem Unfallfahrer nicht selber bewußt geworden ist! Man kann an diesem Beispiel gut erkennen, warum es so wichtig ist, daß wir selber die Ursachen unserer Schwierigkeiten durchschauen lernen, anstatt das von außen aufoktroyiert zu bekommen.

Aus medizinischer und tiefenpsychologischer Sicht bringt der Glaube an Karma und Wiedergeburt einen dramatischen Umschwung im gewohnten Kausalitätsdenken. Das gesamte herkömmliche Weltbild stürzt ein und muß durch ein neues Bild ersetzt werden, weshalb viele Menschen die weitreichenden Konsequenzen scheuen, sich mit der Idee des Karma auseinanderzusetzen. Wenn nämlich unsere Eltern nicht die Schuldigen an unserem unglücklichen Erdenschicksal sind, wie die herkömmliche Psychologie behauptet, sondern eine vorgeburtliche Wahlmöglichkeit der Seele bestanden hat, bei welchen Eltern das Baby überhaupt auf die Welt kommen will, wird die ganze Sache vertrackt und zunächst überaus schwierig. Alle psychologischen Lehrbücher müßten umgeschrieben und gewohnte Weltbilder durch neue ersetzt werden. Dabei gerät das herkömmliche Weltbild vollends durcheinander, wenn wir die Rolle von Karma als ausgleichender Gerechtigkeit bedenken. Denn unser unglückliches Leben müßte demnach die Folge von schlechtem Karma sein, welches wir irgendwann selbst hervorgerufen und verdient haben („Nicht nur, daß wir es selbst verbockt haben, sondern wir müssen die Suppe auch noch auslöffeln…").

Im Folgenden möchte ich den Versuch machen, dem Leser ein neues Weltbild vorzustellen, das die Idee von Karma und Wiedergeburt in unser gewohntes abendländisches Weltbild integriert. Mir geht es dabei um ein möglichst realistisches Bild, das auf der einen Seite nicht im Widerspruch zum Vernunftdenken steht, aber umgekehrt auch nicht so eng und starr gestaltet wird, daß wichtige tiefenpsychologische und spirituelle Dimensionen ausgeklammert werden müssen. Ich hoffe damit den Beweis anzutreten, daß unser modernes, naturwissenschaftlich orientiertes Weltbild Phänomene wie Karma und Wiedergeburt keineswegs ausschließt.

Als erstes möchte ich die wichtigsten **Ausdrucksformen von Karma** beschreiben. Nachdem wir uns zur Reinkarnation entschlossen und ein bestimmtes Paar als zukünftige Eltern ausgesucht haben, beginnt sich das Rad der Wiedergeburt zu drehen und das Spiel des Lebens kann beginnen. In der indischen Mythologie symbolisiert der Tanz des Gottes Shiva das Ineinanderverflochtensein von Ursachen und Wirkungen, die das Leben zu einem kreisförmigen Prozeß machen. Für uns als Menschen erscheint das Leben linear zu verlaufen, indem wir in das Raum-Zeit-Kontinuum von Geburt und Tod eingespannt sind. Aus der Sicht der Seele geht es vermutlich um einen Kreisprozeß, der sich um das wahre Selbst herumgruppiert – vergleichbar einem Hurrikan, in dessen sogenanntem Auge vollkommene Ruhe herrscht.

Grundsätzlich müssen wir uns mit der ungewohnt klingenden Vorstellung vertraut machen, daß die Seele ihr zukünftiges Karma aussucht, so wie ein Schauspieler sich sein Kostüm, seine Mitspieler und seine Bühne auswählt. Natürlich wird ein Schauspieler die beste Wahl zu treffen versuchen, vor allem wenn man bedenkt, daß es in Wahrheit nicht um ein Theaterstück, sondern um das zukünftige Leben des Schauspielers geht. Die Entscheidung zur Wahl einer bestimmten Theaterform hat der Schauspieler aber bereits zu einem früheren Zeitpunkt getroffen, als er sich für einen bestimmten Charaktertyp entschieden hat.

Je nach seinem Charaktertyp wird er sich damals definitiv für eine Theaterform entschieden haben, die mehr

- komödiantisch-trauriger (depressiver),
- theatralisch-spielerischer (hysterischer),
- tragisch-überlegener (schizoider) oder
- sachlich-kontrollierter (zwanghafter) Art sein kann.

Nun wird die Wahl der Seele ganz entscheidend davon abhängen, welche Vorerfahrungen sie mitbringt und zu welchem Charaktertyp sie gehört. Unter Vorerfahrungen möchte ich all das zusammenfassen, was man landläufig „Karma" nennt, während der Charaktertyp ganz entscheidend vom jeweiligen Zentralkonflikt geprägt ist. Wie so eine Wahl im einzelnen zustandekommt, ist bis heute selbst unter Fachleuten sehr umstritten, weil man natürlich im Dunkel des vorgeburtlichen Lebens nur auf Mutmaßungen angewiesen ist. Immerhin weisen größere Untersuchungen wie diejenigen von STEVENSON an Kindern darauf hin, daß man solche Reinkarnationen bevorzugt, wo man auf bekannte Personen treffen kann und es mit vertrauten Regionen und Bevölkerungsgruppen zu tun hat. Solche relativ groben Wahlraster möchte ich an dieser Stelle aber vernachlässigen, einfach weil sie zu wenig greifbar sind und uns meines Erachtens wenig über die tieferen Geheimnisse unserer Seele verraten, jedenfalls nicht in der Klarheit und Stärke, die zu einer eingehenden Analyse notwendig ist. Es gibt bessere Erkennungsmerkmale von Karma, die offen zu Tage liegen und tiefe Einblicke in das Rätsel unseres Karma gewähren können.

Im Folgenden möchte ich zwei Wahlmöglichkeiten herausgreifen, die die ungeborene Seele bei der Wahl ihres zukünftigen Karma hat und die mir von besonderer Wichtigkeit zu sein scheinen. Es handelt sich erstens um den Körper, den wir wählen, sowie zum zweiten um die zugehörigen Eltern, die unsere zukünftige Familie festlegen. Keine anderen Umstände legen unser zukünftiges Karma auf stärkere und unumkehrbare Weise fest als diese zwei Faktoren. Bekanntlich kann man nachträglich weder seinen Körper noch seine Familie ändern, auch wenn man das noch so sehr wünscht. Wer bei armen Leuten und in einem häßlichen Körper geboren worden ist, muß das eben hinzunehmen lernen. Auf die Bedeutung der Familie möchte ich hier aber nicht weiter eingehen, weil ich das schon ausführlich getan habe.

Zusätzlich möchte ich zwei weitere Ausdrucksformen unseres Karma erwähnen, an denen man unsere individuellen Probleme und großen seelischen Konflikte besonders gut ablesen kann. Besonders am Vorgang der Geburt wird all das brennpunkthaft deutlich, was unsere gesamte frühere Existenz bestimmte, ebenso wie dasjenige, was unser zukünftiges Leben auszeichnen wird. Als zweites können wir natürlich vor allem an Schicksalsschlägen und schweren chronischen Krankheiten ablesen, was für ein Karma wir haben. Manche Leute betrachten Karma sogar ausschließlich unter dem Gesichtspunkt von Schicksalsschlägen, was natürlich viel zu eng gesehen ist. Weil viele chronische Krankheiten ebenso wie manche Schicksalsschläge genetisch mitbedingt sind, begegnet uns wieder die Rolle der Gene, auf die ich schon hingewiesen hatte. In diesem Kapitel möchte ich mich zunächst mit der karmischen Bedeutung der Gene auseinandersetzen, während ich auf die Bedeutung von Schicksalsschlägen und Krankheiten in den nächsten Kapiteln näher eingehe.

Zusammengefaßt kann sich nach meinen Erkenntnissen Karma auf vier Arten manifestieren und ausdrücken, durch:

1. die Gene mit unserem zugehörigen Körper;
2. die Familie mit ihrer frühkindlichen Situation;
3. die Geburt mit ihrem individuellen Ablauf;
4. die jeweiligen Schicksalschläge und Krankheiten.

Wenn wir verstehen wollen, um was es unserer Seele eigentlich geht, müssen wir als erstes unseren Körper anschauen. Dabei tauchen viele Fragen auf, von denen ich nur die wichtigsten herausgreifen möchte: Warum haben wir vorgeburtlich genau diesen Körper gewählt? Welche Gefühle und Sehnsüchte verbinden wir mit unserem Körper? Welche unerwünschten Empfindungen und Erlebnisse unterdrücken wir mit unserem Körper, indem wir uns an bestimmten Stellen taub und leblos machen? Welche körperlichen Merkmale und Eigenschaften sind Ausdruck unserer tiefen Seeleneigenschaften, und welche sind dagegen relativ bedeutungslos? Warum wählen manche Menschen einen für sie so unvorteilhaften Körper, während andere den allerschönsten Körper bekommen, den man sich nur denken kann?

Die Gene bilden das unveränderlichste Element, welches am besten unsere gesamte Persönlichkeit nachbildet. Unser Körper mitsamt seinem Stoffwechsel verrät am genauesten unseren Charaktertyp. Weil jeder Körper von der Elementenlehre her einem von vier Elementen zugeordnet werden kann, ergibt sich daraus eine strenge Zuordnung zu ausschließlich einem einzigen der vier Charaktertypen. Im Volksmund sagt man ganz richtig und als Entschuldigung, wenn jemand in seinem Denken und Handeln unerbittlich festgelegt ist: „Der kann eben nicht aus seiner Haut heraus. “ Damit wird ganz richtig ausgedrückt, daß der Körper eine bestimmte Betonung oder Schräglage hat, die durch das jeweilige stoffwechselmäßige Element im Sinne der Vier-Elementenlehre vorgegeben wird. Jeder Mensch kann nur in den Grenzen handeln und empfinden, die der Körper ihm vorgibt. Dadurch haben wir im übrigen das größte Rätsel der Psychosomatik gelöst, worauf ich schon früher hingewiesen habe, weil sich nämlich die Seele vorgeburtlich den passenden Körper aussucht.

Das jeweilige Element im Sinne der Elementenlehre führt in präziser Zuordnung zu einem bestimmten Charaktertyp. So kommt es zu einer strengen psychosomatischen Zuordnung, indem der Körper genauso wie die Seele empfindet. Der Regelfall sieht deshalb so aus, daß zwischen Körper und Seele ein Gleichklang besteht, so daß beispielsweise ein Choleriker im allgemeinen zwar ein gutmütiger und oftmals zu Übergewicht neigender Mensch sein wird, der wegen seiner Energieschwäche im dritten Chakra (Oberbauch) gerne und viel essen wird, der aber bei Ärger ungeheuer aufbraust und furchtbar wütend werden kann, was ebenfalls durch das vorherrschende Element der Galle vorgebahnt ist. Mit dem bei der Reinkarnation gewählten Körper des Cholerikers wählt deshalb die Seele mit einem depressiven Charaktertyp die zu ihr passende Art von Stoffwechsel. Genauso gilt das natürlich auch für alle anderen Charaktertypen, so daß in der Mehrzahl der Fälle unser Körper mit seinem Stoffwechsel den perfekten Ausdruck unserer charakterlichen Grundstruktur darstellt.

Nun gibt es bekanntlich keine Regel ohne Ausnahme. Deshalb möchte ich auf den weitgehend noch unbekannten Gesichtspunkt hinweisen, daß sich manche Menschen nicht in dem Körper zu befinden scheinen, der zu ihrer Seele paßt. Bei genauerer Befragung haben mir manchmal Menschen berichtet, daß sie sich in ihrem eigenen Körper seit jeher fremd und unwohl vorkommen. Bei bestimmten seelischen Krankheiten ist solch eine Empfindung als Ausdruck der Krankheit zu werten, etwa bei manchen Depressionen, bei Schizophrenie oder psychia-

trischen Erkrankungen mit der Neigung zur Selbstverstümmelung.[76]
Es gibt jedoch auch unter seelisch völlig normalen Menschen solche merkwürdig anmutenden Empfindungen, deren Ursache darin zu suchen ist, daß man vorgeburtlich einen falschen Körper gewählt hat. Wenn man auch noch das falsche sexuelle Geschlecht wählt, führt das natürlich zu ganz fatalen Auswirkungen (was ich bereits detalliert im früheren Kapitel über die Polarität der Geschlechter dargelegt habe).

Manche Menschen scheinen ihrem unerträglichen Karma auch dadurch entfliehen zu wollen, daß sie sich bereits vorgeburtlich nicht vollständig mit ihrem Körper identifizieren. So entsteht das Phänomen der **„Verpuppung“**, wie ich das Phänomen nennen möchte, das alle möglichen Spielarten annehmen kann und für Außenstehende in seiner großen Tragweite meist unerkannt bleibt. Denn psychoenergetisch handelt es sich offenbar um eine Seele, die sich nur halbherzig inkarniert hat, wodurch ein Teil von ihr „irgendwo da draußen“ geblieben ist. In so einem Fall kann sich der Betreffende vollkommen fremd in seinem Körper fühlen, was sich manchmal alleine daran zeigt, daß er zu merkwürdigen und unerklärlichen Verhaltensstörungen, Fluchttendenzen wie Sucht oder anderen selbstzerstörerischen Verhaltensweisen neigt. Im Extrem kann es sogar von Geburt an zu geistiger Behinderung kommen, einfach weil ein Großteil der geistigen Persönlichkeit uninkarniert geblieben ist. Unser Ziel als Therapeuten wird es in all solchen Fällen sein, den unerträglichen Zentralkonflikt dahinter abzuschmelzen und das Leben auf unserer Welt für den „Verpuppten“ attraktiver und liebenswerter zu machen. Man kann die ungute vorgeburtliche Wahl natürlich nicht mehr rückgängig machen, aber man kann die Folgen im jetzigen Leben soweit wie möglich abzumildern versuchen.

Daß genetisches Material nicht immer die Persönlichkeit in ihrer Gänze abbildet, sehen wir besonders deutlich bei geistig Behinderten. Bei der geistigen Behinderung ist häufig ein großer Teil der Persönlichkeit „irgendwo da draußen geblieben“ und schläft gewissermaßen in Wartestellung. Meine Beobachtungen sprechen dafür, daß geistig Behinderte bei sehr viel Fürsorge und Training regelrecht überredet werden können, ein klein wenig mehr zu reinkarnieren, was im Endeffekt den Unterschied zwischen Sonder- oder Hauptschulabschluß ausmachen kann. Geistige und angeborene körperliche Behinderungen haben nach meiner Einschätzung so gut wie immer eine starke karmische Bedeutung. Beispielsweise kann sich dahinter die verführerische Möglichkeit für die Seele verstecken, daß der Behinderte zeitlebens in einer Kindrolle bleiben kann. Er zwingt die anderen Menschen durch seine ewige Kindrolle dazu, „mich dieses Mal lieben zu müssen.“

Man fragt sich natürlich, warum eine Seele so was Törichtes getan hat, sich einen unpassenden Körper zu wählen oder sich nicht vollständig zu inkarnieren[77]. Einer der Gründe kann das Bedürfnis nach verstärktem seelischen Wachstum sein. Solche fremdartig empfundenen Körper werden höchstwahrscheinlich zu seelischen „Steinen im Schuh“, durch die eine verpuppte Seele zusätzliche Reifungsmöglichkeiten bekommt. Es sind Wesenszüge und Verhaltensweisen, die, von außen betrachtet, fremdartig und unangemessen erscheinen, so daß sie immer wieder Anlaß dafür bieten, daß der verpuppte Mensch und seine Angehörigen diverseste Schwierigkeiten bekommen. Ganz besonders deutlich sehen wir das bei einer körperlichen Behinderung. In der Individualpsychologie Alfred Adlers werden körperliche Schwächen zum herausfordernden Ausgangspunkt für das Individuum, über sich hinauszuwachsen. Erstaunlich viele Politiker – darunter als bekanntester Napoleon – sind auffällig kleinwüchsige Menschen. Offenbar gleichen sie ihre Minderwertigkeit durch ihre Machtfülle aus. Fremdartigkeit des Körpers an sich und vereinzelte „Webfehler“ in Form von Behinderungen sind außerordentlich weit verbreitet, und sie dienen sicherlich vielen Menschen dazu, über sich selbst hinauszuwachsen.

Die Verpuppung als Weigerung, sich vollständig als Persönlichkeit zu zeigen, führt zu diversesten Störungen. Wir sehen so etwas bei „Minimal Brain Dysfunction“, der Legasthenie und vielen schweren kindlichen Verhaltens- und Lernstörungen. So gut wie alle besonders schwierigen und bockigen Kinder wollen nach meiner Einschätzung verhindern, daß man ihre wahre Persönlichkeit zu Gesicht bekommt. Der Grund kann in der Angst bestehen,

---

[76] Im Unterschied zu vorübergehenden Zuständen der Fremdheit bei psychiatrischen Krankheiten sind „verpuppte Menschen“ ständig mit dem Gefühl konfrontiert, sich in ihrem Körper fremd zu fühlen. Hinweisen möchte ich auch darauf, daß sich die Fremdheit natürlich auch auf die eigene Familie, die Gesellschaft oder die Landschaft erstrecken kann, in der man in diesem Leben geboren worden ist.

[77] Eine Reinkarnation als Tier oder Pflanze halte ich für ein Schauermärchen, mit dem den Menschen Angst und Schrecken eingejagt werden soll. Nach meinen Beobachtungen gibt es nur die Möglichkeit der Teil-Reinkarnation, in dem man als geistig behinderter Mensch auf die Welt kommt. Ein zentralerer Teil der Persönlichkeit weigert sich in so einem Fall einfach, mit zu reinkarnieren – häufig im Zusammenhang mit extrem traumatisierenden Vorerfahrungen in früheren Leben, die noch nicht verdaut wurden. Die Seele sagt sich: „Dieses Mal findet die Veranstaltung sicherheitshalber ohne mich statt…“. In dem Dilemma, eine Reinkarnation wählen zu müssen, um als Persönlichkeit mit Lebensenergie aufgeladen zu werden und dadurch weiterleben zu können, oder aber für immer zu sterben, wählt man eine halbherzige Lösung, bei der ein größerer Teil des Mentalkörpers draußen vor bleibt. Man schickt dann nur den Vital- und Emotionalkörper und einen minimalen Rest des Mentalkörpers.

sonst (wie in früheren Leben) wieder Bestrafungen und Schmerzen zu riskieren. Man will fürderhin die früheren karmischen Situationen verhindern, wo die Persönlichkeit des Betreffenden nicht akzeptiert wurde, und versteckt sich wie eine Schnecke im Schneckenhaus. Ein anderer Grund können Trotz und Bestrafungswünsche sein, es bei dieser Reinkarnation „der verhaßten Welt tüchtig zu geben." Die Beweggründe können im einzelnen außerordentlich mannigfaltig sein.

Die Ausdrucksmöglichkeiten der Seele, die sich reinkarnieren will, kann sich aber auch auf ganz entgegengesetzte Weise zeigen. Die elterlichen Gene werden hier nicht zum Hindernis, sondern führen zu neuen Ausdrucksmöglichkeiten. Das Kind erzwingt mit seinem Karma ein Neu-Arrangement von genetischem Material. Die Persönlichkeit des Kindes bringt seine Charaktereigenschaften und Wesensmerkmale dadurch ganz besonders energisch und deutlich zum Ausdruck, anstatt sie wie bei der Verpuppung und geistigen Behinderung zu verstecken. Das in der biologischen Psychologie bekannte, schwer erklärliche Phänomen der **„Emergenesis"** entspricht genau diesem Vorgang, bei der es sich um eine teilweise Neuschöpfung von genetischem Material handelt. Die Emergenesis werte ich als einen besonders deutlichen Hinweis für die Existenz von Karma, und sie zeigt uns darüber hinaus Hinweise für eine über viele Reinkarnationen hinweg stabile Persönlichkeit.

Bei dem Phänomen der „Emergenesis" werden die Gene der Eltern neu gemischt, so daß Eigenschaften auftauchen, die genetisch nicht oder nur sehr schwach auf die Eltern zurückgeführt werden können. So entstehen Eigenschaften, die bei den Eltern in dieser Form nicht vorkamen. Beispielsweise haben zwei häßliche und durchschnittlich intelligente Eltern ein besonders schönes und kluges Kind. An den emergenten Eigenschaften werden meines Erachtens besonders markante Teile unserer Persönlichkeit deutlich, die karmisch vorgeprägt sind. Wir können sie als jene Eigenschaften ansehen, die dem betreffenden Individuum besonders am Herzen liegen und die er „unbedingt in dieser Reinkarnation wiederhaben will", etwa daß das besonders schöne und kluge Kind bereits in seinem früheren Leben diese Eigenschaften besessen hat und auch bei dieser Reinkarnation auf keinen Fall darauf verzichten will.

Zu bekannten emergenten Eigenschaften zählen:

- EEG-Alpha-Vorzugsfrequenz („Bewußtseins-Stimmung")
- Habituation (= durch Gewöhnung sich abschwächend) psychophysiologischer Variablen (z. B. Lernfähigkeit)
- Berufliche und geistige Interessen und Talente
- Kreativität (Genialität im Guten wie im Bösen)
- Stärke des Einflusses auf andere („social impact")
- Extroversion (optimistisch, sozial aufgeschlossen, Gefühl persönlicher Kontrolle, wenig Streß-anfällig)
- „Gutes" Aussehen

(cit.n. Birbaumer/Schmidt: Biologische Psychologie, Springer: Berlin New-York 1999)

An den genannten emergenten Eigenschaften können wir besonders klar erkennen, welche karmischen Anteile ganz unmittelbar zu uns gehören. Waren wir beispielsweise in früheren Inkarnationen besonders schön und kreativ, werden wir in dieser Reinkarnation ungerne auf diese liebgewonnenen Anteile unserer Persönlichkeit verzichten wollen. Selbst wenn wir bei häßlichen und unkreativen Eltern reinkarnieren, werden sich unsere mitgebrachten Eigenschaften der Schönheit und Kreativität genetisch durchsetzen, einfach weil wir niemals auf diese Eigenschaften verzichten wollen. Auch Talente, berufliche und geistige Interessen gehören zu unverzichtbaren Anteilen einer Persönlichkeit, die wir höchst ungern missen wollen. Sie werden sich deshalb trotz aller Widrigkeiten im neuen genetischen Material ausprägen, ebenso wie vorherrschende emotionale Stimmungen und soziale Interessen.

Als nächstes möchte ich mich der Geburt zuwenden, durch die sich ebenfalls karmische Themen ausdrücken, und zwar in einer ganz besonders intensiven Weise. Im ***Geburts-Setting*** werden besonders große Grundängste und wichtige Kernthemen der früheren Existenz dargestellt. Häufig tauchen bei der Geburt besonders traumatische Situationen früherer karmischer Schrecknisse symbolhaft wieder auf, die sich im neuen Leben gleich zu Anfang in dem Umständen der Geburt spiegeln. So wird ein Mensch, welcher mit einer Nabelschnur um den Hals geboren wird und sich bei der Geburt nahezu selbst erdrosselt, in hypnotischer Trance sich vielfach an eine Reinkarnation als Gehenkter (oder vergleichbare Themen) wiedererinnern. Das Gehängtwerden hat sowohl selbstzerstörerische Züge, ebenso wie ein erdrosseltes Baby natürlich auch seine Mutter umbringen kann. Deshalb besteht häufig auch zur Mutter eine schwierige Beziehung, die nicht selten eine bereits bekannte Person aus früheren Leben darstellt und mit der ein „Strauß ausgefochten werden muß".

Verblüffenderweise veranschaulicht uns die Geburt so gut wie immer auf perfekte Weise die Themen des jeweiligen Zentralkonflikts, den das Geborene mit sich trägt. Das scheint mir auch der Hauptgrund dafür zu sein, warum transpersonale Psychologen wie Stanisvlav Grof den Geburtsvorgang als eigentlichen Schlüssel zum Wesen der Persönlichkeit sehen. Grof fand bei tiefen Trancezuständen durch LSD-Halluzinogene und später durch Zustände von drogenfreier Ekstase (mittels ekstatischer Musik und schneller Atmung, sogenannter „Hyperventilation"), daß dabei viele Menschen ihre Geburt als extrem aufwühlendes seelisches Erlebnis wiedererleben. GROF kam dann zum naheliegenden Schluß, daß die Art der Geburt die zukünftige Persönlichkeit prägt, was natürlich in gewisser Weise vollkommen richtig ist. Nur muß man wissen, daß die Geburt nur einen Teil der gesamten karmischen Ausdrucksmöglichkeiten darstellt.

Widersetzt sich das Baby bei einer schwierigen Geburt beispielsweise dem Geborenwerden, so zeigt es später als Erwachsener auffällend häufig ähnliche Wesenszüge, etwa besonders scheu und introvertiert zu sein. Schizoide oder verpuppte Menschen haben häufig eine auffallend schwierige Geburt, und Menschen mit einer völlig problemlosen Geburt sind auch später häufig unkomplizierte und pflegeleichte Geschöpfe. Man wird an den Ausspruch erinnert, daß der „erste Eindruck der entscheidende" ist: Bereits mit unserem ersten Auftritt auf der Weltenbühne werden Grundstrukturen unseres Wesens besonders gut sichtbar, so als ob wir der Welt klarmachen möchten, mit wem sie es zukünftig zu tun haben wird.

Ich muß zur Geburt und ihrer Ausagekraft allerdings einige Einschränkungen machen. Da die modernen geburtshilflichen Methoden etwa in Form des Kaiserschnitts viele Ausdrucksmöglichkeiten von Karma einschränken, sollte man die Umstände der Geburt nicht überbewerten. Ebenso möchte ich auch auf viele Fehldeutungen hinweisen, die wegen des stark subjektiv getönten Elements beim Gebären möglich sind. So kann beispielsweise eine nach außen hin völlig komplikationslose Geburt für die Seele des Kindes oder die Empfindung der Mutter viel dramatischer erlebt werden. Die Wertung hängt deshalb stark von subjektiven Elementen ab, so daß man alle beteiligten Faktoren berücksichtigen sollte.

Im nächsten Kapitel möchte ich auf den sogenannten Zufall zu sprechen kommen, von dem die Dichterin Marie von EBNER-ESCHENBACH sagte: *„Der Zufall ist die in Schleier gehüllte Notwendigkeit."* Von außen erkennen wir nicht die karmischen Gesetzmäßigkeiten, die uns auf rätselhafte Weise als Schicksal erscheinen, obwohl sie aus einem höheren Betrachtungswinkel durchaus nach einem logischen Plan ablaufen. Mir geht es im Folgenden darum, mit vielen mystischen und abergläubischen Vorstellungen zum Begriff des Schicksals aufzuräumen, indem ich darzustellen versuche, daß der Zentralkonflikt – also die größte seelische Wunde innerhalb unseres Unbewußten – bei der Gestaltung des Karma eine mächtige Rolle spielt. Wenn wir deshalb in unserem seelischen Chaos aufräumen und wieder in psychoenergetische Harmonie kommen, werden wir aus den Fängen unseres bisherigen Karma befreit und wieder zu den wahren Herren unseres eigenen Schicksals.

Schicksal und Zufall

Zufälle sind die Mittel des Schicksals, durch die es seine wichtigsten Pläne mit uns durchführt.

(Charles Tschopp)

Seit altersher haben Menschen an ein vorbestimmtes Schicksal geglaubt und Sternendeuter und Wahrsager beauftragt, ihnen ihr zukünftiges Schicksal vorherzusagen. Als naturwissenschaftlich gebildeter Arzt hatte ich Wahrsagerei lange Zeit für kompletten Unsinn gehalten, bis ich durch eine Lebenskrise irgendwann selber bereit war, in meiner Verzweiflung zu einer Wahrsagerin zu gehen. Diese Dame war eine echte Zigeunerin, deren Vorfahren im Konzentrationslager umgekommen waren und deren Mutter und Großmutter ebenfalls hellsichtig gewesen waren. Offenbar wurde diese Gabe auf die Nachkommen vererbt. Schon die dreijährige Enkelin der Wahrsagerin sagte einmal beim Verabschieden zu einer blonden Klientin ihrer Großmutter, die sie zufällig im Hausflur traf: „Dein Mann hat schwarze Haare!“ Das stimmte tatsächlich, wie die blonde Dame zugeben mußte, die von weit her kam und noch nie zuvor bei der Zigeunerin gewesen war.

Meine erste Begegnung mit der besagten Hellseherin verlief dramatisch. Sie sagte mir bei der Sitzung genaue Details aus meinem bisherigen Leben auf den Kopf zu, die sie unmöglich vorher gewußt haben konnte, etwa wie viele Geschwister ich habe, was die beruflich machen, was bestimmte Leute von mir halten und dergleichen. Zunächst war ich nach der Sitzung komplett umgepolt und verständlicherweise vollkommen begeistert, weil ich natürlich nicht am geringsten an den Fähigkeiten der Wahrsagerin zweifelte. Erst später wurde mir klar, daß Hellseherei nur inhaltlich begrenzte und zeitlich stark befristete Aussagen möglich macht. Ich habe mich nach dieser ersten Begeisterung sehr intensiv mit dem Phänomen des Zufalls und Schicksals beschäftigt, habe viele Bücher gelesen, Experten über Hellsehen befragt, weitere seriöse Wahrsager aufgesucht und dazu viele Patienten von mir gesprochen, die zu Hellsehern gegangen sind. So glaube ich, mittlerweile ein ziemlich umfassendes Bild von den Möglichkeiten und Grenzen der Hellseherei entwickelt zu haben, das ich kurz beschreiben möchte.

Die Grundfrage lautet, ob unser Schicksal vorherbestimmt ist, und wenn ja, in welcher Weise. Dazu möchte ich zwei Anekdoten über Wahrsagerei erzählen, die dazu aufschlußreiche Antworten liefern können:

1. Der Huna-Lehrer Max Freedom Long berichtet von einem hawaianischen Freund, dem von einer Hellseherin in allernächster Zeit ein schwerer Autounfall prophezeit wird. Aus Vorsicht ließ dieser einen Freund, dem von der Hellseherin kein Unfall prophezeit worden war, seinen Lieferwagen steuern. Nach wenigen Tagen raste ein großer Wagen auf die beiden Freunde zu, und sie hätten einen schweren Unfall gehabt, hätte nicht der Freund das Steuer geistesgegenwärtig herumgerissen.
2. Ein Patient von mir unterschrieb einen millionenschweren Kontrakt mit einem großen Bauträger deshalb nicht, weil die Hellseherin ihm davon abgeraten hatte. Er bekam wenige Tage später die Bestätigung seiner Bank, daß seine Unterschrift den bankrotten Bauträger zwar kurzfristig gerettet, ihn jedoch zusätzlich ins finanzielle Verderben gerissen hätte, weil die Schulden des Bauträgers einfach zu groß waren. Aus lauter Freude und Aufregung vergaß er darüber eine andere Prophezeiung der Hellseherin, die ihm erst wieder in den Sinn kam, als es bereits zu spät war. Denn er raste mit Tempo 200 auf der Autobahn wegen eines geplatzten Reifens in die mittlere Leitplanke, wobei er trotz Totalschaden unverletzt aus dem Wrack ausstieg. Wegen der Vordringlichkeit der finanziellen Transaktion hatte er den schweren Unfall vergessen, dem ihm die Hellseherin für die nächsten Tage vorhergesagt hatte.

Wenn man diese beiden Beispiele hört, möchte man annehmen, daß Wahrsagerei wirklich funktioniert und zuverlässige Resultate aufzuweisen hat. Es geht mir an dieser Stelle nicht darum, Werbung für Wahrsager zu machen, sondern die dahinterliegenden Mechanismen von Zufall und Schicksal aufzuklären, die durch die Wahrsagerei sichtbar werden. Grundsätzlich sollte man sich darüber im klaren sein, daß Wahrsagerei nur für einen begrenzten Zeitraum möglich ist. Tatsächlich scheint es guten Wahrsagern möglich zu sein, die Zukunft für einige Tage im voraus vorherzusagen. Parapsychologische Untersuchungen haben in zahlreichen Untersuchungen bestätigt, daß kurzfristige Vorhersagen durch begabte mediale Personen durchaus möglich sind und in ihrer Präzision weit über der Zufallswahrscheinlichkeit liegen.

Wenn man als Klient eines Wahrsagers klug genug ist, noch rechtzeitig Veränderungen vorzunehmen (wie man am Beispiel von Longs Freund erkennen kann), sind Änderungen an einem vorhergesagten Schicksal möglich. Nach einigen Tagen werden die Prognosen der Hellseher jedoch immer schlechter und versagen schließlich bei langfristigen Vorhersagen völlig. Ein Beispiel sind die jämmerlichen Fehlerquoten berühmter Hellseher, die zu Silvester wichtige Jahresereignisse vorhersagen und sich meist komplett geirrt haben, wenn ein Jahr später die Vorhersagen mit den tatsächlichen Ereignissen verglichen werden.

Manche Anhänger der Prophetie, die aus dem besonders gläubigen Lager der Wahrsagerei herkommen, bemühen die Vorhersagen von NOSTRADAMUS als Gegenbeweis, daß sehr wohl langfristige Prognosen möglich sein sollen. Ich halte all solche Langzeitvoraussagen dagegen für puren Aberglauben. Immer wenn schicksalsschwere Ereignisse wie Höhepunkte des Kalten Krieges, der Zusammenbruch des Ostblocks und dergleichen die Menschen in Angst und Schrecken versetzen, kommen gleich Schwarzseher und verkünden das Ende der Welt, wozu NOSTRADAMUS gerne als Gewährsmann angeführt wird. NOSTRADAMUS war ein berühmter Astrologe im Mittelalter, der laut seinen Anhängern die gesamte zukünftige Menschheitsgeschichte vorhergesagt hat, was sich bei genauem Studium der NOSTRADAMUS-Schriften als mythische, schwer dechiffrierbare und vieldeutige Welt voll dunkler Alpträume entpuppt. Die Texte ähneln den Offenbarungen des Johannes im Neuen Testament, die meiner Meinung nach ebenfalls als tiefenpsychologische Beschreibung von seelischen Höllenwelten angesehen werden können, nicht dagegen aber als tatsächliche Zukunftsbeschreibungen. Wenn man viel Phantasie hat, kann man natürlich alles mögliche aus solchen Texte herauslesen.

Einige erwähnen auch die indischen Palmblatt-Bibliotheken, in denen hellsichtige Seher angeblich vor Jahrtausenden das detaillierte Schicksal all jener Menschen aufgeschrieben haben, die diese Bibliotheken Tausende von Jahren später besuchen werden. Wem das reichlich obskur und unglaubhaft anmutet, dem kann ich versichern, daß mir mehrere vertrauenswürdige Personen unabhängig voneinander bestätigt haben, daß sie in Palmblattbibliotheken ähnlich verblüffende Details aus ihrem bisherigen Leben gehört haben, wie es mir bei der erwähnten Hellseherin erging. Die Aussagen über bereits stattgefundene Ereignisse und Lebensumstände scheinen insbesondere bei den als seriös geltenden Palmblattbibliotheken ungewöhnlich treffsicher zu sein.

Parapsychologische Forscher wissen mittlerweile, daß Hellseher das Phänomen des Gedankenlesens benutzen, um ihre Klienten durch Details aus ihrem bisherigen Leben zu verblüffen, indem sie das einfach aus dem Gedächtnis der Person „ablesen". Der Klient vertraut seinem Hellseher daraufhin blind und verliert fortan jede Kritikfähigkeit, was die Vorhersage zukünftiger Ereignisse anbelangt, insbesondere wenn diese Ereignisse weit in die Zukunft hineinreichen sollen. Meiner Vermutung nach benutzen hellsichtige Personen die Palmblattbibliotheken auf vergleichbare Weise, wie ein Hellseher sich mit der Glaskugel in Trance versetzt.[78]

Natürlich ist Hellsehen keineswegs nur auf die nahe Zukunft beschränkt, sondern der Wahrsager sieht auch zukünftige Möglichkeiten, die dann eintreten werden, wenn alles so bleibt, wie es ist. Genauso wie man die Flugbahn eines Fußballs voraussehen kann, wenn er einmal abgeschossen ist, scheint das auch mit zukünftigen Geschehnissen der Fall zu sein. Im Unterschied zum Fußball, der seine Flugbahn, einmal abgeschossen, nicht mehr ändern kann, haben wir dagegen als Menschen unseren freien Willen. **Wir können unsere Meinung ändern, wodurch sich auch unsere Zukunft ändert.** Als Bestätigung für meine Vermutung kann ich anführen, daß mir Wahrsager mehrmals zukünftige Geschehnisse vorausgesagt haben, die aufgrund früherer Ideen und Pläne sicher eingetreten wären, wenn ich nicht zwischenzeitlich meine Meinung geändert hätte.

Als nächstes erhebt sich die Frage, wodurch unsere Zukunft vorherbestimmt wird. Einigkeit herrscht bei allen Experten darüber, daß unsere Zukunft etwas mit unseren Gedanken, Wünschen und Ängsten zu tun hat. Gerade das Unbewußte und die Emotionen scheinen unsere Zukunft viel stärker zu bestimmen als unsere Gedanken. Bekanntlich reicht der Gedanke: „Ich will reich werden!" nicht aus, um im Lotto zu gewinnen oder beim Spazierengehen zufällig über einen Plastiksack zu stolpern, in dem sich eine Million befindet. Um Millionär zu werden, müssen sich die allermeisten Millionäre ein Leben lang abschinden („die erste Million ist die schwerste!"). Einige wenige schaffen es durch clevere Ideen, manchmal durch irgendwelche Tricks oder gar durch kriminelle Machenschaften und Betrügereien, schneller reich zu werden.

Bei bewußt geäußerten Wünschen muß grundsätzlich immer auf irgendeine Weise gehandelt werden, um seine Wünsche erfüllt zu bekommen. Man darf nicht nur träu-

---

[78] Dazu kommt ein weiterer Umstand, der darin begründet ist, daß gedanklich aufgeladene Dinge wie Tarot-Karten, I Ching-Schafgarben, das Gedärm geschlachteter Tiere, bestimmte astrologische und numerologische Werte und so weiter die Tendenz haben, unbewußte Prozesse abzubilden. Man kann von einer magischen Teilmaterialisierung sprechen, indem bestimmte Zufallsanordnungen wesentlich häufiger eintreten, wenn genügend magische Konzentration im Spiel ist. Fachleute sprechen von morphischer Resonanz und verweisen auf die Entdeckungen des englischen Biologen Rupert SHELDRAKE, der alle Phänomene der realen Welt bis hin zu den Naturgesetzen als Gewohnheiten im Sinne gebahnter Handlungsabläufe deutet, die sich umso häufiger wiederholen, je mehr sie psychoenergetisch gebahnt und eingraviert worden sind. Dazu kommen noch andere Mechanismen, die dem bekannten Fingerklecks-Test (Rohrschach-Test) ähneln. Ähnlich wie bei der Glaskugel der Hellseher sieht das interpretierende Unbewußte des Hellsehers Muster und Inhalte der Vergangenheit und Zukunft, die sich in bestimmten zufällig anmutenden Ordungsstrukturen herausschälen, so wie das Bild langsam beim Entwickeln eines Polaroidphotos erkennbar wird.

men, sondern muß bekanntlich das Seine dazutun, damit sich die bewußt geäußerten Wünsche realisieren können. Anders scheint es mit unbewußten Programmen zu sein, die sich viel müheloser realisieren, insbesondere wenn es sich um negative Emotionen handelt. So weiß man aus der psychologischen Forschung, daß es regelrechte Pechvögel gibt, die überzufällig häufig in Unfälle verwickelt sind. Ich bin immer wieder vollkommen verblüfft, daß bestimmte Menschen ihr Unglück förmlich anziehen. Im Volksmund spricht man von Pechvögeln und Pechsträhnen, und die Versicherungsgesellschaften wissen aus ihren Statistiken, daß bestimmte Leute öfter in Unfälle verwickelt sind als andere.

So kenne ich eine feministische Universitätsprofessorin aus Deutschland, die an einer amerikanischen Universität eine Gastprofessur innehat und bei ihren häufigen Reisen zig-mal vergewaltigt oder sexuell bedroht wurde. Nach jedem dieser peinigenden Vorfälle achtete sie noch peinlicher darauf, jede Möglichkeit für solche Übergriffe auszuschalten, nur damit es gleich darauf wieder passiert. Ich fand es besonders makaber, daß eine Feministin besonders leicht zum Opfer von Vergewaltigungen wird, als würden die vergewaltigenden Männer ihr auf drastische Weise beweisen wollen, daß alle Männer „Schweine“ sind – ein Vorurteil, von dem sie aufgrund ihrer traumatischen Erlebnisse mit Männern mittlerweile vollkommen überzeugt war.

Jeder kennt Pechvögel in seinem Umkreis, die Unfälle und Pechsträhnen geradezu magisch anziehen. „Der Teufel ...ßt gerne auf einen großen Haufen,“ weiß dazu der Volksmund. Obschon Sigmund FREUD im Grunde seines Herzens ein äußerst rationaler und skeptischer Mensch war, beobachtete natürlich auch er die Tücken der Vorsehung. Wenn man nach seinen Worten eine Bananenschale viele Tage hintereinander vor ein Mehrfamilienhaus werfe, würde garantiert immer dieselbe Person auf ihr ausrutschen. FREUD waren die Mechanismen des Unbewußten vertraut, die dabei eine ganz wichtige Rolle spielen, indem Pechvögel etwas in ihrem Unbewußten herumtragen, was das Pech anzuziehen scheint. Wenn man beispielsweise bestimmte Ängste mit sich herumträgt, neigt man dazu, solche angstvoll besetzten Ereignisse auf magische Weise anzuziehen.

Selbst wenn unsere fernere Zukunft, die über einige Tage hinausreicht, vom Gesetz des freien Willens her unbestimmt und relativ frei gestaltbar ist, so formen vor allem die unbewußten Emotionen unsere Zukunft, obwohl wir das auf bewußte Weise gar nicht wollen. **Durch unsere unbewußten Konflikte werden wir in der Gestaltung unserer Zukunft unfrei und festgelegt!** Dabei spielt der Zentralkonflikt als der größte Konflikt des Unbewußten die wichtigste Rolle. Hat man beispielsweise einen Zentralkonflikt von „Wut“, so hat das natürlich auch einen unmittelbaren und starken Einfluß auf das Schicksal, was ich am Beispiel einer Frau mit diesem Konflikt deutlich machen möchte:

Frau S. kommt zur Energietestung,weil sie sich immer müde, lustlos und verspannt fühlt. Insbesondere die schmerzhafte Lendenwirbelsäule und der verspannte Nacken bereiten ihr große Probleme, weil die lästigen Beschwerden durch nichts besser werden. Frau S. ist von Haus aus eine freundliche und sympathische Person, die aus unklaren Gründen immer wieder in ein längeres seelisches Tief fällt. Sie ist in einem sozialen Beruf tätig und glücklich verheiratet, so daß eine soziale und familiäre Komponente bei ihren Problemen zu fehlen scheint.

Ich messe bei ihr einen riesengroßen Zentralkonflikt mit „Wut“, der erfahrungsgemäß häufig mit Verspannungen und Depressionen einhergeht. Auf die Frage, ob sie damit was anfangen könne, berichtet sie, daß sie zeitlebens in wuterzeugende Situationen gekommen sei, ohne im geringsten zu ahnen, daß das etwas mit ihr selber zu tun haben könnte. Bereits in der eigenen Familie wurde sie vom Vater mehrmals grundlos verprügelt. Ihre Mitschüler schrieben zwar gerne von ihr ab, weil sie eine überdurchschnittlich gute Schülerin war, bekam diese Hilfsbereitschaft aber nicht vergolten, weil sie gleichzeitig von allen als Sonderling angesehen und deshalb gemieden wurde. Bereits als junges Mädchen war sie mehrfach mit verheirateten Männern liiert, die sie jahrelang mit fadenscheinigen Versprechungen hinhielten und ihre Liebessehnsucht ausbeuteten. Später heiratete sie in erster Ehe einen Mann, der sich in der Ehe als brutaler Schläger und Vergewaltiger entpuppte und von dem sie nur unter großen Mühen und mit viel Qualen geschieden werden konnte. Mittlerweile ist sie in zweiter Ehe glücklich verheiratet, leidet aber nach wie vor an den seelischen Wunden, die ihr die früheren Beziehungen zugefügt haben.

Auch bei nichterotischen Beziehungen neigen Leute bis zum heutigen Tag dazu, sie auszubeuten, einfach weil sie so hilfsbereit ist und nicht nein sagen kann. Selbst ihre beste Freundin tendiert dazu, sie als Klagemauer zu benutzen und sie selbst tief in der Nacht mit stundenlangen Anrufen zu terrorisieren, wo sie sich haarklein alle Kümmernisse ihrer Freundin anhören muß, obwohl ihr fast die Augen zufallen. Sie findet einfach nicht den Mut, der Freundin mal die Meinung zu sagen, daß sie sie nicht so spät in der Nacht anrufen soll und ihre detaillierten Klagen einfach nicht mehr hören kann.

Man kann an der Lebensschilderung dieser Person mit dem Thema „Wut“ gut erkennen, wie immer wieder ausbeuterische, sadistische und egoistische Personen in ihrem Leben auftauchen, deren gemeinsames Kennzeichen darin besteht, daß sie eine furchtbare Wut in ihr erzeugen. So würde sie in ihren Rachephantasien den prügelnden

Ehemann am liebsten wie ein lästiges Insekt zertreten, nachdem sie ihn davor hat genüßlich leiden lassen, und die Nervensäge von Freundin könnte sie in ihren Phantasien am liebsten mit der Telefonschnur erwürgen. Das Problem ist aber, daß sie noch nicht einmal zu kleinen und harmlosen Formen von Gegenwehr fähig ist. Nur in ihrer Phantasie brauen sich gigantische Racheplâne zusammen, bei denen sie es der ganzen Welt mal beweisen kann, was tatsächlich die ganze Zeit in ihr vorgeht.

Menschen mit dem Thema „Wut" sind deshalb erfahrungsgemäß ungewöhnlich aggressionsgehemmt, wie das in der Fachsprache der Psychologie heißt: sie können nicht nein sagen. Verständlicherweise sind depressive Charaktere deshalb überaus beliebt und spielen auch gerne von sich aus die Rolle von „everybody's darling". Wenn man sich an die Charaktertypen erinnert, ist der Zentralkonflikt „Wut" dem depressiven Charaktertyp zugeordnet. Depressive Charaktere haben als gemeinsames Merkmal die übergroße Liebessehnsucht, dazu tiefsitzende Frustrationsgefühle sowie eine auffallende Freundlichkeit im Umgang mit anderen Menschen, die gerne ausgenutzt wird. Depressive Charaktere sind sozial ungewöhnlich anpassungsbereite und opferwillige Personen, die alles tun, damit es anderen gut geht, darüber jedoch ihre eigenen Wünsche vergessen.

Genauso war es auch mit der Frau in unserem Beispiel, bei der es sich ebenfalls um einen depressiven Charaktertyp handelt. Sie hat Sadisten und Egoisten in ihrem bisherigen Leben magisch angezogen. Vermutlich spüren solche ausbeuterischen Menschen instinktiv: „Mit der können wir es machen!" und tun nach außen hin dann so, als würden sie den depressiven Charaktertyp lieben und wären ernsthaft an ihm interessiert, obwohl das primäre Motiv solcher Ausbeuter nur in egoistischen Antrieben zu finden ist. Ergänzend möchte ich zu dem geschilderten Fall hinzufügen, daß sie sich von den Ausbeutern in ihrem Leben radikal getrennt hat, nachdem ihr Zentralkonflikt „Wut" abgeheilt worden war. Sie konnte danach erstmals nein sagen und sich klar von überzogenen Forderungen ihrer Mitmenschen abgrenzen.

Wenn man den Zentralkonflikt einer Person kennt und deren bisheriges Leben unter die Lupe nimmt, wird man immer wieder die überraschende Feststellung machen, daß alles perfekt zusammenpaßt. Man muß dabei nur aufpassen, nicht allzu oberflächliche Gleichungen aufzustellen nach dem Strickmuster: Helfersyndrom gleich depressiver Charaktertyp. So neigen beispielsweise auch Schizoide mit dem Thema „hilflos" dazu, sich bereitwillig ausbeuten zu lassen und dadurch in eine hilflose emotionale Situation zu kommen. Grundsätzlich kann ich nach der Analyse Aberhunderter von Patienten feststellen, daß kein anderer Faktor das individuelle Schicksal einer Person so stark beeinflußt wie der Zentralkonflikt. Zufälle und Schicksalsschläge realisieren jedoch mit einigen Einschränkungen ***nicht immer (!)***, aber doch überraschend häufig genau dasjenige emotionale Thema, das dem eigenen Zentralkonflikt entspricht.

Selbstverständlich gibt es Ausnahmen. So ist unsere äußere Realität ***nicht vollkommen*** von unseren geheimen negativen Impulsen beeinflußt, sondern nur zu einem mehr oder minder großen Teil. Wir sind ja keineswegs Roboter, die wie Marionetten willenlos an Schicksalsfäden hängen und beliebig manipuliert werden können, sondern haben einen eigenen, freien Willen. Hinzu kommt, daß unser Schicksal mit demjenigen von unzählig vielen Menschen verwoben ist, so daß Verstrickungen innerhalb sozialer Verbände manchmal schwerer wiegen können als das individuelle Schicksal, etwa bei Rassenverfolgungen. Was uns zustößt, muß deshalb nicht in kerzengrader Logik mit unseren eigenen unbewußten Konflikten zu tun haben. Genauso gut kann unser Schicksal in vielen Fällen von völlig unabhängigen Faktoren herrühren, die wir in ihrer Totalität nicht durchschauen können. Man sollte sich deshalb vor vorschnellen Schlußfolgerungen hüten, indem man alles auf das eigene Unbewußte schiebt, weil auch viele andere Faktoren beteiligt sein können.

Wenden wir uns noch einmal der Bananenschale und dem unbewußten Konflikt zu. Ich verwende dabei das gängige Bild mit der Bananenschale als allgemeine Metapher für Pech und karmische Verstrickungen. Der Konflikt speichert unsere geheimen, unbewußten negativen Vorstellungen, die uns durch ihren Realisierungswunsch irgendwann in unangenehme Situationen bringen werden. Konfliktinhalte streben danach, wieder Wirklichkeit zu werden, was letztlich nichts anderes als Karma darstellt. **Karma stellt deshalb die größere Wahrscheinlichkeit zur Wiederholung unbewußter Konfliktinhalte dar.** Man konstruiert unbewußt Szenarien seines Versagens, wodurch der Konfliktinhalt in seiner Bedeutung natürlich bestärkt wird. In diesem Stadium der Inszenierung kommt nun die berühmte Bananenschale ins Spiel.

Wenn jemand beispielsweise unbewußt Angst vor Hilflosigkeit hat oder auf unbewußte Weise wütend ist, kommt ihm die Bananenschale beim Gestalten seines individuellen Schicksals gerade recht. Sie dient seinem Unbewußten dazu, die darin verborgenen Gefühle auszuleben. Das Unbewußte lenkt die Schritte eines Menschen geradewegs zur Bananenschale, damit sich die unbewußten Gefühle mit Wut oder Hilflosigkeit verstärken können. Das arme Opfer rutscht auf der Bananenschale aus und ist anschließend furchtbar wütend oder fühlt sich hilflos wie der letzte Trottel. Als Opfer der Bananenschale denkt es dann: „Diese ungerechte Welt voller Mißgeschicke macht mich furchtbar wütend!" oder „Ich bin ja wirklich nichts wert, weil ich mich noch nicht mal auf den eigenen Beinen halten kann und wegen jeder blöden Bananenschale gleich ausrutsche!" Wir erkennen, daß der Konflikt dadurch sein Ziel erreicht hat, diesen Menschen erneut in seine unbewußte emotionale Schwingung zu versetzen, wodurch der Konflikt wiederholt worden ist und damit psychoenergetisch in seiner Eigendynamik verstärkt wird.

Und obwohl ich an dieser Stelle vor allzu vereinfachendem Denken warne, weil es viel Schuldgefühle und unnötiges Leid verursacht, kommen wir nicht um die Tatsache herum, auf unbewußte Weise unser Schicksal teilweise selbst zu lenken, etwa als Pechvogel, indem wir häufiger als andere Menschen auf Bananenschalen ausrutschen. Im folgenden geht es um unseren eigenen Anteil an diesem Vorgang. Es handelt sich zunächst um den „berühmten Zufall", der uns in alle möglichen Schicksale und Katastrophen treibt. Später können wir dann daraus eine allgemeingültige Logik entwickeln, daß nämlich der Zentralkonflikt im Grunde ein karmisches Problem darstellt.

In unserem Zusammenleben mit anderen Menschen haben Projektion, Synchronizität und Karma für mein Dafürhalten eine so große und schicksalsentscheidende Rolle, daß wir bei genauerer Betrachtung fast an so etwas wie Vorhersehung glauben möchten. Dabei handelt es sich natürlich bei Phänomenen wie der „Vorhersehung" und dem „Schicksal" um bequeme Ausreden, die unsere Verantwortlichkeit höheren Mächten überantworten sollen. Zum schwierigen Prozeß der Selbsterkenntnis gehört es jedoch, unseren eigenen Anteil an unserem Schicksal zu durchschauen. Nach meinen Beobachtungen gelingt dies umso leichter, je höher wir energetisch schwingen und je mehr wir seelisch geöffnet sind. Mit der zunehmenden Erhöhung unserer Chakra-Entwicklung – insbesondere vom 5. rationalen auf das 6. intuitive Chakra – „fällt es uns immer mehr wie Schuppen von den Augen", und wir erkennen, daß wir die eigentlichen Meister unseres Schicksals sind. Lange Zeit und viele Inkarnationen lang verstricken wir uns immer mehr in einem Netz von Schuld und Fehlern, bis wir nach und nach die Wahrheit erkennen.

Erst wenn wir unsere Konflikte losgeworden sind, können wir unsere Zukunft wieder frei gestalten. An früherer Stelle hatte ich bereits darauf hingewiesen, daß der Konflikt eine Wiederholungstendenz hat, die sein Eintreten entgegen den Gesetzen des Zufalls wahrscheinlicher macht. An diesem Punkt fällt es leicht zu begreifen, daß Karma und Konflikt etwas miteinander zu tun haben. Wir können deshalb an der Wiederholungstendenz des Konflikts deutlich ablesen, wie die Gesetze von Karma ablaufen.

Die Gemeinsamkeit aller Konflikte und karmischer Ereignisse besteht darin, daß eine Erfahrung

1. mit großer emotionaler und seelischer Erregung erlebt wird und
2. nicht zu einem guten Ende kommt.

Die große Erregung bei der Konfliktentstehung führt dazu, daß Karma überhaupt entsteht, während das Bemühen, „die Sache zu einem guten Ende bringen zu wollen", den späteren Vollzug von Karma notwendig macht.

Zunächst möchte ich auf den ersten Punkt zu sprechen kommen. Ich erwähnte bereits im Kapitel über die Entstehung der Konflikte die Schocks, die mit der großen Erregung und Unerträglichkeit von Emotionen verbunden sind. Zum Zeitpunkt der Konfliktentstehung sagt die Seele gewissermaßen zu sich selbst: „Ich halte das nicht mehr aus!" und bildet daher einen Konflikt, damit das Leben weitergehen kann und die unerträgliche Spannung abgemildert wird, die mit dem emotionalen Schock verbunden ist. Der Organismus versucht, den unerträglichen Gefühlsinhalt nach außen in die Aura zu verlagern („…bloß raus damit!"), und bildet psychoenergetisch einen Konflikt. Der Schock als große Erregung bei der Konfliktbildung führt dabei ganz automatisch zur Aktivierung von Kausalkörper-Energie, die in den Konflikt hineinfließt und die letztlich als die eigentliche Ursache angesehen werden muß, warum Karma entsteht. Denn durch die Kausalkörper-Energie wird das Ganze zementiert und mit einem dauerhaften Gedächtnis ausgestattet.

Kausalkörper-Energien sind auf der materiellen Ebene diejenigen Hirnwellen, die mit großem Streß und vermehrter Aufmerksamkeit verbunden sind (β-Frequenzen). Der Lehrer schlägt uns mit dem Stock und fährt uns an: „Ich hoffe, daß du dir das merkst!" Die dabei aktiven Streß-Hirnwellen führen zur Ablagerung der Lehrerworte im tiefen Unbewußten, wo sich der Kausalkörper befindet, in dem alle wichtigen Ur-Programme gespeichert sind, die zum Überleben unbedingt notwendig sind. Die Kommandos und Programme der Kausalebene sind uns förmlich eingebrannt, vergleichbar einer Kuh, der der Cowboy sein Brandzeichen aufgedrückt hat. Je schlimmer der Schock und die Erregung, umso tiefer sitzt das Programm fest und wird uns „in Fleisch und Blut übergehen". Beim Zentralkonflikt mit seiner immensen Grundangst wird das Programm sogar zum festen Bestandteil von uns selbst.

Der Konflikt wird im Kausalkörper zu **tiefsitzenden Überzeugungen (Paradigmen)** umgeformt, die in der Sprache der Psychologie als **Konditionierung** bezeichnet werden, deren Inhalte umso tiefer im Unbewußten eingeprägt sind, je größer und älter ein Konflikt ist. Den größten und wichtigsten Konflikt stellt natürlich der Zentralkonflikt dar, von dem bereits ausführlich die Rede war. Der Zentralkonflikt führt zu tiefsitzenden Überzeugungen, die unseren Charakter vorherbestimmen und unsere gesamte Stimmung und Weltsicht prägen. In gewisser Annäherung kann man die Wirkung des Zentralkonflikts mit einer Dressur vergleichen, die unser Wesen und unsere Handlungen auf vorhersehbare und festgelegte Weise vorherbestimmt.

Das Grundprinzip der Dressur beruht dabei psychoenergetisch auf einer Prägung im Kausalkörper (= **Konditionierung**). Der russische Forscher PAVLOV entdeckte die Konditionierung Ende des 19. Jahrhunderts. Bei seinen Laborhunden floß durch gewohnheitbildende Reflexbahnungen bereits der Speichel, wenn PAVLOV die Glocke läuten ließ, deren Klang unmittelbar mit der Fütterung verbunden war. Zu Anfang der Dressur wurden die Hunde dem Glockengeläut ausgesetzt, bevor es Futter gab. Zuletzt führte bereits das Glockengeläut durch die Reflexbahnung zu Speichelfluß, womit bewiesen werden konnte, daß Verhalten durch Gewohnheitsbildung gebahnt und festgelegt werden kann. Die Erstveröffentlichung dieser Forschungsergebnisse stellte damals eine wissenschaftliche Sensation ersten Ranges dar. Damit setzte der Siegeszug der Verhaltenstherapie (Behaviourismus) ein, jener psychologischen Schule, die so gut wie alles in der Psychologie auf Verhaltenskonditionierung reduziert.

Natürlich funktionieren Dressuren nicht nur bei Hunden, sondern auch beim Menschen. Dazu ein Beispiel: „Immer wenn ich einen Rohrstock sehe, muß ich an die Lehrerworte denken…“ wird der einstige Schüler sagen, der fünfzig Jahre später ein alter Herr geworden ist, dem die fixe Verbindung von Rohrstock und Lehrer im Gedächtnis haften geblieben ist. Konditionierungen haben deshalb eine erstaunlich lange Wirkdauer. Beim Menschen wirkt sich Konditionierung vor allem auf sein Unbewußtes aus, indem das Verhalten dadurch dauerhaft verändert wird. Dabei muß man sich bei der Interpretation solcher Konditionierungen darüber klar sein, daß aufgrund des gedehnten Zeitempfindens, das im Kausalkörper herrscht, Inhalte des Kausalkörpers gerne in Ewigkeits-Kategorien wahrgenommen werden.

Solche ewig wirksamen Glaubenssätze können beispielsweise lauten: „Ich werde nie mehr gesund werden“ oder „In Wahrheit hat alles keinen Zweck“ oder „Ich werde nie mehr einem anderen Menschen mein tiefes Vertrauen schenken.“ Verständlicherweise sind viele Menschen sehr betroffen, wenn sie zum ersten Mal mit solchen Paradigmen konfrontiert werden, die ihnen vorher vollkommen unbewußt waren und beispielsweise durch Trance und Hypnose bewußt werden. „Nie hätte ich gedacht, daß ich so negativ empfinden könnte!“ kommt es den meisten Menschen spontan in den Sinn. Dabei wirken sie nach außen hin sehr lebenszugewandt und fröhlich, während der Konflikt in der Tiefe einer ganz anderen, lebensfeindlichen und todunglücklichen Weltanschauung frönt. *„Zwei Seelen wohnen, ach, in meiner Brust!“* lauten dazu die berühmten Dichterworte von GOETHE.

Durch das Wesen des Konflikts können wir nicht nur die Abgründe unserer Seele begreifen, die mit tief verwurzelten Vorurteilen und Ängsten zu tun haben, sondern auch den Wunsch der Seele verstehen, daß wieder alles gut werden soll. Das Entstehen eines Konflikts ist deshalb automatisch mit dem Wunsch nach einem guten Ende verknüpft. Nicht nur der Kinobesucher will ein gutes Ende, sondern auch der Konfliktträger, weil sonst eine ständige Frustration an ihm nagt. Ich habe den Konflikt an früherer Stelle bereits mit einem Kinofilm verglichen, der unglücklich verlaufende Szenen hat, die so lange vom Regisseur wiederholt werden, bis das Happy End zustandekommt. Denn der Konflikt ist tatsächlich so etwas wie ein Film, der mitten drin stehengeblieben ist und der den Zuschauer unerbittlich zu einem Happy End drängt. Unsere Seele sorgt durch Karma und den Zufall dafür, daß der Film zu einem guten Ende kommt.

Karma und Konflikte sind in gewisser Weise zwei Seiten einer Medaille. Spirituelle Lehrer sagen uns, daß Karma dadurch zu einem Ende kommt, weil alles auf der Welt der Vergänglichkeit unterworfen ist. Karma schleift sich mit der Zeit immer mehr ab, was sehr oft unerträglich lange dauert. Mit geeigneten naturheilkundlichen Hilfsmitteln ist es nach meinen Erfahrungen jedoch möglich, den Konflikt in relativ kurzer Zeit (meist einigen Monaten) komplett und dauerhaft aufzulösen, wodurch natürlich auch das damit zusammenhängende Karma zu einem guten Ende gebracht wird. Denn ohne Konflikt gibt es nach meiner Meinung kein Karma, so daß die Seele nicht länger von unbewußten dunklen Schattenseiten ferngesteuert wird.

Krankheit stellt nach meiner Erfahrung häufig einen unbewußten Versuch dar, Karma durch leidvolle Erfahrungen abzuarbeiten und dadurch loszuwerden. Davon soll im nächsten Kapitel die Rede sein. Vorwegnehmen möchte ich an dieser Stelle schon, daß die Auflösung der Konflikte Karma in Form von Krankheiten viel schneller und weniger leidvoll abarbeitet, wodurch viele Krankheiten dauerhaft und ursächlich geheilt werden können. Indem man an die wirkliche Ursache vieler Krankheiten und ungünstiger schicksalhafter Abläufe herankommt, packt man das Übel an der Wurzel. Dadurch kann die Seele viel schneller und weniger leidvoll zu ihrer wahren Mitte zurückfinden, die Körperenergien fließen wieder in voller Stärke, und Harmonie und der gesamte Stoffwechsel erholen sich.

Krankheit als Suche nach dem wahren Selbst

Aus dem Blickwinkel der psychoenergetischen Medizin entstehen die meisten Krankheiten aus anderen Gründen als denen, die normalerweise dafür verantwortlich gemacht werden. Den wichtigsten Grund habe ich bereits genannt und wiederhole ihn wegen seiner Wichtigkeit: **die häufigste Ursache für Krankheiten sind seelische Konflikte, die zu psychoenergetischen Blockaden führen!**[79] Im früheren Kapitel habe ich die Umstände der Konfliktentstehung bereits ausführlich beschrieben. Die meisten Menschen bemerken nichts von ihrer psychoenergetischen Blockade, und sie können sich auch sehr häufig nicht an den eigentlichen Beginn ihrer Krankheit zurückerinnern, an dem die Blockade entstanden ist. Spürbar wird für die meisten Menschen nur die Krankheit mit ihren Symptomen, etwa daß sie Kopfweh plagt, ein Gefühl von Nervosität, Hautausschläge oder sonst ein Symptom.

Zusätzlich gibt es weitere energetische Ursachen von Krankheiten, etwa in Form von Erdstrahlen, Elektrosmog und dergleichen (s. das frühere Kapitel über Erdstrahlen) oder als Stoffwechselstörungen, die durch schlechte Bakterien und Pilze (schlechte Darmflora) sowie durch Entzündungsherde bedingt sind (etwa wurzeltote Zähne). So etwas führt zur Übersäuerung mit Verschiebungen des Mineralhaushaltes sowie zu Verkrampfungen der Blutgefäße (Kapillaren). Grob geschätzt ist ungefähr ein Drittel aller Menschen durch Erdstrahlen krank, ein weiteres Drittel durch Krankheitsherde wie schlechte Darmbakterien, Zahnherde und chronische Nebenhöhlenentzündungen, aber rund 99 % aller Menschen durch seelische Konflikte! Der seelische Konflikt stellt deshalb den größten und wichtigsten versteckten Verursacher von Krankheiten dar.

Natürlich gibt es daneben noch andere Krankheitsursachen, die ebenso wahr und vernünftig sind, etwa daß jemand durch einen seelischen Konflikt „angekränkelt“ ist, die aktuelle Krankheit aber auf andere Ursachen zurückgeführt werden kann. Ein Beispiel wäre ein Autounfall mit Knochenbrüchen, weil jemand zu nervös ist und deshalb Unfälle provoziert. Man muß zuerst die Knochenbrüche behandeln, bevor man sich dem zugrundeliegenden seelischen Konflikt zuwendet. Ein weiteres Beispiel wäre Übergewicht mit einer Zuckerkrankheit, wo man zuerst den Blutzucker einstellt, bevor man weitergehende Maßnahmen ergreift, etwa den seelischen Frust zu beseitigen, der dem Eßhunger zugrundeliegt. Alle möglichen Krankheitsursachen können deshalb nach ihrer Aktualität und Wichtigkeit gestaffelt werden, wobei man die aktuelle Krankheit natürlich zuerst behandelt, wenn das aus praktischen Gründen notwendig ist, bevor man sich den tieferliegenden Ursachen zuwendet. Daß so etwas Simples in manchen Fällen nicht beherzigt wird, zeigt folgender tragische Fall aus meiner Praxis:

Frau X. ist eine freundliche, gutaussehende Frau mittleren Alters, die wegen diverser unklarer Beschwerden zur Energietestung kommt. Ich stelle eine geopathische Belastung durch Erdstrahlen sowie eine schlechte Darmflora fest. Beunruhigt bin ich durch extrem schlechte Stoffwechselwerte und empfehle eine gründliche gynäkologische Untersuchung. Ein halbes Jahr später sehe ich die Patientin wieder. Sie hat jetzt einen kleinen Knoten in der Brust festgestellt, der vom Tastbefund die typische Derbheit und Unverschieblichkeit eines beginnenden Krebsknotens hat. Ich rede beschwörend auf sie ein, die Brust unbedingt gründlich untersuchen zu lassen.

Ein gutes Jahr später erscheint die Patientin erneut, wobei der Knoten zu meinem Schrecken mittlerweile Mandarinengröße hat. Auf meine bestürzte Frage, warum sie denn nicht meinem Rat gefolgt sei, erzählt sie von einem berühmten Therapeuten, der ihr versprochen hat, daß sie durch seine Methode wieder vollständig gesund wird. Es handelt sich um einen unter Ärzten als Scharlatan verrufenen Therapeuten, der mehrfach wegen Verstoßes gegen das ärztliche Standesgebot im Gefängnis saß und den Krebs auf seelische Traumen zurückführt, die im Hirngewebe

[79] Der Schweizer Psychiater Jakob Bösch hat als einer der ganz wenigen Ärzte den Mut gehabt, mit einer Geistheilerin zusammenzuarbeiten. Er beschreibt stellvertretend für viele andere Fälle einen Internisten, der unklare und unheilbare Beschwerden bekommt, die einem Schlaganfall ähneln. Die hinzugezogene Heilerin sieht in Trance ein vor rund 10 Jahren stattgefundenes schockartiges Ertrinkungserlebnis als eigentliche Ursache und heilt die Beschwerden des Mannes darauf vollkommen, indem sie diesen Schock beseitigt. Bösch erwähnt, daß seine Heilerin bei der Mehrzahl aller Krankheiten schockartige seelische Erlebnisse als wahre Krankheitsursache sieht, bei der nach ihren Worten ein Stückchen Seele verlorengeht. Sämtliche Bösch bekannten Schamanen und Geistheiler sähen das ganz ähnlich. Unschwer ist dabei zu erkennen, daß die Heilerin die psychoenergetische Konfliktbildung als wahre Krankheitsursache erkennt und sich ihre Sichtweise komplett mit derjenigen deckt, die ich in diesem Buch vorschlage.

angeblich zu bleibenden Schäden führen sollen. Der Brustkrebs unserer gemeinsamen Patientin sei nach den Worten des besagten Therapeuten auf einen Partnerkonflikt zurückzuführen. Die Patientin erinnerte sich auch sofort nach diesen Worten an eine Schlüsselszene, wo ihr geschiedener früherer Ehemann sie wegen ihrer kleinen Brust gehänselt habe, was sie sehr gekränkt hätte.

Der Therapeut habe ihr daraufhin versichert, daß die Rückerinnerung des seelischen Traumas automatisch zum Verschwinden des Krebses führen würde. Ich konnte die Patientin nicht davon überzeugen, daß sie einem Irrtum unterliegt, und erfuhr zu meinem Schrecken, daß die Thesen des besagten Therapeuten sie von Anfang an von einer Krebsdiagnostik abgehalten hätten, so daß meine Worte nutzlos an ihr abprallten, selbst als der Tumor noch winzig klein gewesen war und die Heilchancen ungewöhnlich gut gewesen wären. Sie hatte mir das anfangs verschwiegen, weil sie fürchtete, mich in meiner Therapeutenehre zu kränken, wenn sie noch jemand anderen aufsuchen würde. Ein halbes Jahr später war die Brust dann eine einzige stinkende offene Wunde, und die Patientin lebte nur noch einige Monate, bis sie ihrem Krebsleiden erlag.

Rückblickend habe ich mir natürlich Vorwürfe gemacht, nicht energisch genug auf einer vernünftigen Krebsdiagnostik und Therapie bestanden zu haben. Höchstwahrscheinlich waren selbstzerstörerische Motive im Unbewußten zu stark.

An dem geschilderten Fall kann man sehr deutlich erkennen, daß ein beginnender Krebsknoten nach meiner Ansicht sofort operiert gehört. Jede Statistik mit Abertausenden von Patienten und ebenso die ärztliche Erfahrung beim einzelnen Patienten bestätigen, daß dies das beste Vorgehen darstellt. Man spricht sogar von ärztlichem Kunstfehler, wenn von diesem Vorgehen abgewichen wird. Daß man darüber nicht die ursächlichen Begleitfaktoren vergessen darf (etwa seelische Konflikte und Erdstrahlen), versteht sich von selbst. Mit Recht beschweren sich viele Patienten bei ihren konservativen Therapeuten darüber, daß tieferliegende Krankheitsursachen von ihnen nicht genügend berücksichtigt werden. So kommt es zu einer Abstimmung mit den Füßen, indem beispielsweise in den USA die Ausgaben für komplementärmedizinische Methoden (Chirotherapie, Vitamine, Ayurveda und dergleichen) mittlerweile höher sind als für konventionelle Verfahren. Die Menschen wollen einfach ursächlich und tiefgreifend behandelt werden.

Sehr oft verwechseln medizinische Laien dabei die Dringlichkeit, mit der bestimmte Krankheitsursachen behandelt werden müssen, mit der Wichtigkeit dieser Ursache. Manches ist dringlich, aber relativ unwichtig, einfach weil es den Betroffenen ganz akut krank macht. Man löscht ja auch in der Mehrzahl der Fälle erst ein Feuer, bevor man sich um die Brandursache kümmert. Man muß deshalb in allererster Linie pragmatisch und logisch vorgehen, und viele Patienten wählen instinktiv ein zweigleisiges Vorgehen, indem sie beispielsweise die gründliche Diagnostik und Operation dem konventionellen Mediziner überlassen, die Nachbehandlung aber dem energiemedizinisch arbeitenden Naturheiler. Damit tun sie nach meinen Erfahrungen, zumindest was Krankheiten wie Krebs angeht, in der Mehrzahl der Fälle das Beste, was man in dieser Situation machen kann.

Das Erkennen und Behandeln der wahren Ursache einer Krankheit bekommt oft ein verwirrendes und vielschichtiges Gesicht, je nachdem, auf welcher Ebene man sich die Sache anschaut. Das verwirrt viele Menschen und läßt sie an sich selber und ihrem Therapeuten zweifeln. Dabei kann die Antwort in den meisten Fällen gefunden werden, auch wenn das zugegebenermaßen oft mit Mühen verbunden ist, etwa Konsultationen bei Fachärzten und diversen Untersuchungsprogrammen. Um das Ganze zu verdeutlichen, möchte ich einen Fall aus der Praxis schildern, der vollkommen alltäglich ist. Eine ältere Frau fühlt sich nach einer körperlichen Überanstrengung monatelang so ausgelaugt, daß sie nicht mehr zu Kräften kommt, wobei sie fürchterliche Kreuzschmerzen plagen. Sie wirkt verständlicherweise auf ihre Umgebung mutlos und kraftlos, hat anhaltende Schlafstörungen und tiefe Ringe unter den Augen. Der Therapeut möchte ihr helfen und sucht nach der besten Lösung für das Problem.

Die Patientin und ihr Therapeut können den Hexenschuß und die anhaltende Müdigkeit auf ganz verschiedenen Ebenen deuten, was zu bestimmten Therapien und Strategien führt:

1. ***In der Jetzt-Zeit und direkt aus äußerlichen Schädigungsfaktoren abgeleitet*** = „…ich habe im Garten gearbeitet, mich oft gebückt und war dabei viel zu leicht angezogen, so daß mir die Kälte in den Rücken kroch. Ich hätte mich wärmer anziehen sollen. Die Kreuzschmerzen haben mich müde gemacht. Wärme und Ruhe werden helfen."
2. ***In der Jetzt-Zeit und direkt aus sozialen Beziehungen verstehbar*** = „…ich habe schon länger diese schlechte Stimmung am Arbeitsplatz satt, bei der ich immer als Trottel für alle herhalten muß und mir sicher deshalb dieses Leiden zugezogen habe, um mal meine Ruhe zu haben und über alles nachzudenken. Meine Seele will nicht mehr buckeln. Ich sollte endlich auf den Tisch hauen und kündigen…"
3. ***In der Jetzt-Zeit und aus orthopädischer Sicht gesehen*** = „…mein Orthopäde hat mir erklärt, daß eine verrutschte Bandscheibe die Ursache für mein Kreuzweh ist und die falsche Bücktechnik dafür sorgte, daß die Bandscheibe kaputt ging. Ich muß im schlimmsten Fall operiert werden und brauche Ruhe und Schmerzmittel."

4. ***In der Jetzt-Zeit und schmerztherapeutisch-psychiatrisch erklärt:*** = „...ich bin unbewußt depressiv, und das Kreuz ist mein seelisches Resonanzorgan, was mir der Psychiater nach einem ausführlichen Gespräch bewußt gemacht hat, wobei sich der Schmerz zu allem Übel aufgeschaukelt und immer mehr verstärkt hat. Das Wichtigste ist, wurde mir geraten, die Depression mit Psychopharmaka und den Schmerzzustand mit Analgetika zu behandeln. Später muß man sich dann der Seele zuwenden, ich brauche Gespräche und Entspannungsübungen..."
5. ***In der Kindheit und aus psychoanalytischer Sicht gesehen*** = „...hinter dem Kreuzschmerz steckt meine Depressivität, die von meiner unglücklichen Kindheit kommt. Erschwerend kommt hinzu, daß mein Partner diese emotionale Schwäche gnadenlos ausnutzt. "
6. ***In der Jetzt-Zeit und aus energetischer Sicht erklärt*** = „...mein Akupunkteur hat eine Schwäche bestimmter Meridiane gefunden, in die kalte Wind-Energie hineingekrochen ist. Er will mich mit Nadeln und Moxibustion heilen..."
7. ***In der Familiengeschichte begründet:*** „...ich kann mich seelisch nicht vor meinem Vater verbeugen, weil ich ihn immer als Waschlappen empfunden habe."
8. ***Aus Reinkarnationserinnerungen verständlich:*** „...in einem Kampf bekam ich einen fürchterlichen Schlag ins Kreuz, bevor ich starb. Ich muß lernen, meinem damaligen Mörder zu vergeben...."

Aus der Vielzahl der unterschiedlichen Antworten kann man ermessen, wie schwer es im Einzelfall sein kann, die wahre Ursache einer Krankheit zu erkennen und genau das Richtige zu tun. Jede der Antworten wirkt, für sich betrachtet, vollkommen richtig und logisch nachvollziehbar. Aber sobald wir das jeweilige Erklärungsmodell verlassen und uns einem anderen zuwenden, beginnen sofort unsere Selbstzweifel, denn wir fragen uns, ob sowohl der Psychoanalytiker wie der Orthopäde recht haben können? Und selbst wenn beide recht haben, ist immer noch unentschieden, was in Wirklichkeit die Hauptschuld hat, die kaputte Bandscheibe oder die kaputte Kindheit? Ist der böse Chef am Arbeitsplatz oder die kalte Windenergie (im Sinne der chinesischen Medizin) des Rätsels Lösung? Man sieht, daß die beste Antwort oft sehr schwer zu finden ist.

Die verblüffende Lösung des Rätsels besteht darin, daß die Seele des Patienten den wahren Grund für seine Krankheit ahnt. Das betrifft vor allem die psychoenergetischen Hintergründe, aber durchaus auch manchmal medizinische Diagnosen im herkömmlichen Sinn. So wurde in einer Studie geprüft, ob Patienten ihre Krankheitsursache bereits im voraus ahnen. Frauen vor einer gynäkologischen Kontrolle in einer Universitätsklinik kreuzten zu über 80 % auf einem Fragebogen genau jene Krankheiten an, die erst später diagnostiziert wurden, also etwa gutartige oder bösartige Brusterkrankungen. Sie ahnten also bereits mit relativ großer Sicherheit, welche Krankheit sie zum Arzt führte. Einschränkend sollte ich hinzufügen, daß eine besonders ausgewählte Klientel in eine Universitätsklinik geht, um normale gynäkologische Vorsorgen durchführen zu lassen, die genauso jeder Frauenarzt um die Ecke anbietet. Man hatte es deshalb in dieser Studie mit einer ausgewählten, nicht allgemein repräsentativen Klientel zu tun.

Ich möchte deshalb aus der Erfahrung sagen, daß insbesondere intuitive, gut informierte Patienten medizinisch von sich aus erstaunlicherweise oft das Richtige tun, obwohl sie medizinische Laien sind. Wenn solche Menschen auf ihren Instinkt vertrauen, dazu auf logische Weise nachdenken, so werden sie sehr häufig von sich aus die richtigen Weichen stellen, was die Diagnose ihrer Krankheit und deren bestmögliche Behandlung anbelangt. Viele Fachleute hören so einen Standpunkt natürlich nicht gerne, weil sie der traditionellen Auffassung sind, Patienten seien von Haus aus unwissend und bräuchten eine autoritäre Führung, so wie ein unmündiges Kind vom überlegenen Erwachsenen erfährt, was es tun soll. Mittlerweile denken viele Fachleute um und begreifen langsam, daß Patienten mit ihren Instinkten sehr oft richtig liegen und mit ihren Wünschen ganz allgemein besser geachtet werden sollen. Ganz besonders betrifft das im übrigen die psychoenergetischen Hintergründe von Krankheiten: Hier erlebe ich tagtäglich mit größtem Staunen, wieviele Menschen unterschiedlichster Bildungsgrade und Altersgruppen haargenau spüren, was sie an Energieblockaden haben, selbst wenn sie die unbewußten Inhalte nicht benennen können. Dabei möchte ich klarstellen, daß die meisten Menschen ihre Energieblockaden nicht direkt spüren, sondern nur intuitiv ahnen, daß ein dunkles Etwas hinter ihren Krankheitsbeschwerden verborgen ist. Genau diese Ahnung führt sie zum Energiemediziner, womit sie aus meiner Sicht genau die richtige Wahl treffen.

Wenden wir uns nochmals der Dame mit der depressiven Verstimmung und dem Kreuzweh zu. Meine Erfahrung zeigt, daß Patienten oft von sich aus die richtigen Schritte unternehmen, die in ihrem Fall das Beste darstellen. So kann eine typische Antwort der Kreuzweh-Patientin lauten: „Ich habe das Gefühl, daß die Bandscheibe rausgerutscht ist." Sie wird folglich gut daran tun, zu einem Orthopäden zu gehen und sich dort gründlich untersuchen zu lassen. Sehr oft erlebe ich aber auch, daß Patienten in ihrem Urteil unsicher sind und zu Fehleinschätzungen neigen. Als Allgemeinarzt mit viel Erfahrung habe ich natürlich einen vielen besseren Überblick als die meisten Patienten, wobei ich vor allem in kritischen Fällen zusätzlich energiemedizinische Tests zu Rate ziehe. Ein spekakulärer Fall aus meiner Praxis kann das verdeutlichen:

Frau M. ist eine 65 Jahre alte, korpulente Dame mit jahrelang quälendem Kreuzschmerz. Sie hat alles ausprobiert, was medizinisch nur möglich ist. Zunächst behandle ich ihre Depression mit Johanniskraut und empfehle, das Bett wegen Erdstrahlen zu verstellen. Auch ein wurzeltoter Zahn muß behandelt werden, wodurch es vorübergehend zu einer deutlichen Linderung des Kreuzschmerzes kommt, den die Patientin „wie mit Messern durchbohrt..." beschreibt. Im Elektroakupunkturtest spricht zuletzt als einziges gestörtes Organ das Rückenmark an. Da sämtliche neurologischen Untersuchungen bisher ohne Befund blieben, empfehle ich als letzte Möglichkeit eine Kernspintomografie, bei der Weichteile am besten dargestellt werden können. Drei Monate später sitzt mir eine frisch operierte und geheilte Patientin gegenüber. Die Kernspintomografie hatte eine seltene Vorwölbung (Rückenmarkszyste) ergeben, die durch Druck auf die Nerven das Schmerzbild ausgelöst hatte.

Patientenschicksale wie dieses zeigen, daß in Einzelfällen sowohl die beteiligten konventionellen Ärzte wie die bedauernswerten Patienten zu gleichen Teilen ratlos sein können, was die Ursache einer Krankheit anbelangt. Dabei möchte ich keineswegs den Eindruck erwecken, ich wüßte immer am besten, was wirklich vorliegt. In nicht wenigen Fällen bin ich dem Labormediziner oder anderen Fachärzten und Spezialabteilungen dankbar, wenn sie durch ihre Befunde die entscheidenden Hinweise zur Lösung eines Falles geben. Auch ich tappe des öfteren im dunkeln und bin auf kollegiale Hilfe angewiesen. Grundsätzlich möchte ich deshalb klarstellen, daß ich für ein Miteinander von wissenschaftlich begründeter Schulmedizin und naturheilkundlicher Energiemedizin plädiere. Der geschilderte Fall der Kreuzschmerz-Patientin beweist eindrucksvoll, daß dies meistens zu den besten Heilerfolgen führt.

Nun gibt es immer wieder Fälle, wo Krankheiten vollkommen unbemerkt beginnen. Immer wieder bekommen Menschen aus heiterem Himmel Krebs, durchleiden hilflos die Qualen eines Schlaganfalls oder bekommen sonst eine schlimme Krankheit, obwohl sie vorher jahrzehntelang vollkommen gesund gelebt haben.[80] Sie haben sich davor – soweit man das von außen beurteilen kann – seelisch in Harmonie befunden und strotzten vor Gesundheit, bevor die Krankheit auf völlig unerwartete Weise ausgebrochen ist. Mein Vorschlag, als Betroffener selbst auf seine innere Stimme zu vertrauen, wenn man krank geworden ist, versagt natürlich in den Fällen, wenn man von dem Entstehen einer Krankheit gar nichts bemerkt. Und als Arzt kann ich bei der vorbeugenden Untersuchung auf Krankheiten natürlich so gründlich wie möglich vorgehen, kann aber unmöglich bis in die letzten Winkel des Körpers hineinleuchten, einfach weil der menschliche Organismus viel zu groß ist, wenn man beispielsweise an die Zahl der Körperzellen denkt, die jede für sich entarten und in jahrelangem Wachstum ganz unbemerkt einen Krebs hervorrufen können.

Die Frage stellt sich, was man als Patient selber tun kann, um wirklich gesund zu bleiben und beginnende Krankheiten rechtzeitig zu bemerken. Das wichtigste dabei scheint mir die psychoenergetische Harmonie und Feinfühligkeit zu sein. So lange wir psychoenergetisch in Harmonie sind und ein gutes Gefühl für uns selber haben, umso eher werden wir gesund bleiben und irgendwelche heraufziehenden Unstimmigkeiten in unserem Körper bemerken. Je nach dem Charaktertyp, den man hat, sind dabei bestimmte Methoden als Unterstützung hilfreich, worauf ich im nächsten Kapitel näher eingehe. Während der eine Charakter eher meditieren sollte, um psychoenergetisch in Harmonie zu kommen, kann der andere Charaktertyp ganz andere Hilfsmittel brauchen, die mit Meditation überhaupt nichts zu tun haben.

Eine neue Situation tritt ein, wenn jemand krank geworden ist. Das betrifft vor allem schicksalsverändernde Krankheiten wie Herzinfarkt und Krebs. Wenn jemand ernsthaft krank geworden ist, möchte die Mehrzahl aller Kranken irgendwann durchschauen, was die tiefen Ursachen ihrer Krankheit sind: „Warum hat es ausgerechnet mich erwischt? Was habe ich falsch gemacht? Wozu dient die Krankheit?" sind die wichtigsten Fragen, die einem dabei durch den Kopf gehen. Zur besseren Beantwortung dieser Fragen möchte ich einige Hinweise geben. Bereits in den vorherigen Kapiteln hatte ich ein Modell vorgestellt, das unser Leben und unsere Seele in einen größeren Zusammenhang stellt, das auf uralten spirituellen Erkenntnissen aufbaut. Demnach befinden sich alle Menschen mit ihrem individuellen Leben auf einer Art Seelenreise, bei der sie sich seelisch unaufhaltsam weiterentwickeln.

Krankheit wird aus diesem Blickwinkel zu einem Versuch der Seele, ihre wahre Heimat wiederzufinden. Bei realistischer Betrachtung wird Krankheit nur zu einem Sonderfall des allgemeinen menschlichen Schicksals, bei der wir uns auf einer großen Reise befinden, die über eine Persönlichkeitsreifung und ein psychoenergetisches Wachstum zurück zu unserem wahren Seelenkern

---

[80] Solche unverständlich anmutenden Krankheiten, die aus heiterem Himmel und grundlos einzutreten scheinen, gibt es auch bei besonders bewunderungswürdigen Menschen, die als Vorbilder ein besonders gesundes und seelisch ausgeglichenes Leben führen. Zur Verwunderung vieler Schüler sterben manche Heilige und angesehene spirituelle Führer ganz unerwartet und auf ganz irdische Weise. Zwar wird dann oft geantwortet, der Heilige habe mit der Krankheit irgendein schlechtes Karma anderer Menschen auf sich genommen und wolle es damit abbüßen. Ich will das gar nicht abstreiten, nur verwundert es einen doch, wenn manche wunderbar aufgestellten Regeln dann doch ab und zu nicht funktionieren. Insofern sollten uns solche Vorkommnisse lehren, demütig zu werden und zu begreifen, daß zur wahren Heilung immer noch ein Quentchen einer fremden, uns unzugänglichen Gnade dazukommen muß.

führt. Krankheiten stellen dabei oft eine besonders große Wachstumschance dar, was man bei der Energietestung an fortschreitend höheren Werten erkennen kann. Im Lauf der Krankheit werden beispielsweise die Kausalwerte immer höher, was nach meiner Erfahrung das psychoenergetische Höherschwingen ausdrückt, das unmittelbar und zuerst mit der Seelenreifung verbunden ist. Dazu möchte ich ein typisches Beispiel geben:

Herr G. ist mir seit vielen Jahren als Patient bekannt, war aber seit drei Jahren nicht mehr in der Praxis, weil ihm seither nichts fehlte. Ich kenne ihn als stillen, freundlichen und bedächtig wirkenden 70jährigen schlanken Mann mit feinen Manieren. Er war vor seiner Berentung Fachangestellter in einem großen Bürofachgeschäft und verfährt stets sehr ordentlich mit all seinen Unterlagen. Im Energietest zeigt sich ein riesengroßer Zentralkonflikt im Halschakra mit dem Thema „hastig." Er bestätigt, daß er zwar nach außen sehr ruhig wirke, jedoch innerlich in ihm alles sehr schnell ablaufe und er viel schneller denkt als handelt. Offenbar handelt es sich bei Herrn G. um einen Zwangscharakter.

Häufig sind bei Zwangscharakteren das fünfte Chakra sowie das damit korrespondierende dritte Oberbauchchakra gestört. So ist es auch bei Herrn G., der in der Vergangenheit oft an Erkältungen und Nackenbeschwerden litt. Nun kommt er wegen einer tragischen Entwicklung, weil er überraschend einen Leberkrebs bekommen hat. Die Diagnose sieht man ihm als erfahrener Arzt schon auf Anhieb an, weil er deutlich abgemagert ist und ein quittengelbes Gesicht hat. Ich messe bei ihm sehr niedrige Emotionalwerte und 60 % als Kausalwert, also einen recht hohen Wert, der sich im späteren Verlauf auf 80% erhöht. Parallel wird Herr G. durch die intensive Behandlung seines Zentralkonflikts mit entsprechenden Homöopathika seelisch gelöster, verliert seine depressive Betrübnis und schöpft wieder neuen Lebensmut. Er fühlt sich viel ausgeglichener und kann mit seinem Leben Frieden schließen. Erwartungsgemäß stirbt er nach sechs Monaten, weil die Krankheit viel zu weit fortgeschritten war, als der Krebs entdeckt wurde. Aber er ist bis zuletzt weitgehend ohne Schmerzen und kann den zunehmenden Juckreiz durch die Gelbsucht relativ gut ertragen. Am wichtigsten scheint mir jedoch zu sein, daß Herr G. am Ende seines Lebens eine enorme seelische Entwicklung mitmacht, die seine Seele stark reifen läßt. Ich hoffe, daß er durch diese Reifung ein besseres zukünftiges Schicksal haben wird als das traurige Lebensende, das ihn in diesem Leben so schnell hinweggerafft hat.

Schwere und chronische Krankheiten führen uns an die Grenzen unserer Person und zwingen uns, über uns selbst hinauszuwachsen. Bei dem angeführten Beispiel des Patienten mit dem fortgeschrittenen Leberkrebs ist diese Seelenreifung Gottseidank eingetreten. Man muß aber auch so realistisch sein zu erkennen, daß seelische Reifung und Transformation nicht in allen Fällen gelingt, weil nicht alle Menschen seelisch geläuterter, weiser und reifer aus einer schweren Krankheit hervorgehen. Manche verfehlen das Ziel und werden durch ihr hartes Schicksal ganz böse, bitter und in sich verschlossen, weil sie zu lange Zeit und zu schwer gelitten haben. Solche Menschen scheinen sogar seelisch häßlicher und deformierter zu werden, anstatt ihre charakterlichen Fesseln zu sprengen und aus der Krankheit geläutert hervorzugehen.

Man fragt sich betroffen, warum manche Kranke so unerfreuliche seelische Veränderungen zeigen. Meiner Erfahrung nach ist in solchen Fällen der Zentralkonflikt viel zu stark und die erwachende Persönlichkeit noch zu schwach, um die „Kreuzigung" durch die Krankheit heil zu überstehen. Manchmal sagen dann Angehörige voller Enttäuschung und mit sarkastischem Unterton, daß das wahre Wesen der betreffenden Person zum Vorschein komme, was natürlich in dieser verkürzten Betrachtungsweise nicht stimmt. Denn das wahre Wesen eines Menschen enthält niemals irgendwelche Bosheit und Bitterkeit, sondern es handelt sich bei den häßlichen Charakterseiten um das falsche Selbst, dem der Zentralkonflikt mit seinen Nebenkonflikten zugrundeliegt.

Bei seelisch verbitterten Kranken muß man deshalb die psychoenergetischen Konflikte auflösen, um sie von ihrem schweren seelischen Los zu befreien, damit sie wieder hoffnungsvoll und freundlich werden – wie man am Beispiel von Herrn G. gut erkennen kann, der trotz seiner schweren Krankheit seelisch nicht mutlos geworden ist. Grundsätzlich bekommen wir mit jeder Krankheit eine Chance zu verstärktem seelischen Wachstum, was aber keine Garantie dafür bedeutet, daß wir tatsächlich wachsen werden. Durch das Auflösen der Konflikte kann man dem Kranken aber dabei helfen, die seelische Wachstumschance zu ergreifen und das Beste daraus zu machen. Wachsen muß der Patient aber selber!

Überlegen wir nochmal, was Krankheiten an Erkenntnismöglichkeiten in sich bergen, so geht es um die Schlüsselfragen unserer Existenz, die dadurch auf plötzlich drängende Weise beantwortet werden müssen. Die Seele wird durch die Krankheit mit den elementaren Lebensfragen konfrontiert, was ihre eigentlichen Bedürfnisse, Gefühle und Absichten sind:

- Was will ich wirklich? Was sind die eigentlichen Impulse meines Handelns?
- Was fühle ich eigentlich wirklich? Was steckt als wirkliches Gefühl hinter meinen vordergründigen Gefühlen?
- Was ist meine wahre Meinung, was mein wirkliches Denken?
- Wer bin ich wirklich?

Wenn Therapeuten ihren kranken Patienten optimal helfen wollen, sollten sie ihnen den Weg zurück zu ihrem wahren Selbst weisen und ihnen helfen, sich selbst und seine wahren Bedürfnisse, Sehnsüchte und Eigenschaften wiederzufinden. Normalerweise gelingt es uns extrem schwer, die eigenen Schattenseiten zu erkennen, die uns von unserem wahren Selbst trennen. Wir sind deshalb bei der Suche nach unserem wahren Selbst oft auf die Hilfe anderer Menschen angewiesen. Die Krankheit unterbricht das Angewiesensein auf andere Menschen, indem sie uns schlagartig und unerbittlich auf uns selbst zurückwirft, wie ein Donnerschlag, der uns mit einer furchtbaren Gewalt und Unerbittlichkeit zur Wahrheit auffordert.

Tausend Fragen schießen dem verzweifelten Patienten durch den Kopf, der zum ersten Mal mit der Diagnose einer unheilbaren Krankheit konfrontiert wird: „Warum hat es ausgerechnet mich getroffen? Hätte ich doch anders gehandelt und früher mit dem Rauchen aufgehört! Wie komme ich bloß aus diesem Schlamassel raus? Werde ich unbeschadet aus dieser leidvollen Erfahrung herauskommen können?" Erstaunlicherweise verändert sich die Einstellung der meisten Schwerkranken mit der Zeit, weil die Krankheit bei vielen zu einer stillen Demut führt, die meines Erachtens damit zu tun hat, daß die Seele des Kranken den wahren Grund kennt, warum der Betreffende krank geworden ist. Tief drin spürt der Schwerkranke das hoffnungsvolle Versprechen einer seelischen Neubesinnung, die mit der Krankheit verbunden ist. Angehörige neigen dagegen aus Unkenntnis dazu, das Schicksal des Schwerkranken als Ungerechtigkeit und Last zu verfluchen, weil sie die tieferen seelischen Hintergründe nicht begreifen.

Die wahre Ursache vieler schwerer Krankheiten besteht offenbar darin, daß es zu einem Meinungsunterschied zwischen wahrem und falschem Selbst kam, was nun wieder gutgemacht werden soll. Solange wir uns im Einklang mit unserem wahren Selbst verhalten, werden wir demzufolge viel seltener krank. Man kann das sehr gut daran erkennen, daß unser seelisches Wohlbefinden bekanntlich ganz unmittelbar mit einem stabilen und vertrauten sozialen Umfeld verbunden ist. Bei sozial Entwurzelten sind Krankheiten sehr viel häufiger. Das gleiche trifft auf Trennungen vom Partner zu, was zu den allergrößten Stressoren und den wichtigsten Krankheitsursachen gehört. Unsere Gesundheit ist deshalb ein Produkt äußerer und innerer Faktoren. Nur wer innerlich zufrieden und psychoenergetisch in Harmonie ist, kann deshalb auf Dauer gesund bleiben.

Wege zur psychoenergetischen Harmonie

Die größte und dauerhafteste Revolution, die wir kennen, fand statt, als der Mensch seine Seele entdeckte und lernte, daß jede Seele für sich allein einen individuellen Wert hat.

(John Steinbeck)

In den nächsten Kapiteln möchte ich erprobte und praxisnahe Wege vorstellen, mit denen man psychoenergetisch harmonischer und gesünder werden kann. Dadurch erhöht sich auch das allgemeine Wohlbefinden, und man beugt auf optimale Weise Krankheiten vor. Manche bereits bestehenden Krankheiten können durch die psychoenergetische Harmonisierung gebessert werden oder verschwinden sogar dauerhaft. Man fühlt sich energiegeladener und kreativer, hat mehr Lebensfreude und kommt mehr in seine seelische Mitte, wodurch man selbstbestimmter und freier leben kann. Wenn man sich selbst zum Positiven verändert, kommt es erstaunlicherweise oft auch zu positiven Veränderungen im sozialen Umfeld. Deshalb verändert man durch die eigene psychoenergetische Harmonisierung auch das gesamte soziale Feld mitsamt den Lebensumständen.

Nun haben Menschen schon seit Urzeiten versucht, ihr allgemeines Wohlbefinden zu erhöhen und sich mehr Lustgefühle zu verschaffen. Traditionell werden dazu Drogen, Sexualität und tranceartige Zustände wie ekstatisches Tanzen benutzt, die alle den Nachteil haben, viel zu kurz zu dauern und dazu ungesund oder mit anderen ungünstigen Umständen verknüpft zu sein, etwa in Form von unerwünschten Schwangerschaften oder übertragbaren Krankheiten. Die Frage stellt sich, wie man sich dauerhaft und ohne Nachteile besser, lustvoller und seelisch mehr in seiner Mitte fühlen kann.

Grundsätzlich gibt es zwei Wege zu mehr Wohlbefinden:

1. Der erste Weg zielt darauf ab, die eigene Energie zu erhöhen und zu harmonisieren. Typische Beispiele dafür sind Meditation, Fasten und Sport sowie bestimmte meditative Körperübungen, die allesamt den Energiedurchfluß erhöhen und die Energie harmonisieren können.
2. Der zweite Weg arbeitet mit den Blockaden, die die Körperenergie daran hindern, frei und harmonisch zu fließen. Typische Vertreter sind Psychotherapie und schamanistische und energiemedizinische Heiltechniken, um psychoenergetische Blockaden aufzuspüren und zu heilen.

Wenn man beide Wege mit einem Wasserschlauch vergleichen will, so zielt der erste Weg mittels Meditation, Sport und dergleichen darauf ab, bildlich den Wasserhahn aufzudrehen, während der zweite Weg Knoten und Verengungen im Wasserhahn beseitigen, also Energieblockaden auflösen möchte. Wenn man deshalb die Frage stellt, welcher der beiden Wege der bessere ist, kann man die richtige Antwort leicht aus dem Bild mit dem Wasserschlauch ableiten: Zuerst sollte man die Knoten beseitigen, bevor man den Wasserhahn aufdreht. Genauso sollte man – um das Bild mit dem Wasserschlauch auf unsere eigenen Probleme zu übertragen – zuerst die Energieblockaden auflösen, bevor man das allgemeine Energieniveau erhöht.

Weil im Grunde jeder Mensch Energieblockaden mit sich herumschleppt, die natürlich in unterschiedlicher Weise beim einen aktiv, beim anderen dagegen versteckt und kompensiert sind, profitiert jeder von der Auflösung seiner Energieblockaden, der mit den aktiven Blockaden natürlich stärker als derjenige, der gut kompensierte Blockaden hat und sich gesund fühlt. Gesunde können deshalb durch die Auflösung ihrer Energieblockaden viel an Lebensenergie und Lebendigkeit hinzugewinnen, indem sie noch gesünder und energiegeladener werden.

Im Folgenden möchte ich die wichtigsten Wege zur Auflösung der psychoenergetischen Blockaden aufzählen und in ihrer Bedeutung bewerten, um dann meinen eigenen Weg vorzustellen. Dabei verwende ich das vom amerikanischen Philosophen Ken WILBER entwickelte Stufenmodell des Unbewußten (s. Grafik auf Seite 358).

Beginnen möchte ich mit der oberflächlichen Schicht des Bewußtseins, die mit unseren Denkvorstellungen und unserer Motivation zu tun hat. Es handelt sich um die Ebene der oberflächlichen Persönlichkeitsanteile, die ich an früherer Stelle „Persona" genannt habe. Es ist diejenige Seite unserer Gesamtpersönlichkeit, die vorrangig mit der sozialen Kommunikation und deshalb ganz unmittelbar mit unserem beruflichen Erfolg zu tun hat. Die Persona entspricht unserem oberflächlichen Selbstbild und dem, was andere Leute (vordergründig) von uns halten. Weil vieles an der Persona antrainiert und anerzogen worden ist, hat die Persona-Seite unserer Persönlichkeit etwas Maskenhaftes und Unechtes. Trotzdem ist sie von

Spektrum des Bewußtseins und zugehörige psychotherapeutische Therapieformen
(Teilweise in Anlehnung an Ken WILBERs „Wege zum Selbst“)

Bewußtseins-Ebenen	Persönliche Eigenschaft	Abgespaltene Eigenschaft	Therapieformen	Bedeutung	Chakra/ Energieebene/ Konflikte
Persona-Ebene	*Persona*	*Schatten*	*Einfache Beratung, Gespräch, einfache Rollenspiele, positives Denken, Transaktionsanalyse, (Verhaltenstherapie – mit Einschränkung)*	*Verarmtes Selbstbild mit Verleugnung negativer Charakteranteile (Charaktermaske)*	*obere Emotionalebene, aktuelle Konflikte*
Ich-Ebene	*Ich*	*Körper*	*Psychoanalyse, Psychodrama*	*Tieferes Selbstbild, welches den Schatten einschließt (Persönlichkeit)*	*mittlere Emotionalebene, Nebenkonflikte*
Gesamtorganismus	*Kentaur als Gesamtorganismus*	*Umwelt*	*Humanistische Psychologie, Bioenergetik, (Verhaltenstherapie – mit Einschränkung)*	*Bewußtwerdung davon, ein Tier mit Bewußtsein zu sein (tiefe persönliche Seelenschichten)*	*tiefe Emotional-Ebene, Zentralkonflikt*
Bewußtsein der Einheit	*Transpersonal*	*Universum*	*Transpersonale Therapie, Hypnose, Religion*	*Verschmelzendes Gefühl der Einheit mit dem Kosmos (transpersonal)*	*Kausalebene, Zentralkonflikt*

größter Wichtigkeit für den „ersten Eindruck“ und das eigene Selbstbild. Die Persona kann stark durch Gedanken und Einstellungen manipuliert werden, was viele bereits für eine Therapie halten (was natürlich im Unbewußten viel zu kurz greift).

Die Therapie der Persona-Ebene möchte ich in groben Zügen skizzieren, einfach weil sie in unserer modernen Welt oft fälschlicherweise mit einer echten Therapie verwechselt wird, was aber wegen der Begrenztheit der Persona-Ebene gar nicht möglich ist. Warum das so ist, erklärt sich bereits aus der Geschichte der Persona-Therapie. Im antiken Griechenland hielten viele gebildete Leute das Auflösen der Energieblockaden für eine Angelegenheit der Philosophie. Das ist interessanterweise bis auf den heutigen Tag der Standpunkt vieler Intellektueller: Sie glauben, sich gewissermaßen an den eigenen Haaren aus dem Sumpf ziehen zu können, und hängen der Idee an, die Schlüsselprobleme dieser Welt und ihre eigenen seien rein philosophischer Natur.

Eine verkümmerte Minimalversion des philosophischen Ansatzes begegnet einem in der **Lehre vom positiven Denken**, die in den fünfziger Jahren ihren weltweiten Siegeszug antrat. Ursprünge der Lehre vom positiven Denken finden sich in den enthusiastischen Ansprachen von temperamentvollen Evangelisten, die im Amerika Ende des 19. Jahrhunderts den Siedlern die hoffnungsvolle Idee einpeitschten, das Individuum könne alleine durch eigene Kraft und Gottvertrauen die Welt aus den Angeln heben. Männer wie Dale CARNEGIE und Joseph MURPHY gehörten Mitte des vorigen Jahrhunderts zu den wichtigsten Protagonisten des positiven Denkens. „Du schaffst alles, wenn du nur daran glaubst!“ und ähnliche Heilsversprechen sollen verschüttete Reserven mobilisieren und negative Denkprogramme ganz mühelos und automatisch auflösen.

Die dadurch ausgelöste Aufbruchsstimmung und Begeisterung führen oft nur zu Scheinlösungen, und oft beobachte ich in meiner Arztpraxis sogar eine Zunahme an seelischen Störungen, wenn sich seelisch Labile durch Positiv-Denken-Programme noch mehr unter inneren Erfolgsdruck setzen. Denn ihr Versagen, das sich in Gestalt von Arbeitslosigkeit, einer unglücklichen Ehe oder

Depressionen zeigt, wird durch das positive Denken sehr oft nicht beseitigt, und die Welt bleibt für sie ein Jammertal. Verhängnisvollerweise glauben sie dann an eigenes Versagen und sehen nur darin eine Lösung, sie müßten sich noch mehr anstrengen und noch besser motivieren.

Ein weiterer Kritikpunkt liegt darin, daß die Ziele des positiven Denkens häufig keine authentischen, der Persönlichkeit und ihrem Wohlergehen dienlichen Inhalte haben. Es ist beispielsweise wenig sinnvoll, reich werden zu wollen, indem einem als Verkäufer alle Mittel recht sind und man auf unmoralische Weise „Eskimos Kühlschränke" verkauft. Rendite und großartige Bilanzen sind nicht die wirklich lohnenden Ziele, sondern nur Teilaspekte einer vernünftigen Wirtschaft. Das Hauptinteresse sollte auf den Menschen und ihren Bedürfnissen liegen! Und selbst wer auf ehrenwerte Weise viel Geld scheffelt, sollte sich darüber im klaren sein, daß Reichtum keinen echten Wert im Sinne eines erstrebenswerten Lebenssinnes hat, wie das oft von Anhängern des Positiv-Denkens propagiert wird. Man sollte sich deshalb auf wirklich sinnvolle Ziele konzentrieren, beispielsweise zufriedener und sinnvoller (authentischer) zu leben.

Natürlich sollte man das positive Denken nicht grundsätzlich verurteilen, sondern seine Vorteile anerkennen. Grundsätzlich erschaffen unsere Gedanken sehr wohl einen Teil unserer Zukunft (neben vielen Unwägbarkeiten), weshalb positive Gedanken den Boden für eine bessere Zukunft bereiten können. Man muß natürlich nicht nur positive Gedanken und gute Vorsätze haben, sondern ganz reale Schritte unternehmen, damit sich die eigenen Pläne realisieren können. Ein großes Hemmnis beim Erreichen der ersehnten Zukunft sind unbewußte negative Gedanken und Konflikte. Die Auflösung solcher psychoenergetischer Blockaden im Bereich des oberflächlichen Unbewußten wird nach meiner Erfahrung durch positives Denken alleine nicht zustandekommen. Dazu muß man sich zu allererst mit seinem „Schatten" auseinandersetzen. Damit meint man in der Psychologie die verdrängten Gefühle von Neid, Zorn, Unterlegenheit und dergleichen, die uns am Erreichen unserer Ziele und an einem selbstbestimmten und zufriedenen Leben hindern.

Was kann man tun, um seine verborgenen Schattenseiten kennenzulernen und an ihnen zu arbeiten? Therapeutisch führt der Behandler mit dem Betreffenden einfache Gespräche, die einen Sinneswandel herbeiführen sollen. Dazu das Beispiel eines konservativen Türken, dessen Jawort die Vorbedingung zur Heirat seiner Tochter darstellt: „Warum willst du nicht deine Tochter diesen Mann heiraten lassen? Er ist doch gar kein schlechter Kerl, und du hast nicht das Recht, über deren Leben zu entscheiden, bloß weil der Schwiegersohn kein Moslem ist." Oder man wählt den umgekehrten Weg, indem so getan wird, als ob das Schlechte gar nicht existiert: „Denke positiv! Stelle dich als den herzensguten Vater vor, der du im Grunde deines Herzens bist und der seiner Tochter keinen Wunsch abschlagen kann!" Die Konflikte jener Ebene werden ganz direkt und unmittelbar empfunden, indem der Vater in dem von mir gewählten Beispiel vor Kummer Herzstiche bekommt, wenn seine Tochter den unerwünschten Schwiegersohn heiraten will.

Die Organsprache verrät, was bei solchen bewußtseinsnahen Konflikten an psychosomatischen Beziehungen passiert und wie sich das Gefühl ganz unmittelbar in eine körperliche Sensation umsetzt („Kloß im Hals vor Angst bzw. Kummer, sich ein Loch in den Bauch ärgern usw."). Man muß deshalb keine großen Anstrengungen unternehmen, um seine wahren Gefühle zu spüren: man erlebt sie unmittelbar. Genauso einfach und auf der Hand liegend sind die Ratschläge, die man gibt, um dem Betreffenden zu einer möglichst optimalen Lösung zu verhelfen: Tue dies, unterlasse jenes, sieh das anders und so fort. Verständlicherweise wird es sich allermeist bei den Ratgebern nicht um professionelle Therapeuten handeln, sondern um Ehepartner, gute Freunde und vertraute Verwandte, die mit solch einfachen und dennoch wertvollen Ratschlägen behilflich sein möchten.

Einfache Rollenspiele etwa in Form der Transaktionsanalyse sind ebenfalls eine gute Möglichkeit, um auf der Persona-Ebene voranzukommen. Man lernt dadurch, seine Rollenerwartungen zu verändern und neue soziale Konzepte zu entwickeln. Die wichtigste Grundregel für die gerechteste und bestmögliche Kommunikation lautet: „Du bist OK, ich bin OK." Dabei besteht meiner Meinung nach die eigentliche Kunst darin, die eigenen negativen Schattenseiten und die des anderen nicht zu verleugnen, sie andererseits jedoch nicht überzubewerten, so daß das Gefühl des Guten und Richtigen erhalten bleibt: „Ich habe zwar einige Fehler, und du hast auch einige Macken, aber trotzdem sind wir beide in Ordnung, so wie wir sind, und wir können es schaffen, miteinander zu leben." Mit dieser menschlichen Haltung können schwierige zwischenmenschliche Probleme viel besser gelöst werden. Keiner wird dann zwangsläufig zum Verlierer oder sogar zum „Schweinehund", sondern kann sein Gesicht wahren, und die sich daraus ergebende friedliche Koexistenz beider Konfliktparteien ist bekanntlich die beste Lösung.

Eine volkstümliche und weltweit verbreitete Möglichkeit zur Auseinandersetzung mit dem eigenen Schatten ist der Karneval. Man lernt dadurch, sich nicht so wichtig zu nehmen, und kommt wieder in Kontakt mit den tieferen Seelenanteilen, die durch die Persona-Maske verschüttet waren. Wer über sich selbst lachen kann, hat eigentlich schon den schwierigsten Teil absolviert, der aus dem Annehmen des eigenen Schattens besteht. Der eigentliche Kern neurotischer Störungen scheint nach meiner Erfahrung die bitterböse Humorlosigkeit zu sein, was das eigene Selbstbild betrifft. Wer demzufolge mit anderen über die Bewertung seiner persönlichen Eigenschaften streiten muß, der hat es meistens auch nötig, weil sein Selbstbild keine Unsicherheiten und nicht den geringsten Tadel zuläßt.

Kinder sind ab einem gewissen Alter erstaunlich humorvoll, wenn man ihren Schatten aufs Korn nimmt, etwa Faulheit oder Schlampigkeit. Ganz kleine Kinder haben noch ein zu fragiles Ich, um Tadel auszuhalten, aber später ändert sich das. Umgekehrt sind Kinder auch die klarsehendsten Kritiker der scheinheiligen Erwachsenenwelt: „Der Kaiser hat ja überhaupt keine Kleider an!" schreien sie im Märchen von des Kaisers neuen Kleidern (die nur in der Phantasie existieren), während die Erwachsenen zuvor vollkommen blind gewesen waren. Kinder durchschauen psychologische Fassaden deshalb oft mit erstaunlichem Klarblick. Wer die ungeschminkte Wahrheit über sich erfahren will, braucht deshalb nur einen durchschnittlich gescheiten Zehnjährigen zu fragen.

Die nächsttiefere Ebene des Unbewußten wird als „Ich-Stufe" bezeichnet. Man findet dort die eigentlichen Wurzeln des Ichgefühls, die nach der Entwicklungspsychologie auf Erlebnisse in der frühen Kindheit zurückgeführt werden können. Die unbewußten Inhalte dieser Ebene haben präverbalen Charakter, weshalb man nicht in Worten darüber reden kann, sondern höchstens in Emotionen und Bildern. Sobald sich jemand bewußt an etwas erinnern kann, ohne sich in ungewöhnlichen Trancezuständen zu befinden, beruht das Erinnerte in der Regel auf unbewußtem Material der „Ich-Stufe." Damit wird auch gleich das eigentliche Hauptproblem aller Gesprächstherapien deutlich: Was in Worte gefaßt und erinnert werden kann, ist meist von geringerer Wichtigkeit, während das eigentlich Bedeutsame unserer Erinnerungen wortlos und unfaßbar bleibt. Dadurch drehen sich die meisten Gesprächstherapien nach meiner Beobachtung irgendwann im Kreis.

Bildhafte und stark emotionsgeladene Therapien können dann weiterführen (Psychodrama, Gestalttherapie, Bioenergetik), ebenso kreative Therapien (Maltherapie) und der Kontakt mit Tieren (Hippotherapie, Delphinschwimmen). Die übergroße Anzahl von Therapien und Möglichkeiten, um wieder mit seinem emotionalen Kind in Kontakt zu kommen, macht es freilich unmöglich, sich einigermaßen zurechtzufinden und sinnvolle Ratschläge zu geben, was im Einzelfall das Beste ist. Meiner Einschätzung nach ist die Auflösung der psychoenergetischen Konflikte der einfachste Weg, um wieder mit seinem inneren Kind in Kontakt zu kommen. Zusätzlich kann man dann eine der Therapieformen wählen, die einen am meisten ansprechen.

Die Idee vom **„inneren Kind"** hat in der modernen Vorstellung von dem, was im Leben des Einzelnen wichtig sein soll, eine ganz herausragende Bedeutung. Allgemein herrscht in unserer Gesellschaft die Meinung, ein lustvolles Leben sei das einzig wahre Leben, für das es sich zu leben lohnt. Man spricht folgerichtig von einer Konsum- und Spaßgesellschaft. Davon abgeleitet existieren allgemein verbreitete Vorstellungen vom richtigen und wahren Leben, die alle mit der größtmöglichen Ausbeute von Spaß und Lust zu tun haben. Um als Erwachsene unser inneres Kind wiederzubeleben, sollten wir nach allgemeiner Meinung all das tun, was unserem inneren Kind Spaß macht und was ein Kind tun würde, wenn wir es als Erwachsene nicht an seinem Spaß hindern würden. Man muß nach dieser allgemein verbreiteten Vorstellung nur ein Gespür dafür entwickeln, was das innere Kind möchte. Das klingt zunächst ganz einfach und vollkommen nachvollziehbar, ist meiner Meinung nach jedoch vom Ansatz her bereits ganz falsch!

Das innere Kind freizusetzen, ohne vorher an seinen Konflikten zu arbeiten und sie aufzulösen, führt im Extremfall nur zu einer Gesellschaft unerzogener, egoistischer Kindsköpfe, die in infantiler Weise ausschließlich ihrem Eigennutz frönen. Der zunehmende Jugendlichkeitswahn einer Gesellschaft, die sich aus lauter egoistischen Individuen zusammensetzt, führt dann zum traurigen Endresultat einer atomistischen Gesellschaft einsamer Suchender. Spätestens beim Altwerden merken solche Leute, daß sie wegen ihrer oberflächlichen und egoistischen Einstellung den tieferen Sinn ihres Lebens verfehlt haben. Der Grund dafür liegt ganz einfach daran, daß das innere Kind kein Selbstzweck sein kann, genauso wenig wie Spaß oder Freiheit Werte an sich sein können. Natürlich ist das Gegenteil in Form einer freudlosen und lustfeindlichen Gesinnung genauso zu verurteilen, und niemand sehnt sich nach der asketischen Strenge und Freudlosigkeit früherer Epochen zurück. Die Wahrheit liegt wie so oft in der Mitte, und natürlich darf man beim Erwachsensein nicht sein inneres Kind vergessen, genauso wie man als Erwachsener aber auch nicht ständig ein kindliches und zu oberflächliches Leben führen sollte.

Mittlerweile leben wir in einer modernen Gesellschaft, die zunehmend unter dem falsch verstandenen Begriff des inneren Kindes, das angeblich befreit werden soll, zu leiden beginnt. Sich selbst zu verwirklichen bedeutet dann für viele Leute, ihr gesamtes bisheriges Leben aufzukündigen und ein radikal neues Leben zu beginnen, ohne zu ahnen, daß man seinen inneren Problemen nicht davonlaufen kann. Die Befreiung des inneren Kindes ist deshalb nach meiner festen Überzeugung nicht das Endziel, sondern ein Schritt hin zu einem authentischeren Leben. Die sexuelle Befreiung der siebziger Jahre war ein wichtiger kollektiver Schritt in diese Richtung, aber Selbstverwirklichung in ausschließlich egoistischer Manier führt irgendwann an ein Ende. Die fröhlichsten und seelisch ausgeglichensten Menschen, denen ich in meinem Leben begegnet bin, waren solche, die niemals an ihre eigene Selbstverwirklichung gedacht haben. Entweder waren es spirituell besonders beseelte Menschen wie etwa tief religiöse Leute, oder sie waren zu arm oder unwissend, um sich irgendeinen Luxus leisten zu können, wie man das bei armen Leuten in Indien sehen kann, die oft strahlend glückliche Gesichter haben.

Das innere Kind hat mit der mittleren Ebene des Unbewußten zu tun. Es handelt sich um jenen Bereich, wo kindliche Bedürfnisse, aber auch alle unsere tierhaften Triebe beheimatet sind. Wenn wir uns deshalb als Erwachsene um die Befreiung des inneren Kindes bemühen, indem wir wieder in Kontakt mit unseren tieferen emotionalen Schichten kommen, taucht nicht nur ein Dreijähriger auf, der Lust auf ewige Zärtlichkeit, enthemmtes Tanzen, freche Streiche und süße Schokolade hat. Wir kommen in der mittleren Ebene des Unbewußten auch automatisch in Kontakt mit unseren Macht- und Sexualtrieben. Damit befinden wir uns im sogenannten „Reigen der Geschlechter" und im Bereich von Machtkämpfen. Ich erwähnte bereits an einer früheren Stelle, daß erotische Liebe und soziale Anerkennung zu den wichtigsten unbewußten Antrieben unserer gesamten Existenz gehören.

In der **Psychoanalyse** geht es um das Durchschauen versklavender und negativer Spiele, die dazu führen, daß wir bereits seit frühester Kindheit anders wahrnehmen und handeln, als es unserer eigentlichen Natur entspricht. Unbewußte Blockaden hindern uns demzufolge daran, den uns zustehenden Anteil an Macht und Liebe einzufordern und auszuleben. Die Psychoanalyse mitsamt allen aus ihr hervorgegangenen psychologischen Schulen stellt unbestritten einen wertvollen Weg dar, um besser in Kontakt mit sich selber und seinem inneren Kind zu kommen, aber es ist beileibe nicht der einzige Weg. Selbst unter Psychotherapeuten wächst das Bewußtsein der Begrenztheit der traditionellen Psychoanalyse.

Einige Probleme und Grenzen der Psychoanalyse möchte ich kurz ansprechen. Ein Kernproblem der Psychoanalyse scheint mir in der unguten Machtposition zu liegen, in die der Analytiker als allmächtiger Boß der ganzen Therapiesituation gerät. Diese Machtposition verleiht der therapeutischen Situation eine schwer zu korrigierende Schräglage. Stichworte sind in dem Zusammenhang Übergriffe von Therapeuten an ihren Patienten in Form sexuellen Mißbrauchs oder die Verhinderung von Autonomie, weil der Therapeut bei allem immer das letzte Wort hat. Hinzu kommen andere Probleme, die alle Formen von Gesprächstherapien betreffen. Gerade bei besonders klugen und wortgewandten Menschen habe ich immer wieder die Feststellung gemacht, daß ihnen die Psychoanalyse überhaupt nicht weiterhilft, sondern im Gegenteil nur zusätzliche Munition zur Verteidigung ihrer neurotischen Störungen liefert. Wer intelligent ist, begreift sehr schnell, was der Analytiker hören möchte, und baut dieses Wissen in die Therapie mit ein.

An diesem Punkt erscheint es mir sinnvoll, den Begriff des „Widerstandes" innerhalb der Psychoanalyse zu kritisieren. Darunter versteht man die Abwehr des Patienten gegen die Bewußtmachung schmerzhafter Inhalte des Unbewußten. Der Widerstand zeigt sich durch alle möglichen Formen des Boykotts und der Weigerung des Patienten, in der Analyse mitzuarbeiten. Bis heute scheint kaum ein Psychoanalytiker auf die naheliegende Idee verfallen zu sein, daß der Patient deshalb gegen die Vorgehensweise der Therapie meutert, weil er keinen Sinn darin sieht, nur über seine Probleme zu reden. Ähnlich wie manche Homöopathen einen zauderndern Patienten bei Laune zu halten versuchen, indem sie ihm einreden, jeder unerwünschte Effekt der Behandlung sei eine sogenannte „Erstverschlimmerung", handelt es sich beim vermeintlichen „Widerstand" recht oft um eine Selbstlüge, die der Therapeut vor sich selber und dem Patienten aufrechtzuerhalten sucht, um nicht seine eigene Unfähigkeit einzugestehen.

Meine Erfahrungen mit Hunderten von Patienten, die langjährige Psychoanalyse-Erfahrung hinter sich hatten und kein Blatt vor den Mund nahmen, haben mich in dieser Meinung bestärkt, die natürlich für jeden Psychoanalytiker provokant und sogar unseriös klingen wird. Man mag mir vorwerfen, daß ich dabei dem Volk nach dem Mund rede und wertvolle ärztliche Positionen aufs Spiel setze, aber ich glaube fest daran, daß es sich beim Begriff des „Widerstandes" ebenso wie bei vielen anderen psychoanalytischen Vorstellungen zum Großteil um Phantasiegebilde handelt. „Wenn alle das gleiche sagen, wird es wohl stimmen", lautet die uneingestandene Parole, die da ausgegeben wird. Natürlich bin ich mir trotz aller Kritik bewußt, daß es daneben tatsächlich den unbewußten Widerstand von Patienten gibt, ihre seelischen Probleme verteidigen zu wollen, nur wird dieser Widerstand des Patienten sehr oft mit der Meuterei gegen eine als sinnlos empfundene Gesprächstherapie verwechselt.

Neben der quälend langen Zeit des Therapieeinstiegs besteht ein weiteres Problem der Psychoanalyse in unzulänglichen Heilungsmöglichkeiten. Das Aufspüren unbewußter Probleme bedeutet noch längst nicht ihre Heilung! Lange Zeit glaubte man, schon die Bewußtwerdung und die Aktivierung der zugehörigen Gefühle würde die Konfliktheilung in Gang setzen. Diese falsche Annahme bildet als Fata Morgana das eigentliche, aber vollkommen tönerne Fundament der Psychoanalyse. In diesem Zusammenhang möchte ich daran erinnern, daß die Psychoanalyse-Forschung mittlerweile nachgewiesen hat, daß FREUD Therapiefortschritte bei seinen eigenen Patienten vorgetäuscht hat, um die Psychoanalyse salonfähig zu machen. Bei genauer Nachprüfung der Behandlungsprotokolle (etwa beim „Wolfsmann") sind jedoch keine wirklichen Besserungen von Symptomen und Persönlichkeitsmerkmalen zu beobachten gewesen.

Gelegentlich erlebe ich als Arzt bei meinen Patienten sogar eine Verstärkung von Beschwerden und psychoenergetischen Blockaden, die meiner Erfahrung nach durch unterschiedlichste pychologische und psychoanalytische Therapien hervorgerufen worden sind. Anstatt seelisch gesünder und energetisch harmonischer zu werden, sind diese Leute durch solche Therapien noch kränker geworden! Das kommt daher, weil emotional provokante Vorgehensweisen Konflikte mit neuer Energie versorgen und sie damit zwangsläufig stärker machen. Deshalb lautet die wichtigste therapeutische Regel, alle aufgewühlten negativen Emotionen zu einem glücklichen und harmonischen Ende zu bringen. Diese banale Grundregel wird leider von erstaunlich vielen Therapeuten nicht beachtet, so daß man sich nicht zu wundern braucht, warum das Aufwühlen seelischer Blockaden und Schmerzen alles nur noch schlimmer macht.[81]

Unbestritten bleibt trotz aller Kritik, daß die Psychoanalyse in vielen Fällen trotzdem ein wertvolles Heilinstrument darstellt. Eine unabdingbare Voraussetzung dafür scheint mir zu sein, daß die positiven Charaktereigenschaften des Patienten bestärkt und positive emotionale Lösungen gefunden werden. Dann kann es durch die Psychoanalyse durchaus zu einer Reifung der Persönlichkeit kommen, die ohne therapeutische Hilfe in der Weise sonst nicht eingetreten wäre. Es geht mir deshalb keineswegs darum, die Psychoanalyse und Psychotherapie in Bausch und Bogen zu verdammen, sondern nur auf ein vernünftiges Normalmaß zurechtzustutzen. Bei Menschen mit durchschnittlichen oder wenigen seelischen Störungen, zu denen ich rund 70–80 % aller Menschen rechne, ist eine Psychotherapie in aller Regel entbehrlich und bei falscher Handhabung sogar schädlich.

Es bleiben immer noch genug seelisch Leidende übrig, für die die Zahl der praktizierenden Psychotherapeuten keineswegs ausreicht und die von einer Psychotherapie sehr wohl profitieren können. Gerade das persönliche Nachreifen und das Entwickeln guter emotionaler Qualitäten scheint mir die eigentliche Domäne der Psychotherapie. Daneben sollte man unbedingt die psychoenergetischen Konflikte auflösen, wodurch die Psychotherapie viel besser auf den eigentlichen Punkt kommt, viel schneller und effektiver abläuft und sich auf das Wiederherstellen der Persönlichkeit konzentrieren kann (ihre eigentliche Domäne!). Emotionale Blockaden heilen viel schneller, wenn sie energetisch aufgelöst werden. Wie das am einfachsten bewerkstelligt werden kann, beschreibe ich im nächsten Kapitel, wo ich die Vorgehensweise der Psychosomatischen Energetik erkläre.

Die nächsttiefere Ebene des Unbewußten hat mit dem Körperbewußtsein zu tun. Für gewöhnlich glauben wir fälschlicherweise, ein Bewußtsein für unseren Körper zu haben. Dabei nehmen wir für gewöhnlich nur einen kleinen Bruchteil all der Empfindungen wahr, die in unserem Körper ständig entstehen. Babies und ganz kleine Kinder haben noch ein ungefiltertes und starkes Empfinden für Teile ihres Körpers, etwa den Mund und die Zunge. Aber auch Babies nehmen viel weniger von ihrem gesamten Körper wahr, als man gemeinhin glauben möchte. So haben sie erfahrungsgemäß ein noch wenig entwickeltes Gefühl für Hauttemperaturen, während ihr Mund übermäßig starke Empfindungen hervorruft. Das Bewußtsein für unseren Gesamtkörper müssen wir daher als Erwachsene erst langsam entwickeln, und dabei begegnen uns außerordentlich starke Emotionen und uralte Erinnerungen, die vorher in verspannten und leblosen Körperpartien verborgen gewesen sind.

Viele uralte Meditations- und Heilsysteme arbeiten mit der Körperwahrnehmung, wobei der Atmung und Körperhaltung eine Schlüsselrolle zukommt. Atmung und Körperhaltung haben einen ganz unmittelbaren Einfluß auf unser psychoenergetisches Befinden. Wer hastig atmet und eine gebeugte Haltung einnimmt, wird sich viel eher nervös und unsicher fühlen, als wenn er ruhig atmet und aufrecht steht. Man kann durch einfache Selbstbeobachtung und Achtsamkeit sehr schnell gute Fortschritte erzielen, braucht aber für tiefgreifendere Prozesse fachliche Hilfe. Welche Therapieformen und Verfahren für wen richtig sind, kann ich nicht verallgemeinern, so daß die Intuition und das Ausprobieren am weitesten führen. Im nächsten Kapitel gebe ich auch einige Hinweise, welche Verfahren für welchen Charaktertyp am besten geeignet sind.

Noch eine Ebene tiefer kommen wir in die tiefsten Bereiche des Unbewußten, die jenseits der Erreichbarkeit traditioneller Gesprächstherapien liegen. Wir kommen dort mit denjenigen Teilen des Unbewußten in Kontakt, die mit unserem eigentlichen Seelenkern und dem überindividuellen All-Bewußtsein zu tun haben. Wir bewegen uns weg von den zwischenmenschlichen Machtkämpfen des mittleren Emotionalbereichs hin zu individuellen Seelenthemen, die im tiefen Emotional- und Kausalbereich angesiedelt sind. Hier interessiert uns eigentlich überhaupt nicht mehr, was andere Menschen von uns halten oder wer machtmäßig über oder unter uns steht. In diesem intimsten Bereich unserer Seele empfinden wir uns nur noch als das ganz kleine Kind, das außerordent-

[81] Wenn es trotzdem gelegentlich zu Therapieerfolgen kommt, beruht das in Wahrheit auf der Stärkung des Selbstwertgefühls. Wie bei einer Sturmflut werden therapeutisch die Deiche erhöht, aber die eigentliche Ursache nicht beseitigt. Solche Leute sind dann zwar seelisch genauso gestört wie vor der Therapie, wirken jedoch nach außen hin selbstbewußter. Dabei sind unsympathische und egoistische Charakterzüge nicht abgeschwächt, sondern im Gegenteil auf unangenehme Weise verstärkt worden, nur daß der Analytiker den Patienten darin bestärkt hat, sich nichts mehr daraus zu machen. Mich erinnert die ganze ungute Entwicklung an das Verhalten ungezogener Kinder, die nun zu allem Überfluß noch frech und eingebildet geworden sind.

lich schmerzhafte Seelenwunden mit sich herumschleppt und nur von einer einzigen übermächtigen Sehnsucht beseelt ist, nämlich endlich wieder ganz und heil zu werden, um sich wieder vollständig, emotional richtig zuhause und seelisch ganz in seiner Mitte zu fühlen.

Das hat nun überhaupt nichts mit seelischem Rückschritt zu tun, was in der Fachsprache der Psychologen als „Regression" bezeichnet wird, sondern mit einer großen spirituellen Sehnsucht, der eigentlichen Wurzel aller echten Religiosität *„Was hülfe es, wenn du die ganze Welt gewinnst, und nimmst Schaden an deiner Seele"*, ist aus diesem Bewußtsein heraus gesprochen. Wir bewegen uns in dieser Tiefe unserer Seele in einem ganz und gar existentiellen Bereich, der unser ganzes Sein herausfordert. Hier ist die Seele am verletztlichsten und sollte außerordentlich behutsam behandelt werden. Gerade die psychoenergetische Abschmelzung des Zentralkonflikts scheint mir dabei der beste und zugleich effektivste Weg zu sein. Im nächsten Kapitel möchte ich meine Erfahrungen mit der Behandlung des Zentralkonflikts beschreiben, die ich bei ungezählten Patienten gesammelt habe. Dazu möchte ich Hinweise geben, wie man am besten mit seinem tiefsten seelischen Zentrum in Kontakt kommen kann.

Die Heilung der Seelenmitte

Ein wirksames Heilmittel gegen Angst ist Milde.
(Seneca)

Jeder Mensch hat tief in seinem Herzen die Sehnsucht nach seiner wahren Mitte. Dort sind das wahre Glück und die Einheit mit sich selber verborgen, was mythologisch mit dem Paradieszustand gleichgesetzt wird. Erst in der Seelenmitte findet man zu sich selber und wird wieder aus tiefstem Herzen glücklich, noch viel mehr, als man das in den glücklichsten Stunden seiner Kindheit je sein konnte. Menschen, die ihre Seelenmitte wieder erreicht haben und davon berichten, erzählen übereinstimmend von einem dauerhaft glücklichen Gemütszustand.

Wie kann man das selber erreichen? An diesem Punkt versprechen alle möglichen Heilslehren und Glaubenssysteme die einzig mögliche Lösung, die alleine mit der Befolgung ihrer Lehren möglich sein soll. Ich möchte nur jahrzehntelange Meditationswege und aufwendige religiöse Praktiken nennen, die zu den ältesten traditionellen Heilswegen gerechnet werden können. Meist verlangen sie von ihren Adepten, ihr bisheriges Leben komplett aufzugeben und beispielsweise in ein Kloster einzutreten. Als praktisch tätiger Arzt mit dem Anspruch, das Leiden von Menschen zu lindern und, wenn irgend möglich, zu heilen, bin ich an der Verbreitung solch schwieriger und langwieriger Heilswege verständlicherweise nicht interessiert. Ich möchte deshalb im Folgenden über andere Wege berichten, die mir realistischer und einfacher vorkommen und schneller zu dauerhaften positiven Veränderungen führen.

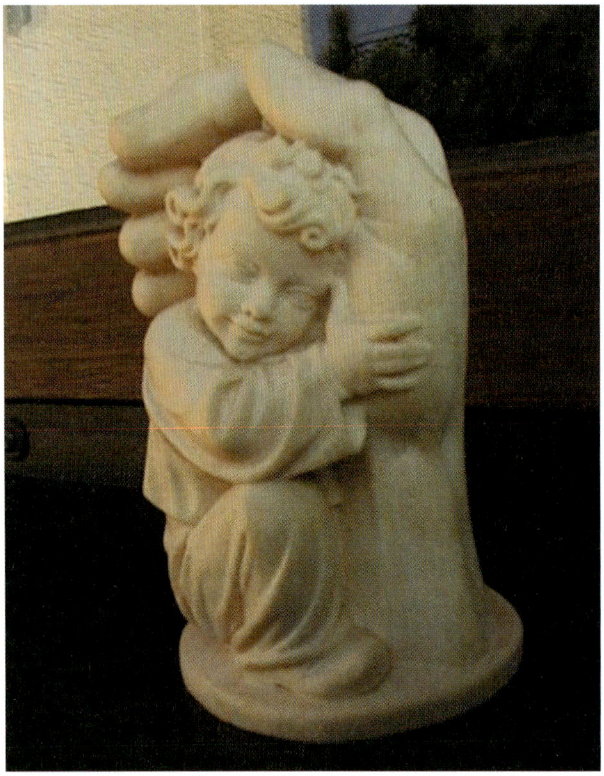

Das kleine Kind wird von einer schützenden Hand behütet – symbolische Darstellung des inneren Kindes, das der Seelenmitte und dem wahren Selbst entspricht.

Grundsätzlich gibt es nach meiner Erfahrung drei Möglichkeiten, in Kontakt mit der tiefsten Seelenmitte – dem wahren Selbst – zu kommen:

1. Die erste Möglichkeit, nämlich langwierige **spirituelle Praktiken**, habe ich bereits erwähnt und als zu mühsam und zeitaufwendig abgelehnt. Wir brauchen heute schnelle und hocheffektive Methoden, um seelisch zu reifen und seelische Konflikte loszuwerden. Vor allem brauchen wir Methoden, die überhaupt nicht elitär sind und so vielen Menschen wie möglich zugute kommen. Ein Großteil der drängenden Probleme unserer Welt kann auf unbewußte Konflikte zurückgeführt werden, die möglichst schnell und dauerhaft gelöst werden müssen, weil sonst die Welt immer kriegerischer und kaputter wird. Dafür brauchen wir unbedingt schnelle und hochwirksame Methoden, die dazu preiswert und leicht zugänglich sind.
2. Die einfachste Möglichkeit, die die vorher genannten Kriterien erfüllt, besteht in der **Abschmelzung des Zentralkonflikts**, wovon ich in den nächsten beiden Kapiteln berichten möchte. Wenn der Zentralkonflikt kleiner wird, verschwinden automatisch die Verdrängungs- und Verteidigungsmechanismen des falschen Selbst, und das wahre Selbst kommt zum Vorschein. Man kann den Zentralkonflikt auf zweierlei Weisen verkleinern, indem man zum einen die eigenen positiven Charakterzüge verstärkt und die negativen Wesenszüge verkleinert (Thema dieses Kapitels), und zweitens, indem man den Konflikt energetisch ab-

schmilzt (Thema des nächsten Kapitels, in dem die Psychosomatische Energetik beschrieben wird).

3. Die dritte und häufigste Variante, in Kontakt mit seinem tiefen Unbewußten zu kommen, besteht in existentiellen Krisen und extremen seelischen Spannungen, die mit Lebensgefahr und größter seelischer Not verbunden sind. Man spricht von **„Grenzerfahrungen“**, die den spontansten und unvorhersehbaren Weg zur Entdeckung des eigenen Unbewußten darstellen. Bei Grenzerfahrungen weiß man nie genau, was passieren wird und welche Folgen daraus erwachsen, weshalb sie als Therapeutikum außerordentlich schwer zu handhaben sind. Deshalb rate ich im allgemeinen von allen provokanten, mit Grenzerfahrungen verbundenen Therapien ab. In Einzelfällen können sie aber außerordentlich wirksam sein, was man an den großartigen Erfolgen von LSD-Psychotherapien bei Alkoholikern sehen kann. Auch manche Heroinsüchtige und Gewalttäter scheinen davon zu profitieren, seelisch in Grenzzonen gebracht zu werden, indem sie bei bestimmten Therapieformen extreme emotionale Qualen durchleiden müssen. All das gehört begreiflicherweise in die Hände besonders geschulter Therapeuten.

Grenzerfahrungen müssen nicht immer ein schrecklicher Unfall oder ein anderes schlimmes Erlebnis sein, sondern können auch angenehme und lustvolle Inhalte haben. Beispielsweise kann so eine transformierende Grenzerfahrung ein riesengroßer, aufregender Spaß sein, etwa auf einem Volksfest beim Achterbahnfahren oder in den unheimlichen Schrecken der Geisterbahn. Kleine Kinder oder Tiere mit ihren unverbildeten Instinkten würden dabei entsetzliche Todesqualen erleiden und jämmerlich um Hilfe schreien. Beim modernen Menschen hat dagegen die nervliche Spannung, die instinktiv mit Todesgefahr verbunden wird, unerwarteterweise einen belebenden und seelisch erweiternden Effekt. Nicht umsonst sind so viele Menschen geradezu süchtig nach irgendeinem Nervenkitzel wie demjenigen, hundert Meter an einem Seil hängend kopfüber in die Tiefe hinabzustürzen.

Wenn man Bergsteiger und Extremsportler nach ihrer Motivation fragt, so heißt es sehr oft, daß sie sich selber und die Welt intensiver spüren wollen. In Wahrheit scheint es sich bei solchen ekstatischen Erlebnissen und höchsten nervlichen Erregungen um die Suche nach dem wahren Selbst zu handeln. Auch alle Formen von Ekstase und Trance – etwa durch wildes Tanzen oder Sex – können zu Durchbrüchen vorher tief unbewußter Seeleninhalte führen. Therapien mit Halluzinogenen und verschiedene Trance-Therapien nutzen das Phänomen der Grenzerfahrung, um das Unbewußte zu öffnen, ebenso wie alle Methoden, die mit Sinnesdeprivation arbeiten („Lilly Tank“).

Manchmal ist der Beginn der Selbstwahrnehmung mit Aufregungen verbunden, die eher leidvoller Natur sind und überhaupt nicht freiwillig gesucht werden, sondern schmerzhaft ertragen werden müssen. Bei solchen seelischen Erschütterungen kann es sich um den Tod eines geliebten Angehörigen oder um eine Scheidung handeln. Ich erwähnte am Anfang des Buches, welche Qualen ich bei meiner Scheidung durchlitten habe. Solche negativen Grenzerfahrungen führen dazu, daß die Maske der äußeren Persönlichkeit löchrig wird. Eine Gemeinsamkeit mit den Erfahrungen von Extremsportlern und Bergsteigern besteht dabei in der Intensivierung der Wahrnehmung. Ich kann mich gut erinnern, daß ich während dieser Zeit viel bewußter und intensiver lebte als sonst, unabhängig von allem damit verbundenen Kummer. Deshalb scheinen mir sowohl positive wie negative Grenzerfahrungen mit einer verstärkten Wahrnehmung gekoppelt zu sein. Genauso gut können Grenzerfahrungen aber auch ins andere Extrem kippen, indem man körperlich gar nichts mehr spürt. So scherzte ein Freund von mir zunächst über die entsetzten Gesichter seiner Arbeitskollegen, bis ihm allmählich klar wurde, daß die Ursache des Entsetzens sein eigener abgerissener Daumen war, den er einige Sekunden zuvor in der Druckmaschine verloren hatte. Es dauerte längere Zeit, bis der Schmerz einsetzte und das Bewußtsein dafür, fortan verstümmelt zu sein.

Grenzerfahrungen öffnen dabei manchmal das Unbewußte, so daß intensive Träume, sensitive Eingebungen und dergleichen einsetzen können. Bergsteiger berichten gelegentlich, daß sie im Moment des Absturzes ihr ganzes Leben an sich vorbeiziehen sehen oder daß ihnen im Schneesturm Fabelwesen begegnen, deren Gestalt und Ausstrahlung von überirdischer Schönheit sind, wobei ihnen solche Phantasiewesen Details von ihren Angehörigen berichten, die sich gerade im Moment Tausende Kilometer entfernt zutragen und die sich bei der späteren Nachprüfung als vollkommen richtig herausstellen. Viele Menschen mit paranormalen Fähigkeiten haben mir berichtet, daß schockartige, emotional sehr bewegende Erlebnisse am Beginn ihrer seelischen Umwandlung gestanden haben. Ihr Unbewußtes hat sich ab dem Zeitpunkt eines Unfalls oder eines seelischen Schockerlebnisses geöffnet und brachte ungeahnte paranormale Fähigkeiten mit sich, beispielsweise die Fähigkeit des Hellsehens, was ihnen daraufhin noch lange Zeit als Beigabe ihrer Transformation erhalten geblieben ist.

Manche Menschen erleben auch innere Zustände von Verzweiflung, die sich unerträglich steigern, ohne daß von außen irgendwelche dramatischen Einflüsse festgestellt werden können. Man ahnt von außen überhaupt nicht, daß solche Leute entsetzliche Qualen durchleiden.

Wie der Bergsteiger, der die Felswand hinunterstürzt, handelt es sich bei solchen Fällen um regelrechte innerseelische Abstürze. Dabei sind bestimmte Regelmäßigkeiten beteiligt, etwa Phasen biologischer Wandlung wie die vielzitierte „midlife crisis". Solche Wandlungsphasen scheinen besonders in der Lage zu sein, den bisherigen Lebensentwurf in Frage zu stellen. So sagen mir klimakterische Patientinnen oft: „Das kann doch nicht alles gewesen sein, wofür ich gelebt habe!" und drücken damit die übergroße seelische Enttäuschung aus, die mit der Bilanz eines trostlos langweiligen Lebens verbunden ist, das solche Menschen bis zu diesem Zeitpunkt gelebt haben. Hinzu kommt in solchen Lebensphasen als weitere Enttäuschung, daß man ohne irgendein lohnendes Ziel älter wird, was die Verzweiflung begreifbarerweise noch mehr steigert. Oft beobachte ich auch einen dritten wunden Punkt, der in der Lebensmitte zur Krise führt. Viele Menschen träumen ihr Leben lang heimlich großartige Träume, daß irgendwann alles besser wird, und irgendwann stehen sie dann vor dem Scherbenhaufen einer riesengroßen Enttäuschung.

Ich möchte den typischen Fall einer Patientin mit Depression und Kreuzschmerzen schildern, deren Beispiel stellvertretend für viele Menschen steht, die zum Zeitpunkt ihrer Lebensmitte mit einer dramatischen seelischen Krise konfrontiert werden, die aus jahrzehntelangen Enttäuschungen herstammt:

Frau S. ist alleinlebend, arbeitet als Sekretärin und lebt ein normales, allerdings recht einsames und von vielen Überstunden gekennzeichnetes Leben als Single, als im Alter von 43 Jahren aus heiterem Himmel schwere Kreuzschmerzen einsetzen. Es kommt zur Bandscheibenoperation und zahlreichen Kuraufenthalten, die alle nichts nützen. Wegen der Schmerzen und der Untätigkeit, die mit der Krankschreibung verbunden ist, kommt es zu immer stärkeren Zuständen von Leere und Hoffnungslosigkeit. Zusätzlich klagt sie über ständiges Völlegefühl und Verstopfung. Als ich Frau S. kennenlerne, ist sie mit ihren 48 Jahren deutlich vorgealtert, stark übergewichtig (vor der Krankheit war sie zwar füllig, aber relativ normal proportioniert) und wirkt außerordentlich müde und antriebslos, was im Kontrast zu ihrem freundlich empathischen Wesen steht..

Bei der Energietestung messe ich extrem niedrige Vital- und Emotionalwerte und dazu einen riesenhaften Konflikt mit dem Thema „mehr haben wollen" im Oberbauchchakra. Im Gespräch wird deutlich, daß sie sich schon seit vielen Jahren innerlich außerordentlich unzufrieden fühlt. Weder der Wunsch nach einem Partner und Kindern noch andere ihrer geheimen Wünsche wie etwa nach schönen Reisen oder einer Karriere als selbständige Geschäftsfrau haben sich jemals erfüllt. Deswegen ist sie im Grunde ihres Herzens äußerst unzufrieden. Das „Mehr-haben-Wollen" entspricht dem ungeheuren inneren Frust, den sie mit Eßattacken und dem Lesen ganzer Stapel von Belletristik betäubt.

Nach Abheilen ihres Zentralkonflikts wird Frau S. zuerst ihr ganzer Kummer bewußt, und sie ringt längere Zeit mit sich, alles hinzuschmeißen und nach Australien zu ziehen, wo eine gute Freundin lebt. Aber dann wird ihr klar, daß Weglaufen keine Lösung ist. Mit einer Gruppe von Frauen unternimmt sie zahlreiche Reisen und kann dort in der Gruppe Gleichgesinnter ihr Herz ausschütten. Sie versöhnt sich langsam mit ihrem Schicksal und verliert mit der Zeit sowohl ihre Depression wie ihre Kreuzschmerzen. Auch die lästigen Oberbauchbeschwerden und die Verstopfung verschwinden. Sie eröffnet einen eigenen Laden und erzählt mir voller Stolz, daß sie es nun doch geschafft hat, einen Teil ihrer Träume zu realisieren. Mit Mann und Kindern wird es wohl nie mehr was werden, dazu sei sie zu alt, aber das eigene Geschäft und die Kameradschaft mit ihren Freundinnen sei ihr Lebensinhalt genug.

Im geschilderten Beispiel von Frau S. ist deutlich nachvollziehbar, daß ihr reales Leben und ihre inneren Ansprüche immer weiter auseinanderklaffen, was entscheidend zum Ausbruch der Krankheiten „Kreuzschmerz" und „Depression" beiträgt. Der innerseelische Druck wird dermaßen unerträglich, daß Kreuzschmerzen einsetzen, die psychosomatisch als eine Art verkörperlichter Depression angesehen werden können. Später beginnen dann auch seelische Depressionen, die zusammen mit den Kreuzschmerzen als Schrei der frustrierten Seele angesehen werden können, daß sich ihr Leben von Grund auf ändern soll. „Ich halte das nicht mehr aus! Ich werde von Tag zu Tag älter, und keiner meiner Wünsche wird sich je erfüllen, weshalb ich einfach nicht mehr mag!" So oder ähnlich lauten die seelischen Botschaften der tiefen Seelenschichten, die mit dem Krankwerden von Frau S. verbunden gewesen sind. Ihren Kreuzschmerz kann man einfach als körperlichen Ausdruck des Gefühls ausdrücken, nicht mehr weitergehen zu können, weil sie innerlich „gebrochen" war.

Bei dem geschilderten Beispiel handelt es sich um einen Zentralkonflikt im Oberbauch, der mit tiefsitzenden und unerträglich großen Frustrationen zu tun hat. Kennzeichnend für solche Gefühle, die zum depressiven Charaktertyp gehören, sind häufig Ersatzhandlungen in Form überstarken Konsums. Entweder essen solche Menschen zu viel und verschlingen alles mögliche, wie im Fall von Frau S. ungewöhnlich viele belletristische Bücher. Oder sie leben nach außen hin asketisch und bedürfnislos, womit sie ihren Zentralkonflikt komplett vor der Außenwelt verborgen halten. Sie trachten sogar danach, den Gefühlsinhalt des eigenen Zentralkonflikts mit einer gegenteilig anmutenden Fassade zu kompensieren, vermutlich weil ihnen ihr emotionaler Schatten zu peinlich ist. Tief in ihrer Seele haben sie jedoch sehr wohl ein überstarkes Hungergefühl voll von Frustrationen, wirken aber nach außen hin vollkommen bedürfnislos. Relativ häufig finde ich übrigens den Zentralkonflikt „mehr haben wollen", den Frau S. aufweist, bei Therapeuten und Lehrern. Solche Leute opfern sich in selbstloser Weise für andere auf, was in der Fachsprache als „Helfersyndrom" bezeichnet wird. Innerseelisch haben solche überstarken Helfer dann unvermuteterweise eine Schattenseite von großer emotionaler Hungrigkeit (oder seelische Probleme mit anderen, ähnlich gearteten Themen). Anderen zu helfen soll Dankbarkeit erzeugen, die den eigenen emotionalen Hunger füttern soll.

Wenn man sich bei der Beurteilung des Gesamtproblems von Frau S. klarmacht, daß der Zentralkonflikt schon lange da war, bevor sich ihre Situation auf unerträgliche Weise zugespitzt hat, bekommt das Ganze eine vollkommen andere Gewichtung. Denn wenn man einen Konflikt mit „mehr haben wollen" mit sich herumträgt, so bedeutet das eine ständige unbewußte Manipulation der eigenen Handlungen. Und damit ist Frau S. kein Opfer mehr, sondern wird zur heimlichen Gestalterin ihres eigenen Unglücks! Frau S. ist so frustriert und unglücklich geworden, weil sie das unbewußt gewollt hat. Welche Dynamik hinter dem ganzen Vorgehen wirksam ist, darauf komme ich gleich zu sprechen.

Vorab möchte ich betonen, daß es sich bei Frau S. keineswegs um einen Sonderfall handelt, sondern um einen durchschnittlichen Vertreter einer immer größer werdenden Gruppe von Menschen. Tag für Tag erlebe ich als Arzt eine steigende Zahl von Patienten, die solche und ähnliche Beschwerden haben, denen letztlich eine seelisch-energetische Blockade zugrundeliegt. Man kann von einem aktiven Zentralkonflikt sprechen, weil man bei solchen Patienten bei der Energietestung einen riesengroßen Konflikt findet, der dem Lebensthema des Betreffenden entspricht. Diese Leute mit einem aktiven Zentralkonflikt befinden sich in einer außerordentlich schwierigen Lage, weil konventionell arbeitende Ärzte und Psychologen in der Regel nicht die wahre Ursache dafür herausfinden, warum es ihnen so schlecht geht und woraus ihre wirklichen Probleme bestehen.

Typische Beschwerden solcher Menschen mit aktiviertem Zentralkonflikt sind

- therapieresistente und chronische Krankheiten aller Art,
- seelische und/oder körperliche Beschwerden aller Art nach schweren Schockzuständen, etwa „post traumatic disorders",
- deutliche Verhaltensstörungen und starke charakterliche Fehlentwicklungen,
- das klare Gefühl, die überwiegende Zeit aus der seelisch-energetischen Mitte herausgerissen zu sein und es aus eigener Kraft nicht mehr zu schaffen, dorthin zurückzufinden,
- anhaltende „spirituelle Krisen" und
- mittelstarke bis schwere psychosomatische und psychiatrische Krankheiten, etwa Depressionen, Angsterkrankungen, Psychosen.

Mein Buch wendet sich deshalb vor allem an die immer größer werdende Gruppe von Menschen, die mit einem aktiven Zentralkonflikt herumlaufen und durch normale Therapien nicht geheilt werden können. Ich kann das deshalb behaupten, weil ich Heerscharen von Patienten mit aktiven Zentralkonflikten erlebt habe, die zuvor erfolglos alles Mögliche ausprobiert haben. Erst mit der Psychosomatischen Energetik bekommen diese Patienten den entscheidenden Heilimpuls, um seelisch wieder in ihre Mitte zurückzufinden. Wie ein zuvor verstimmtes Instrument schwingen sie nach der Auflösung ihres Zentralkonflikts wieder harmonisch, wodurch sich die meisten ihrer Beschwerden und Störungen dauerhaft auflösen. Zusätzlich erhalten sie die entscheidenden Hinweise, welchen Charaktertyp sie haben (der dem jeweiligen Zentralkonflikt entspricht), was natürlich die Beratung als Therapeut wie die Selbsterkenntnis als Patient enorm erleichtert. Denn wenn man seinen eigenen Charaktertyp kennt, weiß man eigentlich schon das Wichtigste über sich selbst. Man kann dann als Therapeut viel bessere Lösungsvorschläge machen, und dem Patienten fällt seine Selbsterkenntnis viel leichter. Er weiß dann, woraus seine Seelenmitte besteht und was seine Seele im tiefsten Herzen will.

Damit bin ich auch schon beim entscheidenden Punkt, der sich hinter der ganzen Krankheitsdynamik verbirgt, wenn ein Zentralkonflikt aktiviert worden ist. Am Beispiel von Frau S. kann man sehr klar erkennen, daß die Seele unbewußt eine unglückliche Lebenssituation herbeiführt, die genau den Schattenseiten des Zentralkonflikts entspricht. Ein latent wütender Mensch wird beispielsweise immer wieder in emotional unerträglich gespannte Situationen hineingeraten, die ihn ungeheuer wütend machen, ohne daß er seine Wut ausleben darf. Bei Frau S. mit dem Konflikt „mehr haben wollen" ist es ein unerträglicher Zustand tiefster Frustration, den sie sich unbewußt herbeigewünscht hat und der sie schließlich in eine Sackgasse hineinmanövriert.

Viele Menschen konstellieren sich deshalb unbewußt eine spannungsgeladene Lebenssituation, bei der sie in Wahrheit ihren seelischen Schatten verwirklichen, anstatt ihr Leben wirklich zu leben! Einige Schlüsselfragen können dazu bei der Selbsterforschung aufschlußreiche Hinweise geben. Alle diese Fragen haben mit der

Kluft zwischen der inneren und äußeren Realität zu tun, und sie kulminieren in der Schlüsselfrage, warum diese Diskrepanz besteht: „Warum handle ich in bestimmten Situationen anders, als ich eigentlich will?“ Eine weitere Frage lautet: „Warum lebe ich ein anderes Leben als das, was ich mir wünsche?“ Eine andere Überlegung zielt auf die Ängste als primäre Quelle seelischer Störungen: „Warum machen mir bestimmte Dinge so ungeheuer viel Angst und paralysieren mich förmlich?“ Oder man fragt sich: „Was für eine Kraft sorgt dafür, daß ich anders denke und empfinde, als ich eigentlich möchte?“

In früheren Kapiteln hatte ich bereits ausführlich von der Bedeutung des Zentralkonflikts gesprochen, der als größter seelischer Konflikt unser gesamtes Denken und Handeln prägt. Der Zentralkonflikt als „falsches Selbst“ zwingt uns Handlungs- und Denkabläufe auf, die uns im Grunde unseres Herzens fremd sind und uns zu Sklaven einer fremden Macht machen. Jede gute, wirklich heilende Methode und ehrliche Selbsterforschung verstärkt unsere authentischen Wesensanteile und versucht, unser falsches Selbst nach und nach zu entlarven und die Fassade mehr und mehr entbehrlich zu machen. Wie das konkret vor sich geht, will ich anhand des unterschiedlichen Vorgehens bei den vier Charaktertypen verdeutlichen. Jeder Charaktertyp braucht dabei ein anderes Vorgehen, um seine positiven Anteile zu verstärken und seine negativen Wesensmerkmale abzuschwächen.

Als ersten Schritt muß man über seinen eigenen Charakter Bescheid wissen. Dazu empfehle ich die früheren Kapitel durchzulesen, wo die Charaktertypen beschrieben sind, oder man bittet nahestehende Angehörige um ihre Einschätzung, zu welchem Charaktertyp man selber gehört. Man kann auch zu einem Energietester gehen, der den Zentralkonflikt im Rahmen der Psychosomatischen Energetik testet. Wenn man über seinen Charaktertyp Bescheid weiß, besteht der einfachste Weg zur Seelenharmonie und die beste persönliche Reifungsmöglichkeit in der Stärkung der gegensätzlich anziehen-

Charaktertyp und die zu entwickelnden positiven und abzubauenden negativen Charakterzüge

Charaktertyp	***Negative Wesensmerkmale des eigenen Typs, die man abbauen muß***	***Für diesen Charaktertyp harmonisierende und positive Anima-/Animus-Charakterzüge:***
schizoid	*Egozentrisches Verhalten, Gefühllosigkeit und zu große Härte, sich gegenüber der Außenwelt abschotten, Zynismus, Härte und Brutalität*	*Auf die eigenen Gefühle achten, sich auch als Gruppenwesen empfinden, auf seine Mitmenschen und ihre Gefühle achten, sanft und nachgiebig sein, ja sagen können*
depressiv	*Stets nachgiebiges Verhalten, Gefühlen hilflos ausgeliefert, zu weich und anpassungswillig, Selbsttäuschung, andere gefühlsmäßig terrorisieren, Ausüben von pädagogischer Dressur*	*Dem Verstand vertrauen, lernen, nur auf sich selbst und seine eigene Stimme zu hören, nach außen Härte zeigen können, nein sagen können*
zwanghaft	*Seelische Starre und Unbeweglichkeit, alles kontrollieren und festhalten wollen, Besserwisser, despotischer Alleinherrscher, Erbsenzählerei und Kleinlichkeit*	*Locker und spielerisch werden, alles heiter und ungezwungen erleben, dem Vergehen der Welt und der eigenen Existenz zustimmen, Kontrolle aufgeben*
hysterisch	*Leben mit der Fassade, andere und sich selbst austricksen, unehrlich und egoistisch sein, sich um Entscheidungen herumdrücken, nur in den Tag hinein leben, andere nötigen, Mitmenschen konfus machen, gewalttätig sein*	*Strukturiert und diszipliniert werden, feste Standpunkte einnehmen und klare Entscheidungen treffen, sich bewußt eingrenzen und Wahlmöglichkeiten freiwillig aufgeben*

den Wesensanteile, also des Schizoiden beim Depressiven (und umgekehrt) sowie des Zwanghaften beim Hysteriker (und umgekehrt).

Wir brauchen die fehlende Seelenhälfte, um den größten und wichtigsten ersten Schritt in Richtung unserer Ganzheit zu tun. Wie ein Einbeiniger brauchen wir das zweite Standbein, um seelisch in unsere Mitte zu kommen. In der optimalen Partnerschaft und Ehe wählen wir uns dazu einen komplementären Partner, der in völlig zutreffender Weise „zur besseren Hälfte wird." Natürlich besteht das Endziel darin, die charakterliche Vollkommenheit im Sinne einer „Vierheit" anzustreben, indem wir irgendwann alle positiven Eigenschaften der vier Charaktertypen verwirklicht haben. Doch der Sprung zu den gegensätzlich polaren Eigenschaften ist für die meisten Menschen viel zu schwierig, etwa für den Schizoiden zum Hysteriker oder vom Zwanghaften zum Depressiven, weshalb wir es am Anfang vernünftigerweise mit unserer charakterlich ausgleichenden Seelenhälfte probieren.

C. G. JUNG spricht von der Notwendigkeit, unsere weiblichen (Anima) und männlichen (Animus) Seelenhälften zu entwickeln. Ich möchte daran erinnern, daß jeder Charaktertyp entweder überwiegend männliche oder weibliche Eigenschaften besitzt. So sind der depressive und hysterische Charaktertyp weiblich, während der zwanghafte und schizoide Typ männlich gepolt sind. Zum Ausgleich braucht jeder Charaktertyp deshalb einen geschlechtsmäßigen Gegenpol. Nun herrscht über die wahre Bedeutung von **Anima** und **Animus** insofern Verwirrung, als hier eine Geschlechtlichkeit vorgetäuscht wird, die überhaupt nicht gemeint ist. Schließlich geht es hier um innerseelische Qualitäten, die mit dem biologischen Geschlecht nichts zu tun haben. Denn in der Tiefe der Seele ist es völlig gleichgültig, ob der zugehörige Mensch ein Mann oder eine Frau ist. Deshalb geht es bei Anima und Animus nicht um eine sexuelle Umorientierung, sondern eine Erweiterung der Seele um Eigenschaften, die mehr männlichen oder weiblichen Charakter haben.

Letztlich geht es um ganz einfache Empfehlungen, indem beispielsweise der spröde Schizoide soziale Tugenden und Herzenswärme freilegen muß, um ein vollständiger Mensch zu werden, der von anderen leichter geliebt wird und selbst mehr Liebe zeigen kann. Oder der depressive Charakter muß lernen, nicht jedermanns Liebling sein zu wollen und Abgrenzungen einzuüben, um sich nicht ständig zu überfordern und von anderen ausgenutzt zu werden. Zugleich kann man jedem der vier Charaktertypen empfehlen, die besonders hervorstechenden negativen Wesenszüge abzubauen, um seinen Charakter abzumildern und seinen Egoismus zu zügeln. Letztlich geht es um so altmodische Dinge wie Tugenden, die erlernt werden müssen, und Laster, die abgelegt werden sollten.

Man kann die seelische Gesundheit des betreffenden Charaktertyps daran abschätzen, wie sehr jemand seine Anima- bzw. Animus-Eigenschaften entwickelt und wie sehr er seine negativen Charaktereigenschaften abgemildert hat. Wir sprechen dann von einem „harmonischen Charakter", der die richtige Balance zwischen verschiedenen Gegenpolen halten kann. Man muß an dieser Stelle natürlich aufpassen, die seelische Harmonisierung nicht mit einer künstlichen Dressur zu verwechseln, die landläufig mit Begriffen wie „gute Kinderstube" und „gute Manieren" umschrieben wird. Es geht bei diesem Prozeß nicht um eine pure Zurschaustellung äußerer Wesenszüge, sondern um die sogenannte „Herzensbildung", die wirklich von innen kommt.

Für jeden Charaktertyp möchte ich die wichtigste positive und negative Charakterentwicklung durchspielen.

Der **Schizoide** zeigt eine positive Charakterentwicklung, je geringer seine egozentrischen Rückzugstendenzen und sein unnahbares Wesen zugunsten von sozial freundlichen, der Welt positiv zugewandten und gefühlsmäßig offenen Charakterzügen werden. Es handelt sich um die dem Depressiven zugeordneten Anima-/Animus-Anteile, die dem Schizoiden ursprünglich als wichtiger Ausgleich fehlen und die ihm außerordentlich gut tun, sobald er sie entwickelt. In der Neurose wird der schizoide Typ ganz zwanghaft und neigt zu Perfektionismus und überstrenger Kontrolle. In der psychotischen Entgleisung finden wir beim Schizoiden hysterische Wesenszüge. Das kann der demonstrativ sich gebärdende Paranoiker („Trickster") sein, der seine sadistischen Impulse dadurch abfackelt, daß er Gott und die Welt zum Narren hält und gar nichts mehr ernst nimmt. Alles wird in dieser psychotischen Situation zur Fassade und verwandelt sich in eine zweidimensionale Roboterwelt, wo einzig die theatralische Pose einen Hauch von Revolte und Lebendigkeit vermitteln kann.

Beim **Depressiven** können wir eine umso größere seelische Gesundheit feststellen, je ehrlicher und mutiger der Depressive seine eigenen Interessen anderen gegenüber durchsetzt, während sich die zu stark gefühlsbetonte, sozial zu angepaßte Seite immer mehr abschwächt. Im neurotischen Zustand neigt der Depressive zur fassadenhaften Übertreibung, indem er in exaltierter Manier seiner Umwelt zu gefallen sucht und alles als bloßes Spiel betrachtet. Er entwickelt dann die unschönen Wesenszüge des Hysterikers, die im Depressiven natürlich ebenfalls latent angelegt sind und bei der Neurose ans Tageslicht kommen. Zur psychotischen Entgleisung kommt es, wenn zwanghafte Kontrollmechanismen und ängstliche Pedanterie einsetzen. Ein Waschzwang im Sinne einer psychotischen Insel kann so eine psychotische Deformierung der Persönlichkeit darstellen.

Ein **Hysteriker**, der ordentliche und strukturierte Charaktereigenschaften entwickelt, die den positiven zwanghaften Wesensmerkmalen entsprechen, macht eine harmonische und gute Entwicklung mit. Und je schwächer darüber hinaus seine negativen Wesensmerkmale ausgeprägt sind, etwa weniger auf Schein und mehr auf Sein zu achten, als umso gesünder und wesensmäßig harmonischer kann er gelten. Dagegen haben die Wesenszüge der beiden anderen Charaktertypen (des depressiven und schizoiden) eine krankmachende Wirkung. Wird der Hysteriker neurotisch und damit depressiv, so finden wir ihn weinerlich in die Regression von Süchten und gefühlsbetonten Leidenschaften verfallen, ohne Fähigkeit zur Abgrenzung gegenüber den Wünschen anderer Personen, kriecherisch den Befehlen von Autoritätspersonen ausgeliefert. Noch viel schlimmer wird es, wenn schizoide Charakterzüge beim Hysteriker psychotische Symptome hervorrufen, die zu egozentrischer Härte und Unduldsamkeit führen. In dieser schizoiden Krankheitsform weiß der Hysteriker alles viel besser als andere, igelt sich in seinem Wahngebilde ein und läßt im Grunde keinen richtig an sich heran. Im Extremfall finden sich querulatorische und hoch-aggressive Wesenszüge, die in jedem Mitmenschen den potentiellen Feind wittern. Natürlich sind in solchen wahnhaften Realitätsverkennungen immer die anderen schuld, und der arme Hysteriker wird zum unschuldigen Opferlamm.

Beim **Zwanghaften** liegt eine positive Entwicklung vor, wenn das zwanghaft Rigide und der Zwang zum Kontrollieren zugunsten von Lockerheit und spielerischer Leichtigkeit ausgeglichen werden, was zu den wesensmäßig ausgleichenden hysterischen Wesenszügen gehört. Neurotisch wird der Zwanghafte schizoide Wesenszüge zeigen, indem er hart, unnahbar und egozentrisch wirkt. Völlig ins Psychotische kippt der Zwanghafte, wenn bei ihm depressive Wesenszüge auftreten, die sich oft als hypochondrische Ängste oder als Verfolgungswahn zeigen. Im Falle größerer Regression wird der Zwanghafte extrem von außen lenkbar, tendiert zu Süchten und zu völligem Rückzug in embryonale Versorgungsphantasien. Nicht umsonst wird der Zwanghafte in der Temperamentenlehre mit dem Typus des Phlegmatikers in Beziehung gebracht. Die höchste Steigerung von Phlegma findet man als Faulheit und vollkommenes Desinteresse, auch nur einen kleinen Finger krumm zu machen, um etwas zu erreichen. Das Märchen von den willfährigen Heinzelmännchen, die einem alle Arbeit abnehmen, muß zuerst von einem Zwanghaften phantasiert worden sein, der damit seine absoluten Versorgungsphantasien hemmungslos ausgelebt hat. Wenn man sich psychodynamisch klar macht, daß der Depressive das ideale Heinzelmännchen darstellt, indem er anderen alle Wünsche von den Augen ablesen möchte, so begreift man die abgrundtiefe Abscheu des Depressiven vor der Unmäßigkeit des Zwanghaften, der ihn maßlos ausbeuten würde, wenn er nur könnte.

An dieser Stelle möchte ich die Beschreibung der Charaktertypen abbrechen, um nicht zu detailliert in die Tiefe zu gehen und dadurch in Bereiche abzuschweifen, die mehr den Fachmann interessieren. Mir geht es darum, einen knapp skizzierten Überblick über die positiven Möglichkeiten zu geben, die jeder Charaktertyp als Tugend entwickeln kann, was von den Mitmenschen als sympathische, liebenswürdige und menschliche Qualitäten empfunden wird, genauso wie natürlich das Gegenteil eintreten kann, indem Untugenden die häßlichen Charakterseiten hervortreten lassen, die allgemein als unfreundlich, unsympathisch und egoistisch verurteilt werden. Grundsätzlich muß man sich darüber klar sein, daß unsere positiven Eigenschaften nur dann einen wirklichen Wert besitzen, wenn sie ehrlich und wahrhaftig sind. Denn nur aus dem Herzen kommende, natürlich entstandende und ehrliche Wesensmerkmale sind auf Dauer etwas wert, während geheuchelte und falsche Wesenszüge für alle Beteiligten zu einer gefährlichen Fallgrube werden können, die zu ganzen Ketten von Problemen, zu psychoenergetischen Blockaden und weiteren „Folgelügen" führen. **Das Allerwichtigste scheint mir zu sein, ehrlich mit sich selber zu werden.** Denn nur dann sind unsere Handlungen durch ehrliche Impulse hervorgerufen, und nur ehrliche Handlungen führen auf Dauer zu positiven Entwicklungen, was im übrigen für alle Beteiligten gilt, die in die Handlung einbezogen sind.

Als nächstes möchte ich auf weitere Therapiemöglichkeiten hinweisen, die den eigenen Charaktertyp stimulieren und positive Wesenszüge zur Ausreifung bringen können. Um unseren Zentralkonflikt zum Abschmelzen zu bringen und unsere positiven seelischen Potentiale zu vergrößern, werden die unterschiedlichsten Therapieformen und spirituellen Schulungswege angeboten. Welcher Weg ist für welchen Charaktertyp der richtige? Welches Verfahren ist am vorteilhaftesten? Grundsätzlich sind alle gängigen Psychotherapien und andere weit verbreitete Formen der Selbsterforschung immer auf ganz bestimmte Charaktertypen zugeschnitten, etwa die Tanztherapie und das Psychodrama für den Hysteriker oder alle Formen der Gruppentherapie für den Depressiven. Der Zwanghafte bevorzugt im allgemeinen Therapieformen mit strengen Regeln und strukturierten Entwicklungswegen, wie man das am deutlichsten im Yoga und ähnlichen Therapien findet, während der Schizoide sich zu ekstatischen Erlebnissen hingezogen fühlt, die er ganz alleine und auf vollkommen individuelle Weise erleben kann, etwa mit Sinnesdeprivation im „Samadhi-Tank" oder durch Einzelmeditation mit holotropem (sehr schnellem und intensivem) Atmen, was zu intensiven Verschmelzungsgefühlen und sogar zu Halluzinationen führt.

Man sieht, daß sich jeder Charaktertyp zu ganz bestimmten Therapieformen hingezogen fühlt, die seinem innersten Wesen entsprechen und ihm auf bestmögliche Weise dazu verhelfen, sein inneres Kind kennenzulernen und sich mit seinem ganzen Wesen auf die jeweilige Therapie einzulassen. Meine langjährigen Erfahrungen

Charaktertypen und ihre Therapien

Charaktertyp	schizoid	depressiv	zwanghaft	hysterisch
Optimale Therapie = *für den Patienten optimale ausgleichende Methode & Psychotherapie*	*holotropes Atmen, Halluzinogene*	*Gruppentherapie*	*Hatha-Yoga, Zen-Buddhismus*	*Gestalt, Psychodrama, Tanz*
Weniger empfehlenswerte Therapie = *für den Patienten ungünstige, eventuell sogar schädigende Methode & Psychotherapie*	*Gestalt, Psychodrama, Tanz*	*Hatha-Yoga, Zen-Buddhismus*	*Gruppentherapie*	*holotropes Atmen, Halluzinogene*

mit unterschiedlichsten Therapieformen und unterschiedlichsten Charaktertypen haben mir immer wieder bestätigen können, daß die besten Fortschritte nur dann erzielt werden, wenn man die zu seinem Charaktertyp optimal passende Therapie wählt. Sonst wird man im schlimmsten Fall „gegen den Strich gebürstet" und hat nicht viel davon.

Nun kann man aber noch einen Schritt weiter gehen, denn ich habe den Eindruck gewonnen, daß die gerade besprochene Regel von der optimalen Therapie nur für die Anfangsphase gilt, wenn man sich am Beginn der Selbsterforschung befindet. Wenn man sich weiterentwickeln will, sollte man nicht dabei stehenbleiben, seine schon vorhandenen Wesenszüge zu verstärken, sondern ausgleichende und das eigene Wesen ergänzende Qualitäten zu entwickeln. Dabei darf man den Bogen nicht überspannen und gleich auf seine extremen Schattenseiten losstürmen, weil sich das erfahrungsgemäß sehr ungünstig auswirkt. So konnte ich bei Hysterikern erleben, daß stark die Ego-Grenzen auflösende Verfahren wie Halluzinogene oder holotropes Atmen psychotische Schübe ausgelöst haben, so daß es zu anhaltenden negativen Zuständen gekommen ist.

Es gibt deshalb nach meiner Erfahrung nur zwei vernünftige Lösungen: am Anfang der Selbsterforschung sollte man die zum eigenen Charaktertyp optimal passende Therapie wählen, die am wenigsten wesensmäßig herausfordert und instinktiv am sympathischsten ist. Auf Dauer ist das aber keine gute Lösung, weil es zur charakterlichen Stagnation führt, was ich am Beispiel des **Hysterikers** klarmachen möchte. Hysteriker wählen gerne eine theatralische, ausdrucksstarke Therapieform wie etwa Gestalttherapie oder Ausdruckstanz. Damit werden ihre Wesenszüge aber auf Dauer verstärkt anstatt abgemildert, und fehlende Charakterzüge werden dadurch erst recht nicht antrainiert. Hysteriker brauchen zum Ausgleich ihres chaotischen Wesens vor allem Ordnung, weshalb sie solche Therapien durchführen sollten, die besonders viel äußere Struktur und Disziplin vermitteln, wie etwa Hatha-Yoga oder zenbuddhistische Übungen.

Umgekehrt braucht der komplementäre Typ des Hysterikers – der **Zwanghafte** – eine ihn lockernde, spontan und frei machende Therapie wie Psychodrama oder Ausdruckstanz. Für ihn wäre die Strenge eines Zenklosters vermutlich auf Dauer das pure Gift, weil seine starren Charakterzüge dadurch auf unheilvolle Weise verstärkt werden. Wenn ich mich unter mir bekannten westlichen Zen-Adepten umsehe, habe ich darunter unverhältnismäßig viele zwanghaft strukturierte Menschen getroffen, denen diese Methode aus charakterlicher Sicht überhaupt nicht weiterhilft. Zwanghafte sind ja schon von Hause aus viel zu streng, weshalb sie zur Harmonisierung ihres Wesens Spontanität, Leichtigkeit und Freude brauchen, also lockernde und befreiende Therapien wie zum Beispiel Ausdruckstanz.

Beim **Schizoiden** wird die Tendenz zur Isolierung dadurch verstärkt, daß er einsiedlerische Therapien bevorzugt, wo er nur mit sich und dem leeren, unpersönlichen Kosmos zu tun hat. Schizoide werden gerne zu Eigenbrötlern, die permanent auf der Suche nach der Lösung des Welträtsels sind. Diese findet der Schizoide

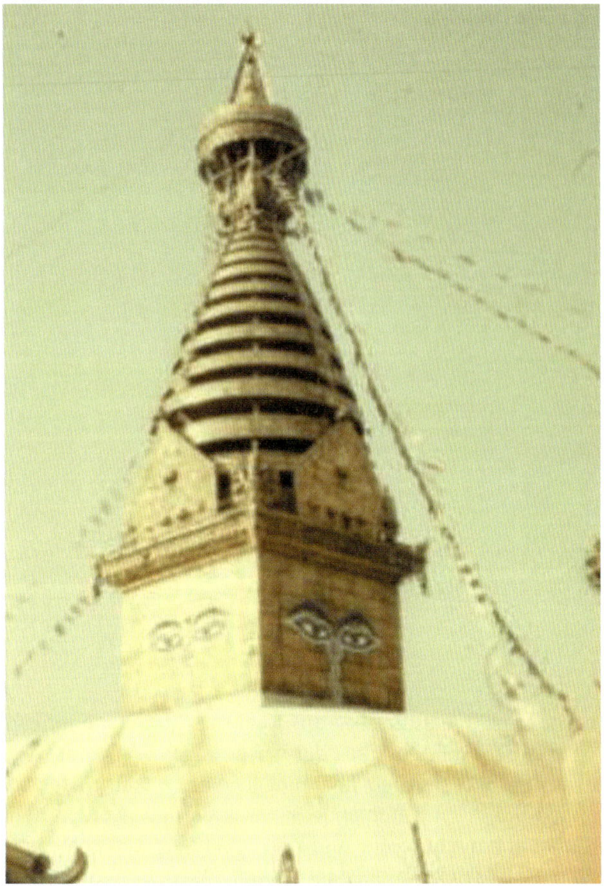

Die Swayambunath-Stupa in Nepal aus dem 5. Jahrhundert n. Chr. zeigt die Augen Buddhas, die als Zeichen der Weisheit und Erleuchtung in die vier Himmelsrichtungen schauen. In vergleichbarer Weise müssen wir die Charakterfacetten aller vier Typen entwickeln, um seelisch rund und ganz zu werden.

aber gerade da, wo er das am wenigsten vermutet, nämlich in der sozialen Gruppe mit ihrer emotionalen Eingebundenheit, weil ihm die emotionale Wärme und Nähe anderer Menschen dazu verhilft, seine eigene emotionale Mitte wiederzufinden. Beispielsweise ging der berühmte Urwaldarzt Albert SCHWEITZER meiner Meinung nach vor allem deshalb nach Lambarene, um im hintersten Afrika als Arzt kranken Farbigen zu helfen, weil er instinktiv gespürt hat, daß er emotional empathische Gruppenprozesse erleben muß, um persönlich rund und ganz zu werden. Ohne Zweifel war SCHWEITZER ein Schizoider, der die emotionale Wärme anderer Menschen gesucht hat, was er dann auch in Form von Dankbarkeit und Liebe von seinen Patienten zurückbekommen hat.

Der **Depressive** als komplementärer Typ wählt naturgemäß die Therapien, wo er seine besonderen Stärken hat – nämlich in der Gruppe aufzugehen und mit den Gefühlen der anderen mitzuschwingen. Dabei sollte der Depressive lernen, alleine für sich zu sein, sich abzugrenzen und seine Mitte in sich selbst zu finden. Vor kurzem hörte ich von einer Krankenschwester, die alleine zu einer Weltreise mit dem Fahrrad aufgebrochen ist, und konnte unschwer an bestimmten Wesenszügen der Weltenbummlerin erkennen, daß es sich um eine Depressive handeln muß. Beispielsweise wollte sie den Daheimgebliebenen regelmäßig Karten schicken, damit die sich nicht so viel Sorgen machen, und man spürte dabei die Bemühtheit des Depressiven, es anderen Menschen wohlergehen zu lassen. Zuerst wunderte ich mich über die sonderbare Wunschvorstellung, als depressiver Charaktertyp alleine um die Welt zu fahren, was den Depressiven vollkommen „gegen den Strich bürstet," bis mir klar wurde, daß es sich um eine Selbsttherapie handelt. Auch daß diese Frau Karate gelernt hat, was eine materielle und damit veräußerlichte Form der Fähigkeit zur Abgrenzung von anderen Menschen darstellt, kann als eine Form der Selbsttherapie gewertet werden.

Zusammengefaßt eignet sich nicht jede Therapieform für jeden Menschen: Meist wählt man instinktiv diejenige Therapieform aus, die einem am besten liegt. Aber es gibt natürlich Irrtümer und daraus entstandene Fehlentwicklungen, die beispielsweise daran erkannt werden können, daß jemand entweder eine Endlos-Therapie macht oder unter dem Einfluß der Therapie ungünstige Charaktereigenschaften entwickelt. Oder Krankheiten verschwinden nicht oder verschlimmern sich, weil die Therapieform überhaupt nicht heilend wirkt, sondern alles beim alten läßt oder sich Symptome im ungünstigsten Fall sogar verschlimmern. Die richtigen Therapien machen uns dagegen seelisch runder, freier und gelöster. Auf unsere Mitmenschen wirken wir frischer, geerdeter und mehr in unserer Mitte. Der Bibelspruch „An ihren Taten sollt ihr sie erkennen" gilt deshalb auch für alle Therapieformen. Weil es viel klüger ist, vorausschauend die richtige Therapie zu wählen, sollte man zuerst seinen eigenen Charaktertyp kennen und danach die dazu passende Therapieform wählen, anstatt unnötige Umwege zu machen.

Selbstanalyse und Auraheilung

Wer sich selbst recht kennt, kann sehr bald alle anderen Menschen kennenlernen.
(Georg Christoph Lichtenberg)

Aus dem Blickwinkel des Heilungsprozesses habe ich mich im vorigen Kapitel überwiegend auf seelische Bereiche konzentriert, nämlich auf das wahre Selbst und den Charakter. Viele Menschen, die alle möglichen Therapien mitgemacht haben, sind fälschlicherweise der Ansicht, daß sie sich um die energetische Löschung ihrer Konflikte nicht zu kümmern brauchen. Eines unschönen Tages werden sie damit konfrontiert, daß ihre unbewußten seelischen Probleme trotz aller Bemühungen gleich geblieben sind! Der Grund für die Hartnäckigkeit seelischer Probleme liegt meist nicht am mangelnden Willen der Betroffenen, wie vielerorts fälschlicherweise unterstellt wird, sondern in der energetischen Struktur der jeweiligen unbewußten Konflikte. **Weil nämlich Konflikte in der Aura als regelrecht eingebrannte Blockaden wirken, verschwinden sie logischerweise so lange nicht, bis sie energetisch gelöst werden!**

Weil so wenige Therapeuten an die Energielöschung der Konflikte denken, sind natürlich auch die Heilerfolge häufig so unbefriedigend. Ich kann das deshalb behaupten, weil ich bei Aberhunderten von Menschen Energietestungen durchgeführt habe, nachdem diese Menschen jahrelang Psychoanalysen mitgemacht haben, meditiert und getöpfert und Rolfing praktiziert und unzählige andere Therapien absolviert haben, stets mit dem gleichen Ergebnis, daß ihre psychoenergetischen Konflikte in den Energietests immer noch deutlich nachweisbar sind, statt aufgelöst worden zu sein. Meines Erachtens kann deshalb nur der Schluß daraus gezogen werden, daß die meisten gebräuchlichen Therapien nicht stark genug wirken, um Konflikte energetisch abzuschmelzen und aufzulösen.

Nun werden mir Kritiker eine einseitige Wahrnehmung vorwerfen, aber dem kann ich entgegenhalten, daß Hunderte anderer Energietester zu vollkommen identischen Ergebnissen gekommen sind. Es kommt für die Kritiker sogar noch viel schlimmer, denn der Nachweis psychoenergetischer Konflikte gelingt sogar bei ausgewiesenen Fachleuten, beispielsweise bei Psychoanalytikern und Meditationslehrern, obwohl man üblicherweise davon ausgeht, daß solche Menschen wegen ihrer Vorbildfunktion gesünder sein sollten als der Durchschnitt. Offenbar haben alle ihre Eigenanalysen und Meditationen nicht ausgereicht, die eigenen Konflikte loszuwerden.

Erst durch die energetische Abschmelzung kann man Konflikte dauerhaft loswerden, wie zahllose Untersuchungen an Tausenden von Menschen gezeigt haben. Wie man Konflikte energetisch löscht, davon handeln die nächsten beiden Kapitel. Darin bespreche ich diejenigen Methoden, die als „Auraheilung“ und „Geistheilung“ bezeichnet werden. Zusätzlich gebe ich Hinweise, wie man sich selber ohne Hinzuziehung eines Fachmanns weiterhelfen kann. Im nächsten Kapitel stelle ich dann die Psychosomatische Energetik vor, bei dem es sich um das Verfahren handelt, mit dem ich die besten und langanhaltendsten Therapieerfolge erzielen konnte.

Zunächst möchte ich einige praktische Ratschläge geben, wie man seine Konflikte selber energetisch erkennen und (teilweise) heilen kann. Um selber in Kontakt mit seinen unbewußten Konflikten zu kommen, muß man sich darüber im klaren sein, daß es sich um ein raffiniertes Versteckspiel handelt, bei dem unbewußte Widerstände eine große Rolle spielen. Am allerwenigsten kann man unbewußt gesteuerte Abläufe wie **Haltung und Mimik** manipulieren, so daß man durch die sorgfältige Eigenbeobachtung seiner Gesichtszüge, seiner Körperhaltung und Bewegungsabläufe einen relativ leichten Einstieg bekommt, um mit seinem tiefen Unbewußten Kontakt aufzunehmen.

Der heilende Vorgang beruht auf der tiefgreifenden Änderung derjenigen seelischen Negativ-Programme, die mit der Mimik und der Körperhaltung ausgedrückt werden, obwohl man in Wahrheit ganz andere Empfindungen hat. Wer beispielsweise eine Verhärtung und Verbitterung seiner Gesichtszüge bemerkt, kann daran arbeiten, ein weicheres, offeneres und freundlicheres Gesicht zu zeigen. Dabei muß er natürlich auch das Gefühl der Verhärtung und abwehrenden Verbitterung durchleben, was die erste Verteidungsbastion der „Persona“ darstellt. Dahinter verbergen sich Gefühle des Verletztseins und der Angst, die man durch die Verteidungsbastion des harten, abwehrenden Gesichtes vor sich und anderen versteckt hält. Durch die Veränderung der Mimik kommt man automatisch in Kontakt mit seinen weicheren und verletzlichen Seelenanteilen, indem man wieder den Schmerz und die Lebendigkeit erfährt, die hinter der Verteidungsbastion verborgen gehalten wurden.

Eine bloß oberflächliche Haltungsänderung oder äußerliche Verstellung der Mimik bringt natürlich auch eine gewisse Veränderung, die aber nicht von Dauer ist. Man muß das seelische Programm ändern, das im Zentralkonflikt steckt, was ich mit dem Begriff der **„Selbstanalyse“** umschreiben möchte und was am ehesten mit den Achtsamkeitsübungen im Buddhismus verglichen werden kann. Bei so einer Selbstanalyse handelt es sich keineswegs um ein schwieriges Unterfangen, sondern um die simple Umschreibung dessen, was ohnehin ständig in uns abläuft. Wir brauchen deshalb nichts anderes als eine erhöhte Aufmerksamkeit, um uns selber genau zu beobachten und unsere Stimmungen und Verhaltensweisen zu registrieren. Wer wie im genannten Beispiel ein freundliches und weicheres Gesicht bekommen will, muß zuerst ein Gefühl für seine verhärtete Mimik bekommen. Denn erst durch das Bewußtwerden kann man einen direkten Einfluß auf den eigenen Gesichtsausdruck bekommen, und man lernt mit der Zeit, wieder offener und freundlicher zu werden.

Unbewußtheit und seelische Konflikte haben eine enge und unmittelbare Beziehung, was zu den bekanntesten und wichtigsten Grundgesetzen der Psychoanalyse gehört. Was man darunter zu verstehen hat, möchte ich näher erläutern. Bis zu einem gewissen Grad sind wir uns normalerweise ständig bewußt, was in uns abläuft. Je mehr wir aber in einer seelisch kranken, neurotisch machenden Umwelt aufwachsen, umso mehr wird unsere Selbstwahrnehmung eingeschränkt. Das kann im Extrem so weit gehen, daß man von sich selbst als fremder Person spricht. Bei geistig Behinderten kann man das sehr gut sehen, indem bei Hunger gesagt wird: „Willi will was essen." Man findet solche Gefühllosigkeit, Dumpfheit und Entfremdung von sich selber aber nicht nur bei geistig Behinderten, sondern auch bei scheinbar geistig normalen Menschen, die mehr oder minder stark an der Unfähigkeit leiden (häufig, ohne es zu merken), sich selbst als gefühlvolles Wesen mit eigenem Seelenleben zu empfinden. Der fachliche Terminus für die extremste Ausprägung solch einer Gefühllosigkeit lautet „Alexithymie", wobei man heutzutage von einer Kollektiverkrankung sprechen kann, denn in unserer Hochzivilisation leben wir allesamt in einer relativ gefühlsverarmten Gesellschaft.

Der eigentliche Grund für die bewußtseinsmäßige Dumpfheit und Gefühlsarmut beruht auf dem unbewußten Bemühen, seinen Seelenschmerz in Form der unbewußten Konflikte nicht zu spüren. Man stellt sich innerlich wie tot, und dabei ist der Konflikt der Hauptgrund, indem er uns von uns selber ablenkt und unsere Wahrnehmung trübt, im extremsten Fall sogar die Wahrnehmung ganz unmöglich macht. Ein gutes Beispiel dafür sind Psychotiker, die sehr häufig eine stark reduzierte Körperwahrnehmung haben und im tiefsten Winter viel zu dünn angezogen herumlaufen. Der riesige Zentralkonflikt des Psychotikers führt dann dazu, daß er von seiner Kälte-Wahrnehmung nicht mehr viel spürt, weil er von seiner eigentlich vorhanden Empfindung von Kälte abgelenkt wird.

Es gibt natürlich unzählige Widerstände und Verdrängungsmechanismen, um die Selbstwahrnehmung einzuschränken, wie etwa „sich blöd stellen", „so wie alle anderen sein wollen", „nichts begreifen" und so weiter. **Dummheit und getrübte Empfindungen sind deshalb allesamt Verdrängungsmechanismen!** Nun möchte ich keineswegs den falschen Eindruck erwecken, kluge Leute seien automatisch seelisch gesunde Leute. Unter Dummheit verstehe ich deshalb etwas anderes als das Gegenteil von Intelligenz, weil auch intelligente Leute in einem erweiterten Verständnis von Dummheit dumm sein können. Deshalb sollte man darunter jede Form der Weigerung verstehen, vorhandene Realitäten anzuerkennen und vernünftig damit umzugehen. Dummheit ist einfach ein anderer Ausdruck für Nicht – wahrnehmen – Wollen von Tatsachen sowie das falsche Einordnen oder sogar Ausblenden von Realitäten. All das ist aber letztlich nichts anderes als Gefühllosigkeit, womit wir wieder beim Thema der Selbstanalyse sind. Die Selbstanalyse stellt das beste Gegenmittel gegen die eigene Gefühllosigkeit dar.

Mit der Selbstanalyse kann man lernen, zunehmend bewußter und realistischer mit sich und seiner Umgebung umzugehen. Das ist erfahrungsgemäß ein lebenslanger Prozeß, psychoenergetisch immer offener, achtsamer und klarer in seiner Wahrnehmung zu werden und zugleich die unbewußten Widerstände immer deutlicher wahrzunehmen. Es gibt viele gute Therapieformen, die die Selbstanalyse fördern können, beispielsweise buddhistische Achtsamkeitsübungen, zahlreiche unterschiedlichste Meditationsübungen, die Gestalttherapie von Fritz Perls, Bewegungsübungen wie Feldenkrais, T'ai Chi und viele andere Verfahren.

Grundsätzlich sollte man sich bei dem großen Therapieangebot im klaren sein, daß die Selbstanalyse auch unabhängig von Therapien funktionieren kann. Bekanntlich ist das Leben der beste Lehrmeister, und so kann man durch eigene Anstrengungen und durch die simple Tatsache, einfach zu leben und dabei genau hinzuschauen, sehr viel über sich selber lernen. Mit einigen einfachen Fragen kann man den Prozeß der Selbsterforschung intensivieren und beschleunigen. Ich möchte sie **„Grundfragen der Selbsterforschung"** nennen. Diese Fragen sind immer dieselben, und so einfach sie im ersten Moment klingen, so schwer fällt es den meisten Menschen, sie auf Anhieb vernünftig zu beantworten. Es braucht sehr viel Geduld, Arbeit an sich selber und das Auflösen der inneren Widerstände (Konflikte), um die Grundfragen der Selbsterforschung nach einiger Zeit zufriedenstellend zu beantworten:

- „Wie werde ich achtsamer gegenüber meinen Gedanken und Gefühlen?"
- „Was blockiert meine Achtsamkeit?
- „Was ist wirklich und was ist Einbildung?"
- „Was sind meine ehrlichen Gefühle?"
- „Was will ich wirklich aus tiefstem Herzen?"
- „Wohin treibt mich meine tiefste Sehnsucht?"
- „Wer bin ich wirklich ... hinter all der Fassade, dem Schmerz, der Krankheit, den vorgefaßten Meinungen?"

Man kann durch Achtsamkeit und Ehrlichkeit sich selbst gegenüber sehr große Fortschritte machen, wobei die oben genannten Fragen eine große Hilfe sein können. Ich habe sie aus den Lehren der großen Weisheitslehren – speziell aus dem Christentum, Buddhismus und der „philosophia perennis" Aldous HUXLEYS – herausdestilliert und auf ihre einfachste Form gebracht. Natürlich kann man eigene Fragen stellen und sollte sich von seiner inneren Stimme leiten lassen.

Erfahrungsgemäß stoppt der persönliche Reifungsprozeß aber irgendwann. So kommen die Mehrzahl aller Achtsamkeitsübungen und die meisten Therapien irgendwann an eine Grenze, die mit der Unbewußtheit der Konflikte und ihrer energetischen Hartnäckigkeit zu tun haben, selbst wenn sich der Einzelne noch so abmüht. Irgendwann stellt man dann fest: „Ich drehe mich im Kreis". Der Grund für die Stagnation liegt im Konflikt, dessen Widerstand uns behindert. Wie eine unsichtbare, gleichzeitig aber unüberwindliche Mauer schirmt sie den Konflikt von seiner Entdeckung und Heilung ab. An diesem Punkt reichen die gängigen Therapien nicht mehr aus. Man braucht starke Energien und Hilfen von außen, um weiterzukommen.

Nach meiner Erfahrung gibt es vier Möglichkeiten, seinen Mitmenschen zu Hilfe zu kommen und ihre Konflikte abzuheilen:

- **Zufuhr von hochschwingender Heilenergie** (Kausalkörperenergie z. B. in Form von Gebet, Fürbitte, religiösen Zeremonien, Wunderheilung)
- **Arbeit in der Aura** des Patienten mit eigener Heilenergie (Zufuhr von eigener Vital- und Emotionalenergie und Anwendung psychoenergetischer Techniken, z. B. Spiraldrehen n. Gerda BOYESEN, Mudras, Aufzeichnen von Symbolen, schamanistische Techniken wie Absaugen des Konflikt-„Dämons", Wegfegen mit Fächer u.s.w.)
- **Konfrontative Techniken** zur kurzfristigen Aktivierung tiefer unbewußter Seelenprobleme, um danach den Konflikt emotional bewußt zu machen und in eine gute Richtung zu lenken, d.h. ihm eine neue, positive Richtung zu geben (z. B. durch katarrhtische Therapien wie Primärtherapie, LSD-Therapie, Hyperventilation, Provokation bei Gruppensitzungen usw.)
- **Psychosomatische Energetik** (genaues Testen der Konflikte und Auflösung durch bestimmte homöopathische Komplexmittel – „Emotionalmittel")

Ich möchte die vier Möglichkeiten der Reihe nach besprechen und mit der Zufuhr hochschwingender göttlicher Heilenergie beginnen. Das Gebet als Bitte an höhere Mächte, mittels hochschwingender Energie Krankheiten und die dahinter versteckten „Konfliktdämonen" als eine Art von Gnadenakt zu heilen, stellt sicherlich die älteste Therapie dar, die seit Urzeiten in allen Hochreligionen praktiziert wird. Viele Dankesbilder (Votivtäfelchen) in Wallfahrtsorten beweisen, daß immer wieder unerwartete Heilungen durch höhere geistige Kräfte eintreten können. Allgemein spricht man von **„Wundern"**, wenn eine Heilung oder Rettung aus höchster Not ganz unerwartet einsetzt, die nach allen Regeln der Vernunft normalerweise nicht eingetreten wäre.

Bei Wundern werden nicht nur Krankheiten geheilt, sondern natürlich auch die zugrundeliegenden Konflikte, was man daran erkennen kann, daß Menschen nach Wundern auf ihre Mitmenschen vollkommen umgewandelt erscheinen. Der Glaube als Hingabe an die Kausalkörperenergie hat den Menschen dann geholfen, wie Jesus im Neuen Testament feststellt. Durch den Glauben öffnen sich die Kranken der hohen Schwingung des Göttlichen, die automatisch zur Gesundheit führt, weil die Kausalkörperenergie meiner Meinung nach die vollständige Gesundheit mit sich führt, vergleichbar einer idealen Form, die nur reaktiviert zu werden braucht.[82] Nun braucht sie aber die Offenheit des Menschen, in den sie eintreten soll. Alle einschränkenden Ideen und Zweifel blockieren die Kausalkörperenergie. Es handelt sich beim Glauben, der die Vorbedingung für Wunder darstellt, um einen willentlichen Akt der Hingabe und des vollkommenen Vertrauens, wodurch die Kausalkörperenergie dann im vollen Umfang wirken kann, so daß Wunder möglich werden.

Ich selbst habe bisher keine Patienten vor und nach Wundern psychoenergetisch untersucht, weil solche Patienten sehr selten sind und mich als Arzt natürlich nicht aufzusuchen pflegen, ganz einfach deshalb, weil sie

---

[82] Ergänzend möchte ich zum Thema des Glaubens anmerken, daß der religiöse Glaube im landläufigen Sinn keineswegs das Gesundwerden zur Folge hat. Selbst religiöse Ekstasen und kasteiende Exerzitien scheinen Gesundheit nicht immer zu ermöglichen, wie ich an mehreren Patienten sehen konnte, die man als tief religiös bezeichnen kann. Bei einer Patientin fand ich beispielsweise einen religiösen Wahn, der mit Waschzwang und Magersucht gekoppelt war und der nach meiner Untersuchung auf einem riesigen Zentralkonflikt „falsch denken" beruhte, der höchstwahrscheinlich uralten religiösen Dogmen entsprach, die ihre Wurzel in früheren Inkarnationen haben, wo die junge Patientin ebenfalls auf geradezu wahnhafte Weise religiös gewesen sein muß, etwa als christliche Nonne.

Ein sehr gläubiger Herr mit sexuellen Problemen hielt Sexualität für pure Sünde, wollte aber unbedingt Frau und Kinder, was seine Versündigungsvorstellungen vereitelten. Ihm war schwer begreiflich zu machen, daß Gott die Sexualität erfunden hat, damit wir Freude daran haben. Uralte religiöse Wahnideen vermischten sich bei diesem Patienten zu einer totalen Lebensblockade, die sein ganzes Dasein ruinierte. Man könnte solche Beispiele beliebig vermehren, bei denen man den Eindruck bekommen kann, solche tief religiösen Leute müßten erst ihre Religiosität verlieren, um zur Besinnung zu kommen und überhaupt wieder im Stande zu sein, normale Gedanken und Empfindungen zuzulassen. Insofern ist Glaube und Glaube zweierlei, und Religion im herkömmlichen Sinn kann sehr häufig eine innerseelische Barriere werden, die den Betreffenden von wahrer Gläubigkeit trennt.

meine Hilfe nach einem Wunder nicht mehr brauchen. Ich bin mir aber sicher, daß Konflikte bei Sofort- oder Wunderheilungen vollständig und dauerhaft aufgelöst werden. Grundsätzlich scheint der Hauptgrund dafür in der starken Heilkraft hochschwingender Heilenergie zu liegen, die Konflikte auf vergleichbare Art zum Schmelzen bringt, wie das die Sonnenenergie in kürzester Zeit mit Eis und Schnee zustande bringt.

Der rationale Verstand hält Wunderheilungen für Aberglauben, doch in den Annalen der berühmten Wallfahrtsorte wie Lourdes/Südfrankreich sind zahlreiche Heilungen dokumentiert, die ärztliche Spezialisten auf minutiöse Weise nachgeprüft und für stichhaltig befunden haben. Gebete und Wunder sind deshalb Realitäten, die zwar nicht mit großer Selbstverständlichkeit einzutreten pflegen, aber auch nicht ganz selten vorkommen. Die amerikanischen Ärzte Daniel J. Benor und Larry Dossey haben sich intensiv mit dem Gebet beschäftigt und seine statistische Wirksamkeit nachgewiesen, die bei rund 30% zu liegen scheint, das heißt, daß es durch Gebete bei jedem dritten Patienten zu Besserungen kommt. Auch die landläufige menschliche Erfahrung lehrt uns, daß ein Gebet nie verkehrt sein kann, aber wegen der Unsicherheit der Wirkung nicht das einzige Hilfsmittel bleiben sollte. Wegen der unsicheren Wirkung wird man vernünftigerweise nach anderen Hilfen Ausschau halten, wobei ich dann gleich zum nächsten Punkt komme: der Zufuhr von Heilenergie durch andere Menschen.

Eine Möglichkeit der Konfliktheilung beruht auf der **Arbeit in der Aura**, indem der Therapeut mit seiner eigenen Heilenergie arbeitet. Bereits im Vorwort dieses Buches brachte ich das Beispiel von der Mutter, die ihr weinendes Kind instinktiv zu heilen versucht, indem sie auf das verletzte Knie pustet und dabei liebevolle Worte spricht. Das Pusten und die liebevolle Zuwendung stellen nichts anderes als „Aura-Arbeit" dar, indem die Mutter die blockierte Energie bei ihrem Kind wieder zum Fließen zu bringen versucht. Alle Geistheiler und solche, die mit den Händen in der Aura des Patienten arbeiten (Handauflegen, Geistheilung, Reiki, Schamanismus usw.), bestätigen übereinstimmend, daß es sich bei ihrer Arbeit um eine Form der liebevollen Zuwendung handelt, ganz so wie es die Mutter bei ihrem Kind zu tun pflegt. Trotz kompliziert klingender Heiltheorien tun Geistheiler deshalb in Wahrheit nichts anderes als die Mutter mit ihrem verletzten Kind.

Geistheiler haben natürlich im Unterschied zur Mutter, die man bei der Tröstung ihres Kindes als Amateurin ansehen muß, eine gewisse Potenzierung ihrer Kräfte und zahlreiche professionell zu nennende Fähigkeiten. Pranaheiler wie der Thailänder Mantak Chia vermitteln in ihren Büchern und Kursen wertvolle Hinweise, wie man Geistheilungen anwenden kann. Bekannt ist auch die Reiki-Methode des Japaners Dr. Mikao Usui, die mit verschiedenen Einweihungsstufen arbeitet und auf einer Mischung christlicher und fernöstlicher Lehren beruht. In einem früheren Kapitel erwähnte ich auch „Psychoenergetics" des amerikanischen Arztes Jordan Weiss. Weltweit führend sind die britischen Geistheiler (Spiritual Healers), die an staatlichen Krankenhäusern mit traditionellen Ärzten zusammenarbeiten.

Geistheilung gehört zu den ältesten medizinischen Heilsystemen, wenn man an die Arbeit von Schamanen denkt, die seelische Konflikte in ihrer Heiltrance als energiesaugende und zerstörerische Dämonen visualisieren oder als Löcher in der Aura wahrnehmen, durch die der Patient seine Lebenskraft verliert. Die schamanistischen Visionen scheinen nach meiner Erfahrung die feinstofflichen Abläufe bei Krankheiten vollkommen wirklichkeitsgetreu abzubilden, wenn man von der Ausschmückung durch phantasievolle Übertreibungen absieht. Schamanen sind die zeitgeschichtlich ältesten Heiler, die es gibt, und trotz ihrer jahrtausendealten Tradition sind ihre Heilpraktiken weitgehend gleich geblieben, was für die gute Wirksamkeit ihres Heilsystems spricht.

Obwohl ich selbst wenig persönliche Erfahrung mit dem Auflösen von Konflikten in der Aura habe, so habe ich doch einige Leute untersucht, die vor meiner Untersuchung diverseste Geistheilpraktiken an sich haben durchführen lassen. Weil sie ihre mittelgroßen und großen Konflikte nach wie vor gehabt haben, möchte ich die Behauptung aufstellen, daß Geistheiler im allgemeinen nur zur Heilung kleinerer, relativ frisch entstandener Konflikte fähig sind. Um genauere Aussagen machen zu können, müßte man natürlich mit bestimmten Heilern und unterschiedlichsten Techniken weitere Untersuchungen durchführen. Ich möchte aber die Vorhersage wagen, daß dabei keine wesentlich neuen Erkenntnisse ans Tageslicht gefördert werden, bis auf die unbestreitbare Tatsache, daß einige wenige hochtalentierte „Superheiler" bessere Erfolge haben werden. Solche seltenen hochtalentierten Heiler können durch die Zufuhr starker, besonders hochschwingender Heilenergie auch größere Konflikte auflösen.

So wertvoll und nützlich ich die Aura-Arbeit auch im allgemeinen halte, hat sie doch mehrere entscheidende Nachteile, derer man sich bewußt sein sollte. Eine große Gefahr besteht für den Therapeuten in der Erschöpfung seiner eigenen Energiereserven. Ich habe etliche Heiler behandelt, die mit solchen Problemen zu kämpfen haben und die durch Geistheilung selber krank geworden sind. Häufig werden Heiler sogar selber körperlich krank und machen einen erschöpften, graublassen Eindruck mit tiefen Augenringen, oder sie verfallen ins andere Extrem einer manischen Betriebsamkeit, wodurch sie sich auf Dauer ebenfalls allzu sehr verausgaben. Heiler und energetisch arbeitende Therapeuten brauchen deshalb viel Regeneration, grüne Natur und Mußestunden, um ihre Batterien wieder aufzuladen.

Ein anderes, viel versteckteres Problem beruht auf der unabsichtlichen Übertragung der Patientenkonflikte auf den Therapeuten. Häufig finde ich bei Heilern unverhältnismäßig große Konflikte, die nach meiner Einschätzung zwar nicht von ihren Patienten stammen, wie man leichtfertig glauben könnte (weil Konflikte erfahrungsgemäß höchst selten von einem Menschen zum anderen wandern), die aber durch die Konflikte des Patienten verstärkt werden. Im Grunde handelt es sich um eine ganz einfache Angelegenheit, die sämtlichen Psychiater-Witzen zugrundeliegt. Wer häufig mit kranken Menschen zu tun hat, wie das bei Heilern und Therapeuten der Fall ist, kann psychoenergetisch leicht angesteckt werden. Um sich zu erden und wieder in die seelische Mitte zu kommen, sollten sich Heiler regelmäßig psychoenergetisch von ihren Konflikten reinigen und dazu simple Dinge tun wie den Garten umgraben und ähnliche Dinge.

Ein weiterer Nachteil besteht in der schlechten Steuerbarkeit und Unsicherheit der Geistheilung. Weil man nicht genau weiß, was man tut, ist die Therapie entweder nicht genügend wirksam, die Heilung tritt gar nicht erst ein, oder man wird gerade bei hochsensiblen Personen mit unerwarteten Verschlimmerungen konfrontiert. Immer wieder habe ich Patienten, die durch heilerische Anwendungen wie Pyramidenenergie, Tachyonen oder simples Handauflegen schwer krank geworden sind. Nach meiner Erfahrung erscheint es deshalb ratsam, zukünftig Geistheiler mit energetischen Testverfahren wie der Psychosomatischen Energetik zu kontrollieren und besser zu schulen, um ihre Heilkräfte auf möglichst optimierte Weise einzusetzen. Man kann beispielsweise mit dem Rebatest-Gerät die Konflikte des Heilers auflösen, dazu die Energien des Heilers in ihrer Stärke messen und sehen, was während und nach dem Heilvorgang passiert. Man kann dann leicht überprüfen, ob sich der Heiler zu stark erschöpft und wie lange er braucht, um sich zu erholen, und ob er mit anderen Techniken bessere Erfolge haben wird.

Zusammengefaßt handelt es sich bei der Geistheilung um ein sehr subjektives Verfahren, das nur von gut geschulten und psychoenergetisch in Harmonie befindlichen Heilern ausgeübt werden sollte. Die beste und vollständigste Heilung scheint mir dadurch zustande zu kommen, daß hochschwingende Heilenergie Konflikte auflöst, was relativ selten der Fall zu sein scheint (etwa bei herausragenden Heilerpersönlichkeiten). Wenn die Heilenergie nicht so hochschwingend ist, was bei den meisten Heilern die Regel sein dürfte, braucht es mehrere Sitzungen, weil die Aura des Patienten sich mit der Zeit immer wieder entlädt (weil die Konflikte nicht aufgelöst worden sind). Geistheilung ist in der Mehrzahl der Fälle ein nützliches Hilfsmittel zur Genesung von Kranken, was sich auch darin dokumentiert, daß immer mehr angloamerikanische Kliniken nach Operationen mit Geistheilern zusammenarbeiten. Ich bin ein großer Befürworter von Geistheilung, möchte aber nicht versäumen zu wiederholen, daß Geistheilung meist nur eine unterstützende Bedeutung erhalten sollte. Geistheilung heilt (bis auf seltene Ausnahmen bei „Superheilern") weder auf ursächliche Art, noch beseitigt sie die zugehörigen Konflikte!

Zuletzt möchte ich auf **konfrontative Techniken** zu sprechen kommen, bevor ich im nächsten Kapitel ausführlich auf die Psychosomatische Energetik eingehe. Man versteht darunter Verfahren, die den Patienten auf drastische und unerbittliche Weise mit tiefen Seelenschichten konfrontieren. Das bekannteste Beispiel dafür ist die „Urschrei-Therapie" nach Artur Janov, bei der Patienten beispielsweise einige Minuten wie ein Baby nach „Papi, Mammi" rufen, bis sie häufig in heftiges Schluchzen ausbrechen und zu schreien beginnen. Durch konfrontative Techniken wird der Patient so lange provoziert, bis er mit seinen tiefsten Seelenschichten in Kontakt kommt, wo sich zugleich die größten Konflikte mit den darin enthaltenen starken Seelenschmerzen befinden.

Konfrontative Techniken aktivieren Konflikte sehr stark, was ich zusammen mit meiner damaligen Frau bei Sitzungen mit systemischer Familientherapie nachweisen konnte. Durch die emotional aufwühlenden Erlebnisse bei der Sitzung waren die Konflikte wesentlich größer geworden. Am Rande möchte ich erwähnen, daß sich die großen Zentralkonflikte der Patienten in der Regel perfekt in der Familiendynamik widerspiegeln. Wenn wir uns deshalb mit den Problemen innerhalb der Familie beschäftigen, können wir unsere eigenen Konflikte wiedergespiegelt bekommen (insbesondere den Zentralkonflikt). Das hat einen wichtigen Nutzen für unsere Selbsterkenntnis und kann Veränderungen in Gang setzen, die sich auch auf unsere innerseelischen Konflikte günstig auswirken. In der Mehrzahl der Fälle habe ich jedoch feststellen müssen, daß konfrontative Techniken Konflikte auf Dauer nicht auflösen können, so daß ihr Nutzen vor allem darin zu bestehen scheint, Konflikte überhaupt sichtbar zu machen und ans Tageslicht zu holen. Danach muß man dann durch andere Verfahren die Konflikte psychoenergetisch auflösen.

Dazu gibt es zahllose Wege, die ich bereits angesprochen und deren Wirkungsweise ich erklärt habe. Am meisten Erfahrung habe ich persönlich mit der Psychosomatischen Energetik, einer von mir entdeckten Methode, mit der Konflikte auf einfache Weise erkannt und gelöscht werden können. Dadurch fließt die Energie des Patienten danach wieder in voller Stärke, und zahlreiche Beschwerden, Krankheiten, Verhaltensstörungen und seelische Probleme lösen sich komplett auf. Sind solche Störungen bereits unumkehrbar, weil Zellen zu stark geschädigt und Verhaltensweisen zu stark eingeprägt sind, dann kommt es immer noch zu Besserungen, aber nicht mehr zu Heilungen. Wie jede Methode hat deshalb auch die Psychosomatische Energetik ihre Grenzen.

Psychosomatische Energetik

Jede Krankheit ist ein musikalisches Problem – die Heilung eine musikalische Auflösung. Je kürzer und dennoch vollständiger die Auflösung, desto größer das musikalische Talent des Arztes.

(Novalis)

Bei der „Psychosomatischen Energetik“ handelt es sich um ein neues, ganzheitliches Heilverfahren, bei dem davon ausgegangen wird, daß erst das harmonische Zusammenwirken der drei wichtigsten Bestandteile unseres Organismus, nämlich von

- Körper (Soma),
- Seele (Psyche) und
- Lebensenergie (Energetik)

zur Grundlage wahrer Gesundheit werden kann.

Psyche und Energie wirken dabei in enger Zusammenarbeit als feinstofflicher Dirigent und Lebensspender, die den grobstofflichen Körper mit Lebenskraft und harmonischen Schwingungen versorgen. Durch Harmonisierung von Psyche und Energie können deshalb viele körperliche Krankheiten gebessert oder geheilt werden, indem der übergeordnete Taktgeber des Körpers – nämlich Seele und Lebensenergie – gesund gemacht wird. Man kann Seele und Lebensenergie bildlich mit der Sonne, dem Wasser und den Nährstoffen vergleichen, die eine Blumenwiese am Leben erhalten. Wie Blumen verdorren und krank werden, wenn Wasser, Sonne und Nährstoffe fehlen (die eigentlichen Lebensspender und "Taktgeber“ der Blumenwiese), braucht der menschliche Körper genug Lebenskraft und seelische Harmonie, um gesund zu bleiben.

Alle drei Teile des Organismus – Körper, Seele und Lebensenergie – sind untrennbar miteinander verbunden und können nicht unabhängig voneinander betrachtet werden. Erst ihr harmonisches Zusammenwirken läßt wirkliche körperliche Gesundheit entstehen und führt zu einem sinnvollen, lustvollen Leben voller Lebensfreude. Die Namensgebung „Psychosomatische Energetik“ soll die einfache Wahrheit ausdrücken, daß wir zum wirklichen Gesundsein nicht nur körperliche Gesundheit, sondern auch seelische Harmonie und Lebenskraft benötigen. Der altbekannte Spruch „gesunder Körper, gesunder Geist“ ist deshalb nur halb richtig, weil man die feinstoffliche Lebensenergie mit dazurechnen muß, so daß es richtig heißen sollte: „Gesunder Körper, gesunder Geist, gesunde Lebensenergie.“ **Wahre Gesundheit bedeutet, daß wir nicht nur einen gesunden Körper und Geist brauchen, sondern vor allem eine frei und unblockiert fließende Lebensenergie, damit wir richtig gesund sein können.**

Ich habe die Psychosomatische Energetik in rund dreißigjähriger Arbeit entwickelt, weil ich mit den herkömmlichen Diagnosemethoden und Therapien unzufrieden war. Die eigentliche Entwicklung der Methode begann 1995, wobei jahrzehntelange Vorarbeiten auf energiemedizinischem Gebiet und intensives Vorstudium von ganzen Bibliotheken unterschiedlichster Literatur notwendig waren, von Buddhismus bis zu medizinischer Spezialliteratur. Meine damalige Frau, die ebenfalls allgemeinmedizinisch tätig ist und mit der ich lange Jahre eine Gemeinschaftspraxis geführt habe, hat mir bei der Entwicklung der Methode viel geholfen. Ich verdanke ihr viele wichtige intellektuelle Impulse, neben der unerläßlichen emotionalen Unterstützung, wenn man sich an so ein Mammutwerk heranwagt.

Viel verdanke ich auch dem Biophysiker Dieter Jossner, der das Rebatest-Gerät konstruiert hat und der als erster die geniale Idee hatte, die Hirnwellen mit der Aura zusammenzubringen. Daneben haben mich ungezählte Kollegen und Heiler mit wertvollen Anregungen versorgt, allen voran der zypriotische Heiler Daskalos, der englische Sensitive David Tansley und der Arzt und Zahnarzt Helmut Schimmel, so daß ich mir bei ehrlicher Selbsterkenntnis sagen muß, nicht ich habe diese Methode erfunden, sondern sie hat mich gefunden, unterstützt von zahlreichen Mitmenschen, die mir den richtigen Weg gewiesen haben und denen ich dafür sehr dankbar bin. Im Grunde handelt es sich bei der Psychosomatischen Energetik um die Fortführung uralten spirituellen Wissens und uralter schamanistischer und ärztlicher Erfahrung, gepaart mit modernen Erkenntnissen der Medizin und Psychologie. Das Neue an der Methode ist die Kombination all dieser Erkenntnisse zu einer praktikablen, logisch leicht nachvollziehbaren Ganzheitsmethode, die Psychoanalyse, Spiritualität, Medizin und Energiemedizin zu einer neuen Synthese zusammenbringt.

Auf den folgenden Seiten möchte ich das praktische Vorgehen bei der Anwendung der Psychosomatischen Energetik schildern. Als praktisch tätiger Arzt brauche ich eine Methode, die nicht nur schnell, einfach und ohne großen apparativen Aufwand durchgeführt werden kann, sondern die mir die entscheidenden Hintergründe der meisten Krankheiten und Störungen verrät und die mir darüber hinaus die einfachste und zugleich beste Lösung anbietet, um dauerhafte und bestmögliche Gesundheit für meine Patienten zu erreichen. Insbesondere brauche ich eine Methode, um die Lebenskraft zu messen, weil diese seit Urzeiten – und mit vollem Recht – als die eigentliche Quelle unserer Gesundheit angesehen wird, denken wir nur an die Lehren des Yoga und der Akupunktur.

Weil Geist und Energie erfahrungsgemäß viel früher gestört sind als der grobstoffliche Körper, zumindest bei vielen chronischen Krankheiten und den meisten Infektionskrankheiten, ist es so elementar wichtig, sich um die Psychoenergie zu kümmern. Wir wissen aus der Erfahrung, daß wir uns schneller erkälten, wenn wir geschwächt oder nervlich überfordert sind. Die Änderung unserer geistigen Haltung zum Schlechten, Mutlosen und Blockierten und die gleichzeitige Schwächung der Lebenskraft sind unerläßliche Vorbedingungen dafür, daß wir eine Erkältung bekommen oder anderswie körperlich krank werden. Das gilt verblüffenderweise auch für schicksalshaft anmutende Krankheiten. Häufig beobachte ich in den Segmenten große Energieblockaden, in deren Bereich sich Unfallfolgen besonders konzentrieren. So haben Menschen mit einem gestörten Halschakra bei Autounfällen oft ein Schleudertrauma oder solche mit einem gestörten Herzchakra ein Prelltrauma im Brustbereich. Die energetische Schwächung bestimmter Körperbereiche scheint bestimmte Verletzungsarten regelrecht magisch anzuziehen – die Inder sprechen von „Karma“. Das Primäre sind dabei immer die Störungen von Geist und Lebenskraft, worauf körperliche Krankheiten folgen, die die psychoenergetische Gestörtheit sehr oft widerspiegeln.

Störungen der Lebenskraft und des Geistes sind wichtige Vorbedingungen, um anfällig für Krankheiten zu werden. Vergleichen wir den Menschen mit einem Computer, so entspricht die Lebenskraft mitsamt dem Geist der Software, die den materiellen Körper (Hardware) mitsamt seinem Stoffwechsel und dem Abwehrsystem steuert. Im Falle von psychoenergetischen Störungen kommt es zu einer Fehlsteuerung, so daß längerfristig Krankheiten entstehen. Störungen der Lebenskraft und des Geistes sind deshalb außerordentlich wichtige Vorboten von Krankheiten. Bevor wir körperlich krank werden, sind schon unsere Lebensenergie und unser Geist gestört. Aus diesem Grund können Hellsichtige in der Aura eines Menschen lange vor Ausbruch einer Krankheit Störungen erkennen. **Wenn wir deshalb wirkliche Krankheitsvorbeugung betreiben wollen, sollten wir logischerweise dafür sorgen, daß der unsichtbare Teil unseres Organismus – die Energie und der Geist – gesund und ungestört sind.**

Nun ist die Feststellung von Störungen im Unsichtbaren zunächst eine schwierige Sache, weil beispielsweise Hellseher zu sehr subjektiven, teils widersprüchlichen Aussagen gelangen. Viele kritische Menschen schütten an dieser Stelle „das Kind mit dem Bade aus“, indem sie vorschnell zu der Auffassung gelangen, jede Diagnostik der feinstofflichen Energie sei rein subjektiv. Das stimmt aber nicht, weil sowohl die Erfahrung von mir wie diejenige Dutzender von ärztlichen Kollegen gezeigt hat, daß die Diagnose der Aura eine ganz zuverlässige und solide Angelegenheit sein kann, solange man bestimmte Voraussetzungen beachtet.

Die wichtigsten Grundregeln unterrichten wir auf unseren Fachseminaren, wobei man als wichtigsten Punkt hervorheben sollte, daß der Energietester selber keine wesentlichen Energieblockaden haben darf. Sonst kann er seine eigenen Störungen am Patienten testen. Zusätzlich sollte der Therapeut mental weder zu kritisch an die Testung herangehen noch anderswie vorgefaßte Meinungen haben, sondern sich innerlich leer machen. Dann erhält man sehr zuverlässige und reproduzierbare Ergebnisse, so daß verschiedene Untersucher zu nahezu identischen Ergebnissen kommen. Im übrigen bestätigen auch die großartigen Therapieergebnisse die Richtigkeit der Testungen, denn sobald man „Quatsch“ testet, bleiben sofort die Heilungen aus. Erst wenn man bestimmte Störquellen bei der Testung ausschaltet, bekommt man wieder die vorherigen guten und verläßlichen Heilerfolge.

Als Allgemeinmediziner gehöre ich zu der Sorte von Therapeuten, die von gebildeten Kollegen verächtlich als „Praktiker“ bezeichnet werden. Den praktisch tätigen Heiler interessiert nicht, ob eine Theorie besonders schön klingt, sondern ob sie funktioniert und die Menschen tatsächlich gesund macht. Genau das ist bei der Psychosomatischen Energetik der Fall! Nach mehr als einem Vierteljahrhundert, in dem ich therapeutisch tätig bin und mit Abertausenden von Patienten und zahlreichen Methoden meine Erfahrungen gesammelt habe, dazu natürlich auch erlebt habe, was in der allgemeinen Medizin tagtäglich überall geleistet wird, bin ich der festen Überzeugung, daß die Psychosomatische Energetik wegen ihrer großen Aussagekraft, ihrer unkomplizierten Handhabung und sanften, preiswerten und außerordentlich großen Wirksamkeit zu den Standardverfahren einer zukünftigen Energiemedizin gehören wird.

Mit dem einfachen Beispiel eines kleinen Jungen möchte ich das demonstrieren:

Ein kleiner Junge mit Bettnässen kommt zu mir in Behandlung. Psychologisch gesehen ist sein Bettnässen ein „Weinen über die Blase“, weil sich der Vater vor einiger Zeit von seiner Mutter hat scheiden lassen. Als Konflikt findet sich ein Thema, das mit Minderwertigkeit zu tun hat und dem 1.Chakra zugeordnet wird. Das 1. Chakra sitzt im Becken, wo sich auch der Blasenschließmuskel befindet, so daß sich das Bettnässen auch von daher gut verstehen läßt. An dem kleinen Jungen wurde so ungefähr alles – völlig vergeblich – ausprobiert, was Bettnässen normalerweise zu heilen pflegt. Bereits in der ersten Nacht nach Einnahme der Tropfen Emvita 1 ist das Bettnässen verschwunden! Mittlerweile haben wir bei Dutzenden von Bettnässern die gleichen Erfolge erlebt. Oft verschwindet das Bettnässen bereits in der ersten Nacht nach Behandlungsbeginn! Das Schönste aber war, daß der kleine Patient einen großen seelischen Entwicklungssprung nach vorne machte und wesentlich selbstsicherer und zufriedener wirkte. Auch seine Schulleistungen wurden viel besser.

Ähnliches erleben wir in der Praxis Tag für Tag, so daß wir uns schon daran zu gewöhnen beginnen. Trotzdem reibt man sich als versierter Therapeut doch immer wieder die Augen, um das Großartige und Ungewöhnliche dieses Heilprozesses richtig zu würdigen. Abschließend möchte ich noch einmal hervorheben, daß es sich bei der Psychosomatischen Energetik nicht um eine ausschließlich psychotherapeutische Behandlung handelt, sondern um eine den ganzen Menschen umfassende Ganzheitsbehandlung, die das Psychoenergetische ebenso mit einschließt wie den Körper. Sie ist deshalb für jedermann geeignet und meiner Meinung nach ein äußerst wertvolles Instrument, um auf sanfte und dauerhafte Art viele Krankheiten und Beschwerden loszuwerden, dauerhaft gesund zu bleiben und eine echte psychoenergetische Vorsorge zu betreiben.

Als nächstes möchte ich den praktischen Testvorgang der Psychosomatischen Energetik beschreiben. Mit dieser Methode besteht erstmals die Möglichkeit, das sonst nicht nachweisbare feinstoffliche Energiefeld (Aura) mit großer Genauigkeit zu messen und den Füllungszustand der Aura in Prozenten festzustellen (100 % bedeutet optimale Gesundheit, 50 % eine mittlere und Werte unter 20 % eine starke Erniedrigung der Lebenskraft). Durch ein Testgerät (Rebatest®) werden den vier Auraschichten genau definierte Schwingungen im Bereich der vier wichtigsten Hirnwellen-Bereiche zugeführt. Die mit dem Rebatest-Gerät zugeführten Schwingungen sind äußerst fein und beeinträchtigen den Körper selber nicht. Deshalb können selbst Kleinkinder oder Träger von Herzschrittmachern damit untersucht werden.

Als Testindikator wendet der Therapeut eine beliebige energetische Untersuchungsmethode an, die er gut beherrscht (Kinesiologie, Elektroakupunktur und andere Verfahren). Sobald die ausgesandten Schwingungen des Rebatest-Gerätes mit der Auraschwingung in Resonanz gehen, vergleichbar einer Instrumentensaite, die zu vibrieren beginnt, wenn man in den Bereich ihrer Gestimmtheit gelangt, zeigt der Patient eine Testreaktion. Man kann deshalb mit dem Rebatest die Gestimmtheit der vier Aura-Ebenen ermitteln und erhält so einen präzisen

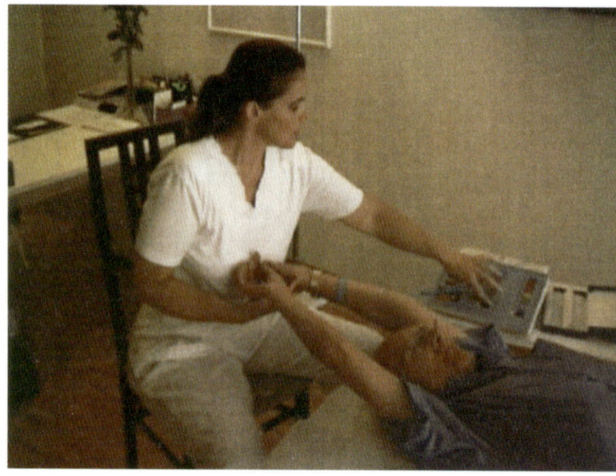

Typische Testsituation der „Psychosomatischen Energetik" – kinesiologische Messung der Armlänge und Messen der Energiewerte mit dem Rebatest

Wert für den Ladezustand der jeweiligen Energie-Ebene. Je erschöpfter und niedriger ein Mensch auf einer Auraschicht schwingt, umso weniger Signale des Rebatest-Gerätes sind deshalb notwendig, um eine Testreaktion zu erhalten. Umgekehrt wird die Testperson umso mehr Signale aushalten, je gesünder sie ist.

Die Messung mit dem Rebatest-Gerät kann man als „energetischen Blutdruck" bezeichnen. Vergleichbar einem Fieberthermometer oder Blutdruckmesser können wir mit dem Rebatest-Gerät messen, wieviel Ladung ein Mensch auf einer bestimmten Energiebene hat. Der ganze Testvorgang dauert ungefähr zehn Minuten und belastet weder den Untersucher noch den Patienten. Man kann die Testung im Liegen oder Sitzen durchführen, und selbst bei kleinen Kindern über drei Jahren habe ich zuverlässige Testergebnisse erzielen können. Grundbedingung aller Energietests sollte sein, daß der Patient keine Unruhe verbreitet und ruhig und entspannt sitzt oder liegt, und daß im Testraum Ruhe herrscht und möglichst wenig zusätzliche Störungen da sind, etwa Lärm, nervös dazwischen redende Familienangehörige, Telefonklingeln und dergleichen.

Der Einfachheit halber werden die Meßwerte in Prozent angegeben. Bei einem gut erholten Urlauber messen wir aller Voraussicht nach 100 % Vitalität, sofern er sich gut erholt hat. Ab und zu kann ich zu meinem Erschrecken feststellen, daß gerade heimgekehrte Urlauber unter meinen Patienten relativ schlechte Energiewerte haben, aus welchen Gründen auch immer. Psychologen sprechen von „Freizeitstreß", wenn Menschen aus ihrem Urlaub mit aller Gewalt die maximale Befriedigung herausholen wollen. Ich habe die Erfahrung gemacht, daß die eigentliche Ursache für Urlaubsfrust in großen Konflikten zu suchen ist, deren Energieräuberei und Frusterzeugung im Urlaub oft nur noch schlimmer werden. Anstatt sich zu erholen, wird der Gesamtzustand durch den Urlaub nur noch schlimmer, weil man innerlich tief unzufrieden ist und auch vom Urlaubsglück verständlicherweise nicht die ersehnte Befriedigung bekommt. Denn die Ursache des inneren Frusts ist seelischen Ursprungs und muß zuerst im Seelischen gelöst werden.

Mit dem Rebatest-Gerät kann man messen, wie es dem Patienten psychoenergetisch geht. Gesundheit im psychoenergetischen Sinn kann mit dem Rebatest-Gerät objektiviert werden, denn Werte um 100 % kommen mit großer Regelmäßigkeit bei Gesunden vor, während niedrige Meßwerte über kurz oder lang zu Krankheiten führen. Rüstige Senioren, die bis ins hohe Alter gesund bleiben, haben ausnahmslos Vitalwerte über 90 bis sogar 100 %! Nur durch volle Energiewerte können wir auf Dauer gesund werden und auch bleiben. Erstaunlicherweise sind viele scheinbar gesunde Menschen bereits in energetischer Weise krank, ohne etwas davon mitzubekommen. Energetisch handelt es sich um Scheingesunde, die bei genauer Betrachtung als krank angesehen werden müssen.

So mißt man bei der Mehrzahl aller Menschen unserer Breiten Vitalwerte von 50-80%, was eine leichte bis deutliche Schwächung der Lebenskraft bedeutet. Aus diesem Grund ist es nicht verwunderlich, daß Menschen aufgrund der niedrigen Vitalwerte schneller altern und sogar irgendwann ernstlich krank werden. Bei den meisten Senioren findet man dann all die Zivilisationskrankheiten, die heute für normal gehalten werden, vom grauen Star bis zu Verkalkungen der Blutgefäße und Gelenkverschleiß. Man hält das für normale Alterungsvorgänge, ohne zu ahnen, daß der eigentliche Grund für die Zivilisationskrankheiten der älteren Menschen in erniedrigten Vitalwerten gesucht werden muß, die sie ein Leben lang unerkannterweise mit sich herumgeschleppt haben.

Grundsätzlich kann man von außen und von innen kommende Energiestörungen unterscheiden, die unsere Auraladung herunterdrücken und uns auf Dauer ernsthaft krank werden lassen. Äußere Störungen sind vor allem die Erdstrahlen (Geopathie) und damit zusammenhängende Probleme (Elektrosmog). Für diese Belastungen verwenden wir in der Praxis eine kleine Testampulle mit homöopathischen Mischungen (Geovita®), die den Schwingungen entsprechen, welche bei Erdstrahlen auftreten. Zeigt der Patient bei der kinesiologischen Testung eine Reaktion auf diese Ampulle, liegt sehr häufig eine Erdstrahl- oder Elektrosmogbelastung vor. Schätzungsweise ein Viertel aller Menschen, die dauerhaft krank sind und sich unwohl fühlen, haben eine ernstzunehmende Erdstrahlbelastung. Es handelt sich deshalb bei den Erdstrahlen um ein Gesundheitsproblem allerersten Ranges, das leider immer noch viel zu wenig ernst genommen wird (siehe auch das frühere Kapitel über Geopathie).

Die häufigste Ursache für gestörte Energiewerte findet sich im Inneren unseres Organismus, und zwar in Form von tiefliegenden, unbewußten seelischen Konflikten. Man kann solche Konflikte als Energiestörungen auffassen, die unser Energiesystem mehr oder minder stark blockieren und uns Teile unserer eigenen Energie abziehen. Konflikte als Energieräuber stehlen uns ständig einen Teil unserer Lebenskraft. Bei der Mehrzahl aller Menschen mit herabgesetzten Vitalwerten liegen unbewußte seelische Konflikte vor, die den Fluß ihrer Lebenskraft blockieren und dazu noch selber Lebenskraft verbrauchen, weil sie wie ein Vampir die Energie ihres Opfers aussaugen. Solche Leute sagen dann: „Ich fühle mich ausgelaugt“ oder „irgendwas zehrt an mir“ oder „ich fühle mich blockiert“. Erstaunlicherweise bemerken die meisten Menschen nur ihre Energiearmut, jedoch nicht die dahinter liegenden Konflikte, die weitgehend unbewußt sind.

Mit der Psychosomatischen Energetik können diese Konflikte in kürzester Zeit festgestellt werden, wobei erfahrungsgemäß nur solche Konflikte festgestellt werden, die reif sind und deshalb behandelt werden sollten. Das Reifsein erkennt man daran, daß zusätzlich zum aktiv gewordenen Konflikt auch das zugehörige Chakra in Disharmonie geraten ist. Zum Testen der Chakren benutzt man als Therapeut bestimmte homöopathische Mischungen (sogenannte „Chakramittel“ Chavita®). Der Test läuft so ab, daß man die kinesiologische Reaktion des Patienten auf bestimmte homöopathische Testampullen überprüft, indem kleine Röhrchen ins Rebatest-Gerät gesteckt werden, an das der Patient mit einem Spiralkabel ange-

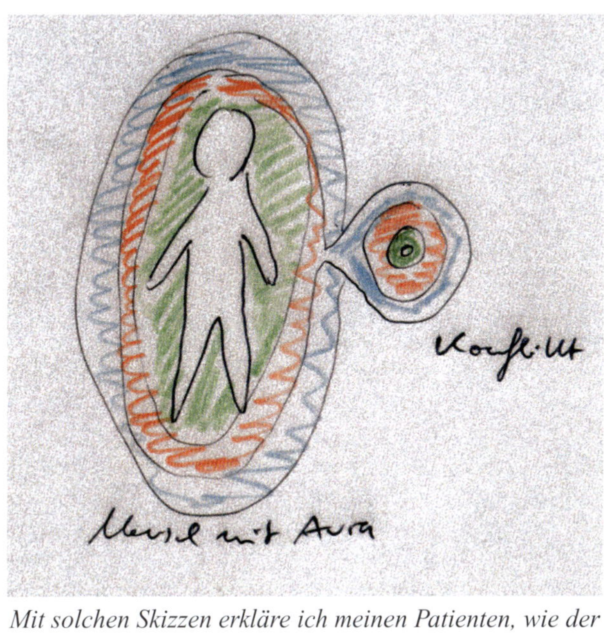

Mit solchen Skizzen erkläre ich meinen Patienten, wie der Konflikt in der Aura sitzt

schlossen ist, wodurch sein Energiesystem mit dem jeweiligen Teströhrchen Kontakt hat. Kommt es nun zu einer positiven Testreaktion, bedeutet dies, daß die Testampulle beim Patienten etwas ausgelöst hat (in Resonanz geht). Wenn ein Chakra gestört ist, was man daran erkennt, daß eine Chakraampulle anspricht, wird anschließend der zum jeweiligen Chakra zugehörige Konflikt gesucht. Zum Testen der Konflikte benutzt man bestimmte homöopathische Komplexmittel (sogenannte „Emotionalmittel" – Emvita©), um den Konflikt zu erkennen. Die 28 Teströhrchen enthalten jeweils ein bestimmtes homöopathisches Komplexmittel, das einem bestimmten Konflikt entspricht. Zeigt der Patient nun bei einem bestimmten Teströhrchen eine Reaktion, so liegt bei ihm der entsprechende unbewußte Konflikt vor.

Nun wird die Bedeutung eines Konflikts für eine bestimmte Person vor allem durch die Konfliktgröße und die Unbewußtheit des Konflikts bestimmt. Um darüber Genaueres zu erfahren, wird die Konfliktgröße in ihren vier Ebenen ausgemessen. Dazu verwendet man Spezial-Testampullen, die zum überwiegenden Teil Kulturdrogen wie Tabak, Cola und Ähnliches enthalten, die den Konflikt energetisch kurzfristig wie mit einer Lupe ins Riesenhafte vergrößern, so daß man in diesem Moment nicht mehr den Patienten mißt, sondern die Aura des vergrößerten Konflikts. Innerhalb weniger Minuten kann der Therapeut erkennen, wieviel Lebenskraft und emotionale Energie der Konflikt dem Betreffenden geraubt hat **(Vital- und Emotionalwert des Konflikts)**. Bei stark erschöpften Patienten mit niedrigen Vital- und Emotionalwerten hat der Konflikt deshalb in den meisten Fällen entsprechend sehr hohe Vital- und Emotionalwerte, genauso wie es einem Räuber umso besser geht, je mehr er seinem Opfer weggenommen hat.

Als nächstes wird die **Mentalladung des Konflikts** gemessen. An ihrer Höhe kann man ablesen, wie bewußt der Konflikt dem Patienten bereits geworden ist. Erfahrungsgemäß ist die Tendenz des Konflikts umso größer, sich selbst aufzulösen und abzuheilen, je höher der Mentalwert des Konflikts ist (über 20%). Stark unbewußte Konflikte mit geringer spontaner Heiltendenz haben dagegen Mentalwerte unter 10%. Durch den niedrigen Mentalwert wird der geheime (unbewußte) Einfluß eines Konflikts auf die Psyche des Patienten natürlich viel größer sein als bei hohen Mentalwerten. Der Mentalwert verrät deshalb sowohl den Einfluß, den ein Konflikt auf das Unbewußte hat, wie auch seine Heilungstendenz.

Als letztes wird die **Kausalladung des Konflikts** gemessen, was der Wiederholungsträchtigkeit oder Hartnäckigkeit des Konflikts entspricht, vergleichbar einem stumpfsinnigen Roboter, der immer dasselbe tut. Besonders trifft das auf den Zentralkonflikt zu, der in der Regel Kausalwerte über 70–80% hat. Ein hoher Kausalwert bedeutet, daß man es mit einem großen und vor allem hartnäckigen Konflikt zu tun hat. Hohe Kausalwerte verraten erfahrungsgemäß darüber hinaus, wann ein Konflikt entstanden ist. Der Zentralkonflikt ist in der Regel karmisch bedingt und stammt aus früheren Leben, während jüngere Konflikte mit Kausalwerten unter 70% in der frühen Kindheit entstanden sind. Konflikte mit Kausalwerten um 50% und niedriger sind meist jüngeren Datums und während des Jugend- und Erwachsenenlebens entstanden.

Als nächstes möchte ich auf die **Heilung des Konflikts** zu sprechen kommen. Im Grunde handelt es sich um eine ganz einfache Löschung des Konflikts durch Energieschwingungen, indem der Konflikt durch gleichartige homöopathische Komplexmittel (als „Emotionalmittel"-Emvita® bezeichnet) weggeschmolzen wird. Meist geschieht das auf völlig lautlose und nebenwirkungsfreie Art und Weise. Manchmal reagiert das Unbewußte mit lebhaften Träumen, und selten kommt es zu kurzdauernden heftigen Verschlimmerungen oder körperlichen Reaktionen. Der Patient nimmt in der Regel morgens und abends 12 Tropfen der verordneten Homöopathika auf die Zunge, und im Lauf von einigen Wochen bis Monaten (in der Regel 2–4 Monate) ist der betreffende Konflikt komplett abgeschmolzen. Wenn der Konflikt einmal aufgelöst ist, kommt er nach aller bisherigen Erfahrung auch nicht mehr wieder. Man kann deshalb von einer dauerhaften energetischen Heilung des Konflikts sprechen.

Oft werde ich staunend gefragt, ob das wirklich so einfach gehen kann, daß Konflikte mit ein paar homöopathischen Tropfen dauerhaft verschwinden. In Wahrheit ist der Heilvorgang nur bei oberflächlicher Betrachtung so simpel, weil es natürlich in der Tiefe der Seele durch die Konfliktlöschung zu starken Veränderungen kommt. Weil sich diese jedoch zum größten Teil im Unbewußten abspielen, spürt der Patient nur ganz selten etwas davon. Die einzig wahrnehmbare Reaktion besteht häufig in starken, emotionsgeladenen Träumen voller tief empfundener Sinnhaftigkeit, bei der die Seele nach und nach erkennt, welche Konfliktinhalte sie bisher verdrängt und nicht wahrgenommen hat. Grundsätzlich handelt es sich bei der energetischen Konfliktheilung mit der Psychosomatischen Energetik um einen außergewöhnlich sanften Vorgang, der in der Mehrzahl der Fälle ohne den Preis irgendwelcher zusätzlicher Leiden oder mühseliger Anstrengungen erkauft werden muß, sondern im Normalfall ganz spielerisch und unbemerkt im Hintergrund abläuft.

Ein weiterer großer Vorteil der Energietestung mit dem Rebatest-Gerät besteht darin, daß der Therapeut während des Behandlungsverlaufs das Kleinerwerden des Konflikts überprüfen und exakt nachmessen kann. Dadurch hat der Therapeut die größtmögliche Sicherheit in der Therapieüberwachung, indem er genau erkennen kann, in welchem Maß der Konflikt kleiner wird, womit sich in der Regel auch die Energiewerte des Patienten wieder vergrößern. Das ist leicht zu verstehen, weil ja der Energieräuber immer kleiner wird, wodurch der Patient wieder mehr Energie zur Verfügung hat. Am Ende der Behandlung, die meist einige Monate dauert, hat der Patient wieder normale Energiewerte, und der Konflikt ist dauerhaft verschwunden.

In einem Teil der Fälle (ca. 50–60 %) zeigen sich anschließend weitere Konflikte, die natürlich ebenfalls aufgedeckt und danach geheilt werden müssen, damit der Patient weiterhin Fortschritte macht. Die Erfahrung zeigt, daß einmal erzielte Heilungsfortschritte so gut wie nie mehr geopfert werden müssen, sondern daß der Patient ein einmal erzieltes höheres Schwingungsniveau beibehält, selbst wenn neue Konflikte hinzukommen. Bei den meisten Menschen steigen die Kausalwerte im Lauf der Behandlung kontinuierlich an, was sich auch in einer größeren seelischen Offenheit und Beschwingtheit zeigt. Die Konfliktheilung führt deshalb zu größerem spirituellen Wachstum (erkennbar an den höheren Kausalwerten), was ich im nächsten Kapitel anhand einiger praktischer Beispiele und Erfahrungen näher beschreiben möchte.

Die Psychosomatische Energetik bietet noch zahlreiche weitere Möglichkeiten, die medizinisch von großem Wert sind. Das meiste ist vor allem für Therapeuten von Interesse und gehört zur Spezialausbildung, die wir in Seminaren anbieten. Doch ich möchte noch auf einige Möglichkeiten der Testung hinweisen, deren Kenntnis auch für den nichtmedizinisch tätigen Leser von Interesse sein dürfte. Als erstes kann man mit dem Rebatest-Gerät messen, welche Dinge uns gut tun, welche neutral sind und welche uns schaden. Das betrifft Medikamente, Nahrungsmittel, bestimmte Störquellen wie Handys ebenso wie diverse Therapieverfahren. Von einer Versuchsmessung an zwanzig Yoga-Schülern vor und nach dem Yoga-Unterricht möchte ich kurz berichten:

Hat jemand beispielsweise vor einer Yoga-Übungsstunde einen Vitalwert von 60 %, so haben wir bei rund einem Drittel der Teilnehmer einer Yoga-Gruppe, die wir versuchsweise untersucht haben, höhere Werte um 80 % gemessen, während sich bei zwei Dritteln wenig oder gar nichts durch die Yoga-Übungen getan hat. Wir konnten daraus folgern, daß Yoga zwar niemandem in der Gruppe geschadet hat, aber auch nur bei jedem dritten Teilnehmer erfolgreich gewirkt hat. Es wäre an diesem Punkt interessant herauszufinden, was man tun muß, damit auch die zwei Drittel der Yoga-Teilnehmer (die ohne Effekt) von den Übungen profitieren können, etwa durch andere Yoga-Formen oder gänzlich andere Therapieformen.

Eine weitere Untersuchungsmöglichkeit der Psychosomatischen Energetik beruht auf der Messung der höheren Seelenanteile. Mit zwei weiteren Testschritten kann man erkennen, wie hoch ein Mensch spirituell entwickelt ist: mit seinem Kausalwert und dem Brunler-Bovis-Wert (letzteres ist die Spezialmessung der Gesamtenergie aller vier Auraebenen). Am einfachsten erkennt man das Schwingungsniveau eines Menschen an seinem Kausalwert, der am deutlichsten seinen spirituellen Entwicklungsstand wiedergibt. Menschen mit einem Kausalwert über 60 % (normal ist 30–40 %) gehören zu den spirituell höherschwingenden Menschen, die in der Regel kreativer, intuitiver und feinfühliger sind als der Durchschnitt. Mit Kausalwerten von über 80 % können sich zunehmend parapsychologische Fähigkeiten entwickeln wie Hellsehen, Ausbildung von Heilkräften im Rahmen der Geistheilung, vermehrte Intuition und noch stärkere Sensibilität. Im nächsten Kapitel werde ich von meinen Erfahrungen mit solchen hochschwingenden Menschen berichten.

Abschließend möchte ich auf zwei wichtige Punkte zu sprechen kommen, mit denen ich in der täglichen Praxis häufig konfrontiert werde. Wegen ihrer Wichtigkeit möchte ich sie deshalb besonders herausstreichen:

1. Es geht um den manchmal zu beobachtenden **Widerstand gegen die Auflösung der Konflikte** sowie
2. **um den Zentralkonflikt und dessen Heilung**.

Über den merkwürdigen Umstand, daß der Patient seiner eigenen Heilung einen unbewußten Widerstand entgegensetzt, wußte bereits Sigmund FREUD zu berichten. FREUD machte einen unbewußten „Todestrieb“ für die widersinnige Neigung des Patienten verantwortlich, in selbstzerstörerischer Weise krank bleiben zu wollen. Eigentlich sollte man meinen, daß alle unzufriedenen, kranken oder in anderen problematischen Situationen lebenden Menschen ein großes Interesse daran haben sollten, ihre Konflikte zu erkennen und davon befreit zu werden. Bei der Mehrzahl aller Menschen ist das auch der Fall, wenn man ihnen die Möglichkeit dazu bietet. Erstaunlicherweise gibt es aber einige Widerständler, die offenbar eine so intensive Liebesbeziehung zu ihrem Konflikt aufgebaut haben, daß sie allen Heilungsbemühungen ablehnend gegenüberstehen.

Interessanterweise werden solche Menschen in dem Moment offen für eine Therapie, wenn der Konflikt kleiner geworden ist (etwa durch eine Abschmelzung des energetischen Konfliktanteils mit homöopathischen Komplexmitteln, sog. „Emotionalmittel“-Emvita®), so daß man leicht durchschauen kann, daß der wahre Grund für den Therapie-Widerstand im Konflikt selber zu suchen ist. Man braucht deshalb keinen ominösen Todestrieb zu bemühen, sondern findet die Erklärung für den Widerstand ganz einfach im Konflikt selber. Denn als Lebewesen mit einer gewissen Eigenständigkeit hat der Konflikt natürlich wenig Interesse daran, aufgelöst und geheilt zu werden. Er beeinflußt den Konfliktträger dann auf unbewußte Weise, vergleichbar einem Souffleur im

Theater, die Therapie abzubrechen. Erst wenn der Konflikt kleiner geworden ist, wird auch der verderbliche Einfluß des Konflikts kleiner, wodurch dann bei den meisten Patienten ein ehrliches Bemühen um die eigene Heilung einsetzt, weil die inneren Widerstände dadurch aufzuhören beginnen.

Als nächstes möchte ich auf die **Heilung des Zentralkonflikts** zu sprechen kommen. Immer mehr Menschen leiden an einem aktiven Zentralkonflikt, ohne daß man die wahre Ursache der Beschwerden erkennt. Bei schätzungsweise 60–70% meiner Patienten finde ich einen aktiven Zentralkonflikt, so daß ich die starke Vermutung hege, daß es sich um ein außerordentlich häufiges und wichtiges Gesundheitsproblem handelt. Besonderes Augenmerk möchte ich auf den quälenden Zustand richten, wenn der Zentralkonflikt aktiviert worden ist und von selber nicht mehr verschwindet, etwa bei Kindern mit Verhaltensstörungen oder Menschen mit anderen schweren chronischen Krankheiten. Erfahrungsgemäß bleibt die wahre Ursache der Erkrankung fast immer im dunkeln und damit unbehandelt, so daß zum Beispiel die Mehrzahl aller lerngestörten Kinder (mit Legasthenie, ADS und dergleichen) eine problematische Zukunft vor sich haben. Beseitigt man dagegen rechtzeitig den Zentralkonflikt, bevor es zu einer Ketttenreaktion von schlechten Schulnoten, Sitzenbleiben und Trotzreaktionen kommt, kann man viel Unglück im Leben eines solchen Kindes verhindern und ihm ein normales Leben mit guten Schulleistungen ermöglichen.

Bei Kindern mit Verhaltensstörungen und mangelnder Persönlichkeitsreifung stelle ich bei meinen psychoenergetischen Testungen fast immer fest, daß ein riesenhafter Zentralkonflikt einen Teil der Persönlichkeit regelrecht versteckt hält. Ich nenne das Versteckthalten der wahren Persönlichkeit „Verpuppung." Solche Kinder sind seelisch noch nicht richtig geboren worden und mit einem Teil ihres Wesens in einer Traumwelt jenseits der Realität abwesend. Man spricht von Träumern und selbstunsicheren Kindern, die häufig Konzentrationsstörungen, Unruhe, Fahrigkeit, dissoziales Verhalten und dergleichen zeigen. Bei schweren Formen von Behinderungen hat die Seele sich gleich beim Reinkarnieren einen behinderten Körper gewählt, um von Anfang an nur teilweise in dieser Welt präsent sein zu müssen (nach dem Motto: „Dieses Mal bin ich vorsichtiger!"). Auch diese Kinder kann man durch langsames Abschmelzen ihres Zentralkonflikts davon überzeugen, daß unsere Welt ein lebenswerter Ort sein kann, auf dem es sich zu leben lohnt, so daß es Schritt für Schritt zu Besserungen kommt.

Normalerweise ist der Zentralkonflikt beim gesunden Normalmenschen inaktiv, so daß er keine oder nur minimale Gesundheitsstörungen hervorruft. In Fall der **Aktivierung des Zentralkonflikts** kann man verschiedene Arten der Aktivierung unterscheiden. Warum Konflikte aktiv werden, darauf komme ich gleich anschließend zu sprechen. Im ersten Fall beginnt der Vorgang auf schleichende, kaum merkliche Weise. Zu Anfang erholt man sich von bestimmten schmerzhaften Seelennöten nicht mehr, einfach weil einen der aufgeweckte Konflikt nicht mehr zur Ruhe kommen läßt. Dann wird der Konflikt so übermächtig, daß die Balance des Betreffenden durcheinander gerät und er sich immer unwohler fühlt. An Störungen des Wohlbefindens und der verminderten Belastbarkeit wird immer deutlicher, daß er dauerhaft aus dem Lot geraten ist.

Besonders deutlich werden das Aufwecken von Konflikten und die Unfähigkeit zur Selbstheilung beim augenfälligsten Entstehen von Zentralkonflikten, den posttraumatischen Zuständen, bei denen der Zentralkonflikt ganz plötzlich aktiviert wird. Durch ein schockhaft erlebtes Trauma erscheint das Leben eines Menschen regelrecht zerstört (etwa durch Unfälle, Miterleben von Greueltaten, Vergewaltigungen). Möglicherweise kann es bei jugendlichen Seelen auch durch Mitansehen von Gewalt im Film und Fernsehen zur Aktivierung von Zentralkonflikten kommen, was ich für sehr wahrscheinlich halte und was man genauer untersuchen müßte. Prinzipiell entsteht durch das schwere seelische Trauma eine emotionale Existenzkrise, die in der Seelentiefe den Zentralkkonflikt aktiviert, so wie eine Bombe plötzlich scharf gemacht wird. Anschließend zieht der aktive Zentralkonflikt einen Großteil der Lebenskraft und der persönlichen Integrität in sein Zentrum, vergleichbar einem Schwarzen Loch im Weltraum, das Materie und selbst Lichtquanten anzieht. Menschen mit solchen „posttraumic stress disorders (PTSD)" berichten in bildhafter Sprache, daß sie das Gefühl haben, eine schwere Grabplatte würde auf ihnen liegen oder böse Gedanken ihre ganze Kraft wegsaugen. Sie beschreiben damit auf anschauliche und zutreffende Weise ihre Konflikte, die sie psychoenergetisch beschweren und ihnen auf vampirhafte Weise ihre Kräfte rauben.

Zwischen den Polen der abrupten Konfliktentstehung durch traumatische Ereignisse oder des schleichenden Beginns gibt es alle möglichen Abstufungen, was jedoch im Endeffekt keine große Rolle spielt, denn sobald der Zentralkonflikt da ist, sind die entstandenen Beschwerden und Krankheiten recht ähnlich. Bei bestimmten Krankheiten und Problemen kann man mit großer Regelmäßigkeit einen aktiven Zentralkonflikt feststellen. Bei solchen bedauernswerten Menschen wird der Zentralkonflikt zu einem bedrohlichen Wesen, dessen fatale Grundtendenz für ihn zerstörerische Konsequenzen nach sich zieht, ob diese Folgen nun Psychose (Zerstörung des Ich), Süchte (Zerstörung in breitem Umfang), Krebs (Zerstörung des Körpers) oder schwere Polyarthritis (Zerstörung der Gelenke) heißen. Der riesenhafte Konflikt wird zum ärgsten Feind des Betreffenden. Auffallend häufig beobachte ich bei solchen Menschen einen rätselhaften Widerstand, gesund werden zu wollen, der Sigmund FREUD zur Annahme eines eigenständigen biologischen Willens in Form des Todestriebes veranlaßte. In Wirklichkeit handelt es sich um den zerstörerischen Charakter des Zentralkonflikts, der den davon Befallenen ruiniert und zerstört.

Der Zentralkonflikt wird nach meinen Erfahrungen vor allem dann aktiviert, wenn der Betreffende in besondere existentielle Krisen gerät. Es kann sich dabei um psychosoziale Krisen wie Verlust eines geliebten Menschen, Mobbing, Vergewaltigung oder Vernachlässigung handeln, die zu starken seelischen Erschütterungen führen. Oder es geht um schwere Krankheiten wie Krebs, quälende und schwere Hauterkrankungen und langanhaltende Schmerzzustände, die den Betroffenen in extremer Weise seelisch herausfordern und förmlich „um den Verstand bringen". In all diesen Fällen tritt uns der Zentralkonflikt dann in seiner verkörperlichten Form entgegen. Die Persönlichkeit kann dabei verändert sein, muß es aber nicht (was meist von der bereits erzielten Stärke der Persönlichkeit und ihrer Ausreifung abhängt). Praktisch immer findet man den Zentralkonflikt bei Psychosen und allen schwerwiegenden psychiatrischen Krankheiten, die zu stärkeren Persönlichkeitsveränderungen führen. Uns erscheint die Persönlichkeit des Kranken in solchen Fällen, sofern wir ihn zuvor als Gesunden gekannt haben, in bizarrer Weise entstellt.

Bezeichnenderweise ist die Krebsrate bei Schizophrenien deutlich erniedrigt, was auf die unterschiedliche Abfuhr der Zentralkonflikt-Spannung hindeutet, das heißt, es kommt entweder zur Spannungslösung des Konflikts über die Psyche (Seele) oder über das Somatische (Körper). Daß sich der Zentralkonflikt sowohl körperlich wie seelisch ausdrückt, kommt nach meinen Erfahrungen nicht so häufig vor. Psychosomatische Störungen im Sinne einer gemeinsamen Spannungsabfuhr von Seele und Körper sind eher die Domäne mittelgroßer Konflikte und finden sich bei neurotischen Störungen, das heißt, ganz banal ausgedrückt, wenn sich der seelisch erkrankte Mensch sein Leben unnötig schwer macht, wobei ihn innerseelische Blockaden hemmen (was medizinisch als „Neurose" bezeichnet wird). Im Gegensatz zum neurotischen „Mischmasch" in Form psychosomatischer Beschwerden, etwa als Herzrhythmusstörungen, Spannungskopfschmerz und nervöser Angespanntheit, scheint der aktivierte Zentralkonflikt dagegen eine so gewaltige Dynamik zu haben, daß nur eine einzige „Entladungsschiene" oder Projektionsfläche gesucht wird, das bedeutet auf monomane Weise entweder die Abfuhr der seelisch-energetischen Spannungen über den Körper allein oder die Psyche allein. Gewissermaßen sind die raffinierten Spiele der neurotischen Seele beim Zentralkonflikt gar nicht mehr möglich, weil es hier wegen der enormen Ängste um „Sein oder Nichtsein" geht. Wie ein Tornado saugt der aktivierte Zentralkonflikt alle Energien in eine einzige Richtung.

Die Seele des Kranken kann bei der Abfuhr über die Psyche oder den Körper eine unterschiedlich große Verdrängungsleistung bewältigen. Bei den sich körperlich ausdrückenden Krankheiten wie etwa Krebs kann die Verdrängung der seelischen Inhalte des Zentralkonflikts so groß werden, daß der Betreffende weder vom Konflikt noch seiner Thematik etwas weiß. Das ganze Problem ist so verkörperlicht, daß damit in manchen Fällen ein perfektes Vergessen und Verdrängen des Konfliktinhaltes verbunden ist. Am entgegengesetzten Pol der Konfliktverdrängung findet sich der Psychotiker, der sich seines Konflikts so gut wie immer bewußt ist. Wir können daraus schließen, daß die gängige Gleichung von Konfliktbewußtwerdung = Konfliktheilung (zumindest beim Zentralkonflikt) falsch ist und sehr oft viel zu kurz greift, was vor allem für die rein körperlichen Erkrankungen gilt. Denn hier ahnt der Patient oft überhaupt nichts von seinem Zentralkonflikt und dessen verheerender Bedeutung als wichtiger, aber verborgener Krankheitsursache.

Normalerweise behandelt man den Zentralkonflikt immer dann, wenn er reif ist und sich im Energietest spontan zu erkennen gibt. Es gibt aber Ausnahmen, wo auch der passive, im Hintergrund befindliche Zentralkonflikt behandelt werden kann, nämlich beim Wunsch einer gefestigten Persönlichkeit nach spirituellem Wachstum. Hierbei führt die Auflösung des Zentralkonflikts zu einem verstärkten Auseinandersetzen mit tiefen Ängsten und verdrängten Wesensanteilen. Praktisch keine mir bekannte spirituelle Methode führt zu solch deutlichen und schnellen Persönlichkeitsfortschritten wie die Behandlung des Zentralkonflikts. Bedingung dafür sollte selbstverständlich eine stabile Persönlichkeitsstruktur sein, was ich nochmal betonen möchte. Weil solch eine Struktur meist erst im Erwachsenenalter entstanden ist, würde ich Kinder und Jugendliche von der Behandlung ebenso ausnehmen wie seelisch labile Erwachsene.

Während das vorher Gesagte für gesunde Menschen gilt, bekommt die Therapie des Zentralkonflikts bei Patienten mit chronischen, schwer behandelbaren Krankheiten oft eine lebensrettende Funktion, selbst wenn sich der Zentralkonflikt bei der Energietestung zunächst nicht zu erkennen gibt. Insbesondere die selbstzerstörerischen seelischen Tendenzen des Schwerkranken kommen oft vom Zentralkonflikt, etwa bei Krebs und autoaggressiven Krankheiten (Lupus Erythematodes u. ä.). Sigmund FREUD empfand den Todeswunsch vieler Patienten als so stark und übermächtig, daß er vom „Todestrieb" sprach. Indem der Patient mit seinen bewußten Persönlichkeitsanteilen von diesem Todeswunsch überwältigt und regelrecht besessen wird, muß er in einer bewußten Entscheidung ja zum Leben sagen, wenn die Behandlung erfolgreich sein soll. Sobald der Zentralkonflikt durch das passende „Emotionalmittel" kleiner zu werden beginnt, wird erfahrungsgemäß der (oft unbewußte) Todeswunsch des Schwerkranken geringer und verschwindet schließlich ganz. Erst dann können die Selbstheilkräfte wieder in vollem Umfang wirksam werden.

Innerseelisch finden wir bei chronischen Krankheiten und Menschen mit schweren Verhaltensstörungen häufig ein Gefühl von Schuld und Selbstbestrafung, das wie beim Todeswunsch ein Negativprogramm beinhaltet, mit dem derjenige etwas sühnen will. Der willentliche Anteil dieses Negativprogramms führt bei solchen Patienten dazu, ihre Krankheit einfach nicht aufzugeben und loslassen zu können. Selbst bei religiösen Menschen ist das aus alten Zeiten überlieferte Dogma vom strafenden Gott nicht auszurotten. Die Lösung besteht wie immer nur aus der Liebe, die mit Vergebung und Demut einhergeht. **Nur wenn wir selbst in der Tiefe unserer Seele davon überzeugt sind, die Liebe Gottes zu verdienen und ein wahrhaft vom Schöpfer geliebtes Wesen zu sein, können wir wirklich gesund werden.** Dämonischerweise verstellt der Zentralkonflikt oft das Gefühl, wirklich vom Schöpfer und dem Leben geliebt zu werden. Wird der Zentralkonflikt kleiner, kann neuer Lebensmut entstehen und Hoffnung auf Besserung aufkeimen, die der Kranke in einem willentlichen Akt annehmen muß (*„Dein Glaube hat dir geholfen!"* sagt Jesus in diesem Zusammenhang).

Abschließend möchte ich noch über einige Erfahrungen bei der Heilung des Zentralkonflikts berichten. Mit der Psychosomatischen Energetik versuchen wir auf besonders tiefgreifende, sanfte und dauerhafte Weise den Zentralkonflikt zu heilen. Das Hauptprinzip besteht in einer mehrmonatigen Abschmelzung des Zentralkonflikts mit bestimmten homöopathischen Komplexmitteln („Emotionalmittel"). Es handelt sich um solche homöopathischen Komplexmittel, die ich zur Auflösung von Konflikten entwickelt habe und deren homöopathische Einzelbestandteile den seelischen Inhalten entsprechen, die den bereits beschriebenen 28 Konflikten zugrundeliegen. Die Behandlung ist ganz einfach und besteht aus nichts anderem als der mehrmonatigen Einnahme der jeweils ausgetesteten Tropfen.

Bei der energetischen Auflösung der Konflikte kommt es ganz spielerisch und beiläufig zur Begegnung mit den Konfliktinhalten, die meist bildhaft in lebhaften Träumen aufsteigen. Zusätzlich brechen anfangs in manchen Fällen in eruptiver Form immer wieder negative Charakteranteile durch, als wollte ein sterbendes Ungeheuer ein letztes Mal den Kopf erheben. Auf unschöne Art zeigt man seiner Umwelt die negativen Wesenszüge und übertreibt dabei sowohl die häßlichen Anteile wie die dahinter verborgenen Gefühle und Sehnsüchte, die nun an die Oberfläche kommen wollen. Für einen selber und für die Umgebung kann man in solchen Phasen manchmal schwer zu ertragen sein. Man sollte deshalb während der Phase der Behandlung des Zentralkonflikts die Grundregel vieler psychoanalytischer Verfahren beherzigen, keine weitreichenden Entscheidungen zu treffen, sondern damit so lange abzuwarten, bis man seelisch wieder stabiler geworden ist.

Nach und nach bekommt man durch die Verkleinerung des Zentralkonflikts ein vermehrtes Bewußtsein für das wahre Selbst. Die Kernfragen: „Was will ich eigentlich? Was fühle ich in Wahrheit? Was sind meine echten Gedanken?" kann man immer besser beantworten. Man beginnt, sich wieder in seiner Mitte und richtig wohl zu fühlen. Neben diesem Gefühl, seelisch echt und wieder in seiner Gesamtheit lebendig zu werden, bekommt man ein verstärktes Gefühl der Körperwahrnehmung und der Gesamtenergie, so daß man sich frischer, energiegeladener und mehr im eigenen Körper zuhause fühlt. Heilvorgänge setzen ein, die vorher psychoenergetisch blockiert waren.

Der hauptsächliche Heilprozeß betrifft natürlich das Seelische. Die tieferen seelischen Vorgänge kann man dabei schlecht in Worte fassen, weil sich der Vorgang zum größten Teil in einer nonverbalen Welt abspielt, die etwas mit einem grundsätzlichen Standpunkt zu tun hat. In einem Bild könnte man sagen, daß sich unser Seelenmittelpunkt verschiebt und damit die Achsen unserer Welterfahrung anders ausgerichtet werden, vergleichbar einer Verschiebung der Achse des Globus, der unmerklich seine Rotation ändert und dadurch eine andere Welt entstehen läßt. Vom Ich wandert unser Mittelpunkt mehr und mehr zum Selbst, das unsere wirklichen Antriebe und Wünsche enthält. Die meisten Menschen bekommen – häufig zum ersten Mal in ihrem Erwachsenen-Leben – wieder das Gefühl, in eine altvertraute Heimat zurückgekehrt zu sein, wo sie sich zuletzt in ihrer frühen Kindheit befunden haben.

Durch das Verschwinden des Zentralkonflikts machen wir einen gewaltigen Entwicklungssprung, der für Außenstehende zuerst dadurch sichtbar wird, daß der Betreffende seine Haltung und Mimik ändert. „Du siehst um Jahre jünger aus und wirkst viel klarer", gehört zu den gängigen Komplimenten, die man zu hören bekommt. Wir fühlen uns viel authentischer und mehr bei uns selbst, haben ein vertieftes Körpergefühl und spüren wieder viel mehr an Energien und Kräften, als wir vorher je wahrgenommen haben. Dabei handelt es sich um Potentiale, die wir erst wieder zu nutzen lernen müssen. Da die meisten Menschen verlernt haben, ihre Potentiale überhaupt wahrzunehmen, geschweige denn in voller Stärke auszuleben, müssen wir in vielen Fällen eine Entwicklungshilfe leisten, um den Prozeß in Gang zu bringen.

Denn wenn wir psychoenergetisch durch die Wegschmelzung des Zentralkonflikts zwar offener geworden sind, aber die dadurch frei werdenden Potentiale nicht nutzen, wird sich wenig ändern. Der schöne Anfangserfolg, der sich im vorübergehenden blühenden Aussehen usw. zeigte, verschwindet bald wieder. Wir brauchen eine Anleitung, um unsere Potentiale nutzen zu lernen. Hier sehe ich eine große Herausforderung für Therapeuten, dem freier werdenden Selbst auf die Sprünge zu helfen, sich eigenverantwortlich weiterzuentwickeln, speziell bei solchen seelisch Kranken, die neurotische Persönlichkeitsveränderungen zeigen. Natürlich gelingt es der Mehrzahl aller Menschen ohne Hilfe von außen, die notwendigen Schritte der Weiterentwicklung zu tun. Bei 90–95 % aller Menschen reicht es aus, den Zentralkonflikt abzuschmelzen, damit die seelische Gesundung ohne weitere Hilfe von außen einsetzt. Ich bin immer wieder überrascht, wie ungeheuer stark die Selbstheilkräfte sind, die spontan einsetzen und alles zu einem guten Ende bringen, sobald der störende Zentralkonflikt aufgelöst worden ist.

Seelisches Wachstum und neue Lebendigkeit

Es gibt nur ein Anzeichen für Weisheit: Gute Laune, die anhält.
(Montaigne)

Viele Menschen sind sich mittlerweile darüber im klaren, daß aus der Betrachtungsweise einer höheren spirituellen Welt unsere wichtigste Lebensaufgabe darin besteht, uns als seelische Wesen zu entwickeln: *„Was hülfe es dir, wenn du die ganze Welt gewinnst und nimmst Schaden an deiner Seele!"* sagt dazu die Bibel. Die Seele hat deshalb eine ganz überragende Bedeutung für jeden Menschen, was diejenigen, die eine religiöse Orientierung haben oder an ein Weiterleben nach dem Tod glauben, natürlich schon immer gewußt haben. Alle Religionen weisen darauf hin, öfter einmal im hektischen Alltagsleben innezuhalten, den Seelenschmutz und die daraus hervorgegangenen bösen Taten zu bereuen. Wir sollen uns zum Besseren wandeln, weil nach dem Tod allein das Seelische Bestand haben wird und von uns übrigbleibt. Wozu sammeln wir im diesseitigen Leben all das Wissen, die Reichtümer und Machtpositionen an, wenn wir im Leben nach dem Tod gar nichts mehr damit anfangen können?

Durch die jahrtausendelangen Sünden, die der Religion selbst angelastet werden, hat die Beschäftigung mit Spiritualität für viele insbesondere kritische Zeitgenossen einen unangenehmen Beigeschmack bekommen. Dabei konnte ich bei meinen psychoenergetischen Untersuchungen beobachten, daß in unserer säkularisierten Welt spirituelles Wachstum an ganz anderen Stellen stattfindet, wo man es gar nicht erwartet. Und wenn wir mit den Methoden der Psychosomatischen Energetik auf die Suche nach höherschwingenden Menschen und Orten gehen, brauchen wir danach keineswegs nur an Kraftplätzen, unter tibetanischen Lamas oder frommen Eremiten zu suchen. Deshalb möchte ich im Folgenden versuchen zu beweisen, daß spirituelles Wachstum kein Privileg der Kirchen und Sekten darstellt, sondern als ganz alltäglicher Vorgang aufgefaßt werden kann.

Mit der Psychosomatischen Energetik können wir in wenigen Minuten feststellen, wo ein Mensch psychoenergetisch steht und wie hoch er schwingt. Eine Möglichkeit dazu besteht im Messen der Brunler-Bovis-Werte, das einen Querschnitt aller Schwingungswerte darstellt und recht gut den spirituellen Fortschritt repräsentiert, den wir gemacht haben. Auch aus der Größe des Zentralkonflikts können wir leicht erkennen, wie intensiv und lange jemand schon an sich gearbeitet hat. Ebenfalls verrät uns die Stärke der Energie-Ebenen, wie hoch jemand schwingt, wobei die Kausalwerte die genauesten Ergebnisse liefern. Wir können deshalb in kürzester Zeit sehen, wo ein Mensch spirituell und psychoenergetisch steht. Es liegt daher nahe, daß ich mir als Arzt die Menschen genauer angesehen habe, die besonders hohe Schwingungswerte haben. Über diese Menschen will ich etwas mehr berichten und ihre Gemeinsamkeiten herausstreichen.

Bei einigen Menschen mit hohen Schwingungswerten habe ich Störungen in ihrem Verhalten gefunden, die von der Umwelt falsch gedeutet werden. Beispielsweise sind viele Menschen mit hohen Energiewerten und fortgeschrittener seelischer Reifung (erkennbar an den hohen Kausalwerten) ausgesprochen schwierig und sozial schwer integrierbar. Bei Kindern geht man oft fälschlicherweise von Minderbegabung oder neurotischer Zappeligkeit aus, der sogenannten „hyperkinetischen Störung" mit gestörter Aufmerksamkeit. Dabei sind solche Kinder geistig oft dermaßen beweglich, daß sie alles in kürzester Zeit langweilt, umgekehrt alles Neue und jeder äußere Reiz sehr schnell interessiert, weshalb sie unkonzentriert und leicht ablenkbar wirken.

Bei Jugendlichen und Erwachsenen kommt es häufig zu Verhaltensstörungen. Aufgrund ihrer hohen Schwingungswerte fühlen sie sich überall fehl am Platz und häufig unverstanden. Das folgende Beispiel eines jungen Mannes veranschaulicht das sehr deutlich:

Der 19jährige erzählt mir mit einem verquollenen Gesichtsausdruck und monotoner Stimme, daß er von seinen Eltern zu mir geschickt worden sei. Auf meine Frage, was ihm fehlt, antwortet er, daß alles mit ihm in Ordnung sei. Es gebe nur ein einziges Problem. Er sei seit rund eineinhalb Jahren ohne jede Orientierung und jedes Interesse, nachdem seine Schulzeit vorüber sei. Er schlafe bis Mittags und sitze viel am Computer. Ich messe sehr niedrige Emotionalwerte von 30 %, denen ein großer Zentralkonflikt mit „Interesselosigkeit, Isoliertheit, Faulheit" im dritten Chakra zugrundeliegt. Die Mutter berichtet mir später, daß der Junge seit Monaten kein Wort mehr mit anderen Familienangehörigen wechselt und tagelang in seinem Zimmr brütet. Für eine psychiatrische oder sonstige Störung finde ich keinerlei Hinweise, so daß die neurotische Entwicklung aufgrund des riesenhaften Zentralkonflikts das gesamte Verhalten verstehbar macht. Hinzu kommt ein extrem hoher Kausalwert von 90 %. Als ich ihm das Besondere seines Wesens erläutere und auf seine hohe spirituelle Entwicklung hinweise, taut er langsam auf und beginnt zu begreifen, daß ich es gut mit ihm meine.

Nun ist die Mehrzahl aller Menschen mit hohen Schwingungswerten sozial recht gut integriert. Ihr psychoenergetisches Höherschwingen drückt sich dabei auf unerwartete Weise aus. Verblüffendererweise sind kulturelle Qualitäten, zivilisatorische Luxuseigenschaften und soziale Verfeinerungen – wie vornehme Restaurants mit gutem Essen, diskrete Pianomusik, Sauberkeit und gute Manieren – nach meinen Erfahrungen Ausdruck eines psychoenergetischen Höherschwingens. Es dauerte lange und hat meine persönlichen Grundbegriffe gründlich durcheinandergewirbelt, bis ich zu dieser ungewöhnlichen Weltsicht gekommen bin.

Vom gesunden Menschenverstand her würde ich normalerweise besonders asketische und den Sinnen abholde Menschen zu den Hochschwingenden rechnen. Ich möchte vorsorglich darauf hinweisen, daß ich keineswegs zu den Leckermäulern gehöre, die von Gourmet-„Tempeln" reden und die gutes Essen als religiöse Handlung zelebrieren, so daß ich irgendeiner Selbsttäuschung unterliegen könnte. Aber **eine verfeinerte Sinnlichkeit** beobachte ich nun einmal bei vielen Zeitgenossen, die nach meinen Untersuchungen relativ hohe Schwingungen haben. Der daraus resultierende Lebensstil wäre dann als Folge, nicht aber als Ursache und schon gar nicht als Selbstzweck des Höherschwingens aufzufassen. Solche Menschen zieht es einfach zu einem verfeinerten Lebensstil, und sie denken sich gar nichts dabei.

Ähnliches gilt für viele Berufe, wo ich unter Fabrikbesitzern und gemeinhin als „Kapitalisten" diffamierten Leuten ungewöhnlich viele hochschwingende Menschen gefunden habe, bei denen ich das normalerweise nie erwartet hätte. Oft arbeiten solche Menschen bis zur **Selbstaufgabe**, was vordergründig als Arbeitswut abgetan wird. Dahinter steckt offenbar die Passion, sich für eine Aufgabe vollständig aufzuopfern und sein Selbst völlig in den Dienst einer Sache zu stellen. Kritiker werden mir entgegenhalten, daß der Kapitalist als egoistisches Wesen nur seinen eigenen Vorteil im Kopf hat. Aber das scheint bei solchen hochschwingenden Menschen gar nicht der Fall zu sein. Dem möchte ich weiter entgegenhalten, daß sich erfahrungsgemäß selbst ein gut versteckter, heimlicher Egoismus mit hohen Schwingungen überhaupt nicht verträgt und auf Dauer krank macht. Hochschwingende Leute können deshalb gar keine Egoisten sein (und umgekehrt Egoisten natürlich auch keine hochschwingenden Menschen!).

Auch ganz normale Menschen können schwingungsmäßig regelrechte Engel sein, denen man diese Eigenschaft im ersten Moment gar nicht zutraut. All diese Menschen haben gemeinsam, innerhalb ihrer sozialen Gruppe als ruhender und freundlich stimmender Pol zu wirken, um den herum das Alltagsleben tobt und herumwirbelt. Häufig wirken sie bei oberflächlicher Betrachtung als Menschen wie du und ich, die alle möglichen Ungereimtheiten und Fehler aufweisen können. Oft schimpfen sie ab und zu herum, benehmen sich auch mal daneben und wirken wie alle anderen Zeitgenossen. Aber wenn man genauer überlegt, was bei solchen Menschen anders ist als bei dem Gros der anderen, fällt ihre **altruistische Grundhaltung** und soziale **Freundlichkeit** auf, die von Herzen kommt und nichts Aufgesetztes hat. Weitere Gemeinsamkeiten, die Menschen mit hohen psychoenergetischen Schwingungswerten auszeichnet, sind eine entwaffnende **Bescheidenheit** und Unaufdringlichkeit, eine tiefe **Menschlichkeit** und etwas im Grunde völlig Normales, Unspektakuläres, bei dem eine durch und durch **positive Geisteshaltung** auffällt.

Viele schwere Krankheiten führen gerade in Phasen, wo der **Tod** immer näherkommt, zu einer seelischen Gelöstheit und überirdisch anmutenden Erhabenheit, die für Außenstehende ganz unfaßbar und ungeheuer bewunderungswürdig anmutet. Dem Betreffenden läßt meine Bemerkung, er habe durch die Krankheit enorme spirituelle Fortschritte gemacht, meist auf sonderbare Weise gleichgültig. Für die Angehörigen, die sich auf das baldige Ende gefaßt machen und händeringend nach einem Sinn für dieses Drama suchen, dem sie tatenlos zusehen müssen, wirkt eine solche Feststellung aber oft sehr erleichternd. Auf einmal schimmert durch all das Elend doch ein Hoffnungsschimmer, der einen tieferen Sinn erkennen läßt.

Nachdem ich all diese Beobachtungen gemacht hatte, wurde mir der Sinn eines streng religiösen und von Exerzitien geprägten Lebens immer fragwürdiger. Alle traditionellen Modelle von spirituellem Wachstum wie Meditation, frommer Lebenswandel und Enthaltsamkeit scheinen viel zu wenig zu bewirken. Priester, Yogis und einige berühmte Autoren, die in meine Praxis kamen und als spirituelle Führer geachtet und bewundert werden, hatten häufig gar keine so hohen Schwingungswerte, wie ich erwartet hatte. Da es nicht meine Aufgabe als Arzt ist, eine Art psychoenergetische „Hitparade" meiner Mitmenschen zu erstellen und jene zu kränken, die nicht so gute Werte haben, führte ich solche Messungen mit der Psychosomatischen Energetik immer sehr diskret und unauffällig durch. Ich habe den Betreffenden selten „reinen Wein" eingeschenkt, was da an Nebenbefunden zu Tage kam. Aber es gab mir zu denken, daß spiritueller Fortschritt in Wirklichkeit ganz anders aussieht, als man landläufig glauben möchte.

Die nächste Überraschung erlebte ich, als ich begann, die Neben- und Zentralkonflikte mit geeigneten Homöopathika abzuschmelzen. Ich entwickelte dazu die bereits

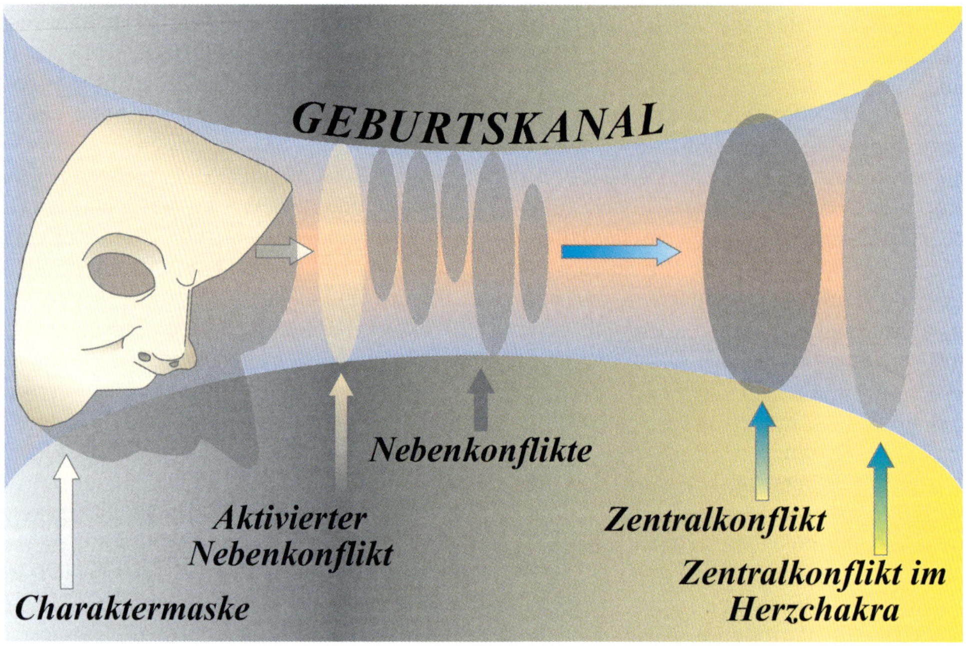

erwähnten „Emotionalmittel", die dafür sorgen, daß die unbewußten Konflikte innerhalb weniger Wochen bis Monate völlig verschwinden. Bei einigen Patienten kam es zu besonders drastischen Erhöhungen ihrer Schwingungswerte, die ich vorher mit keiner anderen Methode erlebte. Wenn man sich solche Menschen genauer ansieht, handelt es sich in Wahrheit um solche, die in vielen Teilen ihrer Persönlichkeit viel weiter entwickelt sind, als sie gemeinhin zeigen. Man hebt somit einen seelischen Schatz, der im Grunde schon da ist und nur durch den Konflikt und widrige Umwelteinflüsse verdeckt war. Mir kommt es vor, als ob solche Menschen bei ihrer jetzigen Reinkarnation eine **„Verpuppung"** zeigen – wie eine Raupe, die sich später durch die Therapie in einen Schmetterling verwandelt. „Verpuppte" wirken nach außen hin auf ihre Mitmenschen blöde, legasthenisch, behindert, linkisch, schüchtern usw. und verwenden solche Strategien höchstwahrscheinlich, um – nach besonders schmerzvollen Erlebnissen in früheren Reinkarnationen – in einer geschützten Nische leben zu können.

Mit zunehmender Erfahrung konnte ich meine Mitmenschen auch danach einordnen, welche Konflikte sie noch haben. Wie ein Nikolaus mit seinem schweren Rucksack findet sich zu Beginn der Seelenreise ein mit Konflikten randvolles Unbewußtes, welches durch die Maske der Persona perfekt versteckt wird („…damit niemand weiß, daß ich Rumpelstilzchen heiß!"). Wie ein Ganove, der ein Doppelleben führt, versucht das Unbewußte seine Gemeinheiten, „Schweinereien" und tabuisierten Gefühle vor aller Welt zu verbergen. Ist die Persona-Maske besonders stark und starr, erscheinen uns solche Menschen auf den ersten Blick oft besonders robust, lebenslustig und normal, weil sie die Kriterien der Persona-Maske besonders gut erfüllen – nämlich sozial angepaßt zu wirken und für die Mehrzahl der Mitmenschen besonders freundlich und durchschnittlich daherzukommen.

Mit zunehmender Lockerung der Maske durch Gespräche, Entspannungsübungen, Bachblüten und Homöopathika tauchen die ersten Nebenkonflikte auf. Die verdrängten und unangenehmen Gefühle drängen an die Oberfläche. Nach und nach taucht ein **Nebenkonflikt** nach dem anderen auf. Man wird an einen **Geburtsvorgang** erinnert, bei dem das Unbewußte einen Konflikt nach dem anderen gebiert, oder an das Pellen von Zwiebelschalen. Im Normalfall scheint sich das Ganze genau so abzuspielen, daß immer nur ein einziger Konflikt gerade aktiv ist. Das Problem bei manchen chronischen Krankheiten und dauerhaften Mißbefindlichkeiten rührt häufig daher, daß jemand auf ungesunde Art zwei oder drei Konflikte auf einmal gebiert. Es leuchtet ein, daß das nicht gut geht und die Seele dadurch völlig verwirrt und überfordert wird. Der durch zuviel Konflikte Gepeinigte empfindet erst dann Erleichterung, wenn man die mehrfach vorhandenen Konflikte auflöst – etwa durch Gabe der „Emotionalmittel" (s. Anhang).

Bei genügend großer seelischer Reife taucht dann irgendwann der **Zentralkonflikt** auf. Häufig fühlt man sich auf unerklärliche Weise längere Zeit müde, lustlos und irgendwie unwohl. Wie bei der Geburt eines besonders großen Babies bekommt der Betreffende regelrechte „Preßwehen", indem es ihm schubweise besonders schlecht geht. Viele Menschen haben entweder Alpträume, Unruhe und diverseste Mißempfindungen, die alle Facetten von Kopfweh bis Kreuzschmerzen beinhalten, oder entwickeln in solchen Phasen schwere chronische Krankheiten bis hin zu Psychosen. Bekanntlich ist die Krebshäufigkeit bei Schizophrenen unerklärlicherweise stark erniedrigt, was meines Erachtens daran liegt, daß der Zentralkonflikt nur *eine* Bühne zum Austoben braucht – entweder Krebs oder die Psychose. Beide Krankheiten gemeinsam scheinen selten notwendig zu sein, um den Zentralkonflikt „abzufackeln".

Bei weiterem persönlichen Wachstum heilt der Zentralkonflikt ab, und ein neuer, letzter großer Konflikt tritt auf – der des **Herzchakra**. Spirituell besonders hochstehende Menschen haben häufig einen Zentralkonflikt im Herzchakra, der entweder mit ihrem Charaktertyp völlig identisch ist (d. h. das Zentralkonflikt-Thema wiederholt) oder aber dem wesensgleichen Typ angehört. Im letzteren Fall versucht die Seele offenbar, beim Abarbeiten ihrer letzten großen Ängste zu einer besonders guten Harmonie und charakterlichen Ausgeglichenheit zu kommen. Dazu möchte ich ein typisches Beispiel geben:

Frau S., 67 Jahre alte Meditationslehrerin, führt seit Jahrzehnten ein christlich-esoterisches Leben. Bei der psychoenergetischen Testung finden sich bei allen vier Aura-Ebenen optimale Werte, und die Gesamtschwingung zeigt erstaunlich hohe Werte, die Frau S. als spirituell hochentwickelte Persönlichkeit ausweisen. Trotzdem fühlt sich Frau S. seit längerem unerklärlich schwach, hat ein übermäßiges Schlafbedürfnis, klagt über Nackenschmerzen und Völlegefühl im Bauch. Charakterlich handelt es sich um einen hysterischen Typ, der eine große Freude an jeder Form von Selbstdarstellung hat, sich sehr elegant kleidet und schminkt und stets im Mittelpunkt stehen will. Im gestörten Herzchakra findet sich als Zentralkonflikt das Seelenbild Nr.16 („Panik, Todesängste..."). Es handelt sich um einen enorm großen Konflikt, der Frau S. sehr viel Lebensenergie absaugt. Nach Einnahme des Emotionalmittels Nr. 16 kommt es zur Erinnerung an frühkindliche Erlebnisse, bei der die Trennung von der Mutter das Thema ist. Frau S. fühlt sich nach mehrmonatiger Einnahme des Mittels wie neugeboren und berichtet, daß die lähmende Schwäche und alle anderen Beschwerden restlos verschwunden seien.

Aus diesem Beispiel können wir erkennen, daß es sich bei den Konflikten des Herzchakra um jene Themen handelt, die besonders lange verborgen bleiben und uns besonders „zu Herzen" gehen. Ist ein Konflikt aber einmal reif und will geboren werden, gibt es kein Zurück mehr – die schmerzhafte Geburt des Konflikts kann nicht mehr rückgängig gemacht werden. Anstatt die ganze Angelegenheit aber schnellstmöglich hinter sich zu bringen, kommt es durch die unbewußten Verdrängungsmechanismen zu einem quälenden Schwebezustand. Das psychoenergetische Gesamtsystem will den Schmerz des Konflikts unbedingt vermeiden, koste es, was es wolle. Dazu gehört die „Verkörperlichung" (Somatisierung) des Konflikts, und diverseste Störungen und Krankheiten treten auf. Wir können an dem Beispiel sehr schön erkennen, daß Frau S. unter quälenden Verlassenheitsängsten leidet, die verdrängt werden sollen. Nachdem die Ängste rückerinnert werden und der Konflikt abschmilzt, verschwinden die „Verkörperlichungen" und die Schwäche – der Konflikt saugt keine Energie mehr ab und braucht nicht mehr mit körperlichen Krankheiten abreagiert zu werden.

Die Seelenwunden, die jeder von uns in der einen oder anderen Form hat, wirken ganz generell als Störenfriede, die unsere wahren Impulse blockieren und unsere persönliche Entfaltung hemmen. Immer mehr Menschen erkennen, daß unbewußte Blockaden in ihnen selbst zum Haupthindernis auf dem Weg zu seelischem Fortschritt werden. Die Psychosomatische Energetik ist deshalb auch für Gesunde, die sich entwickeln wollen, ein hervorragendes zusätzliches Hilfsmittel, um schneller Ballast abzuwerfen und dadurch psychoenergetisch höher zu schwingen. Man spricht vom Wunsch nach spiritueller Höherentwicklung, die einer tiefen Sehnsucht vieler Menschen nach ihrer wahren seelischen Heimat zu entspringen scheint. Wie Lachse sich auf die Suche nach den Laichgründen ihrer Eltern machen und von einem ungeheuer starken Drang angetrieben werden, treibt es immer mehr Menschen zur Suche nach ihrem wahren Selbst.

Viele Erfahrungen unseres Lebens sind äußerst paradox. Dazu gehört, daß unser Leben umso reicher wird, je mehr wir zu Dienern einer höheren Sache werden. Mit der Psychosomatischen Energetik haben wir dabei ein optimales Werkzeug, mit dem uns die Seele des Patienten ebenso wie sein körperlich-energetisches System verraten, was der Patient im Grunde will und braucht – und wir zu bloßen Dienern werden, die der Seele des Patienten weiterhelfen dürfen. Dabei stülpen nicht wir als Behandler dem Patienten unsere Ansichten und Wahrheiten über, sondern der Patient und seine Reaktionen verraten uns, was das Beste ist. Insofern handelt es sich um eine sanfte, unaufdringliche Heilmethode, die zur Demut erzieht und dem Therapeuten die Rolle eines Dieners auferlegt, der selbst immer wieder neu lernen muß, was er an Aufgaben zu lösen hat.

Spirituelle Medizin

Mittlerweile ist es Mode geworden, sich als Autor esoterischer Bücher auf eine höhere geistige Quelle zu berufen, von der man als Sprachrohr benutzt wird. Bei medizinisch-psychologischen Fachbüchern würde man den Autor schnell als überdreht und abgehoben ansehen, wenn man das täte. Ich will dieses Risiko trotzdem eingehen, weil ich mittlerweile überzeugt bin, daß ich einen Teil dieses Buches und seiner Erkenntnisse gar nicht mir selbst verdanke, sondern einer Wesenheit, die mich zu ihrem Werkzeug gemacht hat. Wir nennen so etwas zunächst als vernünftige Menschen des 20. Jahrhunderts „Intuition" oder „Inspiration", weil wir der Einbildung erliegen, wir selbst wären die Urheber unserer genialen Einfälle. Bei genauerem Hinsehen fällt uns auf, daß wir zum ausführenden Werkzeug einer unbekannten Macht geworden sind, die den Fortgang der Dinge lenkt. Insofern betrachte ich die Psychosomatische Energetik auch als Geschenk uns gutgesonnener Geistwesen, die offenbar in mir den treuen Vasallen gesehen haben, der das Ganze zu Papier bringt.

Meine persönliche Erfahrung mit vielen seelisch fortgeschrittenen Menschen ist die, daß immer mehr die „Führung durch gute Geister" und „Lenkung von oben" wahrnehmen. Daß auch naturwissenschaftlich anerkannte Kapazitäten diese Führung bemerken, möchte ich an dem Beispiel des berühmten Schweizer Elementarphysikers PAULI erklären. PAULI wurde in ein Krankenzimmer gelegt, dessen Zimmernummer genau einer bestimmten dreizahligen Naturkonstante entsprach, woraus PAULI intuitiv unmittelbar klar wurde, daß dies sein Sterbezimmer sein würde. War PAULI nun einfach in dem Moment ein abergläubischer Einfaltspinsel oder nicht mehr ganz bei Sinnen? Ich denke, daß dieser dem Rationalen verpflichtete Naturwissenschaftler – vermutlich durch den Einfluß von C. G. JUNG, bei dem er eine tiefenpsychologische Therapie gemacht hat – auf das Phänomen des unwahrscheinlichen Zufalls aufmerksam geworden war. JUNG hat das Zusammentreffen unglaublich anmutender Dinge und Geschehnisse zusammen mit PAULI „Synchronizität" genannt. Weil PAULI seine Aufmerksamkeit geschult hatte, konnte er das Phänomen überhaupt erst wahrnehmen.

Bekanntlich können wir im wesentlichen nur das wahrnehmen, was wir von unserem Erfahrungshorizont her erwarten. Meines Erachtens drehen wir uns gerade deshalb in der modernen Wissenschaft immer mehr im Kreis, indem wir uns durch eine zu rationale Ausrichtung und starre Fixierung auf Alterhergebrachtes in unwichtige Details verrennen – oder größere Zusammenhänge übersehen. Gerade bei einer so außerordentlich komplizierten und vielschichtigen Angelegenheit wie unserer Seele halte ich es für gut, den rationalen Verstand durch intuitive und psychoenergetische Wahrnehmungen zu erweitern. Das bedeutet nicht, daß wir unseren Verstand ausschalten dürfen. Kritiker argwöhnen in solchen Geständnissen, man wolle damit nur irgendwelche intellektuellen Schlampigkeiten oder – noch schlimmer – ideologische Manöver tarnen. Ich möchte dem entgegenhalten, daß ich zum einen keinerlei Ideologie oder Sekte angehöre, sondern mich einzig einer allgemeingültigen Wahrheit verplichtet fühle. In der simpelsten Ausdrucksform nenne ich diese allgemeingültige Wahrheit Liebe.

Dazu spricht die strenge logische Stringenz und Einfachheit des hier vorgestellten psychoenergetischen Modells für seine Wahrheit, weil meines Erachtens alle großen Ideen diese Qualitätsmerkmale zeigen. Mühelos können im System der Psychosomatischen Energetik so unterschiedliche Standpunkte wie die modernen Naturwissenschaften, antike Energiemodelle und religiöse Vorstellungen zu einer gemeinsamen Sichtweise zusammengeführt werden. All das spricht dafür, daß es sich um ein wichtiges und zukunftsträchtiges Modell handelt, welches im Grunde nichts anderes tut, als altbekannte Wahrheiten und Erkenntnisse unter einer gemeinsamen Sichtweise zusammenzuführen. Unseren medizinischen Sachverstand, unser gelerntes Wissen und unsere rationale Kritikfähigkeit brauchen wir deshalb nicht aufzugeben. Wir müssen nur lernen, im rechten Augenblick mehr den rationalen Teil oder das intuitive Element einzusetzen. Wie das gehen soll, verrät uns der gesunde Menschenverstand, indem wir gemäß dem KANTschen Imperativ beim Patienten das anwenden, was wir uns selbst in seiner Situation wünschen würden.

Gerade bei naturwissenschaftlich orientierten Modellen wird die Frage nach dem Sinn des Lebens völlig außer Betracht gelassen. Ich frage mich ernsthaft, ob wir diese sehr persönliche und äußerst subjektiv erscheinende Frage nach Gott und nach unserer eigentlichen Bestimmung mit so vielen Tabus belegen müssen. Wer sich solche Fragen außerhalb eines theologischen Seminars stellt, wird in Kreisen von Wissenschaftlern und rational denkenden Mitmenschen für einen Träumer gehalten, den man nicht ernst nehmen muß. Aber im Bereich der Heilkunst kommen wir um solche Fragen nicht herum. Auch ein atheistischer Doktor, der einen Sterbenden betreut, muß irgendeine sinnvolle Antwort darauf finden, was im Vorgang des Sterbens passiert. Im Grunde lautet die Grundfrage des Todgeweihten: „Liebt mich das Universum immer noch, obwohl es mich sterben läßt?"

Als Therapeut und Heiler bin ich der Fackelträger der Hoffnung und des Lebens. Darin offenbart sich im Grunde eine religiöse Haltung, die dem Leben gute Motive unterstellt. Wie kann ich Trost und Zuversicht vermitteln, wenn ich im Grunde meines Herzens gar nicht an das Gute dieser Welt glaube? Die alte Trennung zwischen Priester und Heilkundigem wurde nur deshalb vollzogen, weil die gemeinsame Ausübung beider Berufe aus logistischen Gründen immer schwieriger geworden war. Trotzdem ist der Heiler im Grunde seines Herzens ein Priester geblieben – jedenfalls ist dies die Erfahrung meines langen Arztlebens, bei dem ich lernen durfte, was kranke Menschen wirklich an seelischen Bedürfnissen haben.

Es gibt noch anderen Gründe, an eine spirituelle Bestimmung unseres Erdendaseins zu glauben. Zum einen sehen wir an unserer psychoenergetischen Ordnung, wie sie sich in den Aura-Ebenen und den Chakren offenbart, daß wir eine mit äußerst viel Intelligenz und Weisheit konstruierte Maschine sind. Dazu kommt, daß wir psychoenergetisch interessanterweise immer weiter wachsen, höher schwingen und uns seelisch immer weiter entfalten. Warum sollte die Schöpfung sich solche Mühe mit uns geben, wenn unsere Seele nicht eine Aufgabe hat, die vermutlich über das jetzige Leben hinausreicht und den Tod transzendiert? Meine Erfahrung mit biologisch-psychologischen Strukturen dieser Art zeigt, daß die Natur keine Sinnlosigkeiten herstellt, die so komplex und in sich passend gearbeitet sind. Es gibt deshalb auch aus naturwissenschaftlicher Sicht eine immer größere Wahrscheinlichkeit, an eine höhere Intelligenz im Kosmos zu glauben.

Eine spirituelle Medizin ist ihrem Kern nach eine wahrhaft menschliche Medizin. Weil weite Teile der modernen Medizin das Bild einer atheistischen, unspirituellen und nüchternen Medizin zeigen, fragt man sich unwillkürlich, ob die sie repräsentierenden Kollegen etwa unmenschliche Wesen sind. Auf Intensivstationen begegnen uns Hirntote, die monatelang an Beatmungsmaschinen hängen, vor sich hin wimmern und nach allen Regeln der Wahrscheinlichkeit irgendwannn sterben oder schwerstbehindert weiterleben werden. In Abwandlung erwartet das gleiche Schicksal die vielen mit schwersten Behinderungen geborenen Babies, deren Eltern das Neugeborene häufig gar nicht mehr haben wollen, wenn ihnen das Ausmaß der Tragödie klar wird. Nach ein paar Jahren wird die Vollwaise dann in einem Kinderhort sterben. Ich habe als junger Student die behandelnden Ärzte und Professoren gefragt, was sie sich dabei denken, solche Wesen unnötig leiden zu lassen, aber so gut wie nie eine zufriedenstellende Antwort erhalten. Immer wird von dem seltenen Paradefall erzählt, der sich dann doch wider Erwarten erholt hat. Mir sind solche Fabelwesen ganz extrem selten begegnet, und bei ehrlicher Betrachtung müssen wir zugeben, daß unverhältnismäßig viele Wesen für solche Wunderfälle leiden müssen. Am schlimmsten war es für mich im nachhinein, daß die behandelnden Ärzte völlig unfähig waren, das Unmenschliche ihres Tuns einzusehen. Wo ist die Menschlichkeit geblieben, wenn wir als Ärzte solche Taten begehen? Mit der Euthanasie-Keule alle solche Diskussionen von vornherein abzuwürgen gehört für mich zu einer besonders perfiden Unmenschlichkeit!

Als moderne Menschen mit den ungeahnten Möglichkeiten der Hochzivilisation werden wir ständig mit Grenzen konfrontiert, die früher undenkbar waren. Viele der Grenzüberschreitungen führen zu unmenschlichen Handlungen, wie ich eben an den teilweise schrecklichen Folgen der modernen Medizin darzustellen versucht habe. Kann uns eine spirituell orientierte Medizin möglicherweise weiterhelfen, zu einem tieferen Verständnis der Zusammenhänge, zu weiseren Entscheidungen und zu menschlicherem Verhalten zu kommen? Ich denke, ja – wenn wir bei uns selbst und unserer eigenen Selbsterforschung beginnen. Dazu braucht es zunächst keine großen Ethikkommissionen und schwierig zu realisierende äußere Bedingungen, sondern den Mut, uns als Behandler mit unseren eigenen Schattenseiten auseinanderzusetzen. Warum lassen wir als Ärzte Menschen unnötig leiden, obwohl es so wenig Hoffnung für sie gibt? Ist es unsere Karriere als wundertätiger Universitätsprofessor, die nach seltenen Wundertaten lechzt – etwa daß ein Hirntoter wieder zu den Lebendigen zurückkehrt – und dafür einen hohen Preis zu zahlen bereit ist? Sind es etwa emotionale Verhärtungen und Bestrafungswünsche, die wir nach außen projizieren?

Mit der Zunahme der materiellen Möglichkeiten, die der moderne medizinische Fortschritt ermöglicht, sollte bei den Medizinern eine Zunahme an Weisheit und liebevollem Verständnis einhergehen. Aber wie soll das praktisch funktionieren? Meines Erachtens sollten Ärzte ein Selbsterfahrungs-Training nachweisen können, bevor sie auf die Menschheit losgelassen werden. Aber auch ohne irgendwelche Reglementierungen versuchen immer mehr Therapeuten, den Weg einer spirituellen Heilkunst zu gehen. Teils aus eigenem Antrieb, teils durch die Patienten angeregt, oft natürlich durch die seelischen Nöte des Therapeutenberufs ausgelöst, versuchen sie, eine Heilkunde auszuüben, die Sinnsuche und Selbsterforschung einschließt.

Als spirituelle Medizin möchte ich dabei eine Medizin bezeichnen, die die Religion mit einschließt. Unter Religion verstehe ich das Bemühen, hinter der Fassade der Wirklichkeit eine uns gut gesonnene, höhere geistige Macht zu sehen, die unserem individuellen Leben einen tieferen Sinn verleiht. Ein tieferer Sinn ohne ein Weiterleben nach dem Tod erscheint undenkbar, egal ob wir uns das als einmaligen Vorgang oder als wiederholtes Ereignis mit zahlreichen, zukünftigen Erdenleben vorstellen. Wenn wir einen tieferen Sinn unseres Lebens anerkennen, fragen wir uns natürlich als nächstes, worin dieser Sinn denn überhaupt bestehen soll? Aus aufstehen, zur Arbeit gehen und abends vor dem Fernsehen einschlafen kann der Sinn wohl nicht bestehen. Und nur an einen fernen Gott zu glauben, der uns irgendwann gnädigerweise in seinen Himmel aufnimmt, befriedigt auch kaum mehr einen Menschen. Wir merken heute immer deutlicher, daß der tiefere Sinn des Lebens ganz unmittelbar etwas mit unserem innersten Wesenskern zu tun haben muß, wenn er wirklich von Bedeutung sein soll.

Zum tieferen Sinn unseres Lebens gehört es, unsere individuelle Persönlichkeit mit unserem wahren Selbst zusammenzubringen und deckungsgleich zu machen, wie ich in diesem Buch in großer Ausführlichkeit zu zeigen versucht habe. Alle großen esoterischen und spirituellen Disziplinen kommen zur selben Sichtweise, wozu unser Leben in Wirklichkeit dient – auf unserer Seelenreise zu einem reiferen, besseren Mensch zu werden und schließlich unser wahres Selbst zu entdecken. Als Heiler bekommen wir aus dieser Perspektive eine ganz neue, viel weitergehende Bedeutung, weil Krankheiten, Lebenskrisen und Seelennöte wichtige Stationen auf der Seelenreise sind, deren Sinn wir entdecken müssen. Was will unsere Seele, wenn es zu Krankheiten und Schwierigkeiten kommt? Was für eine Bedeutung haben die unbewußten seelischen Konflikte? Was ist unser wahres Ich hinter all den Fassaden, Verdrängungen und Spiegelfechtereien?

Neben den in diesem Buch dargestellten Methoden, die eine große Hilfe bei der Beantwortung solcher oft schwierigen Fragen sein können, besteht eine weitere wichtige Möglichkeit darin, uns als Heiler zum Kanal für höhere Wesen und Weisheiten zu machen. Wir öffnen uns demütig für eine höhere geistige Kraft, deren Wünsche, Absichten und Heilkräfte durch uns als Heiler vermittelt werden. Für gewöhnlich sind ständig solche Kräfte durch uns wirksam, ohne daß wir uns dessen bewußt sind. Der Unterschied zum normalen Heiler besteht darin, daß wir uns in einem Akt der demütigen Hingabe zu einem Werkzeug machen, der den höheren Mächten die Arbeit erleichtert. Das kann eine besondere Sensibilität und psychoenergetische Offenheit sein, ein Aufnehmen intuitiver Botschaften oder ein Gebet im Namen des Kranken.

Ein persönliches Wort zum Schluß

Ich glaube, für alle Menschen ist es das wichtigste im Leben, den Mut zu großen Träumen aufzubringen!

(Golda Meir)

Weise Menschen behaupten, man müsse mit seinen Träumen außerordentlich vorsichtig sein, weil sie sich irgendwann alle erfüllen werden, nur möglicherweise anders, als man denkt. Als Heranwachsender träumte ich davon, ein berühmter Schriftsteller zu werden, der durch eine einfache Tätigkeit wie die, seine Gedanken, Gefühle, inneren Bilder und äußeren Erlebnisse in Worte umzusetzen, ein geruhsames Leben führen kann. Mittlerweile hat sich dieser Traum in ganz unerwarteter Weise erfüllt, aber auf eine ganz andere Art als erhofft. Ich mußte nämlich auf schmerzhafte Weise lernen, daß Bücherschreiben ein außerordentlich harter Job ist. Hinzu kamen weitere Lektionen, die ich kurz beschreiben möchte.

Als erstes bekam ich eine Lektion in Sachen Fleiß, vermutlich weil eine höhere Macht der Ansicht war, ich hätte das nötig. Als Heranwachsender war ich ein ausgesprochen fauler Mensch und ahnte nicht im geringsten, welche Plackerei mit dem Schreiben von Büchern verbunden sein wird. Dieses Buch entstand während dreier langer Jahre und wurde an unterschiedlichsten Orten unseres Planeten geschrieben. Während zum Beispiel draußen ein strahlender Karibiktag begann, wo normale Menschen ihr Strandtuch schnappen und sich unter eine Palme legen, saß ich stundenlang am Laptop und schwitzte über irgendwelchen Formulierungen. Oder es vergingen Wochen mit herrlichstem Pulverschnee, ohne daß ich nur einmal Skilaufen ging, obwohl die Skipisten der Zentralschweiz direkt vor meiner Tür lagen (der größte Teil dieses Buches entstand im Kanton Nidwalden am Vierwaldstättersee). In meinem Kopf und Herz hatte sich die fixe Idee eingenistet, das Buch so perfekt und zugleich so schnell wie möglich fertigzuschreiben. So türmten sich Berge von Arbeit auf, die kein Ende nehmen wollten.

Als nächste Lektion ging es um mein Ego, was natürlich als geheimes Motiv hinter vielen großen Taten steckt. Zuerst war ich geschmeichelt, als mich immer wieder Leute fragten, wann denn das Buch fertig sein wird. Sie hatten von dem Projekt gehört und wollten nähere Zusammenhänge über Energiemedizin, seelische Themen und zugehörige Krankheiten erfahren. Mit der Zeit wurde mir immer klarer, daß meine Bedeutung als renommierter Autor in den Augen meiner Mitmenschen realistischerweise viel geringer einzustufen ist, als ich gedacht hatte. In Wahrheit war ich ein Fackelträger, der verschiedene uralte Weisheiten in die Jetztzeit zu transportieren hat, nur in etwas anderer Weise zusammengemischt als üblich. Immer deutlicher wurde mir die Erkenntnis, daß die neugierigen Leser meines Buchs in Wahrheit am wenigsten an mir, stattdessen überwiegend an sich selber und dem Durchschauen ihrer eigenen Probleme interessiert sind. Leser sind wie alle Menschen ganz überwiegend Egoisten, die vor allem ihr eigenes Wohlergehen im Sinn haben.

Eine weitere Lektion hat mit dem Berufsstolz zu tun, der sich um den Beruf des Arztes und Wissenschaftlers rankt. Ursprünglich wollte ich ein grandioses philosophisches Werk schreiben, das Fachleute in andächtiges Staunen versetzt. Doch je mehr weltberühmte Fachleute ich kennenlernte, umso mehr wurde mir klar, daß sie wenig oder überhaupt nicht an meinen Theorien interessiert sind. Sie interessieren sich überwiegend nur für ihre eigenen Theorien und allerhöchstens dafür, welche Beziehung andere Theorien zu ihren eigenen haben. Fachleute sind die uninteressiertesten Leser, die man sich denken kann. Hinzu kommt, daß schwierige philosophische Abhandlungen von den allerwenigsten Lesern verstanden werden. Selbst hochrangige Fachleute schienen nicht zu begreifen, welche hochwichtigen Erkenntnisse ich gefunden hatte.

Ich mußte deshalb umlernen und mir klar machen, daß es genug große Philosophien auf der Welt gibt, aber viel zu wenig klar verständliche Bücher, die das Leben von Menschen zum Positiven umkrempeln und bereichern können. Viel wichtiger als die Vermittlung großartiger Philosophien war es, daß möglichst viele Leser verstehen, um was es bei diesem Buch geht. Und in je mehr traurige Kinderaugen ich blickte, wo durch Verhaltensstörungen und Krankheiten ein ganzes zukünftiges Leben aus dem Ruder zu laufen droht, einzig weil ein riesenhafter psychoenergetischer Konflikt dahintersteckt, der mit einfachsten Mitteln erkannt und gelöscht werden kann, umso deutlicher wurde mir meine Mission, Menschen zu einer besseren psychoenergetischen Gesundheit und zu mehr Lebensglück zu verhelfen.

Dafür ein typisches Beispiel von einem zehnjährigen Jungen:

Paul ist das älteste von drei Geschwistern und soll jetzt auf das Gymnasium, weil er später den mittelständischen Betrieb des Vaters übernehmen soll und dafür eine gute Ausbildung braucht. Paul sehnt sich danach, dieses Ziel zu erreichen, und hat bei Schulleistungstests bewiesen, daß er die nötige Intelligenz dazu besitzt. Sein größtes Problem sind jedoch Konzentrationsstörungen und schlechtes Gedächtnis. Bei Prüfungen hat er immer „ein Brett vor dem Kopf". Weitere Sorgen bereiten den Eltern Pauls große Minderwertigkeitsgefühle, und wegen seiner Schüchternheit kann er sich unter Gleichaltrigen sehr schwer durchsetzen. In letzter Zeit fängt er an zu stottern und weigert sich schon manchmal morgens, in die Schule zu gehen, weil er sich so schämt.

Im Energietest fallen extrem niedrige Vital- und Emotionalwerte von unter 20% auf. Bei Kindern führt das so gut wie immer zu extremen Schulleistungsstörungen, weil sie sich aufgrund des Energiemangels nicht mehr konzentrieren können, während die niedrigen Emotionalwerte für das schlechte Gedächtnis verantwortlich sind. Paul hat ungewöhnlich hohe Kausalwerte von 80%, was für eine hohe kreative und intuitive Begabung spricht. Es findet sich eine Geopathie (die entsprechende Testampulle Geovita spricht an), was ein versierter Rutengänger kurz darauf bestätigt. Als Konflikt testet „falsch denken" als riesenhafter Zentralkonflikt im siebten Chakra, was nach meiner Erfahrung oft zu Schüchternheit und Denkblockaden führt.

Nach insgesamt dreimonatiger Therapie des Zentralkonflikts mit homöopathischen Komplexmitteln („Emotionalmittel" Emvita Nr. 28) und dem Verstellen des geopathisch gestörten Bettes betritt ein vollkommen verwandelter Junge das Sprechzimmer. Paul hat einen klaren und selbstbewußten Gesichtsausdruck, wirkt fröhlich und hat eine gesunde Gesichtsfarbe, während er vorher ganz blaß war. Paul hat mehrere Tests mit Bravour bestanden und darf aufs Gymnasium. Den Stärksten in seiner Klasse hat er verprügelt, gesteht er mir, weil der ihn immerfort gehänselt hat, und das wollte er sich nicht mehr bieten lassen.

Daß nicht nur Menschen, sondern auch Tiere von der Auflösung ihrer psychoenergetischen Konflikte profitieren können, dazu möchte ich den aufschlußreichen Fall eines spanischen Hundes schildern:

Dieser Hund war eine wahre Katastrophe, weil er ohne Manieren auf den Eßtisch sprang und alles in wilder Hemmungslosigkeit verschlang, was er an Eßbarem fand. Irgendwann lag der ungezogene Hund neben mir, und ich hatte gerade den Testsatz mit den 28 Konflikten und 7 Chakren zur Hand, testete sie der Reihe nach, indem ich die Testampullen in die Nähe des Fells des Hundes legte und beobachtete, bei welcher Ampulle ich eine veränderte kinesiologische Reaktion bei mir selber beobachtete. Schließlich fand ich den Konflikt „Schock, gefühllos" im Halschakra des Hundes.

Sein Frauchen konnte dazu eine interessante Geschichte erzählen, die die Ursache des seelischen Traumas nachvollziehbar machte. Der Hund hatte früher einer Dame mit einer unheilbaren Krebserkrankung gehört, die das derzeitige Frauchen darum bat, den Hund nach ihrem Tod zu übernehmen. Nun hatte der plötzliche Tod der krebskranken Frau den Hund offenbar in einer schweren Schock versetzt, den er gewissermaßen nicht „schlucken konnte". Wegen der Energieleere im Halschakra war er zu einem gefräßigen Monster geworden, das seinen seelischen Hunger mit Fressorgien zu stillen versuchte – eine Ventilfunktion des Essens, die man bekanntermaßen nicht nur bei Hunden beobachten kann. Noch viel aufregender war der weitere Gang der Geschichte, denn bereits nach wenigen Tagen der Einnahme der homöopathischen Tropfen zur Auflösung des Schocks war der Hund wieder vollkommen manierlich, aß normale Portionen und wirkte nicht mehr hektisch und getrieben, sondern wieder ganz normal und friedlich.

An den beiden Beispielen des kleinen Jungen und des Hundes kann man gut erkennen, welche enormen Heilchancen sich plötzlich auftun, wenn man so etwas Banales tut wie das Energiefeld des Kranken von Blockaden zu befreien. Schamanen haben das schon seit Urzeiten gewußt, und ihre Heilerfolge bei psychosomatischen Problemen sind auch unter Fachleuten unumstritten. „Kann das wirklich so einfach sein?" werde ich oft von geheilten Patienten gefragt, die sich wundern, von ein paar homöopathischen Tropfen geheilt worden zu sein, wo sie vorher ein Leben lang erfolglos herumgedoktert haben. Ich muß zugeben, daß ich mich selbst als Arzt nach Abertausenden von Heilungen immer noch wundere, daß Heilung so einfach erreicht werden kann.

Zum Schluß möchte ich darauf hinweisen, daß die Beseitigung von innerseelischen Konflikten natürlich nicht alle Probleme und Aufgaben löst, so daß man sich danach keineswegs vollautomatisch im Paradies befindet. Nach der Auflösung der Konflikte beginnt das wahre Leben, und die Arbeit fängt erst richtig an! Nach Auflösung ihrer seelischen Energieblockaden bekommen viele Menschen eine ganz neue, unerwartete Herausforderung, ganz so, wie man das an meinem eigenen Beispiel erkennen kann. Diese Herausforderung besteht darin, die eigentliche Lebensaufgabe zu erkennen und ihrer Bestimmung zu folgen. Jeder Mensch scheint so eine Aufgabe zu haben, die nach außen hin vollkommen unscheinbar sein kann, etwa ein guter Briefträger zu sein, der seine Aufgaben mit großer Hingabe erledigt, oder eine Aufgabe als warmherzige Mutter zu haben, die ihren Kindern besonders viel Liebe schenkt. Natürlich gibt es auch Menschen mit spektakulären Aufgaben, die viel mehr Aufmerksamkeit auf sich ziehen, etwa Künstler oder Erfinder mit besonderen Missionen. Wichtig scheint es dabei zu sein, seinem Herzen und seiner inneren Stimme zu folgen.

Die Verwirklichung der eigentlichen Lebensaufgabe stellt keineswegs eine normale Angelegenheit dar, sondern wird von der Seele als unaufschiebbares Drängen erlebt, dem man unbedingt folgen sollte. Denn tut man das nicht, wird man energetisch blockiert, vermutlich weil man dann nicht mehr im Rhythmus des großen Ganzen lebt. Will man deshalb auf Dauer körperlich gesund und seelisch glücklich sein, muß man der Melodie des eigenen Lebenssinnes folgen, was immer das sein mag. Mittlerweile haben mir viele Menschen diese Beobachtung bestätigt und fanden ihr Lebensglück dadurch, daß sie ihren eigentlichen Lebenssinn erkannt haben und diesem Plan klugerweise gefolgt sind.

Zum Schluß möchte ich auf etwas ganz Banales hinweisen, was die Verwirklichung des eigenen Lebenssinns anbelangt und vollkommen konträr zur egoistischen Auffassung einer materialistischen Welt steht. Je psychoenergetisch offener wir werden, umso mehr erfahren wir die Welt als Ganzes, und unsere wahre Bedeutung offenbart sich uns als Teil des Ganzen. Wir können deshalb auf Dauer nie glücklich werden, wenn wir gegen die Ganzheit der Welt handeln, aber genauso wahr ist, daß wir nie glücklich werden können, wenn wir nicht auch an unser eigenes Glück denken. Die glücklichsten Leute scheinen mir Egoisten zu sein, die sozial und altruistisch handeln, einfach weil das aus ihrem Herzen kommt. Deshalb ist auch die Verwirklichung des eigenen Lebenssinnes etwas, das zuerst einem selber zugute kommt, bei genauer Betrachtung aber auch allen anderen.

Anhang
(mit praktischen Hinweisen)

1. Praktische Ratschläge für psychoenergetische Harmonie im Alltag

Es lohnt sich, einige Grundregeln zu beherzigen, um psychoenergetisch in optimaler Verfassung zu bleiben:

Beim Essen sollte man eine mediterrane und asiatische Küche (z. B. japanisch/thailändisch) bevorzugen. Meeresfisch mindestens 1–2 mal pro Woche. Eher eiweißarm mit wenig Fleisch und viel Gewürzen und vor allem aufhören zu essen, wenn man satt ist (dafür sollte man seine Instinkte schulen). Gutes Weißbrot und fein gemahlene Mehle sind gesünder als Vollkorn (siehe dazu das lesenswerte Buch vom Bäckermeister Wilhelm Kanne). Viel Knoblauch und bakteriell wirksame Gewürze wie Curcuma sind günstig. Eine ausgeglichene Mineralversorgung gewährleistet Meersalz (eher zuviel als zu wenig salzen!). Die Verwendung von Vitaminergänzungen und Mineralien halte ich im allgemeinen für wenig sinnvoll. Besser mehrere kleine Mahlzeiten am Tag als eine große, möglichst abends nicht viel essen. Sich ab und zu ein Festmahl gönnen und – wer dazu instinktiv hingezogen wird – einmal jährlich einige Wochen mäßiges Fasten (z. B. halbe oder ein Drittel der normalen Kalorienzufuhr). Das Körpergewicht sollte die Körpergröße minus 100 in Kilogramm nicht übersteigen (besser 5 – 10 % darunter).

Als Getränk ist gutes Quellwasser das Optimum, alternativ Volvic, Pelegrino und dergleichen, mindestens 1 –1,5 Liter täglich. Wasseraufbereitungssysteme scheinen mir persönlich nicht so günstig. Schwarztee und Grüntee sowie Kaffee in kleinen Mengen (nach dem Essen) haben sich bewährt. Sauermilchgetränke sind sehr gesund, ebenso Bioghurt. Fruchtsäfte sollten stark verdünnt werden.

Der frühe Schlaf hat die beste Wirkung, und man sollte täglich so viel schlafen, daß man sich frisch und ausgeruht fühlt. Gerade Kinder brauchen viel Schlaf, aber auch Erwachsene schlafen viel zu wenig. 6–7 Stunden scheint mir das Minumum. Bezüglich Standort des Bettes verweise ich auf das Kapitel mit Erdstrahlen. Kinder sollten möglichst wenig Fernsehen (maximal 1/2 – 1 Stunde pro Tag), bei Erwachsenen maximal 2 Stunden täglich. Fernsehverbot halte ich für unsinnig, weil das Fernsehen die wichtigste Informationsquelle unserer Gesellschaft darstellt, aber die Dosierung ist entscheidend. Generell sollte man auf eine lärmarme Umgebung achten (besonders nachts). Genußgifte wie Nikotin und Drogen sollte man ganz meiden oder auf ganz wenige Ausnahmen beschränken. Wein in biologisch verträglicher Menge wirkt lebensverlängernd (1 Glas für Frauen täglich, 2 Gläser für Männer).

Bezüglich Kleidung, Sport und anderer Verhaltensregeln verweise ich auf das Kapitel „Feinstoffliche Energie – ihre Bedeutung im Alltag…“. Bewegung ist einer der wichtigsten Lieferanten feinstofflicher Energie, ebenso wie frische Luft, Sonne und Natur. Sport sollte man möglichst spielerisch ausüben und nicht übertreiben, was für alle anderen Faktoren genauso zutrifft. Einmal in der Woche sollte man einige Stunden der Muße und des Nichtstuns haben, um sich zu regenieren. Man sollte irgendeine Tätigkeit ausüben, die einem besonders viel Spaß macht, um sich durch so ein Hobby zu regenerieren.

Trotz aller Ratschläge, die man noch geben kann, scheinen mir zwei Geisteshaltungen von elementarer Bedeutung zu sein, die sich auf den ersten Blick zu widersprechen scheinen: Man sollte in möglichst großer Demut und mit viel Egoismus leben. Wie geht das zusammen, wird man sich fragen. Ich kann darauf keine befriedigende Antwort geben und möchte den Leser nur ermuntern, diese gegensätzlich erscheinenden Positionen in seinem Leben zu erproben, die ich bei den allermeisten Menschen angetroffen habe, die ich für gleichzeitig weise, energiegeladen, gesund und glücklich gehalten habe. Was war das Geheimnis dieser Leute? Beispielsweise sollte man darin Demut üben, daß man der göttlichen Kraft tagtäglich dankt, am Leben zu sein und arbeiten zu dürfen. Aber man sollte auch darauf achten, wie ein König oder eine Königin zu leben. Demütig zu sein und mit voller Begeisterung zu leben scheint mir deshalb der wichtigste Schlüssel zu psychoenergetischer Harmonie zu sein. Ob das tatsächlich stimmt, muß der Leser natürlich selber ausprobieren.

2. Information über Therapeuten und die „Psychosomatische Energetik“ (bitte frankierten Rückumschlag beilegen):

Rubimed AG,
Grossmatt 3, CH 6052 Hergiswil
E-Mail: info@rubimed.com
Therapeutenverzeichnis im Internet: www.rubimed.com

3. Bücher über „Psychosomatische Energetik“:

Banis, U.: Handbuch der Psychosomatischen Energetik; Co'med Verlag Sulzbach 1999

Banis, R.: Lesebuch der Psychosomatischen Energetik (Band 1); Co'med Verlag Hochheim 2004

Banis, R.: Lesebuch der Psychosomatischen Energetik (Band 2); Co'med Verlag Hochheim 2005

Literatur (Auswahl)

(wichtige und weiterführende Bücher in Fettdruck)

Ackerknecht, Erwin: Kurze Geschichte der Medizin. Enke Vlg. Stuttgart 1967.

Adler, Ernesto: Allgemeinerkrankungen durch Störfelder. Verlag f. Medizin E.Fischer Heidelberg 1973.

Asbeck, F.: Naturmedizin in Lebensbildern. Verlag Grundlagen und Praxis Leer 1977.

Atthesli, Stylianos (Daskalos): The Symbol of Life. The Stoa Series 1998 P.O. Box 8347 2020 Nikosoa /Cyprus.

Atthesli, Stylianos (Daskalos): Joshua Immanuel the Christ. The Stoa Series 2001 P.O. Box 8347 2020 Nikosoa /Cyprus.

Banis, Reimar: Psychosomatische Energetik. Comed Vlg. Sulzbach 1998.

Banis, Ulrike: Praxis der Psychosomatischen Energetik´. Comed Vlg. Sulzbach 1999.

Banis, Ulrike: Erdstrahlen & Co. Haug Heidelberg 2001.

Barbados – APA Guide. Travel Media München 1995

Behrend, Joachim E.: Nada-Brahma – die Welt ist Klang. Rowohlt Verlag Reinbek 1983.

Bender, Hans: Unser sechster Sinn. DVA Stuttgart 1967.

Bergsmann, O.: Risikofaktor Standort – Rutengängerzone und Mensch. Facultas Universitätsverlag Wien 1990.

Beuchelt, Hellmuth: Konstitutions- und Reaktionstypen. Karl Haug Vlg. Heidelberg 1971.

Blofeld, John: Rad des Lebens. Rascher Vlg. Zürich 1961.

Bösch, Jakob: Spirituelles Heilen und Schulmedizin. Lokwort Verlag Bern 2002.

Boerner, Moritz: Bryon Katies THE WORK. Goldmann TB. München 1999.

Bohm, Werner: Die Wurzeln der Kraft (Chakras – die Kraft der Lotusblumen). O.W. Barth Vlg. München 1966.

Boorstein, Seymour: Transpersonale Psychotherapie. Scherz-Vlg. München 1988.

Borck, Cornelius: Anatomien medizinischen Wissens. Fischer Vlg. Frankfurt/Main 1996.

Boyesen, Gerda und Mona-Lisa; Biodynamik des Lebens – Grundlagen der biodynamischen Psychologie. Synthesis Vlg. 1987.

Boyesen, Gerda: Über den Körper die Seele heilen. Kösel München 1988.

Boyesen, Gerda: Von der Lust am Heilen. Kösel München 1995.

Bozzano, Ernesto: Übersinnliche Erscheinungen bei Naturvölkern. A. Francke Vlg. Bern 1948.

Brugh Joy, W.: Weg der Erfüllung – Selbstheilung durch Transformation. Ansata Interlaken 1985.

Campbell, Joseph: Mythen der Menschheit. Kösel München 1993.

Candi: Radiästhestische Studien. Verlag RGS CH-St.Gallen 1982.

Choa Kok Sui: Grundlagen des Pranaheilens. Bauer Vlg. Freiburg 1996.

Dalai Lama: Logik der Liebe. Goldmann München 1989.

Daskalos – Atteshlis, Stylianos: Die esoterische Praxis. Edel-Verlag Duisburg 1994.

Dethlefsen, T.: Krankheit als Weg. C. Bertelsmann Gütersloh 1983.

Diamond, John: Der Körper lügt nicht. Verlag f. angewandte Kinesiologie Freiburg 1983.

Diamond, John: Die heilende Kraft der Emotionen. Verlag f. angwandte Kinesiologie Freiburg 1994.

Duerr, Hans Peter: Intimität – Der Mythos vom Zivilisationsprozeß. Suhrkamp Frankfurt 1994.

Dürckheim, Karlfried Graf: Hara- Die Erdmitte des Menschen. OW Barth Weilheim Obb. 1967.

Emoto, Masaru: Messages from Water. Hado Kyoikusha Co. Ltd. Tokyo 1999.

Evans-Wentz, W.Y.: Das Tibetanische Totenbuch (oder die Nachtod-Erfahrungen auf der Bardo-Stufe). Walter Vlg. Olten und Freiburg Brsg. 1971.

Fisch, Guido: Akupunktur. DVA Stuttgart 1973.

Franz, Marie Luise et al: Das Böse. Rascher Verlag Zürich und Stuttgart 1961.

Franz,. Marie Luise: Der Schatten und das Böse im Märchen. Kösel Verlag München 1985.

Franz, Marie Luise: Spiegelungen der Seele. Kösel München 1988.

Fromm, Erich: Anatomie der menschlichen Destruktivität. DVA Vlg. Stuttgart 1974.

Fromm, E: Zen-Buddhismus und Psychoanalyse. Suhrkamp Frankfurt am Main 1972.

Fuchs, Christian: Yoga in Deutschland. Kohlhammer Stuttgart 1990.

Gedeon, Wolfgang: Von der biologischen Medizin zur Ganzheitsmedizin. Karl Haug Vlg. Heidelberg 1991.

Gelpke, Rudolf: Drogen und Seelenerweiterung. Kindler München 1966.

Gerber, Richard: Vibrational Medicine for the 21th Century. Eagle Book Harper & Collins New York 2000.

Gleditsch, Anneliese: Vom Bewußtsein zum Gewißsein. Opal Vlg. Augsburg 1991.

Gopi Krishna: Kundalini. OW Barth Weilheim Obb. 1968.

Govinda, Lama Anagarika: Die psychologische Haltung der frühbuddhistischen Philosophie. R. Löwit Wiesbaden 1961.

Grof, Stanislav: Das Abenteuer der Selbstentdeckung – Heilung durch veränderte Bewußtseinszustände. Kösel München 1987.

Grof, Stanislav: Geburt, Tod und Transzendenz. Rowohlt Reinbek 1991.

Grossarth-Maticek, Ronald: Systemische Epidemiologie und präventive Verhaltensmedizin chronischer Erkrankungen –. Walter de Gruyter Berlin New-York 1999.

Grossmann, David: On killing – The psychological cost of learning to kill in war and society. Back Bay Books 1996.

Hammer, Leon: Psychologie und chinesische Medizin. Joy Verlag Sulzberg 2000.

Harner, Michael: Der Weg des Schamanen. Hugendubel München 1990.

Hartmann, E.: Krankheit als Standortproblem. Haug-Vlg. Heidelberg 1986.

Hartmann, Ernst: Yin Yang – Über Konstitutionen und Reaktionstypen. Forschungskreis f. Geobiologie Waldbrunn 1986.

Hellinger, Bert: Ordnungen der Liebe. Auer Heidelberg 1997.

Hoffmann, Sven: Neurosenlehre, psychotherapeutische und psychosomatische Medizin. Schattauer Stuttgart 1999.

Hofmann, Albert: LSD – mein Sorgenkind. Klett Cotta 1993.

Huxley, Aldous: Pforten der Wahrnehmung. München, Piper 1970.

Huxley, Aldous: Die ewige Philosophie. München, Piper 1987.

Jäger, Willigis: Suche nach dem Sinn des Lebens. Via Nova Petersberg 1997.

Johari, Harish: Das große Chakra-Buch. Bauer Freiburg 1987.

Jones, C: Die letzte Reise – Eine Kulturgeschichte des Todes. Piper München Zürich 1999.

Jordan, Michael: Kulte, Sekten und Mysterien. Hugendubel München 1997.

Jung, C. G.: Der Mensch und seine Symbole. Walter Vlg. Freiburg i. Brsg. 1982.

Jung, C. G.: Die Psychologie des Kundalini-Yoga. Walter 1998.

Jung, C. G.: Über psychische Energetik und das Wesen der Träume. Rascher Verlag Zürich 1948.

Jung, Hans: Persönlichkeitstypologie. R. Oldenbourg-Verlag München Wien 2000.

Kafkalides, Athanassios: The knowledge of the Womb. Mattes Heidelberg 1995.

Kanne, Wilhelm: Krebs ist vermeidbar! Deni Druck Thannhausen 2002.

Krishnamurti, J.: Leben. Fischer Frankfurt am Main 1977.

Keleman, Stanley: Dein Körper formt dein Selbst. Mgv Verlag München 1980.

Klußmann, Rudolf: Psychosomatische Medizin. Springer Heidelberg 1998.

König, Karl: Mit dem eigenen Charakter umgehen. Walter Verlag Düsseldorf und Zürich 2001.

Krapp, H.; Wägenbauer, T: Komplexität und Selbstorganisation- „Chaos" in den Natur- und Kulturwissenschaften. Wilhelm Fink Verlag München 1997.

Kübler-Ross, Elisabeth: Über den Tod und das Leben danach. Vlg. Die Silberschnur 1991.

Kurtz, Ron: Botschaften des Körpers (Bodyreading). Kösel München 1986.

Leadbeater, C. W.: Die Chakras. Bauer-Vlg. 1986.

Leadbeater, C. W.: Der sichtbare und der unsichtbare Mensch. Bauer-Vlg. 1986.

Leary, Timothy: Psychedelische Erfahrungen. OW Barth Weilheim Obb. 1971.

Leuner, Carl: Lehrbuch der Katathym-imaginativen Psychotherapie. Hans Huber Vlg. Göttingen 1994.

Levy-Bruhl, L: Die geistige Welt der Primitiven. Verlag F. Bruckmann München 1927.

Lowen, Alexander: Der Verrat am Körper. Rowohlt Reinbek 1983.

Malin, Lisa: Die schönen Kräfte – eine Arbeit über Heilen in verschiedenen Dimensionen. Zweitausendeins Frankfurt 1986.

Mann, A. T.: Das Wissen über Reinkarnation. Zweitausendeins Frankfurt Main 1995.

Markides, Kyriakos: Der Magus von Strovolos (Daskalos). Knaur Esoterik München 1988.

McDougall, Joyce: Theater des Körpers – ein psychoanalytischer Ansatz für die psychosomatische Erkrankung. Verlag Internationale Psychoanalyse, Stuttgart 1991.

Meinhold, Werner J.: Krebs – eine mystifizierte Krankheit. Walter Vlg. Düsseldorf 1996.

Meinhold, Werner: Der Wieder-Verkörperungsweg eines Menschen durch die Jahrtausende – Reinkarnationserfahrung in Hypnose. Aurum Vlg. Freiburg Brsg. 1989.

Meier, Pirmin: Paracelsus – Arzt und Prophet. Pendo Vlg. Zürich 1998.

Meinhold, Werner J.: Das große Handbuch der Hypnose. Ariston Kreuzlingen/München 1997.

Meinhold, Werner: Das menschliche Bewußtsein. Walter Vlg. Zürich und Düsseldorf 1998.

Mertens, Wolfgang: Einführung in die psychoanalytische Therapie, 3 Bd. Kohlhammer Stuttgart 1990.

Milgram, S.: Das Milgram Experiment. Rowohlt Hamburg 1982.

Mlaker, Rudolf: Geistiges Pendeln. Vlg. Richard Schikoswki Berlin 1974.

Motoyama, Hiroshi: Chakra, Nadi of Yoga and Meridians, Points of Acupuncture. Institute of Religious Psychology, Tokyo 1972.

Motoyama, Hiroshi: Chakras – Bridge to higher Consciousness. Quest Books, Wheaton/Illinois 1995.

Motoyama, Hiroshi: Diagnostic Methods in Western & Eastern Medicine – a correlation between Ki Energy and environmental conditions. Human Science Press, Tokyo 1999.

Motoyama, Hiroshi: Measurements of Ki Energy Diagnoses & Treatment – Treatment Principles of Oriental Medicine from an electrophysiological point of view. Human Science Press, Tokyo 1997.

Murphy, Michael: Der Quantenmensch – ein Blick in die Entfaltung des menschlichen Potentials im 21. Jahrhundert Integral Scherz-Vlg. München 1998.

Panikkar, Raimon: Gott, Mensch und Welt. Verlag Via Nova Petersberg 1999.

Perspektiva (hrsg.): Sinnlichkeit und Sexualität – Beiträge zu den Luzerner Psychotherapietagen 1996. Mandala Media CH-Rheinfelden 1996.

Pierrakos, John: Core Energetik – Zentrum deiner Lebenskraft Synthesis Vlg. Essen 1987.

Popp, Fritz-Albert: Neue Horizonte in der Medizin. Haug-Vlg. Heidelberg 1983.

Popper, Karl. u. Eccles, John: Das Ich und sein Gehirn. Piper München 1982.

Powers, Rhea: Reinkarnation – oder die Illusion der persönlichen Identität. Ch. Falk-Vlg. Schliersee 1989.

Preusser, Wilhelm: Regulationstherapie (Gelosenbehandlung) Haug-Verlag Heidelberg 1987.

Rademacher, P.G.: Handbuch der Vegatest-Methode. Vega Grieshaber KG Schiltach 1982.

Rätsch, Christian: Ethnotherapien. VWB Berlin 1998.

Raknes, Ola: Wilhelm Reich und die Orgonomie. Fischer TB Frankfurt 1973.

Reich, Wilhelm: Charakteranalyse. Fischer Frankfurt 1973

Reich, Wilhelm: Der Krebs- Die Entdeckung des Orgons. Kiepenheuer & Witsch Köln 1974.

Resch, A.: Kosmopathie. Imago Mundi Bd. 8 Resch Vlg. Innsbruck 1981.

Resch, Andreas: Psyche und Geis. Resch Vlg. Innsbruck 1986.

Riemann, Fritz: Grundformen der Angst. Ernst Reinhard Verlag München 1968.

Rodewyk, Adolf: Dämonische Besessenheit heute. Pattloch-Verlag Aschaffenburg 1966.

Rosenberg, Alfons: Die Seelenreise. Walter Olten 1952.

Sanders, Lea: Die Farben deiner Aura. Goldmann Esoterik TB Berlin 1988.

Schäfer, Hans: Gott im Kosmos und im Menschen. Topos Styria Vlg. Graz Wien 2000.

Schedlowski, Manfred: Psychoneuroimmunologie. Spektrum Vlg. Heidelberg 1996.

Scheffer, Mechthild: Selbsthilfe durch Bach-Blütentherapie. Heyne TB 1984.

Schleich, Carl Ludwig: Das Ich und die Dämonien. S. Fischer Berlin 1922.

Schönenberger, M: Weltformel I-Ching im genetischen Code. OW Barth Vlg. Weilheim OBB. 1973.

Schuhmacher, Guido: Diagnose und Therapie für eine neue Zeit. Eigenverlag Schuhma-Verlag Babenhausen 1997.

Schroeder, Burkhard: Atemekstase – Rebirthing. Synthesis-Vlg. Essen.

Schweizer, Albert: Selbstzeugnisse. Deutscher Bücherbund Stuttgart Hamburg 1959.

Seeger, P.G.: Krebs – Problem ohne Ausweg. Verlag f. Medizin Ewald Fischer Heidelberg 1974.

Sheldrake, Rupert: Das schöpferische Universum – Die Theorie des morphogenetischen Feldes. Meyster München 1985.

Spierling, V.: Kleine Geschichte der Philosophie. Piper 1992.

Stein, Murray: C.G. Jungs Landkarte der Seele.Walter Verlag Düsseldorf/Zürich 2000.

Stevenson, Ian: Wiedergeburt – Kinder erinnern sich an frühe Erdenleben. Zweitausend Frankfurt/Main 1992.

Stierlin, Helm: Das Tun des Einen ist das Tun des Anderen. Suhrkamp TB Frankfurt 1978.

Suzuki, Daitaro: Zen-Buddhismus und Psychoanalyse. Suhrkamp Frankfurt 1972.

Swedenborg, Emanuel: Homo maximus. Otto-Wilhelm Barth Vlg. Weilheim Obb. 1962.

Tansley, David.T.: Radionik – energetische Diagnose und Behandlung. Synthesis Vlg. 1989.

Tansley, David: Energiekörper. Kösel Vlg. München 1985.

Tansley, David: Aura, Chakren und die Strahlen des Lebens. Synthesis Essen 1984.

Tarthang Tulku: Psychische Energie durch inneres Gleichgewicht. Aurum Vlg. Freiburg 1979.

Thakkur, Ch.K.: Ayurveda. Bauer Freiburg i. Brsg. 1977.

Thie, John: Gesund durch Berühren – Touch for Health. Irisiana Vlg. Hugendubel München 1995.

Tolle, Eckhart: Jetzt! Die Kraft der Gegenwart. J. Kamphausen Vlg. Bielefeld 2002.

Tomatis, Alfred: Der Klang des Lebens. Rowohlt Verlag Reinbek 1987.

Tompkins, Peter: Das geheime Leben der Pflanzen. Fischer Frankfurt 1977.

Ulmer, Eberhard: Herddiagnostik und Therapie mit BFD WBV Schorndorf 1988.

Voll, Reinhold: Elektroakupunktur-Fibel. MLV Uelzen 1975.

Watts, Allan: Zen Buddhismus. Rowohlt Reinbek 1961.

Weiss, Jordan P.: Selbsterkenntnis und Heilung – Die Auflösung emotionaler Energieblockaden. Verlag Via Nova Petersberg 1997.

Westlake, Aubrey: Medizinische Neurorientierung. Origo Verlag Zürich 1963.

Whitrow, G. J.: Die Erfindung der Zeit. Fourier, Wiesbaden 1991.

Wilber, Ken: Wege zum Selbst. Kösel München 1984.

Wilber, Ken: Eros Kosmos Logos. Krüger Frankfurt 1996.

Wilber, Ken: Das holographische Weltbild. Scherz Vlg. Bern 1986.

Woolger, Roger: Die vielen Leben der Seele – Wiedererinnerung in der therapeutischen Arbeit. Hugendubel München 1992.

Zander, Helmut: Geschichte der Seelenwanderung in Europa – alternative religiöse Traditionen von der Antike bis heute. Primus Verlag Darmstadt 1999.

Zundel, E. und Loomans, P.: Im Energiekreis des Lebendigen – Körperarbeit und spirituelle Erfahrung. Herder Freiburg 1995.

Verwandte Nachschlagewerke und Basisliteratur (kleine Auswahl):

Lexikon der östlichen Weisheitslehren. Scherz-Vlg. Bern 1986.

Das Oxford-Lexikon der Weltreligionen. Patmos Düsseldorf 1999.

Dtv-Lexikon Bd. 1–20. Brockhaus 1992.

Knaurs Lexikon der Symbole. Knaur 1998.

Harrison Innere Medizin 2 Bd. McGraw-Hill 13. Aufl. 1995.

Pschyrembel Klinisches Wörterbuch. de Gruyter 1990.

Biologische Psychologie 4. Aufl. Springer Heidelberg 1999.

ZDN Dokumentation der besonderen Therapierichtungen. VGM Vlg. Lüneburg 1993.

Verzeichnis der Abbildungen und Tabellen

Stimmen zur Psychosomatischen Energetik

- „Die erzielten Heilungen auch bei sonst therapieresistenten Fällen und die großartigen spirituellen Fortschritte verblüffen mich tagtäglich aufs Neue! Es ist faszinierend, zu erleben, wie selbst Menschen, die zuvor von seelischen Belangen nicht viel wissen wollten, durch die Methode entscheidende Impulse zu mehr Offenheit erhalten, und sich charakterlich entwickeln.“

- „Danebst muß ich sagen, daß Ihre Entdeckung DAS System des neuen Zeitalters ist und weltweit zum Frieden unter den Menschen beitragen wird. Weniger Neurosen, mehr heile Menschen = weniger Verletzungen untereinander = mehr Liebe, mehr Respekt, Achtung und Akzeptanz. So wird nicht nur die kranke Menschenseele geheilt, sondern auch das aus neurotischem Denken und Handeln verseuchte Umfeld: Pflanzen, Tiere, Natur.“

- „Ich durfte mit Ihrer Methode schon viele schöne Erfahrungen sammeln und bis jetzt sind alle voll begeistert. Auch ich selber konnte super Entwicklungen in kürzester Zeit bei mir feststellen und merkte, daß die Methode tiefer greift als die von mir vorher ausgeübten Methoden.“

- „Sie haben mir durch Ihre Methode ein neues Leben geschenkt!“

- „Es hat mir die Sprache verschlagen ob der Treffsicherheit Ihrer Methode. Man wird still, demütig und dankbar, wie Sie sagen, wenn man teilhaben darf an solchem Geschehen, weil natürlich hinter Biophysik und Meßtechnik der gütige Heilswille des Universums/ Gottes oder wessen immer aufstrahlt.“

- „Ich habe in mir und in einigen sehr eng vertrauten Menschen einen inneren Wandel festgestellt, den ich nie für möglich gehalten hätte. Die körperlichen Symptome – wegen derer die Menschen ja bekanntlich einen Arzt oder HP aufsuchen – schmolzen weg wie Eis in der Sonne – waren eigentlich nur zweitrangig – während sich ganz langsam und stetig die Ganzheit bildet.“

- „Es wird vielen Menschen damit geholfen, auch wenn es nicht ganz so einfach geht, wie das im Praxisbuch beschrieben wird. Die Geburten des neuen Selbst sind nicht immer leicht, aber es lohnt sich diesen Weg zu gehen.“

- „Ohne die Entwicklung der Psychosomatischen Energetik wäre die Welt ein großes Stück ärmer und ich bin sehr dankbar, daß ich diese Methode kennenlernen durfte. Es tut einfach gut, zu sehen, wie es Menschen gesünder macht, verändert, hilft.“

- „Es ist wunderbar zu sehen, wie vor allem Kinder sich verändern und wieder aus ihren Augen strahlen.“

Weitere Bücher aus dem Verlag Via Nova:

Heilung durch Energiemedizin

Verborgene Konflikte erkennen und heilen

Reimar Banis

Hardcover, 336 Seiten, 180 mehrfarbige Abbildungen, ISBN 978-3-86616-215-0

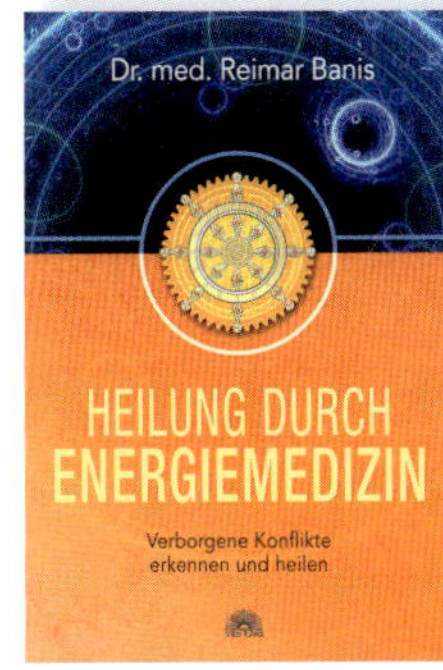

Große seelische Konflikte rauben Lebensenergie und beeinträchtigen erheblich unser Denken, Fühlen und Handeln. Der Autor, Heilpraktiker und Arzt mit Schwerpunkt Naturheilverfahren, zeigt in diesem Buch, auch an zahlreichen Fallbeispielen, wie mithilfe einer von ihm entwickelten alternativmedizinischen Methode, der Psychosomatischen Energetik (PSE), sowie homöopathischer Komplexmittel solche Konflikte, auch Traumata, erkannt und aufgelöst, Selbstheilungskräfte ausgelöst werden. Hier werden auch die Geschichte der Seelenforschung und ein neues Weltbild skizziert, das naturwissenschaftliche, schamanistische und tiefenpsychologische Erkenntnisse verbindet, die individuelle Seele als Erscheinungsmoment eines Reifeprozesses deutet.

Wohlfühlhormon Serotonin – Botenstoff des Glücks

Der körpereigene Aufbau durch native Ernährung

Rolf Ehlers

Hardcover, 288 Seiten, ISBN 978-3-86616-208-2

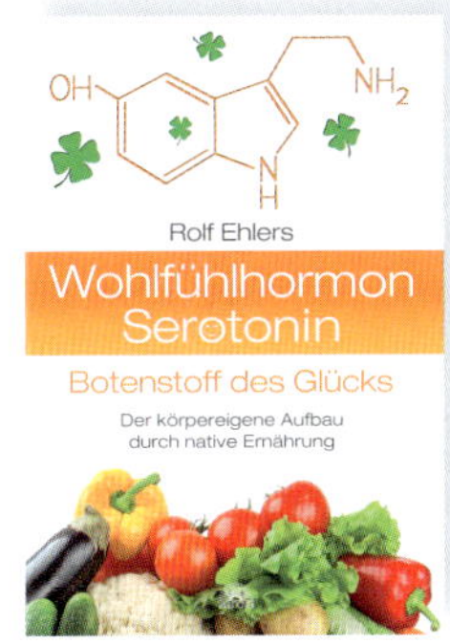

Immer mehr chronische Krankheiten breiten sich aus und belasten unser Leben. Rolf Ehlers zeigt den Zusammenhang mit unserer heutigen Ernährungs- und Lebensweise auf, die das unverzichtbare Schlüssel- und Wohlfühlhormon Serotonin bei seiner Entstehung und Wirkungsweise behindert. Es ist aber der zentrale Botenstoff, der in uns Menschen eine mental-hormonelle Balance, Gesundheit und damit Lebensglück bewirkt. Rolf Ehlers stellt in diesem Buch das Aminas-Prinzip vor, das er entdeckt und entwickelt hat, und begründet umfassend und überzeugend, dass mit dem Verzehr nativer Kost auf leeren Magen Serotonin zuverlässig auf natürliche Weise im Gehirn aufgebaut und im gesamten Körper sowie auch seelisch wirksam wird. Fachleute haben seine Erkenntnisse zu Recht als bedeutendste Entdeckung auf dem Gebiet der gesunden Ernährung in den vergangenen Jahren bezeichnet.

Ganzheitlich entgiften und entschlacken

Die 8-Kräuterkur für ein gesundes Leben

Bettina Lindner

Paperback, 144 Seiten, 30 mehrfarbige Fotos, ISBN 978-3-86616-219-8

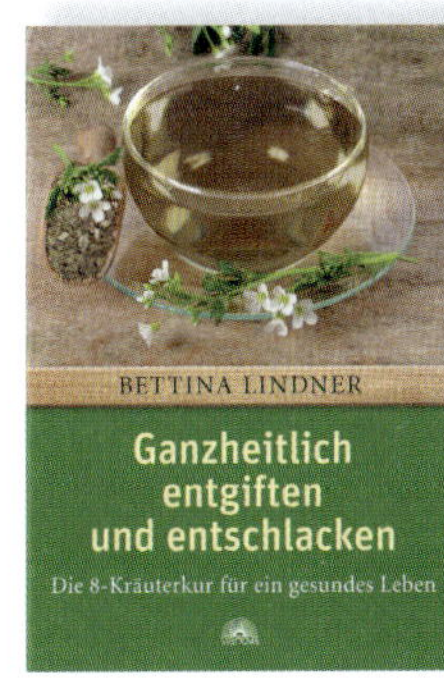

Die Kraft der Heilkräuter wird von vielen Menschen noch unterschätzt. Erstaunlich, denn Tausende haben in den letzten Jahrzehnten hervorragende Erfahrungen mit einem speziellen 8-Kräutertee gemacht. Sogar Schwerkranke verbessern ihren Zustand meist deutlich mit dem Rezept der Ojibwa-Indianer Kanadas, auf deren Wissen diese Kräutermischung beruht. Der Tee ist in der Lage, Krankheiten vorzubeugen oder zu heilen, weil er intensiv entsäuert, entgiftet, entschlackt. Dadurch wird auch das Immunsystem gestärkt. Dieses Buch macht Hoffnung, indem es traditionelles Gesundheitswissen in die heutige Zeit bringt. Es erklärt nicht nur die Entdeckung des Tees vor mehr als 80 Jahren, sondern auch, warum diese spezielle Zusammensetzung der Kräuter so wirkungsvoll ist. Besonders berührend sind die Erfahrungsberichte der Anwender, die aufzeigen, dass die tägliche Vitalität und geistige Frische durch Entgiftung extrem verbessert werden kann.

Fahrplan Gesundheit

Die universellen Heilprinzipien der Natur

Jürgen Freiherr von Rosen

Hardcover, 112 Seiten, 20 mehrfarbige Fotos, ISBN 978-3-86616-216-7

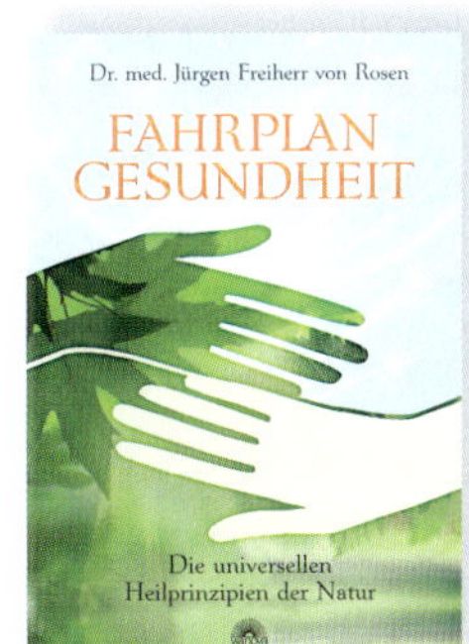

Dieses Buch regt an, sich umfassend mit den universellen Heilprinzipien der Natur zu beschäftigen und mit deren Kenntnis neue Wege zu gehen und neue Verhaltensweisen einzuhalten, um eine optimale Gesundheit zu erreichen. In konzentrierter Form zeigt es Möglichkeiten auf, die Erkenntnisse und Gesetze für ein Leben in Gesundheit, die meist schon bekannt sind, richtig auf die eigenen Verhältnisse anzuwenden. Der Autor ist der Überzeugung, dass nachhaltige Gesundheit und Leistungsfähigkeit bis ins hohe Alter möglich sind. Er stellt eine Vision vom optimalen Gesundsein vor, die er selbst vorlebt. Alle wichtigen Grundprinzipien einer gesunden Lebensweise werden dargestellt. Zum Beispiel: Ernährung, Ausdauersport, Schlaf und Schlafplatz, Heilung von Blockaden, Intuition, geistige Einstellung. Dieses Buch gibt dem Leser überzeugende und wirksame Ratschläge, auch wie man entsprechende Kosten sparen kann.

Medizin die JEDEN angeht

Schulmedizin und alternative Heilverfahren als Partner

Dr. med. Richard Harslem

Paperback, 208 Seiten, ISBN 978-3-86616-204-4

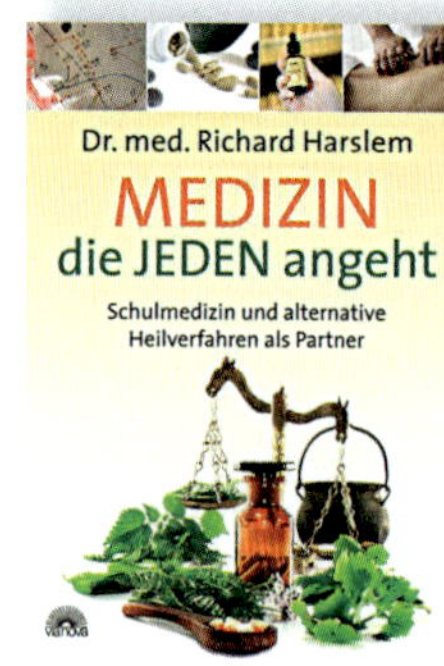

Auf der Grundlage neuester wissenschaftlicher Erkenntnisse der Physik, der Hirn- und Placeboforschung zeigt dieses Buch anhand einfacher Alltagsbeispiele den gemeinsamen Nenner aller Heilmethoden sowohl der Schulmedizin als auch alternativer Heilverfahren auf: Der Patient muss im Mittelpunkt stehen, eine optimale Kommunikation zwischen ihm und dem behandelnden Arzt/Heiler wird die beste Heilmethode finden. Dieses dargestellte „menschenwürdige" Medizinverständnis und die zahlreichen, praktisch umsetzbaren Informationen sind für alle, die mit dem Gesundheitswesen und der Gesundheitserziehung zu tun haben, von großer Bedeutung, interessant und lesenswert, aber auch für alle, die gesund werden wollen! So können die Heilungschancen der einzelnen Patienten erhöht werden. Die Erkenntnisse des Autors wollen einer besseren Volksgesundheit dienen und Kosten senken.

Wie bewusste Ernährung Ihren Geist beeinflusst

Durch richtiges Essen zu mehr Liebe, Selbstvertrauen und Achtsamkeit

Antonie Danz

Hardcover, 96 Seiten, ISBN 978-3-86616-158-0

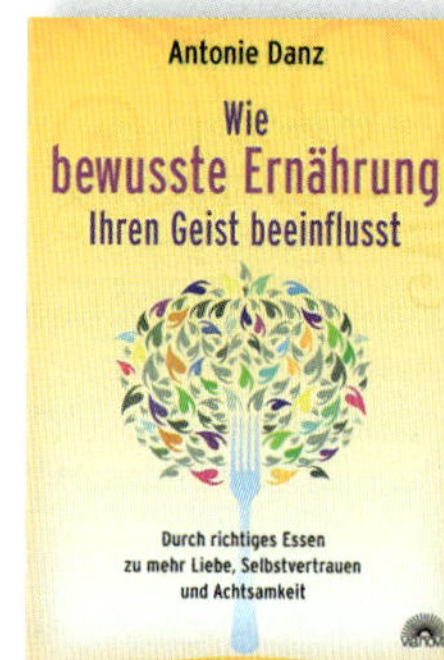

Achtsames Essen bringt uns ins „Jetzt" und damit in unsere Wirkungskraft, Wohlsein zu erschaffen. Liebe, Verbundenheit, Wertschätzung, Vertrauen und Achtsamkeit gegenüber der Nahrung, ihrer Zubereitung und dem Genuss daran machen deutlich, dass die Autorin auf die inner Einstellung zur Ernährung und damit auf das Leben zielt: „Wir haben im Bereich der Ernährung verlernt, uns nach diesen inneren Gesetzmäßigkeiten zu richten. Alles, woran wir unsere Liebe im Hinblick auf die Ernährung binden, muss neu ausgerichtet und wieder fühlbar erlebt werden."

Das Heilwissen der Hl. Hildegard von Bingen

Ernährungsheilkunde, Heilmittel, Anwendung bei verschiedenen Krankheiten, Heilfasten

Peter Pukownik

Hardcover, 288 Seiten, ISBN 978-3-86616-205-1

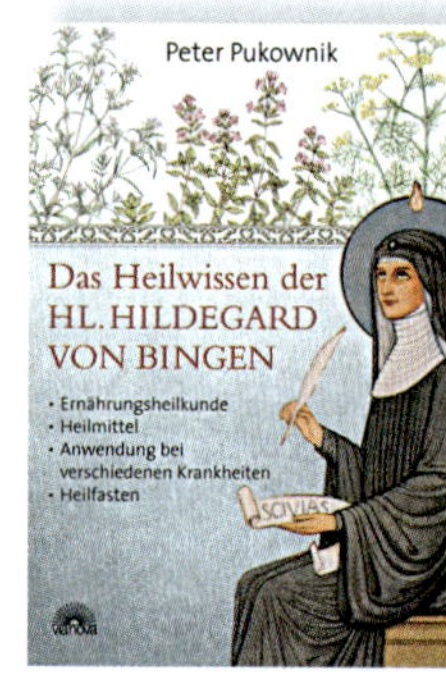

Die Lehren der heiligen Hildegard von Bingen sind heute noch genauso aktuell wie vor 1000 Jahren. Dabei zählt die richtige Ernährung zu dem größten Heilmittel – und auch die Art und Weise, wie die Nahrung dem Körper zugeführt wird. Die Basis der Hildegard-Heilkunde besteht vor allem aus Dinkel, Fenchel und den Gewürzen Galgant, Quendel und Bertram. Zusammen mit der geistigen Einstellung zu sich selbst, seiner Umwelt und dem Weltenschöpfer sowie dem richtigen Maß – der Diskretio – kann Gesundheit erlangt und aufrechterhalten werden. Wichtig ist zudem die Reinigung von Körper und Geist, durch Heilfasten, Aderlass und Schröpfen, durch Meditation, Gebet und Entspannung

Die zwölf Grade der Freiheit

Spiraldynamik, Kunst und Wissenschaft menschlicher Bewegungskoordination

Christian Larsen

3. Auflage

Geb., 318 Seiten, 324 Illustrationen, Fotos und künstlerische Umsetzungen, Großformat, Zweifarbendruck, ISBN 978-3-928632-16-4

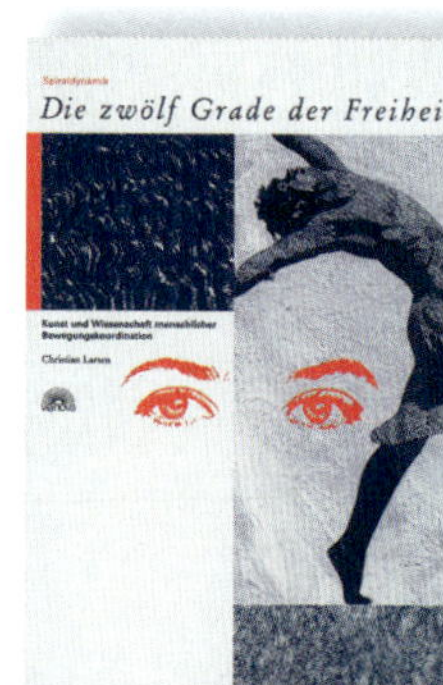

Einem Bildhauer vergleichbar, gestalten Sie zeitlebens Ihren eigenen Körper. Nur verwenden Sie Bewusstsein und Bewegung anstelle von Hammer und Meißel. Die Spur führt zur verblüffenden Wiederentdeckung des Selbstverständlichen. Die Bewegungen des Menschen folgen denselben Prinzipien von Raum und Zeit, von Energie und Materie, welche Bewegungskoordination überall in der Natur bestimmen. Der Mensch – ein „Stück Universum". Dieses Buch schult Ihr Auge in Wort und Bild. Sie werden sich selbst und andere mit anderen Augen betrachten lernen. Der „diagnostische Blick" erlaubt Ihnen zu erkennen, was koordiniert ist und was nicht. Darauf basierend finden Sie ein vierstufiges Übungsprogramm, das Ihren Alltag zur wirkungsvollen Übung werden lässt. Sie werden ein wissenschaftliches Kunstbuch besitzen – einzigartig in seiner Art. Es verdichtet, was Sie schon immer über Bewegung wissen wollten, zu persönlichen Erkenntnissen. Ein bewegendes Buch, an dem kein Weg vorbeiführt.

Quantengeist und Heilung

Auf seine Körpersymptome hören und darauf antworten

Arnold Mindell

2. Auflage

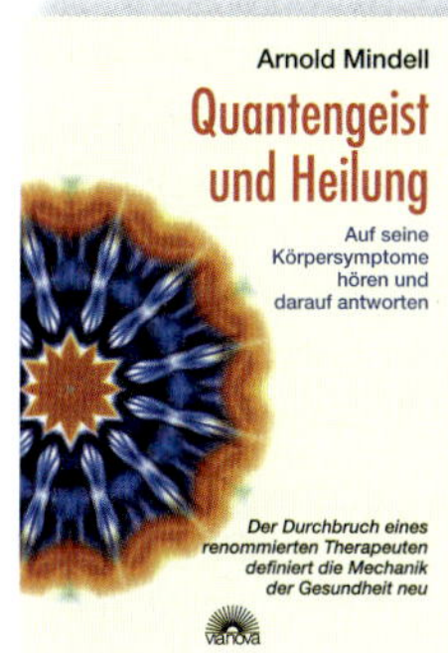

Paperback, 296 Seiten, ISBN 978-3-86616-036-1

Quantengeist und Heilung ist Arnold Mindells neues Modell der Medizin, das auf den atemberaubenden Erkenntnissen der Pioniere der Quantenphysik beruht, welche die Landschaft unseres Glaubenssystems beinahe täglich neu gestalten. Mindell, der dort weitermacht, wo C. G. Jung aufhörte, hat sich als führender Experte im Gebrauch von Konzepten aus der Quantenphysik zur Heilung von Geist und Psyche erwiesen. Das Buch geht weit über die Theorie hinaus und stellt einfache Techniken, Übungsanleitungen und präzise Erklärungen wesentlicher Konzepte zur Verfügung, die es jedem Einzelnen ermöglichen, die Wurzeln selbst von chronischen Symptomen und Krankheiten, emotionalen, krankmachenden Mustern freizulegen, zu verstehen und zu beseitigen. Arnold Mindell: „Quantenphysik, die auch Sie anwenden können. Allen Aktionen und Ereignissen im Universum liegt eine Kraft zugrunde. Jeder Mensch besitzt die Fähigkeit, diese anzuzapfen, mit ihr zu interagieren und sie zur Selbstheilung zu benutzen."

Heilung und Neugeburt

Aufbruch in eine neue Dimension des Lebens

Barbara Schenkbier / Karl W. ter Horst

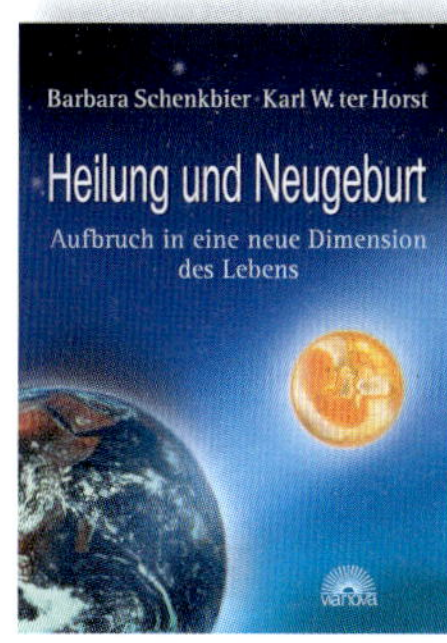

Hardcover, 272 Seiten, 30 Fotos, 10 Grafiken, ISBN 978-3-936486-57-5

Immer mehr Menschen suchen Auswege aus Einsamkeit und Trauer, Isolation und Sinnkrise. Sie sehnen sich nach Wärme und Licht, einem Aufbruch ins Leben, dem erneute Enttäuschungen und Niederlagen erspart bleiben. Barbara Schenkbier und Karl W. ter Horst geben anregende Impulse für den Aufbruch in eine neue Dimension des Lebens, für die spirituelle Neugeburt des Menschen. Diese Impulse sind begleitet von wegweisenden Ratschlägen für die Heilung von Seele und Körper. Die Autoren schöpfen aus der spirituellen Erfahrung einer neuen Dimension der Heilung und der Geschichte ganzheitlicher Heilverfahren aus dem göttlichen Feld. Die spirituelle Heilung wird ausführlich dargestellt. Mit einer bisher unveröffentlichten evolutions-psychologischen Methode ermöglichen sie dem Leser überraschende Einblicke in die verschlungenen Verläufe seiner eigenen Entwicklung. Alles Mitmenschliche und Kraftspendende, das dabei ans Licht des Bewusstseins dringt, bewerten die Autoren als Quellen von Heilung und Glück.

Heilgebärden

Verbindung mit dem heilenden Feld durch Bewegung und Meditation – Vorwort von Chuck Spezzano

Barbara Schenkbier

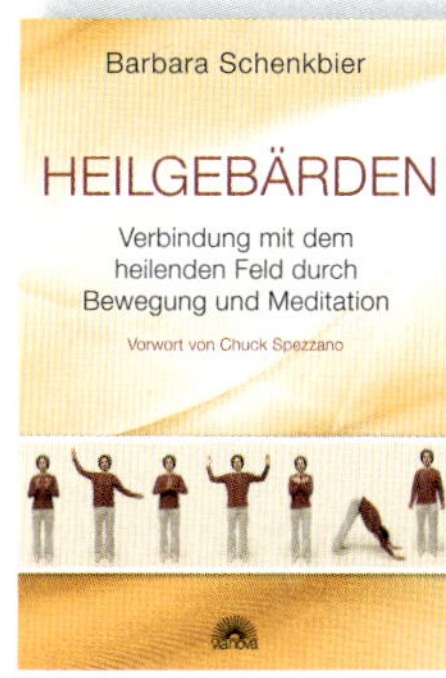

Hardcover, 160 Seiten, 42 mehrfarbige Fotos, ISBN 978-3-86616-175-7

Die Heilgebärden sind im Rahmen der Ausbildung für spirituelle Heilung inspirativ von der Autorin Barbara Schenkbier empfangen und ausgestaltet worden. Sie sind für jeden leicht durchzuführen. Achtsame Gebärden und Haltungen öffnen den Übenden für den Strom der Heilenergie aus dem heilenden Feld. Dynamische Bewegungen und Energiemassage aktivieren die Lebensenergie, so dass der Körper und die Feinstoffebenen durchströmt und geheilt werden. In der wachen Vergegenwärtigung der strömenden Heilkraft und in den Meditationen werden auch Geist und Seele angesprochen und wichtige spirituelle Grundhaltungen wie Achtsamkeit, Hingabe und Demut entfaltet.

Aus der Mitte des Herzens lauschen

Eine visionäre Annäherung an die Craniosacralarbeit

Hugh Milne

2. Auflage

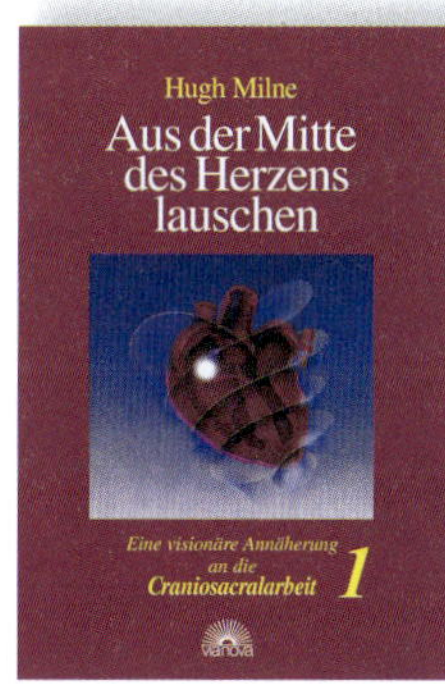

Gebunden, Großformat, 21 x 29,7 cm, Band 1: 224 Seiten, 46 Graphiken, 9 Fotos, ISBN 978-3-928632-54-6
Band 2: 344 Seiten, 238 Graphiken, 125 Fotos, ISBN 978-3-928632-62-1

Der Verfasser führt den Leser ein in die Geschichte visionärer craniosacraler Arbeit – ihrer Entstehung, Entwicklung, Philosophie und Praxis. Der Autor erklärt, wie eine Erdung in Meditation, sensitive Berührung und intuitive Wahrnehmung zu einer bemerkenswerten Entfaltung der eigenen Fähigkeiten führen kann. Die schamanischen Wurzeln, die die craniosacrale Arbeit mit allen Formen heilender Berührung teilt – ob Massage, Tiefengewebsarbeit, Energiearbeit oder Handauflegen –, werden genauso dargestellt wie der Auftrag des Heilers, die Entwicklung von Wahrnehmung und Intuition und visionärer Diagnose. Der zweite Band von „Aus der Mitte des Herzens lauschen" enthält Einzelheiten über die Anatomie, Physiologie sowie die Energien und Techniken, die das wesentliche Herzstück visionärer craniosacraler Arbeit ausmachen. „Ein wunderbares Buch. So viele Weisheiten und Bücher in einem Buch." (Betty Balcombe)

Hand und Fuß – Quellen der Heilung

Eine völlig neuartige Reflexzonen-Massage

Friedrich Butzbach

5. Auflage

Paperback, 192 Seiten, 70 Grafiken und Zeichnungen, ISBN 978-3-86616-138-2

In einer über dreißigjährigen Praxis erwuchsen dem Autor neue Erkenntnisse der Fußreflexzonenmassage, besonders an den großen Zehen. Er fand hier über 40 Reflexpunkte der Hirnreflexe, über die schnellere und intensivere Reaktionen ablaufen. Dazu kommen noch rund 20 neu gefundene Reflexpunkte, die zum Beispiel den Augeninnendruck, Herpes und Gürtelrose, hohen Blutdruck, Herzbeschwerden, Asthma oder Zahnschmerzen sehr schnell und effektiv positiv beeinflussen. Die Massage eines von ihm gefundenen Reflexpunkts kann selbst sehr alte Schockerlebnisse aus dem Unterbewusstsein in das Bewusstsein bringen und die dadurch entstandenen Belastungen und Blockaden abbauen. Genaue Beschreibungen und viele Skizzen und Schaubilder machen nicht nur die Lokalisierung der Reflexpunkte und die Art der jeweils erforderlichen Massage klar, sondern sind vom Autor auch ausdrücklich als Möglichkeit zur Selbsthilfe für sich und vor allem zur Anwendung bei Kindern gedacht.

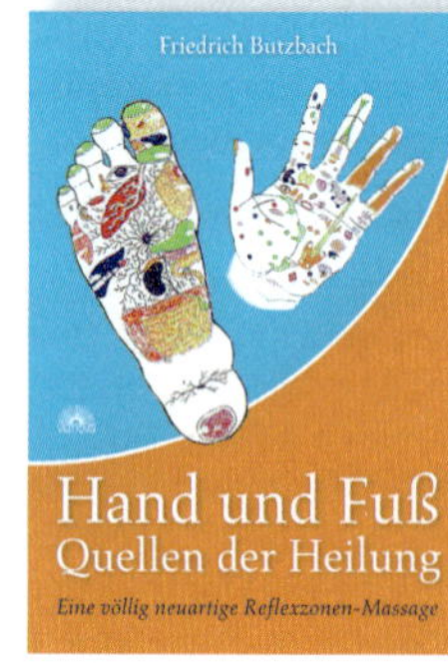

Lebensquell Jin Shin Jyutsu

Ein Gesundheitsprogramm für mehr Wohlbefinden und Vitalität

Tina Stümpfig-Rüdisser

Paperback, 184 Seiten, 186 farbige Fotos, ISBN 978-3-86616-177-1

Mit diesem Buch haben Sie ein wunderbares Werkzeug, positiv und heilend auf Körper, Geist und Seele einzuwirken. Indem Sie Ihre Hände auf bestimmte Energiepunkte Ihres Körpers legen, stärken Sie Ihre Selbstheilungskräfte und fördern Ihre Gesundheit und Ihr Wohlbefinden in allen Lebensbereichen. Jin Shin Jyutsu bringt Harmonie in Körper, Geist und Seele zurück, fördert die Regeneration und Erneuerung der Zellen, verlangsamt den Alterungsprozess und erfüllt Sie mit neuer Kraft und Lebensenergie. Die Übungen sind mit vielen Fotos veranschaulicht, klar beschrieben und ohne Vorkenntnisse einfach auszuführen. Die Themen und Symptome sind übersichtlich alphabetisch geordnet.

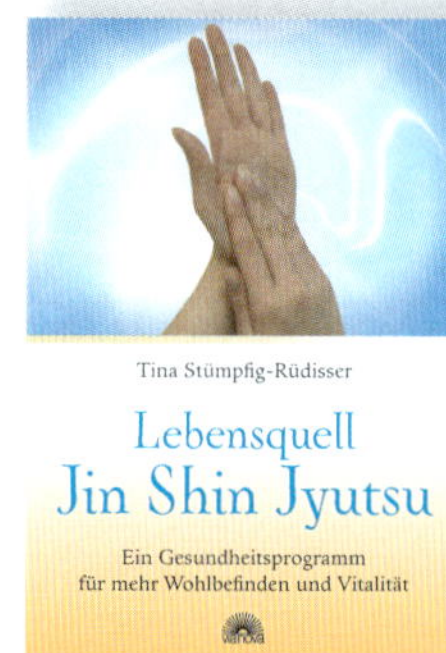

Heilung des Körpers durch den Geist

Krankheit als körperlicher Ausdruck psychischer Störungen

Chuck Spezzano / Janie E. Patrick

4. Auflage

Hardcover, 192 Seiten, 3 farbige Poster, ISBN 978-3-936486-01-8

Das Buch geht von der engen Verbindung und Wechselwirkung Körper – Geist/Seele aus und versteht den Körper als Spiegel der Seele. Wir projizieren unsere inneren Konflikte auf ihn und in ihn und verkörpern sie auf diese Art und Weise. Der Körper antwortet mit Symptomen, die wir als bildhaften Ausdruck und Sinn-Bild dessen verstehen können, was wir als Konflikte in unserem Innern vor uns selbst verleugnen, verbergen und verdrängen. Diesen Ansatz greifen die Autoren auf. Sie nehmen die körperlichen Symptome als Signale unseres Inneren, entschlüsseln und lesen sie. Sie nutzen dazu mehrere Ausgangspunkte wie die Funktion des betroffenen Körperteils oder Organs, seine Bezeichnung, Sprichwörter und Redewendungen usw. und fragen: Was will uns der Körper mit diesem Symptom, mit der Störung gerade an diesem Teil oder Organ sagen? Ist in diesem Punkt Klarheit gewonnen, so ist der Zeitpunkt gekommen, das seelische Problem zu lösen und wieder gesund zu werden.

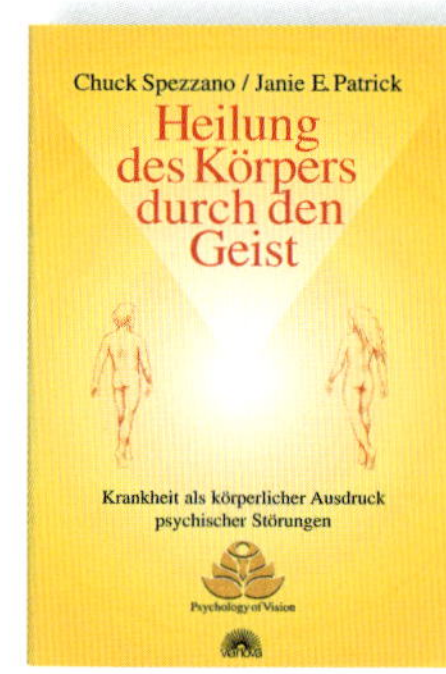

Dem Geheimnis der Gedanken auf der Spur

Das Gehirn wächst mit seinen Herausforderungen

Prof. Dr. Gela Weigelt

Paperback, 160 Seiten, 70 farbige Fotos, ISBN 978-3-86616-191-7

Nicht nur die Leber, auch das Gehirn wächst mit seinen Aufgaben und Herausforderungen. Die Neurowissenschaften zeigen uns, wie Gedanken im Gehirn als In-Formationen „entstehen". Die moderne Physik beweist, dass es eine Quantenwelt „hinter" dem Gehirn gibt, in der diese Informationen enthalten sind, und die Spiritualität liefert die zeitlosen Erkenntnisse über die „wahre Natur" der Gedanken. Dieses Buch bietet eine Synthese aus Wissenschaft und Spiritualität. Zahlreiche farbige Bilder erläutern den Text und führen so zu einem tiefen Verständnis des Geheimnisses um die Gedanken, die in unseren Gehirnen auftauchen.

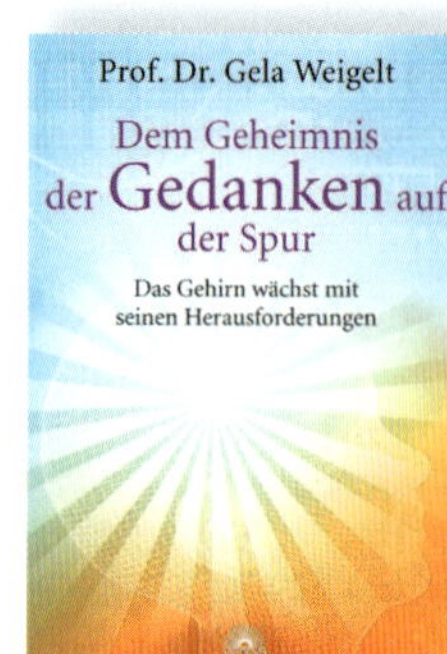